RÖNTGENDIAGNOSTIK IN DER CHIRURGIE

UND IHREN GRENZGEBIETEN

VON

DR. HERMANN MEYER
PRIVATDOZENT FÜR CHIRURGIE
AN DER UNIVERSITÄT GÖTTINGEN

MIT 655 ABBILDUNGEN

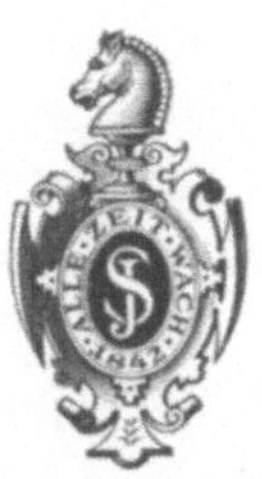

BERLIN
VERLAG VON JULIUS SPRINGER
1927

ISBN-13: 978-3-642-98404-4 e-ISBN-13: 978-3-642-99216-2
DOI: 10.1007/978-3-642-99216-2

Softcover reprint of the hardcover 1st edition 1927

Vorwort.

Erfahrungen wollen gesammelt, geordnet und ausgewertet sein, ehe sie Früchte tragen. Auf dem Gebiete der Röntgendiagnostik bot mir dazu das große Material der Göttinger Klinik in den letzten zehn Jahren die beste Gelegenheit. Und doch hätte ich mich zur Hergabe dieser Früchte, über deren Wert erst die Fachkollegen entscheiden sollen, nicht entschlossen, wenn nicht die Erinnerung an meine Lehrjahre immer wieder wachgerufen worden wäre, unter welch schwierigen Verhältnissen sich der angehende Chirurg in die Röntgenologie einarbeiten mußte, zu einer Zeit, wo noch Ausbildungsstätten und Lehrbücher recht dünn gesät waren.

Heute sieht es nicht viel besser aus. Die große Chirurgie hat ihrem so wichtigen und unentbehrlichen Anhängsel der Röntgendiagnostik noch keine rechte Bleibe zu geben vermocht. Das ewige Kommen und Gehen in den Röntgenbetrieben größerer Kliniken und Krankenhäuser vom Leiter bis zur Gehilfin ist jeder Lehrtätigkeit und Überlieferung abhold. Technische und diagnostische Fehler wiederholen sich täglich, bis schließlich der wahrhaft Interessierte zur Selbsthilfe schreitet, er sammelt und — schreibt ein Buch, damit der Nachwuchs es leichter hat.

Die Ordnung des Stoffes war nicht leicht. Reine pathologisch-anatomische Gesichtspunkte, wofür mir das allbekannte Lehrbuch KAUFMANNS unentbehrlich war, vernachlässigten zu sehr das dem Röntgenbilde Eigentümliche. Und umgekehrt wäre es ebenso gewesen. Daher die Trennung in einen allgemeinen Teil mit klinischen, pathologisch-anatomischen und röntgenologischen Daten — kurz die Schilderung in abgeschlossenen Krankheitsbildern — und in einen speziellen Teil, der sich den praktischen Bedürfnissen der Röntgendiagnostik anzupassen versucht.

Unentbehrlich sind dem Chirurgen die Grenzgebiete, soweit sie mit seiner operativen Tätigkeit in Beziehung stehen. Diese gestattet ihm stets eine genaue Nachprüfung der Bilddiagnose, wobei sich zunächst Enttäuschungen, dann Zweifel und schließlich eine gewisse Überlegenheit auszuwirken pflegen. Denn nichts vermag die Sicherheit der Bilddiagnose mehr zu heben, als die Erfahrung am Operationstisch. Diesen Vorteil hat der röntgenologisch tätige Chirurg allen anderen Disziplinen voraus.

Besonderen Wert habe ich daher auf ein großes Bildermaterial gelegt, das klinisch und operativ histologisch bestätigt werden konnte. Ich erfreue mich dabei der regen Mitarbeit des Pathologischen Institutes der Universität Göttingen und meiner Mitassistenten.

Die Grenzgebiete durch Abbildungen zu erläutern wäre mir ohne die Hilfe der Medizinischen Klinik Göttingen und der Chirurgischen Klinik Rostock nicht möglich gewesen.

Die Wiedergabe der Platten und Filme lag in den bewährten Händen von Fräulein LOHSTÖTER, Röntgenassistentin der Klinik.

Beim Lesen der Korrekturen und bei der Anfertigung des Sachverzeichnisses haben mir mein Schwager und Kollege Dr. LUX, Mannheim und Fräulein A. JUNGERMANN vortreffliche Dienste geleistet.

Ihnen allen gebührt mein besonderer Dank. Das Buch wäre jedoch nicht zum guten Ende geführt, wenn es sich nicht des großen Interesses erfreut hätte, das ihm mein Chef Herr Professor STICH in den letzten zwei Jahren entgegengebracht hat.

Auch die Mühe und Sachkenntnis, womit die Verlagsbuchhandlung JULIUS SPRINGER Bildwiedergabe und Ausstattung des Buches besorgt hat, muß ich bewundernd und dankend anerkennen.

Göttingen, den 10. September 1927.

HERMANN MEYER.

Inhaltsverzeichnis.

Allgemeiner Teil.

Spezieller Teil

Allgemeiner Teil.

Einleitung.

Jeder, der Gelegenheit hat, seine Beobachtungen im Röntgenbilde oder vor dem Leuchtschirm an einem großen Material klinisch, operativ, histologisch oder autoptisch nachzuprüfen, wird an sich selbst und an ihm zur Ausbildung Anvertrauten die Erfahrung gemacht haben, daß die Röntgendiagnostik als bequeme und im allgemeinen gefahrlose Untersuchungsmethode nur allzuleicht in ihrem Wert gegenüber anderen erprobten diagnostischen Hilfsmitteln überschätzt wird. Auch die Geschichte der Röntgenologie weist eindeutig genug auf diese Gefahr und ihre Folgen, die diagnostischen Irrtümer, hin. Geht man den Ursachen solcher Fehler nach, so sind es vor allem die vorgefaßte Meinung, daß das Lesen eines einfachen Schattenbildes, wie es das Röntgenbild letzten Endes darstellt, auf Grund der mitgebrachten klinischen und anatomischen Kenntnisse doch eigentlich keine Schwierigkeiten bereiten kann, dann aber auch die allzu oberflächliche Betrachtung des Bildes. Ohne auf die Beschreibung des tatsächlich Vorhandenen an Aufhellungen, Verdichtungen, an Grenzlinien, Übergangszonen und Struktur einzugehen, ohne sich Rechenschaft abzulegen über das, was die normale Skelettanatomie an Varietäten lehrt, wie weit im gegebenen Falle die Schattenbilder auch pathologisch-anatomisch erschöpfend gedeutet sind, stellt der Unerfahrene im Augenblick eine Diagnose.

Bei keiner anderen klinischen Untersuchungsmethode, weder bei der Perkussion, der Auskultation, der Palpation noch bei der chemisch-physikalischen Untersuchung der Exkremente noch bei der Endoskopie oder ihr nahestehenden Verfahren würde es uns einfallen, mit dem Schlußstein des Gesehenen, des Gehörten oder des Gefühlten, nämlich mit der pathologisch-anatomischen Auswertung zu beginnen. Die Röntgendiagnostik verführt dazu, weil sie — so paradox es klingen mag — zu viel des für andere Verfahren Unerreichbaren aufdeckt und nun bei ihrem Formenreichtum und ihren für die verschiedensten Erkrankungen durchaus ähnlichen Bildern bald im gegebenen Falle die Vermutungsdiagnose zu bestätigen oder zu ergänzen scheint.

Auf der anderen Seite wird aber die Röntgenuntersuchung nicht immer in dem Maße ausgenutzt, wie es für die Diagnose, den Verlauf und die Heilung vieler Krankheiten wünschenswert wäre. Teils stehen die Kosten, teils technische Schwierigkeiten hindernd im Wege. Oft fehlt auch dem Untersucher das rechte Vertrauen zur Leistungsfähigkeit des Verfahrens. Mangel an Sachkenntnis oder trübe Erfahrungen lösen solche Zurückhaltung aus.

Richtig bewertet stellt jedoch die Röntgendiagnostik eine Untersuchungsmethode dar, die den alterprobten ebenbürtig zur Seite tritt. Sie setzt voraus, daß die Schattenbilder bis in alle Einzelheiten erkannt und erst in zweiter Linie pathologisch-anatomisch gewertet werden. Von wenigen Ausnahmen abgesehen, bei denen allein auf Grund des Bildes eine sichere Diagnose möglich ist, wird die Schlußdiagnose erst mit Kenntnis der Vorgeschichte und des klinischen Befundes gestellt.

A. Bildtechnik und Bildbetrachtung.

I. Allgemeine Grundsätze.

Ähnlich wie von einer punktförmigen Lichtquelle (z. B. Kerze) mit dem radiären Strahlengang gigantische Schatten auf die Wand geworfen werden, so bedingt auch der Strahlengang der Röntgenstrahlen vom Röhrenfokus aus eine Vergrößerung sämtlicher Wiedergaben. Das Wesen dieser Zentralprojektion tritt um so mehr hervor, je weiter der Körper von der Platte abrückt (Abb. 1) und je näher die Röhre an den darzustellenden Körper herangebracht wird. Formgetreue Wiedergaben lassen sich demnach nur bei großem Röhrenabstand (1,50—2,00 m) und nur im Bereich des Zentralstrahles (Normalstrahl), d. h. des auf der Platte senkrecht stehenden, erzielen (Orthodiagramm). Außerhalb des Zentralstrahles tritt mit zunehmender Schrägneigung der auf die Platte treffenden Strahlen zur Vergrößerung des dargestellten Objektes eine perspektivische Verzeichnung ein (Abb. 2), die sich an der Peripherie des Bildes am stärksten bemerkbar machen muß.

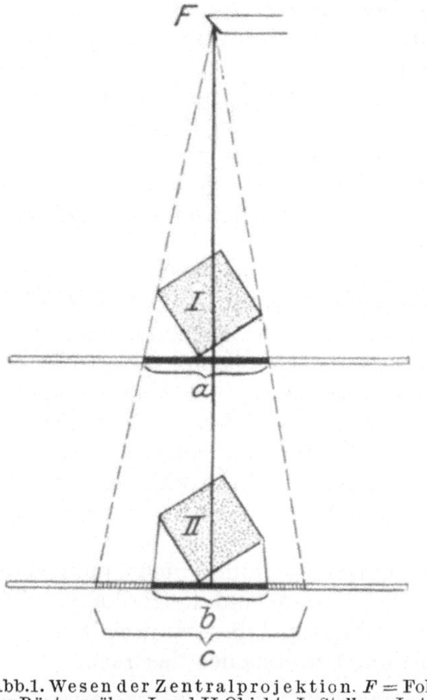

Abb. 1. Wesen der Zentralprojektion. F = Fokus der Röntgenröhre; I und II Objekt. In Stellung I steht auf Platte I das Bild a, auf Platte II das Bild c. In der Stellung II entsteht das Bild b. Infolge der größeren Entfernung der Röhre von der Platte und vom Objekt ist dieses kleiner als a.

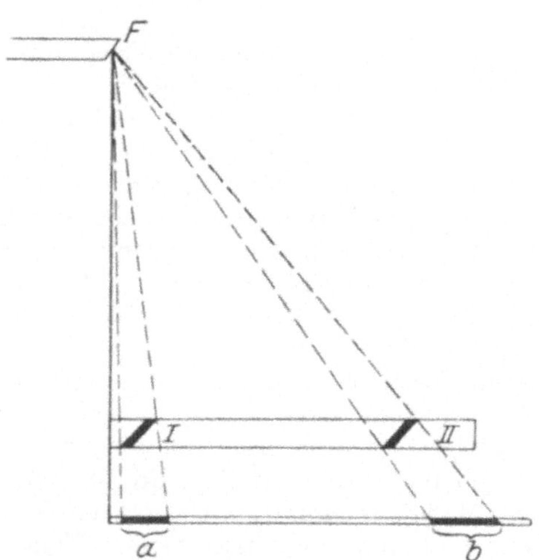

Abb. 2. Perspektivische Verzeichnung. F = Fokus der Röhre. I und II gleich großes darzustellendes Objekt, das auf der Platte im Fall I das Bild a, im Fall II das Bild b entwirft, wobei die Vergrößerung in der Seitenstellung deutlich wird.

Die Eigenart der Röntgenperspektive liegt demnach begründet in der Zentralprojektion und der perspektivischen Verzeichnung, Erscheinungen, die sich weitgehend vom Röhrenstand, Zentralstrahl und von der Lage des Objektes zu beiden abhängig erweisen. Unentbehrlich ist die Kenntnis dieser Dinge für das Aufsuchen von Fremdkörpern (siehe diese) und für die Lagebestimmung einzelner Krankheitsherde. Letzten Endes ist sie aber für jede *Bildbetrachtung* wichtig.

Demnach beginnt der Untersucher seine Röntgendiagnose mit einem kurzen Blick auf solche technische Dinge, die ihm durchaus geläufig sein müssen. Er unterrichtet sich damit über die Lage des aufgenommenen Körperteiles und über Formveränderungen, wie sie vorgetäuscht sein können, sobald von der üblichen Einstelltechnik abgewichen ist.

Vor der Beschreibung und Deutung des Bildes ist ferner auf oft wiederkehrende Fehler wie Entwickler-, Wasser-, Luftflecken sowie auf die gleichmäßige Durchzeichnung (Struktur) und Verteilung der Schattendichte zu achten. Nicht alle Fehler dieser Art lassen sich nun auf den ersten Blick als technisch bedingt ansprechen. Auch der Geübte wird seine Zweifel durch Kontrollaufnahmen beseitigen müssen, besonders in den Fällen, die ob ihrer pathologisch-anatomischen Eigenart mit der üblichen Einstell- und Belichtungstechnik häufig Anlaß zu Fehlaufnahmen geben. Jeder zu untersuchende Fall erfordert nämlich mit der veränderlichen Durchlässigkeit gegenüber Röntgenstrahlen (Dicke des Weichteilmantels, Kalksalzgehalt des Knochens) eine ganz bestimmte Strahlenqualität und entsprechend der Lage des Herdes auch eine bestimmte Projektionsebene, die sich nicht immer vorher bestimmen läßt. So kann bei wohlbegründetem klinischen Verdacht die Röntgenuntersuchung negativ ausfallen und es können Zweifel aufkommen oder Fehldiagnosen gestellt werden, die sofort behoben sind, wenn man sich nicht scheut, in allen Fällen solch fehlerhafter Technik mehrere Aufnahmen in verschiedener Projektion und Härte anzufertigen. Wann der optimale Grad der Darstellbarkeit in schwierigen Fällen erreicht ist (z. B. bei Atrophie, Hyperostosen und Sklerosen), läßt sich nur an Hand vorhergehender Versuche mit einer gewissen Erfahrung entscheiden.

Der Begriff des guten, technisch einwandfreien Bildes ist nun durchaus nicht feststehend. Chirurgen richten ihre größte Aufmerksamkeit auf den Knochen. Die einen wünschen ihn kontrastreich gegenüber Weichteilen und in sich selbst, müssen infolgedessen intensiv belichten oder mit Verstärkungsschirm arbeiten. Die anderen erstreben die Abbildung feinster Strukturen und berücksichtigen die Weichteildarstellung weitgehend (weiche, helle Aufnahmen ohne Verstärkungsschirm).

Im allgemeinen gebührt in der Chirurgie, wie wir sehen werden, dem letzten Verfahren der Vorzug, besonders wenn es gilt, Einzelheiten im Aufbau des Herdes, in der Differenzierung der Weichteile herauszubringen, die gelegentlich bei Gelenkergüssen, Kapselveränderungen, bei der Abgrenzung von Muskeln und Fettschichten gegenüber pathologischen Gewebsarten außerordentlich wertvoll sein können. Daß auch von den zartesten Gebilden plastisch wirkende Röntgenaufnahmen möglich sind, dafür ist ein Beispiel die Abb. 3.

Dort, wo es gilt, die Belichtungszeit abzukürzen (Bewegung des Objektes, Kinderaufnahme) oder wo starke Weichteil- und Knochenüberdeckungen an sich schon viele Feinheiten verloren gehen lassen (Wirbel, Becken, Hüfte, eventuell Kopf), dort wo es auf Strukturfeinheiten gar nicht ankommt (Magen, Darm), ist natürlich die Aufnahme mit Verstärkungsschirmen geboten, vorausgesetzt daß sie ein feines, auf dem Bild nicht sichtbares Korn besitzen. Nur vor zwei Fehlern sei ausdrücklich gewarnt:

1. daß normale Aufhellungen, die mit der Kontrastierung stärker hervortreten, als Atrophieherde gedeutet werden (siehe Atrophie),

2. daß unscharf begrenzte, strukturlose, verschwommen aussehende Gebiete, die dann entstehen, wenn der Verstärkungsschirm der Platte nicht fest anliegt, nun als krankhaft angesprochen werden oder einen wirklichen Herd verschatten und nicht erkennen lassen.

Die Fehler der Technik sind damit keineswegs erschöpft. Ich erinnere nur an die ungenügende Vorbereitung und Lagerung der Patienten, ferner an die Seitenverwechslung und an die Durchleuchtung ohne Adaption. Auf Einzelheiten kann ich hier nicht eingehen, sie gehören in das Gebiet der Röntgentechnik. Nur drei Punkte müssen noch in ihrer Bedeutung für die röntgenologische Enddiagnose hervorgehoben werden.

1. Zunächst die Frage, ob Aufnahme oder Durchleuchtung im gegebenen Falle das zweckentsprechende Verfahren ist. Dort, wo Bewegungsvorgänge beobachtet werden sollen, wo nur eine ganz allgemeine Vororientierung am Platze ist, kann die Durchleuchtung nicht durch Bilder, auch nicht durch Serienbilder ersetzt, wohl aber in wertvoller Weise ergänzt werden. Zwecklos wäre sie jedoch für den Nachweis von feinen Bruchlinien oder herdförmigen Erkrankungen. Hier muß der Durchleuchtungsschirm versagen, weil er zu grob arbeitet. Wenn wir weiterhin bedenken, daß das Röntgenbild der Schirmbeobachtung voraus hat, frei von subjektiver Auffassung, also objektiv beweiskräftig zu sein, daß das Bild ferner ein bleibendes Dokument darstellt, so dürfte es nicht schwer fallen, wenigstens in der Diagnostik der Knochen- und Gelenkerkrankungen diesem den Vorzug zu geben.

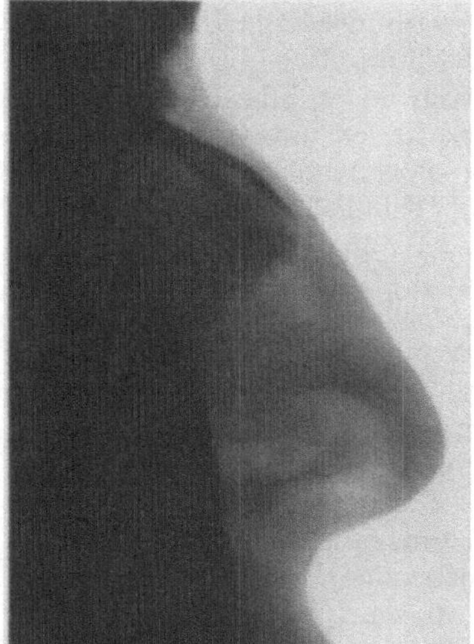

Abb. 3. Weiche Aufnahme einer Nase, die nicht nur Knochen, sondern auch Knorpel- und Hautschatten erkennen läßt.

2. Schwierigkeiten entstehen dem weniger Geübten oft dadurch, daß es ihm nicht gelingt, Vorsprünge, Aushöhlungen, Verdichtungen auf dem flächenhaft projizierten Bilde in das richtige räumliche Verhältnis zueinander zu bringen, mit anderen Worten, das Bild plastisch zu sehen. Die geringste Unsicherheit sollte, bevor sie zur Fehldiagnose verleitet (z.B. Lendenwirbel, Schädelbasis), Veranlassung sein, die Aufnahme in stereoskopischer Technik zu wiederholen. Sie kann auch dem Geübteren zur Kontrolle schwierig deutbarer Bilder nicht dringend genug empfohlen werden.

Der 3. Punkt betrifft das Zusammenarbeiten des Röntgenologen mit dem Kliniker. Diesem ist mit einer noch so ausführlichen, sachgemäßen Beschreibung des Schattenbildes wenig geholfen, jenem eine gewisse Zurückhaltung in der Schlußdiagnose, ohne daß er die genauen klinischen Daten kennt, durchaus verzeihlich. Das Ideal, die Vereinigung beider in einer Person, wird immer seltener. Mit ihrer Trennung und dem vielfach geübten schriftlichen Meinungsaustausch sind aber eine Kette von Irrtümern verbunden, die bei dem Röntgenologen auf mangelnder Sachkenntnis in ihm fernliegenden Disziplinen, bei dem Kliniker in der fehlerhaften Anwendung und Auswertung des Berichtes beruhen. In schwierigen oder zweifelhaften Fällen sollte daher nie eine gemeinsame mündliche Aussprache versäumt werden.

II. Die Röntgendiagnose.

Nachdem mit orientierendem Blick die technischen Voraussetzungen einer Röntgenaufnahme überprüft sind, beginnt die eigentliche Röntgendiagnose. Sie setzt sich zusammen

1. aus der Betrachtung und der Beschreibung dessen, was das Bild in der Schwarzweißschattierung an Pathologischem und Normalem aufweist,

2. aus der pathologisch-anatomischen Deutung des Gesehenen und

3. aus der zusammenfassenden Schlußdiagnose, die auch die Ergebnisse anderer Untersuchungsmethoden und der Vorgeschichte zu berücksichtigen hat.

Mit Absicht ist der Beschreibung die Bildbetrachtung vorangestellt, wenngleich manchem diese Voraussetzung als selbstverständlich erscheinen möchte. Sie ist es aber durchaus nicht, besonders nicht in der Hinsicht, daß das Bild nach einem System und in erschöpfender Weise betrachtet wird. So läßt sich aus einem Bilde viel herausholen, wenn es mit abstufbarer Beleuchtung (Schaukasten) unter Schrägneigung oder dünnem Grünglasfilter betrachtet wird. Einzelheiten werden bei Lupenvergrößerung deutlicher. Nie sollte man aber über Herderscheinungen die Betrachtung des Gesamtbildes vergessen (Ansicht aus größerer Entfernung oder mit umgekehrtem Opernglas LUDLOFF). Sie verhütet, daß wichtige Allgemeinveränderungen übersehen und multiple Herde oder nachbarliche Begleiterscheinungen vernachlässigt werden.

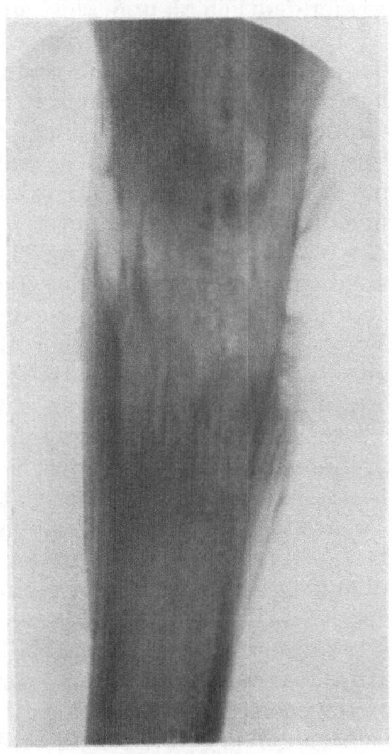

Abb. 4. Myelogenes Oberschenkelsarkom. Erklärung siehe Text.

Die Beschreibung geht in folgender Weise vor sich: Die einzelnen Gliedteile werden gleich in anatomischem Sinne richtig benannt (vorn, hinten, zentral, peripher, rechts, links). Gewöhnen muß sich aber der Anfänger auch an die stillschweigende Übereinkunft, die Schattenverhältnisse im Negativ so zu schildern, als ob man ein Positiv vor sich hätte. Aufhellungen (z. B. jeder Knochen und Fremdkörperschatten) werden demnach als Verdichtungen, als Verdunklungsherde bezeichnet, dichte Beschattungen dagegen (z. B. Weichteile) als aufgehellte Gebiete. Empfehlenswert ist ferner, sich bei der Benennung stets wiederkehrender Schattenzonen nach dem Vorschlage KIENBÖCKS bestimmter *Fachausdrücke* zu bedienen. So spricht KIENBÖCK vom Knochenbild statt Knochenschatten, von der Markhöhlen-, Rinden-, Weichteil- und Muskelzone, vom Spongiosanetzbild statt von der Knochenstruktur sowie von abnormen Herden und ihren Grenz- und Übergangszonen. Alle Ausdrücke, mit denen ein pathologisch-anatomisches Geschehen verknüpft ist (z. B. Zerstörungsherd, cystische Aufhellung, Abszeß, Geschwulst, Granulationen), sind zu vermeiden. Sie gehören in die Schlußdiagnose, aber nicht in die Beschreibung, denn sie verleiten den Betrachter nicht selten zu einer vorgefaßten Meinung, die schließlich zur Fehldiagnose führt. Auch normale Befunde oder das Fehlen pathologischer, sofern man solche vermuten könnte, sollten erwähnt werden. Sie bilden oft eine wertvolle Ergänzung für die Schlußdiagnose.

Als Beispiel diene die Abb. 4.

Beschreibung: Im oberen Drittel des Oberschenkels sitzt ein Aufhellungsherd, der die ganze Breite des Schaftes einnimmt und die normale Abgrenzung zwischen Rinde und Markhöhle verwischt hat. Die Spongiosanetzzeichnung ist größtenteils verschwunden. Statt dessen sieht man vereinzelt strichförmige oder fleckige Verdichtungen, teilweise direkt neben stärker aufgehellten Partien von ähnlicher Größe in einem diffus und ungleichmäßig verwaschen aussehenden Grundton liegen. Im Bereich des Herdes ist die Rindenzone an verschiedenen Stellen ganz verschwunden, sie geht hier ohne scharfe Grenze in die dichter beschattete Weichteilzone über. In ihr finden sich bis bohnengroße, wolkige Verdichtungen, die den Resten der Rinde aufsitzen und besonders an der Innenseite vereinzelt eine radiär zum Schaft gestellte Struktur erkennen lassen. Nach dem Normalen zu grenzt sich das Gebiet nicht scharf ab. Wolkige Verdichtungen in der Übergangszone, ebenfalls von kleinsten, schärfer begrenzten, strichförmigen Verdichtungen durchsetzt, nehmen einen Bezirk ein, der dem eigentlichen Herd an Breite nahekommt. In diesem Bereiche, besonders distalwärts, ist die Rindenzone schärfer abgegrenzt, verbreitert und mehrfach geschichtet. Nach dem Herde zu brechen Rinde und Schichtung jäh ab und fließen in spärliche wolkige Verdichtungen über. Der Übergang zum normalen Schaftteil ist ganz allmählich. Die Rindenzone verjüngt sich mehr und mehr. Auch die Markhöhle zeichnet sich wieder deutlich ab und weist eine gut erkennbare Struktur auf.

Deutung: Erst nachdem wir uns derart systematisch in alle Feinheiten des so einfach aussehenden Schattenbildes vertieft haben, gehen wir an seine Deutung heran. Es gibt nun bestimmte Krankheitsgruppen, die je nach dem Sitz des Herdes und seiner Abgrenzung, je nach der Reaktion von seiten der Umgebung (Periostitis, Ostitis) und je nach dem Verhalten von Knochenzerstörung, Abbau und Aufbau im Röntgenbild Ähnlichkeiten besitzen (Beispiele: Tuberkulose, Lues und Osteomyelitis, ferner Knochencysten und maligne Tumoren). Auf die Frage: Welcher Art ist der beschriebene Prozeß, sind demnach zunächst eine Reihe von Antworten möglich. Indem nun wieder alle Einzelbefunde im Rahmen der Krankheitsgruppe geprüft werden, schrumpfen die Antworten auf wenige oder gar eine zusammen. Vorgeschichte und klinischer Befund bestätigen oder ergänzen alsdann das Bild zur Schlußdiagnose. In ihr sollen auch Angaben über Ursprung, Sitz und Stadium der Erkrankungen enthalten sein.

Die unscharfe Begrenzung des Aufhellungsherdes, das Fehlen der Rindenzone in diesem Gebiet, die verwaschene Knochenzeichnung deuten auf einen Zerstörungsprozeß hin. Dieser hat in der Umgebung eine Reaktion hervorgerufen, die sich teils im Markhöhlengebiet in Form der wolkigen Verdichtung (Ostitis), teils in der Rindenzone in Form der geschichteten Periostitis bemerkbar macht. Das plötzliche Aufhören dieser periostalen Knochenneubildung im Bereich des Herdes spricht dafür, daß sekundär der reaktiv gebildete periostale Knochen ebenfalls dem Zerstörungsprozeß anheimgefallen ist. Mit ihm ist aber im Herde selbst auch eine Knochenneubildung einhergegangen. Das deutet die radiäre Struktur in den wolkigen Auflagerungen, das deuten die strichförmigen Verdichtungen im Herde selbst an. Wie weit es sich hierbei auch um Knochennekrosen und kleinste Sequester handelt, läßt sich nicht entscheiden. An die Stelle des zerstörten Knochens ist ein in homogenes, größtenteils strukturloses Gewebe getreten, das tief in die Weichteilzone hineinragt.

Pathologisch-anatomisch entspricht dieses Bild dem *malignen Knochentumor*, in erster Linie dem Sarkom, das bei zentralem Sitz neben der rücksichtslosen und ungleichmäßigen Zerstörung der Knochengrundsubstanz reaktive Veränderungen am Periost und an der Markhöhle ausgelöst hat, gleichzeitig aber im Tumorgewebe selbst Knochenneubildung erkennen läßt. Durchaus charakteristisch ist das jähe Aufhören oder die Wiederzerstörung periostal gebildeten Knochens, die radiäre Struktur der vom Herde selbst gebildeten Knochenpartien sowie das Rücksichtslose, unscharf Abgegrenzte im ganzen Wachstum.

Differentialdiagnostisch in Betracht zu ziehen sind jene Prozesse, die mit ihrem rücksichtslosen Wachstum ähnliche Bilder hervorrufen. Unter den Knochentumoren sind das: die osteolytische Carcinommetastase und das Myelom. Beide treten multipel auf, eine geschichtete Periostitis oder Knochenstruktur im Tumorgebiet fehlt. In Hinblick auf die reaktiven Erscheinungen ist auch entfernt an

Entzündungen (Osteomyelitis) und entzündliche Granulationen zu denken (Lues, Tuberkulose). Zu ihnen paßt nicht die rücksichtslose Zerstörung.

Schlußdiagnose: Maligner Tumor (Sarkom), der vom Knochen (wahrscheinlich Mark) ausgeht, der nicht nur den Schaft in großer Ausdehnung zerstört, sondern auch die Rindenzone in breiter Front durchbrochen hat und in die Weichteile hineinwuchert.

Oft wird die Beurteilung der Bilder dadurch erschwert, daß die übliche Lagerung und Aufnahmerichtung nicht innegehalten ist. Auch können Knochen mit komplizierteren Oberflächen eine Projektionsverwirrung anrichten, die nur mit Hilfe von *Normalbildern*, *Vergleichsaufnahmen* der gesunden Seite und mit Beobachtungen am *Skelett* entwirrbar sind. Jeder röntgenologisch tätige Arzt sollte sich demnach im Beginn auch bei den einfacheren Skelettaufnahmen dieser Hilfsmittel bedienen. Sie verhindern, daß positive Befunde übersehen und negative falsch gedeutet werden, besonders aber rufen sie die *normale Skelettanatomie*, die mit der klinischen Tätigkeit stark in den Hintergrund tritt, bald *wieder ins Gedächtnis zurück.*

Siehe weitere Abbildungen: Kienböck: Fortschr. a. d. Geb. d. Röntgenstr. Bd. 16, 1910—11. Taf. XVII, Abb. 5—6: Blitzfiguren. — Köhler: Fortschr. a. d. Geb. d. Röntgenstr. Bd. 24, 1916—17. Taf. XIV: Beugungsähnliche Lichtstreifen an den Schattenrändern einfacher Röntgenaufnahmen.

B. Röntgenanatomie.

Die Anwendung der Anatomie auf das Röntgenbild sollte eine selbstverständliche Voraussetzung jeder Röntgendiagnostik sein. Und doch ist es nicht abzuleugnen, daß besonders im Beginn der Röntgenära, aber auch heute noch Dinge, die dem Anatomen längst bekannt sind, zu Fehldiagnosen verleiten (z. B. Fabella, Os trigonum, acromiale). In der Chirurgie spielen vor allem die Sesambeine, die akzessorischen Knochen, die Varietäten und Ossificationskerne in den verschiedenen Epiphysen eine Rolle, sobald vom Bilde Auskunft über Verletzungsfolgen, freie Gelenkkörper oder herdförmige Knochenerkrankungen verlangt wird. So ist es durchaus verständlich, wenn sich zahlreiche Arbeiten zunächst mit der anatomischen Auslegung des Röntgenbildes oder, wie Hasselwander sich ausdrückt, mit der *Anatomie im Röntgenbilde* befassen.

Unverkennbar ist nebenbei auch der Einfluß, den die Darstellung von normalen Knochen und Weichteilen am Lebenden auf die *anatomische Forschung* ausgeübt hat. Das unbegrenzte Material, die Übersichtlichkeit, vor allem die autoptische Betrachtung des menschlichen Körpers in jeder Entwicklungsphase — natürlich soweit sie im Rahmen der dargestellten Kontraste möglich ist — sind doch so bedeutende Vorteile gegenüber der Histologie und Präparation, daß uns die Ergebnisse einer solchen Wechselwirkung nicht mehr überraschen dürfen. So nehmen die Röntgenstrahlen an der Erforschung der Knochenarchitektur, der Varietäten und der Ossification erfolgreich teil. Ich erinnere nur an die Klärung der Frage, ob die vom Anatomen zum Normalen gerechneten Varietäten des Skelettes Krankheitsursache sein können. Die Röntgenuntersuchung am Lebenden muß diese Frage rückhaltlos bejahen (vgl. Halsrippen, Os tibiale externum, Spalten im knöchernen Wirbelkanal). Ferner möchte ich auf die Untersuchungen über die Ossification und ihre Beziehung zu der Ernährung, der inneren Sekretion, der sozialen Lage und der Vererbung hinweisen, die ohne Röntgenstrahlen einfach undenkbar sind. Und endlich wären auch die vertikale Magenform, die Bedeutung der Magenligamente, der Begriff der Ptose, die Funktion der Ileocöcalklappe sowie Zwerchfellstand und -bewegung, um nur die hauptsächlichsten zu nennen, als Ergebnisse der anatomischen Röntgenforschung zu buchen. So erfreulich diese Tatsachen für den Röntgenfachmann sein mögen, den Wert alteingeführter Untersuchungsmethoden (Histologie, Präparation) vermögen sie nicht zu schmälern. Andererseits bildet aber das Röntgenverfahren für Histologie und Präparat eine so wertvolle Ergänzung, daß man ihm nicht nur in der Anatomie, sondern auch in der Physiologie und Pathologie eine weit stärkere Verwendung wünschen möchte.

I. Ossification.

Beim Ersatz des knorpelig präformierten Skelettes durch Knochen lassen sich drei Phasen verfolgen: 1. Knorpelwucherung, 2. Knorpelabbau, 3. Knochenanbau. Im Mikroskop wird eine Schichtung deutlich, die im Längsdurchschnitt eines wachsenden Röhrenknochens diese Vorgänge auf 6 Zonen verteilt. Vom Knorpel aus 1. beginnende Wucherung, 2. Knorpelzellensäulen (platte Zellen), 3. hypertrophische Knorpelzellen (Zellen sind blasig), 4. Verkalkungszone (Knorpelzellen wie bei 3 und Kalkablagerung in die Grundsubstanz), 5. primäre Markräume. (Der Knorpel wird durch Markssprossen aufgelöst.) 6. enchondrale Ossification. Aus dem Mark mit Blutgefäßen und Osteoblasten bildet sich neuer Knochen.

An den Schaftenden bleibt die enchondrale Ossification bis zum abgeschlossenen Wachstum bestehen. Ohne Vermittlung der knorpeligen Endplatte, die auch als Epiphysenfuge, Intermediärknorpel oder Wachstumszone bezeichnet wird, ist kein Längenwachstum möglich. In den Verknöcherungszentren, den sogenannten Epiphysenkernen, ist der Vorgang ähnlich, nur daß sich hier die enchondrale Ossification circulär abspielt.

Für die Beurteilung der Wachstumsvorgänge, für die Abgrenzung pathologisch erscheinender Röntgenbilder gegenüber normalen ist es wichtig, daß der Röntgenologe über das zeitliche Auftreten der Verknöcherung in den verschiedenen Skeletteilen, über hierbei vorkommende Unregelmäßigkeiten sowie über die inkonstanten Nebenkerne unterrichtet ist. Angaben in älteren anatomischen und Röntgenlehrbüchern sind zumeist insofern unbefriedigend, als sich neben direkten Widersprüchen einzelner Autoren auch stellenweise stärkste Schwankungen bis zu 8 und 10 Jahren für das zeitliche Auftreten der gleichen Epiphysenkerne verzeichnet finden. Hier haben uns neuere Forschungen gelehrt, den Ursachen solcher Schwankungen nachzugehen und nun aus dem Wust von Angaben das wirklich Normale vom Pathologischen zu trennen. Die Ossification ist nämlich von einer Reihe von Faktoren abhängig, die in einmaliger Untersuchung ohne Vorkenntnis solcher Tatsachen gar nicht schärfer hervorzutreten brauchen, Faktoren, die in erster Linie auf dem Gebiete der inneren Secretion, dann aber auch in der Vererbung, der Ernährung, der sozialen Lage und in Krankheit zu suchen sind.

Auf die Unterschiede im Geschlecht hat Hasselwander zuerst aufmerksam gemacht. Sie äußern sich nicht so sehr im ersten Auftreten der Ossification als vielmehr in dem gesteigerten Wachstum beim Weibe und im frühzeitigen Abschluß, in der Verschmelzung oder dem Verschwinden der Wachstumszonen. Bei der Frau pflegt dieses mit dem 18., bei dem Manne mit dem 20.—22. Lebensjahre einzusetzen.

Die markantesten Beispiele *innersekretorischer Einflüsse* auf die Ossification zeigen sich bei den a- und hypothyreotischen Zwergwuchsformen. Hier kommt es zum verspäteten Auftreten der Ossificationskerne im ersten Lebensjahrzehnt um durchschnittlich 2—3 Jahre, im zweiten um 5 und 6 Jahre. Schließlich können die Synostosen auch vollkommen ausbleiben. Von Holmgreen ist darauf aufmerksam gemacht, daß es zwischen diesen pathologischen und den anscheinend normalen Fällen Übergangsformen gibt, die zu erkennen klinisch nicht immer leicht ist. Auf Einzelheiten solch innersecretorischer Einflüsse von seiten der Schilddrüse, der Hypophyse und der Keimdrüsen wird in Sonderkapiteln eingegangen werden.

Interessant sind die Beobachtungen von Schinz, der in der Ossification der Handwurzel, die im allgemeinen in der Reihenfolge: Capitatum, Hamatum, Radiusepiphyse und Triquetrum erfolgt, eine Umstellung der Reihenfolge bei allen Kindern einer Familie feststellen konnte, und zwar Triquetrum, Lunatum, Naviculare, Multangulum minus, Multangulum majus. Er schließt daraus, daß in der Reihenfolge der Ossification ein erblicher Faktor sitzen muß, über den bisher noch sehr wenig bekannt geworden ist.

Auf den Ernährungszustand, auf Erkrankungen und Verschiedenheiten in den Lebensbedingungen hat STETTNER hingewiesen. Nachdem von LUBINSKI festgestellt war, daß in jeder Altersstufe die Landkinder an Körperlänge die kleinsten sind, in der Mitte die Volksschüler stehen und die Gymnasiasten alle an Größe überragen, hat nun STETTNER gefunden, daß für die Ossification die Körpergröße eine mitbestimmende Bedeutung besitzt. Die Trennung in Hoch-, Mittel- und Kleinwüchsige im Sinne STETTNERS hat ergeben, daß die Hochwüchsigen im allgemeinen schneller und früher ihre Knochenkerne bilden als die Kleinwüchsigen. Auch die soziale Lage wird durch ihn berücksichtigt, indem er sein Material in Arbeiter-, Großbürger- und Landkinder gliedert. Bei Großbürgerkindern findet eine schon in frühster Jugend einsetzende Wachstumsbeschleunigung statt, die sich auch in vorzeitigem Auftreten der Knochenkerne äußert. Bei Landkindern ist gegenüber gleichaltrigen Arbeiterkindern von gleicher Körpergröße eine deutliche Verzögerung im Auftreten der Knochenkerne, vorwiegend im Alter von 2—6 Jahren, feststellbar. Die Ursache für dieses eigentümliche Verhalten wird in einer frühzeitigen Anregung der Psyche und des Intellektes bei den Großbürger- und Arbeiterkindern, in einer frühzeitigen Ausreifung des Organismus gesucht, zu der als scheinbar wichtig hinzutreten Ernährung, Lebensweise, Wohnungsverhältnisse, körperliche Arbeit. Dabei ist das Stadt-, besonders das Großbürgerkind einer Treibhauspflanze ähnlich, wird weniger klimatischen Reizen ausgesetzt und wohl auch in seiner Ernährung durch größeren Fleischgenuß besser gestellt als das Landkind.

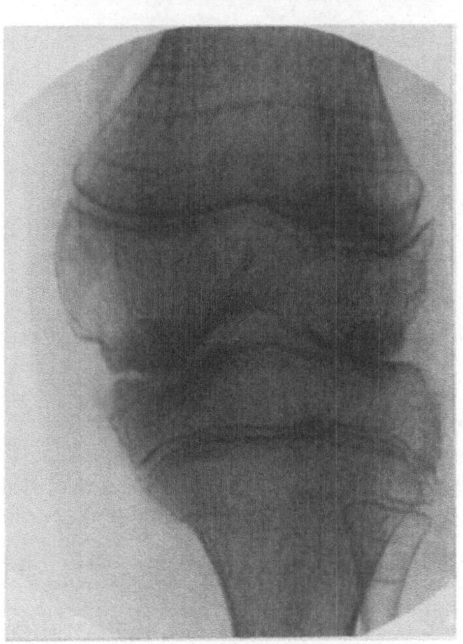

Abb. 5. Tuberkulose des Kniegelenks mit Atrophie 3. Grades und deutlichen Jahresringen bei einem 10jährigen.

Die Wachstumshemmung durch Krankheiten macht sich vor allem bei Erkrankungen des Blutes bemerkbar. Toxinschädigung, Hämoglobinarmut, Verminderung der Erythrocytenzahl sowie die innigen Beziehungen zum Knochenmark machen diese Störungen durchaus verständlich. Auch Infektionskrankheiten, Tuberkulose vermögen das Längenwachstum vorübergehend zu hemmen, ohne daß die Wachstumszone selbst vom Krankheitsherde berührt wird. Ähnlich wie bei der Rachitis folgt aber dem *Wachstumsstillstand* oft eine *Wachstumssteigerung*, die sich auch in der Knochenstruktur bemerkbar macht, indem durch vermehrte Ablagerung von Kalksalzen an den Diaphysenenden quergestellte, *strichförmige Verdichtungen* entstehen (vgl. auch Rachitis und ähnliche Erkrankungen). Mit dem Wiedereinsetzen des Längenwachstums werden solche Querbalken teilweise resorbiert, teilweise können sie aber als parallel verlaufende Knochennarben (Abb. 5) als sogenannte *Jahresringe* jahrelang bestehen bleiben. STETTNER hat die Querstreifung in etwa 20 vH der Fälle gesehen. Je weiter sie von der Epiphysenlinie entfernt liegt, desto dünner wird sie. Besonders

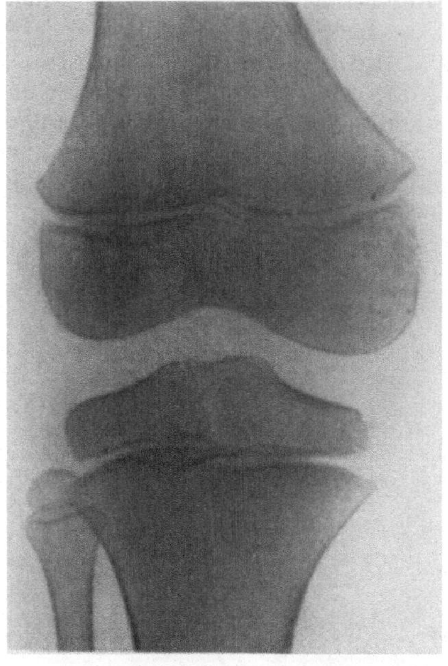

a

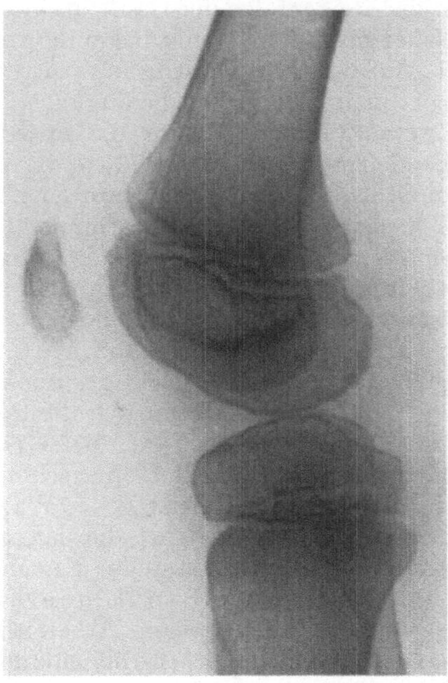

b

Abb. 6. Kniegelenk eines 8jährigen mit ausgefranster Femurepiphyse medial und hinten. Außerdem eigentümliche fleckige Struktur und rauhe Begrenzung der Patella (normal).

beobachtet ist sie nach Darmerkrankungen (Ruhr), beim Status lymphaticus, beim Myxödem und bei der Tuberkulose.

Tabelle I. Schematische Darstellung des Auftretens und der Verschmelzung der häufigsten Ossificationskerne an Schulter und Ellenbogen. Der linienförmige Beginn in jeder Spalte gibt die Variationsbreite des Auftretens wieder, das schwach punktierte Feld das allmähliche Größerwerden, das stärker punktierte Feld die Variationsbreite in der vollkommenen Verschmelzung und die tiefschwarze Schattierung die Zeit der vollkommenen Verknöcherung.

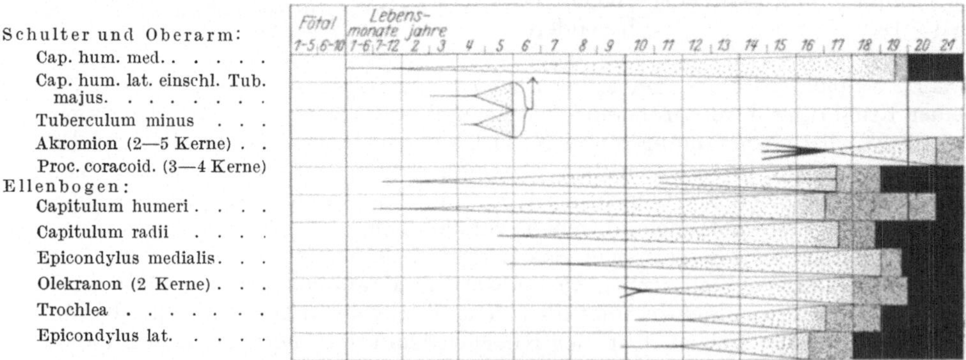

Die schwankenden Angaben über die Ossification sind mit Berücksichtigung aller dieser Momente immer mehr eingeengt worden. Eine Variationsbreite von mehreren Monaten bis zu mehreren Jahren ist aber auch heute noch für gewisse

Epiphysenkerne vorhanden. Klinisch macht sich dieser Mangel jedoch kaum bemerkbar, denn nur größere Unterschiede verschiedener Kerne vermögen differentialdiagnostische Erwägungen zu stützen.

Tabelle II. Epiphysenkerne an Hand und Fingern. Erklärung siehe Tab. I.

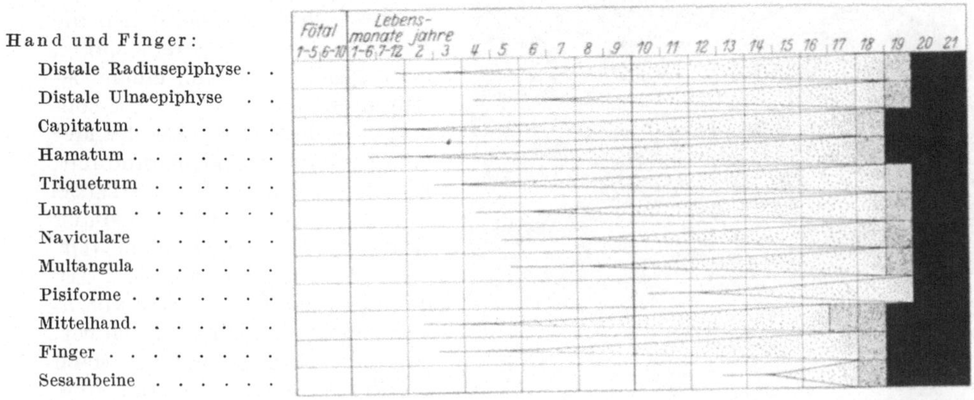
Hand und Finger:
Distale Radiusepiphyse
Distale Ulnaepiphyse
Capitatum
Hamatum
Triquetrum
Lunatum
Naviculare
Multangula
Pisiforme
Mittelhand
Finger
Sesambeine
Fötal
1-5 6-10
Lebens-
monate
1-6 7-12
jahre
2 3 4 5 6 7 8 9 10 11 12 13 14 15 16 17 18 19 20 21

Tabelle III. Epiphysenkerne am Ober- und Unterschenkel. Erklärung siehe Tab. I.

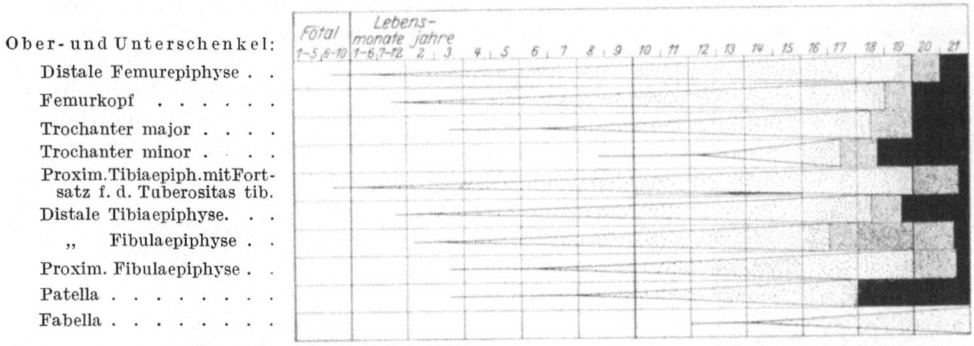
Ober- und Unterschenkel:
Distale Femurepiphyse
Femurkopf
Trochanter major
Trochanter minor
Proxim. Tibiaepiph. mit Fortsatz f. d. Tuberositas tib.
Distale Tibiaepiphyse.
„ Fibulaepiphyse
Proxim. Fibulaepiphyse
Patella
Fabella
Fötal
1-5 6-10
Lebens-
monate
1-6 7-12
jahre
2 3 4 5 6 7 8 9 10 11 12 13 14 15 16 17 18 19 20 21

Tabelle IV. Epiphysenkerne am Fuß. Erklärung siehe Tab. I.

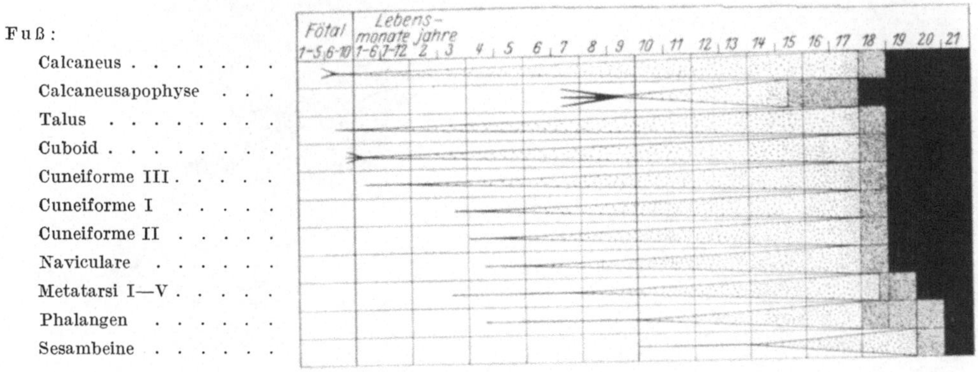
Fuß:
Calcaneus
Calcaneusapophyse
Talus
Cuboid
Cuneiforme III
Cuneiforme I
Cuneiforme II
Naviculare
Metatarsi I—V
Phalangen
Sesambeine
Fötal
1-5 6-10
Lebens-
monate
1-6 7-12
jahre
2 3 4 5 6 7 8 9 10 11 12 13 14 15 16 17 18 19 20 21

Zur übersichtlichen Darstellung der Ossification wird die *tabellarische Anordnung* benutzt. Tabelle I gibt eine Übersicht über die Epiphysen und die Epiphysenkerne von Schulterblatt, Oberarm und Ellenbogen, Tabelle II von Hand und Fingern, Tabelle III von Ober- und Unterschenkel und Tabelle IV vom Fuß wieder. In ihnen sind die praktisch wichtigsten Epiphysen zusammengefaßt. Alle speziellen Angaben, alles hier nicht Erwähnte findet sich unter den entsprechenden Körperteilen.

Abb. 7. Beckenkammepiphyse einer 17jährigen (Epiphysis marginalis).

Zu Fehldiagnosen wird der Anfänger durch Ossificationsverhältnisse verleitet, bei denen die Verknöcherung nicht regelmäßig, nicht gleichmäßig von einem bestimmten Kern aus erfolgt, sondern unscharf gezackte Ränder oder fleckiges Aussehen annimmt. Ein Beispiel hierfür ist die distale Femurepiphyse, deren medialer Rand gar nicht so selten eine derartige Begrenzung hat, ohne daß irgend etwas Krankhaftes vorzuliegen braucht (Abb. 6). Auch verleitet die fleckige und mehrfach geteilte Apophyse des Akromion (Abb. 25), der wolkig begrenzte Rand der oberen Hüftpfanne (Abb. 21) sowie der parallel gelagerte wellige Schatten des Beckenkammes (Abb. 7) zur Annahme pathologischer Verhältnisse, zumal die Röntgenbilder gewisse Ähnlichkeiten mit einer Krankheitsgruppe aufweisen, die sich ebenfalls in Epi- und Apophysen abspielen, nämlich der Osteochondritis PERTHES, der KÖHLERschen Erkrankung und dem SCHLATTER (siehe diese).

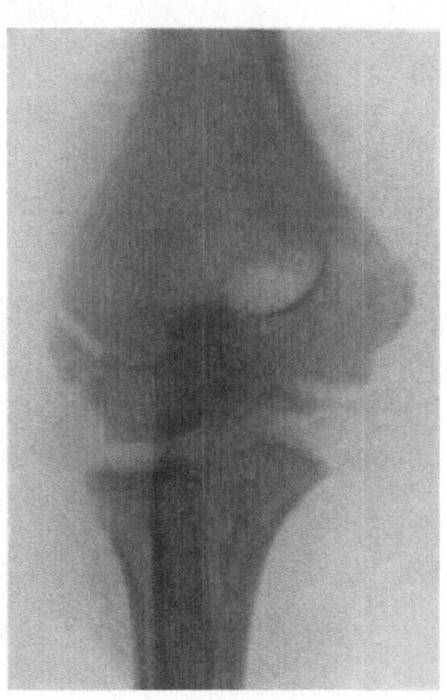

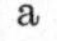

a

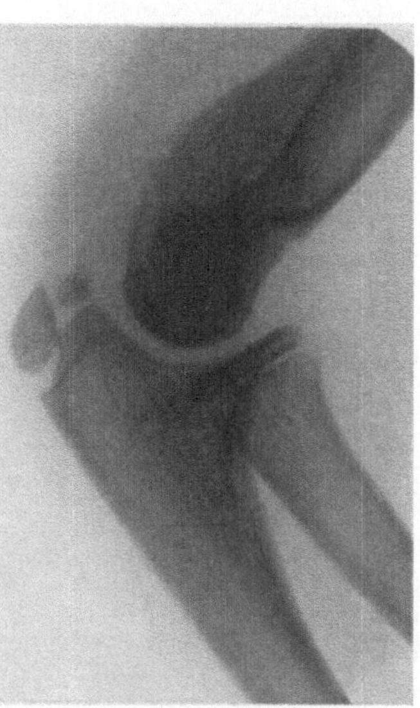

b

Abb. 8. Ellenbogen, Entwicklungsreihe, 11jährig; zweiteiliges Olecranon, deutliche Epiphyse der Eminentia capitata, des Condylus lateralis und des Radiusköpfchens. Der Kern der Trochlea ist fleckig und unscharf begrenzt (normal). Gleichzeitig besteht eine diacondyläre Fraktur, die im Bild von vorn nach hinten als helle Linie quer durch den Condylus medialis in die Fossa olecrani zieht und von hier aus schräg zum Condylus lateralis. Im Seitenbild wird die geringe Abknickung nach hinten und die Calluswucherung deutlich.

Kompliziert wird die Abgrenzung gegenüber dem Normalen ferner durch die Teilung an sich kleiner Apophysen in 2 und 3 Kerne, wie sie am Olecranon (Abb. 8), am Tuber calcanei (Abb. 202), kurz an allen den Epiphysen beobachtet sind, die verhältnismäßig spät aufzutreten pflegen.

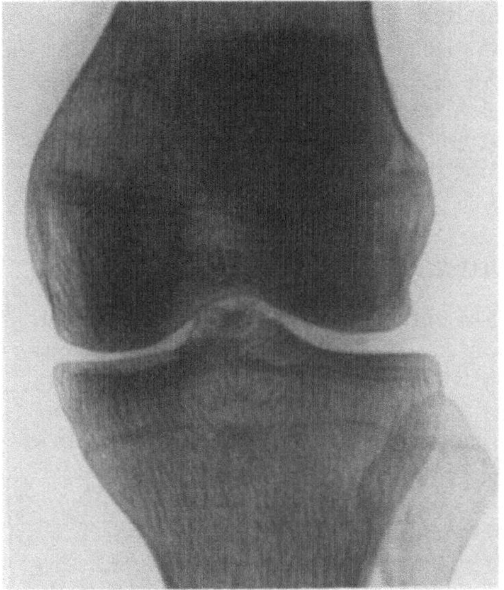

Abb. 9. Kniegelenk eines 21jährigen mit deutlicher Epiphysennarbe an Femur und Tibiakopf, außerdem Abriß der Eminentia intercondylica.

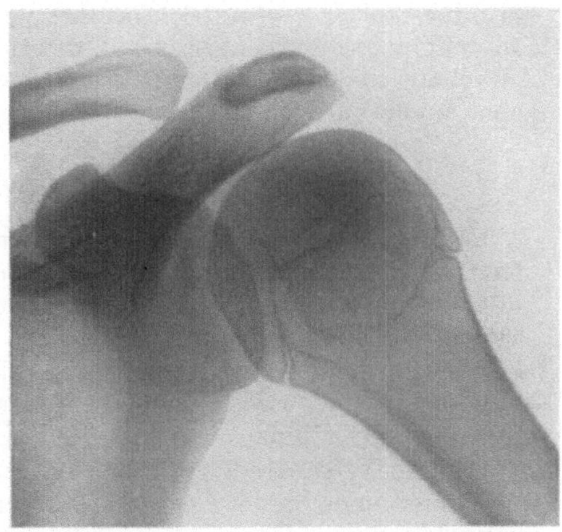

Abb. 10. Normale Schulter eines 18jährigen. Die Reste der Epiphysenfuge am Humeruskopf täuschen eine Fraktur vor.

Sobald die Epiphysenkerne an den Röhrenknochen mit fortschreitendem Wachstum die Breite der Schaftenden erreichen und die Begrenzung zwischen beiden flächenhaft schmal (Epiphysenfuge) wird, ist der Anfänger leicht geneigt, von ihr im Röntgenbild eine gerade oder wellige, jedenfalls strichförmige Aufhellung zu erwarten. Im allgemeinen trifft diese Wiedergabe im Bild auch zu. Ebensogut können aber besonders bei dickeren Knochen (distales Femurende) solche Wachstumszonen schräg zum Strahlengang liegen, dadurch flächen-

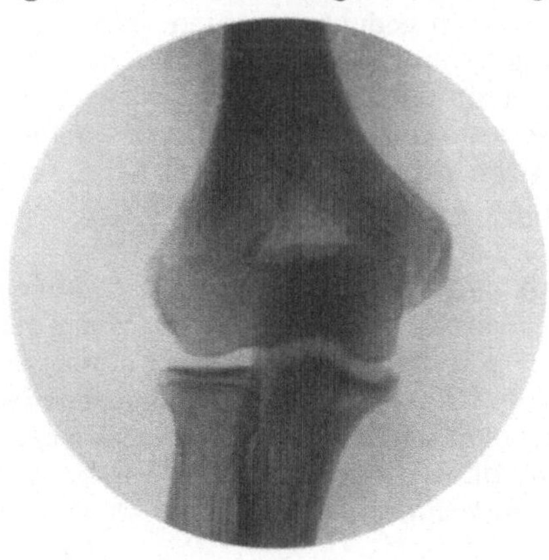

a

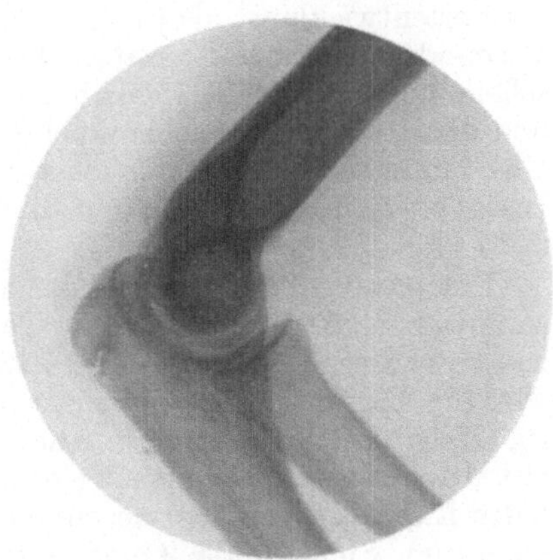

b

Abb. 11. Ellenbogengelenk eines 18jährigen (normal). Von den Epiphysenfugen sind die des Condylus medialis sowie die des Radiusköpfchens noch deutlich erkennbar. Am Olecranon täuscht der Rest der Epiphysenfuge eine Infraktion vor.

haft schräg getroffen werden und so Unebenheiten, Rauhigkeiten und Überschneidungen aufweisen, deren Abgrenzung von wirklich Krankhaftem durchaus nicht leicht, manchmal nur durch Vergleich mit der normalen Seite oder mit Hilfe einer Kontrollaufnahme bei eingerichtetem Zentralstrahl möglich ist.

Der Abschluß des Längenwachstums ist röntgenologisch mit Bestimmtheit nicht feststellbar. Das Verschwinden der Epiphysenfuge erfolgt allmählich. An ihrer Stelle bleiben strichförmige Verdichtungen auch noch nach Jahren zurück (Epiphysennarben) (Abb. 9), deren Abgrenzung gegenüber der fugenartigen Aufhellung in der Übergangszeit durchaus nicht immer gelingt (Abb. 10 u. 11 a u. b) (siehe auch Varietäten).

II. Varietäten.

Es gibt kein Skelett, das dem anderen auf ein Haar gleicht, ebensowenig ist eine strenge Symmetrie zwischen rechts und links beim gleichen Individuum vorhanden. Solche individuellen Schwankungen rühren her von dem Alter, dem Geschlecht und zum nicht geringen Teil von der funktionellen Beanspruchung. Auch Rasseneigentümlichkeiten werden sich hier bemerkbar machen. So weist Schinz auf das Vorkommen des Foramen supratrochleare als ein Merkmal der Grönländer und Alemannen hin.

Die individuelle Variation prägt sich vor allem im Oberflächenrelief aus und ist besonders in der Gegend stärkerer Muskelansätze zu berücksichtigen. Zuweilen lassen sich Rauhigkeiten, ausgeprägte Cristae nur dann mit Sicherheit als nicht pathologisch ansprechen, wenn die Vergleichsaufnahme der gesunden Seite vorliegt.

Eine wesentlich höhere Bedeutung haben jene Varietäten erlangt, die vergleichend-anatomisch als Rückschläge näherer oder entfernterer Art (Atavismus) Beziehungen zu normalen Zuständen bei Tieren verraten. (Beispiel: Proc. supracondyloideus.) Entwicklungsgeschichtlich sind ihnen gegenüber zu stellen jene Varietäten, die mit der Umstellung oder dem Ausfall bestimmter Funktionen als Fortentwicklung, als progressive Varietäten gedeutet werden. (Beispiel: Verminderung der Wirbelzahl.) Die Einteilung in progressive und regressive Erscheinungsformen läßt sich aber nicht überall durchführen, da die Meinungen und die Erklärungsversuche über solche Varietäten noch weit auseinandergehen. Uns interessieren auch zunächst nur die morphologischen Verhältnisse, besonders aber ihre Abgrenzung gegenüber pathologischen Veränderungen.

Entsprechend dem Begriff der Varietät als einer Abart des Normalen dürfen nach dieser Seite hin fließende Übergänge erwartet werden, die sich nun aber leider auch nach der entgegengesetzten Seite, nach dem Krankhaften finden. So wird die Abgrenzung gegenüber Deformitäten und Mißbildungen zuweilen schwierig (Halsrippe, Spina bifida). Auch muß berücksichtigt werden, daß eine Varietät durchaus nicht immer etwas Harmloses darstellt, sondern krankhafte Erscheinungen auszulösen vermag (vgl. Halsrippe, schmerzhaftes Os tibiale externum, Spina bifida, Calcaneussporn).

a) Wirbelsäule.

Die einfachste Variante ist die rein zahlenmäßige. Sie findet sich stark ausgeprägt an der Wirbelsäule und wird hier mit der Erwerbung des aufrechten Ganges in Verbindung gebracht. So kann die Zahl der Wirbel vermehrt oder vermindert sein. Besonderem Wechsel sind dabei die Enden und Übergangszonen unterworfen. Nach BRAUS haben nur 42 vH sämtlicher Menschen 24 präsacrale Wirbel, während die übrigen eine Verminderung, aber viel häufiger eine Vermehrung dieser Zahl aufweisen. Sobald in einem Abschnitt (z. B. Lendenwirbelsäule) die Zahl der Wirbel überschritten wird, tritt im Nachbargebiet eine Verminderung ein und umgekehrt. Es entstehen Übergangswirbel, die anatomische Erscheinungsformen beider Wirbelabschnitte in sich vereinigen. Das geläufigste Beispiel dieser Art ist der lumbosacrale Übergangswirbel, der vom Lendenwirbeltyp ausgehend mit der Verbreiterung seiner Querfortsätze immer mehr sacralen Charakter annimmt und schließlich die Zahl der Kreuzbeinwirbel auf 6 vermehrt.

Man spricht hier von einer *Sacralisation* (Abb. 12), die gerade in den letzten Jahren häufig als etwas Abnormes angesprochen worden ist. Sobald nämlich mit dieser Umbildung leichte Asymmetrien verbunden sind, sobald sich dieser Vorgang schon sehr früh im Zurückbleiben eines der costalen Knochenkerne bemerkbar macht, sobald außerdem der Wirbelkörper *LV* im ganzen niedriger und einseitig verschmälert ist, infolgedessen sich die Wirbelsäule skoliotisch eingestellt hat, dann liegt es sehr nahe, diese Veränderungen ursächlich mit Schmerzzuständen und Beschwerden zu verbinden, die auf den Lumbosacralplexus hindeuten. Falsch wäre es aber, wenn nun jede Sacralisation oder Ossification der flügelartig verbreiterten Querfortsätze, die mit dem 22. Lebensjahr abgeschlossen ist, für solche Erscheinungen verantwortlich gemacht würde. Was jedenfalls bisher klinisch als die Folge der Sacralisation beschrieben worden ist (Ischialgie, trophische, sensible und Reflexstörungen, Herabsetzung der elektrischen Erregbarkeit in der Muskulatur usw.), sollte mit größter Vorsicht verwertet werden, da bei der Häufigkeit der Sacralisation der Verdacht nahe liegt, daß hier für unbestimmte, uns klinisch unerklärliche Beschwerden nach einer wohlfeilen Gelegenheitsursache gesucht wird.

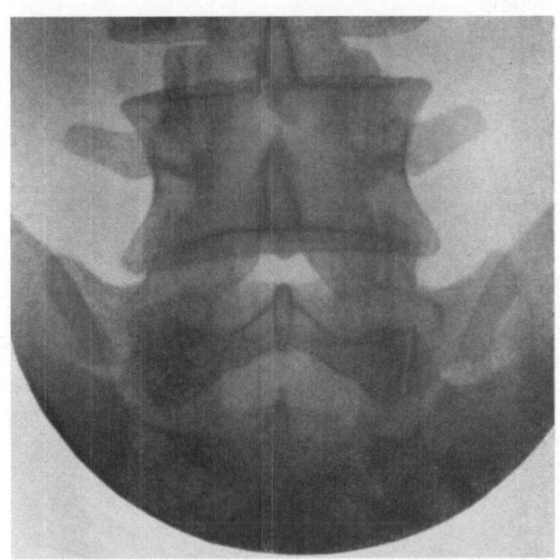

Abb. 12. Sacralisation des 5. Lendenwirbels bei einem 36jähr. Flügelförmige Verbreiterung der Querfortsätze, die sich dem Kreuzbein anpassen. Starke Verschmälerung des Wirbelkörpers.

Im Bereich der Brustwirbelsäule sind Übergangswirbel dadurch charakterisiert, daß sie überzählige Rippen oder Rippenrudimente tragen (Dorsalisation). Die Varietät wird als eine atavistische aufgefaßt, da Rippenrudimente in allen Wirbeln stecken. Nach BRAUS soll sie bei 6 vH aller Menschen vorkommen. Am deutlichsten prägt sich der Charakter der Varietät am Übergang zur Halswirbelsäule aus. Die Form kann dabei außerordentlich wechseln, sogar zwischen der rechten und linken Seite große Verschiedenheiten aufweisen. Man spricht hier von vollkommenen und unvollkommenen Halsrippen. Bei den ersteren handelt es sich um ausgebildete Rippen, bei den letzteren um Rudimente, die teils mit dem Querfortsatz gelenkig verbunden sind, teils ganz mit ihm verschmelzen, so daß dieser vergrößert erscheint (Abb. 13 u. 14). Meist ist die Varietät doppelseitig ausgebildet (zwei Drittel aller Fälle).

Im Röntgenbilde sind die verschiedenen Formen nicht immer gleich erkennbar. Eine vollkommene Halsrippe wird als erste Brustrippe angesprochen (man achte auf Asymmetrien zwischen rechts und links sowie auf die fehlende Verbindung mit dem Sternum), eine unvollkommene Zwischenstufe ganz übersehen, da sich Querfortsätze und Rippenstumpf zuweilen decken. Hinzu kommt, daß solche Halsrippen in den ersten Lebensdezennien knorpelige Spitzen tragen, so daß aus dem Röntgenbild nicht ohne weiteres die Länge einer Halsrippe ersichtlich ist. Auf jeden Fall müssen dem Röntgenologen diese verschiedenen Formen der Halsrippe bekannt sein, wenn er die außerordentlich wichtige Entscheidung fällen soll, ob durch solche rudimentären Skeletteile neurologische Erscheinungen, Druckwirkungen auf Gefäße und Nerven erklärt werden dürfen.

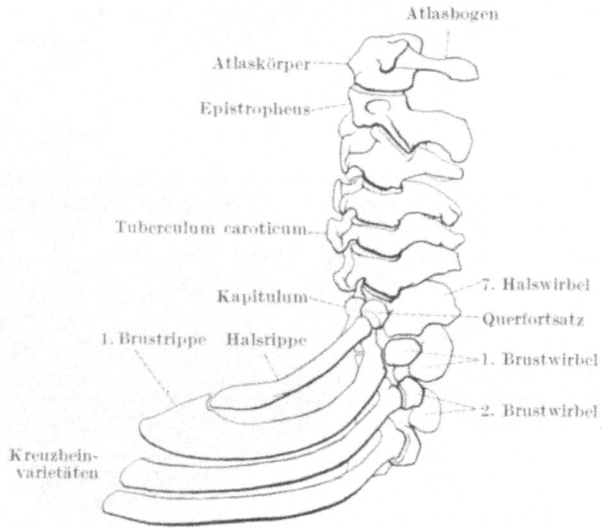

Abb. 13. Vollkommene Halsrippe, seitlich, nach BRAUS. Etwa 1/3.

Ähnliche Verhältnisse liegen am Übergang zur Lendenwirbelsäule vor. Hier kann es zur Ausbildung von ein oder zwei Paar Lendenrippen kommen, die in ihrer Form zwischen dem artikulierenden Rippenstumpf und einer ausgeprägten, mit Wirbelkörper und Querfortsatz artikulierenden Rippe wechseln (Abb. 15). Beim Vorhandensein solcher Rippen kann man nun im Zweifel sein, ob der rippentragende Wirbel zum Lendenabschnitt oder zum Brustteil zu rechnen ist, denn wenn auch die Dorsalisation des ersten Lendenwirbels der weit häufigere Vorgang ist, so wäre doch eine Lumbalisation des letzten Brustwirbels ebensogut denkbar. Morphologisch müssen beide jedenfalls ähnlich aussehen. Anatomisch einwandfrei entschieden werden kann diese Frage nur an Hand von Übersichtsaufnahmen der ganzen Wirbelsäule. Ein praktisches Interesse liegt insoweit vor, als klinisch die akzessorische Rippe gern mit Schmerzzuständen in Verbindung gebracht wird, die unbestimmter, ausstrahlender Natur sind. Für sie gilt ebenfalls das bei der Sacralisation Gesagte. Auch wird die akzessorische Lendenrippe gern mit Querfortsatzfrakturen verwechselt.

Weit seltener ist die Verminderung der Rippenzahl. Die Rückbildung betrifft die 1. und 2. oder die 11. und 12. Rippe, wobei eine oder auch zwei

Rippen vollkommen fehlen, verschmälert oder auch nur verschmolzen sein können (Srbsche Rippensternumanomalie).

Zuweilen sind die Vermehrung und die Verminderung der Rippen nur Begleiterscheinungen von Skoliosen, Schulterhochstand, Keilwirbeln und Spaltbildungen, mithin Symptome, die schon stark das Krankhafte berühren.

Ganz anders ist die Grenzverschiebung im oberen Halsabschnitt geartet. Hier kann es zur Verschmelzung des Atlas mit dem Occiput kommen, zur Assimilation, die in der anatomischen Literatur weit mehr bekannt ist als in der klinischen (Atlassynostose, Atlasankylose). Nicht selten geht aber diese als progressive Variante aufgefaßte Assimilation mit anderen Veränderungen, Verschmelzungen mehrerer Wirbelkörper, Keilwirbel und Skoliosen einher (Kurzhals, Froschhals, Klippel-Feilsche Krankheit). Fließende Übergänge machen die Trennung der einfachen Variante von einer ausgesprochenen Mißbildung schwer. Hinzu kommt, daß sowohl die Atlassynostose für sich als auch Ver-

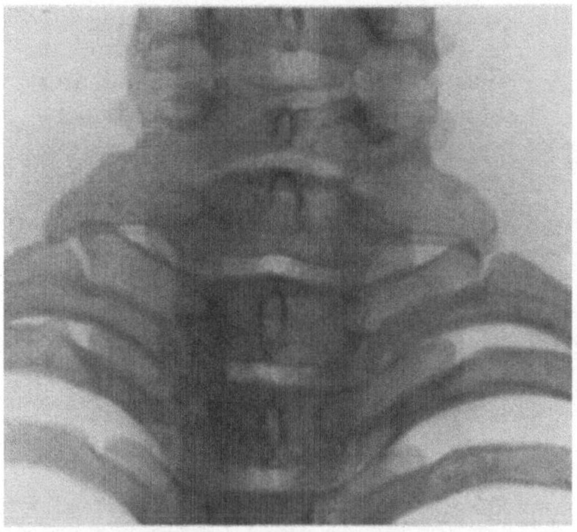

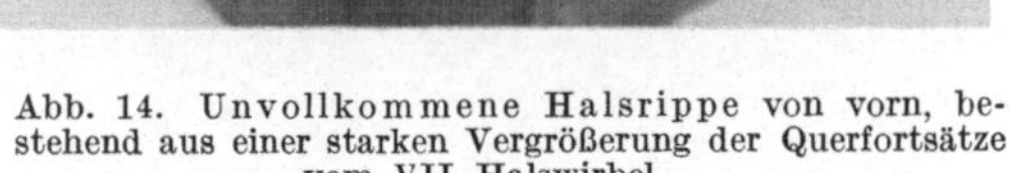

Abb. 14. Unvollkommene Halsrippe von vorn, bestehend aus einer starken Vergrößerung der Querfortsätze vom VII. Halswirbel.

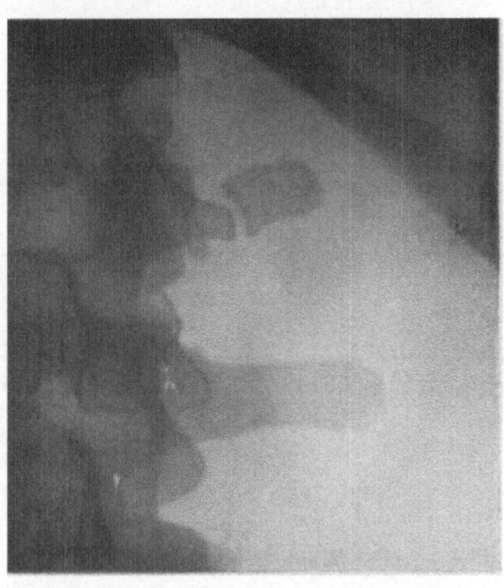

Abb. 15. Akzessorische Lendenrippe bei einem 45 jährigen, eine Fraktur des Querfortsatzes vortäuschend.

schmelzungen und Keilwirbel Beschwerden und Erscheinungen setzen können, die der Spondylarthritis, der Spondylitis tuberculosa, der Lues oder Folgezuständen von Frakturen und Luxationen ähnlich sind.

Die entgegengesetzte Erscheinung, das Manifestwerden des Occipitalwirbels, wird sehr leicht übersehen, aus dem einfachen Grunde, weil es nicht möglich ist, die genaue Zahl der Halswirbel, auch nicht mit Hilfe von Übersichtsaufnahmen, festzustellen (Schwanken der caudalen Grenze). Als Unterscheidungsmerkmal gibt Schinz die untere Gelenkfläche an, die beim Occipitalwirbel Gelenkhöckerbildung wie an der Schädelbasis zeigt, bei der Atlasassimilation dagegen Gelenkflächen wie am Atlas. Das Röntgenbild läßt sich nicht immer leicht deuten. Man ist im Anfang geneigt, Projektionsfehler oder Fehlaufnahme aus anderer Ursache anzunehmen, bis schließlich die Darstellung der oberen Halsregion in den verschiedensten Ebenen das Fehlen der Gelenkspalte zwischen 1. Halswirbel und Schädelbasis kundtut (Abb. 16 u. 17).

In innigem Zusammenhang mit den eben berührten Varietäten steht die Spaltbildung im knöchernen Wirbelbogen. Sie ist oft nur Begleitsymptom, das sich vor allem im Bereich der Übergangsregionen findet, am häufigsten an der Lenden-Kreuzbeingrenze (1. Sacralbogen). Vom Anatomen wird der Spalt als Hemmungsbildung aufgefaßt, die nun außerordentlich verschieden gestaltet sein kann. Handelt es sich um eine reine Ossificationshemmung, so liegt der Spalt symmetrisch in der Mittellinie, die Bogenstümpfe sind scharf begrenzt. Allerdings fehlen in der Literatur genaue Angaben über den knöchernen Bogenschluß der verschiedenen Wirbelabschnitte. Am Atlas soll er spätestens mit dem 4. Lebensjahr vollendet sein (Schinz). Im Hals-Brust- und Brust-Lendenteil ist schon mit dem 2. Jahr der Bogenschluß erreicht. Für den Übergang zum Kreuzbein dagegen schwanken die Angaben vom 8. Jahr (Hartwich) bis zum 16. (Keibel-Mall). Nach eigenen Untersuchungen kann mit dem 12. Lebensjahr die Verknöcherung des 1. Kreuzbeinbogens — des letzten in der Übergangszone — als abgeschlossen betrachtet werden.

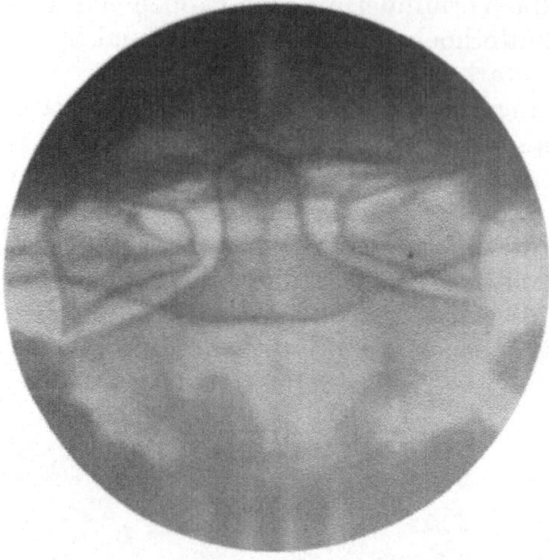

Abb. 16. I. und II. Halswirbel normal, in der Darstellung durch den Mund. In der Mitte der scharf begrenzte Zahn des Epistropheus. Seitlich abfallend die Gelenkflächen mit dem Atlas, dessen Seitenmassiv trapezförmig im Profil zum Vorschein kommt. Oberhalb das dicht beschattete Hinterhaupt, unterhalb die unscharf begrenzten Unterkieferzähne.

Weit wichtiger als Ossificationshemmungen mit symmetrischem Spalt sind die *asymmetrischen Spaltbildungen*, die nun in ihrer Form vom schmalen Schrägspalt mit Verziehung der Bogenstümpfe bis zum vollkommenen Defekt eines Bogens oder mehrerer wechseln (Abb. 18 u. 19).

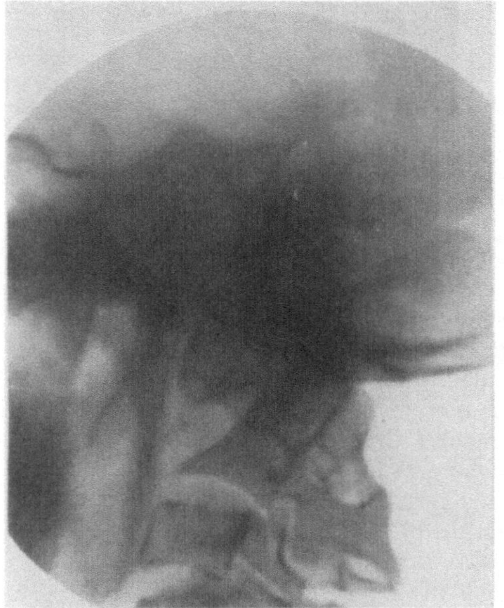

Abb. 17. Assimilation des Atlas, durch Operation sichergestellt. Auffallend ist der mächtig ausgebildete Zahn des Epistropheus, das Fehlen einer Gelenkverbindung zwischen Atlas und Hinterhaupt. Die vordere Atlasumgrenzung geht direkt in den Hinterhauptschatten über.

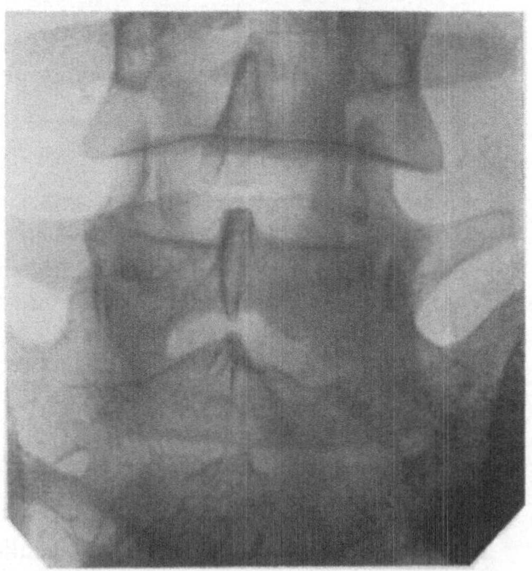

Abb. 18. Spaltbildung im Bogen des I. Kreuzbeines bei einem 31 jährigen mit Asymmetrie beider Bogenhälften und Schrägstellung der Dornfortsatzstümpfe.

Eine praktische Bedeutung haben diese Verhältnisse dadurch erlangt, daß solche Spaltbildungen als Folge von Aussackungen des Rückenmarkes und seiner Häute (Spina bifida cystica, Meningo-Myelocele) entstehen. Schließlich sind derartige Spalten auch ohne Rückenmarksaussackungen in den Fällen beobachtet worden, die man seit VIRCHOW als Spina bifida occulta zu bezeichnen pflegt. Hier handelt es sich um Tumorbildungen (Myolipom), um strangförmige Arretierungen und Defektbildungen des Rückenmarks (Myelodysplasie), die vorwiegend den caudalen Abschnitt der Wirbelsäule betreffen. Der Hinweis auf die klinischen Symptome, Grübchen im Bereich des oberen Kreuzbeins, Tumor an der gleichen Stelle, fühlbarer Spalt, Hypertrichosis, und das Vorhandensein von Krümmungsanomalien der Wirbelsäule (Lordose, Kyphose), von Klumpfüßen und trophischen Geschwüren dürfte genügen, um die Spina bifida occulta außerhalb des Bereiches der

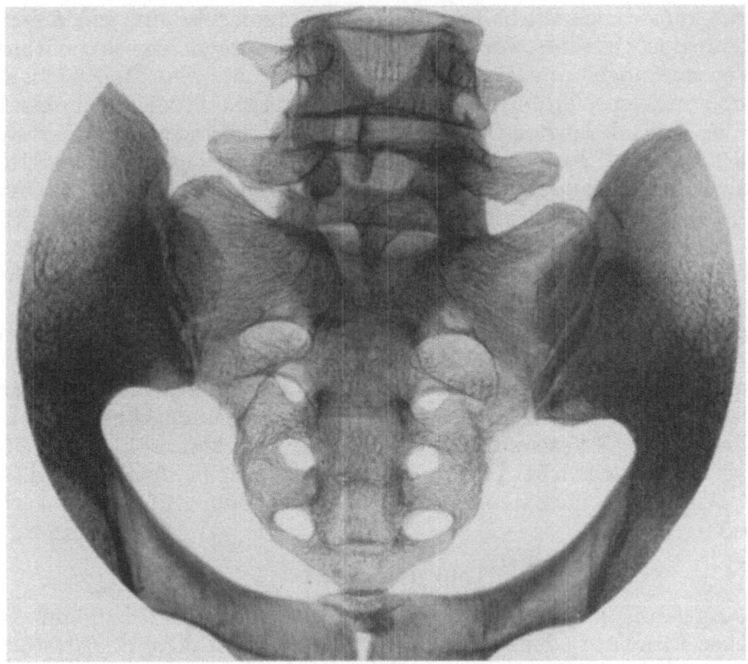

Abb. 19. Kreuzbein vom Skelett mit fehlendem Bogenschluß sämtlicher Bögen (Hiatus sacralis totalis). Tiefreichender Dornfortsatz vom V. Lendenwirbel.

Varietäten zu stellen. Uns interessiert auch zunächst einmal nur die Spaltbildung, die in der röntgenologischen Literatur außerordentlich häufig in Anlehnung an VIRCHOW mit dem Namen Spina bifida occulta belegt wird. Dabei wird übersehen, daß der Begriff der Spina bifida occulta nicht nur den Spalt im knöchernen Wirbelbogen, sondern auch die Veränderungen im und am Rückenmark in sich schließt. Hier bei der Besprechung der Varietät muß uns demnach die Frage angehen, ob der röntgenologisch nachweisbaren asymmetrischen Spaltbildung eine Bedeutung zukommt. Nach den Untersuchungen von NAGEL und HINZE steht fest, daß in der Übergangsregion in Höhe des 1. Kreuzbeinbogens symmetrische und asymmetrische Spaltbildungen normalerweise außerordentlich häufig sind. Von NAGEL sind sie an einem großen Material (616) bis zum 5. Lebensjahr in 72, bis zum 10. in 42 vH und im Erwachsenenalter in 24 vH nachgewiesen. Schon aus der Häufigkeit dieser Veränderungen geht hervor, daß es sich hier nicht um etwas Krankhaftes handeln kann. Ferner weisen die Zahlen darauf hin, daß sich auch jenseits des 10. Lebensjahres, wahrscheinlich bis zum Abschluß des Wachstums noch Spalten zu schließen vermögen.

Das röntgenologische Merkmal der Spina bifida occulta, *die Spaltbildung im Bogen*, ist demnach in nichts für diesen Begriff charakteristisch. Ja sogar das völlige Offenbleiben des Kreuzbeins, Hiatus sacralis totalis (Abb. 19), ist in 1—3 vH des oben erwähnten Materiales festgestellt, so daß auch dieser Befund noch keine bindenden Schlüsse auf pathologische Veränderungen des Rückenmarkes zuläßt. Höchstens sobald die Spaltbildung auf den Lendenwirbelsäulenteil übergreift, sobald stärkere Asymmetrien mit Hochbiegung einer Seite vorhanden sind, muß der Verdacht auf etwas Krankhaftes (Rüchenmarksveränderungen) wesentlich gestärkt werden.

An der Übergangszone von der Hals-zur Brustwirbelsäule ist die Spaltbildung des knöchernen Wirbelkanals in ganz ähnlichem Sinne wie in der Kreuzbein-Lendenregion gedeutet worden, nämlich als röntgenologisch sichtbares Zeichen für Veränderungen am Rückenmark (Klippel und Feil). Zwar kommt der Spalt unter normalen Verhältnissen hier nicht vor, stellt vielmehr das Begleitsymptom der verschiedensten Varietäten und Mißbildungen dar (Schulterblatthochstand, Keilwirbel, Rippendefekte, Kurzhals). Für die Annahme Feils aber, daß der mangelnde Bogenschluß das Primäre und ein Hinweis auf Markveränderungen sei, liegt Beweismaterial noch nicht vor. Viel wahrscheinlicher klingt es, wenn man für den Spalt und die Mißbildung die gleiche Ursache annimmt (angeborener Bildungsdefekt) oder aber den Spalt als sekundäres Gebilde auffaßt, bedingt durch Einengung der Wirbelsäulenfunktion.

Im allgemeinen sind die bisher beschriebenen Varietäten bekannt genug, um besonders den Geübten in der Beurteilung von Wirbelsäulenbildern zur *Vorsicht* zu mahnen. Schwierig können die Verhältnisse dadurch werden, daß die röntgenologische Darstellbarkeit der Wirbelsäule bei ihrer verdeckten Lage unvollkommen bleibt, so daß z. B. eine akzessorische Rippe als Querfortsatzfraktur gedeutet oder der sakralisierte Lendenwirbel als ein Kompressionsbruch aufgefaßt wird. Die auf bestimmte Wirbelkörper gezielten, scharf abgeblendeten Aufnahmen verhindern solche Irrtümer.

b) Becken.

Nicht so geläufig sind jene Varietäten, die durch das Hinzukommen neuer akzessorischer Elemente oder das Verschwinden überzähliger Skelettstücke entstehen. Diese teilweise inkonstanten Skelettelemente verdanken ihr Vorhandensein meist einer gehemmten Verknöcherung, einem Ausbleiben von Synostosen oder, was weit seltener ist, einer abnormen funktionellen Beanspruchung. Die Forschung der letzten Jahre hat nämlich gezeigt, daß auch der anscheinend normale Knochen bei abnormer statischer Beanspruchung Spaltbildungen aufweisen kann, die als Umbauzonen, als künstliche Pseudarthrosen bezeichnet werden. Es wäre demnach durchaus denkbar, daß dort, wo vorspringende Leisten und Spitzen (z. B. Pfannendach, Proc. post. tali) abnormen drückenden und abscherenden Kräften unterliegen, auch Umbauzonen entstehen. Aus der gleichen Ursache kann dort, wo akzessorische Skelettelemente in ihrer knorpeligen Anlage aus vergleichend-anatomischen Untersuchungen bekannt sind, die normalerweise vor sich gehende Verschmelzung mit benachbarten Skelettelementen ausbleiben. Daß hierbei innersecretorische Einflüsse eine Rolle spielen, haben die Skelettstudien bei A- und Hypothyreosen gezeigt, ohne daß hiermit für jedes inkonstante Skelettstück nun eine gleiche oder ähnliche Ursache angeschuldigt zu werden braucht.

Eine wichtige Gruppe von inkonstanten Skelettelementen stellt die der Epiphysennebenkerne dar. Besondere Beachtung verdienen sie am Beckenring, an dem nach WALDEYER allein 12 Ossificationspunkte zu berücksichtigen sind. Sechs von ihnen werden röntgenologisch dadurch wichtig, daß sie an Knochenvorsprüngen und Cristae exponiert liegen und deshalb leicht mit Absprengungen, Abrissen verwechselt werden können (Abb. 20). Sie liegen:

1. am Tuberculum pubicum, rundlich, inkonstant, mit dem 17. Lebensjahr auftretend, mit dem 20. verschmelzend,

2. an der Symphysenfläche des Schambeins, inkonstant. (Beide sind im Bilde nur bei axialen Symphysenaufnahmen sichtbar,)

3. am Tuber ischii, konstant, auftretend mit dem 15.—16., Verschmelzung vom 22.—25. Jahr,

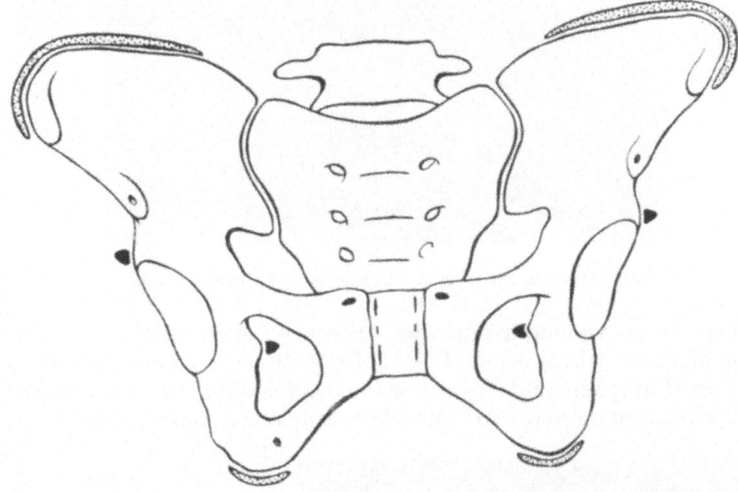

Abb. 20. Becken mit eingezeichneten Nebenkernen, am Beckenkamm Epiphysis marginalis, am oberen Pfannenrand Os acetabuli, an der Spina iliaca ant. inf. unsicherer Knochenkern, an der Spina ischiadica auch röntgenologisch nachgewiesener Knochenkern, ferner die röntgenologisch sehr selten zum Vorschein kommenden (Axialaufnahmen) Apophyen am Tuberculum pubicum, an der Symphyse und am Tuber ischii.

4. an der Spina ischiadica, inkonstant, Auftreten 15.—16., Verschmelzung 17. bis 18. Jahr,

5. an der Spina iliaca ant. inf. Auftreten 15.—16. Jahr, Verschmelzung 16. bis 17. Jahr (nicht sicher bewiesen),

6. an der Crista iliaca (Epiphysis marginalis). Auftreten 12.—15., Verschmelzung 21.—23. Jahr.

Drei weitere Knochenkerne entfallen auf die Hauptverknöcherungszonen des Scham-, des Sitz- und des Darmbeines, die im Bereich des Y-Knorpels am Pfannenboden zusammenstoßen. Zu ihnen gesellen sich zwischen 9. und 12. Lebensjahr drei Nebenkerne im Y-Knorpel, von denen sich der eine konstant zwischen Os pubis und ilei entwickelt, vom Anatomen Os acetabuli genannt wird und mit dem Hauptkern um das 19. Lebensjahr verschmilzt. Die beiden anderen Kerne sind nach LILIENTHAL inkonstant zwischen Darm und Sitzbein angeordnet und werden auch als Noduli oder als Os acetabuli post. (BRAUS) bezeichnet. Auch sie verschmelzen um die gleiche Zeit mit dem Hauptkern (18.—20.), treten aber röntgenologisch so gut wie nicht hervor.

Dagegen wird in der Röntgenliteratur häufiger ein *Os acetabuli* erwähnt, das am oberen Pfannenrand liegt und demnach mit dem anatomischen Os acetabuli kaum identisch sein kann (Abb. 21 und 22). Nun wird allerdings auch am Pfannenrand von verschiedenen Seiten (NIEBER, STIEDA, LILIENTHAL, GRASHEY) ein Epiphysennebenkern angenommen, der wohl identisch ist mit dem von PERNA

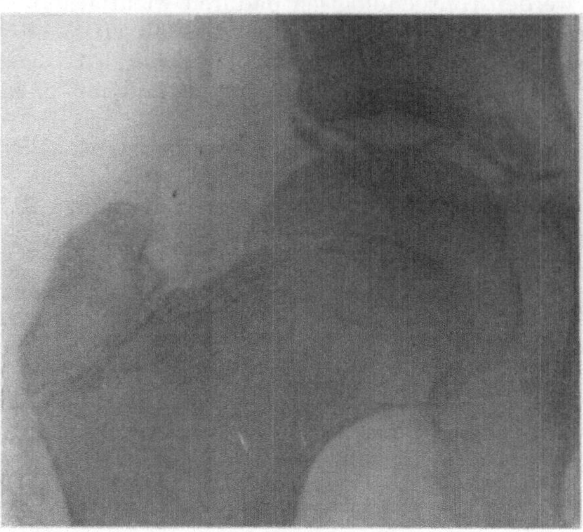

Abb. 21. Os acetabuli bei einem 11jährigen ohne klinischen Befund (normal).

beschriebenen Os cotyloideum sup. des oberen Pfannenwalles. Nach ihm wird dieser Kern sichtbar zwischen dem 9.—12. Lebensjahr. Er verschwindet mit dem 17.—21. Über Häufigkeit und Form des Os cotyloideum sup. ist röntgenologisch bisher nichts bekannt. Auch wird seine Darstellbarkeit weitgehend von der Projektionsebene abhängig sein.

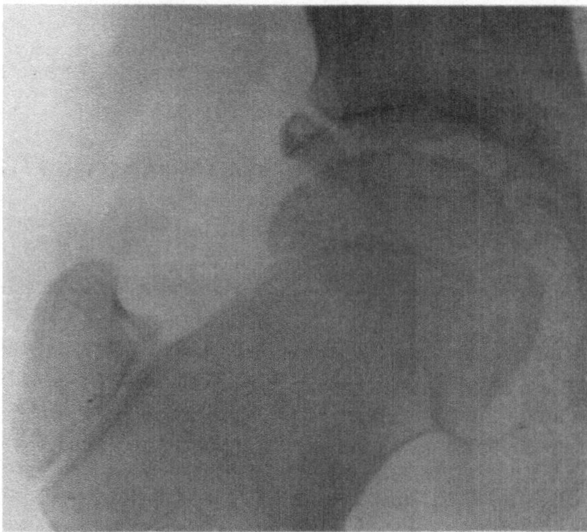

Abb. 22. Der gleiche Fall wie 21, 9 Monate später.

Andere Autoren deuten das vermeintliche Os acetabuli als Folge einer Fraktur oder einer Umbauzone (BRAND, FROMME). Nach FROMME, der über 34 Fälle verfügt, bildet sich bei übermäßiger Belastung des malacisch veränderten Knochens (oberes Pfannendach) eine Aufhellungszone im Sinne LOOSERS. Sie wird daher in der Mehrzahl der Fälle im Gefolge der Spätrachitis und Coxa vara adolescentium beobachtet, tritt alsdann doppelseitig auf und bevorzugt das weibliche Geschlecht im Alter von 11 bis 17 Jahren. Heute darf wohl die Ansicht FROMMES dahin korrigiert werden, daß ein „Os acetabuli" auch ohne Spätrachitis und Malacie vorhanden sein kann (Abb. 23).

Die Entscheidung, ob Knochenkern oder Umbauzone ist nach dem Röntgenbilde nicht möglich. Gesichert erscheint das Vorhandensein eines normalen Knochenkernes im oberen Pfannenwall bei Jugendlichen im Alter von 10—17 Jahren (SCHINZ). Auffallend bleibt seine Häufigkeit bei Coxa vara, Spätrachitis und statisch veränderten Hüften (dann meist einseitig). Sicher pathologisch ist aber das „Os acetabuli persistens“ nach abgeschlossenem Wachstum. So wird im höheren

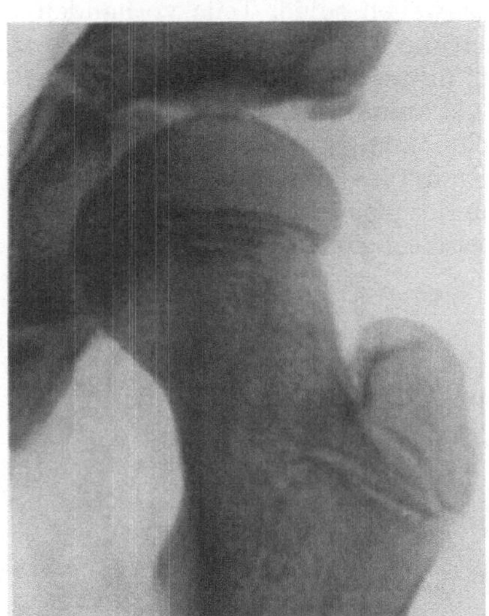

Abb. 23. Os acetabuli bei einer 12jährigen (normal).

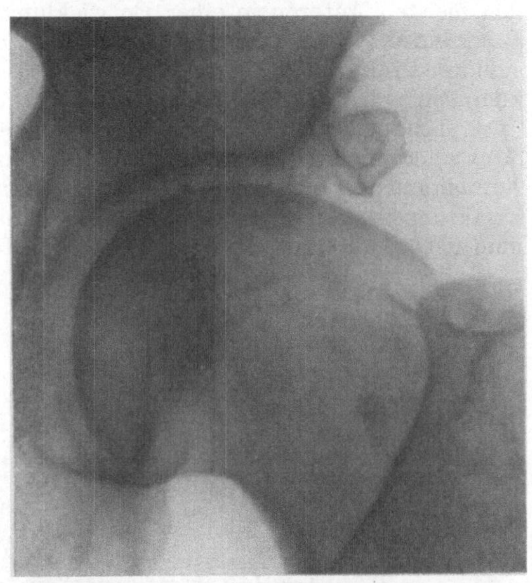

Abb. 24. Arthritis deformans des Hüftgelenks bei einem 51jährigen mit einem Knochenkörper am oberen Pfannenrand, der einem Os acetabuli ähnlich sieht.

Alter ein ähnliches Gebilde als Begleiterscheinung arthritisch-deformierender Prozesse des Hüftgelenks beobachtet (Abb. 24). Ob es sich hierbei um abgebrochene Randwülste, um abnorme Verknöcherungen im Kapselansatz oder um einen arthritisch-deformierten, persistierenden Pfannenwallkern handelt, sagt das Bild nicht aus.

c) Schulter.

Einfacher gestaltet sich die Deutung der Epiphysennebenkerne am Schultergürtel. Bis auf das Acromion und den Proc. coracoideus ist das Schulterblatt mit der Geburt verknöchert. Das Auftreten von selbständigen Knochenkernen wird beobachtet:

1. im oberen Abschnitt der Gelenkfläche als Os infracoracoideum (BRAUS),
2. am Angulus inferior scapulae, inkonstant, selten, zwischen dem 14. Lebensjahr und Wachstumsabschluß,
3. am Proc. coracoideus, konstant, mit dem 1. Lebensjahr auftretend. In der Pubertät ist der Spitze außerdem eine schalenförmige Epiphyse vorgelagert. Röntgenologisch tritt sie nur bei atypischer Projektion des Rabenschnabelfortsatzes in Erscheinung (Abb. 25),
4. am Acromion. Während das hintere Drittel von der Spina scapulae ossificiert, erscheinen in den beiden vorderen äußeren Dritteln zwischen 14. und 16. Lebensjahr drei bis fünf Knochenkerne, die zunächst untereinander, dann mit 22 Jahren auch mit dem Körper verschmelzen. Einer dieser Kerne, und zwar der laterale, trägt die anatomische Bezeichnung Os acromiale, das mit dem Knochen, dem es aufsitzt, eine Art Gelenk (Synchondrose) bildet (Abb. 25). Sobald seine knöcherne Vereinigung mit der Spina aus bisher unbekannten Gründen ausbleibt,

spricht man auch röntgenologisch von einem „Os acromiale" zum Unterschiede von der mehrkernigen Acromionapophyse, die nur in der Pubertät beobachtet wird. Das persistierende „Os acromiale" ist sehr selten, aber dennoch zur Unterscheidung gegenüber Verletzungsfolgen wichtig. Die Ursache seines Entstehens wird von den meisten Autoren in einer Entwicklungshemmung gesucht (RUGE, GRUBER, BERNARDEAU, NEUMANN). Dafür spricht, daß zuweilen soviel Teile vorhanden sind wie Kerne in der Acromionapophyse. Auch die Doppelseitigkeit des Vorkommens wäre im gleichen Sinne zu verwerten (unter 24 Fällen 8mal doppelseitig, BERNARDEAU). Übereinstimmend wird das Trauma aber für die Entstehung des Os acromiale abgelehnt, obgleich die Unterscheidung zwischen dem Abriß am Acromion und der primären persistierenden Apophyse sehr schwer sein dürfte. Erfahrungsgemäß liegen nämlich die Frakturen in der gleichen Höhe. Die Bruchlinie selbst kann glatt und rund sein. Die Doppelseitigkeit des Os acromiale, die

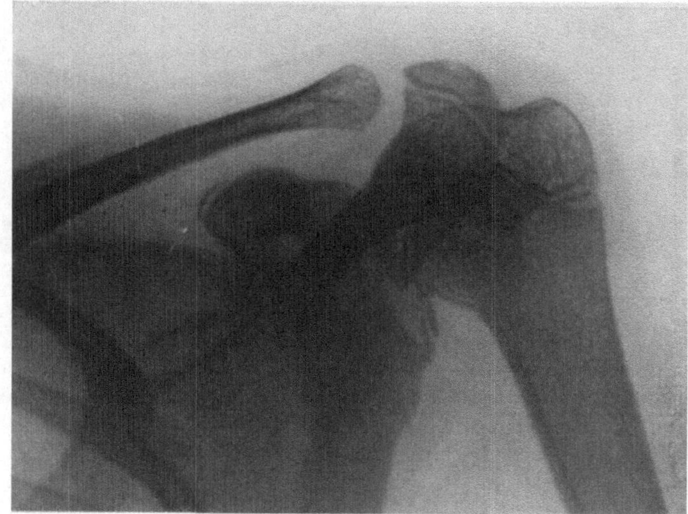

Abb. 25. Normale Schulter einer 14jährigen mit deutlicher Epiphyse am Acromion, schalenförmiger Apophyse am Proc. coracoideus und stark bogig verlaufender Wachstumszone am Oberarmkopf.

differentialdiagnostisch herangezogen werden könnte, ist nur in einem Drittel der Fälle ausgebildet, so daß schließlich die Nachuntersuchung nach 14 Tagen bis 3 Wochen an Hand der zu erwartenden Callusbildung und periostalen Auflagerung im Bereich der vermeintlichen Fraktur den klaren Entscheid bringen muß.

d) Epiphysenkerne der Wirbelsäule.

Im Bereich der Wirbelsäule sind Epiphysennebenkerne spärlich. Praktische Bedeutung hat die Epiphysenscheibe erlangt, die sich vorwiegend am Rande der Wirbelkörper mit dem 11. Lebensjahr bildet und vom 22.—23. Jahre an in den Körper übergeht (Abb. 26). Sie ist konstant. Vereinzelt wird ein Kern an der Spitze des *Querfortsatzes vom 1. Brustwirbel* gefunden. Er tritt im 12. Jahr auf, verschmilzt mit dem 18. (Abb. 27) und ist immer doppelseitig vorhanden, so daß eine Verwechslung mit Verletzungsfolgen (Abbruch des Querfortsatzes) nur bei einseitiger Darstellung möglich ist.

e) Hand.

Nicht minder reichhaltig ist die Gruppe der Varietäten, soweit sie durch das Auftreten neuer Skelettelemente oder das Verschwinden bereits bekannter entstehen.

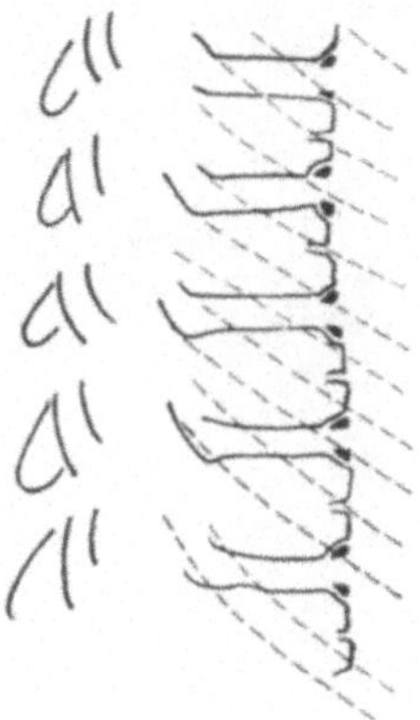

Abb. 26. Wirbelkörper mit Epiphysenscheiben und eigentümlicher Spaltbildung, der Arteria nutritia entsprechend, in reiner Seitenansicht.

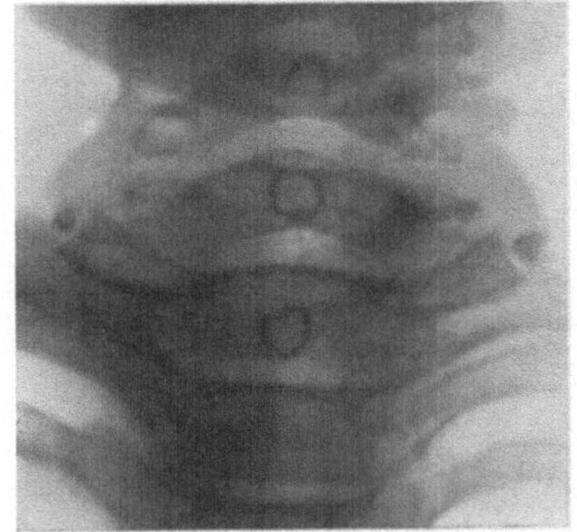

Abb. 27. Kern am Querfortsatz des I. Brustwirbels bei einer 14jährigen.

Eine Häufung solch akzessorischer Elemente ist vor allem im Bereiche des Tarsus und des Carpus vorhanden. Sie alle werden als isolierte Wachstumscentren hyalin-knorpelig angelegt, können nun im weiteren Verlauf isoliert bleiben, untergehen oder mit benachbarten Stücken verschmelzen. Gegenüber den kanonischen Elementen weisen diese rudimentären Stücke in ihrer Anlage, Verknöcherung und Verschmelzung keine Verschiedenheiten auf. Der Unterschied ist nur graduell.

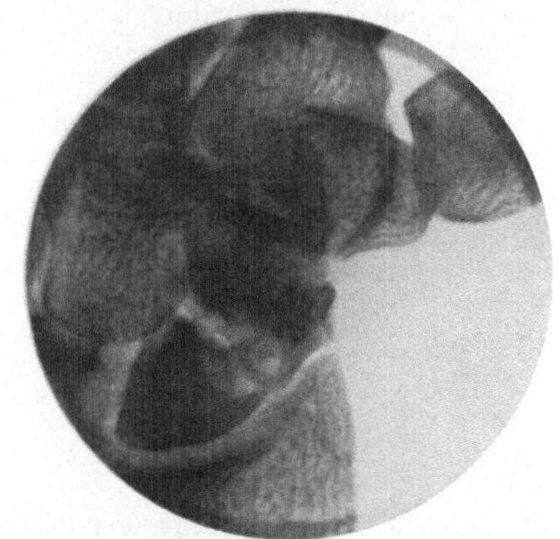

Abb. 28. Naviculare-Pseudarthrose, eine Zweiteilung vortäuschend, mit beginnender cystischer Aufhellung in der Umgebung der Frakturlinie.

Am Carpus sind dem Anatomen eine Unzahl bekannt, aus der als praktisch wichtig folgende herausgehoben werden sollen:

1. das Os centrale carpi. Es liegt zwischen Multangulum minus, Naviculare und Capitatum, ist nach Grumbach in 0,5 vH der Fälle als ovales, erbsengroßes Knöchelchen nachweisbar und wird gern mit einer Absprengung der benachbarten Skeletteile verwechselt. Fehlt das Os centrale, so besteht im Röntgenbild zuweilen stattdessen eine breite Lücke, die den Anschein erweckt, als ob hier früher einmal ein Centrale gelegen habe, das in späteren Jahren zur Einschmelzung gekommen ist. Solche Rückbildungen sind zweifellos möglich, und zwar entweder durch wirklichen Schwund und kompensatorische Ausbildung eines benachbarten Skeletteiles oder durch Rückbildung und sekundäre Verwachsung mit der Nachbarschaft (vgl. Abb. 31).

2. Heiß umstritten ist das Naviculare bipartitum, die Zweiteilung des Schiffbeins, die nach Pfitzner in $^1/_2$ vH sämtlicher Fälle vorkommen soll. Der Kernpunkt der Streitfrage ist der, ob das Naviculare wirklich in zwei Knochenkernen angelegt wird. Nach Pfitzner und Wolff ist dieses durchaus möglich,

dürfte aber nach der Ansicht des letzteren als ein extrem seltenes Vorkommnis bezeichnet werden. Die weitaus größte Zahl der beschriebenen präformierten Zweiteilungen ist vielmehr erworben und wird mit Spätzuständen pseudarthrotisch

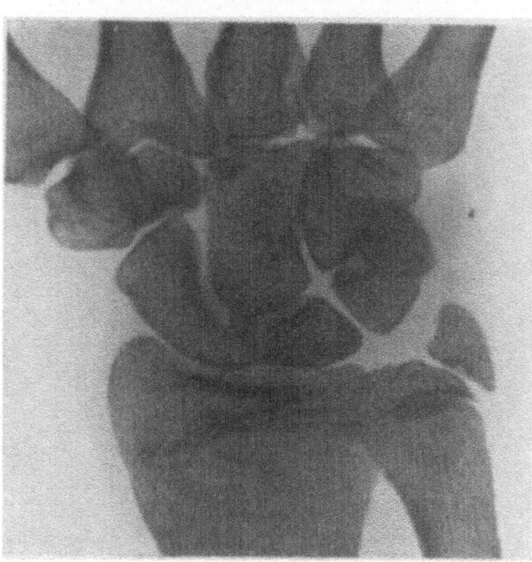

Abb. 29. Pseudarthrotisch, verheilter Proc. styloideus, ein Os triangulare vortäuschend.

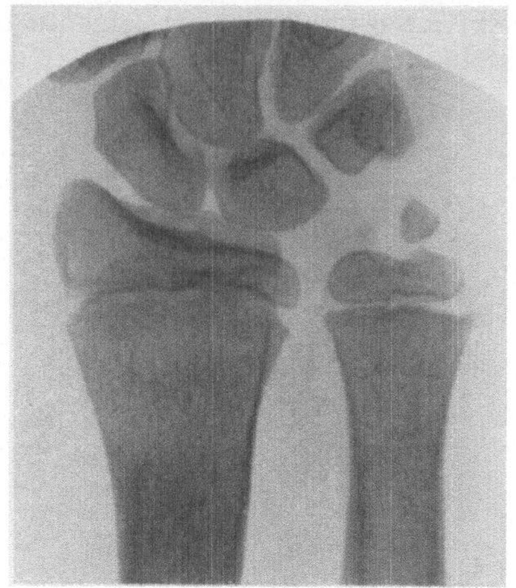

Abb. 30. Isolierter Abbruch des Proc. styloideus bei einem 14jährigen. Deutlich erkennbare Bruchlinie, Dislokation. Zu achten ist auf die distale Epiphyse der Ulna und des Radius.

verheilter Navicularefrakturen verwechselt, deren Häufigkeit früher nicht in dem Maße bekannt war (Abb. 28).

3. Das Os triangulare (intermedium antebrachii) (Abb. 29) ist ein akzessorisches Element, das von PFITZNER zwischen Triquetrum und Proc. styloideus ulnae beschrieben worden ist. Sein Vorkommen wird mit 0,6 vH sämtlicher

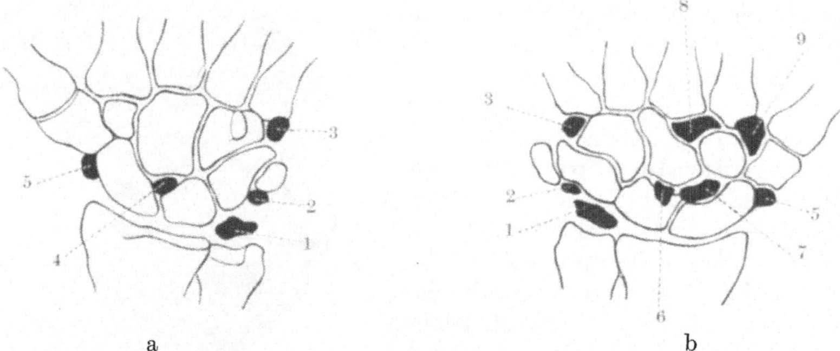

Abb. 31a und b. Skizzen der Handwurzel mit eingezeichneten akzessorischen Knochen. Abb. 31a volare Ansicht, 31b dorsale Ansicht. 1 = Os triangulare, 2 = Pisiforme secundarium, 3 = Vesalianum, 4 = Hypolunatum, 5 = Radiale externum, 6 = Epilunatum, 7 = Centrale, 8 = Styloideum, 9 = Trapezoides secundarium.

Fälle angegeben, jedoch als selbständiges Knochenelement von SCHINZ stark in Zweifel gezogen. Dem Triangulare geht es wie der Zweiteilung des Naviculare. Es sind Beobachtungen bekannt, nach denen der Abriß des Proc. styloideus ulnae als außerordentlich häufige Nebenverletzung nach Radiusfrakturen (58 vH der Fälle) nicht knöchern mit der Ulna verheilt. Somit kann der Griffelfortsatz nach Jahren als selbständiges Knochenelement imponieren, besonders dann, wenn sich nun auf die verschiedensten Wachstumsreize hin (arthritische Veränderungen) dieser Proc. styloideus immer mehr vergrößert und schließlich die Gestalt und Größe eines Carpalknochens erreicht. Meist verrät sich die traumatische Entstehung an der unregelmäßigen, zackigen Umgrenzung, am Fehlen des Proc. styloideus ulnae und an arthritischen Veränderungen im Bereich der Carpalgelenke. Vermißt man aber solche Hinweise, so sollte jedenfalls, bevor die Diagnose auf Os triangulare gestellt wird, immer durch eine Vergleichsaufnahme der gesunden Seite und genaueste Anamnese versucht werden, die traumatische Genese dieses Knochens auszuschließen. Nicht verwechselt werden darf ein Abbruch oder ein vermeintliches Sesambein mit dem sehr seltenen und nur bei endokrinen Störungen sichergestellten (SCHINZ) akzessorischen Knochenkern im Proc. styloideus, der mit dem 9. Lebensjahr auftritt und mit dem 17. bis 18. verschmilzt (Abb. 30).

Die übrigen akzessorischen Knochenelemente am Carpus sind praktisch unwichtig und meist nur von anatomischer Seite beschrieben. Hierher gehören das Os radiale externum, das Epilunatum, Hypolunatum, Styloideum, Vesalianum. GRASHEY erwähnt einen röntgenologisch beobachteten Fall von Pisiforme secundarium, HASSELWANDER bildet ein Trapezoides secundarium ab (Abb. 31 a und b).

f) Fuß.

Die akzessorischen Elemente am Fuß haben im allgemeinen größere Bedeutung gewonnen als am Carpus, weil dort die alte Streitfrage, ob Trauma und Funktion imstande sind, bei der Entstehung solcher akzessorischen Skeletteile mitzuwirken, weit mehr in den Vordergrund tritt.

Vor allem ist es

1. das Os trigonum gewesen, das differentialdiagnostisch gegenüber der Fraktur des Proc. post. tali große Schwierigkeiten bereitet hat (Abb. 32 und 33). Es liegt an der Hinterfläche des Talus, kann erbsen- bis bohnengroß, sporn- oder exostosenartig geformt sein und unterscheidet sich von dem an gleicher Stelle anzutreffenden Proc. post. tali (Abb. 34) nur durch seine glattrandige, spaltförmige Abgrenzung nach dem Talus hin. Die Häufigkeit seines Vorkommens wird von den Autoren in verschiedener Weise angegeben (PFITZNER: 7,5 vH, WILMS und SICK: 7 und 8 vH, LILIENFELD: 3 vH). Sicher ist nach HASSELWANDER, daß das Os trigonum als Vorknorpel und Knorpelstück selbständig angelegt wird. Gegenüber dem Talus bleibt es zwar zunächst an Größe zurück, verschmilzt aber dann mit ihm vollkommen knorpelig. Selbständig wird nachher nur seine Ossification, die sich mit dem 8.—10. Lebensjahr im Proc. post. tali nachweisen läßt. Diese selbständige Ossification ist nun nach dem 10. Lebensjahr in 20 vH sämtlicher Fälle vorhanden, jenseits des 17. aber nur noch in 11 vH. Demnach verschmilzt ein Teil der selbständig verknöchernden Talusfortsätze mit dem Taluskörper (9 vH) und imponiert als Proc. post. tali. In dem Rest der Fälle (11 vH) dagegen bleibt die Synostose mit dem Talus aus. Es entsteht ein selbständiges Knöchelchen, Os trigonum, das mit dem Talus artikuliert oder ihm nur angelagert ist. In der großen Mehrzahl der Fälle aber ist der Proc. post. tali ein Äquivalent (Abb. 34), das nun bei seiner exponierten Lage durch Traumen außerordentlich leicht betroffen werden kann. Die sogenannte SHEPHERDsche Fraktur, die in früheren Jahren sicherlich oft mit einer selbständigen Anlage des Os trigonum verwechselt worden ist,

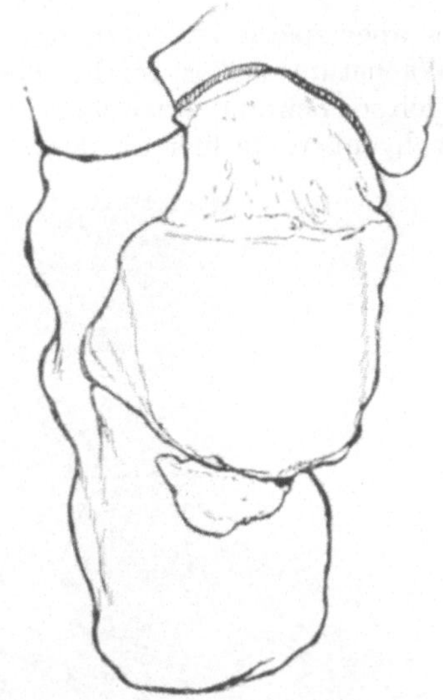
Abb. 32. Os trigonum in der Ansicht von oben nach unten, nach einer Skizze von WILMS und SICK.

besteht daher zu Recht. Nur muß im gegebenen Falle röntgenologisch der Beweis dafür erbracht werden, daß es sich wirklich um eine Fraktur handelt (Vergleichsaufnahme, Frakturlinie, die meist in das Rudiment des Proc. post. tali hineinreicht). Die leichte Verletzbarkeit des Proc. post. tali erklärt uns jedenfalls, weshalb HASSELWANDER bei allen Distorsionsfällen des Fußes ein vermeintliches Os trigonum in 37,5 vH der Fälle feststellen konnte, einer Zahl, die zu den anfangs erwähnten 11 vH in Widerspruch stehen würde, wenn wir nicht annehmen, daß ein Teil dieser Trigonumfälle durch pseudarthrotisch verheilte Abbrüche des Proc. post. tali vorgetäuscht ist.

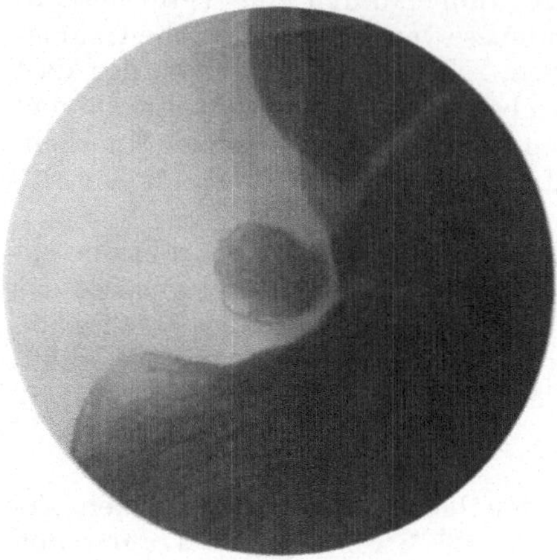

Abb. 33. Os trigonum bei einem 32jährigen.

Ähnlich liegen die Verhältnisse 2. beim Os tibiale externum (Abb. 35a u. b). Dieses akzessorische Element an der medialen Seite des Naviculare, nach dem Taluskopf zu wird in 10—14 vH der Fälle gefunden. Seine knorpelige Anlage ist durchaus selbständig, teils verschmilzt es aber später knöchern mit dem Naviculare, teils bleibt es nach Abschluß des Wachstums isoliert fortbestehen. Da nun das Os tibiale externum nicht selten Begleiterscheinung statischer Fußdeformitäten, besonders des Plattfußes, ist, da sich außerdem hier an der Tuberositas navicularis zuweilen ein außerordentlich hartnäckiger Druckschmerz findet, so erhebt sich die Frage, ob zwischen der Fußdeformität und der Entstehung des Os tibiale externum ein Zusammenhang besteht. Die meisten Autoren neigen wohl zu der Anschauung, daß in der Tat eine Ossificationsstörung bei der Bildung des persistierenden Os tibiale externum vorliegt. Mit der Abflachung des Fußes kommt es zu einer stärkeren Belastung des Innenrandes und zu einem stärkeren Zug an der Tibialis posticus-Sehne. Vorwiegend diese Dauereinwirkung von Zug und Belastung, der Einfluß dieses chronischen Traumas verhindert die knöcherne Verschmelzung mit dem Naviculare. Andere erblicken in dem Os tibiale die Tuberositas ossis navicularis, an der sich unter Einwirkung des chronischen Traumas nach dem Naviculare zu eine Umbauzone, eine Pseudarthrose entwickelt hat. Und endlich kann auch das einmalige Trauma einen Abbruch der Tuberositas ossis navicularis bedingen und nach Pseudarthrosenbildung ein Os tibiale vortäuschen. Charakteristisch für das echte Os tibiale als Folge einer ausbleibenden Verschmelzung mit dem Naviculare ist aber die glatte, quer ziehende Abgrenzung sowie sein Vorhandensein auch auf der gesunden Seite.

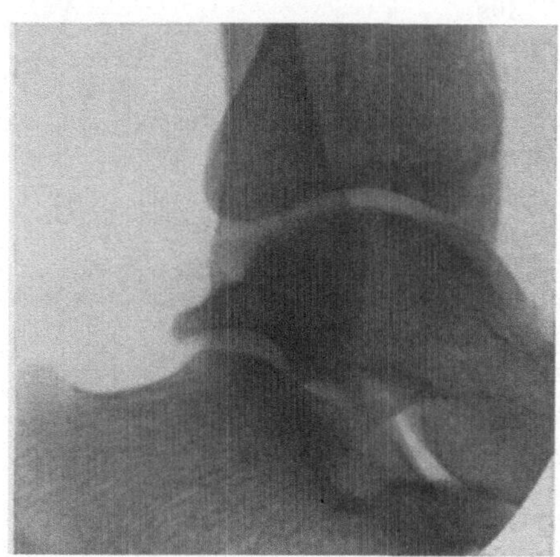

Abb. 34: Proc. post. tali bei einem 19jährigen.

3. An der Tuberositas ossis metatarsi V ist ein akzessorisches Element von VESAL im Jahre 1568 beschrieben, von PFITZNER Os Vesalianum genannt. Seine

Anlage erfolgt durchaus selbständig knorpelig. Es verschmilzt jedoch ausnahmslos schon vor der Geburt mit dem Metatarsus V, um dessen Tuberositas zu bilden. Unter 355 Fällen fand GRUBER nur einmal auch nach der Geburt eine selbständige Epiphyse (Abb. 36). Bekannt ist ferner ein Epiphysennebenkern, der nach GRUBER in 14,4 vH der Fälle an der Tuberositas vom 10. Lebensjahr an aufwärts

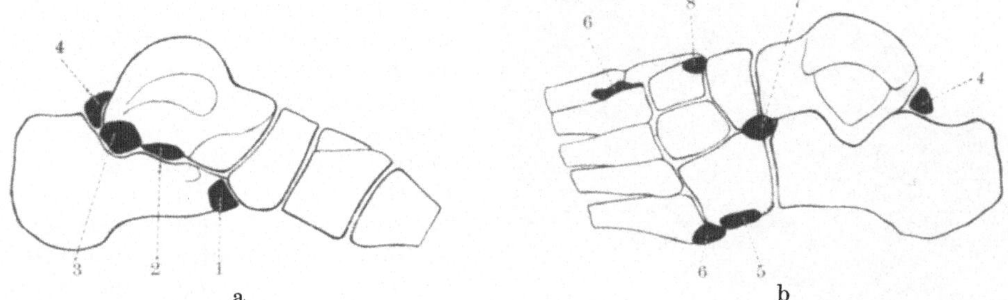

Abb. 35a und b. Skizze der Fußwurzel mit eingezeichneten akzessorischen Knochen. a) Ansicht von medial, b) Ansicht von lateral. 1 = Os tibiale externum, 2 = Sustentaculum, 3 = Talus accessorius, 4 = Trigonum, 5 = Sesamum peroneum, 6 = Vesalianum tarsi, 7 = Calcaneus secundarius, 8 = Intercuneiforme, 9 = Intermetatarseum.

bis in das Alter der Pubertät hinein auftritt, schalig geformt ist und jenseits des Wachstumsabschlusses bisher noch nicht beobachtet wurde (Abb. 37).

Die praktische Bedeutung dieser Verhältnisse liegt wie bei allen akzessorischen Elementen des Fußes darin, daß sie leicht als Folge von Frakturen oder von herdförmigen Erkrankungen angesprochen werden. Allerdings darf die Bedeutung

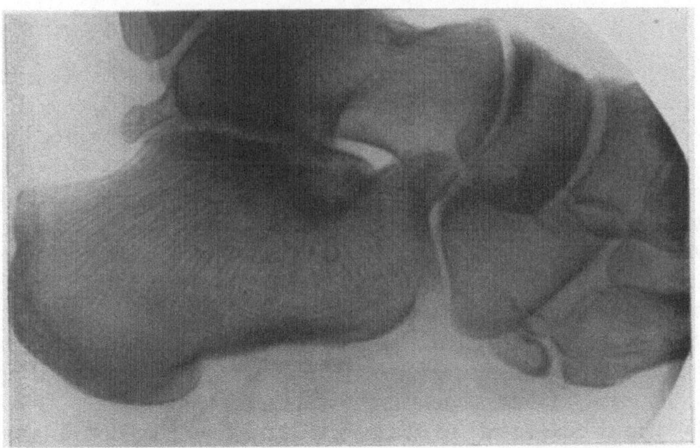

Abb. 36. Os vesalianum bei einem 64jährigen, Proc. post. tali.

des Traumas an derart exponierten Teilen des Fußskelettes keineswegs unterschätzt werden. Das in dieser Beziehung beim Os trigonum und Tib. externum Gesagte trifft in gleichem Maße auch auf das Vesalianum zu. Eine Fraktur wird sich aber immer am Verlauf der Bruchlinien und an den sekundären Folgen der Knochenverletzung (Periostitis, Ostitis) erkennen lassen. Die Fehldiagnose Periostitis bei Herderkrankung in der Basis des Metatarsus V — sehr beliebt für die schalige Epiphyse in der Pubertät — wird vermieden, wenn man nur an die Ossification denkt und im Zweifelsfalle die gesunde Seite zum Vergleich heranzieht.

Überzählige Tarsalia gibt es noch eine große Zahl, die aber so selten sind, daß nur die wichtigsten erwähnt werden sollen: Calcaneus secundarius, Intercuneiforme, Intermetatarseum, Sustentaculum, Talus accessorius (Abb. 35a und b).

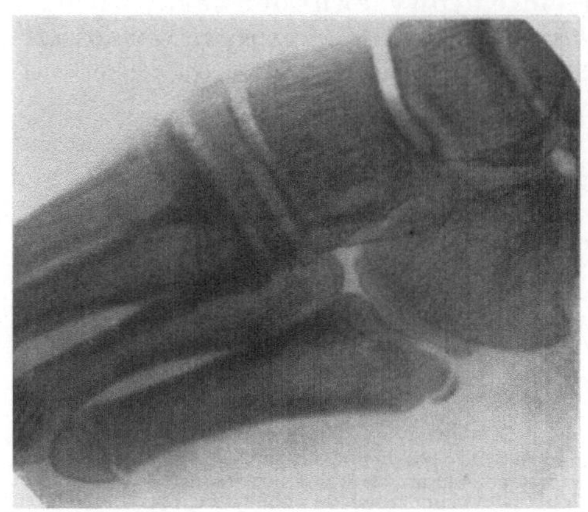

Abb. 37. Schalenförmige Apophyse an der Tuberositas metatarsi V bei einem 15 jährigen, Periostitis vortäuschend.

Solchen akzessorischen Elementen ähnlich sind die seltenen sogenannten Pseudoepiphysen. PFITZNER bezeichnet damit die Verknöcherung einer Knorpelepiphyse durch einen von der Diaphyse her vordringenden Ossificationszapfen. Allmählich wird die Epiphyse, die röntgenologisch einem normalen Epiphysenkern durchaus gleicht, von diesem Zapfen her wie ein selbständiger Knochenkern ausgefüllt. Als Typus gilt die Basis des Metacarpus II, dessen Epiphyse normalerweise am Köpfchen sitzt. Beobachtungen dieser Art stammen von KÖHLER, GRASHEY, FREND und MICHAELIS. Sie stellen typische Hemmungsbildungen dar (innersekretorische Störungen), die auch einmal als Basisepiphyse am Metacarpus III—IV oder als Kopfepiphyse am Metacarpus I vorhanden sein können. Leichte Einkerbungen der Ränder werden dabei als Hinweis auf ehemals selbständige Basisepiphysen angesehen (Abb. 237).

g) Sesambeine.

Nicht ganz gleichbedeutend mit den akzessorischen Skelettelementen sind die Sesambeine. Die Auffassungen der Anatomen bezüglich ihrer Herkunft und Funktion gehen auseinander. Entweder sind diese Gebilde ursprünglich wie andere Skelettelemente angelegt oder aber es handelt sich bei ihnen um sekundäre Abzweigungen schon vorhandener Skelettanlagen, die vorwiegend unter der Einwirkung mechanischer Verhältnisse auftreten.

Für die Wertung der Sesambeine spielen mechanische Faktoren zweifellos eine große Rolle. So betrachten VIRCHOW und STRASSER die Sesambeine als eine feine Anpassung an bestimmte mechanische Aufgaben, wie sie besonders deutlich an den beiden Sesambeinen in der langen Flexorsehne der Großzehe zutage tritt. Für ihre Entstehung muß dieser Faktor jedoch nach vergleichend-anatomischen Untersuchungen größtenteils abgelehnt werden.

Lage und Form der Sesambeine geben ähnlich wie bei den bisher besprochenen akzessorischen Elementen nicht selten Anlaß zu Fehldiagnosen. Vor allem gilt das für die heute wohl bekannte Fabella (Abb. 38), jenes Sesambein im lateralen Gastrocnemiuskopf in Höhe des Kniegelenks, das in 10—15 vH der Fälle beobachtet ist (beim Mann häufiger als bei der Frau). Schwierig wird die Erkennung, sobald die Fabella an arthritischen Veränderungen, die sich im Kniegelenk abspielen, anteilnimmt und seine normale Rundung verliert (Abb. 39). Ferner sind Verwechselungen möglich

1. mit Absprengungen vom Condylus femoris,
2. mit Kalkablagerungen in den Weichteilen (Gelenkkapsel, Bursa gastrocnemii, Abb. 40),
3. mit abnorm projizierten Gelenkmäusen.

Im allgemeinen ist Lage und Abgrenzung für die Fabella so typisch, daß nur der Unerfahrene solchen Irrtümern verfällt. Die letzten Zweifel lassen sich schnell durch Kontrollaufnahmen der gesunden Seite (Fabella ist meist doppelseitig) oder Nachuntersuchung in gewissen Zeitabständen (Lagewechsel der Gelenkmaus, Knochenumbau nach Absprengungen) beseitigen. *Rißfrakturen* in der Fabella sind beobachtet. Zweiteilungen ohne Trauma dagegen fehlen. Auch im *medialen Gastrocnemiuskopf* kann, wenn auch selten, ein *Sesambein* in gleicher Höhe und Größe vorhanden sein.

Ihrer Wertung gemäß finden sich die meisten Sesambeine im Bereich des *Fußes* und der Hand. Allgemein gilt für die Sesambeine, daß ihre Verknöcherung

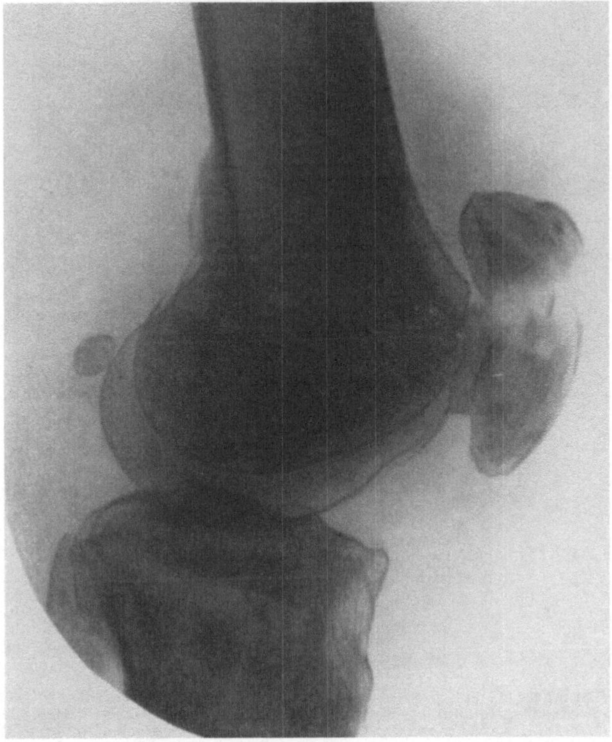

Abb. 38. Patellarfraktur mit fleckig-scheckiger Atrophie und scharfrunder Fabella bei einem 39jährigen.

erst mit dem 13. Lebensjahr beginnt (vorher nicht sichtbar). Das Os peroneum (Häufigkeit 9 vH), nicht selten auch doppelt angelegt, liegt in der Sehne des Peroneus longus, in dem vom Calcaneus und Cuboid gebildeten Winkel. Verwechselungen mit Compactainseln im Cuboid selbst, sobald das Sesambein in den Knochenschatten hinein projiziert wird, Verwechselungen mit Absprengungen liegen besonders bei Zweiteilungen nahe (Abb. 41).

Konstant sind die beiden Sesambeine in Höhe des Capitulum vom Metatarsus I, in der Sehne des Flexor hallucis longus. Normale Zwei- und Dreiteilungen dieser Sesambeine werden gern mit Frakturen verwechselt (Abb. 42). Kleinere, rundlich begrenzte Sesambeine in Höhe des Capitulum metatarsi II—V sind seltener (Sesamum V fibulare 6,2 vH, tibiale 5,5 vH, Sesamum II tibiale 1,8 vH,

IV selten). Die Sesamknöchelchen liegen immer auf der plantaren Seite, auch über dem Endgelenk der 1. und 2. Zehe sind kleinste Sesambeine beschrieben.

An der *Hand* liegen die Verhältnisse ähnlich. Konstant trifft man Sesambeine am Köpfchen des Metacarpus I, gelegentlich in Zweizahl. Sehr häufig ist ferner nach PFITZNER das Sesamum V ulnare 82,5 vH (radiale nur 2,1 vH) und das Sesamum II radiale 48 vH, selten dagegen das Sesamum III 1,4 vH und Sesamum IV 0,1 vH (Abb. 43). Bezüglich der Differentialdiagnose Fraktur, Absprengung achte man auf die Umgrenzung (rundbogig, scharf) und die meist regelmäßige Lagerung (volar).

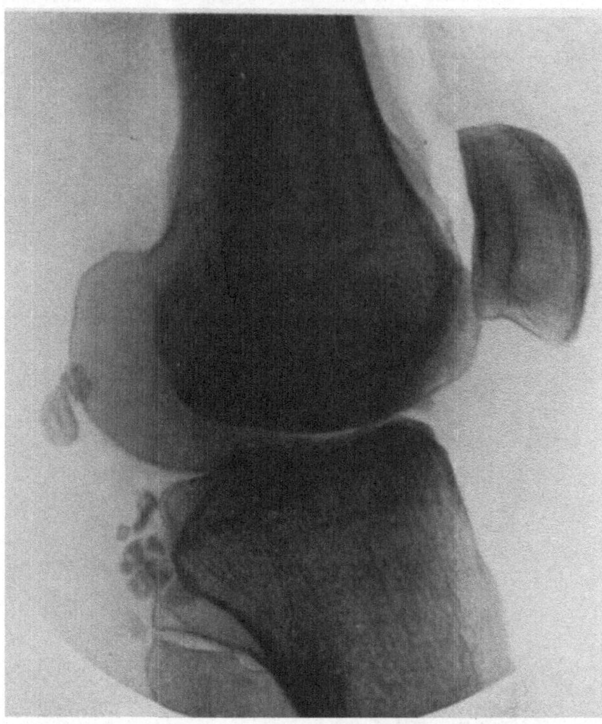

Abb. 39. Arthritis deformans bei einem 49jährigen mit normal gestalteter Fabella; neben ihm kalkfleckiges Corpus liberum; ein zweites liegt im hinteren Teil der Gelenkhöhle. Die maulbeerförmig gestalteten Kalkflecke weiter unterhalb werden als Verkalkungen im Schleimbeutel angesprochen. Ferner deutliche Zacken am oberen Rand der Patella und an der vorderen Umgrenzung des Condylus femoris.

Das größte Sesambein, die Patella, bedarf nur insofern einer Erwähnung, als seine Verknöcherung schon mit dem 3. Lebensjahr einsetzt und kongenitale Teilungen in zwei und drei Stücke vorkommen (Patella bi- und tripartita).

Die Erscheinung tritt fast immer doppelseitig auf. Das spricht in gewissem Maße gegen den Erklärungsversuch W. MÜLLERs, den er von solchen quergespaltenen Kniescheiben gibt. Er hat im Experiment unter rein mechanischer Einwirkung nicht nur eine Verlängerung der Kniescheibe, sondern auch nach Monaten einen breiten, scharfrandigen Spalt beobachten können, für dessen Entstehung er eine Insuffizienz des ganzen Gewebes annimmt (Umbauzone). Vielmehr liegt bei der Patella bipartita wahrscheinlich eine Ossificationshemmung aus bisher unbekannter Ursache vor. Praktisch wichtig ist die Teilung dadurch, daß sie gelegentlich mit Frakturen verwechselt wird (Vergleichsaufnahme der gesunden Seite).

Als sehr seltenes Vorkommnis ist die Patella cubiti, Sesamum cubiti, das Sesambein in der Tricepssehne, von Kienböck auch Ellenbogenscheibe genannt,

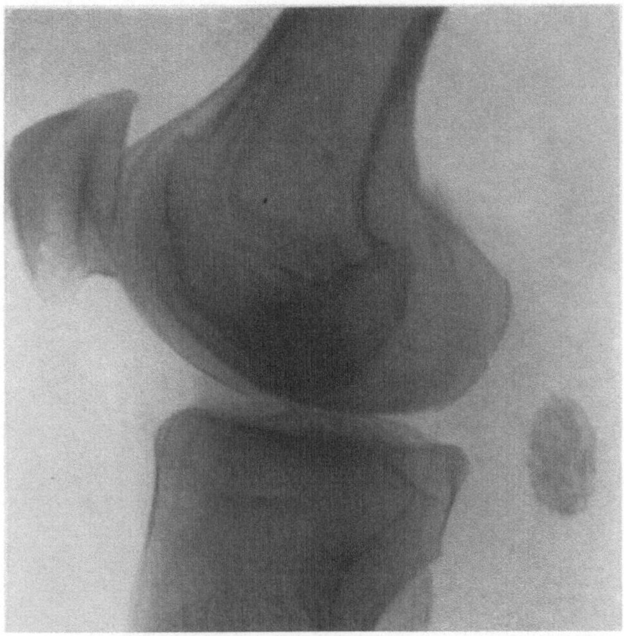

Abb. 40. Arthritis deformans bei einem 47jährigen mit deutlicher Zackenbildung an der Patella. Im Bereich der hinteren Kapsel abnorm großer Kalkschatten, der auf Grund seiner Lage und seiner Struktur als verkalkter Schleimbeutel angesprochen werden muß.

beschrieben. Sie stellt ein rundliches Knochenstück am oberen Ende der Fossa olecrani dar. Voraussetzung für diese Diagnose ist naturgemäß das vollkommene

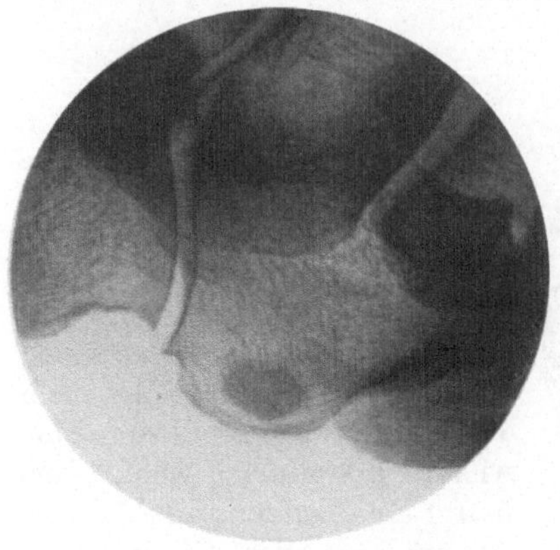

Abb. 41. Sesamum peroneum, eine Compactainsel vortäuschend, bei einer 48jährigen.

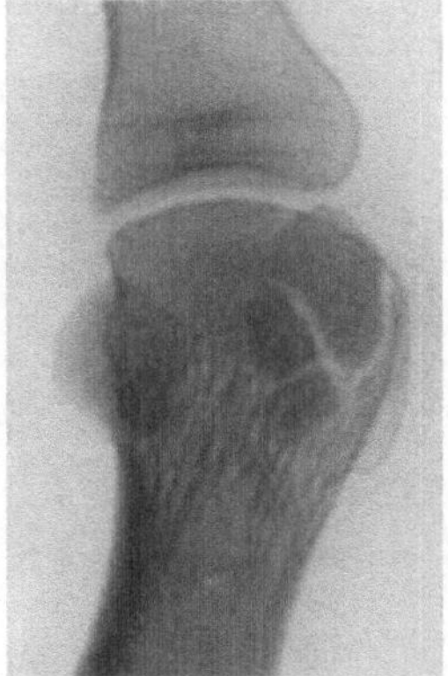

Abb. 42. Dreigeteiltes mediales Sesambein bei einem 23jährigen im Bereich des Köpfchens vom Metatarsus I. Das laterale Sesambein überragt das Köpfchen seitlich.

Erhaltensein des Olecranon; denn alle traumatischen Einwirkungen, Absprengungen oder Frakturen können, da sie zu Periostitis, Ostitis und Pseudarthrose neigen, sekundär ähnliche Knochen entstehen lassen, die mit dem Sesambein der Tricepssehne, jenem Skelettelement, das auch bei Säugetieren, wenn auch sehr selten, vorkommt (Fledermäuse), nichts gemein hat. Differentialdiagnostisch

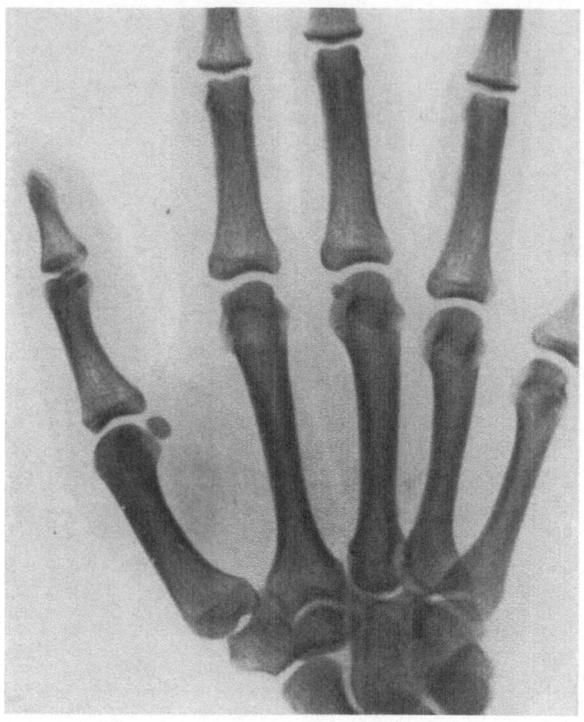

Abb. 43. Sesambeine der Hand bei einer 17jährigen. Ausgebildet sind zwei Sesambeine am Metatarsusköpfchen I, ein Sesambein am Köpfchen der Grundphalanx I, ferner je ein Sesambein in Höhe des Metatarsusköpfchens II, III und V.

kommen außerdem in Betracht Verknöcherungen in der Sehne, intramuskuläre Ossificationen, Kalkgicht, Spornbildungen.

h) Spornbildung.

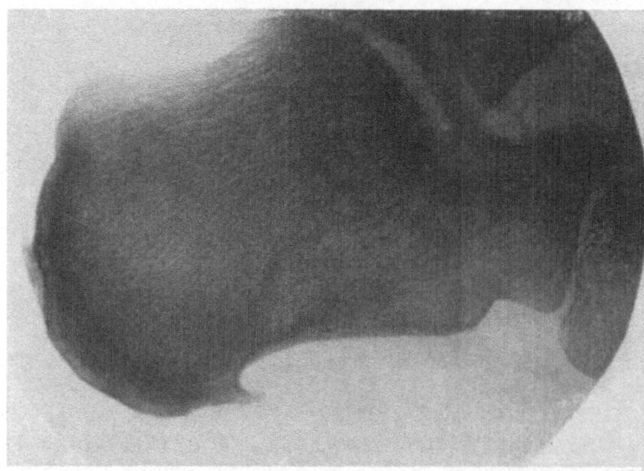

Abb. 44. Spornbildung am Calcaneus bei einem 46jährigen. Angedeuteter Sporn am Achillessehnenansatz.

In den Bereich der Varietäten gehört letzten Endes auch die Spornbildung am Skelett. Sie findet sich vorwiegend an den Sehnenansätzen kräftig entwickelter Muskeln (Occiput, Olecranon, Lig. patellae, Calcaneus, Achillessehne) und soll nach WEIDENREICH dann zur Entwicklung kommen, wenn überhaupt eine Tendenz zu stärkerer Ausprägung des Oberflächenreliefs am Knochen besteht, also bei muskelkräftigen Individuen. Sicher ist, daß zwischen einer solchen Spornbildung und klinischen Symptomen wie Schmerzen, Veränderungen der Statik (Plattfuß), Beziehungen bestehen. Vor allem gilt das für den Calcaneussporn, dessen Vor-

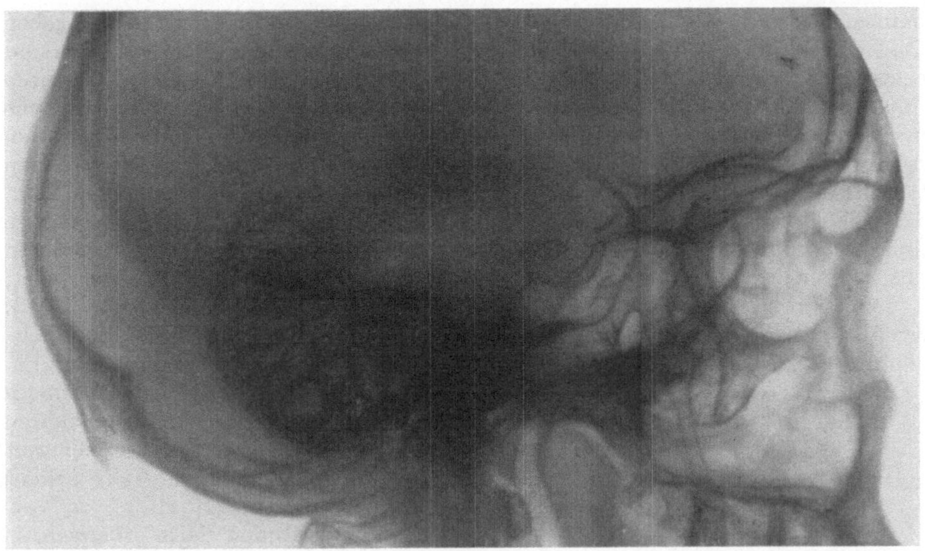

Abb. 45. Occiputsporn bei einem 39jährigen mit normaler Schädelbasis. Die Ohrmuschel grenzt sich als flachbogige, unscharfe Verdichtung im Bereich des Warzenfortsatzes deutlich ab.

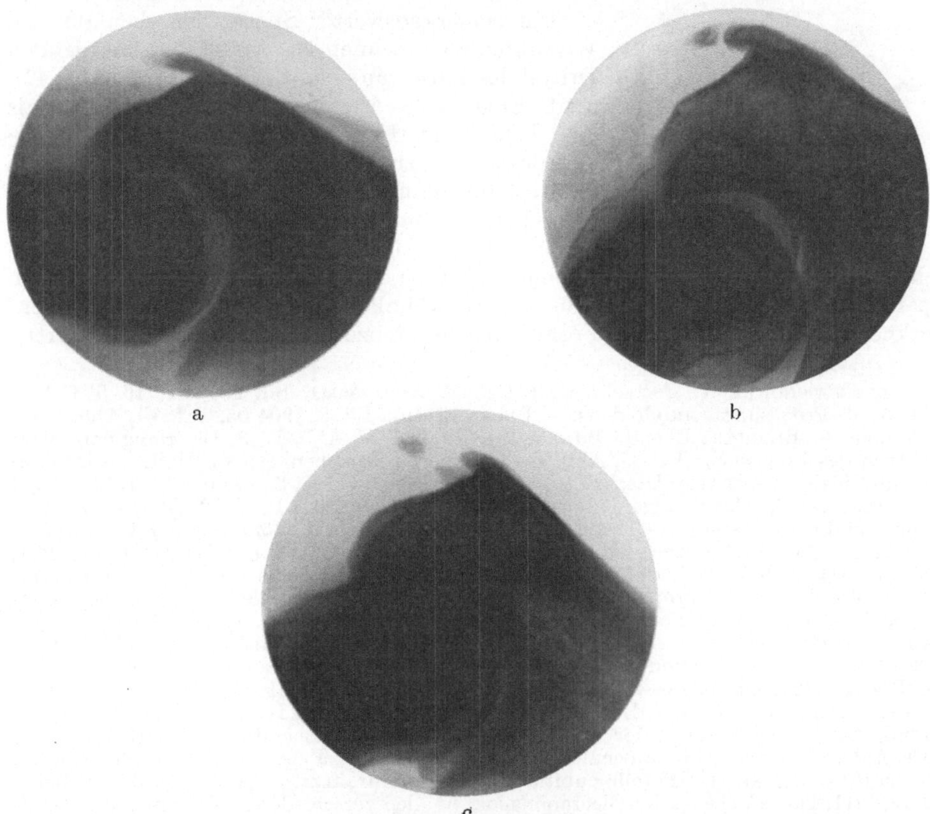

Abb. 46. Olecranonsporn, a) bei einem 48jährigen, b) zweigeteilt bei einem 48jährigen, c) Doppelsporn mit frei vorgelagertem Knochenkern bei einem 55jährigen.

kommen von anatomischer Seite (ADAMS) mit 8,85 vH sämtlicher Fälle angegeben wird. Dabei finden sich alle Übergänge zwischen den typischen spitzen Zacken und der etwas schärferen Akzentuierung des Tuberrandes (Abb. 44). Andererseits deuten klinische Beobachtungen, besonders das Vorkommen von Spornbildungen ohne irgendwelche Beschwerden darauf hin, daß es zu seiner Entstehung keiner direkten Druckwirkung, keiner veränderten Fußstatik bedarf, daß vielmehr in einem hohen Prozentsatz der Fälle Spornbildungen ohne jegliche Symptome vorhanden sind. Es ist daher wohl zu unterscheiden zwischen der Spornkrankheit — beachte klinische Symptome — und der Spornbildung als Skelettvarietät, über deren konstitutionelle, endokrine und Altersursachen bisher wenig bekannt geworden ist.

Beim Occiputsporn (Abb. 45) ist familiäres Auftreten beobachtet (ESAU). Der Olecranonsporn zeigt einen großen Formenreichtum, — scharfe, rundliche Abgrenzung, Zwei- und Dreiteilung — für den Traumen als Ursache nicht in Betracht kommen. Er findet sich häufiger bei Männern (2 vH) als bei Frauen und ist in den Wachstumsjahren und bis zum 30. Lebensjahr so gut wie unbekannt (Abb. 46). Frakturen des Spornes (sehr selten) lassen sich an der Bruchlinie mit Hilfe von Vergleichsaufnahmen der gesunden Seite erkennen.

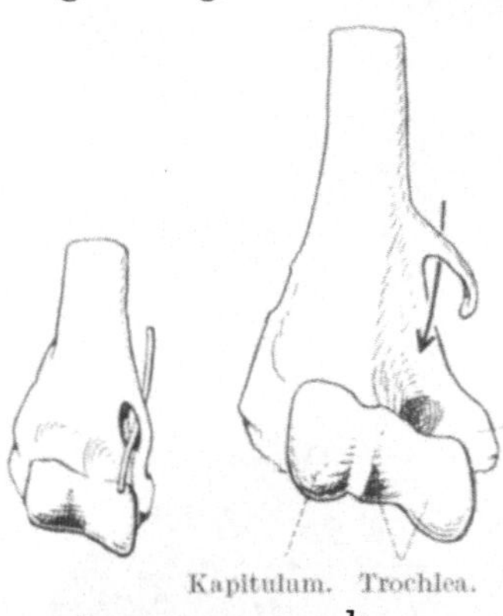

Abb. 47. Canalis und Proc. supracondyloideus nach BRAUS.
a) Katze, b) Mensch, der Pfeil deutet den Verlauf des N. medianus an.

Die hier geschilderten Spornbildungen haben nichts mit Sehnenverknöcherungen nach Traumen oder Druckwirkung und mit Exostosen gemein (s. d.).

Ein bemerkenswerter Sporn, der ebenfalls den Varietäten zuzurechnen ist, findet sich im distalen Drittel des Humerus, an der Innenseite (Abb. 47a u. b). Er stellt das Analogon des knöchernen Kanals oder Ringes am Humerus vieler Säugetiere, besonders der Katze, zum Schutze der Nerven und Gefäße dar, schaut immer nach abwärts und wird beim Menschen als eine atavistische Bildung aufgefaßt, deren Erbgang nach STRUTHER sichergestellt erscheint. Dieser als Exostose imponierende Proc. supracondyloideus (selten in Spangenform) unterscheidet sich von gewöhnlichen Exostosen und Sehnenverknöcherungen durch seine Form, scharfe Grenze und Richtung (distalwärts).

Weitere Abbildungen siehe:

ALBERS-SCHÖNBERG: Fortschr. a. d. Geb. d. Röntgenstr. Bd. 23, 1915/16, Taf. VII, Abb. 5—6: Proc. supracondyloideus. — BECK: Ebenda Bd. 8, 1904/05, Taf. VI, Abb. 4—5: Halsrippe. — BIRCHER: Ebenda Bd. 26, 1918/19, Taf. V, Abb. 1—3: Os triangulare, bzw. Abbruch des Proc. styl.; Taf. V, Abb. 4—6: Isolierter Knochenkern am Malleolus internus (Os sub tibiale). — BRAND: Dtsch. Zeitschr. f. Chirurg. Bd. 128, S. 145 u. 147, 1914, Abb. 1 u. 2: Os acetabuli, Coxa valga luxans. — ESAU: Ebenda Bd. 117, 1912, Abb. 1—10: Olecranon- und Occiputsporn. — FISCHER: Fortschr. a. d. Geb. d. Röntgenstr. Bd. 18, S. 346, 1911/12, Abb. 1—10: Skizzen, letzter Lendenwirbel. — FLEISCHNER: Ebenda Bd. 31, 1923, 24, Taf. VIII, Abb. 1—3: Patella bipartita (Abb. 3 außerdem Schlatter). — FREUND: Zeitschr. f. Morphol. u. Anthropol. Bd. 8, S. 88, 1905, Abb. 1: Basale Epiphysen des Metacarpus I. — GELINSKY: Fortschr. a. d. Geb. d. Röntgenstr. Bd. 8, 1905/06, Taf. XVI, Abb. 1—6: Os Vesalianum. — GRASHEY: Irrtümer der Röntgendiagnostik und Therapie, S. 37: Kern des Acromion und des Proc. coracoid. — GRUMBACH: Das Handskelett im Lichte der Röntgenstrahlen. S. 18—22. Braumüller, Wien, Leipzig 1921, Abb. 1—4: Os centrale. — HAHN: Fortschr. a. d. Geb. d. Röntgenstr. Bd. 29, 1922, Taf. VII a u. b: Scheinbare Spaltbildung der Wirbelkörper in der Adoleszenz. — HOFMANN: Ebenda Bd. 26, 1918/19, Taf. XVI, Abb. 1—6: Spina bifida occulta in den verschiedenen Typen. — KIENBÖCK: Ebenda Bd. 22, 1914/15, Taf. III: Patella cubiti, alte Olecranonfraktur. — KRÜGER: Bruns' Beitr. Bd. 73, 1911, Taf. XVIII—XX: Olecranonsporn in allen verschiedenen Variationen teils mit weitragender Verknöcherung in die Tricepssehne hinein. — LAMBERTZ: Fortschritte a. d. Geb. d. Röntgenstr. Erg.-Bd. 1, S. 58, 1900, Taf. II, Abb. 3: Halsrippe im 6. Embryonalmonat; S. 60, Taf. III, Abb. 5: Vordere Brustwand eines Neugeborenen; S. 66, Taf. IV: Rumpf und Extremitäten eines Neugeborenen. — LILIENFELD: Ebenda Bd. 21, 1914, Taf. X, Abb. 1—6: Os acromiale secundarium. — MICHAELIS: Zeitschr. f. Morphol. u. Anthropol. Bd. 8, 1905, Taf. IV: Basale Epiphysen des Metacarpale I. — NEUMANN: Fortschr. a. d. Geb. d. Röntgenstr. Bd. 25, S. 181—182, 1917/18: 4 Skizzen, Os acromiale. — NIEBER: Ebenda Bd. 22, S. 228—230, 1914/15: Skizzen, Epiphysis marginalis; S. 230—232: Skizzen, Os acetabuli; S. 232—233: Skizzen, Os acromiale. — PFÖRRINGER: Ebenda Bd. 18, 1911/12, Taf. XXIV, Abb. 1—5: Frakturen des 5. Lendenwirbels. — DE QUERVAIN: Ebenda Bd. 29, 1922, Taf. VII, Abb. 1—6: Irrtumsquelle bei der Röntgenaufnahme der obersten Halswirbel durch den offenen Mund. — ROLLY und APPELT: Arch. f. klin. Chirurg. Bd. 105, 1914, Taf. III—VI: Calcaneus- und Olecranonsporn. — SAUPE: Fortschr. a. d. Geb. d. Röntgenstr. Bd. 28, 1921/22, Taf. II, Abb. a u. b: Patella bipartita, Seitenansicht. — SCHEDE: Ebenda Bd. 17, 1911, Taf. XXXV: Der 5. Lendenwirbel. — SCHINZ: Ebenda Bd. 29, 1922, Taf. V u. VI: Das Foramen supratrochleare humeri. — Ders.: Ebenda Bd. 30, 1922/23, Taf. VII bis VIII: Os acetabuli; Taf. VIII, Abb. 6: Darmbeinkammepiphyse; Taf. VIII, Abb. 9: Axiale Symphysenaufnahme mit schalenförmiger Tuberossification. — Textabb. 2, S. 71: Schaltknochen und sekundäre Epiphysenossificationen am Becken.

C. Knochenkrankheiten.

I. Allgemeines.

Der stete Umbau des Knochens, der während der Wachstumsjahre in Form und Knochendichte so außerordentlich deutlich hervortritt, läßt sich weit über den Abschluß des Wachstums hinaus bis ins hohe Alter hinein verfolgen. Es kommt zu fortwährender Verschiebung der Knochenbälkchen, die sich einerseits in Form des Abbaues, der Resorption fertigen Knochengewebes, andererseits in Form des Anbaues von neuem, zunächst kalklosem, dann alsbald verkalkendem Knochen abspielt. Das Verhältnis zwischen An- und Abbau verschiebt sich dabei zugunsten des letzteren mit zunehmendem Alter, wie überhaupt der Umbauprozeß mit der Abnahme der bioplastischen Energie naturgemäß zurückgeht.

Dieser zum Verständnis eines normalen Röntgenbildes wichtige Vorgang erhält nun einschneidende Bedeutung für die Röntgendiagnostik. *Knochenan- und -abbau* sind die ständigen Begleiterscheinungen nahezu sämtlicher Knochenkrankheiten, die sich im Röntgenbilde in Aufhellungen und Verdichtungen kundtun. Ihre Verteilung, Ausdehnung und Abgrenzung gegeneinander und zum Normalen sind für bestimmte Krankheitsgruppen durchaus charakteristisch, so daß in der Betrachtung des Gesamtbildes ihnen die *erste und größte Aufmerksamkeit* zukommt.

Selbstverständlich verläßt der *Knochenumbau* unter pathologischen Verhältnissen die Grenzen des Normalen. Auch treten naturgemäß Erscheinungsformen, chemisch-physikalische Vorgänge hinzu, die in der Physiologie des Knochens unbekannt sind. Das Röntgenbild ist wie keine andere Untersuchungsmethode geeignet, das Nebeneinander all dieser Prozesse (An-, Abbau und Krankhaftes) übersichtlich darzustellen, wird aber damit oft schwer entwirrbar. Klarer werden die Verhältnisse mit dem Studium der Grundformen, dem Knochenschwund (Atrophie) einerseits und dem Knochenwachstum (Knochenheilung) andererseits.

Pathologisch-anatomisch spielen bei der Resorption des Knochengewebes verschiedene Vorgänge eine Rolle. Das Häufigste ist wohl die lacunäre Resorption, die sich sowohl unter physiologischen als auch pathologischen Verhältnissen findet. Sie beruht auf der Tätigkeit der Osteoklasten, jener unspezifischen Riesenzellen, die als Abkömmlinge des Bindegewebes angesehen werden, sich der glatten Oberfläche der Knochensubstanz anlagern, allmählich Vertiefungen, die sogenannten HOWSHIPschen Lakunen schaffen und so größere Lückenbildungen veranlassen.

Neben dieser mit Lacunen und Osteoklastenbildung einhergehenden Auflösung des Knochengewebes soll es noch eine andere Art der Resorption ohne Mitbeteiligung dieser Elemente geben. Man spricht hier von glatter Resorption, wie sie vor allem in Geschwulstgewebe gefunden wird.

Heiß umstritten ist eine dritte Art des Knochenabbaues, nämlich die des Knochenschwundes nach vorhergehender Kalkberaubung (Halisterese). Die Kalksalze des Knochens sollen dabei an die Körpersäfte, an die Organe der Umgebung ausgeschieden werden, wobei alsdann die Zerstörung des entkalkten Knochens ebenfalls ohne Osteoklasten sekundär erfolgt.

Die vierte auch unter physiologischen Verhältnissen beobachtete Resorption von Knochensubstanz ist die durch die VOLKMANNschen perforierenden Kanäle. Diese sind dadurch charakterisiert, daß sie regel- und rücksichtslos Lamellen und Kittsubstanz durchbohren, indem sie von Periost, Markhöhle und HAVERSschen Kanälen ausgehen. Von diesen unterscheiden sie sich vor allem dadurch, daß ihnen die ringförmig angeordneten Lamellen in der Umgebung fehlen. Schon die Gegenüberstellung mit den HAVERSschen Kanälen deutet darauf hin, daß die VOLKMANNschen Kanäle vorwiegend in der Substantia compacta, jenem dichten Gefüge, das auch als Rindenzone bezeichnet wird, zu finden sind.

Selten sind *allein die Merkmale des Abbaues* im Knochengewebe vorhanden. Fast immer machen sich auch Zeichen der Knochenneubildung bemerkbar, als deren Ausgangsgewebe vor allem das Periost und Endost hingestellt wird. Dabei tritt eine großkernige, protoplasmareiche Zellart, die Osteoblasten, hervor, ebenfalls Abkömmlinge des Bindegewebes (vor allem der Cambiumschicht des Periostes), die den Knochenbälkchen aufsitzen und unter Schwund des Kernes, unter Kernteilung die Knochengrundsubstanz, das osteoide Gewebe, erzeugen. Diese Substanz ist bälkchenförmig angeordnet, umschließt Höhlen (Markräume) und Knochenkörperchen und stellt nach der Verkalkung den fertigen Knochen dar. Die häufigste Art der Knochenneubildung, nämlich die durch Apposition von Osteoblasten, ist damit in großen Zügen geschildert.

In dem Abschnitt Ossification haben wir schon eine andere Art von Knochenneubildung kennen gelernt, nämlich die der enchondralen Ossification. Die Umwandlung des Knorpels in Knochen geht so vor sich, daß die Grundsubstanz Kalksalze aufnimmt, und daß nun durch Gefäße und vordringende Markräume Knorpel aufgelöst und Knochensubstanz gebildet wird.

Wesentlich seltener ist die direkte Umwandlung von Bindegewebe oder Knorpel in Knochen (Metaplasie). Hier handelt es sich vornehmlich um die Aufnahme von Kalkkrümeln in fein kristalliner Verteilung — nicht molekulär wie bei der echten Knochenbildung —, die später ein homogenes Aussehen annimmt. Der metaplastisch gebildete Knochen bleibt unregelmäßig. Die Bälkchen und Züge sind gegeneinander verworfen, so daß Oberfläche und Abgrenzung solcher Bezirke höckerig, rauh, bizarr werden. Sie ist unter anderem im Enchondrom, im Callus und bei der Ostitis fibrosa vorhanden.

II. Knochenatrophie.

Ganz allgemein handelt es sich nach MÖNCKEBERG bei der Atrophie um den Zustand einer erworbenen Verkleinerung der normal angelegten Organe und Organteile oder Gewebe mit Verschlechterung der Konstitution, wobei die Konstitutionsverschlechterung sich auf die Verminderung des Zellumfangs, auf die Verringerung der Zellzahl bezieht. Uns interessiert vor allem die Atrophie des Knochens, die nun gerade in der Röntgendiagnostik eine hervorragende Rolle spielt, ja eigentlich durch sie in ihrer Häufigkeit erst so recht erkannt worden ist. Dabei handelt es sich pathologisch-anatomisch um ganz ähnliche Vorgänge, wie sie eingangs für den Knochenschwund überhaupt geschildert worden sind, indem durch lacunäre Resorption die spongiöse Substanz vermindert und die Compacta in spongiosaähnliche umgewandelt wird. Je nach dem Grade der Atrophie verhalten sich Knochenauf- und -abbau verschieden. Nach POMMER genügt für die Annahme langsam sich entwickelnder Atrophie die verminderte Apposition neuen Knochens bei gleichbleibender Resorption, während bei der sogenannten akuten Atrophie wohl auch eine vermehrte Resorption angenommen werden darf.

Je nach dem Angriffspunkt des Knochenabbaues unterscheidet man eine *konzentrische* und *exzentrische Atrophie.* Bei dieser wird der Knochen von innen ausgehöhlt. Er kann in hochgradigen Fällen sogar cystisch umgewandelt werden, so daß die Corticalis papierdünn wird und das Mark nur aus flüssigem Fett besteht.

Bei der konzentrischen dagegen treten HOWSHIPsche Lacunen an der Oberfläche des Knochens auf. Er wird rauh, es bilden sich schließlich tiefgreifende Höhlen (Knochenusur), die ineinander fließen, der Knochen wird schmal und dünn. Beide Arten kommen nebeneinander vor. Nur in ausgeprägten Fällen läßt sich das Vorherrschen dieses oder jenes Prozesses an den Endzuständen ablesen.

Rein klinische Gesichtspunkte sind für die Einteilung der Atrophie maßgebend, die sich in folgendem an die Einteilung MÖNCKEBERGs anlehnt.

a) Atrophie durch Inanition (Hungeratrophie).

Experimentelle Untersuchungen zeigen, daß das Skelettsystem nicht entfernt in dem Maße der Abnahme des Körpergewichts folgt wie etwa die Weichteile. Obwohl es 16 vH des Körpergewichts ausmacht, läßt sich bei Inanition nur $5^1/_2$ vH Gewichtsabnahme feststellen. Dementsprechend sind die histologischen Veränderungen ganz unwesentlicher Natur. Eine Rolle spielt die Hungeratrophie eigentlich nur bei den sogenannten Hungerkrankheiten, deren Folgen sich vor allem im höheren Lebensalter deutlich zeigen. Primär kommt es zu einer Erweiterung der Markräume, zu einer Verdünnung der Spongiosabälkchen, zu einer exzentrischen Atrophie an der Rinde.

Im *Röntgenbild* machen sich im Beginn fleckige Aufhellungen neben ungefähr gleich großen Verdichtungen zuerst in den spongiös gebauten Knochenteilen (Meta- und Epiphyse) bemerkbar, die schließlich in eine diffuse, gleichmäßige Aufhellung, in ein Zurücktreten der feinen Spongiosanetzzeichnung übergehen. Der Knochen sieht wie verwaschen, verschleiert aus. Wesentliche Unterschiede zwischen diesen für Hungerkrankheiten typischen Bildern und denen bei der Rachitis und Osteomalazie sind nicht vorhanden. Das erklärt sich zum großen Teil auch aus ihrer pathologisch-anatomischen Ähnlichkeit.

Eine der *Ianitionsatrophie* ähnliche Form ist bei Störung des gesamten Stoffwechsels beobachtet. Ein häufig angeführtes Beispiel dieser Art ist die Knochenatrophie beim *Ikterus* und bei der *permanenten Gallenfistel.* Sie tritt erst nach Monaten auf und dürfte wohl auf die Störung des Fettstoffwechsels zurückzuführen sein. Ein Kalkmangel oder eine vermehrte Kalkabgabe mit der abfließenden Galle erklärt die Osteoporose jedenfalls nicht.

b) Atrophie durch Abnahme der bioplastischen Energie (senile und marantische Atrophie).

Je nach der konstitutionellen Veranlagung werden Zellen und Organe bald langsamer, bald rascher gebrauchsunfähig. Die Altersatrophie befällt besonders Knochen und Gehirn. Dabei wird das Skelett gleichmäßig atrophisch mit Ausnahme von einigen bevorzugten Stellen, die sich dadurch stärker an der Atrophie beteiligen, daß sie vor allem muskelarm, frei von Sehnenansätzen sind, ferner reichlich von Periost ernährt werden oder Ossificationszentren entsprechen. Typische Beispiele für die senile Atrophie sind die konzentrische Atrophie der Kiefer nach Ausfall der Zähne, die Lückenbildung im Scheitelbein und die abnorme Brüchigkeit des Schenkelhalses. Auch die Höhenreduktion der Wirbelkörper, die meist gleichmäßig erfolgt und als Ursache der senilen Kyphose angesehen wird, gehört in dieses Bild.

Wichtig für die *Röntgenuntersuchung* wird die Kenntnis der senilen Atrophie, sobald auf Grund vorhandener atrophischer Veränderungen des Knochens Rückschlüsse auf vermutete Erkrankungen gezogen werden sollen. Eine Unterscheidung gegenüber allen anderen Arten von Atrophie ist nur so weit möglich, wie im allgemeinen die senile Atrophie gleichmäßig diffus und symmetrisch auftritt, sich also im Zweifelsfalle auch an nicht verdächtigen Gliedteilen nachweisen läßt.

Sobald infolge von Allgemeinerkrankungen eine hochgradige Schwächung der bioplastischen Energie eingesetzt hat, wird die marantische Atrophie beobachtet. Sie bedingt ganz ähnliche Bilder wie die senile.

c) Atrophie durch Inaktivität.

Der Knochen bedarf zur Formung und Erhaltung bestimmter Reize, die zum großen Teil in mechanischen Kräften bestehen. Daß somit der Ausfall von Druck- und Zugwirkungen zunächst einmal rein quantitativ eine Verminderung der

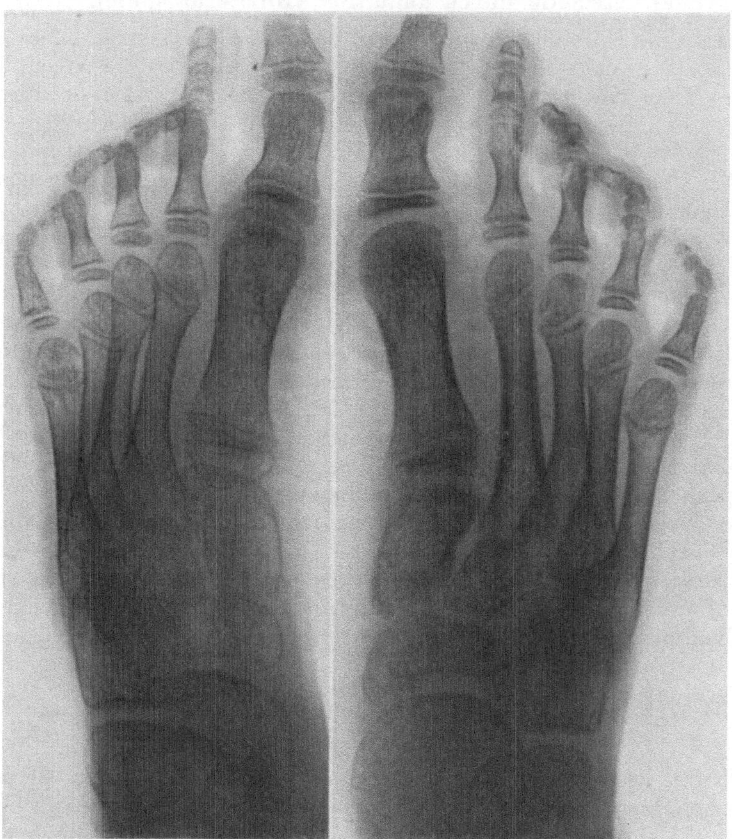

Abb. 48. Inaktivitätsatrophie bei einem 11jährigen nach Kinderlähmung. Deutlich ist die allgemeine Verschmälerung des ganzen linken Fußes, die Aufhellung sämtlicher spongiöser Teile, die Verschmälerung der Corticalis bis zur Breite eines Bleistiftstriches.

Knochensubstanz zur Folge haben muß, erscheint natürlich. Zahlreiche Beispiele aus der klinischen Beobachtung bestätigen diese Anschauung (Amputationsstümpfe mit einer konzentrischen Atrophie (zugespitzte Form), das Kleinerwerden der Orbita nach Entfernung des Bulbus, die Atrophie der Gelenkpfanne bei nicht reponierten Hüftgelenksluxationen usw.). Naturgemäß findet sich die Atrophie am stärksten ausgeprägt, sobald eine Atrophie oder eine Lähmung der Muskulatur gleichzeitig vorhanden ist, wenngleich hierbei eine besonders zu besprechende Komponente, nämlich der Einfluß des Nerven auf die Knochen, nicht ganz ausgeschaltet werden kann.

Noch schwieriger wird die Beurteilung der Inaktivitätsatrophie dadurch, daß die Inaktivität eine nicht zu umgehende Folge der *Behandlung* der verschiedensten

Krankheiten ist. Was nun von beiden, nämlich *Inaktivität oder Krankheit*, die Atrophie hervorgerufen hat, läßt sich in nichts aus dem Bilde erkennen. Allerdings tritt die Inaktivitätsatrophie in ihrer reinen Form außerordentlich langsam, frühestens nach 6—8 Wochen auf, verläuft sehr chronisch, diffus und ergreift damit große Skeletteile auf einmal, wobei sich der Knochenabbau im Röntgenbild nur dadurch verschieden zeigt, daß verschieden dichte Knochenteile früher oder später einer starken Aufhellung verfallen. Den längsten Widerstand leistet die dichte Compacta im Diaphysenteil, die frühesten Erscheinungen sind in dem durchsichtigen spongiösen Teil der Meta- und Epiphyse nachweisbar (Abb. 48 u. 49).

Die Stellung der Inaktivitätsatrophie zu der akuten und der neurotischen wird in dem folgenden Kapitel behandelt.

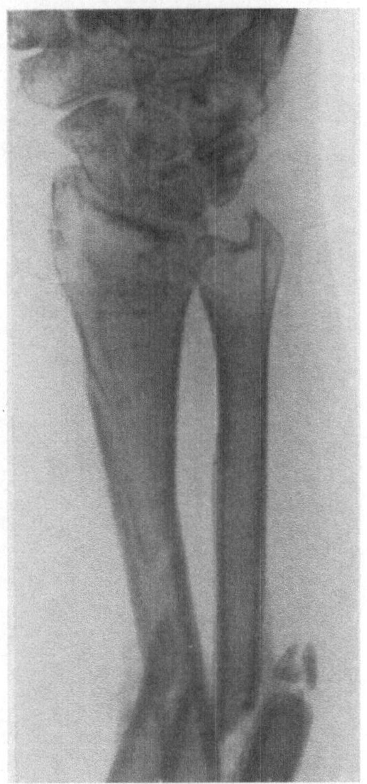

Abb. 49. Unterarmfraktur in Heilung. Am Radius Doppelfraktur. Die Frakturlinie verläuft spiralförmig peripherwärts von der ersten. In der Metaphyse. in den Handwurzelknochen fleckig-scheckige Atrophie, die herdförmige Erkrankungen vortäuscht.

d) Neurotische Atrophie.

Eine Berechtigung zur Abgrenzung dieser besonderen Art erscheint sicher nur gegeben in den Fällen, wo neben der ausgesprochenen Inaktivität trophische Störungen an gelähmten Gliedern beobachtet werden. Das Vorhandensein besonderer trophischer Reize und Leitungsbahnen wird wahrscheinlich gemacht durch die Beobachtungen ausgesprochener Knochenatrophie nach Neuralgien (Abb. 50) (Goldscheider, Lehmann). Dagegen ist die Annahme einer solchen bei Gehirn- und Rückenmarksleiden, vor allem bei Tabes dorsalis und Syringomyelie, durchaus nicht sichergestellt. (Fast stets gehen solche Leiden mit Gelenkleiden einher.) In anderen Fällen werden die Knochen vorwiegend brüchig, ohne direkt atrophisch zu sein, oder sie werden abnorm biegsam im osteomalazischen Sinne.

Anhang:

Die akute Knochenatrophie.

Der Einfluß des Nervensystems, überhaupt die Annahme besonderer trophischer Nervenfasern auch für den Knochen spielt nun eine hervorragende Rolle bei der sogenannten akuten Knochenatrophie, die zuerst von Sudeck bei den verschiedensten Leiden beobachtet ist, besonders bei den mit Entzündungen einhergehenden. Sie zeichnet sich aus durch ihr schnelles Sichtbarwerden (in 2—3 Wochen) und ihre ziemlich scharf umgrenzte Lokalisation in der Umgebung des Krankheitsherdes.

Im Röntgenbild machen sich die ersten Erscheinungen solcher Atrophie in unscharf begrenzten fleckigen Aufhellungen im Bereich von Epi- und Metaphyse bemerkbar, die multipel neben normal strukturiertem Knochengewebe liegen (Abb. 38 und Abb. 49), Atrophie I. Grades. Sie findet sich sowohl bei akuten als chronischen Entzündungen, bei Sehnenscheidenphlegmonen, Tuberkulosen, Kontusionen und Frakturen. Sie findet sich ferner bei der Osteomyelitis (Abb. 51 und 52 und 53) und dem Gelenkrheumatismus. Am häufigsten und ausgeprägtesten ist sie aber bei allen Arten von Tuberkulose. Auch die akute Gonorrhöe der Gelenke soll nach KIENBÖCK von solchen intensiven Atrophien begleitet sein. Ebenso häufig kann die Atrophie aber, wenigstens in ihrer ausgeprägten, fleckig-scheckigen Form, bei der Gonorrhöe fehlen. Ein besonderes Merkmal der Gonorrhoe stellt sie jedenfalls nicht dar.

Akute Atrophien sind ferner beschrieben nach Erfrierungen von HITSCHMANN und WACHTEL (14—25 Tage später), nach Verbrennungen 3. Grades (nach 3—4 Wochen) und nach Verletzungen durch den elektrischen Strom (PALUGYAY) vom 19. Tage ab (Abb. 54).

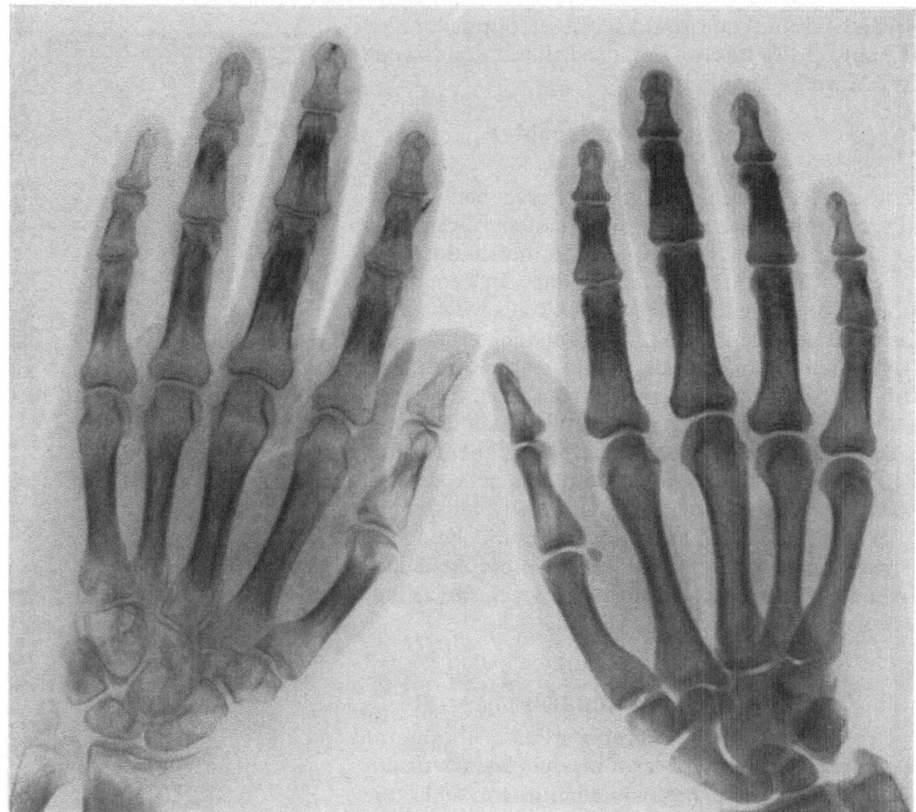

Abb. 50. Hochgradige neurotische Atrophie der rechten Hand bei einem 41jährigen, bei dem seit einem halben Jahr vasomotorisch-trophische Störungen am ganzen rechten Arm und Lähmungserscheinungen an der rechten Hand ohne nachweisbare Ursache vorhanden waren (seitenverkehrt).

SUDECK hat nun rein röntgenologisch ein akutes und chronisches Stadium dieser Atrophieform unterschieden, wobei die akute Form jenes auch als Atrophie I. Grades bezeichnete, fleckig-scheckige Knochenbild ergibt, während die chronische Form starke Verschmälerung der Corticalis (wie mit dem Bleistift umrissen) und Verdünnung der Spongiosabälkchen aufweist, von denen die statisch besonders beanspruchten, nämlich die in Längsrichtung verlaufenden, länger stehen bleiben. Im Übergangsstadium vom fleckig-scheckigen Bild zu diesem stark aufgehellten, gläsern aussehenden (Atrophie III. Grades, Abb. 54), wird der Knochen immer gleichmäßiger vom Kalkschwund ergriffen, wiederum zuerst in den spongiös gebauten Teilen, dann am Schaft (Atrophie II. Grades), bis das ganze Bild verwaschen, strukturlos wird. Nach der Einteilung SUDECKS müßte diese Gruppe zum chronischen Stadium gerechnet werden.

Die Ausheilung beginnt mit Beseitigung oder Ausheilung des Herdes, indem rückläufig zunächst die in Längsrichtung stützenden Spongiosazüge wiedererscheinen. Dann nach Wochen und Monaten tritt auch die feinere Struktur hervor und gibt dem Knochen seine normale Dichte wieder. In chronischen und schweren Fällen kann sich die Ausheilung über Jahre erstrecken (Abb. 59).

Differentialdiagnose. Die akute Knochenatrophie stellt praktisch wohl die häufigste und wichtigste Form der Atrophie dar. Ihre Unterscheidung gegenüber anderen Atrophieformen kommt weniger in Betracht. Viel häufiger gilt es, die Grenze zu ziehen gegenüber den als Atrophie imponierenden Stellen in der normalen Spongiosa, wie sie als Folge zu harter oder zu intensiv belichteter Bilder schon normalerweise an röntgenlichtdurch-

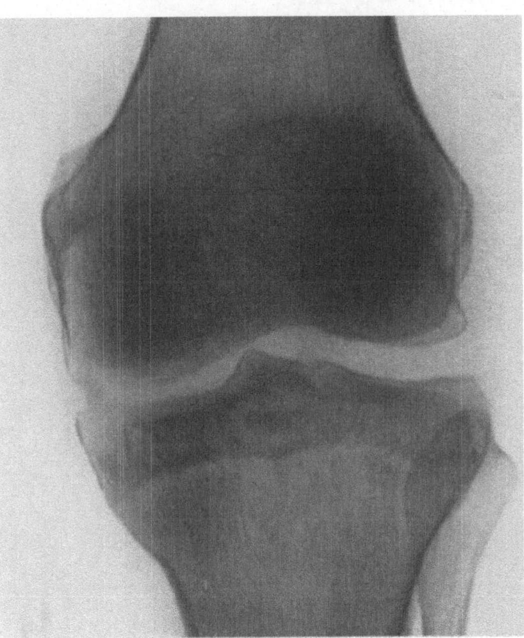

Abb. 51.

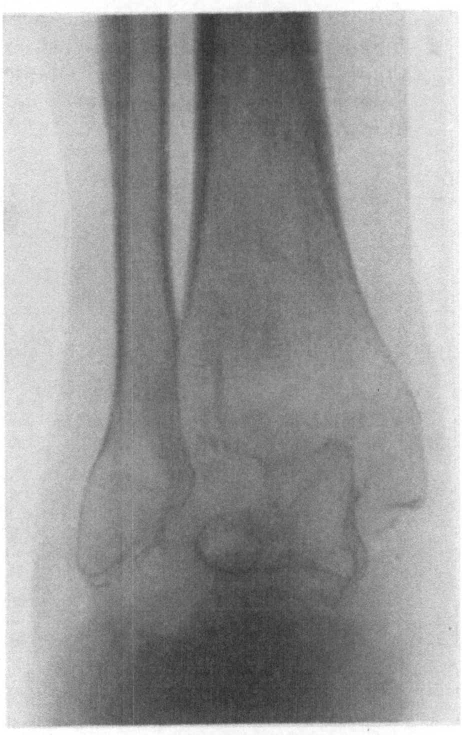

Abb. 52.

Abb. 51. Empyem des Kniegelenks bei einem 51jährigen mit lokaler Atrophie im Bereich des medialen Gelenkspaltes.

Abb. 52. Metastatischer Fußgelenkinfekt nach Osteomyelitis bei einem 31jährigen mit hochgradiger lokaler Atrophie der Gelenkknochen und teilweiser Zerstörung der Talusrolle. Von der Corticalis stehen nur noch Reste. An der Metaphyse ist in den gelenknahen Teilen überhaupt keine Struktur mehr vorhanden.

lässigen Skeletteilen aufzutreten pflegen (z. B. am Tuberculum maius humeri, am Trochanter major, an den oberen und unteren Enden des Schenkelhalses, am Corpus calcanei und LUDLOFFschen Fleck sowie in den Epikondylen der langen Röhrenknochen). Da nun auch die allgemeinen Atrophieformen (Inaktivität, senile) hier zuerst erscheinen und schließlich sich die herdförmigen Erkrankungen häufiger an diesen Stellen lokalisiert finden, kann im Beginn die *Diagnose sehr schwer* sein. Naturgemäß dürfen lokalisierte Entzündungen, die in Einschmelzung begriffen sind, nicht ohne weiteres mit der Diagnose Atrophie abgetan werden. Die genaue Beachtung eines solchen Einschmelzungsherdes, seine Abgrenzung, seine innere Struktur läßt Unterscheidungsmerkmale gegenüber der Atrophie zuweilen erkennen.

Manchmal ist aber, besonders im Beginn, ein atrophischer Herd, wenn er an solchen Prädilektionsstellen sitzt, unmöglich von Einschmelzungsherden zu unterscheiden. (Siehe auch Zusammenfassung.)

e) Atrophie durch Raumbeschränkung.

Sie verläuft meist unter Hinterlassung einer Knochenusur. Demgemäß tritt der *zerstörende Charakter* dieser Art von Atrophie deutlich hervor. Als Beispiel aus der klinischen Beobachtung sei angeführt die Druckatrophie im Gefolge von Aortenaneurysmen, die Atrophie an der Schädelkapsel infolge von Vergrößerung des Hirnvolumens sowie jene seltenere Atrophie, die von einem dem Knochen aufsitzenden Tumor (Echinococcus, Hämangiom) herrührt (Abb. 157).

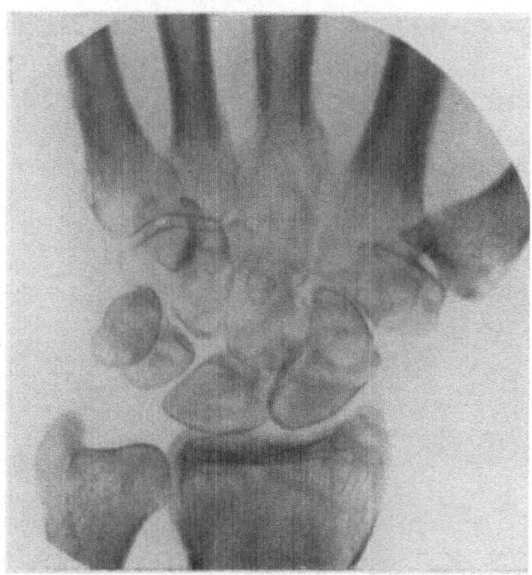

Abb. 53. Osteomyelitischer Herd an der Basis des Metacarpus III bei einem 44jährigen mit hochgradiger Atrophie der ganzen Handwurzel, die eine scharfe Abgrenzung der Herdes unmöglich macht.

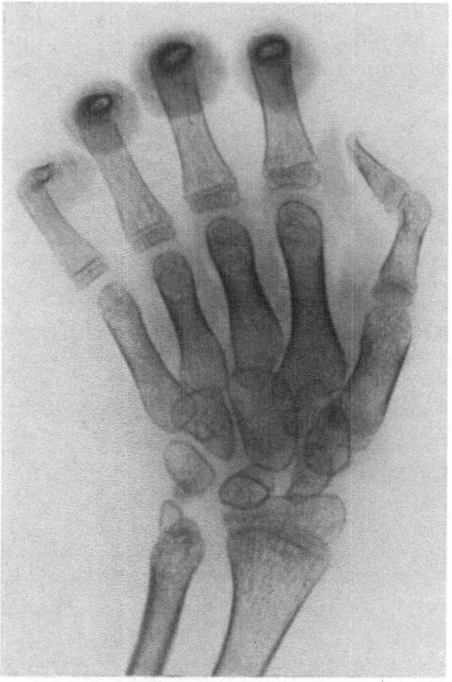

Abb. 54. Atrophie 3. Grades, 10 Monate nach ausgedehnter Starkstromverbrennung am Unterarm, mit sekundärer Fingercontractur bei aufgehobener Sensibilität im Bereich des Medianus und Ulnaris.

Zusammenfassung.

Im allgemeinen wird sich aus dem Röntgenbild die Art der hier angeführten Atrophien nicht herauslesen lassen. Sobald mit Sicherheit technische Fehler ausgeschlossen sind — und das geschieht am besten durch Herstellung von *Vergleichsaufnahmen* der gesunden Seite —, gibt aber das Bild insofern wertvolle Anhaltspunkte, als die akute, fleckig-scheckige Atrophie in der Nähe sitzende Entzündungen der Gelenke, der Weichteile oder des Knochens wahrscheinlich macht, während kalklose oder kalkarme, mehr umschriebene Herde *an abnormer* Stelle, d. h. außerhalb der Prädilektionsstellen, auf eine direkte Knochenzerstörung hindeuten. Die diffuse und chronische Atrophie ist meist Ausdruck für eine Kalkwanderung, einen Kalkausgleich, wie er wohl am häufigsten und deutlichsten im Anschluß an Frakturen aufzutreten pflegt. Sie ist an der Peripherie in wenigen Wochen ausgesprochen nachweisbar, während zentral der Knochen normalen Kalksalzgehalt behält. Bei den Gelenkkrankheiten liegen die Verhältnisse gegenüber diesen Zuständen insofern anders, als die Atrophie beide Gelenkabschnitte, sowohl den zentralen als auch den peripheren, gleichmäßig befällt. Über Frakturen des atrophischen Knochens siehe Spontanfrakturen. Sie heilen langsam, aber meist mit ausreichender Callusbildung.

Siehe weitere Abbildungen:

FROMME: Ergebn. d. Chirurg. u. Orthop. Bd. 15, S. 54, 1921, Abb. 4, 5: Starke Knochenatrophie. — LENK: Fortschr. a. d. Geb. d. Röntenstr. Bd. 26, 1918/19, Taf. XIV, Abb. 1—6: Akute Knochenatrophie, Hände, Füße. — PALUGYAY: Ebenda Bd. 32, 1924, Taf. XXI und 21 Textabbildungen: Knochenveränderungen bei Verletzung durch elektrischen Strom. SCHINZ: Erg. d. Strahlenf. Bd. 1.

III. Knochenwachstum, Knochenheilung.

Unter den mannigfaltigsten Bedingungen kann es zur Neubildung des Knochens, zur Hypertrophie, kommen. Die häufigste Ursache ist wohl das Trauma, einhergehend mit Bluterguß, seröser Durchtränkung, mechanischer Reizung des parostalen Gewebes. Auch der Infektion muß man zur Knochenbildung anregende Fähigkeiten zuschreiben (Osteomyelitis). Schließlich können auch die Störungen der Kreislaufverhältnisse, wie aktive und passive Hyperämie, die direkte, mechanische Reizwirkung auf die Wachstumszone sowie trophoneurotische Einflüsse die Knochenbildung anregen. Dabei spricht man von einer Hyperostose, sobald es sich nur um eine Anbildung voluminösen Knochens handelt, von einer Osteosklerose, sobald die Knochenbälkchen selbst an Zahl und Dicke zunehmen.

Die Heilung von Knochenbrüchen geht so vor sich, daß zunächst der Bluterguß deutliche Zeichen der Entzündung auslöst (zellige Infiltration, Hyperämie). Sie gehen in wenigen Tagen zurück und rufen eine Gewebswucherung von Periost und Mark hervor, die schließlich zur Callusbildung, zur Wiedervereinigung der Frakturenden führt. Schon in den ersten Tagen nach einer Fraktur kann man das Grundgewebe des Callus, das sogenannte Keimgewebe, nachweisen. Dabei ist der endostale oder Markcallus gegenüber dem periostalen ziemlich bedeutungslos. Höchstens kann noch der parostale Callus für die Knochenteile, die von der weiteren Umgebung gebildet werden, Bedeutung annehmen. Normale Größe hat der Callus etwa 4—6 Wochen nach der Fraktur erreicht, alsdann beginnt auch die totale Umformung des anfangs vorhandenen porösen, blutreichen und lockeren Knochens in normalen (lacunäre Resorption, Apposition). Im weiteren Verlauf von Monaten und Jahren wird mit der mechanischen Beanspruchung Überflüssiges abgebaut und das Bleibende strukturell umgebaut, bis es sich vom normalen Knochen nicht mehr wesentlich unterscheidet.

Übermäßige Knochenwucherung (Callus luxurians), die bestehen bleibt, kann eine Geschwulst vortäuschen. Ebenso sind knorpelige und knöcherne Vorsprünge im Bereich von Frakturen beobachtet worden. In den Bereich der Neubildung knöchernen Gewebes werden nicht selten auch Gelenkteile einbezogen, wenn die Fraktur in ihrer Nähe liegt, so daß es im Endstadium zur Ankylose kommt. In gleicher Weise greift der Callus auf benachbarte Knochen über und erzeugt somit Callusbrücken, Synostosenbildung.

Die Knochenheilung hängt ab vom Alter des Individuums, vom Sitz der Fraktur und von der begleitenden Infektion. Bis zur vollkommenen Konsolidation braucht im Durchschnitt ein Hand- oder Mittelfußknochen 3 Wochen, ein Oberarmknochen 6—7 Wochen, ein Oberschenkelknochen 8—10, ein Schenkelhals sogar 12 Wochen.

Ungenügende Callusbildung: Schwere Vereiterung der Bruchstelle, große Defekte am Knochen selbst und Zwischenlagerung von Weichteilen verhindern die Bruchheilung. Es entsteht eine Pseudarthrose. Dabei können sich die Enden gelenkartig umwandeln, mit Faserknorpel überziehen und von einer Kapsel verschlossen werden. Oder es kommt zur rein bindegewebigen Verbindung der Bruchenden ohne deutlichen Querspalt.

Röntgenbild: Dichtigkeitsunterschiede und Größenverhältnisse sind die Richtschnur dafür, daß eine *Knochenneubildung* vor sich gegangen ist. Es muß also auf jedem Bild der Vergleich mit normalem Knochen möglich sein, oder auf Grund der Erfahrungen gesagt werden können, daß nicht rein technische Fehler etwa erkennbare Verdichtungen herbeigeführt haben. Zwar ist damit noch nicht gesagt, daß jede Verdichtung, die dem Schattenbild des Knochens angehört, auch wirklich im Knochen liegt, sie kann ebensogut an- oder vorgelagert und in das Bild hineinprojiziert worden sein. Das zu entscheiden ist auf Grund eines Bildes wohl selten möglich, mit Hilfe der zweiten Ebene schon weit eher, wenngleich auch dieses Verfahren nicht vor Irrtümern schützt (vgl. Fremdkörperlokalisation). Infolge der Zentralprojektion werden eben auch dem Knochen nahe-

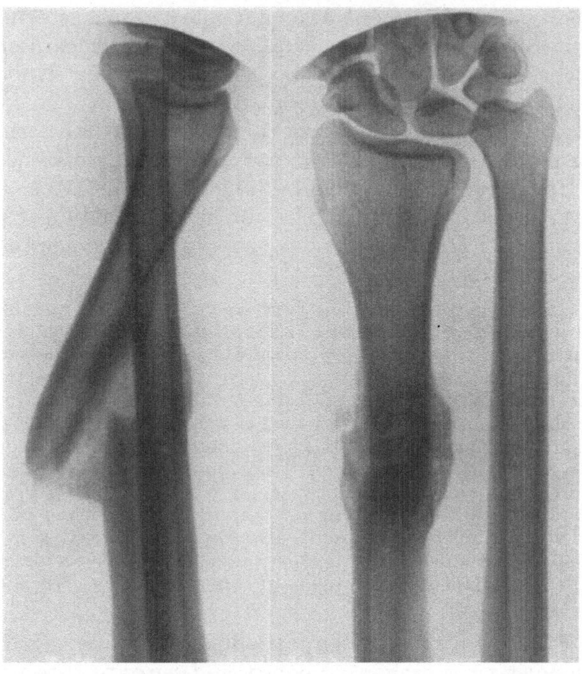

Abb. 55a und b. Radiusschaftbruch in Heilung bei einer 38jährigen. Der Callus beginnt sich abzugrenzen. Frakturspalt noch deutlich.

liegende Gebilde mit ihm zur Deckung gebracht. So sind z. B. Sesambeine, wenn sie als Seltenheit auftreten, trotz ihrer charakteristischen, scharf-runden Begrenzung gern als Knochenverdichtungen, als Knochenneubildungen gedeutet worden. Ebenso beliebt ist die Fehldiagnose Knochenverdichtung, wenn es sich um pathologische Verkalkungen in der Nähe von Gelenken handelt (siehe Weichteile).

Wenn es nun gilt, die Frage zu entscheiden, ob *Dichtigkeitsunterschiede* mit vorhergegangenen Traumen in ursächlicher Beziehung stehen, so muß vor allem die *Zeit* berücksichtigt werden, in der sie sich entwickelt haben sollen. Ehe nämlich eine Knochenneubildung röntgenologisch einwandfrei nachweisbar wird, vergehen mindestens 14 Tage bis 3 Wochen, oft noch mehr. Auch läßt sich rückläufig nach dem Aussehen des neugebildeten Knochens, ob wolkig, strukturlos, ob porös, weitmaschig, ob dicht, von normaler Struktur, ob verdichtet, sklerosiert, mit ziemlicher Sicherheit entscheiden, wie lange etwa in Betracht kommende Gewalteinwirkungen zurückliegen müssen. Die *Sklerosierung* ist das Endstadium und tritt erst nach Monaten auf, die *wolkige Auflagerung* wird frühestens vom 10. bis 14. Tage an sichtbar (Abb. 49, 55 und 56).

Gern übersehen werden auch die Hyperostosen, da im Röntgenbild außer der Verbreiterung des normalerweise sichtbaren Profilbildes, außer einer diffusen, aber deutlich strukturierten Beschattung des Gesamtbildes Anzeichen des Pathologischen zuweilen vollkommen fehlen. Vor allem ist oft die Abgrenzung zwischen dem normalen und dem hyperostotisch aufgelegten Knochenteil ganz verwischt (Abb. 56).

Am häufigsten werden die Röntgenstrahlen in der Klinik der Verletzungen (Frakturen, Luxationen) angewandt. Man muß es sich hier zur Regel machen, alle dargestellten Gliedteile in zwei Ebenen genauestens zu betrachten, da es nur allzu leicht vorkommt, daß mit einer Überschattung der eigentlichen Verletzungsstelle wirklich vorhandene Frakturen übersehen werden. Ganz besonders gilt das für die sogenannten eingekeilten Frakturen und die Infraktionen, bei denen das Periost erhalten ist (Abb. 57 und 58). Gern wird in solchen Fällen dem Röntgenbild das entscheidende Wort zugeschoben, obgleich es nicht selten versagen muß. Man schützt sich vor derartigen Irrtümern, indem man seine Diagnose nicht nur auf die Röntgenuntersuchung allein aufbaut, sondern auch klinisch wichtige und zum Teil untrügliche Bruchzeichen wie abnorme Beweglichkeit, lokalen Bruchschmerz mitsprechen läßt.

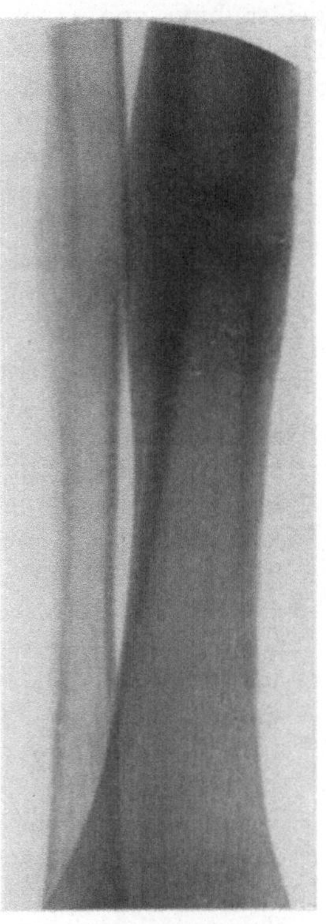

Abb. 56. Unterschenkelquerbruch in Heilung. Frakturspalt nur schwach erkennbar. Die aufgelagerten Hyperostosen lassen sich teilweise nicht mehr von der normalen Rindenzone abgrenzen.

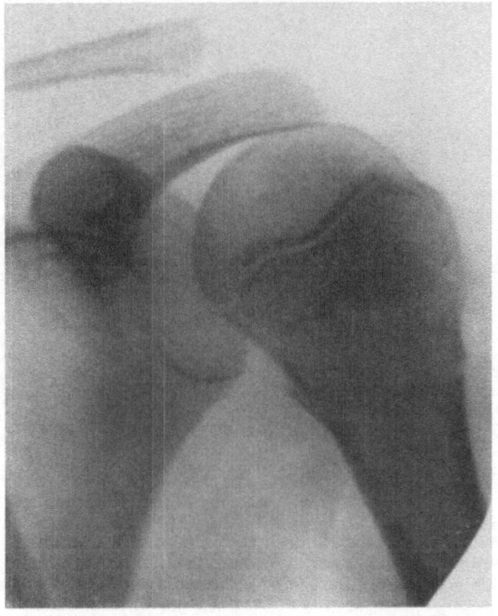

Abb. 57. Collumfraktur bei einem 11jährigen, nur durch die deutliche Unterbrechung der Corticalis erkennbar. Schwierig wird die Abgrenzung gegenüber der eigentümlich verlaufenden Epiphysenfuge am Humeruskopf.

Auch bei anderen Frakturen gelingt es nicht immer, mit der üblichen Aufnahmetechnik den klinisch ausgesprochenen Verdacht mit Hilfe einer Darstellung im Bilde zu bestätigen. So kann einmal die Frakturebene schräg zum Zentralstrahl verlaufen oder sie liegt an der Schädelbasis so versteckt, daß höchstens ihre Ausläufer zu Gesicht kommen. Infolgedessen dürfen wir bei klinisch dringendem Verdacht das Röntgenbild, solange es negativ ausfällt, nur mit einer gewissen Vorsicht verwerten, wenn wir es nicht vorziehen, im gegebenen Falle die Aufnahme in einer anderen Projektionsebene zu wiederholen. Das gilt vor allem für die Knöchelfrakturen, für die Brüche des Schlüsselbeins, des Humerushalses, für die Frakturen am Radiusköpfchen, an den Handwurzelknochen, für die Rippenbrüche, die Fersenbeinbrüche sowie für die subperiostalen Torsionsbrüche der Tibia.

Auf der anderen Seite braucht nun nicht jedes Trauma, auch wenn es klinisch lokalen Druckschmerz und Hämatom ausgelöst hat, von einer Fraktur begleitet zu sein. In Betracht kommen Knorpelfissuren, Kapsel- und Bänderabrisse sowie kleinste Infraktionen am Knochen, die mit Hämatombildung in der Markhöhle einhergehen und heute gern als Ursache für spätere Cystenbildung angesehen werden. Sie sind im *Röntgenbilde nicht erkennbar.*

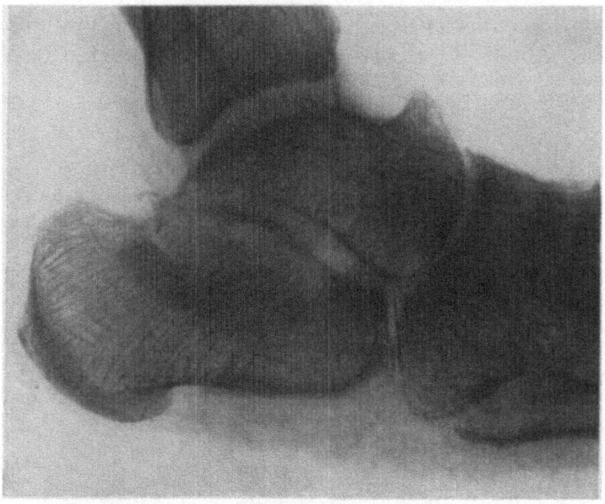

Abb. 58. 7 Wochen alte Calcaneusfraktur bei einem 32jährigen, im Seitenbilde daran erkennbar, daß der proximale Teil des Calcaneus unregelmäßig und dicht überschattet ist und an seiner unteren Begrenzung eine deutliche Unterbrechung erkennen läßt. Ferner hat dessen Eingesunkensein eine Stellungsveränderung des Talus und Calcaneus gegenüber dem Naviculare, Cuboid im CHOPARTschen Gelenk zur Folge (Subluxation).

Irrtümer sind ferner bedingt dadurch, daß normale Epiphysenfugen bei klinisch verdächtigen Symptomen als Frakturebenen angesehen werden, wie das außerordentlich häufig am lateralen Malleolus vorkommt (siehe diesen). Zwar ist bei fehlender Dislokation die Entscheidung zwischen normaler Epiphyse und Fraktur (Epiphysiolysis) mit Hilfe einer einmaligen Röntgenuntersuchung gar nicht immer möglich. Erst die Nachuntersuchung nach mehreren Wochen zeigt an der Periostitis, an der Knochenneubildung im Bereich der Epiphysenfuge, daß noch eine Knochenverletzung vorgelegen haben muß.

Besonders gern wird das Röntgenbild zu Rate gezogen, wenn während der Behandlung der Grad der Dislokation bestimmt werden soll oder Anhaltspunkte über die Reposition und die Prognose gewonnen werden sollen. Die Darstellung in zwei Ebenen ist dabei eine selbstverständliche Voraussetzung, die immer wieder betont werden muß. Aber auch trotz dieser zwei Ebenen sollte man sich vergegenwärtigen, daß mit der zentralen Projektion die *Knickung der Fragmente* zueinander eine *Verzeichnung* erfährt, die zuweilen ganz erheblich sein kann. Je größer der Abstand der Röhre von der Platte, desto geringer ist diese Verzeichnung. Je weiter der Knochen von der Platte und vom Zentralstrahl entfernt liegt, desto größer ist die Richtungsverzeichnung.

Die wahre Achsenknickung ist im Röntgenbild nur dann erkennbar, wenn die Knickungsachse in der Richtung des Haupt- oder Zentralstrahles liegt und der Hauptstrahl senkrecht zur Verschiebungsebene verläuft.

MATTI gibt ein *Verfahren* an, das gestattet, aus dem Röntgenbild die wahre Größe dieser winkligen Knickung zu berechnen. Praktisch wird diese Methode wohl selten angewendet werden, da sie zu umständlich ist. Der Geübte, der sich seiner Röntgentechnik bewußt ist, rechnet auch schon mit solchen Projektionsfehlern und korrigiert sein Urteil. Der

Anfänger sei aber daran erinnert, daß die im Bilde sichtbare Verschiebung und Knickung der Fragmente nicht immer den Tatsachen entspricht. Im Zweifelsfalle muß die *Aufnahme* mit eingestelltem Zentralstrahl *wiederholt* werden.

Die Dislocatio ad peripheriam, die Verdrehung der Frakturenden um ihre Längsachse, läßt sich aus dem Röntgenogramm nur mit großer Vorsicht bestimmen. Wertlos sind dabei kleine Blendenaufnahmen, die häufig der Schärfe der Darstellung zuliebe bei klinisch einwandfrei erscheinenden Frakturen gemacht werden. Erst der Vergleich langer Knochenteile, vor allem ihrer Gelenkvorsprünge miteinander gestattet ein Urteil über die periphere Lagerung der Fragmente. Die zu kleinen Blenden sind auch die Ursache dafür, daß bei zweiknochigen Gliedteilen Frakturen des zweiten Röhrenknochens, die höher oder tiefer liegen, nicht zur Darstellung kommen und somit übersehen werden.

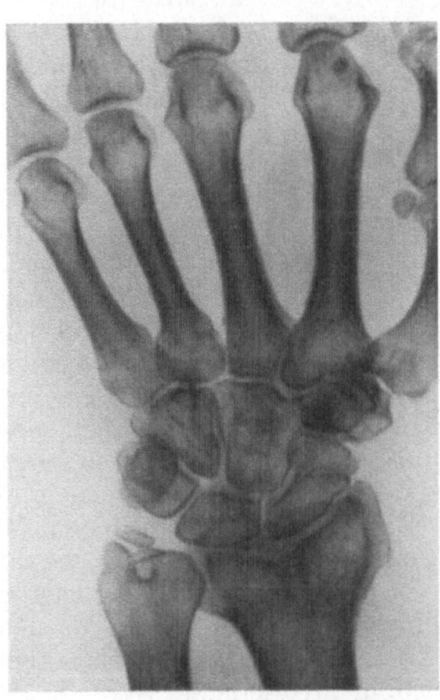

Abb. 59. 3 Jahre alte Radiusfraktur, an der Verbreiterung der Radiusepiphyse und ihrer unregelmäßigen, plumpen Umgrenzung erkennbar, ferner pseudarthrotisch verheilter Proc. styloideus, ein Os triangulare vortäuschend, außerdem chronische Atrophie an den Handwurzelknochen und Metaphysen.

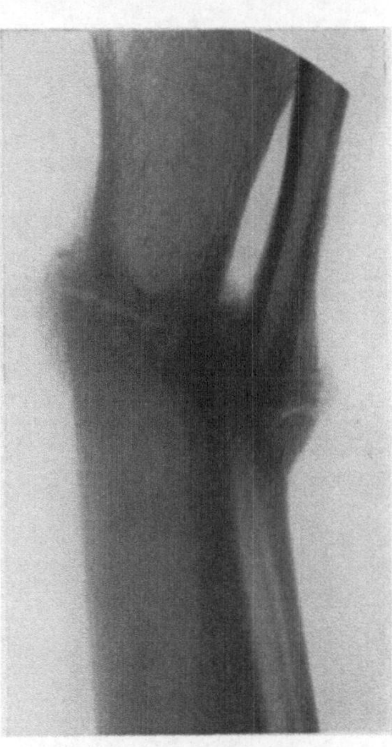

Abb. 60. Unterschenkelpseudarthrose bei einem 53jährigen, 4 Monate nach einer Fraktur. Mächtige Calluswucherung an den Bruchenden, deutlich erkennbarer Bruchspalt.

Der Verlauf der Frakturheilung kennzeichnet sich im Bild etwa folgendermaßen: Dem Fragment sitzen zunächst kleine, strukturlose, rundbogige, unregelmäßig begrenzte Verdichtungen auf, die sich vom 10.—14. Tage an immer mehr ausbreiten und schließlich die gesamte angrenzende Knochenoberfläche überziehen. Die Frakturenden verlieren damit ihre Schärfe. Die Lücken zwischen den einzelnen Teilen werden immer mehr von einer dichteren, zunächst noch strukturlosen, homogenen Masse ausgefüllt (Abb. 55). Sehr bald ist in diesem Stadium die klinische Heilung erreicht, deren Dauer von Alter und Sitz der Fraktur abhängt. Als funktionell geheilt darf eine solche Fraktur jedoch noch nicht angesehen werden, denn jetzt kommt es erst zu einer Umformung des Callus in deutlich strukturierten Knochen, der glatte Oberflächen erhält und beide Fragmente lückenlos miteinander verbindet. Im Durchschnitt ist dieses Stadium in der 8.—11. oder 12. Woche erreicht (Abb. 56). Eine begleitende Infektion verstärkt diesen Prozeß und führt schließlich zu einer außerordentlich stark hervortretenden Knochendichte (Sklerosierung), die der Totenlade bei der Osteomyelitis durchaus ähnlich sieht. Sind solche sklerosierten-Teile scharf abgesetzt, stabförmig, so müssen sie den Verdacht auf Sequester erwecken (s. Osteomyelitis).

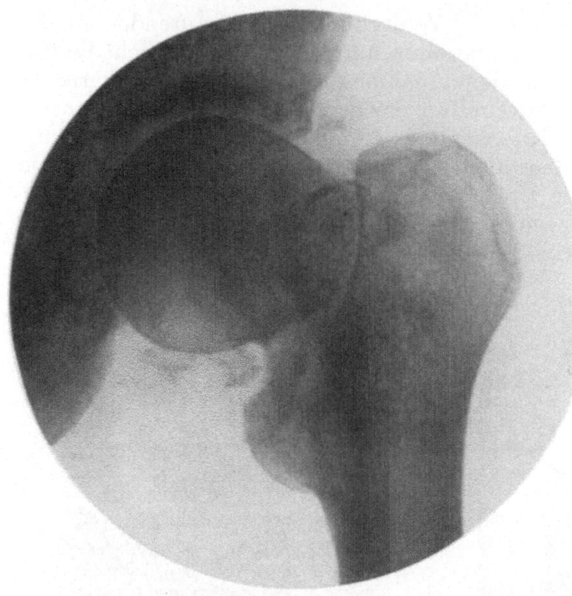

Abb. 61. Mediale Schenkelhalsfraktur bei einem 44 jährigen, 8 Wochen nach Unfall, an der eigentümlichen scharfen Umgrenzung des Kopfes radialwärts und der fleckigen Verdichtung am Übergang des Trochanter zum Kopfmassiv erkennbar.

Eine fast ständige Begleiterscheinung der Frakturheilung ist die Atrophie. Die Aufhellung des Knochenschattens infolge Kalksalzschwundes durchläuft dabei sämtliche Stadien der Atrophie von der fleckig-scheckigen Form bis zur chronischen mit starker Einschmelzung der Rindenzone. Sie befällt zunächst die distal gelegenen Knochenteile und macht sich hier schon von der 3. Woche an vor allem in den spongiösen Gebieten bemerkbar. Ganz besonders bevorzugt sind die Gelenkenden, die Fuß- und die Handwurzelknochen sowie die Metaphysen der kurzen Röhrenknochen (Abb. 49).

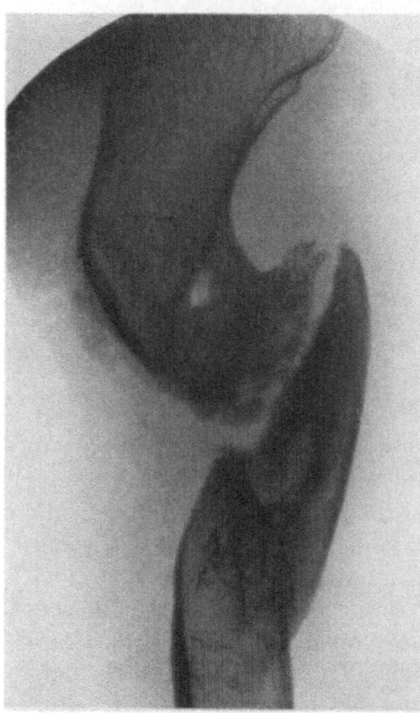

Abb. 62. Alte Oberarmpseudarthrose bei einem 29 jährigen mit hochgradiger Deformierung beider Bruchenden und deutlich erkennbarem Spalt. 5 Jahre nach Verletzung.

Als Ursache der Atrophie macht M. Cohn den für den Knochenaufbau an der Frakturstelle notwendigen Kalkbedarf geltend, der nach ihm aus der Peripherie gedeckt werden soll. In Betracht kommen aber auch noch andere Momente, denn der Grad der Atrophie hängt ab vom Sitz der Fraktur, vom Alter der Patienten, von der primären Zertrümmerung des Knochens und von der sie begleitenden Infektion. Zertrümmerung und Infektion, im Verein mit der länger dauernden Heilung (Inaktivität) veranlassen die stärksten und zugleich hartnäckigsten Atrophien. Ihren Höhepunkt haben sie meist mit der 8.—10. Woche erreicht, ihre Ausheilung kann ein Jahr und mehr in Anspruch nehmen (siehe Atrophie, Abb. 59).

Wenn es demnach auch gelingt, sich mit Hilfe des Röntgenbildes ein praktisch wertvolles Bild über die Stellung der Fragmente und den Fortgang der Heilung zu verschaffen, so soll man doch in der Vorhersage allein auf Grund des Röntgenbildes vorsichtig sein, denn sie hängt in überwiegendem Maße von der eingeschlagenen Therapie und der funktionellen Nachbehandlung ab. Auch aus den Begleitsymptomen, der Atrophie in der Umgebung, der hochgradigeren Atrophie in der Peripherie, lassen sich keine bindenden Schlüsse ziehen.

Sehr oft wird der Röntgenologe gefragt, ob bei einer klinisch verzögerten Knochenheilung aus dem Röntgenbild eine Pseudarthrose diagnostizierbar sei. In dem Stadium der Frakturheilung, das sich durch die wolkige Überschattung der Fragmente und die beginnende Ausfüllung der dazwischen liegenden Lücke auszeichnet, läßt sich der Frakturspalt als scharf begrenzte Aufhellung nicht selten wochenlang erkennen, obgleich klinisch die Fraktur fest wird. Das Röntgenbild sagt also nur aus, daß die Heilung noch nicht durch funktionstüchtigen, gut strukturierten Callus erfolgt ist. Von einer Pseudarthrose kann aber wohl in diesem Stadium keine Rede sein.

Die verzögerte Knochenheilung ist demnach zunächst einmal eine klinische Diagnose, für die im Röntgenbild nur dann Anhaltspunkte gegeben sind, wenn

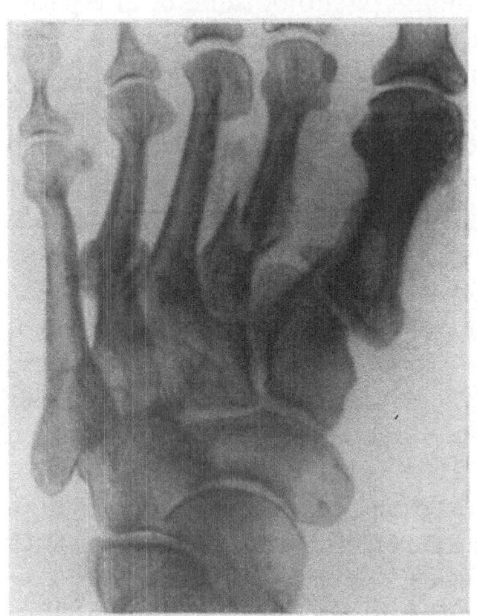

Abb. 63a. Fraktur der Mittelfußknochen I—IV mit ausgedehnter Splitterung und mächtiger Callusbildung bei Tabes.

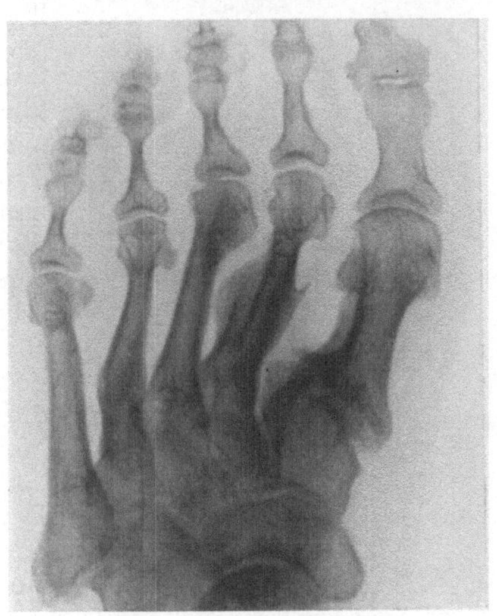

Abb. 63b. Der gleiche Fall 1 Jahr später.

nach Ablauf der normalen Heilungsdauer die Stärke des Callus gering bleibt und sein Umbau in normalen Knochen auf sich warten läßt. Der Übergang in eine Pseudarthrose vollzieht sich ganz allmählich. Der *Frakturspalt bleibt* trotz sichtbarer Callusbildung, die sich am Rande des Spaltes vorwulstet oder ihn hier und da zapfenförmig überragt, lange Zeit bestehen. Die Bruchenden selbst zeigen häufiger Sklerose als Atrophie (Abb. 60). Dieser Zustand wird aber kaum vor Ablauf von 3 Monaten erreicht.

Nur ist es nicht immer leicht, eine Pseudarthrose im Röntgenbild sichtbar zu machen, denn was für den Nachweis des Frakturspaltes ganz allgemein gilt, gilt noch mehr für die Pseudarthrose. Der Spalt wird nämlich leicht verdeckt, wenn es nicht gelingt, ihn in der üblichen Projektionsrichtung frontal zu treffen.

Diese Erfahrung muß man immer wieder am Schenkelhals machen, bei dem die technischen Verhältnisse dadurch ungünstig liegen, daß sich in der Pseudarthrosenebene breite Knochenflächen unregelmäßig wellig berühren und sich infolgedessen bei der ventrodorsalen Einstellung überschneiden. Eine *Kon-*

trollaufnahme mit *geneigtem Zentralstrahl* ist demnach für die röntgenologische „Pseudarthrose“ oft notwendig (Abb. 61).

Handelt es sich um eine klinisch sichere falsche Gelenkbildung, so wird das Röntgenbild noch dadurch wertvoll, daß es uns Aufschluß über die knochenbildende Fähigkeit der Fragmentenden, über ihre funktionelle Umformung (Enarthrose) oder ihre konzentrische Atrophie gibt (Abb. 62). Das Röntgenogramm läßt uns einen Einblick gewinnen, inwieweit wir bei operativen Maßnahmen (Bolzungen, Schienungen) Knochenresektionen vorzunehmen haben. Bruchenden, die wulstig umgekrempelt, ausgefranst oder stark verschmälert sind, fallen selbstverständlich fort, auch ausgedehnte Sklerosierungen erfordern so weit eine Resektion, bis die normale Markhöhle eröffnet ist. Derartige Maßnahmen ergeben sich aus der Erfahrung heraus, daß die Knochenneubildung solcher Bruchenden meist vollkommen unzureichend ist.

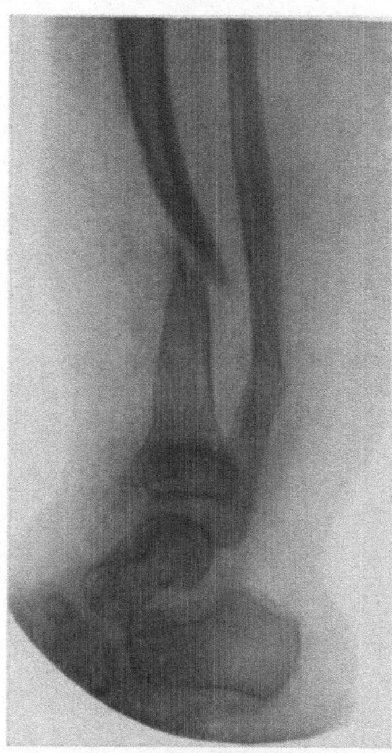

Abb. 64. Angeborene Unterschenkelpseudarthrose bei einem 1 Jahr alten Mädchen. Ursache ist unbekannt geblieben. Ein geringfügiges Trauma wird als auslösend von den Eltern angeschuldigt. Bemerkenswert ist am Bilde die konzentrische Atrophie, besonders an den Tibiabruchstücken, ferner das Auftreten einer Aufhellung in der Fibula, die in den ersten Bildern dieses Falles nicht vorhanden war, hier aber schon als Fraktur bezeichnet werden muß (Umbauzone?). Chronische Atrophie des dist. Fragments.

Frakturen, die als pathologische oder Spontanfrakturen bezeichnet schon durch ihre klinischen Symptome (Schmerzlosigkeit, kein nennenswertes Trauma) auf einen krankhaften Prozeß im Knochen hindeuten, werden oft verkannt. Im ersten Übereifer sind alsbald klinische und röntgenologische Fraktursymptome in den Vordergrund gerückt, ohne daß auf Nebenerscheinungen wie Cysten, Tumoren, entzündliche Prozesse, atrophische Zustände geachtet wird. So gibt es eine große Zahl von Krankheiten, die röntgenologisch als Begleitsymptom oder besser als Ursache einer Fraktur erkannt werden können, soweit überhaupt an sie gedacht wird. Der Einteilung Gruners über die pathologischen oder Spontanfrakturen folgend, geben wir hier eine Übersicht über alle jene Prozesse:

I. Knochenbrüchigkeit infolge lokaler Veränderung

1. durch Geschwülste (Sarkom, Carcinom, Strumametastasen, Enchondrom, Ostitis fibrosa, Ostitis deformans, parasitäre Cysten [Echinococcus]),
2. durch entzündliche Prozesse (Osteomyelitis, Tuberkulose, Lues).

Anhang: Aneurysma.

II. Knochenbrüchigkeit infolge von Allgemeinerkrankungen

1. Nervenkrankheiten (Tabes dorsalis, Syringomyelie) (Abb. 63a u. b),
2. Rachitis, Osteomalacie, Skorbut,
3. Inaktivitätsatrophie, Marasmus,
4. Alter (senile Osteoporose, Osteomalacie).

III. Idiopathische Knochenbrüchigkeit (Osteogenesis imperfecta).

Auch die angeborenen Frakturen sind den pathologischen zuzurechnen, soweit sie nicht Folge des Geburtsaktes darstellen. Ihre Ursache ist durchaus nicht immer klar. Manche Autoren neigen zur Annahme von Veränderungen im Sinne der Ostitis fibrosa (Frangenheim), manche wollen eine leicht verlaufende

Osteogenesis imperfecta anschuldigen. Die Heilung läßt lange auf sich warten; häufig Ausgang in Pseudarthrose, die oft jeder Behandlung trotzt (Abb. 64).

Ich möchte dieses Kapitel nicht schließen, ohne mit Nachdruck die weittragende *Bedeutung des Röntgenbildes für Haftpflicht- und Fürsorgegesetze* zu betonen. Schon das Urteil des Reichsgerichtes vom 22. Dezember 1922 sagt dem Inhalte nach: Der Arzt, der eine Röntgenaufnahme ermöglichen kann, ist zur Sicherung seiner Diagnose auch verpflichtet, hiervon Gebrauch zu machen. Ganz besonders gilt das für die Erkennung und die Behandlung von Frakturen und Luxationen. Meist sind Personen betroffen, die haftpflicht- oder unfallversichert sind oder Schadenersatzansprüche gegen andere geltend machen. Mit einer *Röntgenuntersuchung* im Beginn wird ein großer Teil des Befundes *objektiv* auch für spätere Begutachtungen *festgelegt.* Irrtümer in der Diagnose werden damit zunächst einmal ausgemerzt (Verwechselung zwischen Fraktur und Luxation, Übersehen einer Fraktur und vermeintliche Annahme einer solchen).

Nun beginnt die Behandlung. Falls *Repositionsmaßnahmen* nötig sind, erfordern auch sie wieder die Kontrolle durch das Röntgenbild und zwar in der Stellung, in der die Fraktur für die nächsten Tage und Wochen voraussichtlich bleiben wird (eventuell im Gipsverband). Kommt diese Untersuchung nur 8 Tage zu spät, so kann damit die beste Behandlungszeit verstrichen sein.

Nicht minder wichtig ist das Bild in der weiteren Behandlung. Alle 4—6 Wochen unterrichtet das Röntgenbild über den Stand der *Heilung.* Mindestens notwendig wird es bei jedem Gipsverbandwechsel und besonders bei der schwerwiegenden Entscheidung, wann die Fixation fortgelassen und die *Belastung* vorgenommen werden darf. Gewiß lassen sich solche Entscheidungen mit einer ausreichenden Erfahrung auch aus dem klinischen Befunde treffen. Außerdem muß zugegeben werden, daß man auf dem Bilde dem Callus nicht gleich ansieht, ob er nun ausreichend tragfähig ist. *Klinischer Befund* und *Röntgenbild* müssen aber in *Einklang* stehen. Dazu gehört der Nachweis eines sichtbaren und ausreichenden Callus. Jedenfalls lassen sich sekundäre Verbiegungen oder gar Refrakturen vermeiden, wenn man die Warnungen des Röntgenbildes bei geringem und schlecht strukturiertem Callus beachtet.

IV. Entzündungen.

a) Periostitis.

Klinisch brauchen keine Symptome auf Veränderungen der Knochenhaut hinzuweisen, es sei denn, daß scharf lokalisierte, ziemlich akut einsetzende Entzündungen oder Folgezustände von Traumen durch leichte Schwellung, Druckschmerzhaftigkeit oder gar subperiostalen Erguß erkennbar werden. Besteht die Periostitis längere Zeit, wird eine tumorartige Auftreibung des Knochens selten vermißt.

Die pathologisch-anatomische Einteilung in Periostitis fibrosa, ossificans und purulenta läßt sich röntgenologisch nicht durchführen. In den leichtesten Fällen handelt es sich um einfache Schwellung, schwielige Verdickung der Knochenhaut, wie sie als Folgezustand chronischer Reize in der Nähe von Elephantiasis, Ulcus cruris, Gelenkentzündungen und schließlich auch nach Traumen aufzutreten pflegt. Das Hauptinteresse ist der Periostitis ossificans zugewandt. Sie geht häufig aus der Periostitis fibrosa hervor, wird aus den gleichen Ursachen, wie sie dort genannt sind, beobachtet, besonders oft aber, sobald Nekrosen oder Infektionen einen sehr energischen Knochenwachstumsreiz setzen (Osteomyelitis, Lues).

Röntgenbild: Nicht selten wird der Untersucher bei mangelnden klinischen Symptomen im Röntgenbild durch eine Verbreiterung der Rindenzone überrascht. Rückläufig sucht er nach einer Erklärung. Die einfachste und häufigste dieser periostalen Auflagerungen findet sich nach Traumen. Anfangs porös, bimssteinartig wird sie immer dichter, bis sie schließlich nach Wochen Rindenzonendichtigkeit annimmt. Der gleiche Vorgang spielt sich nach Frakturen ab, nur daß hier infolge des verstärkten traumatischen Reizes die periostalen Auflagerungen mächtiger sind, den ganzen Schaft umschließen und nicht selten deutlich geschichtet übereinander liegen (Abb. 65, 66 und 67). Das periostale Osteophyt kann aber auch seine glatte Begrenzung verlieren und schließlich ganz bizarre Formen (stachlig, tropfsteinartig) annehmen, besonders dann, wenn starke entzündliche Reize zu solchen Knochenwucherungen anregen (Abb. 68).

Ähnliche periostale Auflagerungen finden sich in der Metaphysengegend bei Gelenktuberkulose (Abb. 69). Ferner sind solche Knochenauflagerungen als Schwangerschaftsosteophyt (Schädel) beschrieben. Als Begleiterscheinungen osteomyelitischer, tuberkulöser, luetischer Prozesse werden sie in dem entsprechenden Abschnitt behandelt. Etwas Spezifisches für die genetisch in Betracht kommenden Krankheiten besitzen sie nicht.

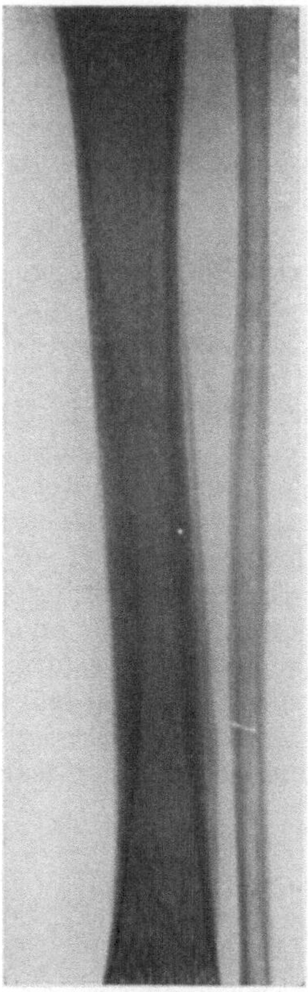

Abb. 65.

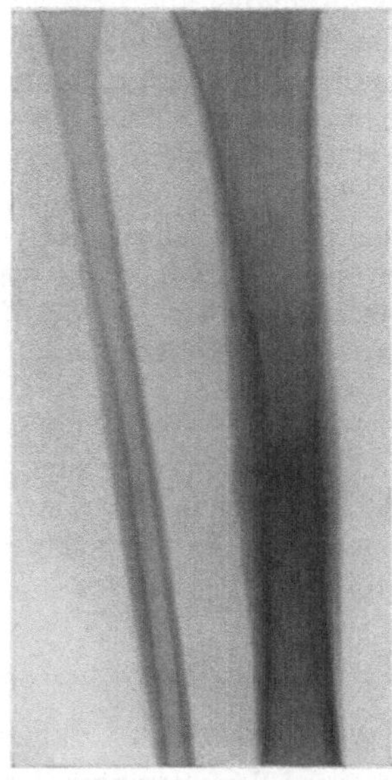

Abb. 66.

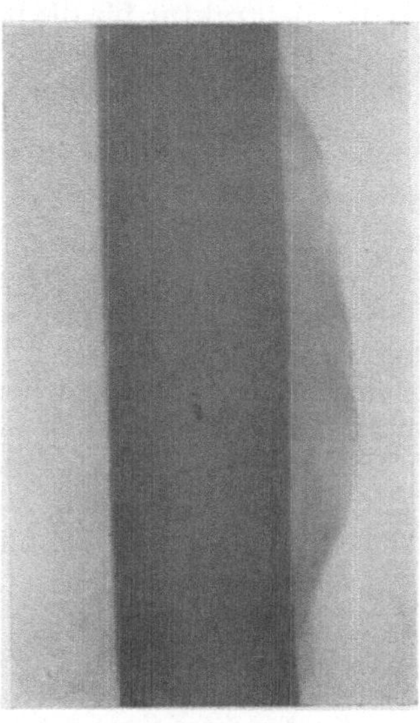

Abb. 67.

Abb. 65. Periostitis traumatica bei einem 4jährigen Knaben, der vor 4 Wochen auf das rechte Schienbein gefallen ist. Schräg durch den Schaft verläuft die eben angedeutete Fissur in Form eines Spiralbruches.

Abb. 66. Periostitis traumatica bei einem 4jährigen Mädchen, das sich vor 8 Wochen das linke Schienbein gestoßen hat. Querbruch noch eben angedeutet. Periostitis mehrschichtig, spindelförmig.

Abb. 67. Periostitis traumatica bei einem 15jährigen Jungen. Vor 1 Jahr Grippe, vor 6 Wochen vom Pferde gegen den linken Oberschenkel geschlagen, danach heftige Schmerzen; seit 14 Tagen Schmerzen und Schwellung bemerkt. Auffallend ist die mächtig breite Knochenauflagerung ohne jegliche Schichtung; ob in diesem Falle rein periostalen Ursprungs oder unter Mitbeteiligung der Muskulatur läßt sich nach dem Bilde nur vermutungsweise äußern.

Oft wird behauptet, daß die eigentümliche Schichtung des neuen Knochens in Zwiebelschalenform auf Lues hinweisen soll. Die Schichtung dürfte aber wohl eine allgemeine morphologische Eigentümlichkeit der Periostitis sein, die auch ohne Lues häufig zur Beobachtung kommt. Der Grund für die Schichtung ist bisher unbekannt geblieben.

Trotzdem muß der Aufbau des periostalen Knochens (Schichtung, Mächtigkeit, sekundäre Zerstörung, Struktur), besonders aber der Sitz des auslösenden Herdes bei sorgfältiger Verwertung der Vorgeschichte (Trauma) und des klinischen Befundes genau beachtet werden.

Sehr oft wird die Periostitis ossificans fälschlich dort diagnostiziert, wo es sich um ganz normale Verhältnisse handelt, nämlich am Ansatz der Ligamenta interossea (Unterarm, Unterschenkel), vor allem an der Lateralbegrenzung des Tibiakopfes. Die Verbreiterung der Rindenzone ist hier durch die Projektion verursacht und demnach nur scheinbar (Abb. 70).

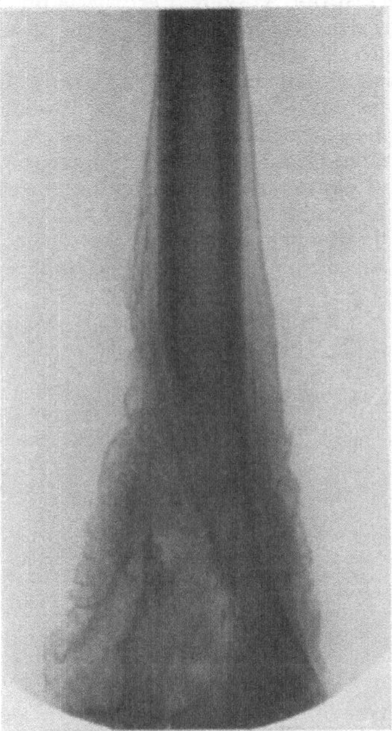

Abb. 68.

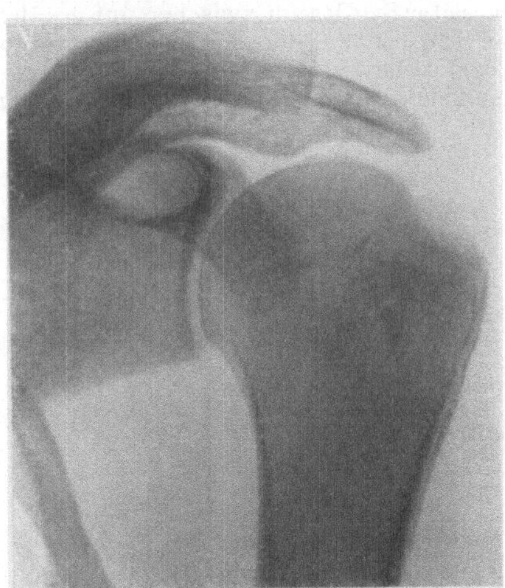

Abb. 69.

Abb. 68. Osteomyelitis vom Planum popliteum bei einer 10jährigen, 4 Monate nach Beginn. Der außerordentliche Formenreichtum des periostal gebildeten Knochens tritt besonders deutlich hervor. Am Schaft Schichtung; in der Nähe des Herdes unregelmäßig zackige, bimssteinähnliche Formen. Kein sicherer Sequester erkennbar.
Abb. 69. Tuberkulöser Herd am Tuberculum majus. Schulter fast vollkommen versteift. Erscheinungen im Gelenk sollen seit einem Jahre bestanden haben. Die Periostitis erstreckt sich vom Tuberculum bis weit auf den Schaft.

Siehe weitere Abbildungen:
Köhler: Fortschr. a. d. Geb. d. Röntgenstr. Bd. 26, 1918/19, Taf. XVII, Abb. 1—4: Perlmutterperiostitis. — Matrosoff: D. Zeitschr. f. Chir. Bd. 196, S. 338, 1926, Abb. 2: Periostitis ossificans — Starker: Mitt. a. d. Grenzgeb. d. Med. u. Chirurg. Bd. 31, S. 385, 386, 1918/19, Abb. 1—2: Röntgenbilder vom Unterschenkel mit subperiostalem Hämatom, Abb. 1 eine Periostitis vortäuschen, Abb. 3, S. 388: Zeichnung des ganzen Präparates. — Palugyay: Fortschr. a. d. Geb. d. Röntgenstr. Bd. 32, 1924, Taf. XXI und 21 Abbildungen im Text: Knochenveränderungen bei Verletzung durch elektrischen Strom.

b) Osteomyelitis.

1. Akute Form.

Klinisches: Die akute Osteomyelitis ist eine Krankheit des Wachstumsalters. Sie bevorzugt das 13.—17. Lebensjahr beim männlichen Geschlecht und wird am häufigsten an den langen Schaftknochen, Femur, Tibia und Humerus beobachtet. Klinisch verläuft sie meist unter hohem Fieber, starken Schmerzen, denen bald Rötung, Schwellung und Abszeßbildung folgen.

Je nach dem Infektionsmodus wird pathologisch-anatomisch zwischen der primären und sekundären akuten Osteomyelitis unterschieden, wobei die primäre ihre Entstehung einer hämatogenen Verschleppung von Eitererregern (Staphylococcus aureus) verdankt. — Seltener handelt es sich um eine Streptokokkeninfektion. Sie soll anders verlaufen, sich mehr lokalisieren und damit klinisch gutartigere Symptome bedingen. — Sekundär werden osteomyelitische Prozesse im Anschluß an Infektionskrankheiten: Scharlach, Masern, Typhus, Pocken, Pneumonie beobachtet, beim Typhus noch am häufigsten, aber auch hier wie bei der Streptokokkeninfektion gutartiger und mehr lokal auftretend, mit verhältnismäßig geringer Tendenz zur Eiterung und oft mit langer Latenzzeit (6, 7, 13 Jahre).

Die Infektion kann entweder zentral im Mark oder subperiostal beginnen. In beiden Fällen setzt eine akute Hyperämie, zellige Infiltration und Eiterung ein, die im Knochenmark bald zu Ernährungsstörungen, Nekrosen, Sequesterbildungen und unter dem Periost zunächst zu starker Eiteransammlung führen (subperiostaler Abszeß, Periostitis purulenta, dissecans). Auch vom Markinfekt kann eine subperiostale Eiterung ausgehen, indem der Eiter rasch durch die Knochenkanäle auf das Periost vordringt und sich nun wie bei einer primären Osteomyelitis mit subperiostalem Beginn verhält. Je nach dem Grade der Ablösung, der Umspülung normalen Knochens kommt es zur Knochennekrose, die bei plötzlichem Beginn und schneller Ausbreitung zur Totalnekrose, zur Epiphysenlösung führen kann. Bald schließen Granula den nekrotisch gewordenen Knochen ab und füllen gemeinsam mit dem Eiter den Raum zwischen gut ernährtem und abgestorbenem Knochengewebe aus.

Der Sequester, der sich so im Laufe von Wochen und Monaten allmählich vom Gewebe abgelöst hat, verändert auch sein chemisch-physikalisches Verhalten. Er wird trocken, fettärmer, sieht wie maceriert aus und regt jetzt als Fremdkörper wirkend eine außerordent-

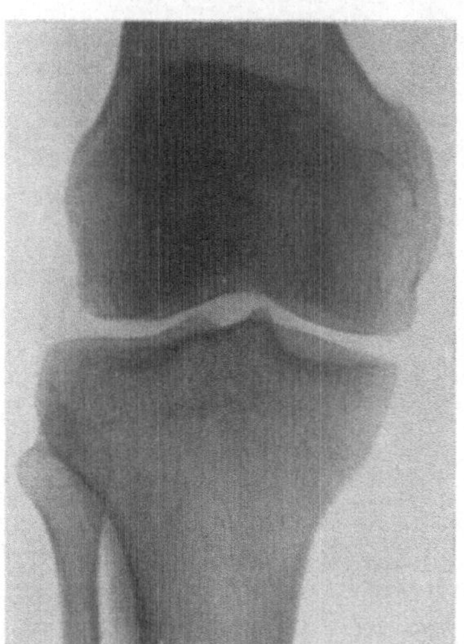

Abb. 70. Vorgetäuschte Tibiaperiostitis bei einer 26jährigen. Der lat. Rindenzone liegt ein weicher Schatten auf. Bei gut ausgeprägtem Ansatz des m. tib. post. ist die Metaphyse nicht dreieckig, sondern viereckig. Infolgedessen wird die Christa interossea vom Muskelansatz überlagert.

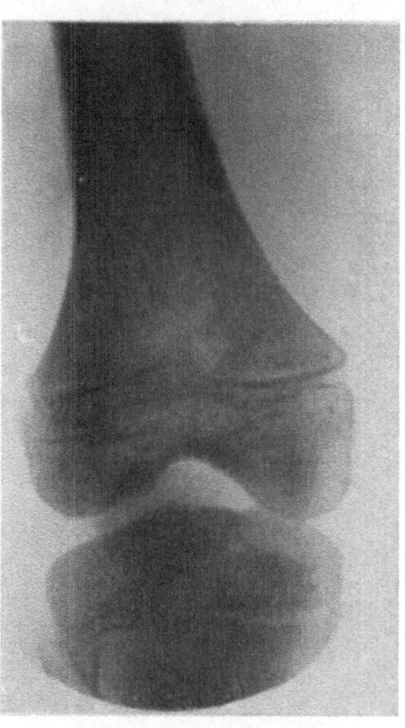

Abb. 71. Osteomyelitis vom Planum popliteum bei einem 11jährigen, 20 Tage nach Beginn der Erkrankung. Am Schaft schmaler periostaler Saum. In der Metaphyse fleckig-scheckige Aufhellung, die wohl zunächst als reine Atrophie gedeutet werden muß.

lich starke Knochenneubildung an. Diese führt zur Bildung der Capsula sequestralis, der Totenlade, die außen von Periost bedeckt, an verschiedenen Stellen von Lücken und Löchern (Kloaken), von Gängen unterbrochen ist, aus denen Eiter und Granulationen hervorquellen. Bei der akuten Osteomyelitis läßt sich diese Sequesterbildung in 80 vH sämtlicher Fälle nachweisen.

Ähnliche Vorgänge spielen sich in der ganzen Umgebung des Herdes ab (rarefizierende Ostitis), die schließlich im chronischen Stadium der akuten Osteomyelitis das Krankheitsbild beherrschen und mit Hyperostosen und Sklerosierung des ganzen Knochens einhergehen. Zurückbleibende Höhlen und Buchten schließen oft kleinste Eiterherde oder Bakteriennester in sich, die jahrelang reaktionslos (ruhende Infektion) einheilen, um bei Gelegenheit Ausgangspunkt eines Rezidivs zu werden.

Röntgenbild: Im Beginn treten die klinischen Symptome derart in den Vordergrund, daß in den seltensten Fällen eine röntgenologische Untersuchung nötig wird. Sie muß auch zunächst versagen, da alle Veränderungen, soweit sie nur mit Infiltration, Eiterbildung, Abheben des Periostes einhergehen, keine Unterschiede in der Strahlendichte hervorrufen, sich infolgedessen nicht nachweisen lassen. Nach einigen Wochen, frühestens nach 14 Tagen, treten in geeigneten Fällen die ersten

Zeichen in einer Verbreiterung der Rindenzone durch periostale Auflagerung zutage. Der neugebildete Knochen erscheint dabei als schmale, zunächst strukturlose und der Rindenzone parallel verlaufende, wie mit dem Bleistift gezogene Linie, die oft ganz übersehen wird (verwackelte Aufnahme, Abb. 71 u. 73). Später erreicht sie ansehnliche Breite, wird bimssteinartig, höckerig, an anderen Stellen von Lücken durchsetzt oder deutlich parallel geschichtet (Abb. 68 und 72). Auch das Periost der an der Infektion unbeteiligten Knochen in der Nähe der Infektionsherde nimmt am Knochenaufbau teil, indem entweder der parallele Knochen (an zweiknochigen Gliedern) Doppelkonturen erhält oder die in Gelenknähe liegende Metaphyse spindelförmig aufgetrieben wird (Abb. 73).

Hand in Hand mit dieser selten vermißten Reaktion von seiten des Periostes gehen aber Veränderungen des gesamten Knochens, die sich in Form eines in Herdnähe lokalisierten, stärkeren, zunächst fleckig-scheckigen, dann aber allgemeinen Kalksalzschwundes bemerkbar machen. Sicher ist diese Atrophie nicht eine reine Inaktivitätsatrophie, sondern ist durch die Entzündung reflektorisch, d. h. unter Mitwirkung des Reizleitungssystems aufgelöst (Abb. 74 und 71). Sie kann nämlich in wenigen Wochen so schwere Formen annehmen, daß vom Knochen eigentlich nur noch lineäre Umgrenzungen ohne Innenstruktur übrig bleiben (Abb. 75).

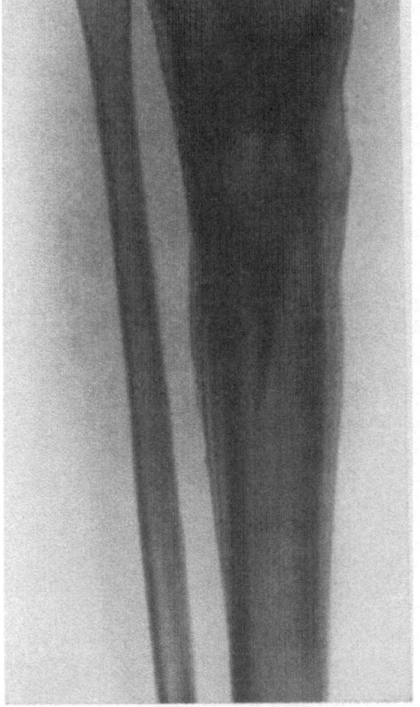

Abb. 72. Traumatische Osteomyelitis nach offener Fraktur der Tibia vor 8 Wochen bei einer 8jährigen. Am Schaft mehrfache Schichtung der periostalen Auflagerungen. Der eigentliche Markherd sitzt metaphysenwärts und enthält stabförmige Verdichtungen, die als Sequester angesprochen werden.

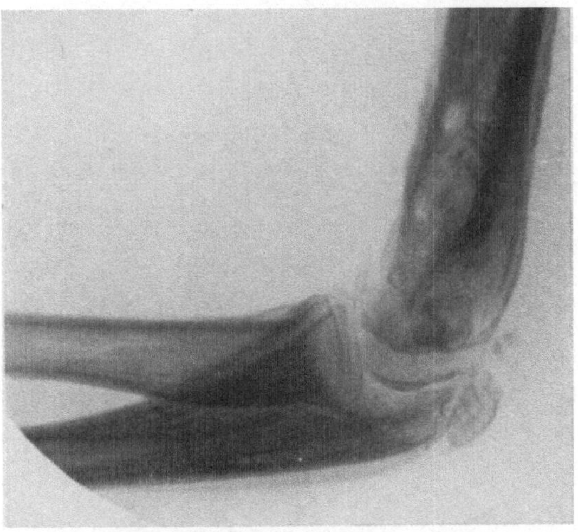

Abb. 73. Osteomyelitis des Humerus bei einem 15jährigen, der vor 6 Wochen erkrankte. Gelenkbewegungen sind nur beschränkt möglich. In der Nähe des Ellenbogengelenks 2 Fisteln. Die Periostitis der Ulna, die zu einer spindelförmigen Verbreiterung der ganzen Metaphyse geführt hat, reicht bis weit auf den Schaft. Ein Gelenkinfekt ist nicht sicher auszuschließen. Gelenkgrenzen unscharf, zum Teil rauh.

Beginn und Verlauf im Verein mit der Ausdehnung eines solchen Prozesses lassen an der Diagnose Osteomyelitis auch im Röntgenbild selten zweifeln. Die Atrophie erreicht etwa in der 8.—10. Woche ihren Höhepunkt und kann nach Entfernung des Eiterherdes oder bei starkem Gebrauch des Gliedteiles in wenigen Wochen wieder verschwinden. Im Gegensatz zur Tuberkulose beherrscht sie nur in den schwersten Fällen das Schattenbild, ist durchaus keine ständige Erscheinung und tritt gegenüber der Periostitis weit in den Hintergrund.

Diagnostisch wichtiger ist die Sequesterbildung. Ihr Vorstadium, die Nekrose, läßt sich im Bilde nicht immer sicher darstellen. Die Nekrose hat auch nicht ohne weiteres einen Sequester zur Folge. Erst mit der Umscheidung des abgestorbenen Knochens durch Granulationen und Eiter ist das Schicksal der Nekrose im Sinne der vollkommenen Sequestrierung besiegelt.

Auf der Höhe seiner Ausbildung tritt der Sequester infolge seiner hellen Umgrenzung, infolge der Atrophie in der Umgebung scharf und dicht beschattet hervor. Diese beiden Gründe werden oft für die mächtige Kontrastwirkung zwischen Sequester und Umgebung (Abb. 76) angeführt, erscheinen aber keineswegs in den Fällen ausreichend, wo man auch bei dickem, nicht atrophischem Knochenmantel so außerordentlich starke Beschattungen der Sequester beobachtet. In der Tat wird durch solche Bilder (Abb. 77) der Gedanke an einen

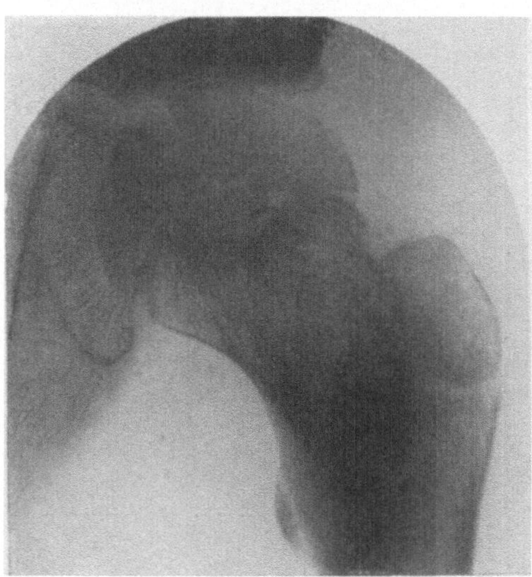

Abb. 74. Schenkelhals-Osteomyelitis bei einem 13jährigen, 3 Wochen nach Beginn. Die obere Grenze des Schenkelhalses ist stellenweise unterbrochen. Hier beginnt nach unten und trochanterwärts ein unscharf begrenzter, fleckig-scheckiger Aufhellungsherd, der kopf- und schaftwärts von einem verdichteten Wall abgegrenzt wird.

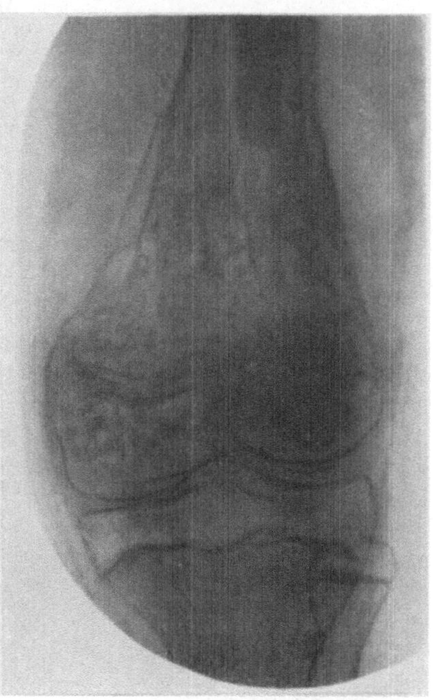

Abb. 75. Femurosteomyelitis bei einer 15jährigen, 13 Monate nach Beginn. Hochgradige Atrophie, so daß am Tibiakopf nur noch die Umrisse eben angedeutet sind. An der Femurmeta- und -epiphyse herrscht die fleckige Aufhellung vor; die teilweise auch durch den Herd am Schaft entsteht. Unregelmäßige periostale Auflagerung. Zentral liegende, fingerbreite Verdichtung, die als Sequester angesprochen wird.

stärkeren Kalkgehalt nahegelegt. Im pathologisch-anatomischen Teil ist darauf hingewiesen worden, daß im Laufe der Zeit im sequestrierten Knochenteil chemisch-physikalische Umwandlungen erfolgen, die schon dadurch ganz andere Schattenintensitäten hervorrufen müssen, daß der Knochen fett- und flüssigkeitsärmer und schließlich auf kleinerem Raume calciumhaltiger wird. Auch die Untersuchung des spezifischen Gewichts in frischem und gereinigtem Zustande spricht durchaus in diesem Sinne. Rauber gibt für die frische Spongiosa eines menschlichen Oberschenkels ein spezifisches Gewicht von 1,197, für die frische Kompakta bei einem 30jährigen Manne 1,901 an. Das spezifische Gewicht der Knochen mit Beinhaut und Mark beträgt im Durchschnitt 1,21—1,45, während die völlig gereinigte Knochensubstanz nach Wertheim ein spezifisches Gewicht von 1,934 besitzt. Der Sequester steht also dem macerierten Knochen in seinem physikalischen Verhalten nahe.

Die Schattendichte des Sequesters hängt zum nicht geringen Teile auch von seiner Herkunft ab. So werden spongiöse Sequester, wenn sie auch viel seltener bei der Osteomyelitis als bei der Tuberkulose vorkommen, infolge ihres weitmaschigen Baues leicht übersehen, corticale Sequester dagegen nur dann, wenn sie zufällig in einer Ebene dargestellt werden, die eine starke Überschattung durch periostales Osteophyt (Totenlade) bedingt.

Das praktische Interesse, das diesen Erörterungen zugrunde liegt, ist beim Chirurgen vor allem auf den Nachweis des Sequesters und auf seine Lokalisation gerichtet. Es muß daher auch hier die Forderung erhoben werden, den Sequester etwa wie einen Fremdkörper zu behandeln. Zu seiner Lagebestimmung ist demnach mindestens die Darstellung in zwei aufeinander senkrecht stehenden Ebenen notwendig (Zweiplattenmethode, Abb. 78), denen in zweifelhaften Fällen sogar eine dritte und vierte Ebene hinzugefügt werden muß.

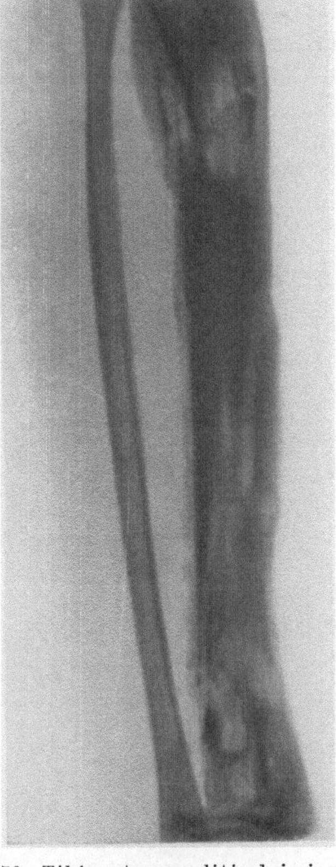

Abb. 76. Tibiaosteomyelitis bei einer 7jährigen mit Totalnekrose, 4 Monate nach Beginn. Die Totenlade ist nur an einigen Stellen von ausreichender Mächtigkeit. Hervor treten die Höhlen- und Kloakenbildungen sowie der scharf und geradlinig begrenzte, mächtige Sequester, der markwärts an vielen Stellen angenagt erscheint. Kleinere Sequester finden sich in den Metaphysen und in gleicher Höhe des großen Sequesters in der Nähe der vorderen Schienbeinkante.

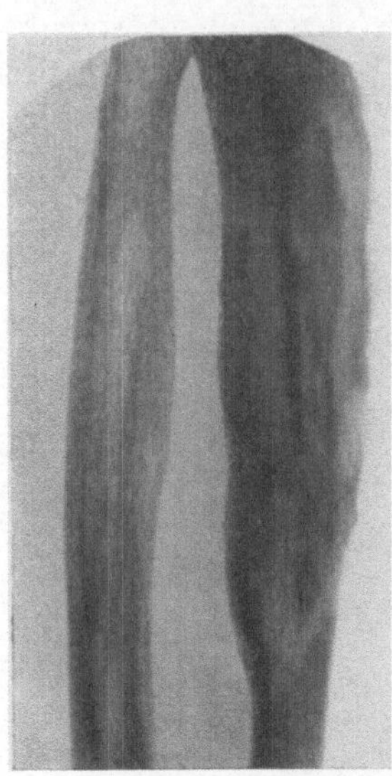

Abb. 77. Alte Osteomyelitis der Ulna bei einem 46jährigen mit mächtiger Verbreiterung des Knochens infolge der gut strukturierten Totenlade, die am Außenrande zwei deutliche Öffnungen zeigt. Zentral sitzt ein an vielen Stellen angenagter, fingerbreiter Sequester, der sich an seinen Enden in kleinere, von ihm getrennte Sequester fortsetzt. Die Verbreiterung des Radius läßt sich mit Sicherheit nicht als durch Periostitis bedingt nachweisen, da der Ansatz des Lig. interosseum ähnliche Periostitis vortäuschen kann.

Der Zeitpunkt der Operation wird diktiert von der Ausbildung der Totenlade oder der Capsula sequestralis, die Zugängigkeit durch die Lage des Sequesters gegenüber der Rindenzone und gegenüber Muskeln, Gelenken und Gefäßen.

Besonders schwierig wird aber die Erkennung von Sequestern, sobald sie sehr klein sind und in mächtiger Knochenschicht versteckt liegen. Hinzu kommt, daß mit der intensiven Beschattung des Knochens an sich häufig auch noch die Bilder unterbelichtet oder überentwickelt sind und nun die Schattendifferenzen zwischen Sequester und normalem Knochen überhaupt vollkommen verschwinden. Gelingt der Nachweis auch in anderer Ebene und Technik nicht, so kann bei bestehender Fistel eine eingeführte Sonde oder die Kontrastfüllung mit BECKscher Wismutpaste, Jodopin oder Kontrastinstäbchen, besonders bei stereoskopischer Darstellung, auf den Herd hinweisen (siehe Darstellung von Fisteln).

Im allgemeinen dürfte es demnach stets möglich sein, im Röntgenbilde Zahl, Lage und Größe der Sequester darzustellen. Für die Diagnose Osteomyelitis ist ihr Nachweis ausschlaggebend.

Auch der Sequester verfällt dem Abbau, der im spongiösen früher und stärker erfolgt als im Rindensequester. Infolgedessen ist die alte Rindengrenze meist bis zu vollkommener Auflösung scharf und geradlinig, während markwärts unscharfe Grenzen und Ausspa-

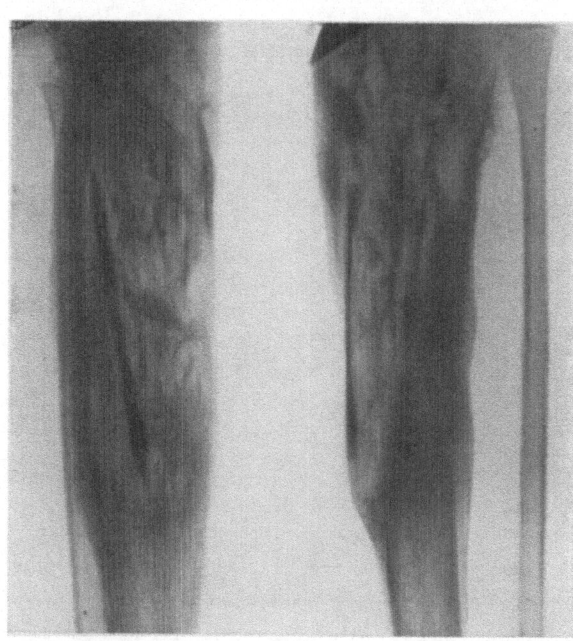

Abb. 78.

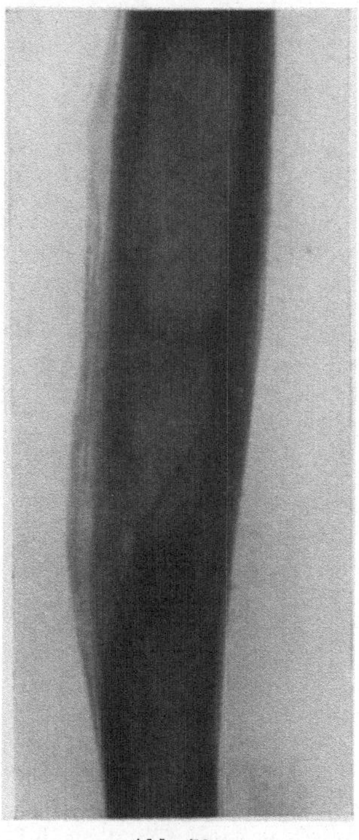

Abb. 79.

Abb. 78. Osteomyelitis der Tibia bei einem 8jährigen, 4 Monate nach Beginn. Der stabförmige große Sequester liegt der vorderen Tibiakante an, mehrere kleinere liegen zentral von ihm und gelenkwärts. Am normalen Schaft geschichtete Periostitis, im erkrankten Bereich Totenlade mit Kloaken.

Abb. 79. Osteomyelitis des Oberarms, die sich im Verlaufe von 11 Monaten schleichend nur durch ziehende Schmerzen bemerkbar gemacht hat. Erreger Staphylococcus aureus. Weitgehende eitrige Einschmelzung der Markhöhle, geschichtete periostale Auflagerung.

rungen auftreten, bis der Sequester wie angenagt aussieht und an einzelnen Stellen schließlich ganz durchnagt ist.

Herkunft und Abbau bestimmen auch die Sequesterform, die vorherrschend als stabartig, schmal und langgestreckt bezeichnet werden kann. Bleibt die Sequesterbildung aus (20 vH der Fälle), so ist die Erkennung der ehemals akutosteomyelitischen Erkrankung durchaus nicht leicht, zuweilen unmöglich. Die herdförmige Umwandlung der Innenstruktur mit der Verbreiterung der Rindenzone infolge der periostalen Auflagerungen (Abb. 79), die womöglich noch mit fleckigscheckiger Atrophie oder gar cystischen Aufhellungen einhergeht, kann Bilder erzeugen, die mit der Tuberkulose, der Lues und dem Sarkom große Ähnlichkeit haben. Wichtig wird hier die Erhebung einer genauen Vorgeschichte sowie die Beachtung aller Einzelheiten bezüglich der periostalen Reaktion, der ostitischen

Veränderungen, vor allem aber des Herdes selbst (Lokalisation, Schattendichte, Abgrenzung). Für Osteomyelitis sprechen der Sitz im Schaft, das Fehlen der Atrophie, das Vorherrschen der verdichteten Knochenzeichnung, das Fehlen direkter

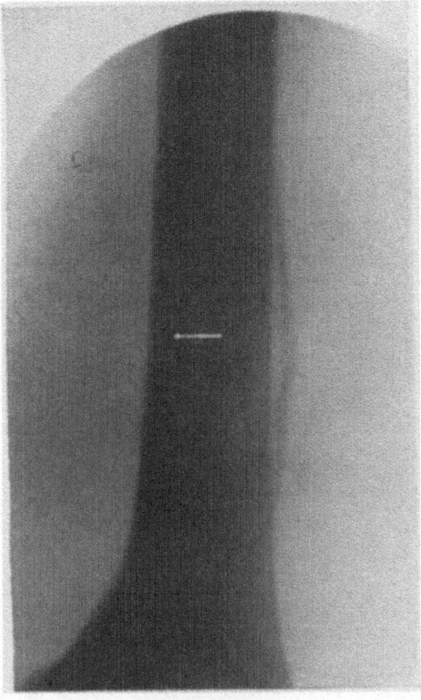

Abb. 80.

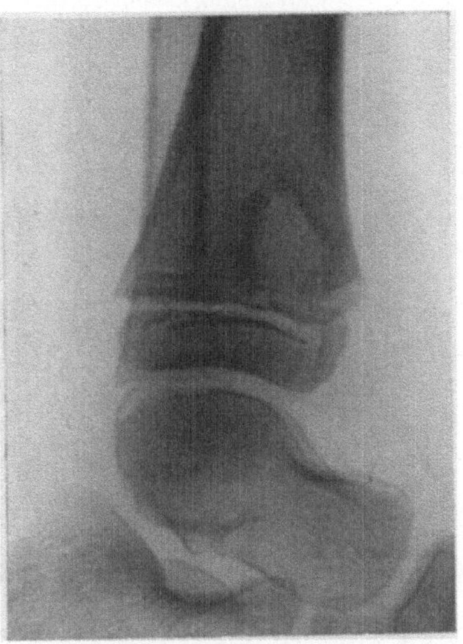

Abb. 81.

Abb. 80. Osteomyelitischer Herd am distalen Humerusende bei einem 23jährigen. Der sichtbare Sequester ist operativ entfernt. Bakteriologisch fand sich Staphylococcus pyogenes aureus.

Abb. 81. Osteomyelitischer Herd am unteren Tibiaende bei einem 9jährigen, $3^1/_2$ Monate nach Beginn. Klinisch bestehen zwei Fisteln. Die Aufhellung ist scharf umgrenzt, die Übergangszone nur an der hinteren Umrandung stärker verdichtet.

Knochenzerstörung sowie die wenig ausgesprochene Abgrenzung der Veränderungen.

Die mehr lokalisierte Osteomyelitis, die sich vor allem in der Metaphyse und besonders gern als Corticalisherd offenbart, zeigt alle Osteomyelitissymptome in abgeschwächter Form: Periostitis, lokale Aufhellung, Atrophie, Sklerosierung (Abb. 80).

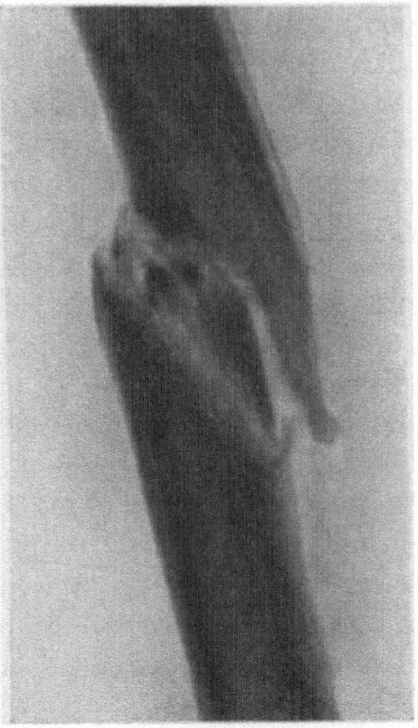

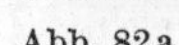

Abb. 82a.

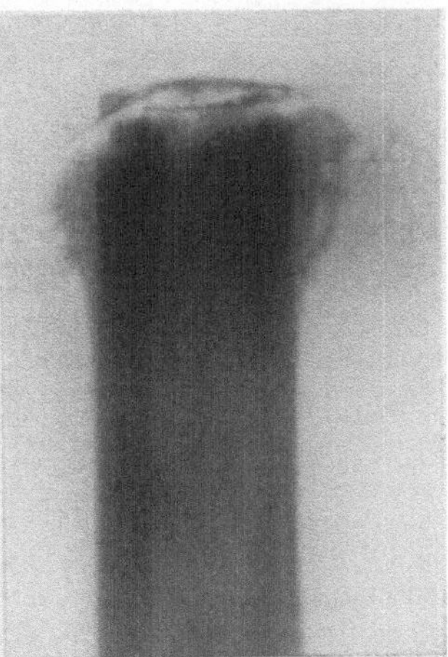

Abb. 82b.

Abb. 82a. Oberarmschrägbruch mit Sequestern am distalen Bruchende, die sich durch ihre scharfe Begrenzung und außerordentliche Schattendichte deutlich abheben. Am Schaft Periostitis ossificans.

Abb. 82b. Oberschenkelamputationsstumpf mit Kronensequester und periostalen Randwülsten.

Herdförmig pflegt auch die Osteomyelitis aufzutreten, die chronisch und auch subakut beginnt, sich klinisch nur in unbestimmten, ziehenden Schmerzen bemerkbar macht und röntgenologisch nicht selten eine zentrale, scharf abgegrenzte

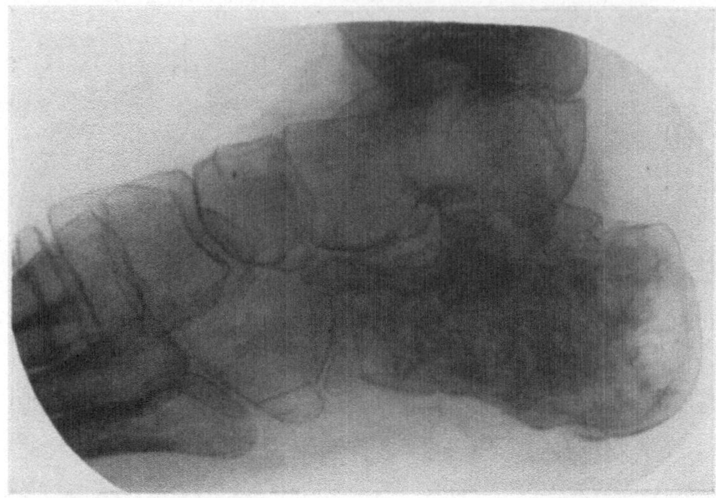

Abb. 83. Calcaneusosteomyelitis bei einer 13jährigen, 2½ Monate nach Beginn und hochgradige Atrophie sämtlicher Fußwurzelknochen. Im Calcaneus vorherrschende fleckige Verdichtung, die neben dem atrophischen noch stehenden Knochenmantel als Spongiosasequester imponiert. Periostale Veränderungen fehlen fast vollkommen.

Aufhellung erkennen läßt, ohne daß periostitische oder später ostitische Erscheinungen vorhanden zu sein brauchen (Abb. 79 u. 81). Das ganze Bild sieht der Tuberkulose, der Ostitis fibrosa und dem Sarkom ähnlich, und nur die weichen Grenzen, die langgestreckte Form sowie die noch deutlich erkennbare klare Struktur der deckenden Knochenteile sind für eine Wahrscheinlichkeitsdiagnose Osteomyelitis verwertbar.

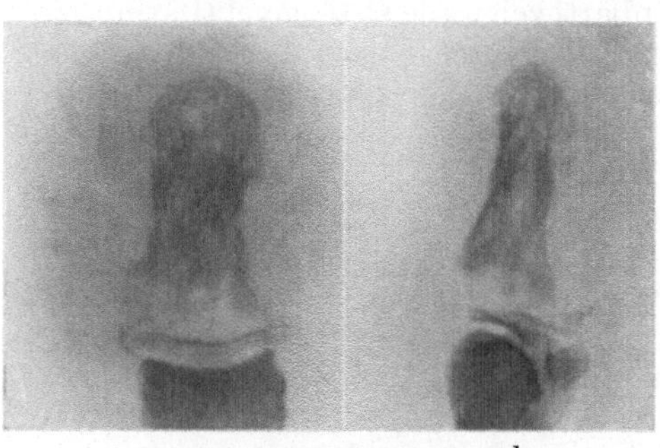

a b

Abb. 84. Panaritium periostale an der Endphalanx des Daumens bei einem 51jährigen, 26 Tage nach Beginn. Zu beachten ist die beginnende Sequestrierung. An einzelnen Stellen sieht der Knochen wie ausradiert aus. Im Seitenbilde in Höhe des Köpfchens der Grundphalanx normales Sesambein.

Ähnlich lokal abgegrenzt verläuft die sogenannte traumatische Osteomyelitis im Anschluß an infizierte Frakturen. Die Erscheinungen sind die gleichen (Periostitis, Atrophie, Sequester und Sklerose), nur daß das Bild durch die Frakturlinien und Bruchstücke kompliziert wird (Abb. 82a). Praktisch wichtig ist hier wieder der Sequesternachweis. Bei einfachen Quer- oder Schrägbrüchen sind die Bruchenden am wenigsten gefährdet. Ihnen sitzen die Sequester als scharf, teils zackig umgrenzte, intensiv verdichtete Gebilde auf, die nur dann als Sequester angesprochen werden dürfen, wenn sie sich vom normalen oder neugebildeten Knochen durch eine aufgehellte Zone deutlich abgegrenzt haben.

Schwierig wird die Entscheidung bei Splitterbrüchen. Im allgemeinen nimmt das noch ernährte Bruchstück sowohl an der Periostitis als auch an der Atrophie teil, während das der Nekrose verfallene Stück die intensive Verdichtung in wenigen Wochen erkennen läßt. Zuweilen ist das Schicksal solcher Bruchstücke aber erst nach Wochen entschieden (Fortschreiten, Rückgang der Infektion, Allgemeinzustand), so daß ein im Beginn gut ernährter Knochen doch noch sequestriert oder ein verdächtig aussehendes Bruchstück einheilt.

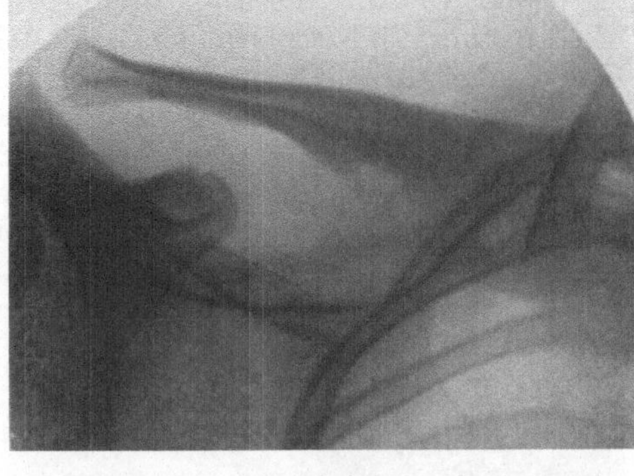

Abb. 85. Osteomyelitis der Clavicula als Metastase einer primär bestehenden Tibiaosteomyelitis bei einem 17jährigen. Staphylokokkeninfektion, 5 Monate nach Beginn.

Ähnliche Verhältnisse liegen bei infizierten Amputationsstümpfen vor, indem auch hier mit der Infektion der periostentblößte, in der Ernährung gefährdete Knochenstumpf in seiner Rindenschicht sequestriert (Kronensequester Abbildung 82b).

Wesentlich seltener als in den Schaftknochen wird die Osteomyelitis in den spongiösen Knochen angetroffen. Knochengröße und Struktur erzeugen ein abweichendes Bild. So tritt die periostale Reaktion bei den platten (Schädel, Scapula) und vorwiegend spongiös gebauten kurzen Knochen (Hand, Fuß, Wirbelsäule) ganz in den Hintergrund. Die Atrophie herrscht zeitweilig vor, bis multiple herdförmige Verdichtungen neben fleckigen Aufhellungen Ostitis und Sequester verraten (Abb. 83).

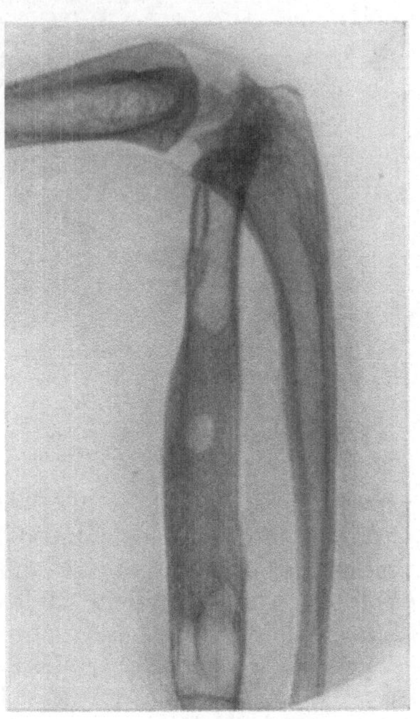

Abb. 86.

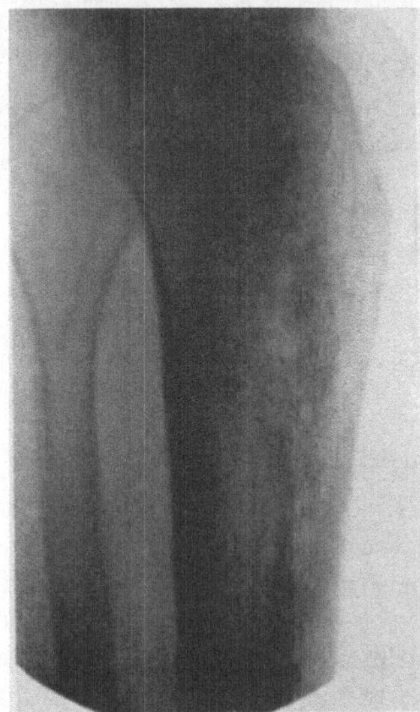

Abb. 87.

Abb. 86. Multiple Tuberkulose an Haut, Knochen und Gelenken bei einem 3jährigen Kinde, 2 Jahre nach Beginn. Vor allem ist der Radius erkrankt; an ihm schaftwärts periostale Verbreiterung mit gut ausgebildeter Struktur, metaphysenwärts höhlenförmige Aufhellungen, die als Herde anzusprechen sind. Hier Fisteln, aus denen Eiter hervorquillt.

Abb. 87. Metastatisch entstandene Osteomyelitis der Tibia, ausgehend von einer infizierten Handverletzung bei einem 31jährigen, 2 Monate nach Beginn. Zu beachten ist die diffuse Knochenbeteiligung mit vollkommenem Fehlen periostaler Veränderungen. Das Fleckige im Aussehen ist zum Teil auf Spongiosasequester, größtenteils aber wohl auf Atrophie zurückzuführen. Verdächtig auf einen spongiösen Sequester sind außerdem die langgestreckten Verdichtungen, die parallel zur Oberfläche ziemlich zentral gelagert sind.

Dabei ist die Abgrenzung der reinen fleckig-scheckigen Atrophie gegenüber solchen multiplen Herden nicht immer möglich (siehe Atrophie).

Röntgenologisch ähnlich sieht das Panaritium periostale der Endphalangen aus. Die im Anschluß an Fingerverletzungen so oft beobachtete eitrige Periostitis führt zu Nekrosen, denen die Atrophie und Sequesterbildung in wenigen Wochen folgt (Abb. 84a und b). Die periostale Neubildung tritt wenig hervor. An einzelnen Stellen fehlen große Knochenteile.

In krassem Gegensatz zu solchen Bildern steht die Osteomyelitis der kurzen Röhrenknochen (Metacarpen, Metatarsen, Clavicula). Sie ist selten von Atrophie und auch weniger von Sequesterbildung, dagegen von Anfang an von einer mächtigen periostalen Knochenneubildung begleitet, die den Knochen um das Zwei- bis Dreifache verbreitern kann (Abb. 53 u. 85).

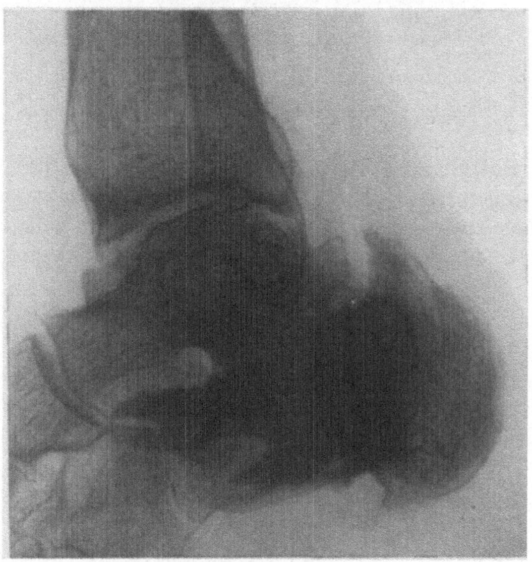

Abb. 88. Calcaneusosteomyelitis bei einem 14jährigen, 9 Jahre nach Beginn. Die Osteomyelitis ist als ausgeheilt zu betrachten, obgleich an einzelnen Stellen herdförmige Aufhellungen erkennbar sind. Versteifung des Talo-Calcanealgelenks, Exostosen an den Sehnenansätzen.

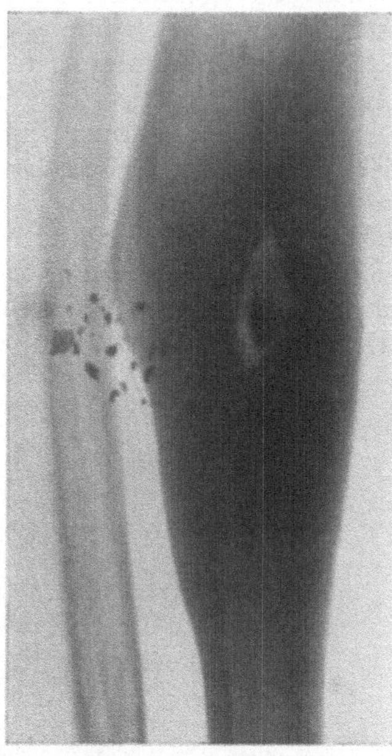

Abb. 89. Alte Schußfraktur der Tibia, 5 Jahre nach der Verletzung, bei einem 23jährigen mit zahlreichen Metallsplittern und deutlicher Höhle, in der ein zentraler Sequester liegt. Operative Entfernung.

Wichtig für den Ablauf der Krankheit und das Röntgenbild ist das Alter, in dem die Osteomyelitis beobachtet wird. So zeigt die Säuglings- und Kleinkinderosteomyelitis selten Sequesterbildung, mäßige periostale Reaktion und oft cystische Abgrenzung der multiplen Herde (Abb. 86), die sich allein nach dem Bilde nicht immer von einer Tuberkulose unterscheiden lassen.

Die gleichen Schwierigkeiten bezüglich der Abgrenzung gegen Tuberkulose sind bei der metastatisch entstandenen Osteomyelitis nach Allgemeininfektion beschrieben. Besonders im Erwachsenenalter treten die Knochenmetastasen vornehmlich lokal als fleckig-scheckige Aufhellungen (Abb. 87) hervor, oder sie bilden von Anfang an scharf und rundbogig begrenzte Eiterherde (Abb. 79). Sequester und Periostitis werden dagegen oft vermißt.

Die *Endausgänge* der Osteomyelitis bestehen in einer mächtigen Verdichtung der Knochenstruktur, die stellenweise von runden oder unregelmäßigen Aufhellungen (ehemals Eiterherde oder Sequesterhöhlen) unterbrochen sind (Abb. 88 u. 89).

Auch die Gestalt weicht erheblich von der Norm ab. Exostosen, besonders an Muskelansätzen, Verbiegungen, Verbreiterungen und Spangen (Abb. 88) sind Erscheinungen, die noch jahrelang nachweisbar sind, oft sogar bis ans Lebensende.

Anhang.

Seltenere Formen.

Wenn die akut einsetzende Osteomyelitis ohne Abszeßbildung verläuft, scheinbar ausheilt, um in Schüben zu rezidivieren oder wenn die Krankheit nur mit Gliederschmerzen einhergeht, ausgesprochene Osteomyelitissymptome dagegen fehlen, so läßt das *Röntgenbild* doch oft schwerste Knochenveränderungen erkennen. Zentrale Aufhellungen, die auf Abszesse hindeuten, mit starken Verdichtungen nicht nur in der Übergangszone, sondern auch in entfernten Knochenteilen sind dabei so charakteristische Befunde, daß ihre Abgrenzung gegenüber Sarkom wohl immer gelingt (Abb. 90, chronische Form der sklerosierenden Osteomyelitis).

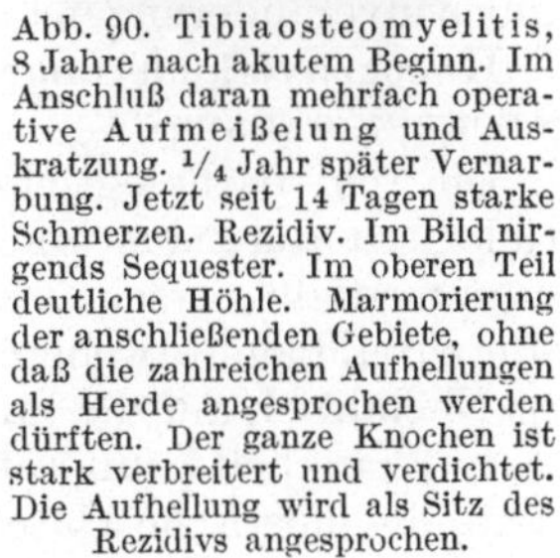

Abb. 90. Tibiaosteomyelitis, 8 Jahre nach akutem Beginn. Im Anschluß daran mehrfach operative Aufmeißelung und Auskratzung. $1/4$ Jahr später Vernarbung. Jetzt seit 14 Tagen starke Schmerzen. Rezidiv. Im Bild nirgends Sequester. Im oberen Teil deutliche Höhle. Marmorierung der anschließenden Gebiete, ohne daß die zahlreichen Aufhellungen als Herde angesprochen werden dürften. Der ganze Knochen ist stark verbreitert und verdichtet. Die Aufhellung wird als Sitz des Rezidivs angesprochen.

In den Vordergrund tritt die Knochenverdichtung bei den trockenen und nicht eitrigen Osteomyelitisformen, deren Abgrenzung von der Lues auf Grund des Bildes allein kaum möglich sein dürfte.

Ebensowenig läßt sich eine Periostitis albuminosa oder serosa, die pathologisch-anatomisch als Abart der eitrigen (abgeschwächte Form) aufgefaßt wird, röntgenologisch von dieser trennen.

Die seltenen Komplikationen der akuten Osteomyelitis wie Spontanfrakturen, Pseudarthrosen, Epiphysenlösungen, Gelenkinfekte und Luxationen bieten in der Deutung des Bildes keine Schwierigkeiten.

Differentialdiagnose: Zusammenfassend muß das Röntgenbild der akuten Osteomyelitis einschließlich seiner chronischen Stadien als durchaus charakteristisch bezeichnet werden. Der fortwährende und tiefgreifende, über Jahre sich erstreckende Umbau des Knochens, der Formenreichtum der Osteomyelitis lassen jedoch Bilder entstehen, die eine Tuberkulose, Lues, Ostitis fibrosa oder deformans und einen Knochentumor (Sarkom und Metastasen) nicht immer auszuschließen vermögen. Die genaue Bildanalyse betreffend Abgrenzung, Form, Sitz des Herdes, Übergangszone, Periostitis, Ostitis im Verein mit der sorgfältig aufgenommenen Vorgeschichte und dem klinischen Befunde (Alter, Schmerzen, Fistel) dürften aber die große Auswahl in der Diagnose auf ganz wenige Krankheiten zusammenschrumpfen lassen.

Nur ein absolut sicheres Merkmal der Osteomyelitis acuta besitzen wir, nämlich den langen, schmalen Rindensequester. Auf ihn ist die größte Aufmerksamkeit zu richten und seine Darstellung in zweifelhaften Fällen mit veränderter Aufnahmetechnik zu erstreben.

Die Art der Infektion (Staphylo-, Streptokokken, Typhusbazillen usw.) läßt sich aus dem Bilde nicht ersehen. Höchstens ist mit Vorsicht der Schluß erlaubt, daß der lokale, blande Infekt für Streptokokken, Typhus oder Grippe spricht, der allgemeine aber für den Staphylokokkus. Aus den Endzuständen kann auf die ehemals osteomyelitische Erkrankung an Hand der sklerotischen, hyperostotischen Veränderungen mit Sicherheit nur geschlossen werden, wenn die Symptome ausgeprägt sind. Sonst entscheidet die Vorgeschichte.

Siehe weitere Abbildungen:

Els: Bruns' Beitr. z. klin. Chirurg. Bd. 105, 1917, Abb. 1—5: Traumatische Osteomyelitis. — Fränkel: Fortschr. a. d. Geb. d. Röntgenstr. Bd. 30, 1922/23, Taf. XIV: Spondylitis acuta infectiosa. — Gallus: Ebenda Bd. 28, 1921/22, Taf. I, Abb. 1—5: Spondylitis typhosa (2. und 3. Lendenwirbel). — Gelinsky: Ebenda Bd. 5, 1905/06, Taf. XVI—XVIII: Multiple Osteomyelitis bei Pyämie. — Hahn und Deycke Pascha: Ebenda Bd. 14, 1907, Taf. II, Abb. 13: Ostitis. Osteomyelitis diffusa radii mit Osteoporose, Abb. 14: O. humeri; Abb. 15: O. ulnae; Taf. III, Abb. 23: Osteomyelitis gummosa humeri, Abb. 27—30: Dactylitis luetica, Osteomyelitis, Periostitis; Taf. IV, Abb. 32, 33: Ostitis, Osteomyelitis tibiae mit Vorherrschen der Sklerose (Ausheilung). — Karl: Dtsch. Zeitschr. f. Chirurg. Bd. 142, S. 323—332, 1917, Abb. 2—18: Osteomyelitis traumatica mit Sequestern. — Lorey: Fortschr. a. d. Geb. d. Röntgenstr. Bd. 28, 1921/22, Taf. I, Abb. a: Spondylitis typhosa (12. Brust- und 1. Lendenwirbel). — Matrosoff: D. Zeitschr. f. Chir. Bd. 196, S. 338, 1926, Abb. 1: Spondylitis typhosa. — Ritter: Fortschr. a. d. Geb. d. Röntgenstr. Bd. 5, 1905/06, Taf. VIII—X: Die akute Osteomyelitis. — Rosenburg: Ebenda Bd. 28, 1921/22, Taf. XV, Abb. 1—2: Osteomyelitis der Dornfortsätze des Atlas. — Schulze: Mitt. a. d. Grenzgeb. d. Med. u. Chirurg. Bd. 36, S. 244, 1923, Abb. 1: Osteomyelitis mit Gefäßverkalkungen. — v. Tappeiner: Ergebn. d. Chirurg. u. Orthop. Bd. 12, S. 383, Abb. 1: Knochenhöhle in der Tibia mit zahlreichen Sequestern.

2. Chronische Osteomyelitis-Ostitis.

Ein ausgeprägtes Krankheitsbild mit einheitlichen klinischen Symptomen wie bei der akuten Form gibt es nicht. Es handelt sich hier um einen *pathologisch-anatomischen Begriff*, der eigentlich jede *rarefizierende Ostitis*, jede *entzündliche Porose*, wie sie bei Osteomyelitis, Lues, Tuberkulose und Lepra vorkommen, in sich schließt.

Auch das Gegenstück zu diesen reaktiv chronisch-entzündlichen Hyperostosen, die sogenannten idiopathischen Hyperostosen (Lues, Leukämie, Icterus), gehören in diese Gruppe. Ebenso müssen die hyperostotische Periostitis in Form der Osteoarthropathie hypertrophiante pneumique (Marie-Bamberger) und die Knochenveränderungen bei Akromegalie hier eingereiht werden. Ihnen nahe stehen die Knochenveränderungen bei der Ostitis deformans (Paget) und Ostitis fibrosa (Recklinghausen).

Die rein pathologisch-anatomische Betrachtungsweise, die hier klinisch und ätiologisch durchaus andersartige, ja zuweilen gegensätzliche Krankheitsbilder zusammenfaßt, erscheint auch röntgenologisch gerechtfertigt. Schon in den differentialdiagnostischen Erörterungen der gesondert besprochenen Gebiete ist mit Nachdruck auf die immer wiederkehrende Ähnlichkeit in den Röntgenbildern dieser Krankheitsgruppe hingewiesen. Die gemeinsame Betrachtung ist dazu angetan, diagnostische Unterschiede wesentlich schärfer herauszumeißeln. Dort wo eine Unterscheidung nach der Schattenintensität nicht mehr möglich ist, wird man unter Zuhilfenahme der so grundverschiedenen ätiologischen und klinischen Momente zu einer richtigen Diagnose gelangen.

Die Mehrzahl der erwähnten Leiden wird in Sonderkapiteln abgehandelt. Ergänzend sei hier noch angeführt die *Ostitis fibrosa*, die *Ostitis deformans* und die *Osteoarthropathie.*

a) Ostitis fibrosa.

Klinisches: Das erste Zeichen, unter dem die Ostitis fibrosa in Behandlung kommt, ist fast immer die Spontanfraktur. Man findet eine abnorme Knochenauftreibung, ganz vereinzelt rheumatoide Schmerzen, die sich vorwiegend am oberen Femur- (38 vH), Tibia- (22 vH) oder Humerusende (16 vH) lokalisieren. Bevorzugt sind zweifellos die langen Röhrenknochen, vor allem im Kindesalter, am häufigsten zwischen dem 10. und 20. Lebensjahr.

Streng unterschieden wird von dieser isolierten Form die generalisierte Ostitis fibrosa und Leontiasis ossea. Sie tritt in etwas höherem Alter auf unter ähnlichen Erscheinungen, nur daß Schmerzen, vor allem reißende Glieder- und heftigste Kopfschmerzen, im Vordergrund des Krankheitsbildes stehen. Dabei diffuse Auftreibungen, besonders der Schädelknochen, Verbiegungen, Frakturen.

Vorhersage bei der circumscripten Form im allgemeinen gut. Sarkomatöse Entartung, Übergänge zur generalisierten Form werden beobachtet. Für letztere Prognose ernst, wenn nicht infaust. Hier Krankheitsdauer nach LOTSCH 4—24 Jahre.

Einige Beobachtungen sprechen dafür, daß auch die sogenannten angeborenen Unterschenkelfrakturen auf einer Ostitis-fibrosa zurückzuführen sind (v. BEUST, STIERLIN, FRANGENHEIM).

Pathologisch-Anatomisches: Im Vordergrunde des ganzen Bildes steht die fibröse Umwandlung des Markes. In ihm finden wir bald jüngeres, zellreiches, bald faseriges Bindegewebe an Stelle des normalen Fettmarkes, das durch seinen Reichtum an Riesenzellen auffällt. Hinzu gesellen sich ausgedehnte Resorptionsvorgänge in Form der lacunären Resorption neben geflechtartig angeordneten jungen Knochenbälkchen im pathologischen Gewebe (Osteomyelitis fibrosa osteoplastica). Der neugebildete Knochen bleibt lange kalkarm, oder kalklos (malacisch), so daß ein außerordentlich buntes histologisches Bild, das Ähnlichkeiten mit Rachitis, Osteomalacie und Sarkom zeigt, zustande kommen kann.

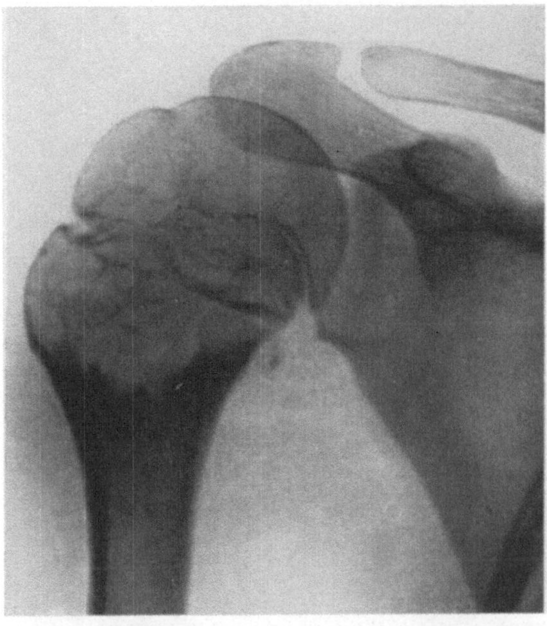

Abb. 91. Ostitis fibrosa im Humerushals mit Spontanfraktur dicht an der Epiphysenfuge. Man beachte die Unterbrechung der Corticalis an der Innenseite mit scheinbarer Aussprengung. 5 Wochen Verbandbehandlung, dann allmählich Heilung. Der linke Oberarm bleibt bei dem 15 Jahre alten Jungen kürzer.

Wichtig ist bei allen diesen Vorgängen die völlige Unversehrtheit des Periostes. Der starke Abbau im Verein mit der faserigen Umwandlung des Markes und der stellenweise gesteigerte Anbau verursachen eine vollkommene Transformation der Knochenstruktur. Es kommt zur Auftreibung des ganzen Knochens, zur Verbiegung, Verdickung, Verlängerung und ebenso oft zur Verkürzung (Abb. 91 und 92).

Spontanfrakturen heilen trotz der hochgradigen Knochenzerstörung unter guter Callusbildung auffallend schnell, oft mit wesentlicher Besserung der Grundkrankheit. Spontanheilungen sind beobachtet.

Charakteristisch ist die Neigung des fibrösen Gewebes zur Cystenbildung. Im Anfang treten zahlreiche Blutungen auf (braune Pigmentierung, braune Tumoren), später wird der Inhalt kleisterartig, umschlossen von fibrösen Schalen. Riesenzellenanhäufungen, Pigmentablagerungen sowie das Vorhandensein kernreicher Bindegewebszellen lassen Übergänge zum Riesenzellensarkom erkennen. Es fehlt aber bei allen diesen Tumoren jegliche Polymorphie.

Die generalisierte Form unterscheidet sich histo-pathologisch in nichts von der circumscripten. Es finden sich nur klinische Unterschiede, die sich auch in der Prognose kundtun. Besonders wichtig ist bei der Ostitis fibrosa generalisata die Mitbeteiligung des Schädels (Leontiasis ossea) oder der Gesichtsknochen, besser Ostitis fibrosa hyperostotica cranii et faciei genannt. Hier kommen mächtige diffuse Hyperostosen zustande, die zu starker Einengung der Fissuren und Foramina führen können (Kraniostenosis).

Röntgenbild: Den klinischen Erscheinungen entsprechend wird die Ostitis fibrosa im Röntgenbild meist als Nebenbefund bei einer Spontanfraktur erhoben (Abb. 91 und 92). Als charakteristisch hat für die Ostitis fibrosa zu gelten:

1. der rundbogig begrenzte, zentral in den langen Röhrenknochen sitzende Aufhellungsherd, der den Knochen wie von innen heraus aufgetrieben hat (beachte Knochenbreite),

2. im Herde selbst Reste einer weitmaschigen, wabenartigen Struktur, im übrigen homogene Grundsubstanz,

3. die Rindenzone setzt der Erkrankung vermehrten Widerstand entgegen, wird bis zu Papierdünne aufgezehrt, ohne jedoch selbst ganz durchbrochen zu werden, es sei denn infolge einer Fraktur,

4. die Reaktion von der Markhöhle und Rinde bleibt aus, keine Verdichtungen in der Übergangszone trotz zuweilen schärfster Abgrenzung,

5. es fehlt jegliche Mitbeteiligung des Periostes.

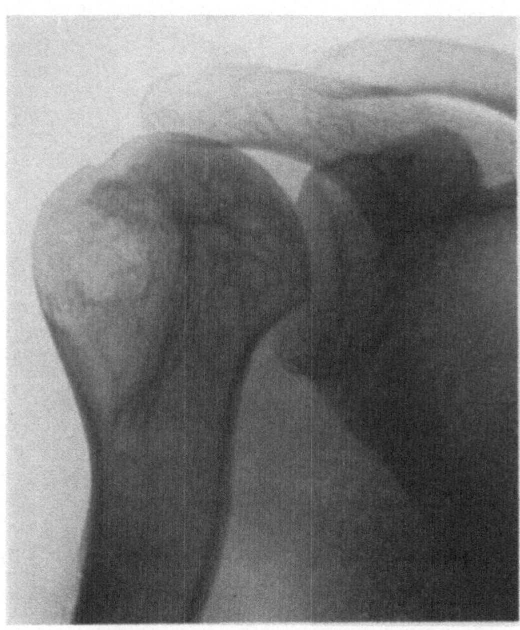

Abb. 92. Befund von Abb. 91, 4 Jahre später. Die Aufhellung sitzt vorwiegend im Tuberculum-majus-Gebiet. Wesentliche Besserung feststellbar. Seither ist Pat. beschwerdefrei. Verkürzung des rechten Oberarms 7 cm.

Schwierig wird die Deutung beim Vorhandensein einer Spontanfraktur, besonders wenn breite Wandteile zertrümmert sind und im Herde verstreut liegen. Abweichungen im ganzen Aufbau sind ferner eine Folge von abgeheilten Spontanfrakturen (siehe Abb. 93a und b). Die Knochennarbe läßt Verdichtungen mitten im Herde entstehen, die ihn verschiedentlich abteilen und in seiner Struktur verändern können (Abb. 94—98). Oder es kommt zum Rückgang der krankhaften Erscheinungen, so daß nach Jahren kaum noch etwas für Ostitis fibrosa Typisches erkennbar ist (Abb. 92).

Die nahe Verwandtschaft zum Riesenzellensarkom prägt sich ganz besonders im Röntgenbilde aus (siehe Abb. 151, Epulis und 152, Riesenzellensarkom). Nur die Durchbrechung der Rindenzone ohne Spontanfraktur spricht gegen die Ostitis fibrosa. Struktur, Abgrenzung, Übergangszone und Lokalisation sind sonst durchaus ähnlich. Vielleicht bildet die Gleichmäßigkeit, Enge und Schärfe des Wabennetzes im vorliegenden Falle (Abb. 152) ein verwertbares Merkmal gegen die Ostitis fibrosa. Allerdings ist auch in der Bewertung der histologischen Diagnose Zurückhaltung geboten (siehe Pathologisch-Anatomisches), besonders im Hinblick auf den Fall Lotsch, bei dem sich eine generalisierte Ostitis fibrosa im Anschluß an eine Epulis entwickelte.

Die generalisierte Form unterscheidet sich von der lokalen durch ihre Ausdehnung, durch ihren Lieblingssitz am Becken und Schädel, wobei sie allerdings doch ganz andersartige Veränderungen erzeugt. Als Leontiasis ossea herrscht die Sklerosierung, die Verdickung, Hyperostose am Knochen vor (Abb. 99). Sie macht sich in Form einer diffusen, aber intensiven Verdichtung großer Teile des Schädeldaches (Stirn, Hinterhaupt) bemerkbar, so daß außer einer leicht fleckig aussehenden Grundstruktur Einzelheiten (Nähte, Impressionen) nicht mehr erkennbar sind. Dabei ist der Knochen dort, wo er zufällig im Profil getroffen wird, auf das Zwei- bis Dreifache und mehr verbreitert.

Auch in der circumscripten Form sind am Schädel gewisse Unterschiede gegenüber dem typischen Bilde vorhanden. Bei einem unregelmäßiger begrenzten Aufhellungsherd, in dem nun weniger septen- als fleckartige Schatten angetroffen werden, ist in der Übergangszone eine mäßige

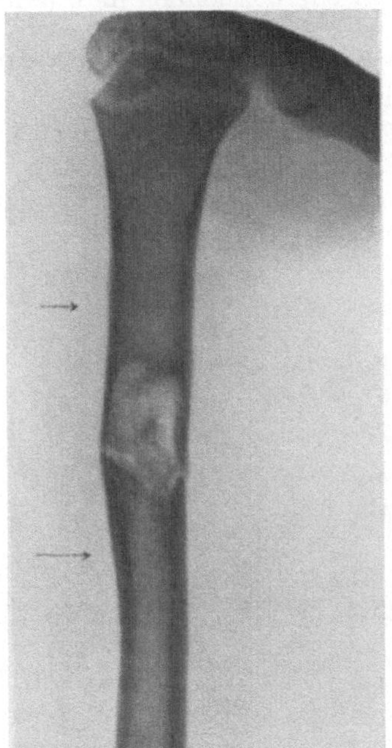

Abb. 93a. Ostitis fibrosa des Oberarmschaftes mit Fraktur beim 9jährigen Jungen.

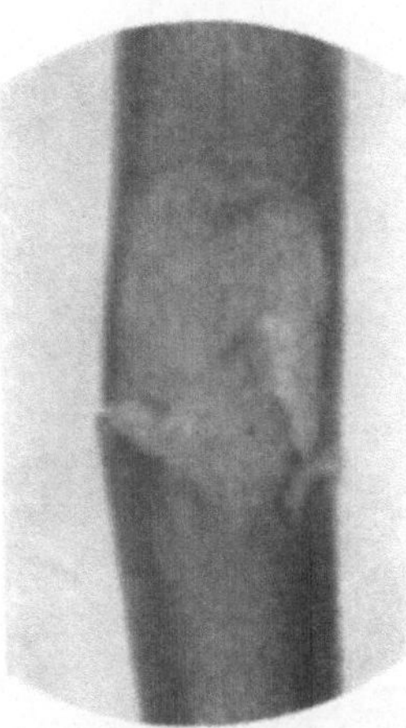

Abb. 93b. Markierter Abschnitt der Abb. 93 in natürlicher Größe.

Verdichtung erkennbar (Ostitis, Übergang zur Hyperostose, Abb. 100).

Das Urteil über den Wert des Röntgenbildes fällt bei den Autoren verschieden aus. Die einen, darunter Grashey, Lotsch, Haenisch, möchten dem Bilde nicht die Entscheidung gegenüber anderen cystischen Gebilden, besonders gegenüber dem Sarkom, überlassen. Die anderen, darunter Kienböck, sind sich darin einig, daß das Röntgenbild der Ostitis fibrosa als durchaus typisch zu gelten hat und nur in äußerst seltenen Fällen, z. B. nach Spontanfraktur, bei maligner Entartung und nach längerer Ruhigstellung (Inaktivitätsatrophie) keine Entscheidung bringt. Vergessen werden darf dabei nicht, daß noch bis vor wenigen Jahren die Ostitis fibrosa oft pathologisch-anatomisch falsch gedeutet wurde (vgl. Konjetzny, Verwechselung mit Sa.), so daß die Unsicherheit gegenüber den Röntgenbildern durchaus verständlich ist, zumal sich auch in der Literatur

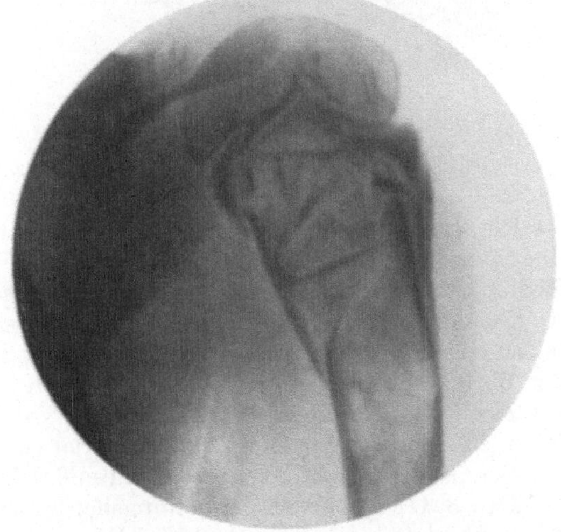

Abb. 94. Ostitis fibrosa im oberen Drittel des Oberarms mit Spontanfraktur (atypisches Bild), 10jähriger Junge.

solche Fälle als Sa. beschrieben finden. In der weitaus größten Zahl ist das Bild aber so charakteristisch, daß man die Röntgendiagnose nicht nur als wesentlich leichter, sondern auch markanter als die histologische bezeichnen muß (Abb. 101 und 102).

Differentialdiagnose: Es kommen alle auf dem Röntgenbild als Aufhellungsherde imponierenden Knochenveränderungen in Betracht. Solche sind gegeben

1. bei infektiösen Granulationsgeschwülsten (Tbc., Lues und Osteomyelitis). Bei diesen wird die Reaktion in der Umgebung, sei es im Sinne der Atrophie oder der Ostitis, Periostitis, immer im Vordergrund stehen. Fehlt sie, so kann Sitz, Struktur und Abgrenzung entscheidend sein (Abb. 112, 117 u. 134).

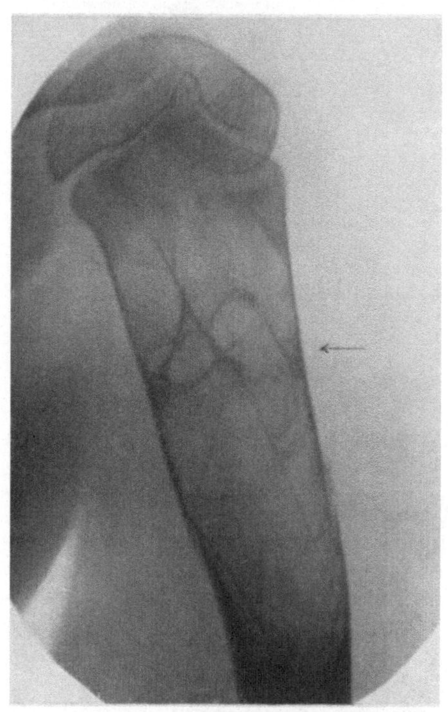

Abb. 95.

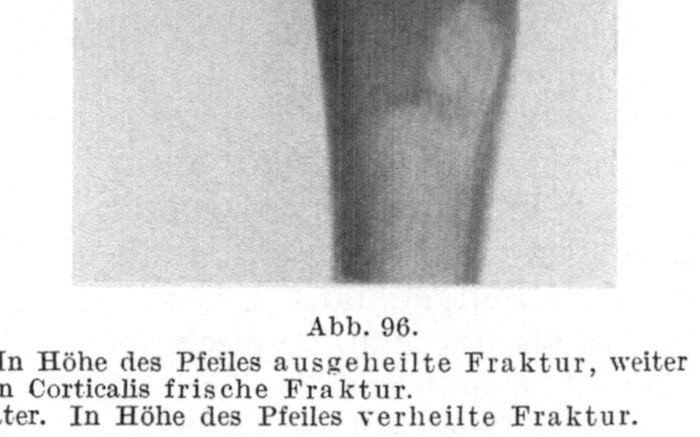

Abb. 96.

Abb. 95. Der gleiche Fall wie Abb. 94, 2 Jahre später. In Höhe des Pfeiles ausgeheilte Fraktur, weiter unterhalb in Höhe der unterbrochenen Corticalis frische Fraktur.

Abb. 96. Der gleiche Fall wie Abb. 94, 9 Monate später. In Höhe des Pfeiles verheilte Fraktur.

Die 2. Gruppe, die praktisch wesentlich wichtiger ist, wird gebildet durch die cystisch wachsenden Tumoren (Abb. 155 u. 160), Enchondrome, myelogenen Sarkome und osteolytischen Carcinommetastasen. Abgesehen von Lokalisation und Abgrenzung, von dem Vorherrschen des rücksichtslosen Knochenabbaues und der selten vermißten Reaktion in der Umgebung dieser Tumoren ist die Untersuchung der übrigen Skeletteile auf Veränderungen im Sinne der Ostitis fibrosa wichtig. Im Zweifelsfalle scheue man sich nicht, zur Erlangung einwandfreier Bilder die Röntgenuntersuchung zu wiederholen oder gesund erscheinende, aber als Lieblingssitz der Ostitis fibrosa bekannte Gliedteile (Oberschenkel, Tibia) darzustellen.

Die 3. Gruppe der Aufhellungsherde, die Ähnlichkeiten aufweisen können, wird gebildet durch Osteomalacie, Möller-Barlow und Ostitis deformans. Bei der Osteomalacie schützt die generalisierte Aufhellung in weniger scharf umgrenzter

Form vor der Verwechselung mit Ostitis fibrosa. Das Vorkommen der MÖLLER-BARLOWschen Krankheit im Säuglingsalter mit den charakteristischen Erscheinungen vorwiegend am Femur sollte besonders im Hinblick auf die klinisch außerordentlich prägnanten Symptome nur theoretisch eine Verwechselung möglich machen (Paget siehe diese).

b) Ostitis deformans.

Klinisches: Die Erkrankung beginnt schleichend, meist von rheumatischen Schmerzen begleitet. Zunächst fällt bei älteren Individuen zwischen 40 und 70 Jahren eine abnorme Verdickung und Verkrümmung, eine auffallende Brüchigkeit vorwiegend der Tibia auf. Nach ihr lokalisiert sich die Erkrankung auch gern am Schädel, indem dieser an Umfang ganz enorm zunimmt, „der Hut zu klein wird". Auch die Haltung des Menschen verändert sich. Es kommt zu kyphotischen Verbiegungen der Wirbelsäule. Die Kranken sinken in sich zusammen. Hände und Füße bleiben meist frei.

Pathologisch-Anatomisches: Synonyma: PAGETsche Krankheit, Ostitis fibrosa v. RECKLINGHAUSEN. Die letztere trennt man aber heute von der Ostitis deformans, wenngleich histologisch ähnliche Bilder vorhanden sind, wie sie v. RECKLINGHAUSEN als malacische zusammengefaßt hat. Das Mark wandelt sich an den kranken Stellen fibrös um, es kommt zu starker lacunärer Resorption, die von mächtiger Neubildung kalkarmen oder kalklosen Knochens gefolgt ist (siehe Ostitis fibrosa). Infolgedessen wird der Knochen porös, brüchig, biegsam, malacisch. Charakteristisch ist dabei, daß das Periost keine oder ganz geringe Mitbeteiligung zeigt. Der neugebildete Knochen wird je nach dem weiteren Verlauf wieder abgebaut oder durch Einlagerung von Kalksalzen zur Hyperostose, Sklerose umgeformt.

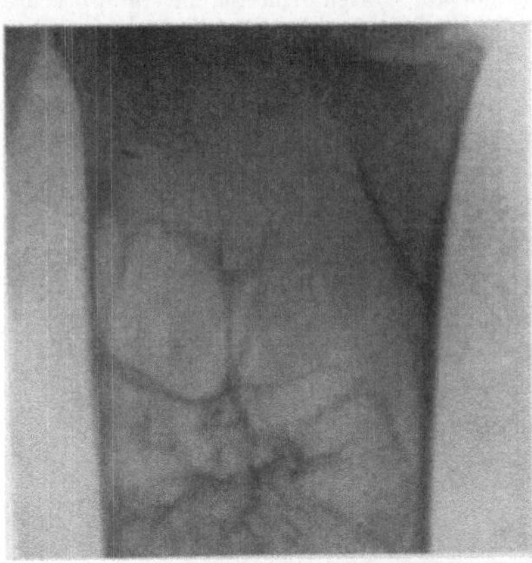

Abb. 97.

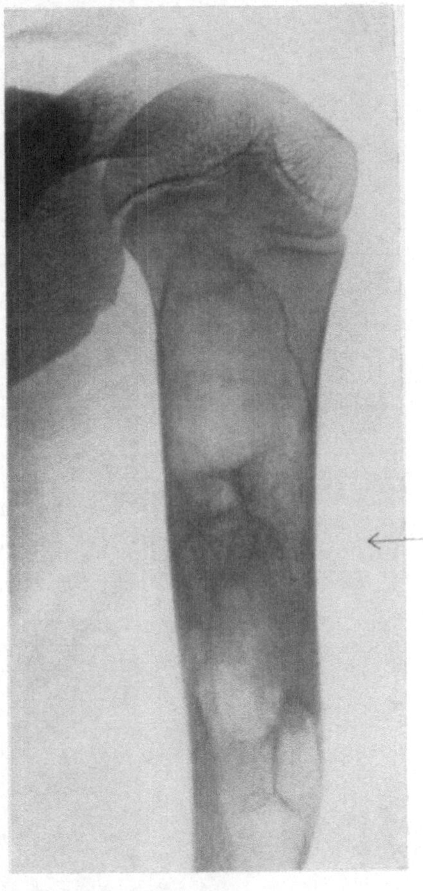

Abb. 98.

Abb. 97 gibt den angestrichenen Abschnitt der Abb. 96 in natürlicher Größe wieder.

Abb. 98. Der gleiche Fall wie Abb. 94, weitere 9 Monate später, mit Ausheilungserscheinungen in Höhe des Pfeiles. Im ganzen sind zwischen Abb. 94 und 98 $3^1/_2$ Jahre verflossen.

Im allgemeinen erkrankt zunächst die Tibia, dann das benachbarte Wadenbein, dann Unterschenkel, Unterarm, Schlüsselbein, Rippen, Hand- und Fußknochen und endlich Schädel und Wirbelsäule. Entgegen der Annahme PAGETS ist das Krankheitsbild häufig asymmetrisch, links meist stärker als rechts. Ebenso wie bei der Ostitis fibrosa kann es auch zu cystischen Erweichungen kommen, immerhin ein seltener Befund. Die Cysten haben meist gelatinösen Inhalt.

Das Röntgenbild wird beherrscht durch die Auffaserung der Rindenzone, durch fleckige Aufhellungen, die mit Watteflöckchen verglichen worden sind und

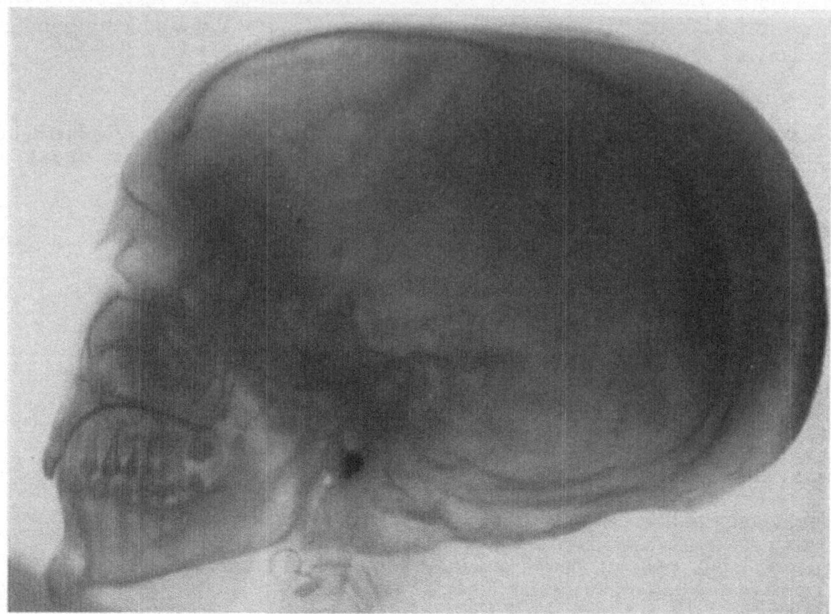

Abb. 99. Ostitis fibrosa hyperostotica cranii bei Ostitis fibrosa generalisata. Zu beachten ist die starke Verdichtung in Höhe des Stirnbeins, weiterhin am Scheitelbein und am ganzen Hinterhaupt. Man beachte besonders die Schädeldicke in dieser Gegend. Einzelheiten der Schädelbasis sind bei der außerordentlich starken Verdichtung nicht mehr erkennbar.

dem Knochen ein poröses, schwammähnliches Aussehen verleihen (Abb. 103 und 104). Dabei kann die Markhöhle sehr stark eingeengt sein.

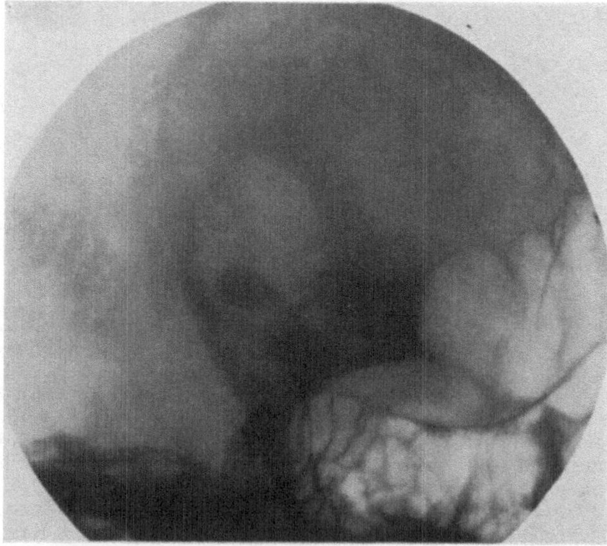

Abb. 100. Ostitis fibrosa circumscripta des Schädels am rechten oberen Augenhöhlenrand. Links in der Mitte ist die Stirnhöhle als Aufhellung erkennbar. Man beachte die starke Aufhellung am Herd, in der dichtere und scharf begrenzte Schattengebiete liegen.

Der Knochen als solcher ist abnorm verbreitert, verbogen, periostale Auflagerungen dagegen fehlen. Allerdings ist die Grenze zwischen Knochen und Weichteilen nicht ganz scharf. Ebenso wenig läßt sich eine scharfe Grenze zum gesunden Knochen ziehen. Die wabige, bälkchenartig, netzförmig gezeichnete Struktur wird im ganzen gegen die Epiphyse hin dichter. An der Konvexität zeigt sich außerdem eine deutliche Längsstreifung, die von HOLZKNECHT in dem Sinne gedeutet wird, daß sich die Spongiosareste in der Belastungsrichtung eingestellt haben.

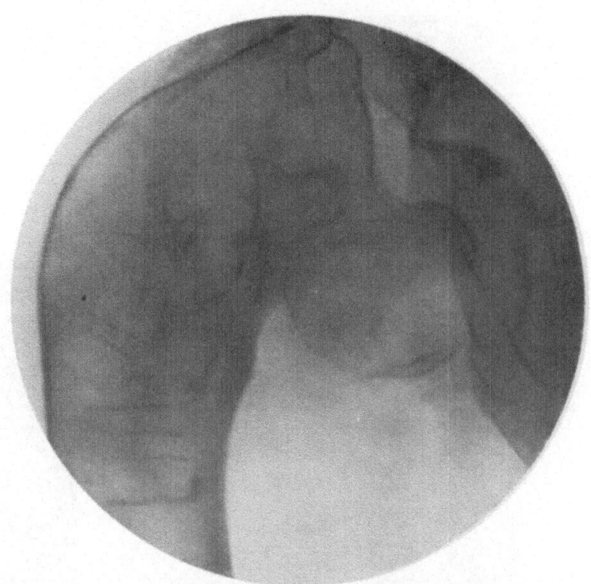

Abb. 101. Ostitis fibrosa generalisata, die das ganze Trochantergebiet mit anschließendem Schaft einnimmt. Hirtenstabförmige Verbiegung, papierdünne Corticalis, besonders an der Außenseite, während an der Innenfläche die noch tragenden Teile auffallend wenig beeinflußt sind.

Wichtig erscheint vor allem, daß nach WATERHOUSE Veränderungen im Bilde schon zu einer Zeit nachweisbar sind, wo das Leiden klinisch noch keine Symptome macht.

Jedoch gibt es Übergänge nach der Ostitis fibrosa hin, besonders, sobald die Ostitis deformans (sehr selten) an Hand und Fuß (kurzen Röhrenknochen) auftritt.

In anderen Fällen verläuft die Ostitis deformans mehr unter dem Bilde der Hyperostose und Sklerose. Die wabenartige, schwammähnliche Anordnung der Struktur wird vermißt. Diffuse Verdichtungen mit Einengung der Markhöhle, Verbreiterung des ganzen Knochens und Verbiegungen beherrschen das Bild (Abb. 105). Vor allem gilt das für die Ostitis deformans des Schädels. Hier kommt es zur Nivellierung sämtlicher Vorsprünge, zur Auffaserung, zur Einengung der Foramina und am Schädeldach zu ähnlichen Veränderungen wie bei der Leontiasis ossea. Wir haben

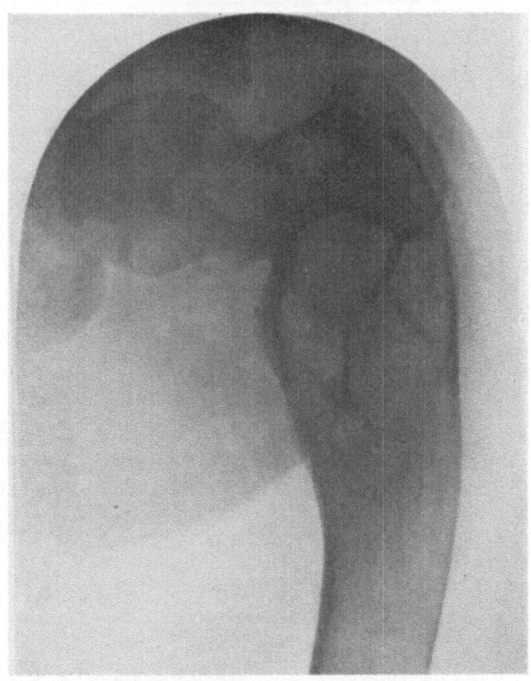

Abb. 102. Ostitis fibrosa generalisata am linken Oberschenkel, im Schenkelhals- und Trochantergebiet. Zu beachten ist die Knochenauftreibung, die beginnende hirtenstabformige Verbiegung sowie die Coxa vara.

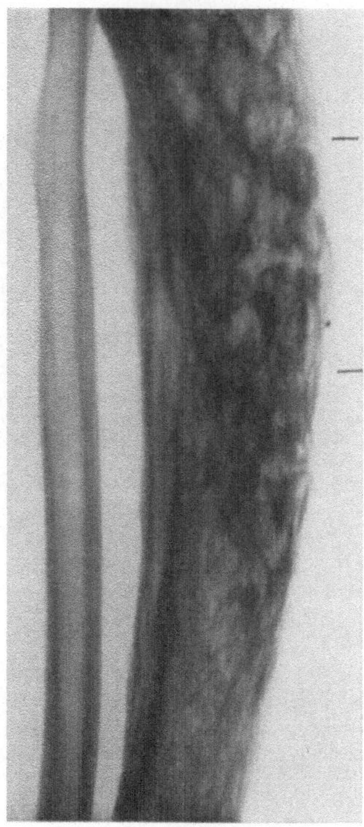

Abb. 103a. Ostitis deformans (PAGET) der Tibia mit watteflockenartiger Umwandlung der ganzen Knochenstruktur. Fibula intakt.

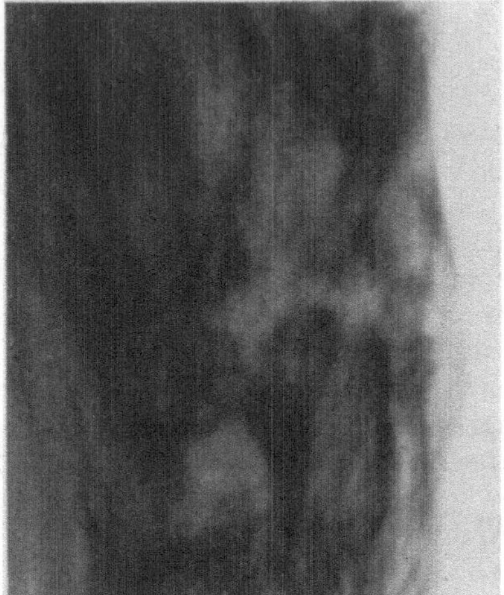

Abb. 103b. Der gleiche Fall wie Abb. 103, der den markierten Teil in natürlicher Größe wiedergibt.

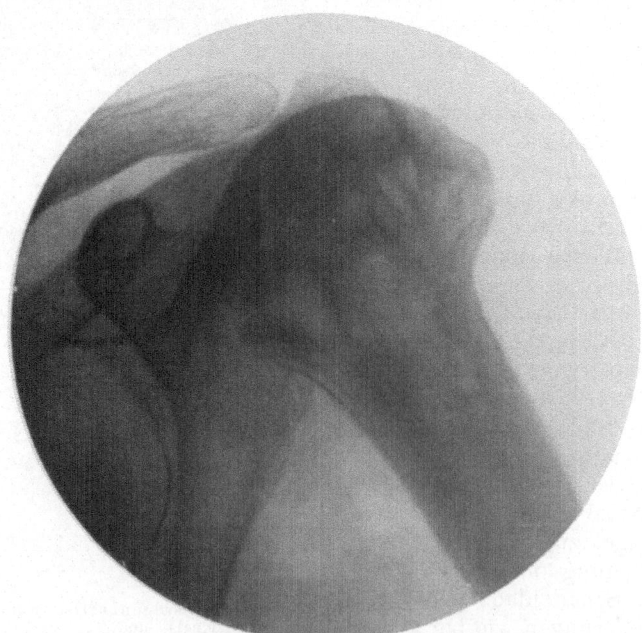

Abb. 104. Ostitis deformans des linken Oberarmkopfes bei einer 71 jährigen Frau.

also auch röntgenologisch zu unterscheiden zwischen der wabenartig schwammähnlichen und der hyperostotisch-sklerotischen Form.

Differentialdiagnose: Im Beginn des Leidens kann die klinische Diagnose schwierig sein, da Schmerzen und schwerere Knochenveränderungen fehlen können. Auf dem Höhepunkt des Leidens, nach 5 bis 15 Jahren etwa, sind sie durchaus typisch. Um so größere Bedeutung kommt im Beginn den röntgenologischen Merkmalen zu, so daß ihnen differentialdiagnostisch der Hauptentscheid zufällt. Es kommen in Betracht:

1. Lues. Bei der sklerosierenden Form der Ostitis deformans liegt eine Verwechselung im Röntgenbild durchaus nahe, besonders mit der Periostitis gummosa (Abb. 131). Das hohe Alter, die WASSERMANNsche Reaktion hüten vor dieser Fehldiagnose.

2. Im Beginn kann ein Sarkom ähnliche Erscheinungen machen. Gegen Sarkom spricht das Gleichmäßige sowohl bei der cystischen als auch bei der sklerosierenden Form.

3. Entfernt erinnert wird man bei der Ostitis deformans an das Myelom, an Carcinommetastasen (Abb. 164), eventuell chronische Osteomyelitis (siehe diese).

4. Auch die senile Osteoporose kann Deformitäten hervorrufen, die an Paget erinnern (grobfaserige Struktur, Atrophie). Veränderungen an den oberen Extremitäten kommen dabei nicht vor (Abb. 167).

5. Am Schädel selbst hat das Bild Ähnlichkeit mit der Leontiasis ossea (Abb. 99), eventuell noch mit einem Hydrocephalus, einer Rachitis oder Akromegalie.

Siehe weitere Abbildungen zu 2a—b: BERGMANN: Arch. f. klin. Chirurg. Bd. 136, S. 320—321, 1925, Abb. 1—4: Ostitis fibrosa, generalisierte Form; S. 322—323, Abb. 5—7: Ostitis fibrosa, isolierte Form. — BERGRATH: Arch. f. Dermatol. u. Syphilis Bd. 104, 1910, Taf. V—VI: Knie und Ellenbogen mit

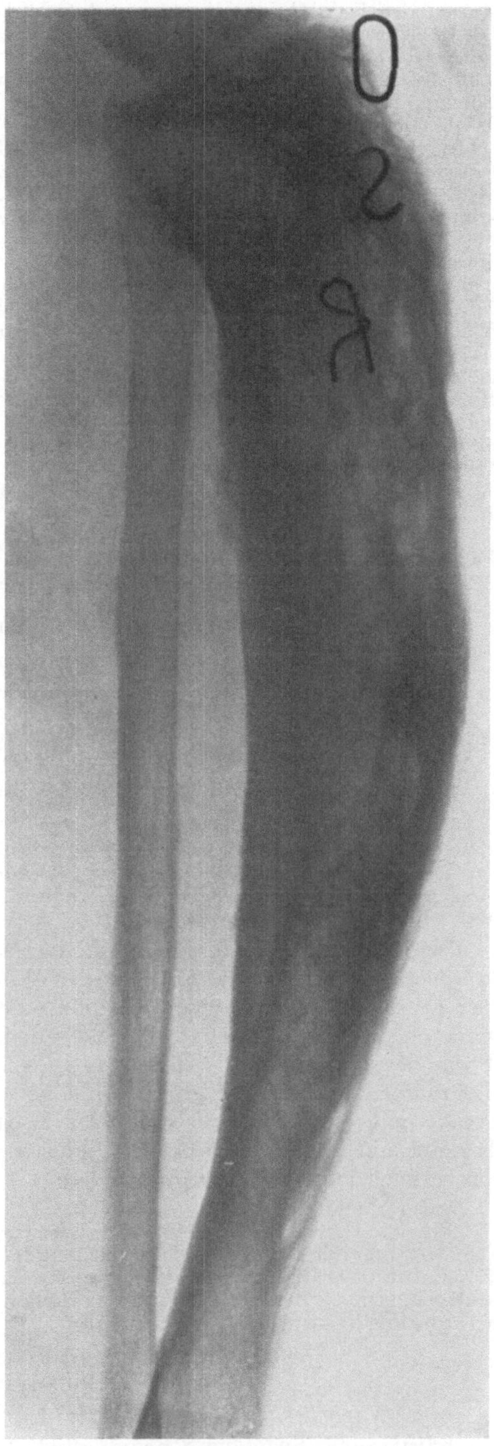

Abb. 105. Ostitis deformans der Tibia nach FRANGENHEIM.

starker Ostitis. — CAAN: Fortschr. a. d. Geb. d. Röntgenstr. Bd. 28, 1921/22, Taf. XVIII: Ostitis deformans PAGET (obere zwei Drittel der Tibia). — EISLER: Ebenda Bd. 29, 1922, Taf. XII, Abb. 1—3: Ostitis deformans PAGET. — FEDDER: Ebenda Bd. 31, 1923/24, Taf. XV, Abb. a—d: Ostitis deformans und Rundzellensarkomatose. — FRANGENHEIM: Neue Dtsch. Chirurg. Bd. 10, S. 238—239, 1913, Abb. 89—91: Ostitis fibrosa cystica. — Ders.: Arch. f. klin. Chirurg. Bd. 117, S. 24, 1921, Abb. 1: Angeborene Unterschenkelfraktur bei Ostitis fibrosa. — Ders.: Ergebn. d. Chirurg. u. Orthop. Bd. 14, S. 25, 1921, Abb. 8: Ostitis deformans der Tibia; S. 45, Abb. 10: Ostitis fibrosa des Schädeldaches. — GAUGELE: Fortsch. a. d. Geb. d. Röntgenstr. Bd. 9, 1905/06, Taf. XIX: Ostitis fibrosa. — Ders.: Arch. f. klin. Chirurg. Bd. 83, 1907, Taf. VI: Ostitis fibrosa, Knochencysten. — HAENISCH: Fortschr. a. d. Geb. d. Röntgenstr. Bd. 30, 1922/23, Taf. XI, Abb. 14: Ostitis fibrosa der Tibiameta- und epiphyse. — KLESTADT: Bruns' Beitr. z. klin. Chirurg. Bd. 75, S. 684—685, 1911, Abb. 2—3: Ostitis fibrosa generalisata mit Exostose. — KONJETZNY: Arch. f. klin. Chirurg. Bd. 121, S. 581, 1922, Abb. 4: Bilder, ähnlich der Ostitis fibrosa am äußeren Condylus femoris; S. 596, Abb. 14: im äußeren Drittel der Clavicula; S. 603, Abb. 23: an der Außenseite des linken Ellenbogens; S. 613, Abb. 27: Riesenzellensarkom, Ostitis fibrosa am Unterkiefer; S. 616, Abb. 30: an der Tibia; S. 625, Abb. 31: Fibrom der Fibula (Ausheilung eines Riesenzellensarkoms). — v. KUTSCHKA: Ebenda Bd. 89, 1909, Taf. IV, Abb. 3—6: Ostitis deformans Präparate, Tibia, Femur und Unterarm betreffend, vorwiegend in der gleichmäßigen cystischen Form, Abb. 1 mit säbelscheidenförmiger Verbiegung der Tibia in der sklerosierenden Form. — MOLL: Bruns' Beitr. z. klin. Chirurg. Bd. 118, S. 434—437, 1920, Abb. 1—10: Ostitis fibrosa. — NÄGELSBACH: Fortschr. a. d. Geb. d. Röntgenstr. Bd. 31, 1923/24, Taf. III, Abb. 1—3: Ostitis fibrosa. — PERTHES: Dtsch. Chirurg. Lief. 33a, S. 170, 1907, Abb. 87: Leontiasis ossea. Präparat Fall DUPUYTREN; S. 169, Abb. 86: Fall BICKERSTETH. — STUMPF: Dtsch. Zeitschr. f. Chirurg. Bd. 114, S. 453 u. 457, 1912, Abb. 11, 12, 14: Ostitis fibrosa (Oberarm, Humerus, Finger).

c) Osteoarthropathie hypertrophiante pneumique

(Periostitis hyperplastica).

Klinisches: Im Anschluß an chronische pleuropneumonische Prozesse treten eigentümliche Verdickungen sowohl an der unteren als auch an der oberen Extremität auf mit vorwiegender Beteiligung der distalen Partien und auffallendem Verschontsein des Kopfes.

Pathologisch-anatomisch handelt es sich um eine sekundäre Hyperostose der Extremitätenknochen mit Trommelschlegelfingern, wie sie zuerst von PIERRE MARIE, in Deutschland von BAMBERGER beschrieben wurde (MARIE-BAMBERGERS Osteoarthropathie). Der Prozeß lokalisiert sich besonders an den Meta- und Diaphysen der kurzen Röhrenknochen, ohne daß eine Auflagerung im Sinne der Periostitis vorhanden zu sein braucht. Die Struktur bleibt durchaus normal. Das ganze Bild kommt wieder zum Verschwinden, sobald die Ursache, nämlich der pleuropneumonische Prozeß, ausheilt oder Fremdkörper oder Empyem als auslösende Ursache beseitigt sind.

Das Röntgenbild zeigt nichts Charakteristisches. Differentialdiagnostisch kommen in Betracht die Ostitis deformans und die hereditäre Lues, nur daß bei diesen beiden Leiden erhebliche Strukturveränderungen vorhanden sind, die bei der Osteoarthropathie fehlen. Auch setzt die hereditäre Lues in Form der Dactylitis syphilitica spezifische Veränderungen der Phalangen, die röntgenologisch viel eher Ähnlichkeiten mit der Tuberkulose aufweisen als gerade mit einer Hyperostose. Der Wert des Röntgenbildes besteht in dem Hinweis auf solche Zustände, die klinisch bei vorhandenen pleuropneumonischen Prozessen leicht ihre Deutung finden.

Siehe Abbildungen:

FIRGAU: Fortschr. a. d. Geb. d. Röntgenstr. Bd. 30, 1922/23, Taf. XXXVII, Abb. 1—4: Osteoarthropathie hypertrophiante pneumique. — HEISSEN: Ebenda Bd. 28, 1921/22, Taf. XVII, Abb. 3—4: Osteoarthropathie hypertrophiante pneumique PIERRE MARIE. Trommelschlägelfinger. — SPIELER: Zeitschr. f. Heilkd. Bd. 26, 1905, Taf. II, Abb. 3—4: Osteoarthropathie hypertrophiante pneumique.

Anhang.

Der Epicondylusschmerz.

(Synonyma: Epicondylitis humeri, Tennis-Ellenbogen.)

Klinisches: Spontane Schmerzhaftigkeit von wechselnder Stärke vorwiegend am Epicondylus lateralis des rechten Oberarms lokalisiert. Weitere Symptome: Leichte

Sensibilitätsstörungen, Streck- und Beugebehinderung im Ellenbogen, Streckbehinderung in den Fingern, Müdigkeitsgefühl im ganzen Arm. Das weibliche Geschlecht sowie Angehörige von Berufen mit ganz bestimmten, sich ständig wiederholenden Bewegungen sind bevorzugt (Glasbläser, Schreiner, Schuster, Wäscherinnen). Ferner wird die Krankheit bei Sportsleuten (Tennisspielern, Fechtern) gefunden.

Pathologische Anatomie: Die Untersuchungen bewegen sich in der Richtung posttraumatischer Veränderungen im Sinne eines chronischen Traumas: Chronischer Reizzustand in der Muskulatur, periostitische Auflagerungen (Goeldel), neuralgische Veränderungen der Hautnerven (A. W. Fischer), Bursitis unter der gemeinsamen Sehnenplatte der dort ansetzenden Muskulatur (Osgood). In zwei Fällen (Wachendorf, Schüller) ist ein im lateralen Condylus humeri lokalisierter tuberkulöser Herd gefunden. Die überwiegende Mehrzahl der Autoren neigt zu der Annahme der chronisch-traumatischen Entstehung.

Röntgenbild: In frischen Fällen wird selten ein positiver Befund erhoben (Eichler, A. W. Fischer, Goeldel, Bergmann). Es sind jedoch eine Reihe von

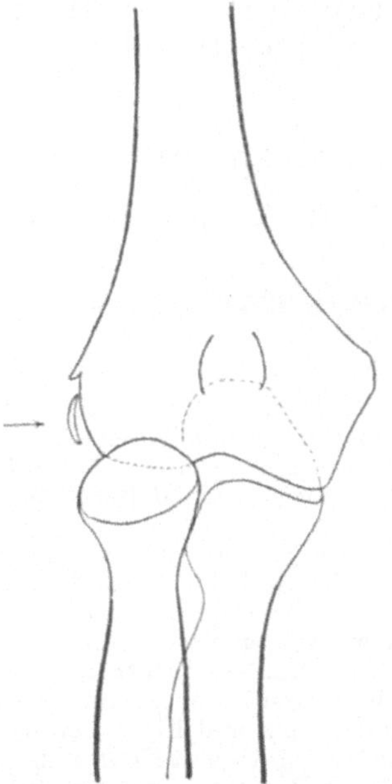

Abb. 106. Skizze eines Ellenbogens mit Epicondylitis, an den schalenförmigen Auflagerungen im Bereich des lateralen Condylus erkennbar (Pfeil).

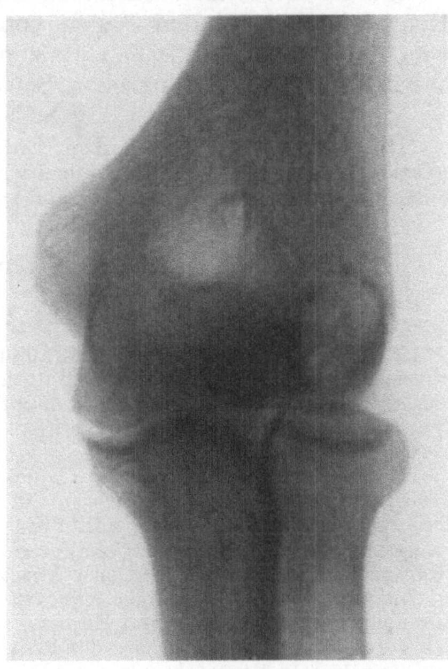

Abb. 107. Scharf abgegrenzter tuberkulöser Herd im Epicondylus lateralis, der eine Epicondylitis vortäuschte.

Veränderungen bekannt geworden, die gerade die Annahme einer Periostitis zu rechtfertigen scheinen. So finden sich Auflagerungen am Epicondylus, unregelmäßige, strukturlose Schatten, deren Intensität, unabhängig von der Dauer des Prozesses, von geringen wolkigen Verdichtungen — teils in der Richtung der Muskelsehnenansätze, teils parallel zur Knochenoberfläche — bis zu hochgradigen, schalenförmigen Auflagerungen am ganzen Epicondylus wechseln kann (Abb. 106). Tiefergreifende Veränderungen, Kalksalzschwund, herdförmige Aufhellungen im Epicondylus erwecken immer den Verdacht auf Tuberkulose (Abb. 107).

Wenn nun in der Mehrzahl der Fälle das Röntgenbild keinerlei Veränderungen aufweist, trotzdem aber an der traumatischen Genese im Sinne einer Periostreizung festgehalten wird, so besteht hier ein aufzuklärendes *Mißverhältnis.* Man müßte im Bilde erfahrungsgemäß spätestens nach den ersten Wochen derartige Reizwirkungen am Periost erkennen können. Ihr Nichtvorhandensein können wir mithin als ein wichtiges Beweismittel gegen die periostitische Reizung verwerten, zumal es sich um eine verhältnismäßig große Zahl bekannt gewordener Fälle von Epicondylusschmerz handelt, die zudem über Jahre beobachtet sind. Aber nicht nur das Periost hat knochenbildende Potenzen, WEIDENREICH hat gezeigt, daß an zahlreichen Muskelansätzen überhaupt kein Periost vorhanden ist, sondern die Sehnen direkt in den Knochen einstrahlen. Es handelt sich hier um typische *Faserknochenbildung*, um Einlagerung von Knochensubstanz in das sehnige Gewebe ohne Mitbeteiligung des Periostes. Daß dieser Prozeß bei abnormen Reizen, unter denen das Trauma an erster Stelle steht, auch über das Physiologische hinaus gehen kann, ist nach WEIDENREICH höchstwahrscheinlich. Beobachtungen im Röntgenbilde sprechen dafür, daß im Vergleich zur Tätigkeit des Periostes die Einlagerung von Knochen in die Sehnen wesentlich langsamer erfolgt und nicht in jedem Falle erfolgen muß. Das erklärt uns den negativen Röntgenbefund bei den Fällen von Epicondylusschmerz, deren Hauptursache wir in einer traumatischen Reizung der Muskelansatzstellen zu suchen haben (vgl. auch STIEDAschen Schatten).

Siehe weitere Abbildungen:

BERGMANN: Arch. f. orthop. u. Unfall-Chirurg. Bd. 23, 1925, Abb. 2: Epicondylitis, spornartig in der Muskelrichtung ausgezogen, Abb. 3: Flächenartig vorgelagert. — BLECHER: Fortschr. a. d. Geb. d. Röntgenstr. Bd. 20, 1913, Taf. X, Abb. c: Epicondylitis humeri.

V. Infektiöse Granulationsgeschwülste.

a) Tuberkulose.

Klinisches: Eine druckempfindliche Auftreibung der Knochen an Epi- und Metaphyse, selten am Schaft, die sich schleichend ohne Fieber und große Schmerzen entwickelt hat, erweckt *klinisch* immer den Verdacht auf Tuberkulose. Abszesse, Weichteilschwellung, typische Deformierungen (Gibbus), Fisteln und fühlbare Defekte (Schädel) sind diagnostisch wertvolle Begleiterscheinungen.

Pathologische Anatomie: Die *hämatogene Verschleppung* der Tuberkelbacillen in das Innere, seltener in das Periost ruft in der Umgebung des Embolus die Bildung typischer Tuberkel hervor. Je nach der Zahl dieser Knötchen und je nach der Ausdehnung des Prozesses spricht man bei mehr lokalen osteomyelitischen Herden von einem tuberkulösen Granulationsherd, bei der diffusen Ausbreitung vom tuberkulösen Infiltrat.

Die Granulationen bedingen *Knochenschwund* in ihrer Umgebung (lacunäre Resorption) und neigen zur Verkäsung und Eiterung. Beide, Granulationen und Eiter, können schließlich ganze Knochenbezirke von der Ernährung abschnüren und somit Nekrosen, Sequester und Knochensand entstehen lassen. Beziehungen zum Gefäßsystem (Endarterien) drücken sich dabei oft in der Form des Herdes aus (*Keilherd, Sequester*). Mit dem Fortschreiten des Knochenabbaues und des käsigen Zerfalls vergrößert sich der Herd. Auch die Sequester werden angenagt und schließlich ganz aufgezehrt, bis im Endzustand ein Knochenabszeß mit mehr oder weniger ausgeprägter Ostitis in der Umgebung übrig bleibt. Periostale Wucherungen fehlen meist.

Je nach dem Sitz des Herdes verhält sich die Knochentuberkulose verschieden. So wird in den kurzen Röhrenknochen vorwiegend bei Kindern bis zum 5. Lebensjahr (Hand, Fuß) selten die Periostitis vermißt (Spina ventosa). Der Knochenabbau bleibt ganz gering, Sequester fehlen meist. Auch am Schaft, der selten von Tuberkulose befallen ist (KÜTTNER 0,28 vH sämtlicher Knochen- und Gelenktuberkulosen), tritt die Periostitis stark hervor.

Die Ausheilung zeigt sich durch eine schärfere Abgrenzung des Herdes, eine granulierende Ostitis an. Schwielige Umwandlung und Knochenaufbau füllen die Hohlräume aus, bis schließlich eine Sklerose noch nach Jahren auf den abgeheilten Prozeß hindeutet.

Röntgenbild: Wohl bei keiner Krankheit wird die Röntgenuntersuchung so oft zu Rate gezogen wie gerade bei der Tuberkulose. Im Beginn des Leidens, das bis zur Ausbildung nachweisbarer Herde mindestens Wochen gebraucht, fehlen auch bei Kindern Anzeichen. Allerdings wird das erste und auch wohl konstanteste Symptom, die Knochenatrophie, zunächst lokal in der Umgebung des Herdes, später reflektorisch auch im ganzen Umkreis, nicht selten übersehen. — Am sichersten schützt man sich gegen diesen Fehler durch Vergleichsaufnahmen der gesunden Seite auf einer Platte.

Die Knochenatrophie darf jedoch nur bei sorgfältig aufgenommener Vorgeschichte und passendem klinischen Befund in positivem Sinne gedeutet werden.

Weit sicherer ist die Herddiagnose. Sie scheint nach den Untersuchungen WEILERS an eine bestimmte Größe (Hasel- bis Walnußgröße) gebunden zu sein. Kleinere Herde in dickeren Knochen (Femurkondylen) sind auf dem Bilde nicht mehr erkennbar. Kennzeichen: Aufhellung mit unscharfer, weicher Abgrenzung in den Epi- und Metaphysen Jugendlicher, meist strukturlos, wenn nicht eine dichtere Spongiosastruktur, scharfrandig ausgezackt, durch eine Aufhellung vom normalen Knochen abgegrenzt ist (Sequester, Abb. 108). Mit zunehmender Atrophie der Umgebung wird auch die Erkennung des Herdes schwieriger.

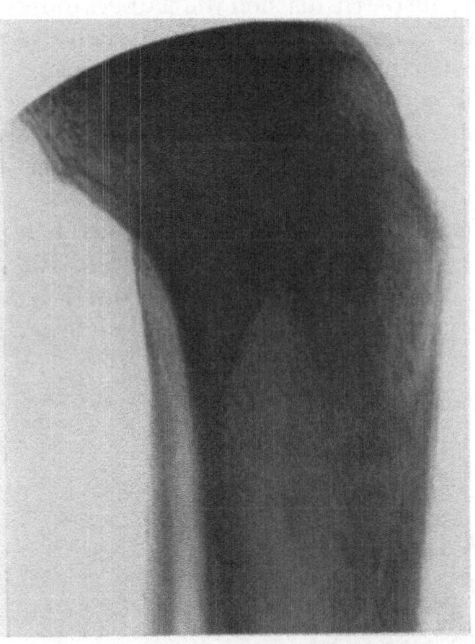

Abb. 108. Tuberkuloseherd unterhalb des Ansatzes vom Kniescheibenbande. Geringe periostale Auflagerung. Der Spongiosasequester hat sich durch eine schmale, zackig begrenzte Aufhellung demarkiert (16 Jahre, weiblich). Herd soll seit 6 Wochen bestehen.

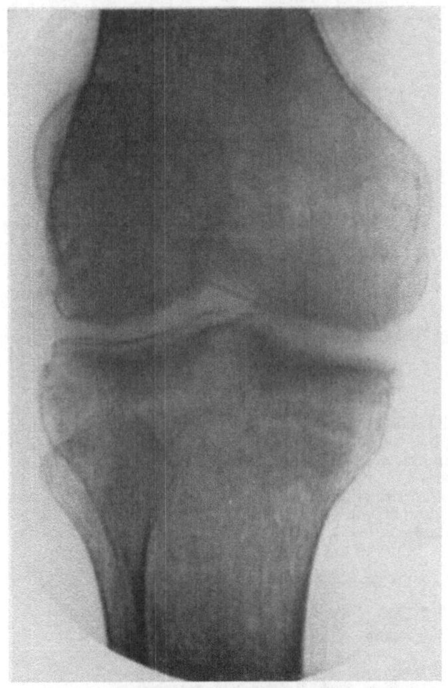

Abb. 109. Fleckig-scheckige Atrophie in Femur- und Tibiaepiphyse, multiple Herde vortäuschend, bei Fungus genus. Klinisch bestand eine multiple Tuberkulose am linken Knie- und Fußgelenk sowie am rechten Zeigefinger (22 Jahre, männlich). Die Gelenktuberkulose ist histologisch gesichert.

Zuweilen können Epi- und Metaphysen infolge der Atrophie (s. d.) kalkfleckig aufgehellt sein, so daß der Ungeübte zahlreiche kleine Herde zu erblicken glaubt (Abb. 109).

In anderen Fällen ist der Herd schon bald nach Beginn der ersten Beschwerden schärfer begrenzt und von einem dichten Saum (Ostitis) umgeben, so daß man geneigt sein könnte, hier einen besonderen Typ der Knochentuberkulose abzugrenzen (Abb. 110). FLESCH-THEBESIUS zieht den Vergleich mit der exsudativen und der produktiven Lungentuberkulose und möchte die scharf begrenzte Knochentuberkulose der produktiven, die atrophisch-zerstörende der exsudativen gleichstellen. Wenn auch der Beweis für eine solche Auffassung noch aussteht, so hat doch in bezug auf die Vorhersage der Standpunkt des Autors viel für sich, vorausgesetzt daß nicht Ausheilungsstadien der exsudativen und Primärformen der produktiven Tuberkulose miteinander verquickt werden.

In der Ausheilung nämlich beginnt das vorher verwaschene, weiche Bild wieder Struktur zu bekommen. Auch der Herd tritt schärfer hervor — er grenzt sich ab — und imponiert mehr als cystische Aufhellung mit verdichtetem Wall, der den Hohlraum immer mehr einengt und schließlich ganz ausfüllt. Hierbei kann es in seltenen Fällen zu starker Sklerose mit periostaler Wucherung kommen, wie wir sie bei der Osteomyelitis regelmäßig finden, so daß allein nach dem Röntgenbild die Diagnose schwer, wenn nicht unmöglich ist. Oft hilft die pathologisch-anatomische Erfahrung den Entscheid fällen, insofern als sich die Tuberkulose mit Vorliebe an bestimmten Stellen des Skelettes lokalisiert. Solche sind: distales Ulnaende, Olecranon, lateraler Condylus humeri, Tuberculum majus, Calcaneus, Malleolus externus und Tibiakopf (Abb. 111, 112—115).

Den gleichen Schwierigkeiten stehen wir gegenüber bei den Formen, die schon mit ihrer typischen Lokalisation grundlegend anders verlaufen.

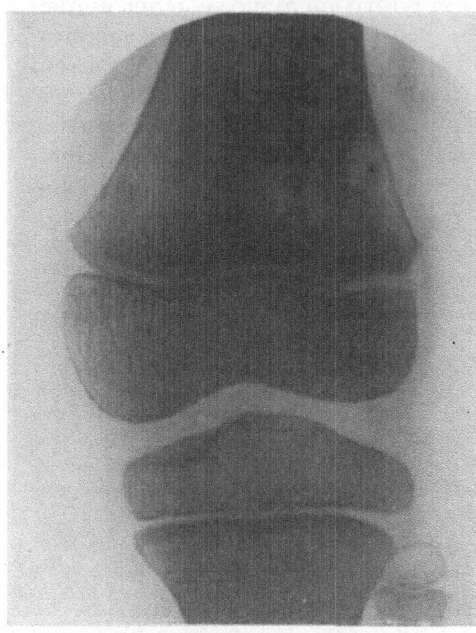

Abb. 110. Tuberkulöser Herd in der Femurmetaphyse bei einem 6jährigen Mädchen. Klinisch sind Schmerzen im rechten Hüftgelenk und Oberschenkel vorhanden, die seit einigen Wochen bestehen. Kniegelenk frei. Am Herde selbst ist die unscharfe Aufhellung mit den deutlichen Verdichtungen in der Umgebung zu beachten. Periostale Veränderungen sind kaum vorhanden.

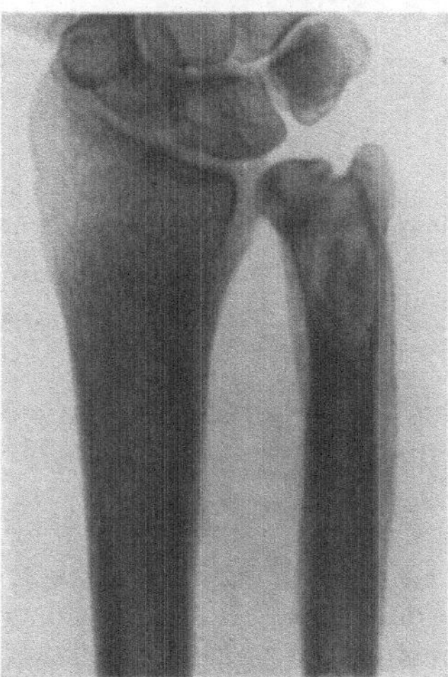

Abb. 111. Typische Lokalisation der Tuberkulose am distalen Ulnaende mit demarkiertem Spongiosasequester und starker periostaler Reaktion bis hoch hinauf auf den Ulnaschaft bei einem 16jährigen Manne, der gleichzeitig an einer Rippencaries litt.

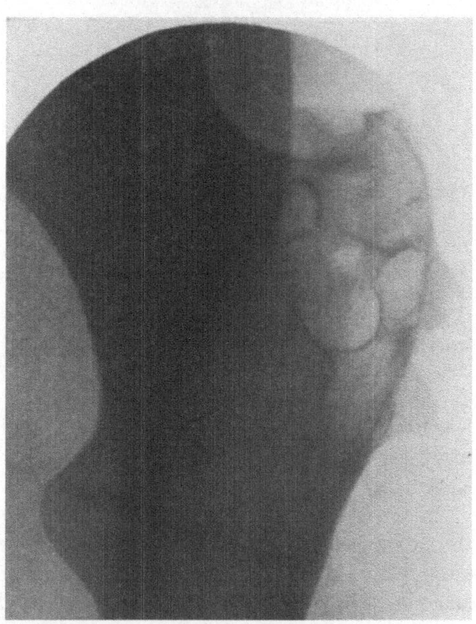

Abb. 112. Trochantertuberkulose bei einem 27jährigen. Zu achten ist auf die eigentümlich scharfe Begrenzung der multiplen Herde, die wie Cysten imponieren. Der Prozeß wird seit $1/2$ Jahr beobachtet. Klinisch bestand außerdem ein Senkungsabszeß, von dem Trochanterherd ausgehend. Die Diagnose Tuberkulose ist histologisch gesichert.

So zeigt die Spina ventosa als hervorstechendstes Symptom die Knochenauftreibung (Winddorn), die ohne jede Atrophie, zuweilen sogar mit Verdichtung der kurzen Röhrenknochen einhergeht und zweierlei Ursache haben kann. Entweder hat eine dichte periostale Verbreiterung ohne wesentliche Veränderung der Rinde und Mark-

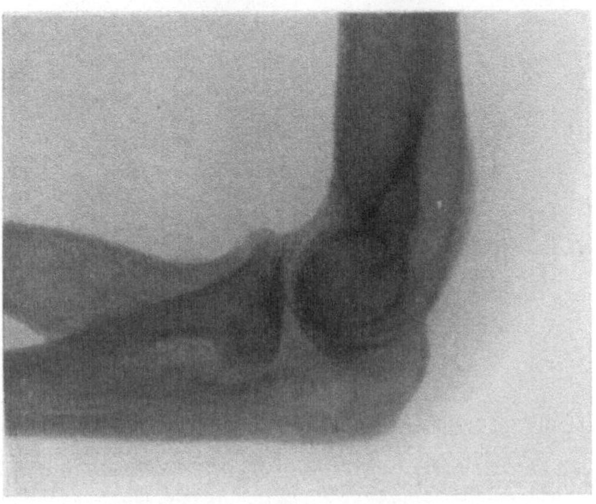

a

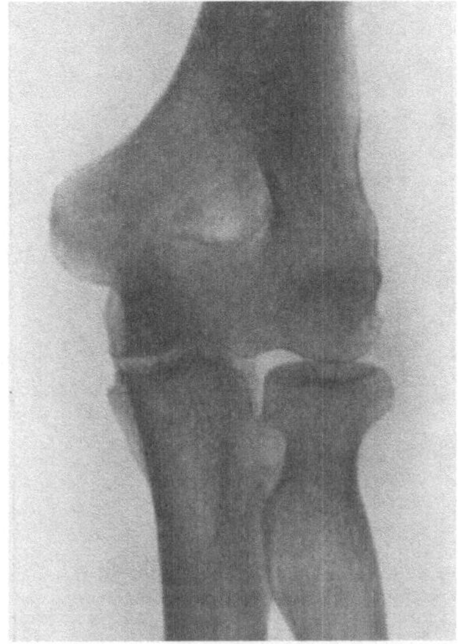

b

Abb. 113a und b. Tuberkulöser Herd an der Ulna, der sich auffallend scharf abgrenzt und vor allem nach dem Radius zu entwickelt hat. Der 43jährige Patient litt an offener Lungentuberkulose und kam wegen Schmerzen, leichter Schwellung und Contractur im rechten Ellenbogengelenk in klinische Behandlung. Reaktion in der Umgebung weder im Sinne der Atrophie noch der Ostitis vorhanden.

höhle den Winddorn hervorgerufen (periostale Form) (Abb. 116), oder die Auftreibung erfolgt von innen durch kleinere und größere Aufhellungen, die zusammenfließen (Abb. 117), die Spongiosa zum Verschwinden bringen, die Rindenzone annagen und auch ganz aufzehren, bis schließlich die Knochenform unregel-

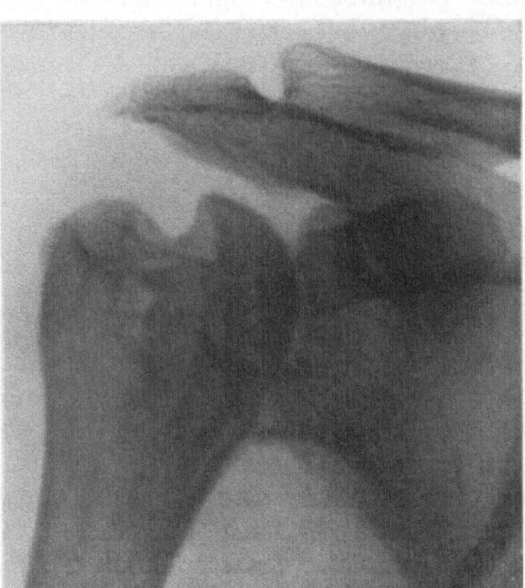

Abb. 114.

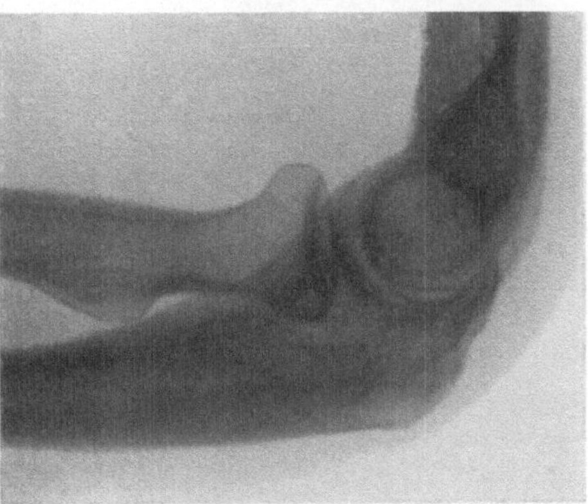

Abb. 115.

Abb. 114. Tuberkulose der Schulter mit charakteristischem Herd zwischen Tuberculum majus und Kopf. Gelenkspalt verschmälert und unscharf. Herd grenzt sich ab (Ausheilung).

Abb. 115. Scharf abgegrenzter tuberkulöser Herd im Olecranon bei einer 35jährigen.

mäßig höckrig verbreitert ist (myelogene Form). Übergänge zwischen beiden Typen sind vorhanden. Hervorgehoben sei nochmals die häufige Mitbeteiligung des

Periosts, sowie das Fehlen der Knochenatrophie. Nur wenn eine Weichteiltuberkulose (Sehne, Muskel, Haut, Fistel) besteht, wird auch die Atrophie nicht vermißt.

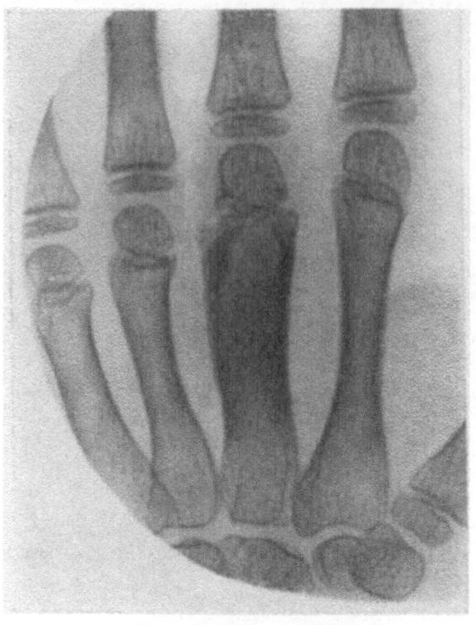

Abb. 116.

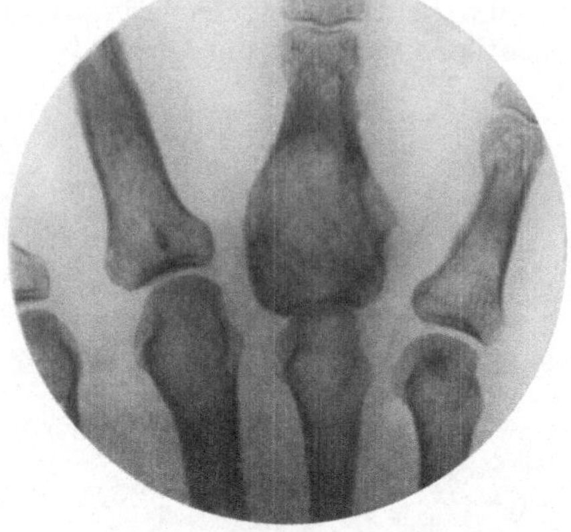

Abb. 117.

Abb. 116. Spina ventosa am III. Metacarpus bei einer 8jährigen; periostale Form. Gleichzeitig bestand ein Skrophuloderma am rechten Oberarm. Die Markhöhle erscheint verbreitert, leicht aufgehellt. Am stärksten tritt der breite, dichte Periostmantel hervor.

Abb. 117. Spina ventosa am IV. Grundglied, myelogene Form, seit 4 Jahren bestehend, bei einem 50jährigen.

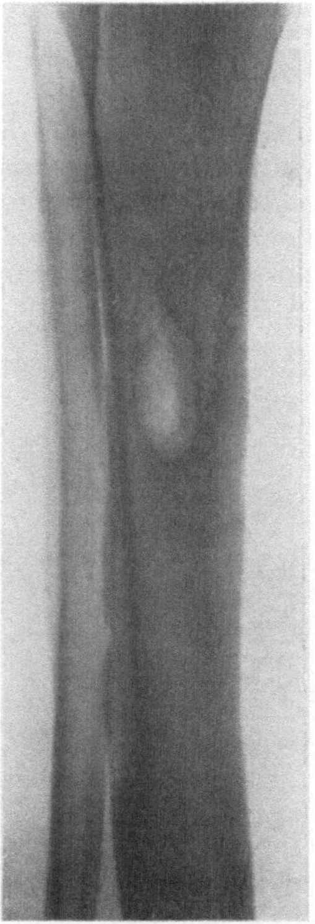

Abb. 118. Schafttuberkulose der Tibia mit oval geformter Aufhellung, starker Verdichtung in der Umgebung, bei einem 21jährigen. Die Diagnose Tuberkulose ist histologisch gesichert.

Ganz ähnlich verhält sich die *Schafttuberkulose.* Bei Erwachsenen außerordentlich selten, wird sie bei Kindern und Jugendlichen oft mit der chronischen Osteomyelitis verwechselt. Der Unterschied gegenüber der Spina ventosa der Phalangen und Metacarpen besteht eigentlich nur darin, daß sich der ganze Prozeß über einen größeren Raum (Schaft der langen Röhrenknochen) verteilt. Die Granulationsherde im Mark sind größer, fließen zu cystischen Aufhellungen zusammen, die auch in die Rindenzone übergreifen (zuweilen an Ostitis fibrosa erinnernd).

In anderen Fällen wird bei der Schafttuberkulose Sequesterbildung beobachtet. Nur bleibt der tuberkulös ostale Sequester meist klein. Größere (REICHEL 6 cm) oder gar Totalnekrosen, wie bei der Osteomyelitis, sind äußerst selten (SCHEINPFLUG). Auch aus den verkästen Granulationsmassen können sich nach Kalkaufnahme Verdichtungen bilden (käsige Sequester von Hasel- bis Walnußgröße im spongiösen Teil). Im allgemeinen tritt aber die Schafttuberkulose herdförmig auf. Eine reaktive Verdichtung in der Übergangszone (produktive Form, Abb. 118) wird selten vermißt. Besonders aber bleibt fast nie die Verbreiterung des Knochens infolge periostaler Wucherungen aus, deren Stärke von der Lage und Nähe des Herdes zur Rindenzone abhängt. Vor allem neigen die dünneren Röhrenknochen wie Fibula, Ulna, Radius im Kindesalter (Höhepunkt 2.—6. Lebensjahr) zu ausgesprochener Spindelbildung (Abb. 86), so daß der unbefangene Beobachter nach dem Bilde nie eine Tuberkulose vermuten, sondern vielmehr an eine Fraktur, eine Osteomyelitis und an einen Tumor denken würde.

Rein *periostale* oder *corticale Herde* verursachen zunächst eine umschriebene Aufhellung mit periostaler Verdichtung (Abb. 119a und 119b). Die Atrophie ist wie bei allen Formen der Schafttuberkulose, so auch bei dieser sowohl lokal als diffus sehr selten.

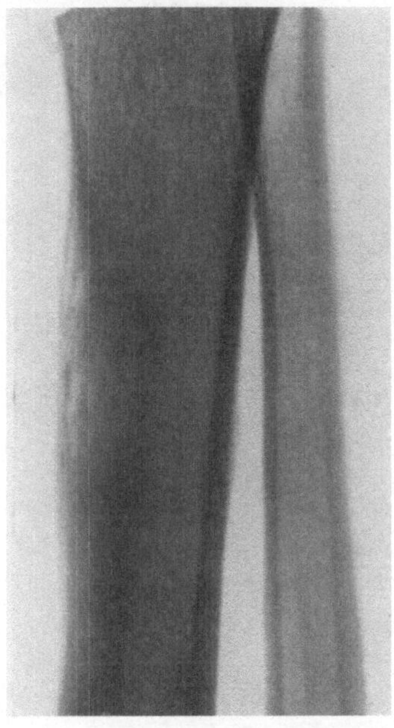

a

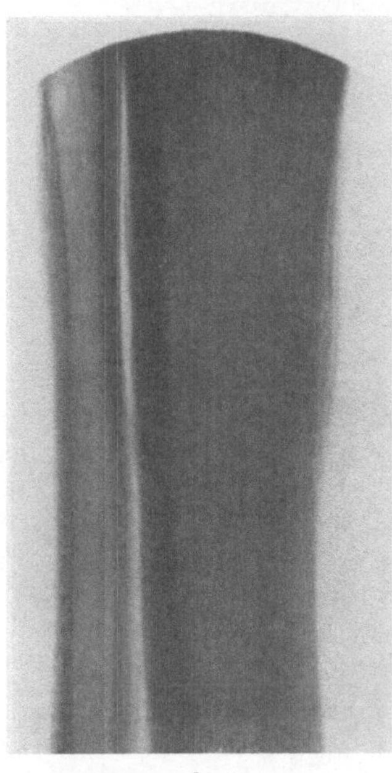

b

Abb. 119a und b. Schafttuberkulose, periostale Form, den gleichen Fall wie Abb. 118 betreffend, nur $1^3/_4$ Jahre früher. Abb. 119a von vorn läßt nur die geschichtete Periostitis erkennen. Abb. 119b im Seitenbild bringt den Herd an der vorderen Tibiakante zur Darstellung. Die unscharfe Begrenzung, das Kalkfleckige und die Lokalisation erinnern sehr an Lues (vgl. Abb. 129).

Eine Sonderstellung nimmt die Spondylitis tuberculosa ein, deren klinischer Nachweis gerade im Anfang große Schwierigkeiten bereiten kann. Auch röntgenologisch ist die Wirbelsäule wegen ihrer versteckten Lage, ihrer zahlreichen übereinander projizierten Vorsprünge ein außerordentlich ungünstiges Objekt. Die letzten Jahre haben aber vor allem mit der Seitenaufnahme und mit der Benutzung von Vorderblenden (Bucky-Blende) derart große Fortschritte gebracht, daß heute in der großen Mehrzahl der Fälle ein klinisch geäußerter Verdacht schon dann röntgenologisch bestätigt wird, wenn es sich um Herde handelt, die Bohnenbis Walnußgröße erreicht haben.

Die Symptome der *Atrophie* sind bei der versteckten Lage der Wirbelsäule weniger sichtbar. Das Charakteristische aber der Tuberkulose, die *unscharfe Umgrenzung*, die weitgehende Einschmelzung spongiösen Knochens kommt im Seitenbilde so überzeugend zum Ausdruck (Abb. 120), daß wir im Bilde den sichersten Prüfstein für die wirkliche Heilung der Wirbelsäulentuberkulose besitzen. Während nämlich die einzelnen Wirbelkörper im floriden Stadium bei sonst gut ausgeprägter Bildschärfe verwaschen und zum Teil ausgefranst begrenzt sind, tritt in der Ausheilung trotz weitgehenden Wirbelkörperschwundes der noch stehende Rest wieder mit scharfen Rändern hervor, teils nach Verschmelzung benachbarter, teils unter Erhaltung noch stehender Zwischenwirbelscheiben (Abb. 121).

Auch wird im Seitenbild die Beurteilung operativ gesetzter Knochenstützen überzeugend dargelegt (Einpflanzung eines Tibiaspanes nach Albee in die Wirbeldornfortsätze). Alle die sekundären Veränderungen, die an einem derartig

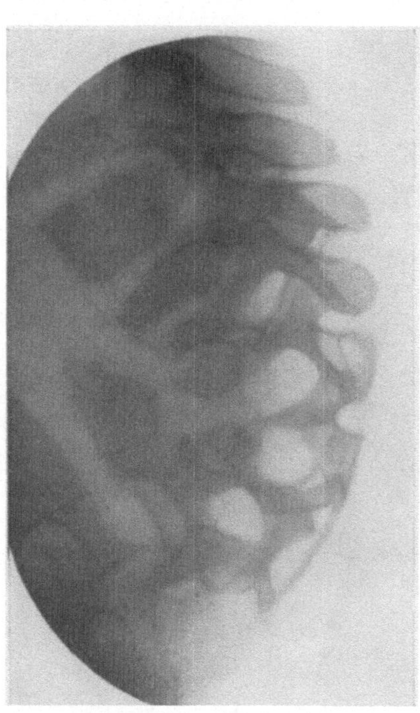

Abb. 120.

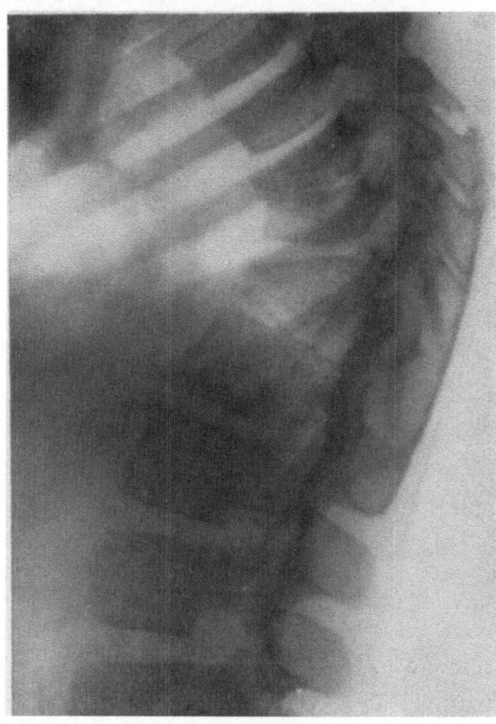

Abb. 121.

Abb. 120. Spondylitis tuberculosa im Seitenbild bei einem 11jährigen. Am Übergang der Brust- zur Lendenwirbelsäule hochgradige Zerstörung und vollkommener Schwund von fünf Wirbelkörpern. Von den ersten drei bestehen nur noch Reste, der vierte fehlt ganz. Die unteren drei Dornfortsätze sind durch eine Knochenspange nach Transplantation eines Spanes verbunden. An den oberen fehlt dieser knöcherne Halt.

Abb. 121. Spondylitis tuberculosa im Bereich der unteren Brustwirbelsäule bei einem 9 jährigen (Seitenbild). Der Prozeß erstreckt sich über fünf Wirbelkörper. I und II sind scharf begrenzt, nur durch einen schmalen Zwischenraum vom Rest der Zwischenwirbelscheibe im hinteren Gebiet geteilt. Zwischen III und IV läßt sich keine Grenze mehr ziehen. Beginnende Verschmelzung im Block. Die Konturen sind absolut scharf. Der nächstfolgende Wirbel ist nur an der Oberfläche leicht deformiert. Die dazugehörigen Dornfortsätze sind durch eine breite Knochenspange (Tibiaspan) vereinigt. An der oberen Grenze dieses Spanes fehlt die zu fordernde knöcherne Verbindungsbrücke zum gesunden Wirbel.

eingepflanzten Span auftreten, wie knöcherne Verschmelzung mit den Dornfortsätzen, sekundäre Frakturen, Spalten und Verbiegungen lassen sich klar erkennen (Abb. 122).

Große Schwierigkeiten kann trotz längeren Bestehens der Spondylitis tbc. die Erkennung der *oberflächlichen Form* bereiten, die sich dadurch von der gewöhnlichen unterscheidet, daß der Prozeß an der Vorderfläche der Wirbelkörper entlang kriecht und hier ausgedehnte kariöse Veränderungen setzt (Abb. 124a u. b).

Gegenüber dem Seitenbilde tritt die übliche Aufnahme von vorn an Bedeutung zurück. Infolge der Kyphose (Gibbus) werden bei ventrodorsalem Strahlengang so viele Einzelheiten verdeckt, daß man außer einer klumpigen, intensiv beschatteten Verdichtung nichts erkennt; höchstens weisen die *Rippen* oder Querfortsätze wie *radiär* gestellte Finger auf den Herd hin. Schließlich kann auch ein begleitender *Senkungsabszeß* deutlicher Ausdruck für eine Tuberkulose sein, ohne daß mit dem Nachweis eines solchen die sichere Lokalisation des Herdes möglich wäre (Abb. 123).

Die als *Kriterium der Ausheilung* geforderte Verschmelzung des Knochens im Block tritt bei der Spondylitis tbc. ganz besonders überzeugend hervor (Abb. 126). Die eine Zeitlang geltende Anschauung, daß die Wirbeltuberkulose selten oder nie mit *Spangen* zwischen den einzelnen Wirbelkörpern ausheilt, besteht heute nicht mehr zu Recht. Man rechnet etwa in 20 vH der Fälle mit derartigen Spangen. Die häufigste Deformierung ist jedoch die Kyphose; auch skoliotische Abbiegungen der Wirbelsäule kommen vor (Abb. 125).

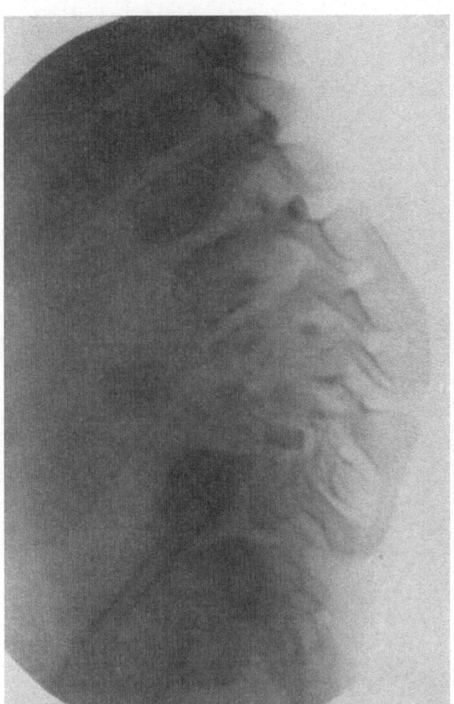

Abb. 122.

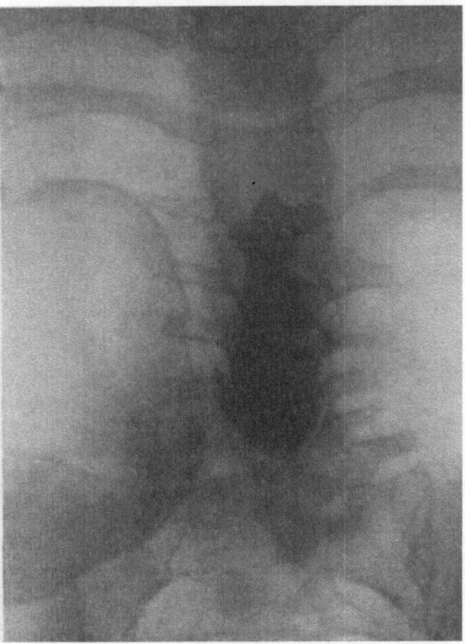

Abb. 123.

Abb. 122. Spondylitis tuberculosa der gesamten Lendenwirbelsäule (Seitenbild). Von den Wirbelkörpern stehen nur noch wenige Reste. Der ganze Prozeß ist floride und unabgegrenzt. Die beginnende Ausheilung macht sich in dichten Verkalkungsherden bemerkbar. Der das Krankheitsgebiet überbrückende Span im Bereich der Dornfortsätze (Albee-Span) zeigt in der Mitte eine 3 mm breite Knochenlücke. Der nach vorn erkennbare schwache Schatten, der den größten Teil des vorderen oberen Bildes einnimmt, wird als Senkungsabszeß (im Seitenbild!) gedeutet. Im unteren Bereich werden Beckenkamm und das im Profil getroffene Kreuzbein sichtbar.

Abb. 123. Spondylitis tuberculosa der Lendenwirbelsäule bei einem 9jährigen. Der gleiche Fall wie Abb. 122. In der Ansicht von vorn diffuse Verdichtung, auf die die Querfortsätze radiär hinweisen. Links große, krümelige Beschattung, die auf Verkalkungen in einem Senkungsabszeß schließen lassen.

Die Tuberkulose der *glatten* Knochen, vor allem des Schädels, ist primär sehr selten, sie breitet sich zuweilen sekundär über die Umgebung aus und geht dann mit erheblichen Substanzverlusten (Defekten) einher.

Eine eigenartige Form ist noch von Jüngling beobachtet (Ostitis tuberculosa multiplex cystica). An Hand- und Fußknochen treten multipel scharf umgrenzte, nadel- bis linsengroße Herde auf, in deren Übergangszone schmale arthritische

Säume vorhanden sind, und die den Knochen ein fleckig-cystisches Aussehen geben. Schon das morphologisch-röntgenologische Verhalten deutet auf eine durchaus gutartige Form der Tuberkulose hin. Ähnliche Beobachtungen sind von Dermatologen beim sogenannten Lupus pernio gemacht (außerdem siehe BURCKHARDT, FLEISCHNER, FRAENKEL, SAUER).

Zusammenfassend läßt sich der Wert des Röntgenbildes für die Tuberkulose wie folgt wiedergeben:

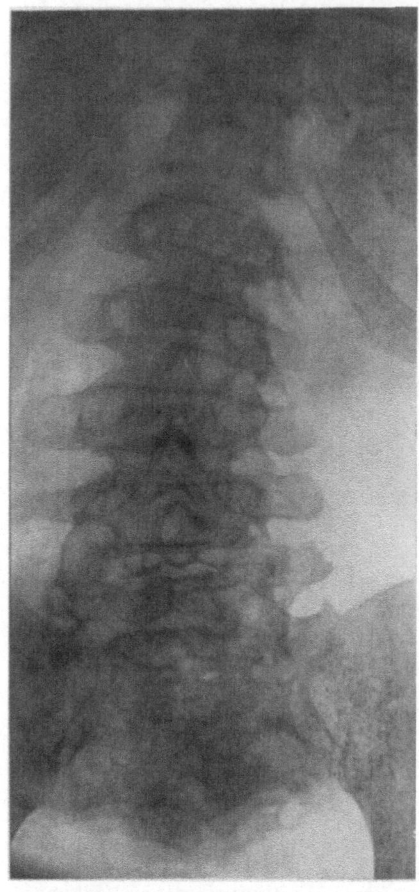

a

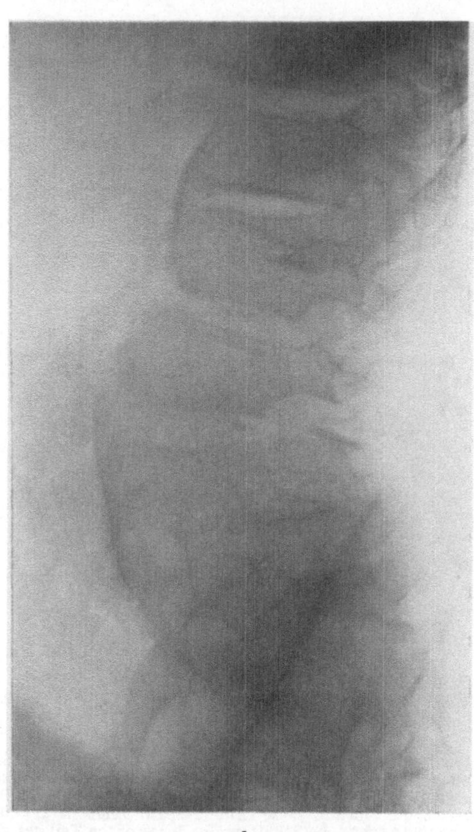

b

Abb. 124 a und b. Spondylitis superficialis der Lendenwirbelsäule bei einem 16jährigen, 8 Jahre nach Beginn. a) Ansicht von vorn mit hochgradiger Atrophie der gesamten Wirbelsäule und deutlicher Verschmälerung sämtlicher Wirbelkörper ohne erkennbare oder lokalisierte Zerstörung eines derselben. b) Seitenansicht, die nur im oberen Gebiet die Zwischenwirbelscheibe sichtbar macht. Florider Herd im mittleren Teil, an der unscharfen und defekten vorderen Begrenzung der Körper erkennbar. Unten Becken und Kreuzbein im Profil.

1. Charakteristische Veränderungen, die nur für die Tuberkulose zu verwerten sind, fehlen. Sehr wichtig ist der exakte Nachweis der Atrophie, besonders ihr zeitliches Auftreten in Hinblick auf den Beginn des Leidens.

2. Auf der *Höhe der Krankheit* besteht eine Vielheit von Symptomen (hochgradige Atrophie, spongiöser Sequester bei der granulierenden, herdförmige Aufhellung bei der käsigen Form), kurz, es tritt der Zerstörungsprozeß derart in den Vordergrund, daß bis auf die angeführten Einschränkungen, die fast ausnahmslos dem Kindesalter angehören (Spina ventosa, Schafttuberkulose), die Diagnose mit größter Wahrscheinlichkeit gestellt werden kann.

3. Bei Ausheilungsstadien helfen weniger die bildlichen Hinweise an sich, als vielmehr ihre Gegenüberstellung zu klinischen Daten, Dauer, Alter, Beschwerden und Verlauf auf den richtigen Weg. Um so mehr tritt der Wert des Bildes für die Gesamtbeurteilung jedes Einzelfalles hervor. Es gibt die am Lebenden bequemste und zuverlässigste Auskunft über Form und Ausdehnung des Prozesses, seine Lage (Gelenknähe usw.), operative Erreichbarkeit, das Stadium der Ausheilung und vor allem über die vollendete Ausheilung. In der ganzen Tuberkulosetherapie ist gerade dieser Punkt oft nur auf Grund jahrelanger Erfahrung zu entscheiden. Klinische Symptome können seit Jahr und Tag vollkommen fehlen, und doch schlummert in der Tiefe noch ein schwielig oder knöchern eingeschlossener Herd, der bei der nächsten Gelegenheit wieder aufflackert. Im Röntgenbilde ist diese Gefahr an Hand der Aufhellung, der verwaschenen Struktur oder der noch ausgeprägten Atrophie deutlich erkennbar. Und erst dann darf man von einer einwandfreien Ausheilung sprechen, wenn der Herd durch normale Struktur ersetzt, zum mindesten aber durch eine gleichmäßige Knochennarbe ausgefüllt ist. An der Wirbelsäule spricht man auch von einer Ausheilung im Block (Abb. 126). Wir müssen demnach daran festhalten, daß der Zeitpunkt, wo die Tuberkulose als geheilt angesehen wird, nicht nur im Röntgenbilde kontrolliert, sondern auch nur durch das Bild festgelegt werden kann.

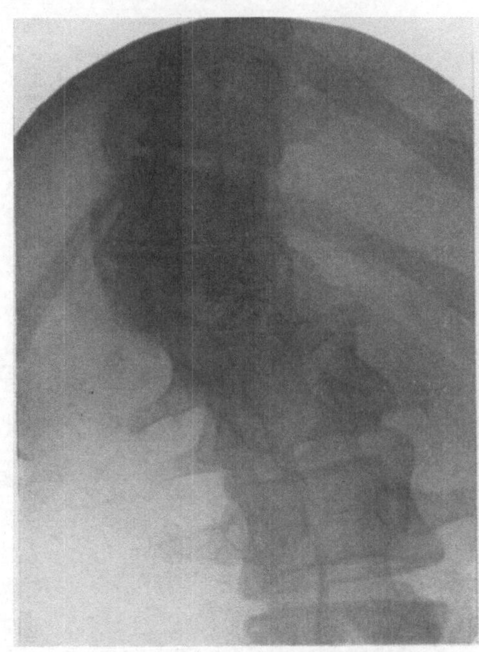

Abb. 125. Spondylitis tuberculosa am XII. Brust-, I. und II. Lendenwirbel in der Ansicht von vorn mit deutlichen Spangen und skoliotischer Einstellung der Wirbelsäule.

Differentialdiagnose: Im Beginn des Leidens fällt die Röntgenuntersuchung oft negativ aus. Das verführt Anfänger in ihrem Bestreben, das Röntgenbild mit den klinischen Erscheinungen in Einklang zu bringen, dazu, ganz normale Verhältnisse als pathologisch auszulegen. So wird die Diagnose Atrophie außerordentlich oft mißbraucht, indem normal gezeichnete Spongiosagebiete (Trochanter, Tuberculum, Gelenkkondylen) infolge zu harter oder zu intensiv belichteter Aufnahmen als Aufhellung imponieren und dementsprechend als Herd gedeutet werden. Ähnlich geht es mit der Periostitis am Spatium interosseum der Tibia und Ulna (siehe vorgetäuschte Periostitis).

Die meisten Schwierigkeiten macht wohl die Abgrenzung gegenüber der Osteomyelitis. So grundverschieden die ausgeprägten Bilder beider Leiden sind, so ähnlich können sie in bestimmten Phasen sein (Abb. 69 u. 71). Das gilt für beide, sowohl für die lokal begrenzte, chronische Form als auch für die subakute Osteomyelitis vor der Sequestrierung und Periostitis. Zu beachten ist: Der Sitz der Veränderung in der Epi- und Metaphyse spricht mehr für Tuberkulose, ebenso wie ihre Abgrenzung (Atrophie) und die Art und Größe der Sequester (kleine Spongiosasequester-Keilform). Dagegen sprechen für Osteomyelitis Veränderungen in der Übergangszone im Sinne der Ostitis, Periostitis, die aber auch bei der Tuberkulose im Kindesalter beobachtet werden (Abb. 86).

Auch die Lues sieht in gewissen Phasen der Entwicklung ähnlich aus (Gumma ohne reaktive Ostitis, Periostitis, Abb. 129 u. 134). Bei Säuglingen kann der Spina ventosa die Dactylitis luetica auf ein Haar gleichen. Besonders wird die Diagnose auch klinisch schwierig, wenn die Dactylitis, wie oft, das einzige Luessymptom ist. Genaue Anamnese und Blutuntersuchung führen alsdann auf den rechten Weg.

Entfernte Ähnlichkeit besteht bei der cystisch abgegrenzten, zentral gelegenen Form der Tuberkulose mit zentral wachsenden *Tumoren* und *Ostitis fibrosa* (s. d.). Abgrenzung, Innenstruktur und Übergangszone sind aber doch grundverschieden. Und schließlich haben auch noch andere cystische Gebilde (s. Cysten) gewisse Anklänge an Teilerscheinungen der Tuberkulose.

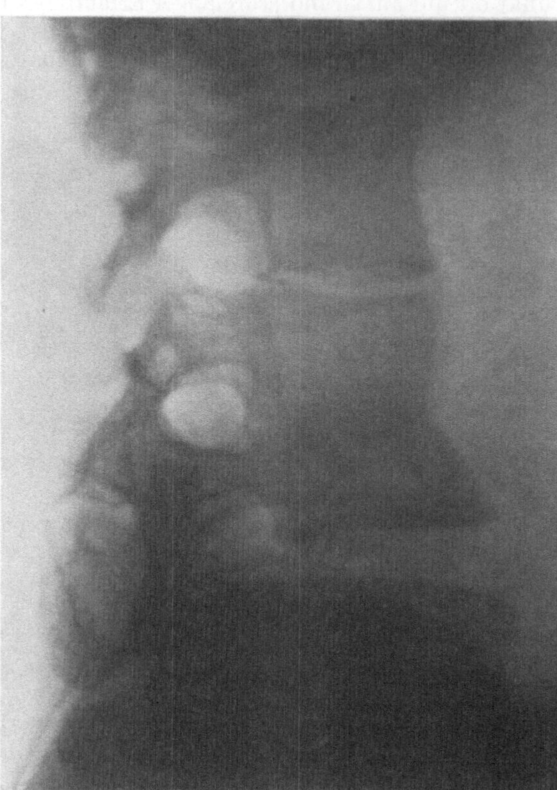

Abb. 126. Ausgeheilte Spondylitis tuberculosa bei einer 17jährigen am III. und IV. Lendenwirbel in Seitendarstellung. Beginn des Leidens vor 9 Jahren. Zu beachten ist die Ausheilung im Block, die vollkommen knöchern-homogene Vereinigung des III. und IV. Lendenwirbels, deren frühere Trennung sich nur im Knick an der vorderen Grenze bemerkbar macht.

Siehe weitere Abbildungen: BURCKHARDT: Fortschr. a. d. Geb. d. Röntgenstr. Bd. 30, 1922/23, Taf. 28, Abb. 2—3: Ungewöhnliche Form kindlicher multipler Metaphysentuberkulose (Schulter). — CAAN: Bruns' Beitr. z. klin. Chirurg. Bd. 128, S. 710, 1923, Abb. 1: Primäre Schafttuberkulose des Radius. — DOHAN: Fortschr. a. d. Geb. d. Röntgenstr. Bd. 17, 1911, Taf. XX, Abb. 5: Käsiger Sequester nach Tuberkulose. — FLEISCHNER: Ebenda Bd. 32, 1924, Taf. VII—VIII: Ostitis tuberculosa multiplex cystica bei Lupus pernio. — FRÄNKEL: Ebenda Bd. 31, 1923/24, Taf. XVII—XVIII: Spina ventosa. — Ders.: Ebenda Bd. 30, 1922/23, Taf. XIV: Spondylitis acuta infectiosa. — GOTTSCHALK: Ebenda Bd. 10, 1906/07, Taf. XIX, Abb. 3: Tuberkulose des Talus und Naviculare. — ISELIN: Bruns' Beitr. z. klin. Chirurg. Bd. 102, S. 723 bis 726, 1916, Abb. 2—9: Versilberte tuberkulöse Sequester im Röntgenbild. — JÜNGLING: Fortschr. a. d. Geb. d. Röntgenstr. Bd. 27, 1919/21, Taf. XXIV: Ostitis tuberculosa multiplex cystica oder Lupus pernio. — KISCH: Diagnostik und Therapie der Gelenk- und Knochentuberkulose, Vogel, Leipzig, 1925, S. 225, Abb. 252: Zahlreiche aktive Herde in der Diaphyse und Metaphyse des Radius; S. 264, Abb. 310: Großer Herd mit Sequesterbildung, Rippentuberkulose. — KÖHLER: Knochenerkrankungen im Röntgenbild, Wiesbaden, 1901, Taf. V—VIII, X u. Abb. 7: Tuberkulose. K. unterscheidet drei Typen: 1. Die Bilder zeigen nur diffuse Knochenatrophie, 2. an einzelnen Partien außer dieser Atrophie Fleckung, Tüpfelung, 3. Fehlen jeder Atrophie. Circumscripte, lichtdurchlässige Teile mit zackigem, buchtigem Rande. — LOEFFLER: Zeitschr. f. orthop. Chirurg. Bd. 40, S. 51—53, 1921, Abb. 9—11: Spondylitis mit spindelförmigem Abszeß im Brustraum. — OBERST: Verhandl. d. Röntgenges. 1912, Bd. 8, 24 skizzenhafte Abbildungen: Tuberkulose der Extremitätenknochen. — TIETZE: Ergebn. d. Chirurg. u. Orthop. Bd. 2, 1911, Taf. III, Abb. 11: Diaphysentuberkulose. — RAUENBUSCH: Fortschr. a. d. Geb. d. Röntgenstr. Bd. 17, 1908, Taf. III, Abb. 2: Spondylitis tuberculosa im Röntgenbild. Große Halsrippe beiderseits; Taf. V, Abb. 1—2: Spina dorsalis mit Abszeß und in Ausheilung; Taf. VIII, Abb. 1: Spina dorsolumbalis von der Seite; Taf. X, Abb. 1—2: Spina lumbalis sanata. — VOGELMANN: Ebenda Bd. 13, 1908/09, Taf. XI: Spongiöse Tuberkulose des Calcaneus, des distalen Tibiaendes, der Patella und der Lendenwirbelsäule.

b) Knochenlues.

1. Angeborene Lues.

Klinisches: Die Syphilis des Säuglings kann außerordentlich wenig Symptome machen. Schmerzhafte Verdickung der Gelenkenden (Femur) geht mit Leber- und Milzschwellung, Haut- und Schleimhautaffektionen einher. Ferner sind an den Fingerphalangen und seltener an den Fußknochen winddornartige Auftreibungen beschrieben (Dactylitis, Phalangitis syphilitica HOCHSINGER). Bei älteren Kindern treten abnorme Auftreibung, Brüchigkeit, Verbiegung durch abnormes Längenwachstum des Knochens (Säbelscheidentibia) und Gelenkkontrakturen hervor.

Bekannt ist das Zurückbleiben des ganzen Körperwachstums und der geistigen Fähigkeiten, ferner die HUTCHINSONsche Trias (Otitis media, Keratitis parenchymatosa, Zahnverbildungen). Dabei ist es nicht notwendig, daß kontinuierliche Erscheinungen seit dem Säuglingsalter vorhanden sind; die angeborene Lues kann selbst nach jahrelanger Latenz wieder hervortreten. Von kongenitaler Lues wird in diesem Sinne noch gesprochen während der Pubertät, sogar bis zum 28. Jahre und darüber hinaus.

Wichtig ist die Lokalisation des Leidens, die in den ersten beiden Lebensjahren an den Wachstumszonen (Osteochondritis syphilitica) erfolgt und in ganz schweren Fällen mit allgemeiner Knochenverbiegung einhergeht. Später Lieblingssitz: Schädel, Gesichtsknochen, Extremitäten, hier vor allem Tibia. Ferner gilt als Regel für die hereditäre Lues die diffuse Knochenerkrankung und ihr symmetrischer Sitz. Beides findet sich allerdings auch bei der erworbenen Lues, so daß aus dem Befunde allein im späteren Alter eine Unterscheidung nicht zu treffen ist.

Pathologische Anatomie: a) Osteochondritis syphilitica an den Wachstumszonen, besonders der langen Röhrenknochen (Oberarm, Unterarm, Unterschenkel, Oberschenkel und Rippen) bei $^2/_3$ aller Kongenital-Luetischen. Der Prozeß ist nicht überall gleich entwickelt und spielt sich folgendermaßen ab: Bei gleichbleibendem Knochenabbau ist der Aufbau stark gehemmt. Die normale Knorpeleinschmelzung bleibt aus. Gleichzeitig wird mehr Kalk in den Zellen der Knorpelwucherungszone und in der Grundsubstanz abgelagert. Der Knochen wird an dieser Stelle porös, brüchig. In schweren Fällen schiebt sich zwischen Verkalkungszone und Knochen ein zu fettigem Zerfall neigender, erweichender Granulationsherd, der nicht selten eine Epiphysenlösung bedingt (Pseudoparalyse von PARROT, vorwiegend am oberen Humerus und unteren Radiusende). Neben der Osteochondritis wird die Periostitis ossificans in Form der Sargbildung, Einschachtelung des Diaphysenschaftes (wie bei der Osteomyelitis) beobachtet.

b) Dactylitis, Phalangitis. Hierbei handelt es sich um Vorgänge am Periost und Mark, die man als Osteomyelitis ansprechen könnte. Es kommt zur Flaschen- und Winddornform der Finger- und der Fußknochen, vorwiegend durch Infiltration des Periostes, meist multipel, selten als einziges Luessymptom im Alter von 1—6 Jahren beobachtet.

c) Die Erscheinungen der Erbsyphilis in späteren Jahren, nach dem 4. als Syphilis tarda bezeichnet, sind auch pathologisch-anatomisch die gleichen wie bei der erworbenen Lues (Näheres siehe dort).

Röntgenbild: a) Osteochondritis: Man findet an der Verkalkungszone mehr Kalk als normal, außerdem entsendet diese Zone kalkhaltige Fortsätze in den schon gebildeten markraumhaltigen, aber oft in etwa gleicher Breite atrophisch erscheinenden Knochen und in den unverkalkten Knorpel und sieht infolgedessen wie ausgefranst aus (Abb. 127—128). Dieser Querschatten mit seinen weichen, teils unscharfen Rändern kann strichförmig schmal oder bandartig breit ($^1/_2$ cm) sein. In ganz schweren Fällen fehlt er. Gummöse Veränderungen in ihm oder in seiner Nähe setzen Defekte und starke Unregelmäßigkeit. Schließlich erfolgt von dem gewellten und immer unregelmäßiger werdenden Kalkbande aus eine vollständige Substitution des Knochens, eventuell Epiphysenlösung (s. auch Abb. 225).

Gar oft sind diese zerstörenden Prozesse von einer periostalen Auflagerung (geschichtet und gelenkwärts breiter werdend) begleitet (Periostitis callosa).

Auch am Schaft finden sich Verbreiterungen in Form der geschichteten spindelförmigen Periostitis, teils als Sargbildung infolge von Nekrose großer Schaftteile (Periostitis secundaria reparatoria), teils als lokale Reaktion auf gummöse Veränderungen, die vorwiegend der Lues tarda angehören (nach dem 3.—4. Lebensjahr).

Die Heilung kann auffallend rasch in wenigen Wochen erfolgen. Das charakteristische Kalkband grenzt sich schärfer ab, verschwindet streckenweise und macht einer feinmaschigen Spongiosa Platz. Gleichzeitig wird auch die oft aber zu Unrecht als typisch beschriebene, parallel verlaufende Aufhellung dunkler, bis sie im Metaphysenschatten verschwindet.

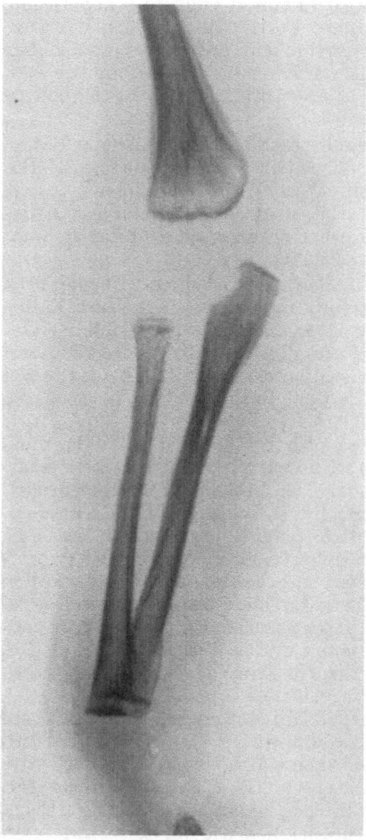

Praktisch wichtig wird die Röntgenuntersuchung dadurch, daß es auch bei macerierten, totgeborenen Kindern beim Fehlen sonstiger Zeichen von Syphilis allein durch die Röntgenuntersuchung möglich ist, die Osteochondritis als sicheres Zeichen der kongenitalen Lues nachzuweisen. Alle beschriebenen Veränderungen können am gleichen Individuum vereint sein. Nach den Feststellungen von Holzknecht und Kienböck sind derartige Veränderungen vom 7. Lunarmonat an deutlich erkennbar, und zwar um so deutlicher, je näher der Knochen dem Zeitpunkt der Reife ist. Im 4. Lunarmonat sind an den Verkalkungs- und Verknöcherungszonen keine ausreichenden Unterschiede gegenüber dem Normalen mehr vorhanden.

Abb. 127. Osteochondritis syphilitica bei einem 5 Wochen alten Säugling. Es findet sich an den Epiphysengrenzen ein eigenartiges Band von strukturloser Beschaffenheit, dem schaftwärts eine breitere, ebenfalls strukturlose Aufhellung vorgelagert ist. Diese Zone charakterisiert sich durch fast vollkommenen Mangel an Knochenbälkchen. An der Metaphyse des Oberarms deutliche periostale Auflagerung, die auch in Spuren an der Ulna nachweisbar ist.

b) Dactylitis: Die Auftreibung von innen heraus, die periostale Auflagerung, in Verein mit dem Schwund der Corticalis, der unregelmäßigen Struktur und dem verschwommenen Spongiosabild haben eine außerordentlich große Ähnlichkeit mit der Tuberkulose. Nach den pathologisch-anatomischen Veränderungen ist dies auch nicht anders zu erwarten. Als Begleiterscheinung anderer Symptome, mit ihrem typischen Sitz und ihrer charakteristischen Formveränderung ist die Dactylitis jedoch ein wichtiges diagnostisches Merkmal zur Erkennung der kongenitalen Lues überhaupt. Wichtig ist ferner ihr multiples Auftreten bei Syphilis sowie ihre vorherrschende Lokalisation an der Grundphalanx im Alter von 1—6 Jahren.

c) Syphilis tarda. Wie bei der erworbenen Lues zeigt die Erbsyphilis in ihrer gummösen Form alle Erscheinungen von einer einfachen Periostitis bis zur ausgesprochenen gummösen Osteomyelitis, nur daß die Veränderungen meistens über das ganze Knochensystem verteilt sind. Treten diese zum Bilde der Osteochondritis oder spielen sie sich gar in der Nähe der Verkalkungszonen ab, so kann das Bild sehr kompliziert werden. Im Vordergrund steht aber wie bei der Lues überhaupt der Kalkreichtum, die Verdichtung neben normal strukturiertem Knochen bei vollkommenem Mangel von Atrophie (Abb. 132 u. 133). Folgezustände: entweder restlose Ausheilung oder Hyperostosen mit Contracturen und Verbiegungen.

Differentialdiagnostisch kommt vor allem die Rachitis in Frage. Im floriden Stadium der Rachitis kann es kaum Schwierigkeiten geben. Hier ist außer der Ausfransung der Schaftenden das Fehlen jeder röntgenologisch erkennbaren Kalkmenge sowie die becherförmige Ausschweifung der Gelenkenden charakteristisch (Abb. 220 u. 225).

Im Stadium der Ausheilung zeigt die Rachitis auch breite Kalkbänder, die in ihrer Lage und Struktur der Lues sehr ähnlich sehen können (Abb. 223 u. 226), besonders wenn einmal die becherförmige Ausschweifung der Gelenkenden fehlt. Geachtet werden muß auf die Aufhellung diaphysenwärts (Zweischichtung bei Lues), dann auf das Band an sich, das bei Lues asymmetrisch, unregelmäßig, teils zerfetzt aussieht, bei Rachitis dagegen feinzackig, fransig und gleichmäßig (Abb. 228).

Hinzu kommt, daß bei der Rachitis die Kalkstreifen etagenweise übereinander geschichtet sind, die distalen breiter als die proximalen (Jahresringe, Abb. 223). Vor allem sichern aber der Mangel an Zeichnung im Schaft sowie das auffallend starke Zurücktreten, zuweilen Verschwinden der Epiphysenkerne die Diagnose Rachitis (Abb. 222). Bei der Lues hingegen sind die Epiphysen durchaus scharf begrenzt und normal entwickelt.

Handelt es sich um Säuglinge in den ersten 4 Monaten, so läßt sich auch ohne Blutuntersuchung schon aus der Tatsache, daß Veränderungen der beschriebenen Art vorhanden sind, die Diagnose Lues stellen, da Tuberkulose und Rachitis in diesem Lebensabschnitt so gut wie unbekannt sind (vgl. auch S. 160, Möller-Barlow).

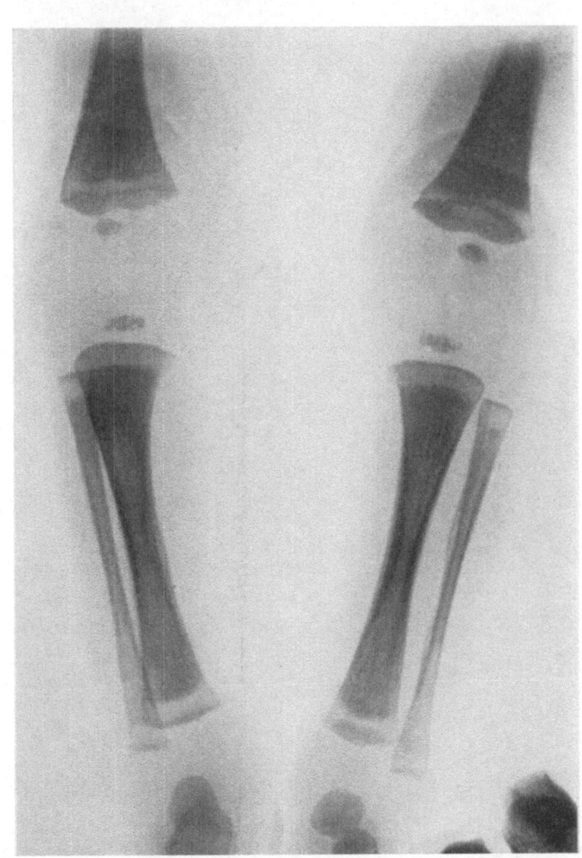

Abb. 128. Lues congenita bei einem 3 Wochen alten Kinde mit breiten, scharf begrenzten Metaphysenaufhellungen und eigentümlicher Epiphysenstruktur. Das periostale Osteophyt am Schaft ist zart angedeutet. Nach Wimberger: Erg. d. inneren Med. Bd. 28, Abb. 42.

2. Erworbene Lues.

Klinisches: Charakteristisch ist das Auftreten schmerzhafter Tumoren, besonders an den Knochen, die subkutan liegen (Schädel, Tibia), im Anfang ohne Mitbeteiligung der Haut. Die Tumoren sind bis apfelgroß, hart, werden später weich und bilden alsdann elastische Buckel, die dem Knochen aufliegen, zuweilen Fistelbildung. In späteren Stadien allgemeine Verdickung des Knochens, die gewaltige Formen annehmen kann, und vermehrtes Längenwachstum (Säbelscheidentibia). Dabei wird der Knochen brüchig. Beschwerden können gering sein. Charakteristisch sind aber die Schmerzen, die anfallsweise des Nachts auftreten. Die Tumoren können in Heilung übergehen, ohne Deformitäten zu hinterlassen.

Pathologische Anatomie: Ausgangspunkt ist am häufigsten das Periost. Für das tertiäre Stadium der Lues charakteristisch ist die Gummenbildung, die sich dadurch auszeichnet, daß es zunächst zu einer *Zerstörung des Knochens* kommt, zur Caries, schließlich bei Durchwucherung des normalen Knochens durch Granulationen auch zur Nekrose. Gleichzeitig — und das ist für die Lues charakteristisch — beginnt eine ausgedehnte Knochenneubildung sowohl von seiten des Periostes als auch der Markhöhle, die zur Sklerosierung und Hyperostose führt. Wichtig erscheint außerdem die Neigung des Gewebes zum käsigen Zerfall.

Der Übergang der Infektion vom Periost zum Mark vollzieht sich nach RINDFLEISCH vorwiegend auf dem Blutwege, es kommt zur Ostitis, schließlich zur Osteomyelitis, die sich durch eine auffallend geringe Eiterbildung auszeichnet.

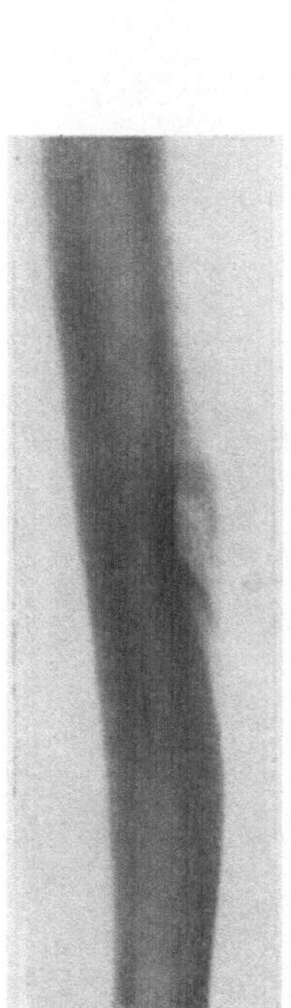

Abb. 129.

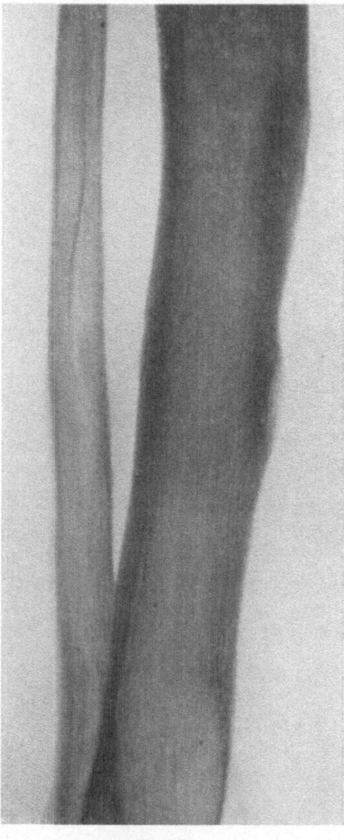

Abb. 130.

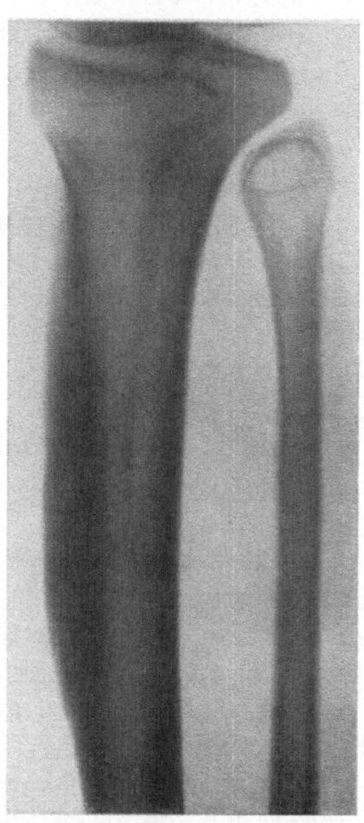

Abb. 131.

Abb. 129. Periostitis gummosa am Humerus bei einer Patientin mit multiplen Gummen, auch im Subcutangewebe des Oberarms. Deutlich sind die Auflockerungen im Rindenzonengebiet, die in die Weichteile hineinragen. Deutlich wird auch die beginnende ostitische Abgrenzung nach der Markhöhle.

Abb. 130. Multiple Periostitis gummosa an der Tibia mit deutlicher Aufhellung der peripheren Rindenzone und starker Verdichtung markhöhlenwärts. Verbreiterung des ganzen Rindengebietes.

Abb. 131. Periostitis gummosa an der Tibia. Die Rindenzone ist um das Doppelte verbreitert, ragt über die normale Grenze hinaus, läßt aber Herde nicht erkennen.

Auch zentrale Gummen kommen vor, die klinisch symptomlos verlaufen können (nach CHIARI unter 27 Fällen neunmal gefunden). Häufigkeitsskala der Lues am Knochensystem in der Reihenfolge: Schädel, Schlüsselbein, Schienbein, dann in weiten Abständen Becken, Wirbelsäule, Finger, Zehen.

Die Wirbel erkranken selten. ZIESCHÉ fand 1911 86 Fälle in der Literatur, unter denen 61mal die Halswirbelsäule erkrankt war. Die Lokalisation an nur einem Wirbel wurde in 41,57 vH der Fälle festgestellt. Die Einschmelzung erfolgt langsamer als bei der Tuberkulose. Eine Kyphose ist möglich, tritt aber sehr spät auf. Es kann auch hier zum Sequester und in seltenen Fällen zum Abszeß kommen.

Röntgenbild: Die periostale Reizung, wie sie durch Gummen im subkutanen Gewebe zustandekommen kann, muß als sekundär aufgefaßt werden und hat nichts Charakteristisches. Es erscheinen feinwellige Auflagerungen, die sich leicht von der Corticalis abheben (Abb. 129).

Die häufigste Form ist die Periostitis gummosa mit einer deutlichen Aufhellung am gummösen Herd selbst (die Corticalis erscheint hier wie ausradiert) (Abb. 130), mit einem außerordentlich dicht beschatteten Abschluß nach der Corticalis und dem Mark und als besonders charakteristisch mit einer außergewöhnlich starken Beteiligung des Periostes (Abb. 131) in Form einer

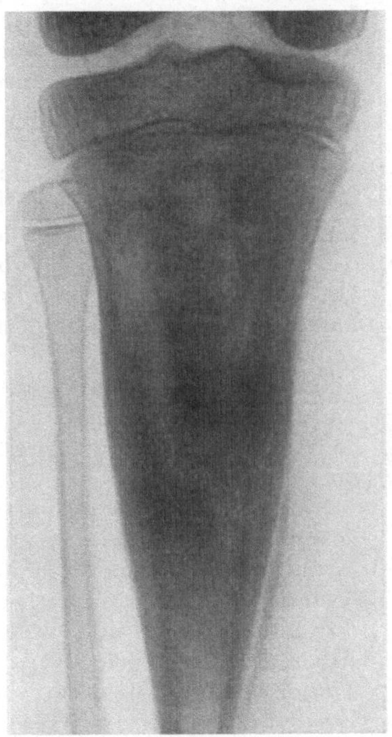

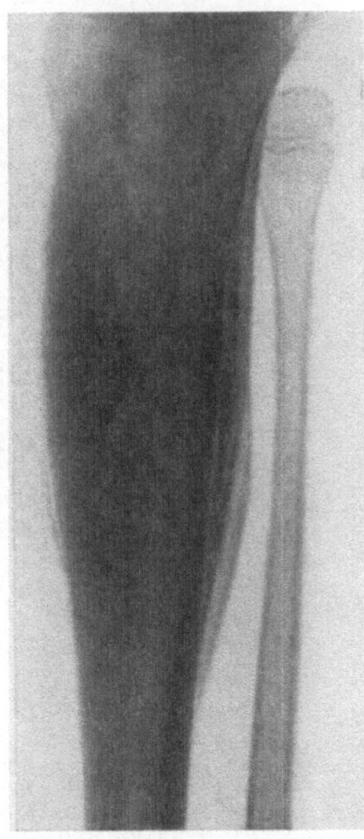

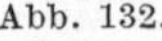

Abb. 132. Abb. 133.

Abb. 132. Kongenitale Osteomyelitis luetica bei einem 11jährigen Mädchen. Ansicht von vorn. Zentrale Aufhellungen im aufgetriebenen Metaphysengebiet, mächtige Verdichtungen mit zwiebelförmig gelagerter Schichtung der Rindenzone. — Abb. 133. Seitenansicht, die die Schichtung noch deutlicher hervortreten läßt.

zirkulären, zwiebelschalenförmigen Schichtung, die sich immer circumscript abhebt.

Die mächtige Sklerosierung ruft einen homogenen, fast strukturlos erscheinenden Knochenschatten hervor. Sie rührt nicht nur vom Periost her. Auch Corticalis und Mark zeigen mächtige reaktive Ostitis neben unregelmäßigen Aufhellungen, neben Rarefizierungen, die zum Bilde der Osteoporose führen.

Die tiefgreifenden Veränderungen der gummösen Osteomyelitis sind verhältnismäßig selten. Sie lassen sich im Bilde nicht immer leicht von der fortgeschrittenen Periostitis mit Sklerose und Osteoporose trennen. Abb. 132—133 vereinigen alle Charakteristika der Periostitis-Osteomyelitis bei einem 11jährigen Mädchen. Auch für diese fortgeschritteneren Stadien oder für die zentralen Gummen ist hervorzuheben das circumscripte Auftreten, die reaktive Entzündung mit der mächtigen Sklerosierung in der Umgebung und der sekundären Mitbeteiligung des Periostes in Form der dickschaligen, fast immer mehrschichtigen Auflagerung unter Auftreibung des ganzen Knochens. Atrophie fehlt.

Die Frage nach dem Ausgangspunkt des Gummas (Periost, Mark) läßt sich aus dem Röntgenbilde nicht immer beantworten, da besonders in ausgeprägten Fällen eine Differenzierung zwischen Corticalis und Mark unmöglich ist.

Schwierigkeiten macht die Erkennung der Osteomyelitis gummosa, vor allem wenn sie in der Metaphyse und Epiphyse sitzt (Abb. 134, vgl. auch Abb. 69 und 114). Das Bild zeigt eine eigentümliche Marmorierung, als ob zahlreiche Herde nebeneinander lägen, wobei jeder Einzelherd wieder an das bekannte Bild der Lues erinnert (zentrale Aufhellung mit ostitischem Wall). Nach Lage, Form und Schattendichte muß aber auch ein solches Röntgenbild der Knochenlues als charakteristisch bezeichnet werden.

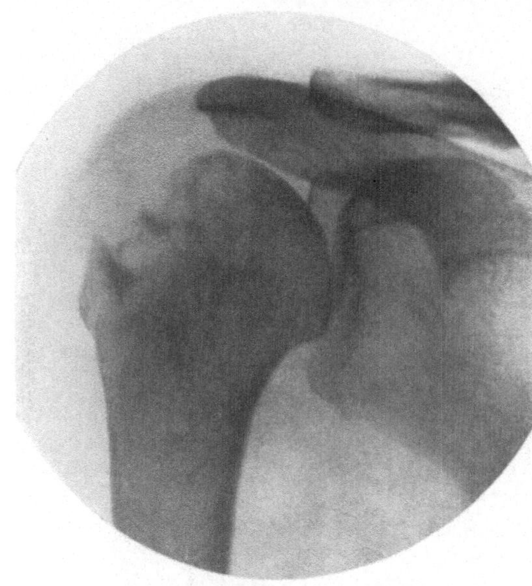

Abb. 134. Lues im Bereich des Tuberculum majus mit unregelmäßigem Defekt bei einem 27jährigen. Multiple, unscharfe Aufhellungen im ganzen Oberarmkopf, die zum Teil von verdichteten Säumen umgrenzt sind. Der erkrankte Bezirk sieht wie marmoriert aus (vgl. Abb. 69 u. 114).

Differentialdiagnostisch kommen in Betracht: Gichtknoten, tuberkulöse Prozesse, periostale und myelogene Tumoren, Osteomyelitis und Ostitis deformans. Zur Unterscheidung ist die genaue Analyse des Röntgenbildes in Hinsicht auf Sequester und Höhlen, Reaktion in der Umgebung und Sitz der Affektion notwendig.

Gut erkennbare Merkmale sind schon für jede der genannten Krankheiten vorhanden. So kennzeichnet sich die Tuberkulose durch ihre fast nie vermißte Atrophie (Vergleichsbild), der Tumor durch sein zerstörendes Wachstum (Abb. 146, 161), die Osteomyelitis durch Sequester, Höhlen und Totenlade (vgl. Abb. 78 mit 132, 133) und die Ostitis deformans durch ihre gleichmäßigen diffusen Veränderungen (siehe Abb. 103—105). Trotzdem kommen Stadien bei der Tuberkulose (Ausheilung), bei der Osteomyelitis im Beginn oder in der sklerosierenden Form und schließlich beim Tumor (ganz zu Anfang) vor, die im Röntgenbild gewisse Ähnlichkeit mit der Lues haben können.

Das Bild hat auch dann seinen Zweck erfüllt, wenn es nur an Syphilis denken läßt. Histologische Untersuchung und Wassermann können dann Unheil verhüten helfen.

Für die Wirbelsäule kommen differentialdiagnostisch außer Tuberkulose und Osteomyelitis die Aktinomykose, Arthritis deformans, Tumormetastasen und KÜMMELLsche Kyphose in Betracht (siehe diese).

Siehe weitere Abbildungen:

FRÄNKEL: Fortschr. a. d. Geb. d. Röntgenstr. Bd. 23, 1915/16, Taf. IX—XII: Osteochondritis syphilitica congenita, Periostitis osificans, Epiphysenlösung. — FRANGENHEIM: Neue Dtsch. Chirurg. Bd. 10, S. 79—80, 1913, Abb. 33—35: Lues congenita. — GOCHT: Handb. d. Röntgenlehre 5. Aufl., S. 358, 1918, Abb. 229—230: Osteochondritis syphilitica; S. 359, Abb. 321: Luetisches Säbelbein. — Haenisch: Fortschr. a. d. Geb. d. Röntgenstr. Bd. 11, 1907, Taf. XXIII, Abb. 3—5: Knochensyphilis. Periostales Gumma des peripheren

Humerusendes. Kongenitale Lues in atypischer Form während mehrerer Stadien. — HAHN-DEYCKE-PASCHA: Ebenda Erg.-Bd. 14, 1907, Taf. I, Abb. 2—3: Periostitis simplex luetica; Taf. I, Abb. 6—7: Periostitis gummosa tibiae; Abb. 8: radii; Abb. 9: ulnae; Taf. II, Abb. 10—12: Periostitis gummosa mit FOURNIERschem Längenwachstum an der Tibia; Taf. III, Nr. 27—30: Dactylitis luetica, Osteomyelitis, Periostitis; Taf. IX, Abb. 72—73: Lues der Halswirbelsäule. — HOCHSINGER: Studien über die hereditäre Syphilis. Deuticke, Wien u. Leipzig 1904, S. 234—253, Abb. 3—14: Phalangitis hereditaria syphilitica (teils Skizzen, teils Röntgenbilder); S. 256—298, Abb. 15—49: Osteochondritis syphilitica. — HOLZKNECHT u. KIENBÖCK: Fortschr. a. d. Geb. d. Röntgenstr. Bd. 4, 1900/01, Taf. XX, Abb. 1—3, Taf. XXI, Abb. 1—5, Taf. XXII, Abb. 2: Osteochondritis syphilitica. — KÖHLER: Ebenda Bd. 10, 1906/07, Taf. VII—VIII: Knochengummen. — Ders.: Knochenerkrankungen im Röntgenbild, Wiesbaden 1901, Taf. XII: Lues am Unterarm. — LÖHE: Virchows Arch. f. pathol. Anat. u. Physiol. Bd. 220, 1915, Taf. VI—VIII: Osteochondritis syphilitica. — PICK: Dtsch. med. Wochenschr. 1919, S. 990, Abb. 1—4: Angeborene Knochensyphilis. — REYHER: Das Röntgenverfahren in der Kinderheilkd. Meußer Berlin 1912, Taf. III—IV, Abb. 22—51: Kong. Syphilis. — STADLER: Fortschr. a. d. Geb. d. Röntgenstr. Bd. 11, 1907, Taf. IX, Abb. 1—2: Lues hereditaria tarda. Verdickung der Tibien mit Verkrümmung; Abb. 4—5: Periostale Knochenneubildung an beiden Vorderarmen. — TIETZE: Ergebn. d. Chirurg. u. Orthop. Bd. 2, 1911, Taf. IV, Abb. 12: Knochenlues. — TSCHERNIAWSKI: Zeitschr. f. orthop. Chirurg. Bd. 16, S. 316 u. 317, 1906, Abb. 3 u. 4: Dactylitis luetica, Osteochondritis syphilitica an Oberschenkel und Oberarm eines 17 jährigen Patienten.

c) Aktinomykose.

Nach KAUFMANN soll die Krankheit fast ausschließlich erst sekundär das Knochensystem durch Infektion von der Umgebung her angreifen und dabei Wirbelsäule, Rippen und Kiefer bevorzugen. Der Zerstörungsprozeß, der ohne wesentliche Eiterung verläuft, vorwiegend unter dem Bilde der Caries, selten der Nekrose und meist mit stark reaktiven Veränderungen einhergeht (Osteoperiostitis, Osteophytenauflagerung), führt selten zur vollkommenen Zerstörung, zum Einbruch des Knochens.

Im Röntgenbild haben die osteoperiostitischen Prozesse nichts für Aktinomykose Charakteristisches. Sie sind differentialdiagnostisch wichtig wegen ihrer Unterscheidung gegenüber Lues, Tuberkulose, Osteomyelitis. Andere menschliche Mykosen wie Sporotrichose, Hämosporose, Blastomykose sind noch wesentlich seltener, sie erzeugen ähnliche Prozesse, wie sie bei der Aktinomykose beschrieben sind.

d) Lepra.

Lepröse Knötchen sind im Knochenmark und im Periost beobachtet worden. Sie zerstören den Knochen cariös. DE LA CAMP beschreibt eine Periostitis bei Lepra, die sich in Form von Verdickungen fast aller Phalangealknochen vornehmlich gürtelartig in der Diaphysengegend kund tut. Auch an den Unterschenkeln fällt eine Verdickung der Tibien, schon durch Palpation nachweisbar, auf. Als Ursache wird das von den Leprabazillen ausgehende infektiöse Agens angesehen. Ähnliche Veränderungen haben wir bei Lues, Tuberkulose, Aktinomykose und Osteomyelitis kennen gelernt.

Siehe Abbildungen zu c und d:

DE LA CAMP: Fortschr. a. d. Geb. d. Röntgenstr. Bd. 4, 1900/01, Taf. IV: Periostitis bei Lepra (an der Tibia sind die Erscheinungen der Knochenlues außerordentlich ähnlich). — DEYCKE-PASCHA: Ebenda Bd. 5, 1905/06, Taf. IV—VI: Lepra nervorum. — Ders.: Ebenda Bd. 10, 1906/07, Taf. XXVII: Lepra tuberosa. — WREDE: Verh. d. d. Ges. f. Chir. 1906, S. 424: Hämatogene Osteomyelitis durch Aktinomykose, Präparat.

VI. Geschwülste.

a) Osteome, Exostosen.

Klinisch finden sich harte, dem Knochen aufsitzende, teils glatte, teils höckrige Tumoren von wechselnder Größe, die bei außerordentlich langsamem Wachstum kaum Beschwerden setzen und sich nur durch Verdrängungserscheinungen, Störungen des Muskel- und Knochenmechanismus bemerkbar machen. Eine typische Exostose sitzt z. B. unter dem Nagel der Großzehe. Auch nach innen können die Osteome der Oberfläche des Knochens aufsitzen (Enostose) und damit Druckgefühl, Nebenhöhleneiterungen (Orbita und pneumatische Höhlen) hervorrufen.

Pathologisch-anatomisch wird die Einteilung nach der Genese vorgenommen:

a) Exostosis cartilaginea, Ausgangspunkt: Epiphysenknorpel. Sie soll verknöcherte Auswüchse dieses Knorpels oder verlagerter Teile darstellen. Als Ursache gilt eine allgemeine Entwicklungsstörung des Knochens, die vorwiegend bei jungen Individuen und dann oft multipel angetroffen wird.

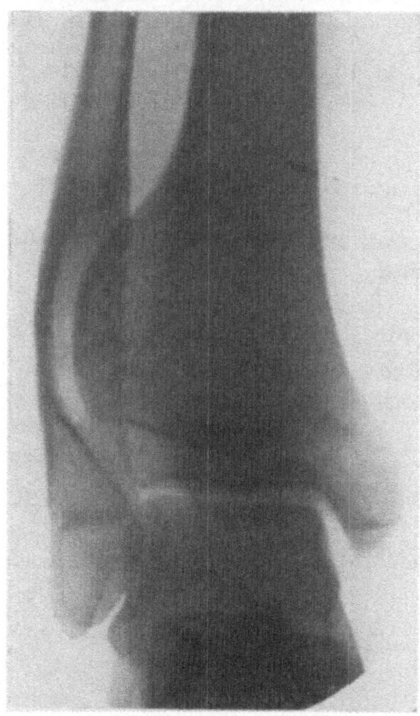

Abb. 135a. Osteom am distalen Tibiaende mit starker Aushöhlung der gegenüberliegenden Fibula.

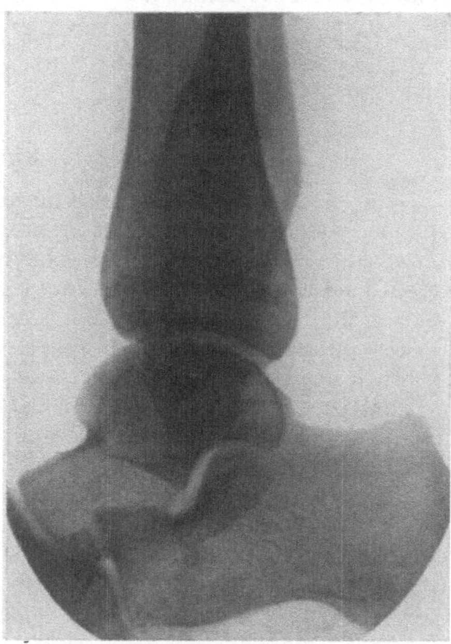

Abb. 135b. Seitenansicht zu 135a. Besonders ist auf die Formveränderung der Fibula zu achten (erhebliche Verbreiterung).

b) Exostosis fibrosa, vom Periost ausgehend, oft auf traumatischen Reiz hin, findet sich als breite schwammartige Neubildung mit guter Strukturzeichnung, als Muskelansatzexostose (Linea aspera femoris, Innenfläche der Oberschenkel, oberes Drittel des Oberarms) und als diskontinuierliches Osteom der Sehnen, Fascien, Bänder und Muskeln.

Histologisch entsprechen die Osteome durchaus den Bestandteilen des Knochens, nur in andersartiger Zusammensetzung. Sehr weite Markräume (E. medullaris), das Vorherrschen der Knochenlamellen ohne Mark und HAVERSsche Kanäle (E. eburnea) und die Mischung zwischen beiden (E. spongiosa) bedingen wesentliche morphologische Unterschiede.

Osteom ist die Bezeichnung für die umgrenzte Knochengewebsgeschwulst schlechthin, Exostose für die sich vom Knochen deutlich abhebende.

Röntgenbild: Im allgemeinen dürfte die Erkennung keine Schwierigkeiten bereiten. Entscheidend ist für das Osteom die Knochenstruktur mit spongiöser, elfenbeindichter oder weitmaschiger Anordnung. Sie sitzt dem Schaft auf und läßt sich deutlich von der Weichteilzone abgrenzen (Abb. 135 a und b). Die gutartige Neubildung verrät sich ferner in der reaktionslosen Übergangszone zum normalen Knochen, höchstens daß sich vereinzelt an den Rändern periostale Auflagerungen finden.

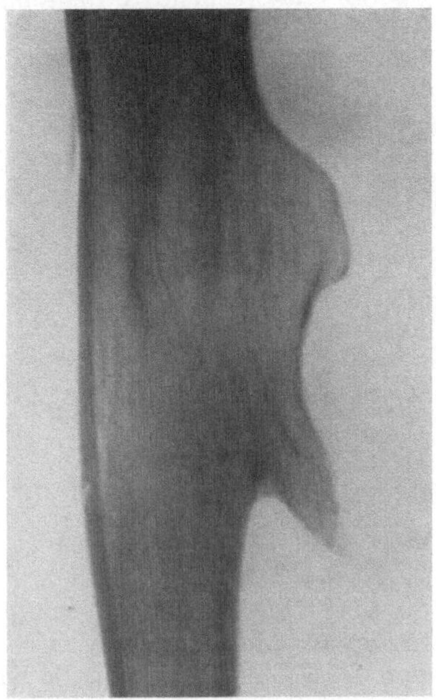

Abb. 136. Exostose am Humerus, teils breitbasig aufsitzend, teils vom Knochen sich scharf abhebend, mit entsprechender Strukturveränderung des Knochens.

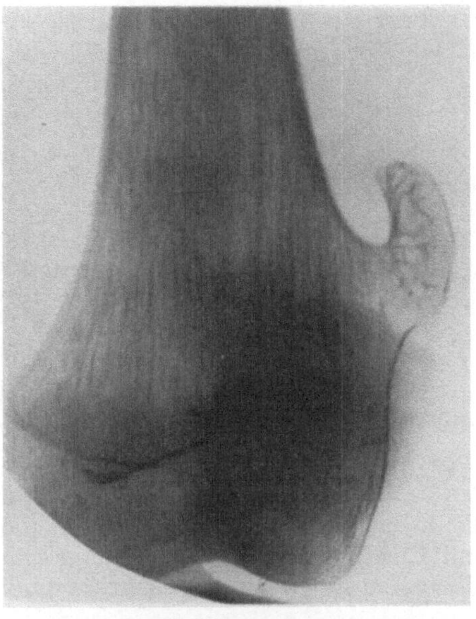

Abb. 137. Isolierte Exostose an der Außenseite des unteren Femurendes mit spongiöser Struktur und proximal gerichteter Spitze.

Nicht so einfach ist die Abgrenzung gegenüber dem Chondrom und Fibrom, sobald sich in diesen Knochenbälkchen entwickelt haben (Osteochondrom, Fibroma ossificans). Die Grundsubstanz verrät sich aber meist doch in der Eigenart der Struktur, in Sitz und Abgrenzung.

Die Exostosen zeigen die verschiedensten Formen. Bald sitzen sie dornähnlich, bald in Form langgestreckter Stalaktiten, bald mit abgerundetem Höcker oder gestielt der Knochenoberfläche auf (Abb. 136 bis 139). Wichtig ist, daß sie sich scharf von den Weichteilzonen abheben. Die Struktur ist die des Knochens, jedoch je nach Größe und Form grob- und weitmaschiger (E. spongiosa eburnea, medullaris).

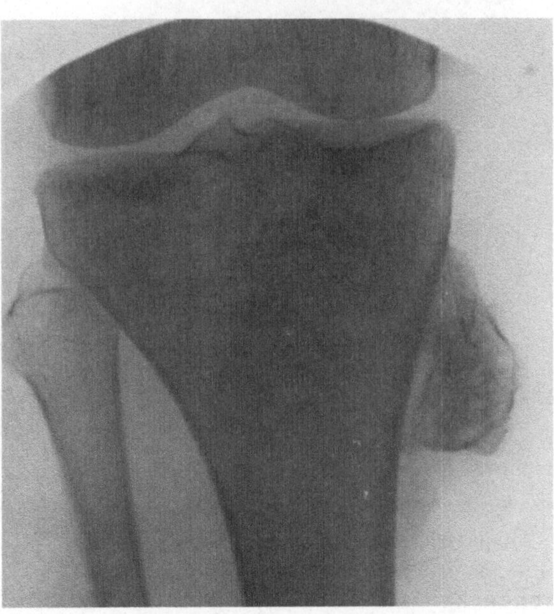

Abb. 138. Blumenkohlartige Exostosis spongiosa an der Innenseite der oberen Tibiametaphyse mit distal gerichteter Spitze.

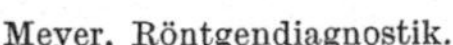

Allerdings kann auch der dazu gehörige Knochen verändert sein, indem teils die Knochenbälkchenzüge ihre Richtung geändert haben und direkt in die Exostose übergehen, teils der Größe der Exostose entsprechend Aufhellungs-

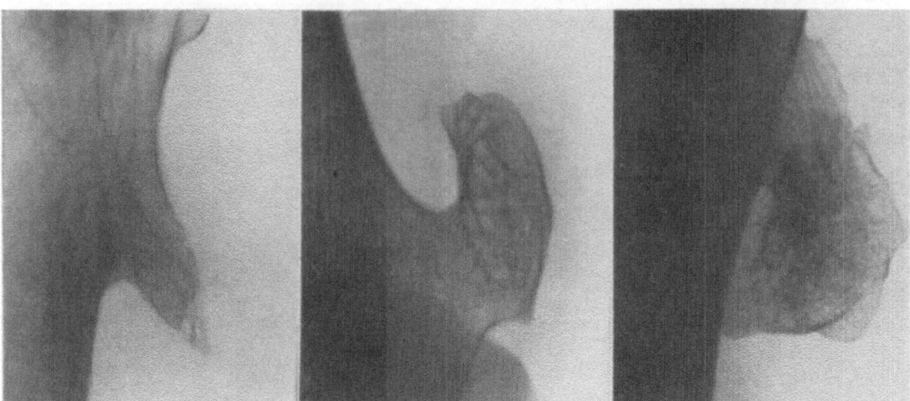

Abb. 139. Exostosen der Abb. 136—138 in natürlicher Größe.

herde mit scharfer Umgrenzung und deutlicher, aber heller Struktur ebenfalls mit Richtungsänderung vorhanden sind. Sie werden als Hinweis auf die Genese dieser Exostosen gewertet. Ihr Sitz nicht weit von der Epiphysengrenze, die Unregelmäßigkeit der Epiphysenlinie selbst, die Verbiegung des Knochens bei multiplem Auftreten sowie seine Auftreibung in Höhe dieser Exostose sind für die cartilaginäre Form charakteristisch (vgl. auch Abb. 218 u. 219).

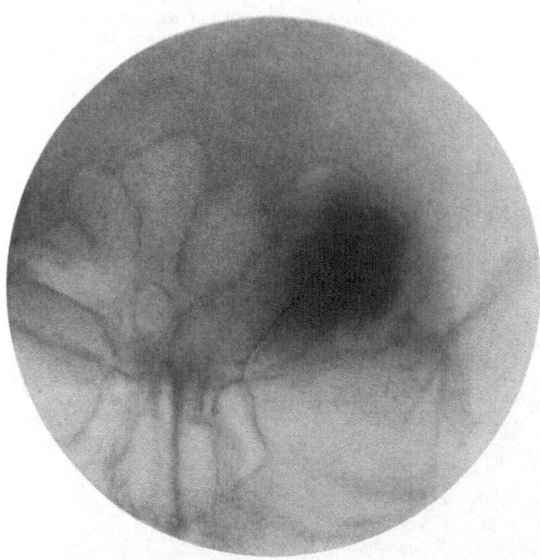

Abb. 140. Osteom der rechten Stirnhöhle, strukturlos, homogen dicht. Beachte die Außenbegrenzung der Stirnhöhle.

Osteome der Gesichtshöhlen sind unverkennbar durch ihren außerordentlich intensiven Schatten (elfenbeinhart) bei vollkommenem Fehlen jeglicher Reaktion in der Umgebung, bei scharfer Umgrenzung und Strukturlosigkeit (siehe Abb. 140).

Differentialdiagnose: Verwechselt werden Osteome am Schädel oft mit Ostitis fibrosa oder anderen Hyperostosen (siehe Ostitis deformans und Schädel, Abb. 99 u. 100). Hier diffuse Verdichtung mit Aufhellungsherden, dort scharfe Abgrenzung! Auch Odontome bieten Ähnlichkeiten. Wichtig ist hier der Nachweis von Zahnkronen sowie die Lokalisation (Abb 159). Schließlich ist an alte Knochennarben zu denken. Übergänge zum Osteosarkom unterscheiden sich in ihrer unscharfen Begrenzung und Struktur (siehe Abb. 149).

Multiple cartilaginäre Exostosen siehe auch Sonderabschnitt.

Siehe weitere Abbildungen:

Janowsky: Fortschr. a. d. Geb. d. Röntgenstr. Bd. 14, 1909/10, Taf. XIX, Abb. 3—4: Exostose des Proc. tuberis calcanei. — Perthes: Dtsch. Chirurg. Lief. 33a: S. 123, Abb. 62—63: Osteom des Oberkiefers, Präparat.

b) Sarkome.

Klinisches: Unter mehr oder weniger heftigen Schmerzen kommt es meist zu zirkulärer, seltener zu einseitiger Schwellung, die mit dem Knochen innig in Zusammenhang steht. Die Form wechselt ebenso wie die Konsistenz. Tumoren, die dem Knochen flach aufliegen, von knolliger, kugeliger Oberfläche, teils knochenhart, teils prall elastisch, können ein Sarkom anzeigen. Bei Neigung zur Erweichung findet man Fluktuation häufiger, bei großem Gefäßreichtum außerdem Pulsation.

Als sehr verdächtig auf Sarkom wird die starke Venenzeichnung in der Haut angeführt. Weiterhin ist wichtig das rasche Wachstum und schließlich die Lokalisation. Bevorzugt sind unteres Femur- und oberes Tibiaende, und zwar bei jüngeren Individuen besonders zwischen dem 15. und 20. Lebensjahr.

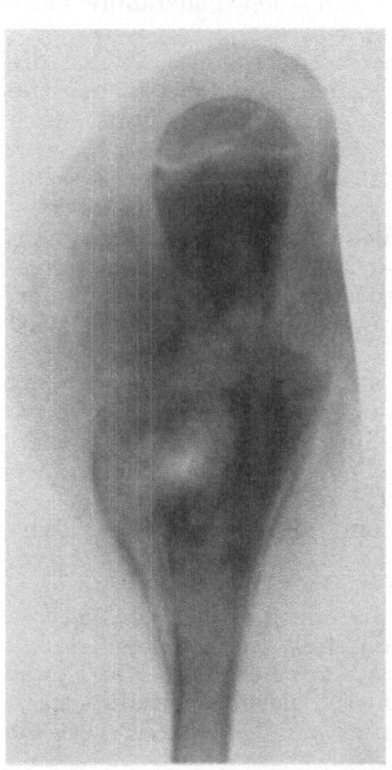

Abb. 141. Myelogenes Sarkom des Oberarms mit deutlicher Schalenbildung.

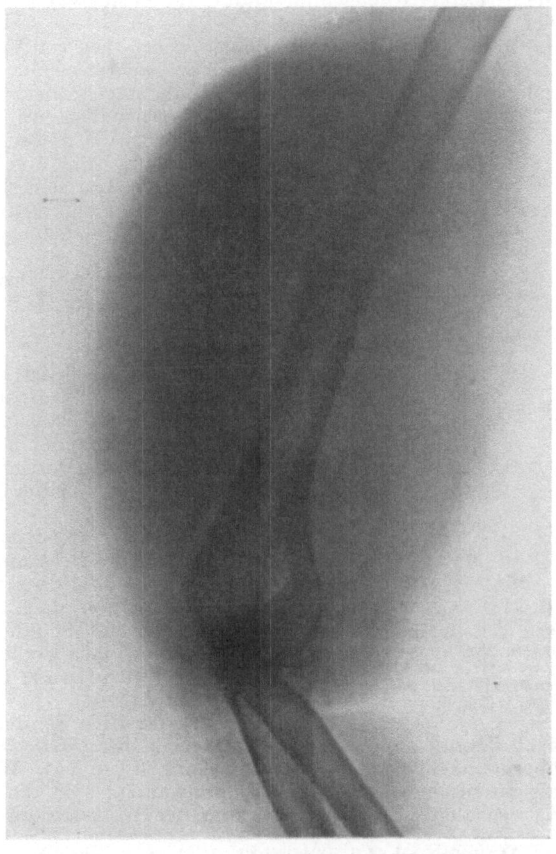

Abb. 142. Periostales Sarkom mit Spontanfraktur (Pfeil).

Pathologisch-Anatomisches: Im Vordergrunde des ganzen Geschehens steht die Resorption normalen Knochengewebes und sein Ersatz durch Tumormassen. Dieser erfolgt rücksichtslos, unregelmäßig und erzeugt je nach dem Gewebswiderstand und Sitz der Geschwulst äußerst mannigfaltige Bilder. Gleichzeitig regt das expansive Wachstum und die Verdrängung z. B. des Periostes Knochenneubildung an, die sich verstreut im Tumor selbst oder unregelmäßig in seiner Umgebung findet (Ostitis, Periostitis).

Histologisch gibt es nur wenig Arten mit reinen Zelltypen (Rundzellensarkom). Die höher organisierten zeigen Mischungen mehrerer Gewebsarten, für die sich dann kombinierte Namen: Myxo-, Chondro-, Fibro-, Osteosarkom eingebürgert haben. In ihrem histologischen Bau sind die Knochensarkome nicht wesentlich von denen der anderen Körpergewebe verschieden. Bevorzugt wird der Knochen von den Chondrosarkomen.

Je nach dem Sitz werden die myelogenen von den periostalen Sarkomen gesondert. Sie unterscheiden sich in Folgendem: Durch das myelogene, zentrale Sarkom wird die umliegende Knochensubstanz vorgedrängt. Es bilden sich unregelmäßige Hohlräume, die in der Umgebung und am Periost reaktive Veränderungen auslösen. Hier kommt es zur schichtweisen Ablagerung neuen Knochens, der beim Vorherrschen der Resorption bald wieder verschwindet. Nur an einzelnen Stellen bleiben Reste des schalenförmigen Mantels (Schalensarkom) bestehen (Abb. 141).

Das periostale oder periphere Sarkom hat seinen Ausgangspunkt an der Außen- oder Innenschicht der Knochenhaut. Dabei bildet das Periost längere Zeit eine Kapsel. Schließlich durchbricht der Tumor die Kapsel, dringt auch in die angrenzenden Knochenpartien und ruft hier das typische Bild der unregelmäßigen Resorption hervor (Abb. 142 u. 143). Die ossifizierenden Prozesse in der Nachbarschaft bleiben dabei nicht aus. Die periostale Knochenneubildung findet sich vor allem an den Tumorgrenzen und erzeugt hier eine Art Schale.

In manchen Tumoren ist das Vorherrschen von Verkalkungen oder Knochenbildungen nachweisbar (Osteosarkom). Doch beobachtet man auch bei anderen Sarkomen, meist zentraler Natur, eine *Struktur* teils strahlig angeordnet, vorwiegend aber wohl radiär gestellt, in selteneren Fällen unregelmäßig, blumenkohl-, röhrenartig. Die *radiäre Schichtung* senkrecht zum befallenen Knochen erklärt Ribbert beim myelogenen Sa. damit, daß das aus den Haversschen Kanälen herauswuchernde Sarkom in dieser Richtung, d. h. senkrecht zum Knochen, weiterwuchert und schließlich auch den neugebildeten Knochen dementsprechend aufbaut (Abb. 4).

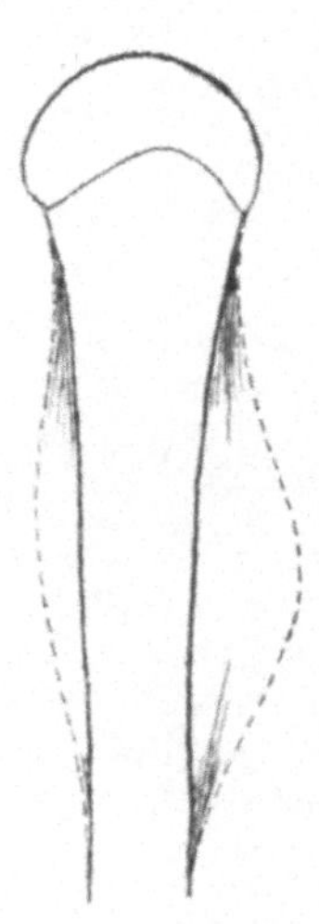

Abb. 143. Skizze zum periostalen Sarkom mit angedeuteter Periostitis der Ränder. Die punktierte Linie soll den Umriß des Weichteiltumors angeben.

Sobald ein periostales Sarkom weiterwächst, werden die Gefäße abgedrängt, sie stehen senkrecht zur Oberfläche. Die senkrechte Anordnung der Verknöcherung ist damit schon vorgeschrieben.

Charakteristisch ist beim Sarkom die Art des Wachstums. Sie ist im wesentlichen abhängig von dem Gewebswiderstand, vom Ausgangspunkt des Tumors. Ein zentral wachsender Tumor braucht bedeutend längere Zeit, um das Hindernis einer dicken Corticalis zu überwinden, als ein peripherer. Reinhardt gibt aus der Göttinger Klinik $^2/_3$ zentrale, $^1/_3$ periphere Formen an.

Im Rahmen sämtlicher Sarkome nehmen die Knochen nach dem Material der Breslauer Klinik 34,3 vH in Anspruch. Auffallend ist die Häufung der kindlichen Sarkome in den ersten fünf Lebensjahren, dann das Befallensein jüngerer Individuen zwischen 11 und 20 Jahren in 51,8 vH sämtlicher Fälle.

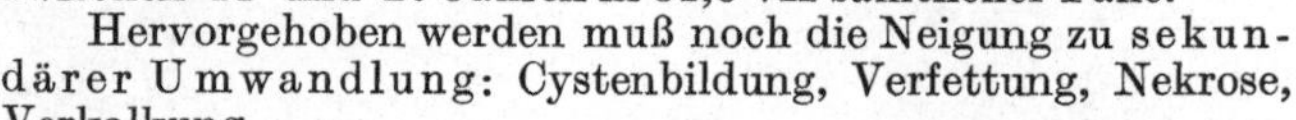

Hervorgehoben werden muß noch die Neigung zu sekundärer Umwandlung: Cystenbildung, Verfettung, Nekrose, Verkalkung.

Epulis: Eine Sonderstellung nimmt die Epulis ein, die nach ihrem histologischen Charakter ein *Riesenzellensarkom* darstellt, aber wahrscheinlich überhaupt nichts mit echtem Sarkom zu tun hat. Wir haben nach Lubarsch die Epulis als chronische resorptive Neubildung aufzufassen, die ihrem histologischen Verhalten nach dem schaligen Riesenzellensarkom, der Ostitis fibrosa und der Ostitis deformans nahesteht.

Röntgenbild: Als pathologisch-anatomische Charakteristika wurden hervorgehoben: Wachstum, Sitz und Zellart. Demgemäß finden sich im Röntgenbilde folgende Merkmale:

1. Die Tumormassen als solche erscheinen, da sie keine Kalksalze enthalten, als homogen strukturlose Aufhellungen. Bei zentralem Sitz sind die Grenzen unregelmäßig, zackig, meist scharf. Nicht selten liegen in der Aufhellung selbst Reste alten Knochengewebes oder neuer Verkalkung (Abb. 144a und b und Abb. 4).

2. Die Rindenzone verfällt ziemlich spät der Aufhellung. Sie kann Papierdünne erreichen. Ihre Abgrenzung ist schärfer, aber ungleichmäßiger als normal.

3. Der Knochen erscheint von innen heraus aufgetrieben. Die mechanische Reizung des Periostes tritt sehr bald auf und äußert sich in einer Verbreiterung beiderseits mit deutlicher Schichtung, nur daß dieser Knochenschatten schon an manchen Stellen, besonders in der direkten Nachbarschaft zentraler Auf-

hellungsherde gleichfalls strukturlos verschwommen aufgehellt ist und stellenweise in dunklere Weichteilzonen übergeht (Abb. 141, Schalensarkom u. 146).

4. Die Übergangszone läßt nach dem normalen Knochen zu im Beginn Veränderungen vermissen. Später finden sich Verdunkelungsherde neben intensiv aufgehellten Partien, so daß das Bild hier wie gefleckt aussieht (Abb. 145).

5. Typisch ist die *Tumorstruktur*. Sie wird erkennbar an radiär gestellten, senkrecht zur Knochenebene verlaufenden, feinsten, dunklen Linien (Abb. 146 u. 144), die durch ein unschärferes Netzwerk miteinander verbunden sind, und die meist über die Knochenzone hinaus tief in die Hauptweichteilzone hineinragen. Je nach dem *histologischen Charakter* kann das Bild außerordentlich variieren. Während sich die radiäre Struktur bei den verschiedensten Sarkomtypen findet (Abb. 147), geben Knorpelbeimischungen dem ganzen Bild ein durchaus charakteristisches, *gesprenkeltes Aussehen* (Chondrosarkom, Abb. 148). Das Osteosarkom rückt die unregelmäßigen, teils zackig, teils bogenförmig verlaufenden Verdichtungen in den Vordergrund (Abb. 149). Das Ganze sitzt dem Knochen auf und gehört der Weichteilzone an.

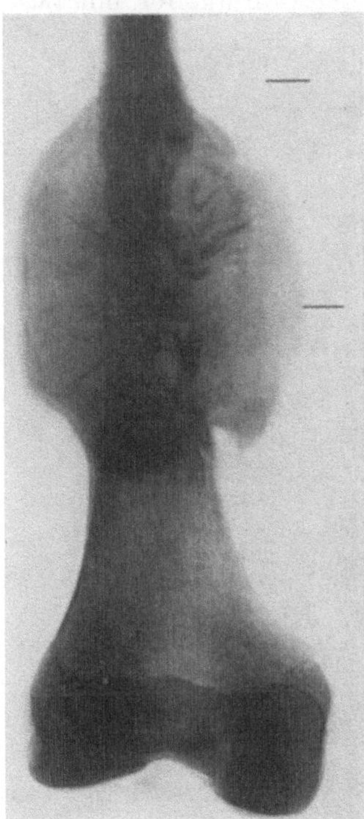

a

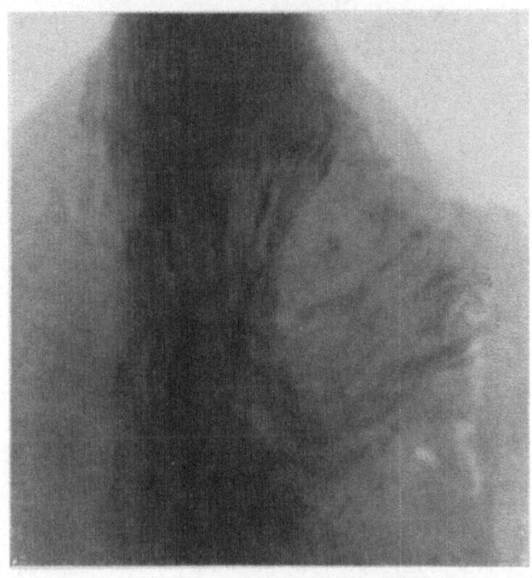

b

Abb. 144a. Spindelzellensarkom des Oberschenkels, Röntgenbild vom Präparat. Man achte auf die radiäre Struktur, die Verdichtungen des Knochenschattens im Tumorbereich und die unregelmäßige Knochenneubildung im Weichteiltumor. — Abb. 144b. Ausschnitt aus Abb. 144 an markierter Stelle in natürlicher Größe, um die Feinheiten der Strukturzeichnung zur Darstellung zu bringen.

Daneben gibt es gänzlich strukturlose Tumoren, die auch mit dem Fehlen jeglicher Reaktion in der Umgebung, mit ihrem rücksichtslosen Wachstum schon röntgenologisch ihre außerordentlich große Bösartigkeit verraten.

Die histologische Gleichheit zwischen zentral und peripher wachsenden Tumoren steht in starkem Gegensatz zu den großen Verschiedenheiten im Röntgenbild. Typisch für das periostale Sarkom ist im Beginn ein homogener, strukturloser, dunkler Weichteilschatten, der dem Knochen zu beiden Seiten aufsitzt und nur an der Grenze zum Gesunden hin hier und da schichtweise Verbreiterung der Rindenzone (periostale Knochenauflagerungen) erkennen läßt (Abb. 143. Der Tumor kann außerordentliche Größe annehmen, bevor das Knochenbild überhaupt verändert ist (siehe Abb. 142). Nur infolge der Überlagerung normaler Knochenteile durch ihn erscheinen diese dunkler, strukturloser, unschärfer begrenzt.

In *vorgeschrittenen Fällen* verwischen sich die Unterschiede zwischen myelogenen und periostalen Sarkomen immer mehr. Sie interessieren uns auch erst in zweiter Linie.

Zunächst fragen wir uns: Was leistet das Röntgenbild für die Sarkomdiagnose überhaupt? In Hinblick auf das pathologisch-anatomische Geschehen darf das Röntgenbild des Knochensarkoms als durchaus charakteristisch bezeichnet werden. Die subtilste Auswertung und etwas Übung im Lesen von Bildern wird allerdings vorausgesetzt. Trotzdem überwindet der Chirurg nur mit zunehmender Erfahrung eine gewisse Unsicherheit gegenüber dem Bilde, da ihm

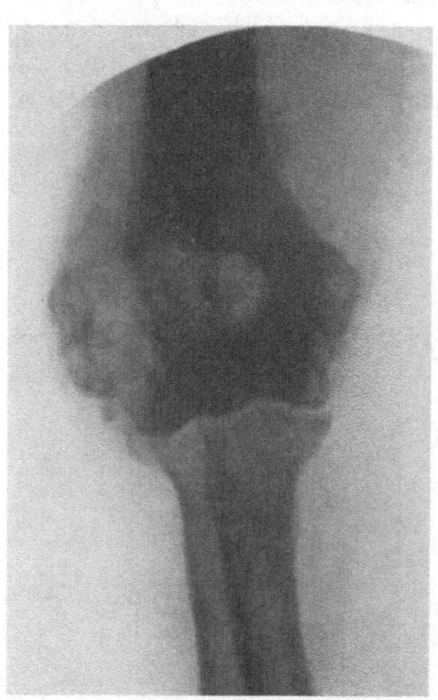

Abb. 145.

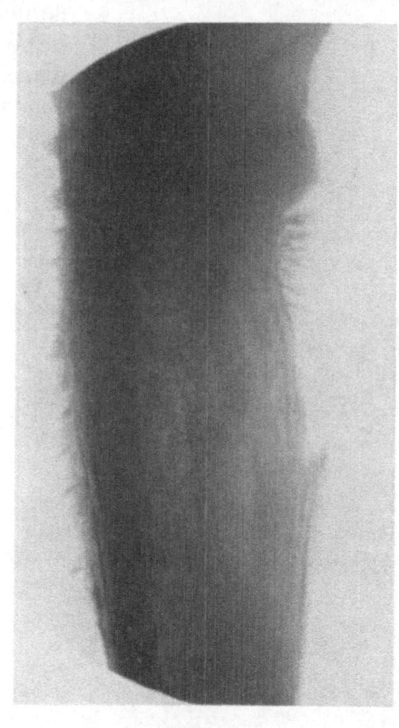

Abb. 146.

Abb. 145. Myelogenes Sarkom des unteren Humerusendes. Man achte auf den außerordentlich dichten Knochenschatten, die Knochenneubildung im Bereich des Tumorgewebes und die herdweise Zerstörung.

Abb. 146. Spindelzellensarkom des Oberschenkelschaftes im subtrochanteren Gebiet. Der Tumor ist wenig abgegrenzt, zeigt stellenweise radiäre Struktur.

mit der Diagnose Sarkom schwerwiegende Entschlüsse für den Patienten zufallen. Die Bevorzugung der histologischen Diagnose ist damit durchaus verständlich, wenngleich betont werden muß, daß auch sie große Schwierigkeiten bereiten kann und in einer nicht geringen Zahl von Fällen versagt hat (Verwechselung mit Osteomyelitis, Lues, Ostitis fibrosa, Ostitis deformans).

Welch große Sicherheit aber in der Beurteilung des Röntgenbildes erreicht werden kann, zeigen die Arbeiten Kienböcks. Er stößt 1921 vier Diagnosen aus dem Atlas von Rumpel nur an Hand der Röntgenbildwiedergaben um, obwohl zum Teil histologische Untersuchungen vorlagen. Nur wenigen wird diese Sicherheit beschieden sein. Im allgemeinen ist die sorgfältige Abwägung der klinischen, röntgenologischen und histologischen Untersuchung angebracht, wobei das Röntgenbild noch eine *besondere Auswertung* in Hinblick auf Ausgangsort, Ausdehnung und Stadium der Krankheit erfährt.

Eine Sonderstellung nimmt ein

1. das **Sarkom des Schädels**. Auch hier herrscht zwar die Aufhellung vor, aber die Abgrenzung nach der Umgebung ist auffallend scharf und bogenförmig, so daß man auf den ersten Blick viel eher geneigt wäre, einen gutartigen, mehr cystisch gebauten Tumor anzunehmen (Abb. 150).

2. Die **Epulis**: Ihre klinischen Symptome sind so charakteristisch, daß man sich selten veranlaßt fühlt, röntgenologische Untersuchungen anzuschließen. Trotzdem erscheinen sie im Anschluß an eine hier wiedergegebene Beobachtung geboten (Abb. 151a—c). Man ist dabei überrascht, wie tief die scharf begrenzten, wabenartigen Aufhellungen in den Unterkiefer hineinragen und wird auf Grund solcher Bilder verstehen, weshalb bei dem

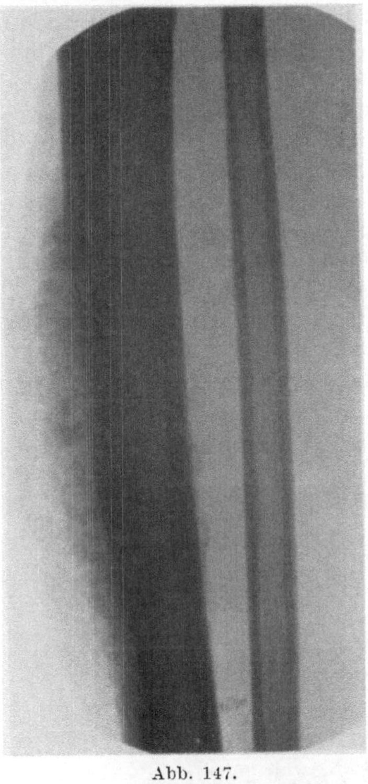

Abb. 147.

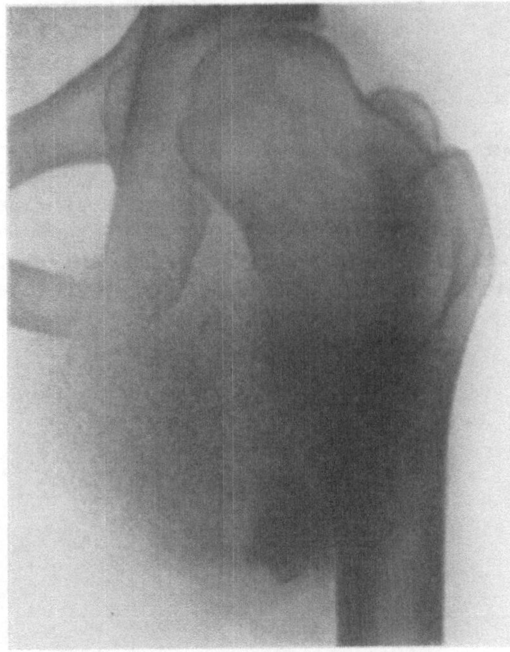

Abb. 148.

Abb. 147. **Osteoidsarkom** der **Tibia**, vorwiegend einseitig entwickelt, mit eigentümlicher, teils radiärer, teils kalkfleckiger Struktur.

Abb. 148. **Chondrosarkom** an der Innenseite des linken **Oberschenkels**, vom Trochanter-minor-Gebiet ausgehend, mit eigentümlich gesprenkelter Struktur und starken Verdichtungen an der Tumorbasis (Verknöcherung). Außerdem bestanden multiple cartilaginäre Exostosen an Unter- und Oberschenkel.

üblichen chirurgischen Vorgehen gar nicht so selten Rezidive auftreten. Außerdem siehe Ostitis fibrosa.

3. Das **Riesenzellensarkom**: Seine histologische Verwandtschaft zur Epulis und Ostitis fibrosa drückt sich auch im Bilde (Abb. 152 und 153) aus: Scharf begrenzte Aufhellungsherde, vorwiegend in den Metaphysen der langen Röhrenknochen, mit einem weitmaschigen Netzwerk im Inneren; die Rindenzone ist bis zu Papierdünne verschmälert, stellenweise fehlt sie ganz. Der Knochen kann um das Doppelte und mehr verbreitert sein. Es findet sich also eigentlich nichts, was etwa an Sarkom erinnert, dagegen sehr viel nach der Seite der Ostitis fibrosa hin. Nur die Unregelmäßigkeit dieser wabigen Struktur paßt nicht zum Bild der Ostitis fibrosa, das Unterbrochensein der Rindenzone höchstens dann, wenn eine Spontanfraktur vorhanden ist.

Differentialdiagnose: Es kommen in Betracht:

1. Alle mit Aufhellung einhergehenden Knochenveränderungen, besonders wenn wir das Hauptgewicht auf die Frühdiagnose des Sarkoms legen, also: Echinococcus, Enchondrom, Ostitis fibrosa und Ca-Metastasen (Abb. 91, 103, 161). Schließlich setzen Prozesse Aufhellungsherde, die über das ganze Skelett verteilt sind. Beispiele: Ostitis deformans, MÖLLER-BARLOW, Osteogenesis imperfecta, Osteomalacie.

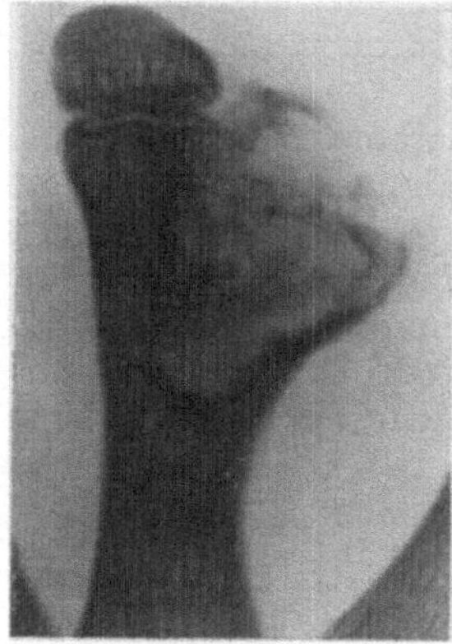

Abb. 149. Osteosarkom des Metacarpus II mit eigentümlicher Lokalisation und Innenstruktur (natürliche Größe).

2. Prozesse, die in Struktur und Übergangszone Ähnlichkeiten aufweisen. So können Ostitis und sekundäre Umwandlung (Erweichung und Verkalkung) beim Sa. ein so buntes Bild liefern, daß Verwechselungen mit Entzündungen und entzündlichen Granulationen (Osteomyelitis, Tbc., Lues, Abb. 86, 112, 132) durchaus naheliegen.

Ein großer Teil der genannten Leiden läßt sich zweifellos allein an Hand des Röntgenbildes als nicht in Betracht kommend ausschließen. Es bleiben dann im Endergebnis nur noch einige wenige zurück, zwischen denen die Entscheidung schwer fällt, z. B. Sa-Osteomyelitis oder Sa-Lues. Bei genauester Beachtung aller pathologisch-anatomisch begründeten Einzelheiten im Aufbau des Röntgenbildes (Lage, Größe, Form des Herdes, *Struktur* und Abgrenzung nach dem Gesunden, Übergangszone und Weichteilschatten) ist es fast immer möglich, unter Bewertung von Anamnese und klinischem Befund die Diagnose Sarkom mit größter Wahrscheinlichkeit auszusprechen.

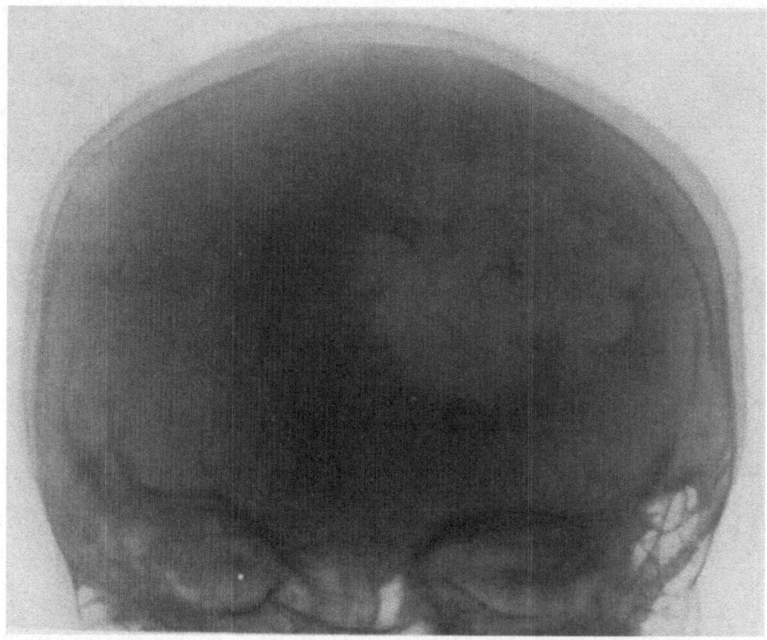

Abb. 150. Sarkom am Hinterhaupt mit scharfer, rundbogiger Begrenzung und wabiger Innenstruktur.

Beispiele: Das Vorhandensein der Atrophie — wenn die Atrophie als solche sicher ist und kein technischer Fehler vorliegt — schließt schon mit großer Wahrscheinlichkeit ein Sarkom aus. Knochensequester, eingeschlossen in Höhlen, sind bei der ganzen Sarkomentwicklung ebenfalls unmöglich. Eine Kontrolluntersuchung anderer Gliedteile schützt vor Fehldiagnosen, wenn es sich um Krankheit des ganzen Knochensystems handelt (Ostitis deformans, Osteogenesis imperfecta). Beziehungen von Höhlen und Resorptionsvorgängen zum Gelenkcavum machen die Diagnose Sarkom unwahrscheinlich (siehe Gelenke und Abbildungsverzeichnis).

Siehe weitere Abbildungen:

FÜRNROHR: Die Röntgenstrahlen im Dienste der Neurologie, Berlin: Karger 1906, S. 168, Abb. 12: Sarkom der 7. Rippe. — GOCHT: Handb. d. Röntgenlehre, 5. Aufl. 1918, S. 375, Abb. 252: Osteosarkom der Tibia. — HAENISCH: Fortschr. a. d. Geb. d. Rönstgenstr. Bd. 30, 1922/23, Taf. IX, Abb. 1: Sarcoma humeri; Taf. X, Abb. 8—9: Chondrosarkom des Oberarms und des Femur mit Spontanfraktur; Taf. XI, Abb. 12—13: Riesenzellensarkom, Ostitis fibrosa der Tibametaphyse. — KÖHLER: Knochenerkrankungen im Röntgenbild. Wiesbaden 1901, Taf. III: Sarkom der Tibia, im Tibiakopf lokalisiert, mit ziemlich scharfer Begrenzung und wabiger Struktur. Mikroskopische Untersuchung ergibt kleinzelliges Rundzellensarkom. Röntgenologisch würde man eher an Riesenzellensarkom denken. — Ders.: Fortschr. a. d. Geb. d. Röntgenstr. Bd. 4, 1900/01, Taf. VII, Abb. 2: Sarkom der Tibia, lokalisiert am Tibiacondylus. — KONJETZNY: Arch. f. klin. Chirurg. Bd. 121, 1922, S. 613, Abb. 27: Riesenzellensarkom, Ostitis fibrosa am Unterkiefer; S. 616, Abb. 30: an der Tibia; S. 625, Abb. 31: Fibrom der Fibula (Ausheilung eines Riesen-

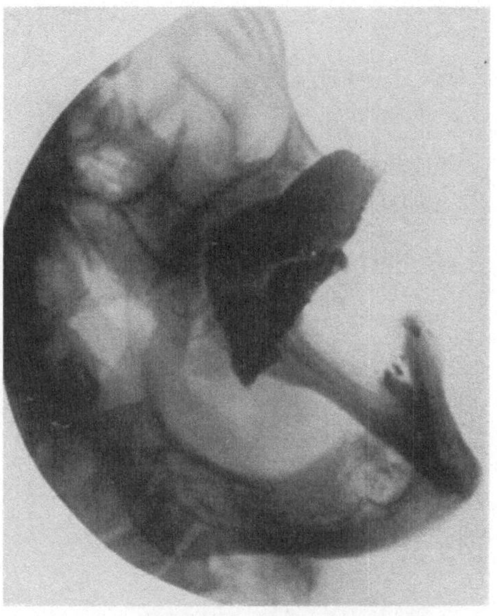

Abb. 151a. Epulis mit sekundären Veränderungen der benachbarten Unterkieferteile. Am Oberkiefer wird eine Prothese getragen, Unterkiefer nahezu zahnlos.

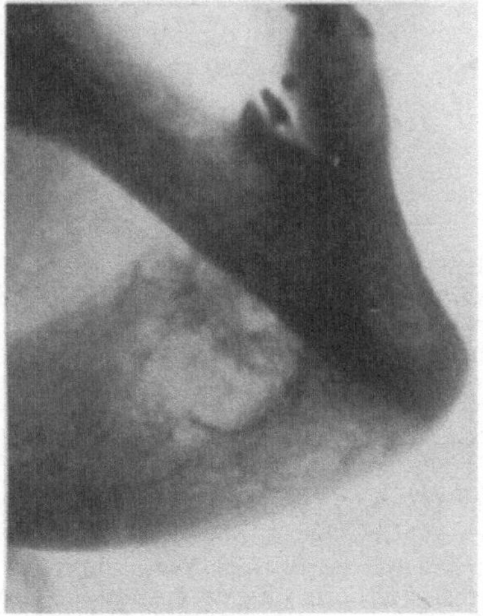

Abb. 151b. Die gleiche Epulis in natürlicher Größe.

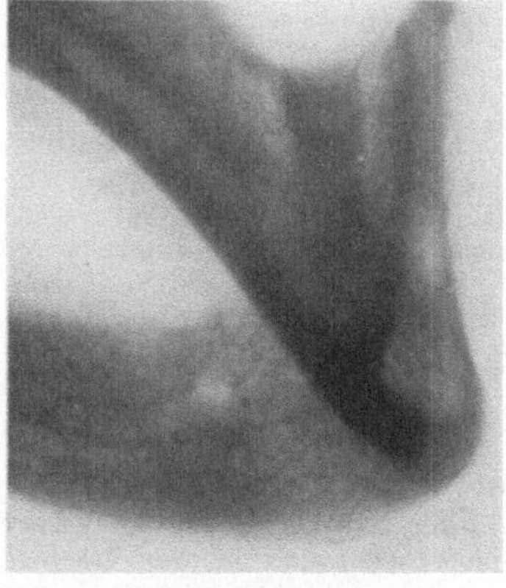

Abb. 151c. Die gleiche Epulis 1 Jahr nach operativer Entfernung.

zellensarkoms). — LEXER: Allgem. Chirurg. S. 329, Bd. 2, 1916: Periostales Osteosarkom mit strahliger Anordnung, Femurschaft. Aufnahme des Tumors nach Resektion; S. 325: Cystisches myelogenes Sarkom des oberen Tibiaendes, Präparatdurchschnitt; S. 323: Myelogenes Riesenzellensarkom am unteren Ende des Radius, Präparatdurchschnitt; S. 328: Weiches Spindelzellen-sarkom der oberen Humerusepiphyse, Präparatdurchschnitt. — MACHADO: Fortschr. a. d. Geb. d. Röntgenstr. Bd. 17, 1911, Taf. XXXVII, Abb. 6: Osteosarkom der Fibula. — REINHARDT: Dtsch. Zeitschr. f. Chirurg. Bd. 47, 1898, S. 530:

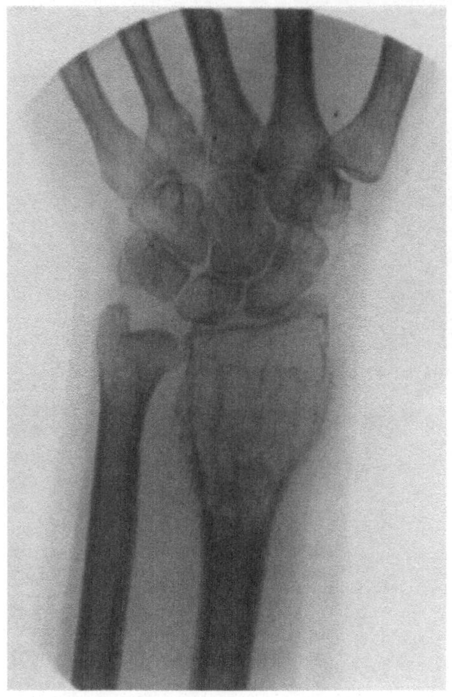

Abb. 152a. Riesenzellensarkom des unteren Radiusendes (46 Jahre), mit gut erhaltener Innenstruktur, mehrfach durchbrochener Corticalis und leichter Atrophie im Handwurzelgebiet.

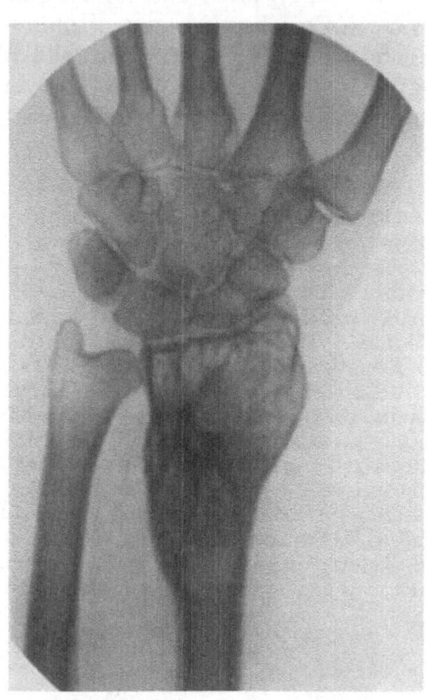

Abb. 152b. Der gleiche Fall 3 Jahre nach Auslöffelung.

Schema von Knochensarkomen, die Periost und Inneres ergriffen haben, a) zentrale, b) periostale. — RIEDER: Fortschr. a. d. Geb. d. Röntgenstr. Bd. 22, 1914/15, Taf. XXII: Myelogenes Sarkom des Humeruskopfes. — SIMON: Ergebn. d. Chirurg. u. Orthop. Bd. 16, S. 273, Abb. 25: Sarkom des Fußes (Cuboid); S. 274, Abb. 26: Riesenzellensarkom des Calcaneus.

c) Seltenere Formen.

1. Enchondrome.

Klinisches: Sie treten im frühen Kindesalter auf, werden an allen Knochen des Skeletts, besonders häufig aber an den Metatarsen und Metacarpen in Form knolliger, harter, schmerzloser Tumoren der verschiedensten Größe (Erbsen- bis Manneskopfgröße) gefunden, wachsen langsam und machen zuweilen Erscheinungen durch Druck auf die Umgebung oder sekundäre Verbiegung des Knochens.

Die Enchondrome werden im allgemeinen als gutartig angesehen. Die klinischen Erfahrungen sprechen jedoch für ihre außerordentlich starke Neigung zur Bösartigkeit. Auch nach Exstirpation sind häufig Rezidive beobachtet worden. Bei multiplem Auftreten der Enchondrome, besonders in Form der Chondromatose (siehe diese) ist die Vorhersage absolut infaust.

Pathologisch-anatomisch werden je nach ihrem Sitz Ek- und Enchondrome unterschieden. Diese finden sich an Stellen des Körpers, die sonstknorpelfrei sind, jene bilden Auswüchse an den Knorpelfugen. Beide bestehen aus hyalinem Knorpel von eigentümlich knolligem Bau mit gefäßführenden Bindegewebssepten.

Lieblingssitz: Diaphysen der kurzen Röhrenknochen und Epiphysen der langen. Die Enchondrome können sich zentral (häufiger) und peripher (subperiostal) entwickeln. Werden viele Knochen ergriffen, so spricht man von allgemeiner Chondromatose. Findet sich diese Störung halbseitig, so wird sie als OLLIERsche Krankheit bezeichnet.

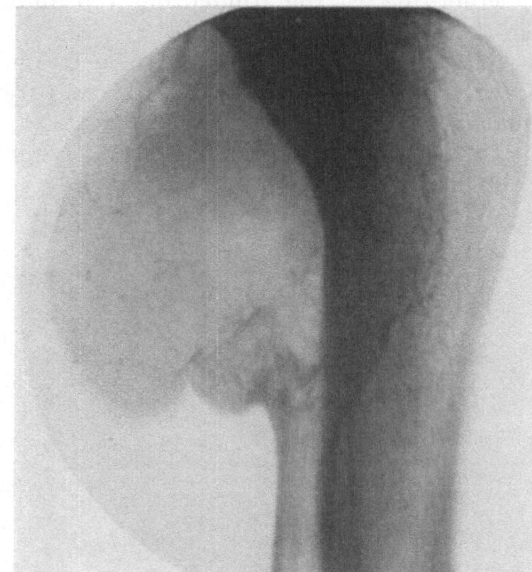

Abb. 153. Riesenzellensarkom des Fibulaköpfchens mit auffallend geringer Innenstruktur und vollkommener Zerstörung der Rindenzone.

Hervorzuheben ist noch die seltenere Neigung des Knorpelgewebes zu sekundärer Umwandlung (schleimige, fettige Degeneration [Erweichungscysten] oder Verkalkung, Verknöcherung). Auch findet sich gar nicht so selten eine Neigung der Zellen zu starker Wucherung, zur Polymorphie, zum Übergang in bösartige Geschwülste (Chondrosarkom).

Abart: Osteoidchondrom. Sie hat histologisch nichts mit dem Enchondrom zu tun, höchstens die eigentümlich glasige Beschaffenheit und die Konsistenz findet sich bei beiden.

Röntgenbild: Es wird von den meisten Autoren als durchaus charakteristisch bezeichnet. Hervorzuheben ist die scharfe Abgrenzung des aufgehellten, bogenförmig begrenzten *Herdes*, der entweder in der Nähe der Meta oder Epiphyse dem Knochen breitbasig aufsitzt oder sich rein zentral, meist in der Diaphyse unter Verbreiterung des Knochens entwickelt (Abb. 154a und 154b, 155a und 155b). Dabei fehlt jegliche Reaktion in der Umgebung (Ostitis, Periostitis). Die *Übergangszonen* lassen demgemäß klare und normale Knochenstruktur erkennen. In den Weichteilzonen liegen Reste aufgefaserten

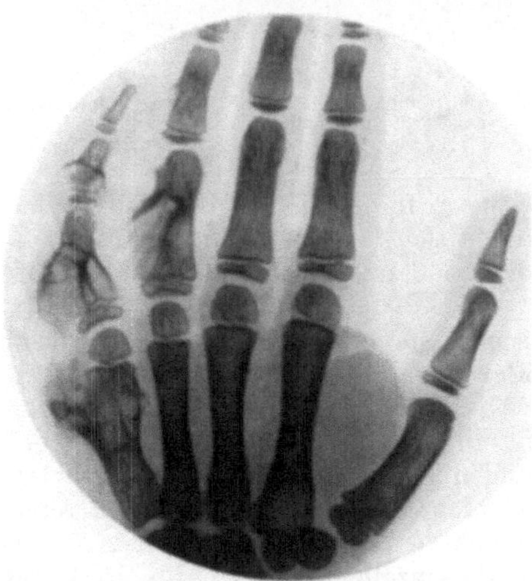

Abb. 154a. Enchondrome im Bereich der Grund- und Mittelphalangen des IV. und V. Fingers mit starker Knochenzerstörung.

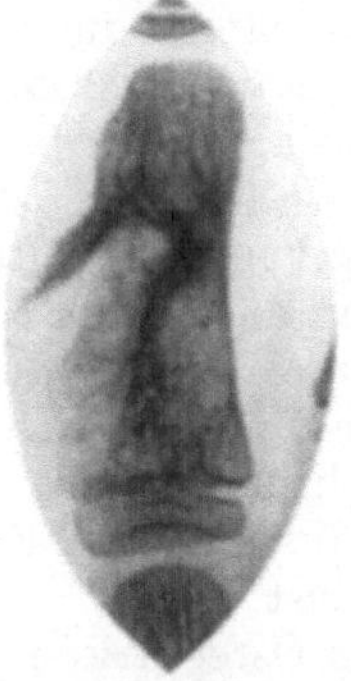

Abb. 154b. Grundphalanx des IV. Fingers in natürlicher Größe zu Abb. 154a.

Rindengebietes und Enchondromgewebe mit etwas dunklerer Tönung.

Die Grundsubstanz ist strukturlos. Wabenartig gefeldert erscheint sie durch gefäßführende Bindegewebzüge und Reste der Knochengrundsubstanz. Abgezogen werden muß von der *Struktur* das, was infolge der Überlagerung durch noch stehende Knochenteile als Struktur vorgetäuscht wird. *Verkalkungen* und *Verknöcherungen* lassen Bilder ähnlich dem Osteom und Osteosarkom entstehen (Abb. 156). *Erweichungen* machen gleichmäßigere Aufhellungsherde. Bei peripherem Sitz ist die Rindenzone oft durchbrochen, der Knochen sekundär zerstört (Abb. 156).

Differentialdiagnostisch kommen in Betracht:

1. Knochencysten, Ostitis fibrosa (Abb. 91 u. 97), Ostitis deformans, Osteomalacie,

2. Einschmelzungsherde nach Entzündungen (Osteomyelitis, Tuberkulose, Abb. 86 u. 112).

Wichtig ist vor allem das multiple Auftreten der Enchondrome, meist in

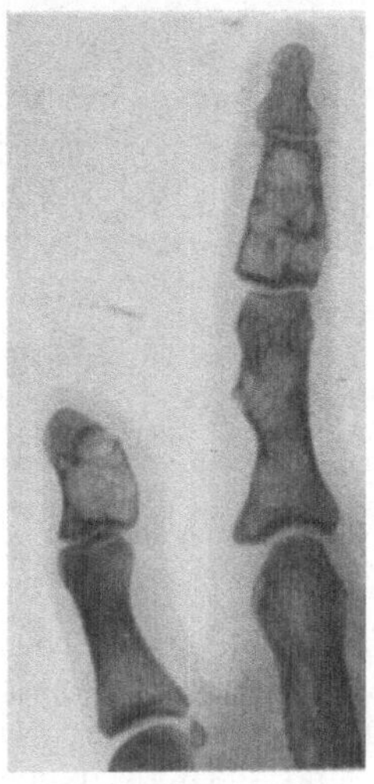

a

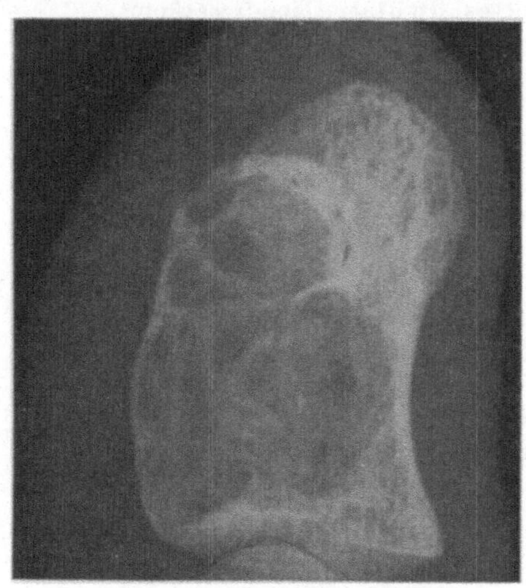

b

Abb. 155a. Enchondrome an Daumenendglied, Grund-, Mittelphalanx des II. Fingers und Metacarpus II mit der typischen Aufhellung, die nur stellenweise die Corticalis durchbricht.
Abb. 155b. Enchondrom des Daumenendgliedes zu Abb. 155a, in $2^1/_2$facher Vergrößerung. Negativ.

Gruppen beieinander im Gegensatz zur Gruppe 2, ferner die Lokalisation an den Metacarpen (Statistik Weber: Unter 126 fanden sich 77 an der Hand) und schließlich das tumorartige Verhalten gegenüber der Rindenzone (Durchbrechung, Auffaserung), im Gegensatz zur Gruppe 1.

Schwierig kann die Unterscheidung zwischen *Spina ventosa* und Enchondrom werden, wenn die Tbc. ohne reaktive Veränderungen unter dem Bilde einer scharf begrenzten zentralen Aufhellung verläuft (Abb. 117). Außer der Kontrolluntersuchung nach wenigen Wochen klärt meist die subtile Beachtung der wabenartigen Struktur und der in ihren Einzelteilen immer bogenförmig begrenzten Aufhellung die Diagnose Enchondrom, wenn nicht schon das multiple Auftreten darauf hinweist.

Auch das Osteosarkom (Abb. 149), das Riesenzellensarkom (Abb. 152) und die Epulis (Abb. 151) können ähnlich gebaut sein.

2. Hämangiom, Lymphangiom.

Ihr Sitz im Knochen selbst ist äußerst selten. Meist wird dieser sekundär von einem benachbarten Häm- oder Lymphangiom der Weichteile befallen, so daß *klinisch* die Erscheinungen dieser das Primäre sind. Knochenveränderungen werden nur als *Zufallsbefund* erhoben. Die Gefäßwucherungen (Hyperplasie, Hypertrophie, von den Weichteilen ausgehend) führen hier zu Usuren, ähnlich den bei Aortenaneurysmen beschriebenen der Wirbelkörper.

Das Röntgenbild kann dabei ein sehr verschiedenes Gepräge annehmen. Nach den vier Mitteilungen WREDES herrscht ein eigentümlicher *Aufhellungsherd* vor, wobei der Übergang zu normalem Gewebe unregelmäßig treppenförmig ge-

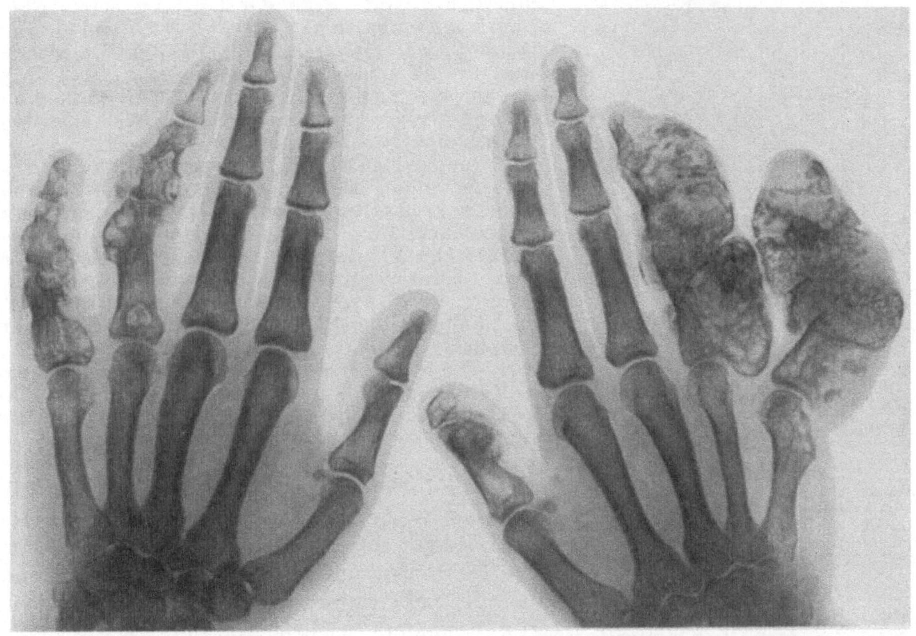

Abb. 156. Multiple Osteochondrome an beiden Händen. Der ursprünglich chondromatöse Bau der Geschwülste ist noch im Grundglied des linken IV. Fingers sowie an einzelnen Partien des rechten IV. Fingers erkennbar. Auftreibung des Knochens mit leicht verdichteten Grenzen. Wabiger Bau des Inneren. Alle anderen Partien imponieren als Osteom, teilweise reinen Exostosencharakter tragend. (Beobachtung der Chirurgischen Universitätsklinik Rostock.)

staltet ist. Der aufgehellte Bezirk hat seine Bälkchenzeichnung verloren und ist nur spärlich von weitmaschigen Schatten durchzogen. Dabei ist der ganze Knochen leicht spindelförmig verbreitert, ohne daß periostale Reaktionen nachweisbar wären (Abb. 157).

3. Myelogene Tumoren.

(Myelom, Myelocytom, Myeloblastom, Lymphocytom, Lymphoblastom, Endotheliom, KAHLERsche Krankheit.)

Klinisch kommt es zur Bildung von multiplen Tumoren, die dem Skelettsystem angehören, wobei in erster Linie die platten und kurzen Knochen (Wirbelkörper, Becken, Schädel), dann Brustbein und Rippen befallen sind. Bei ganz schleichendem Verlauf können nur unbestimmte Knochenschmerzen als einziges Symptom auf solche vorwiegend zentral sitzende Tumoren hinweisen. Im Anfang werden die Schmerzen als rheumatisch aufgefaßt, bis schließlich Spontanfrakturen oder Knochenverbiegungen auf eine Allgemeinerkrankung aufmerksam machen. Nach Isaac soll außerdem charakteristisch sein die Perkussionsempfindlichkeit der mit Vorliebe befallenen Knochen (Sternum, Wirbelsäule, Kreuzbein) sowie die Steigerung der Schmerzen bei Muskeltätigkeit. Die Krankheit führt in wenigen Monaten und Jahren fast immer zum Tode. Es werden vorwiegend Männer jenseits des 40. Lebensjahres befallen.

Pathologisch-anatomisch ist das Myelom ein Sammelbegriff für alle multiplen myelogenen Tumoren, die mit ausgedehnter Rarefizierung in Form rundlicher, ziemlich scharf begrenzter kleiner Herde einhergehen. Die Ursache wird in einer *Systemerkrankung des hämatopoietischen Apparates* erblickt. Übergänge zur Sarkomatose sind beobachtet worden.

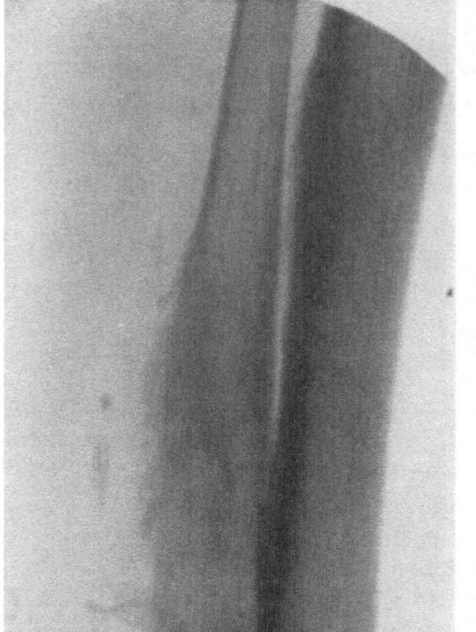

Abb. 157. Hämangiom im unteren Drittel des Unterschenkels, sekundär die Fibula angreifend. Zu beachten ist die tumorartige Knochenzerstörung, die leichte Verdichtung in der Umgebung und die regellose Knochenneubildung im Tumorbereich selbst.

Charakteristisch für das multiple Myelom ist nun die außerordentlich schnelle Resorption der Spongiosa, so daß die Corticalis in kurzer Zeit papierdünn werden kann und der Knochen spindelförmig aufgetrieben wird. Sekundär tritt eine *starke Kalkarmut am Knochen* hinzu, die ihn weich und biegsam macht (*Spontanfrakturen, Deformierung*). Dabei kann dieser Prozeß so stürmisch vor sich gehen, daß Kalksalze nicht schnell genug ausgeschieden werden und in Form von *Kalkmetastasen* in den Weichteilen und Organen zum Vorschein kommen.

Sekundär machen die Myelome Druckerscheinungen, indem sie Corticalis und Periost durchwuchern, in die Nachbargewebe (Muskulatur, Dura, Rückenmark, Bulbus) eindringen und so die ersten auffälligen klinischen Erscheinungen hervorrufen. Charakteristisch ist der Blutbefund sowie das Auftreten von Bence-Jonesschen Eiweißkörpern. Die Albuminurie weist zunächst mit höchster Wahrscheinlichkeit auf Geschwülste des Knochenmarkes hin. Der negative Ausfall der Harnuntersuchung spricht nicht gegen Myelom. Die Reaktion gestattet jedoch die Gruppierung zahlreicher differentialdiagnostischer Merkmale.

Das Röntgenbild soll durchaus charakteristisch sein: Zentral gelegene, aufgehellte Bezirke mit unregelmäßiger zackiger, teils unscharfer Umrandung, Ausnagung der Rindenzone, die teils papierdünn wird, dazwischen stehengebliebene Knochenschatten. Ganz besonders wichtig ist der Nachweis der Multiplizität dieser Erscheinungen Die verminderte Knochenfestigkeit äußert sich in einer sehr starken Atrophie, Verdünnung der Rindenzone, Schwund der Spongiosa, ferner in Deformierungen (Thorax, Brustbein, Schlüsselbein, Gibbus), Spontanfrakturen, Infraktionen, die klinisch in derart vollkommener Weise wie durch das Bild nicht nachgewiesen werden können (Abb. 158).

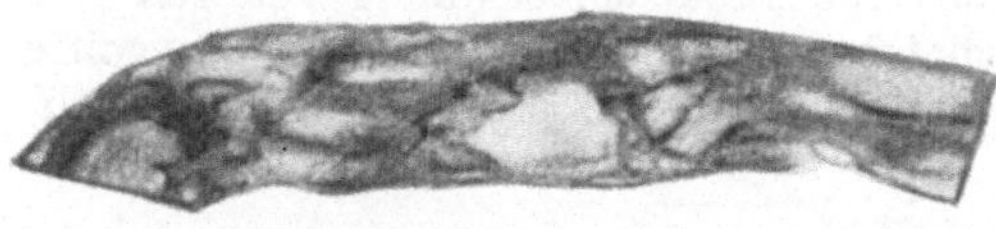

Abb. 158. Myelom der Rippe. (Freie Zeichnung nach einem Bilde von Grashey.)

Differentialdiagnostisch kommen in Betracht: 1. die Osteomalacie. Sie ergreift nie den Schädelknochen, das Becken zeigt Kartenherzform, es kommt zu diffuser, gleichmäßiger Verarmung an Kalk, nicht zu rundlich-herdförmiger. Sie befällt vorwiegend Frauen, das Myelom aber Männer jenseits des 40.

2. Die Sarkomatose kann in vorgeschrittenen Stadien ähnliche Bilder erzeugen, nur wird hier häufig ein Primärtumor nachweisbar sein. Außerdem stehen Veränderungen im Gesamtumriß des Knochens im Vordergrund.

3. Das *metastatische Carcinom des Knochenmarks*, dessen Lokalisation durchaus ähnlich ist, unterscheidet sich durch seine starke, aber mehr diffuse Aufhellung in Form der osteolytischen und durch seine intensive Verdichtung in Form der osteoplastischen Metastase. Leicht wird die Abgrenzung beim Nachweis des Primärtumors (siehe sekundäre Geschwülste und Abb. 164).

Das Myelom tritt fast immer *primär multipel* auf. Nur entziehen sich zuweilen mit seiner Lokalisation (Rippe, Sternum, Wirbel, Schädel) die differentialdiagnostisch wichtigen Einzelheiten dem röntgenologischen Nachweise.

4. Chlorom.

Die Chlorome gehören pathogenetisch ebenfalls zu den Primärerkrankungen des blutbildenden Parenchyms. Sie sind charakterisiert durch die Tendenz zum malignen Wachstum. Klinische Symptome sind dabei durch Wucherungen an der äußeren Oberfläche des Knochens verursacht. Es bilden sich palpable Tumoren, die mit dem Wachstum entlang den Gefäßen Druck, Lähmungen, ja Exophthalmus, Gehör- und Sehstörungen setzen können. Lieblingssitz: Spongiöser Knochen (Gesicht, Schädel, Brustbein, Wirbelsäule) vorwiegend bei *Jugendlichen.* Für die Diagnose wichtig ist vor allem der Blutbefund, der ausgesprochen leukämisch ist. Die Prognose ist gleich der bei der akuten Leukämie infaust.

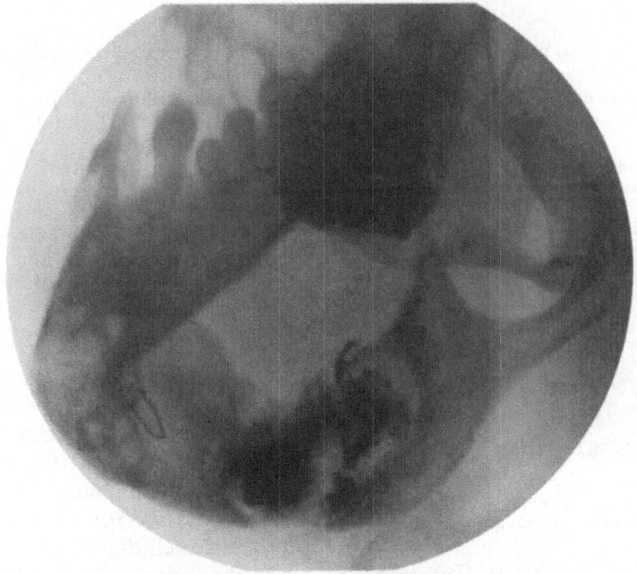

Abb. 159. Odontom am Unterkiefer bei einem 43 Jahre alten Mann. Beginn des Leidens mit 9 Jahren. Mehrfache Operation mit Entfernung zahlreicher Zähne aus den Geschwulsthöhlen. Alsdann mehrfache Abszeß- und Fistelbildungen, die auch zur Zeit die klinische Behandlung veranlassen. Die wiedergegebene, zerstörte Partie des Unterkiefers war von knochenharten Massen ausgefüllt. Nach der Kinnpartie deutliche Aufhellungen, die als weiche Odontome gedeutet werden müssen. Drahtschlinge von früheren Operationen her.

Das Röntgenbild spielt für die Diagnose eine untergeordnete Rolle, weil die in Betracht kommenden Knochen mit ihren Strukturfeinheiten außerordentlich schwer darstellbar sind. Charakteristisch für diese Geschwülste ist, daß sie dem Knochen meist aufsitzen, an den Röhrenknochen Verdickungen erzeugen und Gelenke immer freilassen. Das vorherrschende Bild ist das *zahlreicher, ziemlich scharf umgrenzter Aufhellungen im Gebiete der Rindenzone.*

Differentialdiagnostisch in Betracht kommen maligne Tumoren, sekundäre Geschwülste und Lues. Unterscheidungsmerkmal: Blutbefund.

5. Odontom.

Klinisch kann die aus einem Zahnrudiment oder überzähligen Zahnkeim hervorgehende Geschwulst lange Zeit (Jahre) verborgen bleiben. Sie wulstet bei dem langsamen Wachstum erst spät den Kiefer vor (bevorzugter Sitz hinterer Weisheitszahn des Unterkiefers) und erzeugt keine Schmerzen. Prognose günstig.

Pathologisch-anatomisch unterscheidet man zwischen weichen Odontomen mit dem Vorherrschen der Bindegewebsanteile des Zahnes und harten Odontomen aus Zement, Schmelz und Dentin in wechselnder Mischung aufgebaut, zum Teil mit mehr oder weniger ausgebildeten Zahnkronen.

Im Röntgenbilde sind die beiden Arten leicht zu trennen. Der *bindegewebige Tumor* setzt zentrale Aufhellungsherde mit scharfen, glatten Grenzen ähnlich den Cysten, seltener unscharf bei infiltrierendem Wachstum; der *harte* dagegen macht intensive Verdichtungen ohne Übergangszone mit runden, glatten Rändern und Zahnteilen (Abb. 159). Das Odontom läßt sich röntgenologisch somit sicher von entzündlichen Erkrankungen und malignen Tumoren trennen. Schwierigkeiten entstehen bei den weichen Odontomen nach der Seite der Adamantinome und Kiefercysten, bei den harten nach den Osteomen hin (siehe Abb. 140).

6. Adamantinom.

Das Adamantinom (multilokuläres Cystom, Adamantinoma polycysticum) zeigt morphologisch Verwandtschaft zum Odontom. Es bläht den Kiefer auf, führt meist schmerzlos zu eigentümlichen Knollen, die langsam wachsen (10—30 Jahre). Bevorzugt ist der Unterkiefer in den ersten drei Lebensjahrzehnten (HESSE fand von 49 nur 4 am Oberkiefer).

Pathologisch-anatomisch handelt es sich um eine epitheliale, gutartige Geschwulst, die aber selten solide, vielmehr meist aus kleineren und größeren Cysten zusammengesetzt auftritt. Dabei ist der Kiefer stark gebläht und wabenartig in verschieden große Hohlräume geteilt. Die Kieferwand wird ganz dünn, später oft durchbrochen.

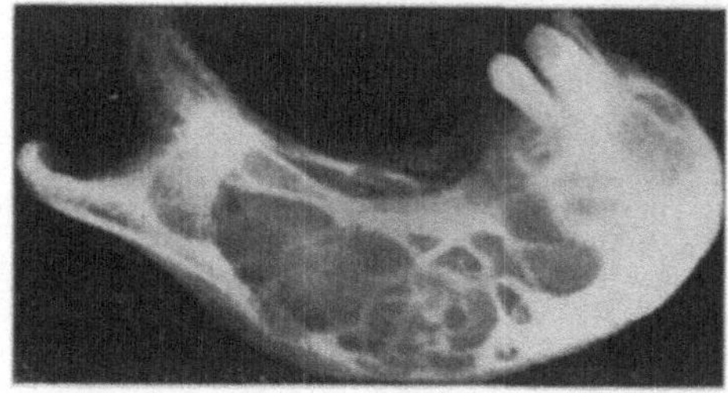

Abb. 160. Röntgenbild eines Adamantinoms nach einem Präparat, dargestellt aus PARTSCH-BRUN: Handbuch der Zahnheilkunde Abb. 237, S. 214. (Negativ.)

Das Röntgenbild zeigt diese Umwandlung des Kiefers in charakteristischer Weise (Abb. 160): Zentral sitzende Aufhellungsherde, scharf bogenförmig begrenzt, mit wabenartig, weitmaschiger Struktur ohne Veränderung der Übergangszone, mit rücksichtsloser Vernichtung auch der Rindenschicht. Diese Merkmale stellen markante Unterschiede gegenüber entzündlichen Granulationen und Tumoren dar. Weniger deutlich ist die Abgrenzung gegen die Ostitis fibrosa (Abb. 97). Sie findet sich selten am Unterkiefer lokalisiert.

Siehe weitere Abbildungen für den Abschnitt c, 1—6:

HAENISCH: Fortschr. a. d. Geb. d. Röntgenstr. Bd. 30, 1922/23, Taf. XI, Abb. 10—11: Endotheliom des Oberschenkels. — HESSE: Ebenda Bd. 18, 1911, Taf. XVI: Chondromyxom der 10. Rippe. — JELINEK: Virchows Arch. f. pathol. Anat. u. Physiol. Bd. 177, 1905, S. 115, Abb. 2: Myelom am Schädel; S. 117, Abb. 3—6: am Oberarm, Ober- und Unterschenkel. — JOCHMANN u. SCHUMM: Zeitschr. f. klin. Med. Bd. 46, 1902, S. 449. Abb. 1: Myelom am Becken; S. 476, Abb. 3: an Wirbelsäule und Oberschenkel. — ISAAC: Ergebn. d. Chirurg. u. Orthop. Bd. 14, 1921, S. 340, Abb. 1: Multiple Myelome beider Oberschenkel mit Spontanfracturen und enormem Knochenschwund. — KÖHLER: Fortschr. a. d. Geb. d. Röntgenstr. Bd. 4, 1900/01, Taf. VIII, Ab. 1 u. 1a: Enchondrom, lokalisiert am Humeruskopf. — Ders.: Knochenerkrankungen im Röntgenbild, Wiesbaden 1901, Taf. I bis III, Abb. 1—6: Tumoren und Enchondrome am Humeruskopf, histologisch sichergestelltes Sarkom am Femur (Knieanteil) mit angedeuteter Periostitis ohne wesentliche Knochenneubildung. — KOHLMANN: Fortschr. a. d. Geb. d. Röntgenstr. Bd. 28, 1921/22, Taf. II, Abb. 1—3: Myelom (Thorax, Beckenschaufel, Oberschenkel). — MAAG: Ebenda Bd. 21, 1914, Taf. XV, Abb. a—b: Odontom im Antrum Highmori im Anschluß an einen heterotopischen Weisheitszahn. — PERTHES: Dtsch. Chirurg. Lief. 33a, Taf. II, Abb. 5: Odontom am Unterkiefer; S. 95, Abb. 51: Multilokuläres Kystom mit Zahnresten; S. 94: Abb. 50: Präparat. — SCHEELE u. HERXHEIMER: Zeitschr. f. klin. Med. Bd. 54, S. 74,

1904, Abb. 2: Multiples Myelom an Brustbein und angrenzenden Rippen. — SCHLAGINTWEIT: Fortschr. a. d. Geb. d. Röntgenstr. Bd. 5, 1905/06, Taf. XII, Abb. 3—6: Luxatio femoris, ausgelöst durch ein Osteochondroma femoris. — WREDE: Bruns' Beitr. z. klin. Chir. Bd. 73, 1911, Taf. XIII: Lymphangiom der Tibia und Fibula.

d) Sekundäre Geschwülste.

Die ersten klinischen Symptome bestehen häufig in Schmerzhaftigkeit und Spontanfraktur. Primäre Geschwülste können dabei versteckt, klein, kaum nachweisbar sein. Der Allgemeinzustand ist wenig verändert. Die Patienten fühlen sich gesund. Eine sicht- und fühlbare Anschwellung, ein abnormer Vorsprung läßt klinisch schon eher an einen Knochentumor denken.

Pathologisch-anatomisch sind sekundäre Knochengeschwülste vorwiegend beim melanotischen Sarkom, malignen Hypernephrom, Mamma- und Prostatacarcinom und beim Schilddrüsenkrebs beobachtet. In der Häufigkeitsskala stehen nach KAUFMANN Mamma-Ca mit 52,3 vH und Prostata-Ca mit 78,9 vH obenan, dann folgen Schilddrüsen-Ca (34,4 vH) und in weitem Abstand Rectum-, Oesophagus-, Uterus- und Magen-Ca. Der Primärtumor kann sehr klein, manchmal klinisch überhaupt nicht nachweisbar sein. In anderen Fällen liegen zwischen der Primärerkrankung und dem Auftreten der Metastasen Jahre und Jahrzehnte.

In ihrem histologischen Charakter richten sich die Metastasen nach dem Primärtumor. Ihr Verhalten zum Knochen hat die Einteilung in zwei Gruppen notwendig gemacht: 1. Osteolytische Metastasen, die herdförmig und diffus, meist in der Markhöhle auftreten. Vorherrschend ist hierbei die Zerstörung des Knochengewebes, 2. Osteoplastische Metastasen, die mehr ein infiltrierendes Wachstum und neben der Knochenresorption eine ausgedehnte Knochenneubildung zeigen. Das Knochengewebe kann dabei aus der Oberfläche hervorragen. Die osteoplastischen Metastasen sind immer diffus ausgebreitet und sitzen nicht nur im Knochen.

Betreffend Sitz der Metastasen wird die Häufigkeitsskala: Wirbel (Kompressionsmyelitis), Oberschenkel, Becken, Brustbein, Unterschenkel, Ober- und Unterarm angeführt. Die Metastasen des Schilddrüsen-Ca lokalisieren sich als osteolytische mit Vorliebe am Schädel und an der oberen Extremität.

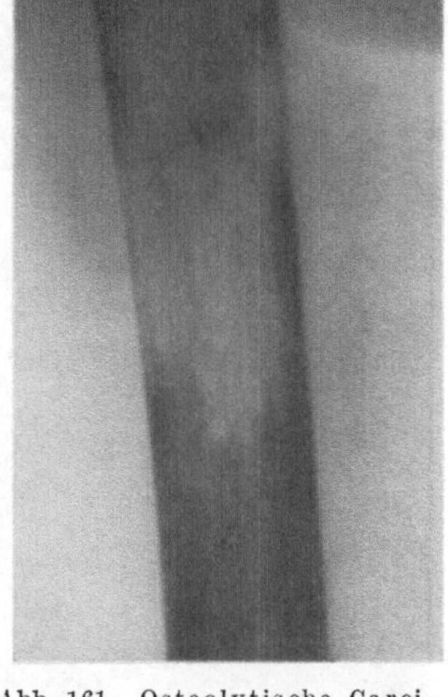

Abb. 161. Osteolytische Carcinommetastase im Oberschenkel nach primärem Mammacarcinom, 3 Jahre nach dessen operativer Entfernung.

Röntgenbild: Entscheidend ist nicht der histologische Charakter, sondern das Verhalten zum übrigen Knochen.

Bei den osteolytischen Metastasen finden sich meist zentral sitzende, ziemlich scharf, aber zackig begrenzte Aufhellungsherde in einem dunklen, als normal anzusprechenden Knochenschatten. Der Knochen sieht im Bereich des Herdes wie ausradiert aus (Abb. 161, 162a und 162b). Die Rindenzone scheint der Zerstörung keinen stärkeren Widerstand entgegenzusetzen, sie wird von innen her verdünnt, eventuell ganz zerstört, aber nicht vorgebuchtet.

Im Beginn treten die Herde multipel auf und verändern die Spongiosanetzzeichnung ähnlich wie bei der fleckig scheckigen Atrophie (Abb. 163 und 164). Später konfluieren sie, ohne in der Übergangszone Reaktionen (Ostitis, Periostitis) hervorzurufen. Im Herde selbst ist keine Struktur vorhanden, hier und da liegen kleinste zernagte Knochenteile als Reste der Grundsubstanz (Abb. 165). Schwierig wird die Beurteilung, wenn nach Spontanfrakturen Heilungsvorgänge einsetzen. Dabei kommt es zu unregelmäßiger Verknöcherung, eventuell zum Verschwinden der Aufhellung (vgl. STAHNKE).

Die osteoplastischen Metastasen gehen im Gegensatz hierzu mit außerordentlich intensiven Verdichtungen einher (wie Abb. 166), treten meist multipel auf und ragen teils aus dem Knochenbild hervor. Die rundlichen Herde sind haselnuß- bis hühnereigroß, mäßig scharf begrenzt und strukturlos. Die Übergangszone im Knochen selbst zeigt keine Veränderungen, in den Weichteilen zuweilen unregelmäßig fleckige Verdichtungen. In vorgeschrittenen Stadien kann der Knochen nach beiden Seiten stark verbreitert und im Gelenkanteil weitgehend zerstört sein.

Das Bild beider Metastasenarten muß demnach als durchaus charakteristisch gelten. Schwierig ist die Entscheidung ganz im Beginn (wird selten beobachtet)

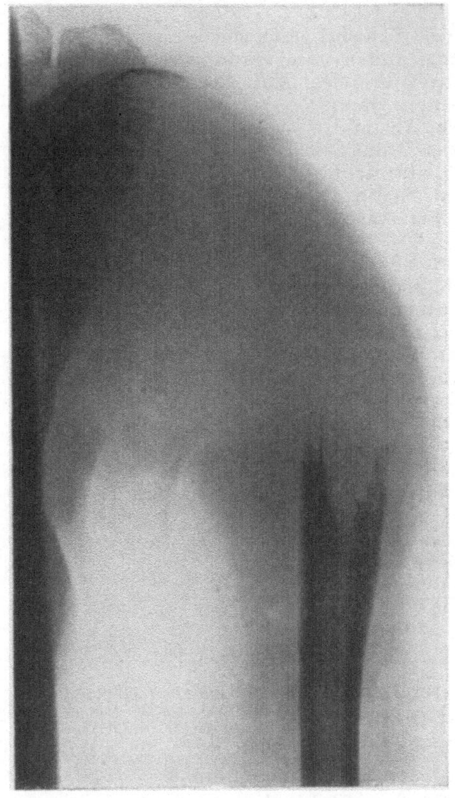

a

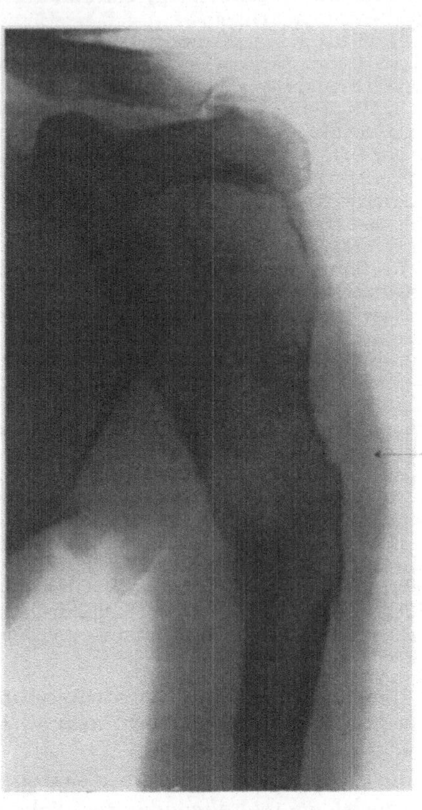

b

Abb. 162a. Oberarmmetastase nach Ovarialcarcinom bei einer 56jährigen. Vollkommenes Fehlen des Knochenschattens zwischen dem Kopfrest und dem Schaft. Die Fragmente sehen wie ausradiert aus. Zwischen beiden homogener Weichteilschatten. (Beobachtung der Chirurgischen Universitätsklinik Rostock.)
Abb. 162b. Der gleiche Fall, 2 Monate später, nach Röntgenbestrahlung. Ausgedehnte Regeneration des Knochens. Die Spontanfraktur, die auf Abb. 162a nicht sichtbar war, tritt jetzt im Bereich des Pfeiles in Erscheinung.

und auf Grund unvollkommener Bilder, besonders der Wirbelsäule. Beim Wirbelcarcinom wird vorwiegend der Wirbelkörper ergriffen, meist bleiben die Zwischenwirbelscheiben intakt. Die Abgrenzung gegenüber der Tuberkulose ist somit, besonders wenn es sich um osteolytische Metastasen handelt, nicht ganz einfach. Das Bild erfüllt jedoch seinen Zweck, wenn man nur auf Grund seines atypischen Verhaltens an die Möglichkeit einer Ca-Metastase denkt. Charakteristisch ist aber für die Wirbelsäulenmetastase das multiple Auftreten und die freie Zwischenwirbelscheibe. Kontrollbilder und klinischer Befund klären die Diagnose. Ein Primärtumor kann zuweilen fehlen.

Differentialdiagnostisch sind für die osteoplastischen Metastasen in Betracht zu ziehen die Lues, das Osteosarkom, die Osteomyelitis, das Marmorskelett und die Calcinosis intestinalis, für die osteolytischen das Sarkom, das Myelom, das Enchondrom, sowie die Tbc., Osteomyelitis, Lues, Paget und Ostitis fibrosa.

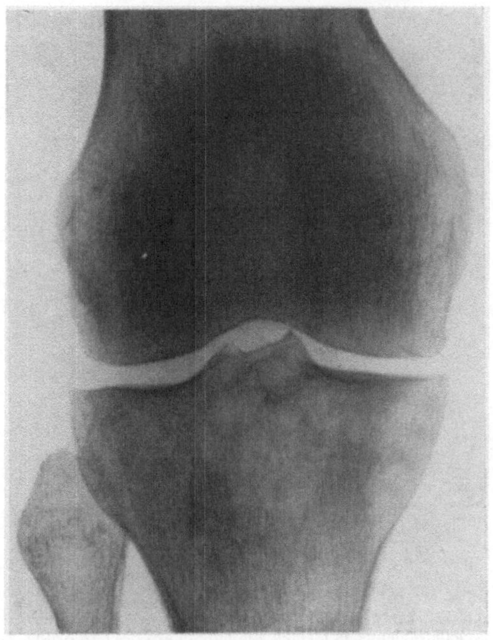

Abb. 163. Osteolytische Carcinommetastase im Tibiakopf bei primärem Mammacarcinom, 2 Jahre nach operativer Entfernung des Primärtumors.

Die Abgrenzung dieser Krankheiten von den umschriebenen, herdförmigen osteolytischen Metastasen ist bei genauer Beachtung der reaktiven Veränderungen in der Umgebung, der Merkmale des Herdes an sich, seiner Ränder und der Art seines Wachstums (Beachtung der ganzen Knochengestalt) durchaus nicht schwer (vgl. Abb. 93, 103, 119, 134 und 285).

Häufiger werden die Bilder der osteoplastischen Metastasen falsch gedeutet. Die eigentümliche Abrundung, das meist multiple Auftreten, das Fehlen von Aufhellungen, Sequestern und reaktiven Veränderungen in der Übergangszone sind ihre sicheren Kennzeichen. Der Nachweis des Primärtumors, die Wassermannsche Reaktion sowie das Vorhandensein von Abszessen helfen die Diagnose klären.

Siehe weitere Abbildungen:

Albrecht: Arch. f. klin. Chirurg. Bd. 77, S. 1097, 1905, Abb. 5: Hypernephrommetastasen an der Clavicula; S. 1096, Abb. 4: Im distalen Femurende. — Dietlen: Fortschr. a. d. Geb. d. Röntgenstr. Bd. 13, 1908/09, Taf. VI, Abb. 3—9: Osteoplastische Carcinose der Wirbelsäule. — Fränkel: Ebenda Bd. 16, 1910/11, Taf. XVIII—XXI: Wirbelmetastasen. — Grosheintz: Zeitschr. f. Urol. Bd. 1, 1907, Taf. III—VI: Hypernephrommetastasen im Präparat. — Heineke: Fortschr. a. d. Geb. d. Röntgenstr. Bd. 13, 1918/09, Taf. XVIII, XIX: Ossifizierende Sarkommetastasen. — Scholz: Ebenda Bd. 28, 1921/22, Taf. XLI, Abb. 1—5: Carcinommetastasen. — Stahnke: Arch. f. orthop. u. Unfallchirurg. Bd. 24, S. 155 bis 159, 1926, Abb. 1—9: Osteolytische Carcinommetastasen, teils in Heilung. — Tietze: Bruns' Beitr. Bd. 73, S. 793—807, 1911, Abb. 1—6:

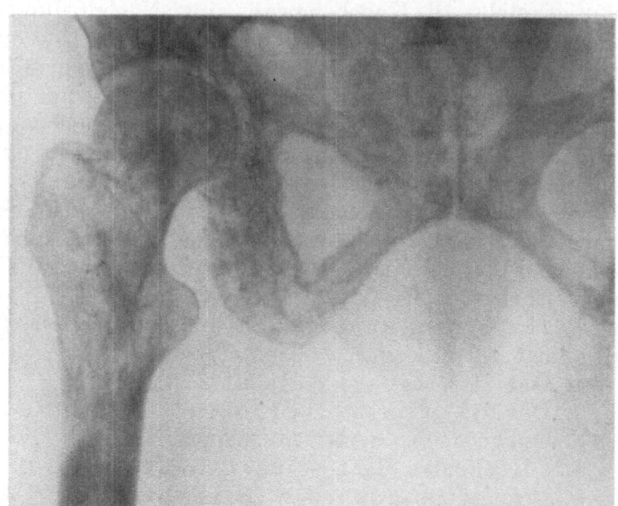

Abb. 164. Allgemeine Carcinose des Beckens und Oberschenkels nach Mammacarcinom bei einer 48jährigen. (Beobachtung der Chirurgischen Universitätsklinik Rostock.)

Metastatisches Ca der Wirbelsäule. — TROELL: Arch. f. klin. Chir. Bd. 111, S. 567—570, 1919, Abb. 1—5: Osteolytische Carcinommetastasen mit Frakturheilung.

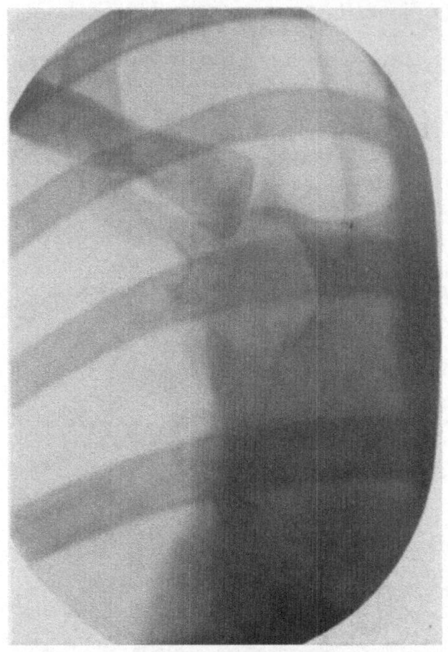

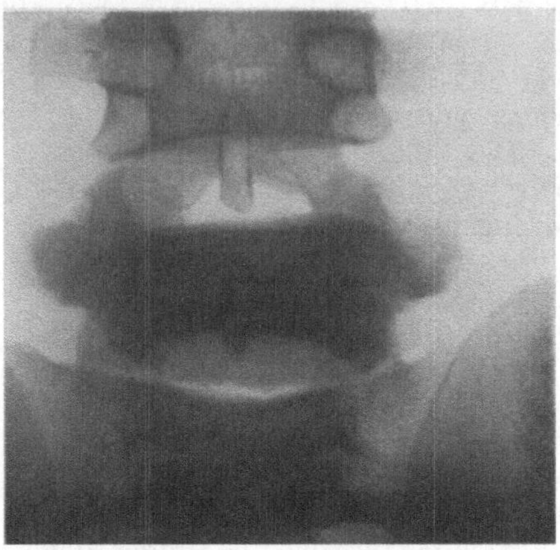

Abb. 166. Spindelzellensarkom des V. Lendenwirbels, erkennbar an der eigentümlichen Sklerosierung des ganzen Körpers einschließlich seiner Querfortsätze. Sämtliche Bänder sehen wie ausgefranst aus. Klinisch: Schmerzen in beiden Beinen. Peroneuslähmung links. Fehlende Patellar- und Achillessehnenreflexe, beginnende Blasen-Mastdarmstörung. Neurologisch wird an Tumor oder Tuberkulose gedacht. Der Fall ist operativ bestätigt. (Beobachtung der Chirurgischen Universitätsklinik Rostock.)

Abb. 165. Osteolytische Carcinommetastase im Manubrium sterni in der Nachbarschaft des Sternoclaviculargelenks mit eigentümlich scharfer Abgrenzung, 6 Jahre nach Amputatio mammae wegen Carcinoms. Zu beachten ist der Übergang zur I. Rippe. Hier werden Veränderungen durch die normale Verkalkung des Rippenknorpels vorgetäuscht.

VII. Knochencysten.

Nur selten werden sich klinische Symptome wie rheumatisch gedeutete Schmerzen und Knochenauftreibungen für die Diagnose verwerten lassen. Viel häufiger stellen die Knochencysten einen Nebenbefund dar, der durch das Röntgenbild oder die pathologisch-anatomische Untersuchung erhoben wird. Es handelt sich um Hohlräume mit flüssig-schleimigem Inhalt, denen echter Cystencharakter, d. h. Epithelbekleidung der Wände, nur bei bestimmten Kiefercysten zukommt. Viel häufiger finden wir in den Knochencysten Endzustände von Erweichungen, Verflüssigungen, Blutungen (nach KAUFMANN besser Pseudocysten genannt) aus den verschiedensten Ursachen heraus.

Mit ihrer gesonderten Aufführung nehmen wir demnach in erster Linie eine morphologische Gruppierung vor, die sich in Anbetracht der typischen Aufhellungen, welche derartige Cysten bedingen, ganz besonders auf röntgendiagnostischem Gebiete dankbar erweist.

Pathologisch-anatomisch empfiehlt sich die Einteilung nach der Grundkrankheit; Cysten sind beobachtet bei

1. Ostitis fibrosa (v. RECKLINGHAUSEN),
2. Ostitis deformans (PAGET),
3. Osteomalacie (RINDFLEISCH),
4. der MÖLLER-BARLOWschen Krankheit,
5. seniler Osteoporose (BRAUN, LUBARSCH),
6. Tumoren (Enchondrom, Sarkom),
7. Wurzelgranulom, Zahncyste und Adamantinom,

8. Parasiten (Echinococcus, Cystizerken),
9. Osteomyelitis (Schlange, Garrè).
10. Tuberkulose,
11. Callus (Frangenheim),
12. Arthritis deformans (Ziegler),
13. Höhlenbildungen der Handwurzel (Dwight),
14. Gicht.

Zudem wird aber der Ausdruck Cyste oder cystisch röntgenologisch sehr gern für scharf und rund begrenzte Aufhellungen im Knochenschatten gebraucht. Oft handelt es sich hier um Räume, die noch vollkommen von solidem Gewebe oder Massen ausgefüllt sind, die nur infolge des scharfrandigen Kontrastes gegenüber gesundem Knochen als cystisch imponieren.

Zu 1 Ostitis fibrosa: Die fibröse Umwandlung des Markes mit der gleichzeitig einhergehenden lacunären Resorption des Knochens setzt glattwandige Auf-

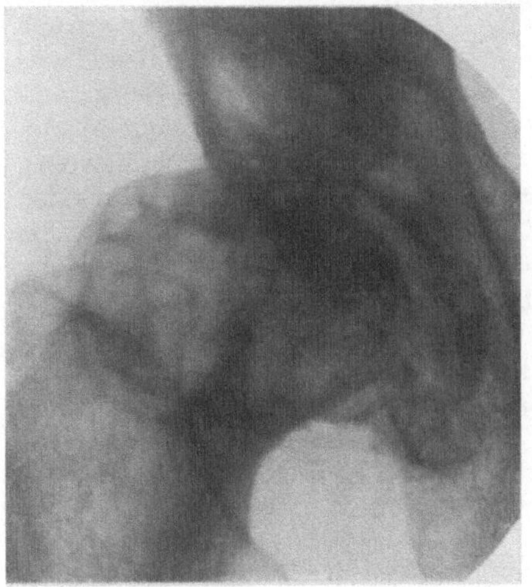

Abb. 167a. Osteoporose des rechten Schenkelkopfes und -halses bei einem 57jährigen. (Beobachtung der Medizinischen Klinik Göttingen.)

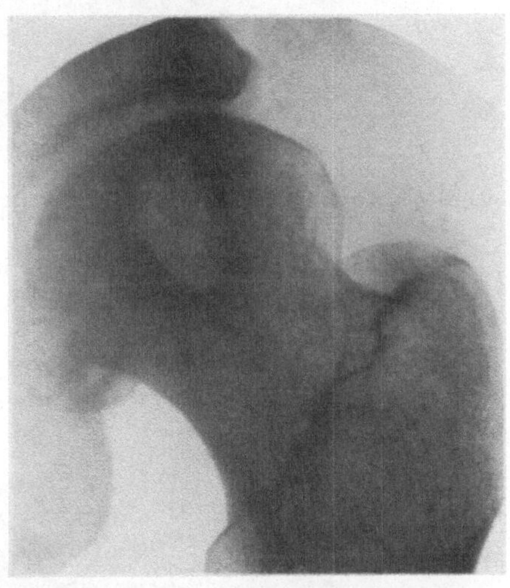

Abb. 167b. Linke Hüfte des gleichen Falles. Das Bild erinnert durchaus an die Ostitis deformans und unterscheidet sich von ihr höchstens durch die Lokalisation. Lieblingssitz solcher Aufhellungen ist Schenkelhals und -kopf.

hellungen, die pathologisch-anatomisch noch keine Cysten sind. Die Neigung zur Erweichung und Verflüssigung des Inhalts ist bekannt. Die Cystenwand besteht dabei meist aus Resten des fibrösen Markes. Unterschiede zwischen soliden Tumoren und Cysten treten röntgenologisch höchstens in der Struktur hervor, die bei Cysten weitmaschig ist oder streckenweise ganz fehlt. (Siehe Ostitis fibrosa und Abb. 91, 93.)

Zu 2: Bei der Ostitis deformans fehlt die scharfe Abgrenzung. Charakteristisch ist das Nebeneinander von Verdichtungen und Aufhellungen (watteflocken artig). Eine Erweichung oder Verflüssigung ist selten (siehe Ostitis deformans und Abb. 103).

Zu 3 Osteomalacie: Eine zystische Erweichung scheint sehr selten zu sein, entsteht in den schwersten Fällen durch Verflüssigung des Markes in der verschiedensten Größe (siehe Rindfleisch) und tritt gern an den kurzen Röhrenknochen in Form glattwandiger Aufhellungen ohne Innenstruktur hervor (große Ähnlichkeit mit 1). Lotsch bezweifelt ihr Vorkommen, Grashey hat einen Fall abgebildet.

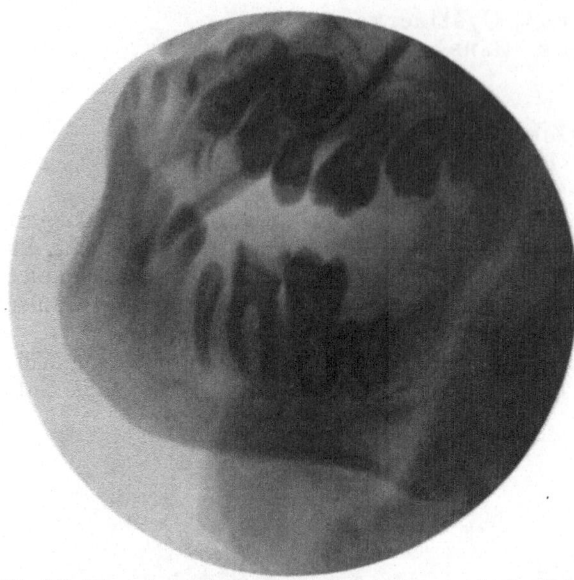

Abb. 168. Wurzelgranulom an der Wurzelspitze des letzten Prämolaren. Weiche Begrenzung. Beginnender Übergang in Cyste.

Zu 4 Möller-Barlow: Sehr selten, den vorigen ähnlich mit vorherrschender Lokalisation in den Femora (FRÄNKEL).

Zu 5 Osteoporose: Vorwiegend in Schenkelhals und Wirbelkörpern (BRAUN, LUBARSCH). Es bestehen kleine, wenig scharf begrenzte Aufhellungen, die meist multipel auftreten und mit Deformierung einhergehen (Abb. 167a und b).

Zu 6 Tumoren: Auch hier handelt es sich um Kontrast-, selten um Einschmelzungsfolgen (Enchondrom, Sarkom, Myelom, Chlorom). Den rundlichen, mehr oder weniger scharf begrenzten Defekten im Knochen kann man nicht ansehen, wie weit sie cystisch erweicht sind (siehe Tumoren und Abb. 150, 152 u. 155).

Zu 7: a) Wurzelgranulome. Die kleinen fleischigen Gebilde an der Wurzelspitze entwickeln sich auf dem Boden einer Entzündung, können cystisch erweichen und weich begrenzte, runde Aufhellungen mit mäßigem Kalksalzschwund in der Übergangszone (Abb. 168) hervorrufen.

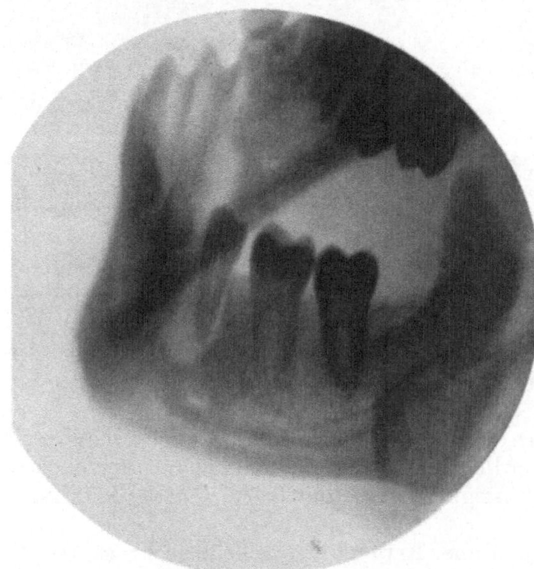

Abb. 169. Scharf begrenzte Cyste, Wurzelspitze und Hals umgreifend, am letzten Prämolaren, mit Ausflußöffnung am Hals (19jährig).

b) Wurzelcysten oder cystische Wurzelgranulome aus a) hervorgehend, scharf und rundbogig begrenzt, oft größere Teile des Kiefers einnehmend. Die Beziehungen zu einer Zahnwurzel, das Fehlen jeder Reaktion in der Übergangszone sind unverkennbar. Die Kieferwand kann vorgetrieben, papierdünn sein (Abb. 169 und 170).

c) Adamantinom (siehe dieses und Abb. 160).

Zu 8: Die parasitären Cysten des Knochens sind eine große Seltenheit. Vor allem kommt der Echinococcus in Frage. Die Infektion erfolgt auf dem Blutwege. Es treten stecknadel- bis erbsengroße Blasen auf, die zum Schwunde der Knochenbälkchen und zur Nekrose abgeschnürter Teile führen. Meist geht die

Verdrängung des Knochengewebes reaktions- und schmerzlos, oft auffallend langsam in Jahren und Jahrzehnten vor sich. So bilden sich scharf, aber unregelmäßig umgrenzte, zentrale Hohlräume mit wabenartiger Struktur, die oft den ganzen Knochen einnehmen und der Ostitis fibrosa durchaus ähnlich sehen (Fall RITTER). Die Rindenzone ist selten durchbrochen (Pergamentknistern, Fluktuation, Spontanfraktur). Die Cystensäcke mit ihrem Inhalt (gelbweiße Flüssigkeit, Sequester, Blasen, Cholesterin, Detritus), die in zweifelhaften Fällen punktiert werden, können an der Wirbelsäule Symptome der Kompressionsmyelitis auslösen. Verdichtungen in der Übergangszone, periostale Rückwirkungen fehlen meist, solange eine Mischinfektion ausbleibt (Fall BAUER).

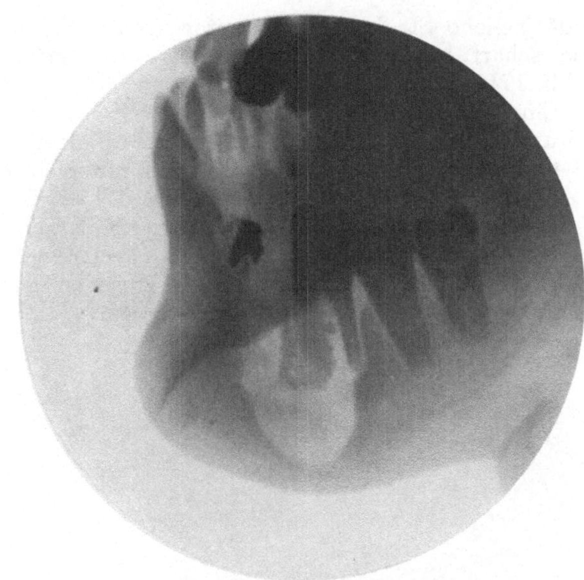

Abb. 170. Größere Cyste, ausgehend von der hinteren Wurzel des I. Molaren, bei einem 27jährigen. Die vordere Wurzel ist noch durch einen Knochenwall geschützt. Alveolarfortsatz durchbrochen.

Für die Diagnose ist ferner wertvoll der Sitz der Parasiten vorwiegend an Humerus, Tibia, Wirbelsäule und Becken sowie die Blutuntersuchung (Eosinophilie). Die Neigung solcher Cysten zu sekundärer Verkalkung kann die Deutung des Bildes erschweren. Sein atypisches Verhalten hinsichtlich Umgrenzung, Struktur, Übergangszone und Verkalkung gibt wichtige Fingerzeige hinsichtlich der Abgrenzung gegenüber dem Sarkom, Enchondrom und der Ostitis fibrosa (Cystizerken siehe Weichteile).

Zu 9 und 10: Cystische Gebilde finden sich ferner bei der Osteomyelitis (Abb. 81 u. 86) und Tuberkulose (Abb. 110 u. 112). Hier handelt es sich um scharf abgegrenzte Eiterherde, die je nach der Ätiologie den Reaktionswall in Form der Ostitis (Osteomyelitis) oder der Atrophie (Tbc.) selten vermissen lassen. Im übrigen

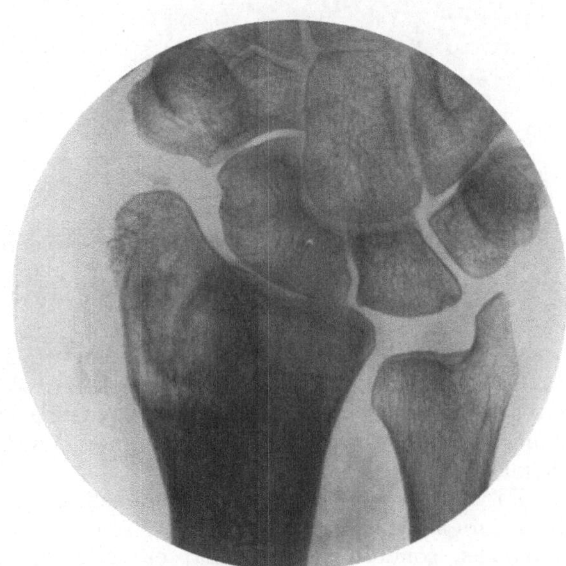

Abb. 171. Cystische Aufhellung im Proc. styloideus radii bei einem 19jährigen ohne wesentliche Reaktion in der Umgebung. Im aufgehellten Bezirk zackige Verdichtungen, die von einem spongiösen Sequester herrühren (Tuberkulose).

fehlt jegliche Struktur im Inneren (außer Sequestern). Die Herde sind rund und scharf begrenzt. Inhalt: eitrig-serös, grüngelblich, oft bei beiden steril (Abb. 171—173).

Eine ähnliche Cystenbildung ist noch beschrieben bei der Osteomyelitis albuminosa (SCHLANGE), meist peripher sitzend und mit ihrem charakteristischen Sitz auch differentialdiagnostisch unterscheidbar.

JÜNGLING macht auf eine besondere Art der Tuberkulose aufmerksam, die er Ostitis tuberculosa multiplex cystica nennt. Die multiplen bis erbsengroßen Aufhellungen sitzen mit Vorliebe in den Epiphysen der Phalangen, sind scharf und rund begrenzt und lassen zuweilen einen dichteren Wall in der Übergangszone erkennen (vgl. auch FLEISCHNER).

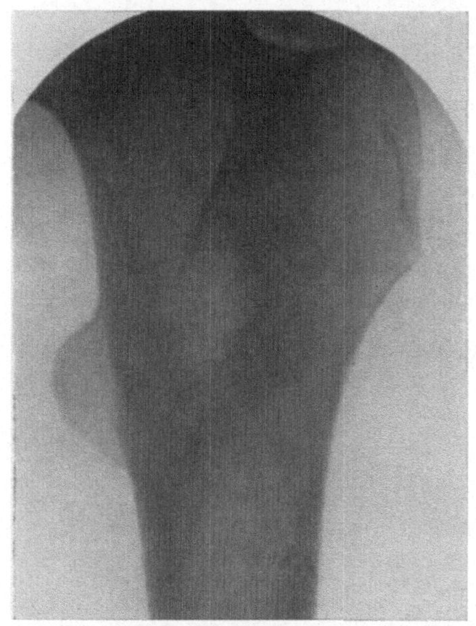

Abb. 172.

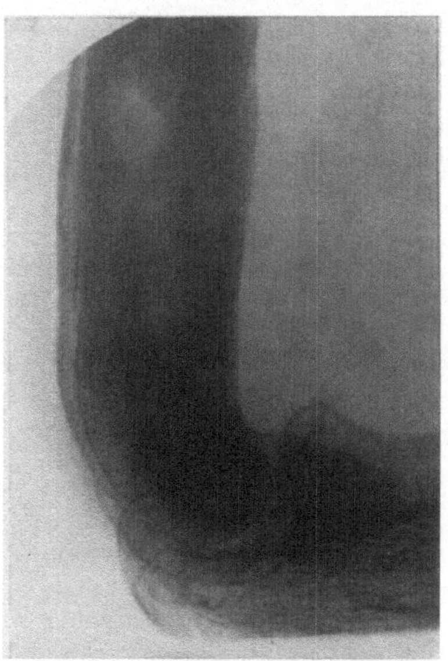

Abb. 173.

Abb. 172. Knochenabszeß im Trochantermassiv zwischen minor und major gelegen, mit durchaus weichen Grenzen ohne reaktive Entzündung. Klinisch: Schmerzen im Oberschenkel. Inhalt: Granulationen, steril. Ätiologie: wahrscheinlich Grippe. (16 Jahre.)

Abb. 173. Aufhellung im Humerusschaft mit starker Verdichtung, Verbreiterung, periostaler Auflagerung bei Osteomyelitis.

Zu 11: Auch Callustumoren können infolge von Blutungen oder Nekrosen cystisch erweichen. Calluscysten sind klein, als solche nachbarlich zum Callus gelegen und demgemäß leicht deutbar (Grenze scharf, rundbogig). Eine Abgrenzung gegenüber Knorpeleinschlüssen im Callus ist röntgenologisch nicht möglich.

Zu 12: Die von ZIEGLER beschriebenen Hohlräume bei der Arthritis deformans sind unverkennbar. Zwar sind es keine Erweichungscysten im Sinne ZIEGLERS, sondern teils abgekapselte Blutergüsse, teils mit Splittern, Detritus, Knorpelgeröll gefüllte Markräume kleiner und kleinster Ausmessung, die nachbarlich zum Gelenk liegen. Ihre Ränder sind rundbogig, scharf, eine Struktur fehlt. Die Umgebung ist frei (Abb. 174).

Zu 13 Handwurzel: Außer einem lahmen Gefühl deutet nichts auf diese Aufhellungen hin. Sehr oft sind sie sogar jenseits der Pubertät ein Zufallsbefund ohne Beschwerden. Am häufigsten erscheint das Naviculare befallen zu sein (nach

Kappis unter 16 Fällen 11mal). Eingerechnet in diese Zahlen sind allerdings jene Fälle, die im Anschluß an Traumen und Frakturen solche ein- oder mehrkammerigen Herde oft schon nach wenigen Tagen zeigen. Diese sind früher als Ausdruck einer beginnenden Malazie angesehen worden (Preiser). Auch Beziehungen zur Ostitis fibrosa (Wollenberg) und zum Riesenzellensarkom hat man gefunden. Kappis rechnet eine von ihm beschriebene, nicht traumatisch entstandene Navicularecyste ebenfalls in diese Krankheitsgruppe und ist geneigt, kongenitale Entwicklungsstörungen anzunehmen (Abb. 175). Seltener scheint eine lokale Atrophie oder subakute Osteomyelitis als cystische Aufhellung zu imponieren.

Das Röntgenbild kann nur in beschränktem Maße zur Klärung der Ursache derartiger „Höhlen" herangezogen werden. Die frischen traumatischen Herde — linsen- bis hirsekorngroß — (Abb. 176) halten sich in der Nähe der Bruchlinie, fließen allmählich zusammen und können schließlich große Teile des Knochens durchsetzen (Malazie, Abb. 177). Die Abgrenzung solcher Veränderungen

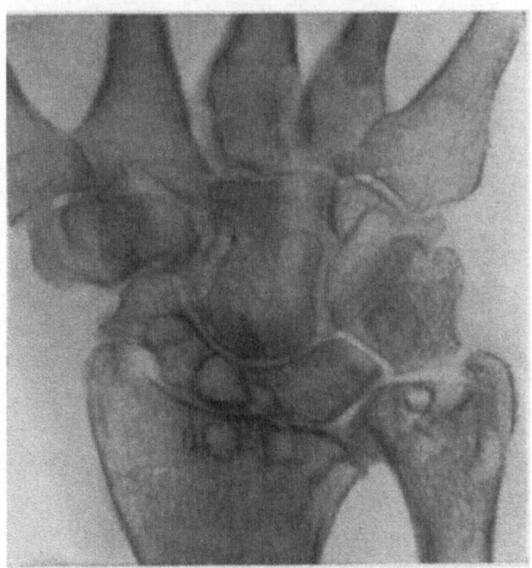

Abb. 174.

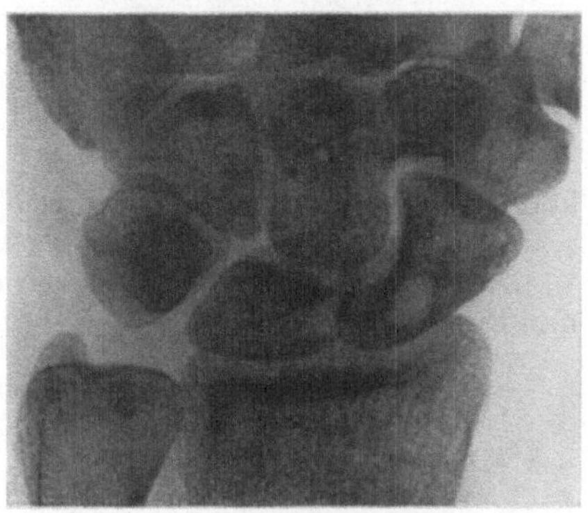

Abb. 175.

Abb. 174. Erbsen- bis bohnengroße cystische Aufhellungen in der Nähe des Handgelenks bei primär chronischer Arthritis (25 Jahre). — Abb. 175. Höhle im Naviculare nach Kappis (Zufallsbefund).

ist durchaus scharf, wenn auch etwas unregelmäßig, eine Struktur fehlt. In der Übergangszone entwickeln sich leichte Verdichtungen, die allmählich in normale Spongiosa übergehen.

Die traumatisch entstandenen Cysten können sich zurückbilden, sogar ganz verschwinden, jedoch auch einmal schwere Umformungen des Knochens zur Folge haben (Abb. 178). Rückbildungsfähig sind gleichfalls die „Höhlen" bei Atrophie und Entzündung. Zwischen ihnen wird das Bild keine sichere Entscheidung zulassen. Zu achten ist dabei auf die Abgrenzung (bei Atrophie unscharf), auf Struktur und Umgebung oder auf die Zerstörung normalen Knochens.

Nur allzuoft wird der ganze Prozeß als Tuberkulose aufgefaßt. Derart isoliert auf einen Knochen beschränkt und ohne Beteiligung benachbarter Gelenke, ohne Atrophie der Umgebung ist aber bisher noch kein Fall von Tuberkulose verlaufen (siehe auch Lunatummalazie).

Der Unerfahrene läßt sich auch leicht täuschen, indem er den Haken des Hamatum oder das peripher verbreiterte und scharf abgeteilte Naviculare als Cyste anspricht (normal, Abb. 175—178).

Schließlich sind noch stecknadel- bis linsengroße Aufhellungen mit scharfer Grenze, homogener Struktur und reaktionsloser Umgebung im Capitatum bekannt geworden (Abb. 179), über deren Pathologie man nichts weiß. Sie

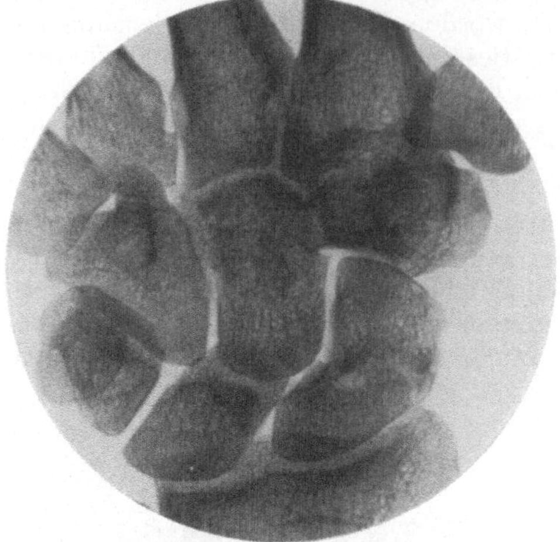

Abb. 176. Cystische Aufhellung im Bereich einer Navicularefraktur bei einer 28jährigen Frau, Fraktur 3 Wochen alt.

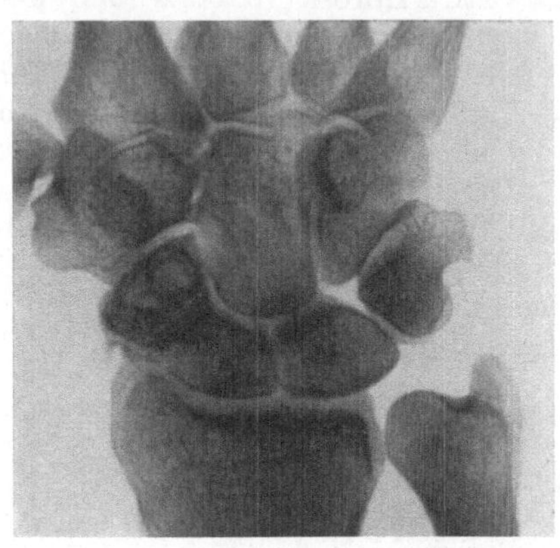

Abb. 177. Navicularemalacie bei einem 42jährigen Mann. Fraktur vor 10 Jahren.

können sich zurückbilden und werden allgemein als Anomalie (auch Dwightsche Aufhellung genannt) aufgefaßt.

Zu 14 Gicht: Die meist scharf umrandeten, runden Aufhellungen in den Hand- und Fußknochen können bei der chronischen, sogenannten torpiden Gicht ansehnliche Größe erreichen (Abb. 266). Sie bilden Uratablagerungen, die teils zentral, teils peripher und unregelmäßig an Schaft- und Gelenkteilen angeordnet sind. Die Innenstruktur besteht, soweit sie nicht ganz fehlt, aus Resten der Knochengrundsubstanz, die stellenweise wabig angeordnet ist. Die Rindenzone ist vorgetrieben (Knochenbreite!), zuweilen papierdünn oder ganz unterbrochen (vgl. Enchondrome). In der Übergangszone sind dichtere Schattensäume oder breite ostitische

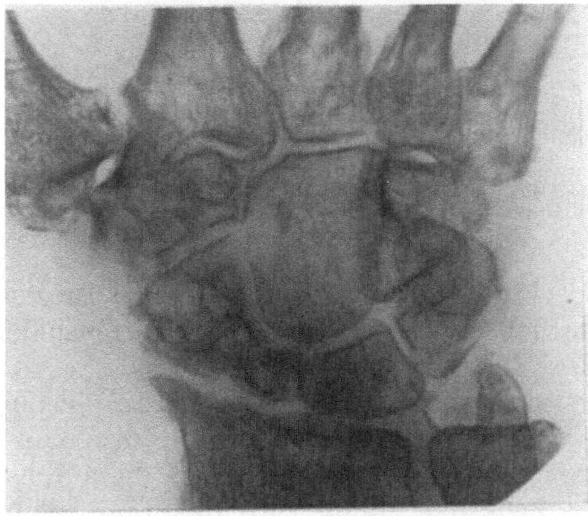

Abb. 178. Navicularemalacie mit cystischen Aufhellungen bei einem 69jährigen Mann (senile Atrophie sämtlicher Knochen). Fraktur angeblich vor 7 Wochen, sekundäre arthritische Veränderungen.

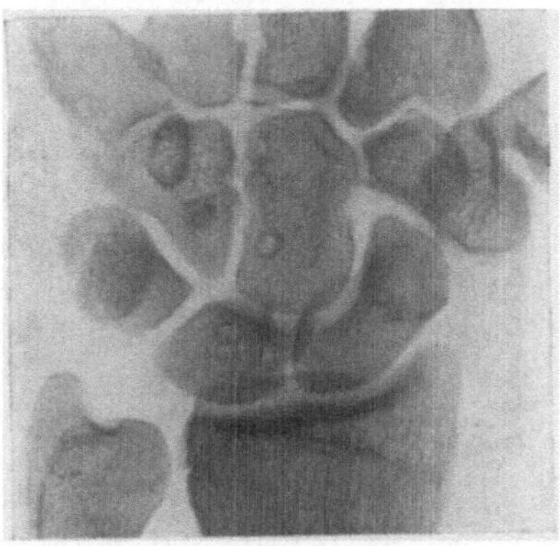

Abb. 179. Höhlen im Capitatum und Naviculare (Dwight) bei einer 20jährigen (Zufallsbefund). Verdichtung im Bereich des Hamatum.

Wälle vorhanden. Das Regellose in Anordnung, Intensität der Aufhellung, Umgrenzung und Struktur ist für die Gicht durchaus charakteristisch. (Näheres siehe unter Gicht.)

Siehe weitere Abbildungen:

ADLER: Fortschr. a. d. Geb. d. Röntgenstr. Bd. 30, 1922/23, Taf. XXV: Knochencyste bei einem 73jähr. Manne. — BAUER, B.: Fortschr. a. d. Geb. d. Röntgenstr. Bd. 19, S. 288, 1912/13. — RITTER: Dtsch. Zeitschr. f. Chirurg. Bd. 93, 1908, Taf. 1, Echinococcus im Röntgenbild, Clavicula, Abb. 1, S. 169; Echinococcus, Oberschenkel.

VIII. Störungen in dem Wachstum und der Verknöcherung an Epi- und Apophysen ohne bisher sichergestellte Genese.

Über diese Gruppe von Krankheiten, die einander in mancher Beziehung ähnlich sind, ist auch heute noch nicht die wissenschaftliche Diskussion geschlossen. Ihren Ausgang nahm die Aussprache von der Osteochondritis deformans (PERTHES, 1910). Heute werden dieser Krankheitsgruppe die SCHLATTER-OSGOODsche Krankheit, die KÖHLERsche Erkrankung am Naviculare pedis und die Apophysitis calcanei zugesellt. Schließlich weisen auch die Naviculare- und Lunatummalazie (Hand) sowie die KÖHLERsche Erkrankung am Metatarsale II und III gewisse histologische, besonders aber röntgenologische Ähnlichkeiten auf, die ihre gemeinsame Abhandlung in diesem Kapitel rechtfertigen.

WEIL spricht deshalb von dysplasischen Malazien, ZAAIJER von Osteochondropathia juvenilis parosteogenetica. Die hervorragende Mitwirkung des Röntgenverfahrens an der Aufklärung dieser Krankheit rechtfertigt eine eingehendere Darstellung dieser Gruppe, zumal auch heute noch diagnostische Irrtümer nicht selten sind und der Arzt sich unter zu weitgehender Verwertung der Röntgenbilder sehr leicht zu Trugschlüssen verleiten läßt.

a) Osteochondritis deformans coxae juvenilis (Calvé-Legg-Perthes).

Klinisches: Unter unbestimmten, meist geringfügigen Hüftschmerzen tritt bei Kindern im Alter von 2—14 Jahren im Laufe von Monaten leichtes Hinken auf, das mit Bewegungseinschränkung besonders der Abduktion einhergeht. Auch Drehbewegungen sind behindert, während die Beugung lange Zeit frei bleibt. Beim Fehlen von Stoß- und Druckschmerz, von Verkürzungen (selten bis 2 cm) bleiben die klinischen Symptome äußerst dürftig. Höchstens läßt sich in vorgeschrittenem Stadium Muskelschwund an Oberschenkel und Gesäß und ungenügende Funktion der Glutäen (positiver Trendelenburg) nachweisen. Nach Ausheilung (3—5 Jahre) sind in schweren Fällen die Erscheinungen ausgeprägter (besonders Verkürzung, Bewegungsausmaß), in leichten aber weitgehend rückbildungsfähig.

Pathologisch-anatomisch sind eine Fülle von Einzelheiten zusammengetragen worden, die meist vorgeschrittenen Stadien entstammen. Die Kenntnis über Früherscheinungen verdanken wir in erster Linie PERTHES, EDBERG und besonders RIEDEL.

Der Deformierung des Hüftkopfes, die sich außerordentlich langsam (in Monaten) vollzieht, liegt eine hochgradige Veränderung der Struktur zugrunde. Es kommt zu fibröser Umwandlung des Markes, zu subchondralen herdförmigen Nekrosen und Blutungen (Trümmerfelder), zu Cystenbildung (bis Kirschkerngröße, RIEDEL) und Abschnürung von Epiphysenknorpel. Daneben finden sich zahlreiche Knorpelinseln im ganzen Gebiet verstreut, Riesenzellen in fibrösem Mark und Cystenwänden und Knochenreste im Abbau (lacunäre Resorption) neben deutlichen Zeichen appositionellen Knochenwachstums (osteoide Säume). Auch Knocheninseln im hyalinen Gelenkknorpel werden oft vermerkt. Die knorpelige Gelenkfläche kann zwar sehr dünn werden, bleibt aber immer intakt und glänzend (Ausnahme Fall FRANGENHEIM).

Das außerordentlich bunte und wechselnde Bild läßt die verschiedenste Deutung zu. Die subchondralen Nekrosen und Blutungen scheinen das Primäre zu sein. Sie werden auf eine Ernährungsstörung zurückgeführt (PERTHES, AXHAUSENS embolisch-mykotische Nekrose, NUSSBAUM). Sekundäre *traumatische* Einwirkungen sollen im Spiele sein (Blutung, Thrombosierung). Die Knorpelinseln lassen Beziehungen zur Rachitis (FROMME) und Arthritis deformans (POMMER, KREUTER) anknüpfen. Der chronisch entzündliche Zustand des Markgewebes (Anhäufung von Leukocyten, Rund- und Plasmazellen) deutet auf eine *bakterielle Infektion* hin. Und schließlich erinnern nach RIEDEL die riesenzellensarkomähnlichen Bilder mit Cysten und fibrösem Mark an die Ostitis fibrosa.

Demnach läßt die histologische Untersuchung hinsichtlich der Krankheitsursache keine bindenden Schlüsse zu. Man ist heute mehr geneigt, eine angeborene Störung der Epiphysenverknöcherung anzunehmen, ersetzt aber damit nur eine Unbekannte durch eine andere.

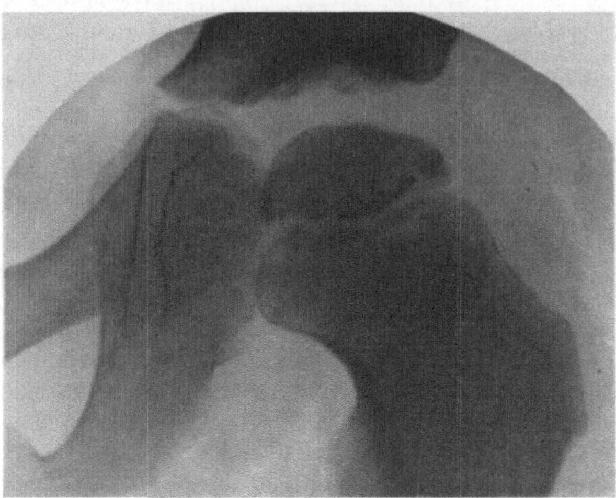

Abb. 180. O. def. PERTHES im Beginn bei einem 6 jährigen Kind. Leichte Deformierung des Kopfes. Die ganze Epiphyse ist fleckig verdichtet. Normale Verknöcherung des oberen Pfannenrandes, breiter Gelenkspalt.

Röntgenbild. Im Beginn des Leidens können Monate vergehen, ehe sich Veränderungen im Bilde nachweisen lassen. Dabei wird entsprechend den subchondralen Zerstörungen, Blutungen, Knorpelinseln auf deutlich sich ab-

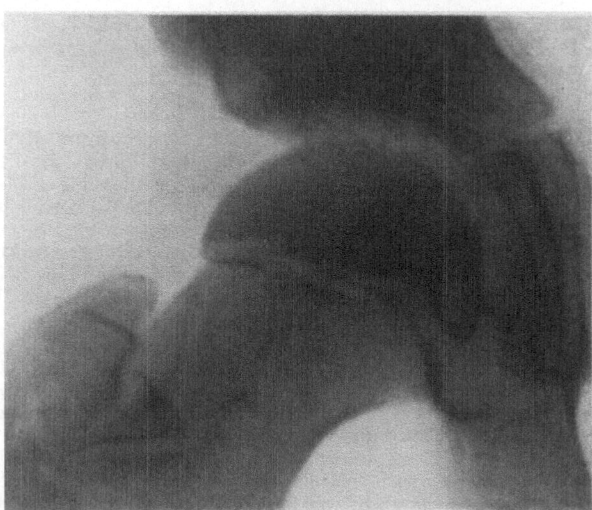

Abb. 181. Als normal angesprochenes Hüftbild (Vergleichsaufnahme für eine in Ausheilung begriffene Osteochondritis der anderen Seite). Nachträglich erscheint eine allgemeine Verdichtung der Kopfkappe als Zeichen der beginnenden O. def. PERTHES unverkennbar. 14 jähriges Kind. Altes Leiden begann vor 9 Jahren. (Vgl. Abb. 182.)

setzende kleinste Aufhellungsherde gefahndet, die später zusammenfließen, unschärfer werden und dem Kopf ein fleckig-gesprenkeltes Aussehen verleihen. Hand in Hand mit diesen Zerstörungen geht eine Verdichtung der angrenzenden Teile, die nun bald vorherrscht und nach AMSTAD-ISELIN ein wichtiges Merkmal für den Beginn des Leidens ist (Abb. 180).

Diese Angaben haben jedoch keinen Anspruch auf Allgemeingültigkeit. Ebenso häufig sieht man als erstes Symptom nicht Aufhellungen, sondern eine homo-

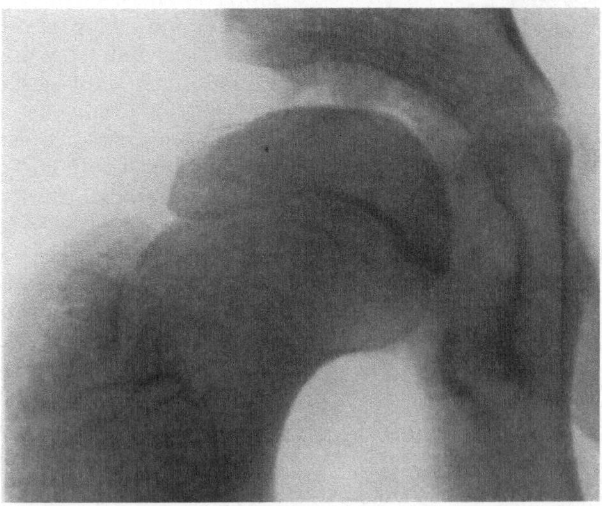

Abb. 182. Der gleiche Fall wie Abb. 181, nicht ganz 3 Monate später. Die Deformierung wird jetzt deutlich, die Verdichtung des Kopfes ist unverkennbar. Beginnender scholliger Zerfall gegenüber dem oberen Pfannenrand, breiter Gelenkspalt.

gene Verdichtung der ganzen Kopfkappe, ohne daß auch nur im geringsten eine Gestaltsveränderung (Abflachung) vorhanden wäre. Nur werden diese Verdichtungen leicht übersehen, weil die Unterschiede infolge der scharfen Abgrenzung zum

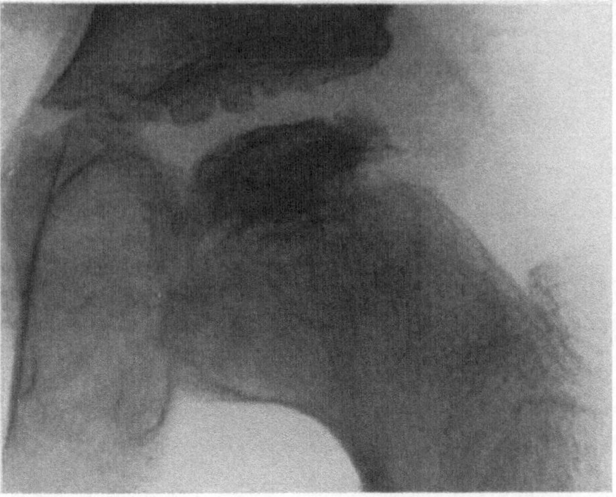

Abb. 183. O. def. PERTHES mit intensiver Verdichtung der Kopfkappe mit breitem Gelenkspalt und normaler Ossification des Pfannendaches. (11 Jahre.)

Becken hin (Gelenkspalte) und zum Schenkelhals (Wachstumszone) mangels eines direkten Vergleichs nicht sehr deutlich werden, und weil Vergleichsaufnahmen der gesunden Seite nur zu oft unterbleiben (Abb. 181 und 182).

Festgehalten werden muß jedenfalls daran, daß auch im Beginn die O. d., ob in dieser oder jener Form, an der Kopfkappe jede Atrophie vermissen läßt und durchaus scharf begrenzt bleibt.

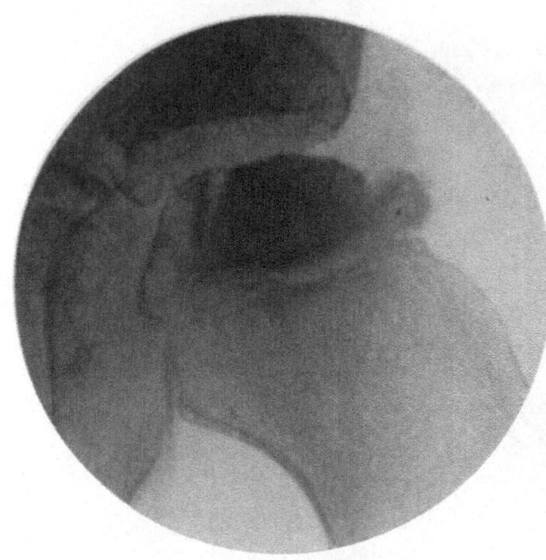

Abb. 184. O. def. PERTHES mit keilförmiger Verdichtung gegenüber dem oberen Pfannenrande und mäßiger Coxa vara. (9 Jahre.)

Infolge der Belastung sinkt die morsche Epiphyse zusammen. Die Abflachung zeigt sich meist zuerst gegenüber dem oberen Pfannenrand. Eindellungen ihm gegenüber, Randwülste mit welliger, aber scharfer Begrenzung des ganzen Kopfes, Abnahme der Kopfhöhe und Zunahme der Breite (pilzförmig) kennzeichnen seine geringe Widerstandsfähigkeit. Auffallen muß dabei immer wieder der außerordentlich intensive Schatten dieser minderwertigen Kopfkappe. Oft nimmt mit der Abflachung des Kopfes der Hüftgelenkspalt an Breite wesentlich zu. Ob nur infolge der Verdickung des Gelenkknorpels (mangels ausreichender Funktion) oder auch infolge der Kopfform ist nicht zu entscheiden (wohl beides) (Abb. 183 und 184).

Hand in Hand mit solcher Gestaltsveränderung geht der schollige Zerfall. Die Epiphyse ist von flachen, scharf begrenzten Aufhellungen durchsetzt, die sich zuerst gegenüber dem oberen Pfannenrand finden und hier nicht selten einen keilförmigen Sequester vortäuschen. Schließlich erscheint der ganze Kopf in schwereren Fällen wie in zahlreiche Fragmente zerfallen (Abb. 185 und 192).

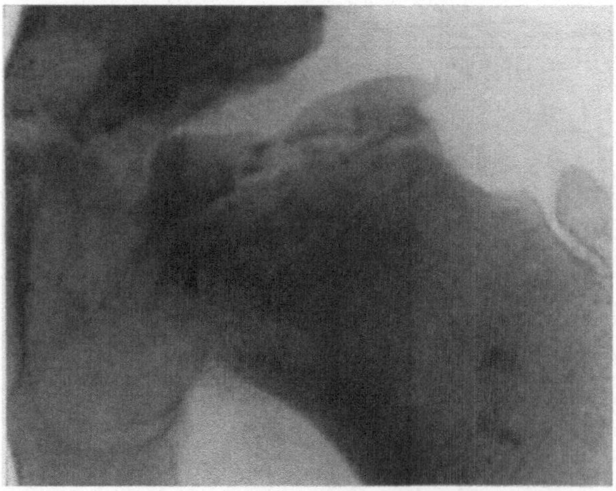

Abb. 185. Scholliger Zerfall bei O. def. PERTHES. Trichterförmige Eindellung des ganzen Kopfes. (12 Jahre.)

Die Epiphysenfuge stellt für den Prozeß kein größeres Hindernis dar. Infolgedessen wird sie nicht mehr rundbogig, scharf begrenzt, sondern sieht wie zerklüftet aus, von Aufhellungen und dichten Schollen durchsetzt. Nicht selten wird ihre Abgrenzung überhaupt unmöglich.

Auch auf den Hals können die „Zerstörungen" übergreifen und hier Bilder in Form unscharf begrenzter Aufhellungen mit schmalen, dichten Säumen hervorrufen. Allerdings bleiben solche Herde im Halse selten (Abb. 186 u. 187). Viel häufiger werden die Bilder falsch gedeutet, indem Überlagerungen von Teilen des Kopfes für Halsherde angesehen werden. Bei seiner pilzhutförmigen Verbreiterung, bei Schenkelhalsverbiegungen mit Retroversion und bei falscher Aufnahmestellung in Außendrehung des Beines kommen solche Überdeckungen sehr leicht zustande (Abb. 188). Wertvoll ist für die Erkennung solcher Verhältnisse die

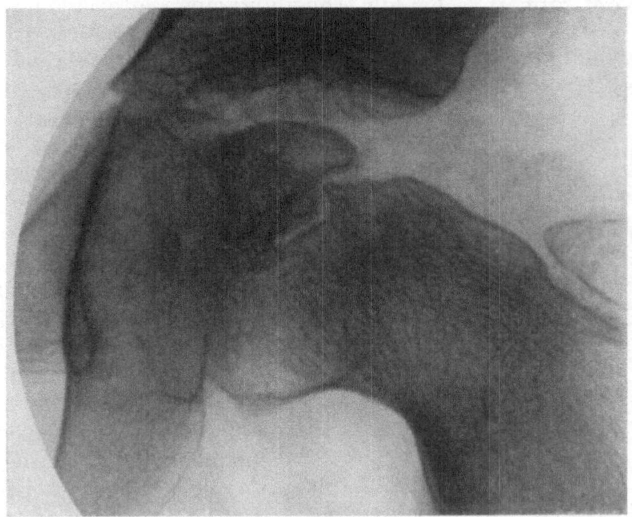

Abb. 186. O. def. PERTHES mit starker Coxa-vara. (10 Jahre).

stereoskopische Aufnahme und die Darstellung in veränderter Projektion (Neigung des Zentralstrahles).

Starke Verbreiterungen, Verkürzungen des Halses und sekundäre Verbiegungen im Sinne der Coxa vara werden beobachtet (Abb. 183, 186, 187 u.

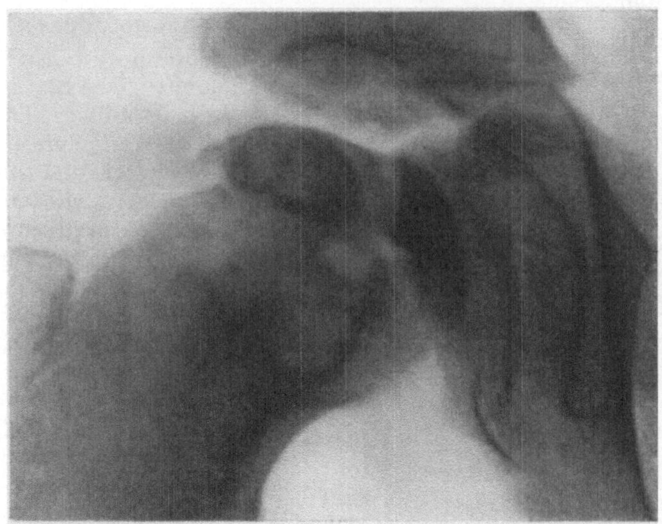

Abb. 187. O. def. PERTHES mit Zerklüftung des Kopfes und deutlich erkennbarer, nicht vorgetäuschter Aufhellung bis tief in den Hals hinein. (10 Jahre.)

192). Ob sie die Folge einer Erweichung des Halses oder einer Verschiebung der Kopfkappe nach distal und unten sind, bedarf im gegebenen Falle keiner Entscheidung. Mir scheint beides möglich.

Kalksalzschwund soll sich nach Ruhigstellung der Hüfte oder starker Bewegungsbehinderung leicht im unteren Hals- und oberen Trochantergebiet einstellen. Der Kopf gibt aber bis zur Abheilung einen intensiven und scharf begrenzten Schatten.

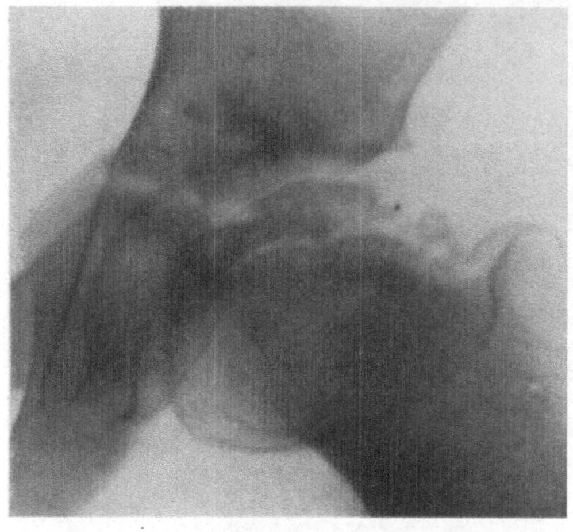

Abb. 188. O. def. PERTHES. Aufnahme in starker Außenrotation des Beins, die eine Überlagerung großer Halsteile mit verdichteten Partien zur Folge hat. Man beachte auch die weit auf das Becken ragenden Verdichtungen am oberen Pfannenrand.

Auch die Veränderungen im Pfannengrunde werden als sekundäre aufgefaßt. Die Pfanne paßt sich der breiten Kopfform an, wird flacher, weiter (Pfannenwanderung) und kann im oberen Drittel unscharfe Aufhellungen zeigen, die beckenwärts von dichteren Übergangszonen abgegrenzt sind. Ob diesen Veränderungen ähnliche Vorgänge zugrunde liegen wie im Kopf, ist histologisch noch nicht sichergestellt (Abb. 185, 188, 189 und 190). Primär kommen sie bei der Osteochondritis PERTHES nicht vor. Was als solches angesprochen worden ist, war noch immer die normale Ossification des oberen Pfannendaches (Abb. 183, vgl. auch Abb. 21 u. 23).

Im Vergleich zum klinischen Befunde muß diese Mannigfaltigkeit der röntgenologischen Erscheinungen kraß hervortreten. Gerade dieser Gegensatz zwischen den scheinbar schweren Zerstörungen im Bilde und den geringen Symptomen hat als durchaus charakteristisch zu gelten.

Wichtig ist dabei die Frage: Wodurch sind die intensiven Verdichtungen und wodurch die Aufhellungen entstanden? Die Betrachtung der histologischen Bilder läßt daran denken, daß die Aufhellungen den Knorpelinseln, Cysten und fibrösen Herden entsprechen. Die Verdichtungen dagegen lassen sich schwer mit der Histologie in Einklang bringen. Sicher haben wir hier nicht etwa Reste des Normalknochens oder Teile des gestört verknöcherten Epiphysenkernes vor uns. Auch ist es unwahrscheinlich, daß in so kurzer Zeit neuer Knochen derart intensiv angebaut wurde. Glaubhafter klingt schon die Annahme, daß sich der nekrotische Knochen stärker mit Kalksalzen belädt oder, wie ROESNER und WEIL ausführen, daß die Blutungen und Pigmentanhäufungen eine vermehrte Kalksalzablagerung in Nachbargewebe verursachen. Im histologischen Bilde kommen diese Verhältnisse infolge der Entkalkung naturgemäß nicht zur Darstellung.

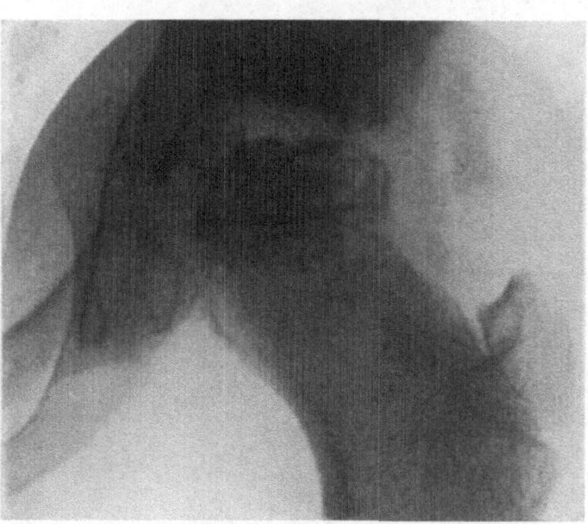

Abb. 189. O. def. PERTHES der rechten Hüfte (Seiten vertauscht) mit scholligem Zerfall des Kopfes (14. XII. 1916, 9 Jahre, siehe Abb. 190, 191.)

Mit der Ausheilung, die im Mittel nach $4^1/_2$ Jahren vollendet ist und meist im 3. Krankheitsjahr einsetzt, verschwindet zunächst der schollige Zerfall des Kopfes. Die Epiphysenfuge tritt schärfer und als zusammenhängende Linie hervor. Höhenunterschiede im Kopfumriß gleichen sich aus, die Verdichtung verschwindet. Nur stärkere Formveränderungen (Coxa vara, Pilzkopf, gedrungener Hals) bleiben bestehen, so daß noch nach Jahren an diesen Charakteristika die überstandene Osteochondritis mit Sicherheit erkannt werden kann.

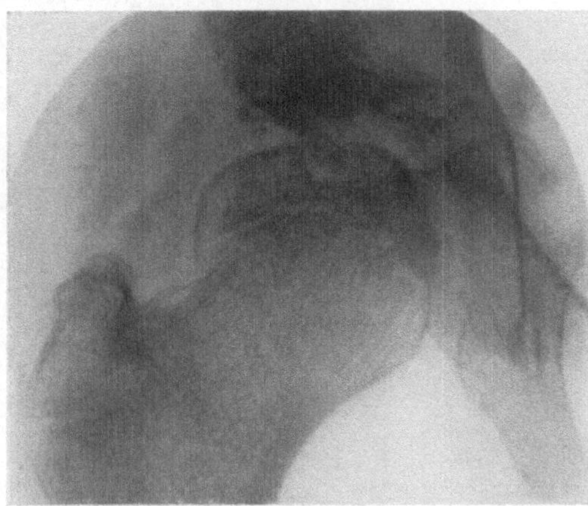

Abb. 190. Der gleiche Fall wie Abb. 189 am 16. II. 1918. O. def. PERTHES in Heilung. Verringerung der Verdichtungen, Abrundung des Kopfes. (11 Jahre.)

Abgesehen von den wenigen anatomisch idealen Heilungen der leichtesten Fälle wird mit PERTHES demgemäß unterschieden:

1. Der Kugelkopf. Er ist kugelrund und scharf begrenzt, erscheint jedoch gegenüber dem Normalen größer (paßt nicht mehr in die Gelenkpfanne) und ist das Ergebnis mittelschwerer und leichter Erkrankungen (Abb. 189 bis 191).

2. Die Hutkrempen- oder Pilzhutform als Endzustand der schweren und schwersten Fälle (Abb. 192 u. 193).

Leichte Subluxationen können bei beiden bestehen bleiben. Schwere Gelenkveränderungen im Sinne der Arthritis deformans sind in seltenen Fällen beschrieben worden, gehören aber doch wohl nicht zum Krankheitsbilde.

Differentialdiagnose: Im Beginn kann die Abgrenzung gegenüber der Tuberkulose schwer sein, solange bei ihr die Atrophie fehlt und nach der anderen Seite Verdichtungen oder fleckige Herde im Kopf auch noch nicht erkennbar sind. Vergleichsaufnahmen und ihre Wiederholung nach wenigen Wochen bringen bald die sichere Entscheidung. Auf der Höhe der Krankheit und in der Ausheilung wird eine Fehldiagnose nur Unachtsamen unterlaufen (Abb. 271, 277 u. 278).

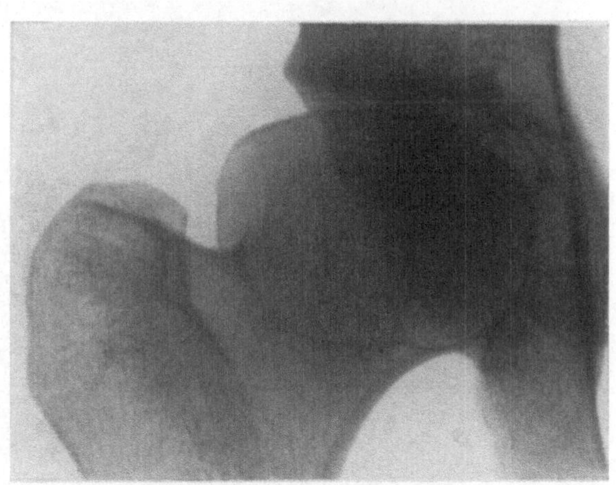

Abb. 191. Der gleiche Fall wie Abb. 189 und 190, ausgeheilt, 9 Jahre nach Beginn (Kugelkopf). Von Arthritis deformans keine Spur. (18 Jahre.)

Die Coxa vara adolescentium kann vor allem klinisch ähnlich sein. Die bei ihr im Vordergrund stehende Verbiegung des Halses sowie die Atrophie der Kopfkappe lassen röntgenologisch die sichere Diagnose stellen.

Schenkelhalsverbiegungen bei Ostitis fibrosa, Rachitis und Arthritis auf infektiöser Basis haben ebenfalls nur klinische Berührungspunkte (siehe Coxa vara).

Im Erwachsenenalter ist an den eigentümlichen Kopfdeformierungen, die sich ihre Pfanne geformt haben, im großen und ganzen das Ausheilungsstadium der Grundkrankheit sofort erkennbar. Möglich sind ähnliche Umbildungen bei

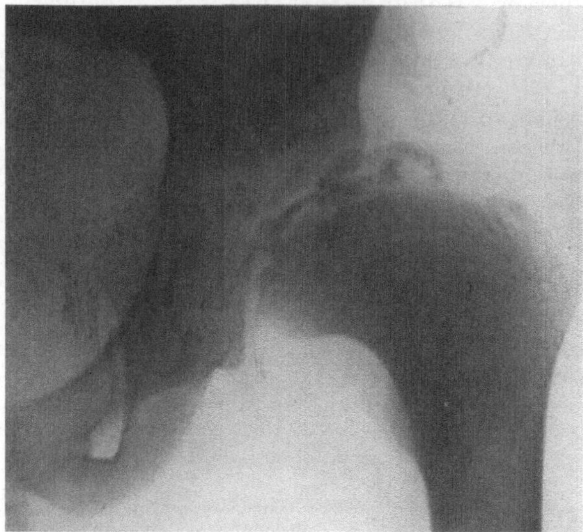

Abb. 192. O. def. PERTHES mit hochgradigem scholligem Zerfall. (8 Jahre.)

der kongenitalen Coxa vara (hirtenstabförmig) und auch bei der adoleszenten, nur daß hier die Einengung der Gelenkspalte und sekundär arthritische Veränderungen selten vermißt werden, die bei der O. d. vollkommen fehlen.

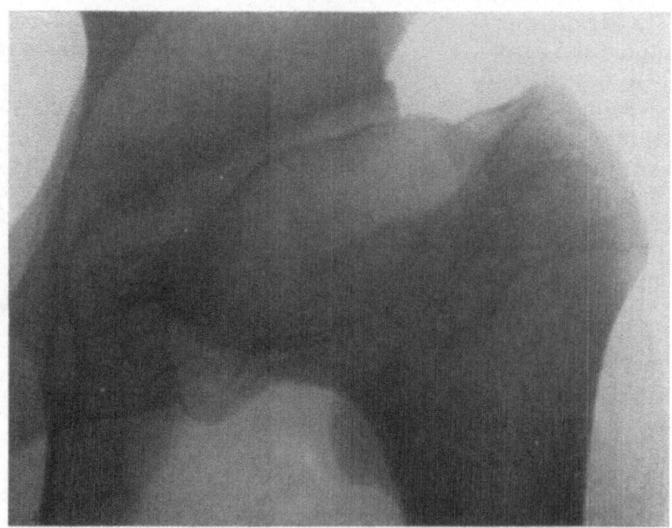

Abb. 193. Der gleiche Fall wie Abb. 192, nach 8 Jahren. (16 Jahre.) Ausheilung mit Pufferkopf, der sich seine Pfanne selbst geformt hat, und mit breitem, verkürztem Hals.

Siehe weitere Abbildungen:

AMSTAD: Bruns' Beitr. z. klin. Chirurg. Bd. 102, S. 675, 1916, Abb. 15a: Osteochondritis PERTHES in den verschiedensten Stadien vom ersten Beginn bis zur Ausheilung; S. 666, Abb. 10 u. 11a: Endstadium.— FLEISCHNER: Fortschr. a. d. Geb. d. Röntgenstr. Bd. 31,

1923/24, Taf. VIII, Abb. a: Multiple Epiphysenstörung an den Händen. — FROMME: Ergebn. d. Chirurg. u. Orthop. Bd. 15, S. 155, 1922, Abb. 69: Osteochondritis PERTHES. — GOCHT: Handb. d. Röntgenlehre, 5. Aufl., S. 376, 1918, Abb. 253: Osteochondritis coxae, Arthritis der Hüfte. — PLATT: The Brit. journ. of surg. Bd. 9, S. 382—386, 1922, Abb. 382 bis 392: Osteochondritis def. juvenilis (Pseudo-coxalgie). — REHBEIN: Fortschr. a. d. Geb. d. Röntgenstr. Bd. 31, 1923/24, Taf. X, Abb. 1—6: Osteochondritis PERTHES.

b) Schlatter-Osgood.

Klinisches: Die Erkrankung tritt vorwiegend bei Knaben im Alter von 12—17 Jahren auf, geht mit Schmerzen und leichter Schwellung am Ansatz des Kniescheibenbandes (Tuberositas tibiae) einher und heilt in wenigen Monaten restlos aus. Die Symptome können auf Druck und Zerrungen hin (Trauma) schlimmer werden. Größere Aufmerksamkeit wurde ihnen erst auf Grund des eigentümlichen Röntgenbildes geschenkt.

Die Deutung der noch sehr spärlichen pathologisch-anatomischen Untersuchungen ist durchaus nicht einheitlich. Die gefundenen Veränderungen sind im Sinne der Rachitis, der rarefizierenden Ostitis und der fibrösen Umwandlung des Markes gewertet worden. Dem Wesen nach handelt es sich wohl um eine Störung in der Verknöcherung der schnabelförmigen Tibiaepiphyse, deren Ursache in einem Trauma, in entzündlichen Vorgängen, in Systemerkrankungen (Spätrachitis, FROMME) oder innersekretorischen Störungen gesucht wird.

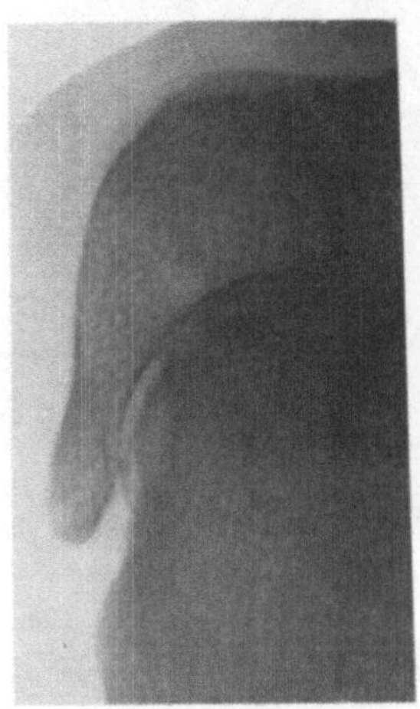

Abb. 194a. Schnabelförmige Tibiaepiphyse bei einem 13jährigen (normal).

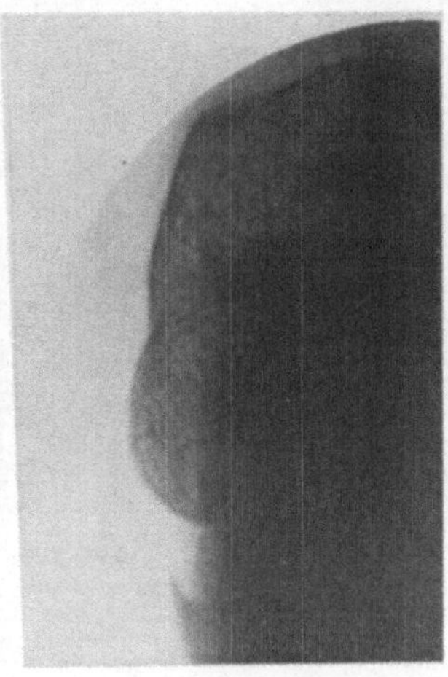

Abb. 194b. Schnabelförmige Tibiaepiphyse bei einer 14jährigen (normal).

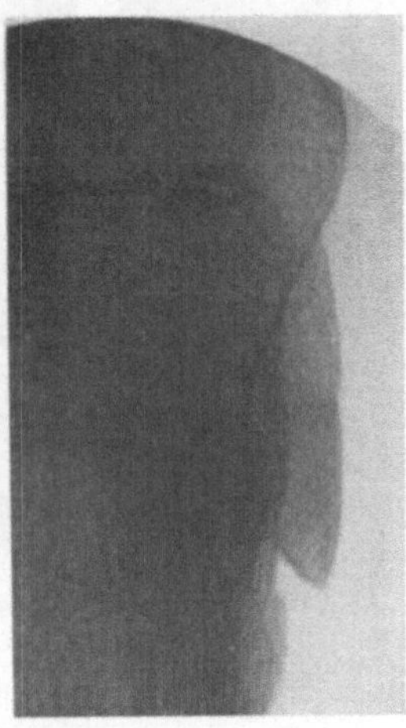

Abb. 194c. Schnabelförmige Tibiaepiphyse bei einem 17jährigen (normal).

Röntgenbild: Für die Diagnose entscheidend ist das Röntgenbild, das jedoch erst nach Darlegung der Verknöcherungsverhältnisse an der Tuberositas verständlich wird.

Mit dem 12. bis 13. Lebensjahr beginnt sich von der Kopfepiphyse des Schienbeins ein Fortsatz nach vorn unten zu senken (schnabelförmig), an dessen Spitze ein oder auch zwei und mehr Knochenkerne sichtbar werden. Diese als vordere Epiphyse bezeichnete Verknöcherung kann durchaus unregelmäßig begrenzt und rechts und links verschieden ausgebildet sein. Sie verschmilzt in wenigen Monaten mit dem schnabelförmigen Tibiafortsatz und verschwindet spätestens mit dem 18. Lebensjahr ganz (FELS). Dabei können schon die normalen Verhältnisse je nach dem Verknöcherungsstadium und der Projektion ein außerordentlich wechselndes Bild abgeben, das nur allzuoft als pathologisch gedeutet worden ist (Abb. 194).

Bemerkt sei noch, daß die eigentliche Tuberositas tibiae nicht nur von der vorderen Epiphyse, sondern auch vom angrenzenden distalen Diaphysenteil gebildet wird und daß am Ansatz des Lig. patellae kein Periost vorhanden ist (WEIDEN-

REICH). Von Periostabrissen, Periostitis, periostalen Auflagerungen kann deshalb hier keine Rede sein.

Bei der SCHLATTER*schen Krankheit* ist die im normalen Zustand gleichmäßige Struktur des schnabelförmigen Fortsatzes von ähnlicher Dichte wie die angrenzenden Tibiateile. Nur *hellt* er sich *hier und da* in runden, ziemlich scharf abgegrenzten Bezirken auf, die somit ganze Epiphysenteile oder aber nur die Ränder durchsetzen (Abb. 196). Der Prozeß kann schließlich die an sich schon kleine Epiphyse vollkommen einnehmen (Abb. 198). Dabei sind die einzelnen bis erbsengroßen Aufhellungen meist von strichförmigen Verdichtungen umgeben, während die eigentlichen Herde homogen, strukturlos bleiben.

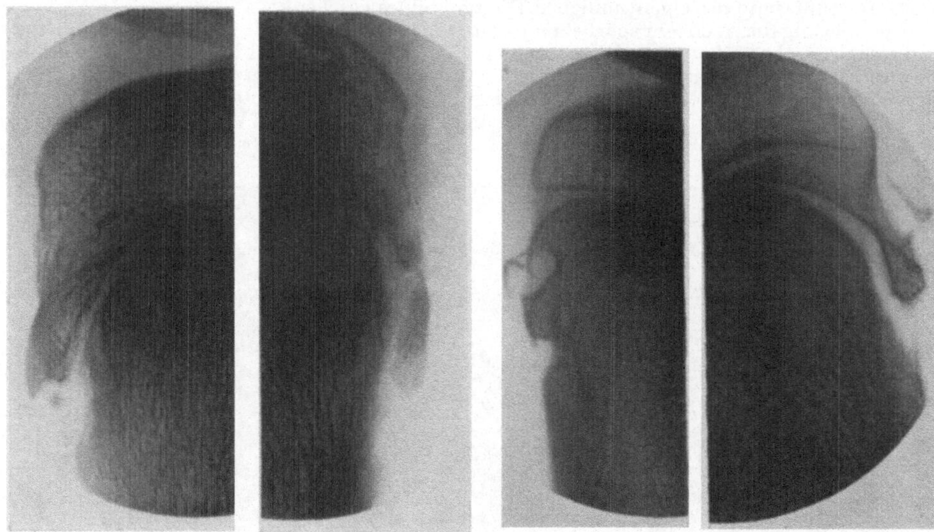

Abb. 195a. Abb. 195b. Abb. 196a. Abb. 196b.

Abb. 195a. SCHLATTERsche Krankheit bei einem 15 jährigen Jungen, der seit $^1/_2$ Jahr Schmerzen im rechten Knie verspürt, besonders nach Anstrengungen. Die Diagnose ist auf Spätrachitis gestellt.

Abb. 195b. Schlatter bei einem 14 jährigen Jungen mit Schwellung und Schmerzen im rechten Knie. Streckbehinderung von 20°. Diagnose: Spätrachitis.

Abb. 196a. SCHLATTERsche Krankheit bei einer 13jährigen. Seit 14 Tagen Schwellung am rechten Knie. Druckempfindlichkeit an der Tuberositas tibiae.

Abb. 196b. SCHLATTERsche Krankheit bei einem 14jährigen. Druckempfindlichkeit unterhalb des rechten Knies vor der Tibia, seit $1^1/_2$ Jahren Schmerzen im rechten Knie.

Teilweise kommt es zur Abhebung der Epiphysenspitze, teils auch zur vollkommenen Auffaserung des Epiphysengebietes, so daß in schweren Fällen der ganze schnabelförmige Fortsatz kalkfleckig umgewandelt ist und die angrenzenden Tibiateile deutlichen Kalksalzschwund aufweisen (Abb. 231). Das Bild macht demnach wie bei der Osteochondritis deformans PERTHES den Eindruck einer ausgedehnten Zerstörung, bei der allerdings auch in schwersten Fällen die Verdichtungen vorherrschend bleiben. Die Ausheilung erfolgt restlos in wenigen Monaten (Abb. 195—198).

Differentialdiagnose: Am häufigsten wird die SCHLATTERsche Krankheit mit ganz normalen Verhältnissen verwechselt. Bei ihnen sind zwei und drei Kerne verschiedener Größe mit unregelmäßiger Umgrenzung, auch mit abgehobener Spitze durchaus keine Seltenheit.

Nach den Erfahrungen, die man an Hand eines weit größeren Materials mit der Osteochondritis deformans PERTHES hat gewinnen können, ist anzunehmen, daß sich beim Schlatter Knochenveränderungen überhaupt erst viel später auf dem Bilde bemerkbar machen, als klinische Symptome hervortreten. In Unkenntnis der immerhin verwickelten normalen Verhältnisse glaubt schließlich der Unerfahrene unter dem Zwange des Untersuchungsbefundes, das Bild im gleichen, d. h. pathologischen Sinne deuten zu müssen.

Daß auch *Traumen* gelegentlich einmal diese Gegend treffen, Epiphysenlösungen, Abhebungen, ja Frakturen einschließlich der angrenzenden Diaphysenteile setzen können, ist bekannt, wenngleich MATTI diese Verletzungen als äußerst selten angibt. Sie lassen sich wohl immer vom reinen „Schlatter" trennen, denn sie gehen als Abrißfrakturen unter Fortwirkung des Muskelzuges mit erheblichen Verlagerungen der Bruchstücke (in Richtung der Kniescheibe) und Verdrehungen um 45—90° und mehr einher.

Osteomyelitis, Lues, Tuberkulose siedeln sich gern im benachbarten Tibiakopf an (Abb. 108). Daß hierbei auch die Tuberositas tibiae einmal in Mitleidenschaft

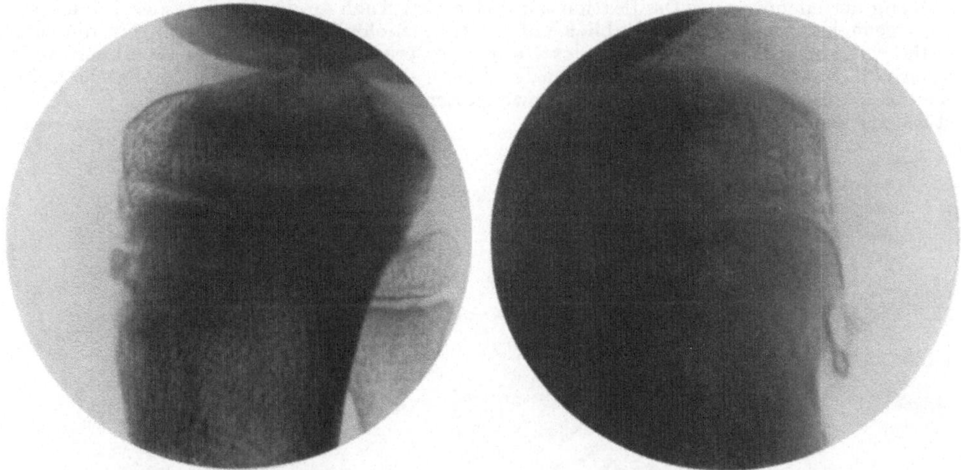

Abb. 197. Abb. 198.

Abb. 197. SCHLATTERsche Krankheit. (11 Jahre.) Klinisch: Druckschmerz am Ansatz des Lig. patellae. Erguß, der seit 3 Monaten (nach einem Unfall) bestehen soll.

Abb. 198. Schlatter bei einer 13jährigen. Von dem Fortsatz steht nur noch eine schmale Spange.

gezogen wird, ist durchaus möglich. Lokale Entzündungen der erwähnten Art, die sich *nur* auf die schnabelförmige Tibiaepiphyse beschränken, scheinen äußerst selten zu sein.

Die Unsicherheit auf pathologisch-anatomischem Gebiet überträgt sich auch auf das röntgenologische. Der Nutzen des Bildes im Beginn der Krankheit ist gleich Null. Hier muß man an ähnliche Verhältnisse denken, wie sie bei der *Epicondylitis humeri* ausgeführt wurden (Veränderungen im Sehnenansatzgebiet). In fortgeschrittenen Fällen bleibt die Darstellung im Bilde das einzig sichere Unterscheidungsmerkmal gegenüber anderen differentialdiagnostisch in Betracht kommenden Krankheiten.

Erwähnt sei noch das häufige Auftreten des SCHLATTERschen Symptomenkomplexes als Begleiterscheinung der Spätrachitis (FROMME 20 vH).

Siehe weitere Abbildungen:

BERGEMANN: Arch. f. klin. Chirurg. Bd. 89, S. 485—489, 1909, Abb. 2—7: Skizzen von SCHLATTERscher Erkrankung. — FROMME: Ergebn. d. Chirurg. u. Orthop. Bd. 15, S. 169, 1922, Abb. 77: SCHLATTERsche Krankheit. — JENSEN: Arch. f. klin. Chirurg. Bd. 83, 1907, Taf. I—II, Abb. 1—14: Fractura tuberositatis tibiae. — PÉTERI: Fortschr. a. d. Geb. d. Röntgenstrahlen Bd. 23, 1915/16, Taf. III, Abb. a—c: SCHLATTERsche Krankheit. — SCHLATTER: Bruns' Beitr. Bd. 38, 1903, Taf. XXII: Verletzungen des schnabelförmigen Fortsatzes der oberen Tibiaepiphyse. — SCHULZE: Arch. f. klin. Chirurg. Bd. 100, S. 455—468, 1913, Abb. 1—8: SCHLATTERsche Krankheit.

c) Köhlersche Krankheit am Naviculare pedis.

Klinisches: Schmerzen, Schwellung im Bereich der Fußwurzel, vorwiegend bei Knaben im Alter von 5—10 Jahren, häufig auch doppelseitig auftretend, charakterisieren das klinische Bild und erwecken Verdacht auf Tuberkulose. Nicht selten geht ein ähnlicher Prozeß (Schmerzen und Schwellung) an der Kniescheibe vor sich.

Die pathologisch-anatomischen Veränderungen bewegen sich in ähnlicher Richtung wie bei dem vorhergehenden Leiden. Das histologische Bild wird beherrscht von der Knochennekrose. Dabei liegen die nekrotischen Teile inmitten des Knochenmarks, dessen fibröse Umwandlung stellenweise erkennbar wird. Auch Knochenaufbau ist vorhanden.

In einem Falle von BEHM sind ähnliche Erscheinungen an der *Patella* beobachtet worden. In ihr besteht eine cystenartige Aufhellung, die einer bohnengroßen Cyste, mit blassen Granulationen ausgekleidet, entspricht. Die Cystenwand wird aus normalem hyalinen Knorpel gebildet (Tuberkulose ausgeschlossen).

Als Ursache der Erkrankung wird eine Ernährungsstörung angenommen, die eine Störung der enchondralen Ossification zur Folge hat. Auch an die Folgen eines Traumas wird gedacht, vor allem im Hinblick auf die röntgenologischen Veränderungen, die eine auffallend starke Verschmälerung des Naviculare erkennen lassen. Die Krankheit *heilt* innerhalb von 1—2 Jahren restlos aus. Weder dem Naviculare noch der Patella sieht man in späteren Jahren die scheinbar schweren Zerstörungen an.

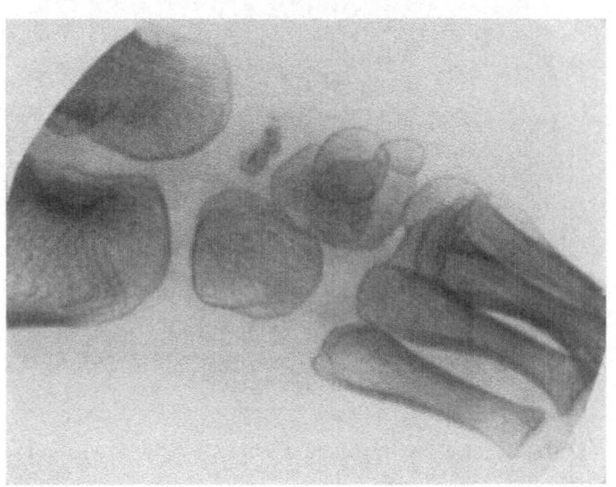

Abb. 199a. KÖHLERsche Krankheit am Naviculare bei einem 6jährigen Jungen mit Schwellung und Schmerzhaftigkeit an der Fußwurzel, die auf Tuberkulose verdächtig war. Seitenbild.

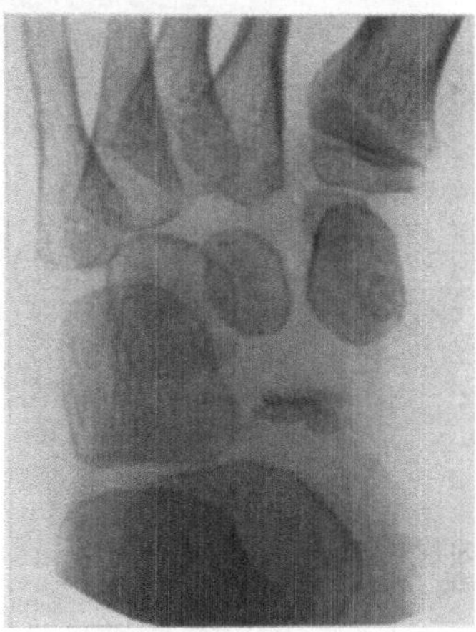

Abb. 199b. Der gleiche Fall wie Abb. 199a, dorso-plantar.

Röntgenbild: Bei der auffallend starken Verdichtung des Naviculare, dessen engmaschige Strukturzeichnung vollkommen verloren gegangen und durch eine kalkfleckige ersetzt ist (Abb. 199a und b), wird die Krankheit im Bilde unverkennbar. Die Abgrenzung braucht nicht immer scharf zu sein. Entsprechend der herdweisen Verdichtung verläuft sie unregelmäßig rundbogig und geht allmählich in die deutlich verbreiterte Aufhellung des Randknorpels über.

Auch im Beginn steht die Verdichtung im Vordergrund des ganzen Bildes. Sie kann aber zunächst einmal herdweise auftreten und somit den Eindruck sehr weitgehender Zerstörung erwecken. Hüten muß man sich in diesem Stadium vor Verwechselung mit normalen Verhältnissen. Denn die Verknöcherung des Naviculare beginnt Ende des 4. Lebensjahres und erfolgt häufiger von zwei Kernen aus. — Im Ausheilungsstadium verschwinden die strukturlosen, fleckigen Verdichtungen immer mehr, der Knochen nimmt normale Gestalt und Struktur an, die Gelenkspalten werden wieder schmäler (Vergleichsaufnahme der gesunden Seite).

Differentialdiagnostisch in Betracht kommt zunächst einmal ein Trauma. Frakturen des Naviculare sind äußerst selten, besonders im Kindesalter. Sie setzen nie derartige Strukturveränderungen, höchstens richtige Spalten, die alsdann scharfe und zackige Begrenzung zeigen.

Die Tuberkulose lokalisiert sich gern am Naviculare. Ihr Bild ist bei dem Vorherrschen der Atrophie, bei der verwaschenen Strukturzeichnung vom „Köhler" grundverschieden.

Ein Fall von Lues congenita mit Veränderungen am Naviculare, die durchaus den Köhlerschen entsprechen, ist von W. Müller beschrieben.

Siehe weitere Abbildungen:

Köhler: Verhandl d. dtsch. Röntgenges. Bd. 10, S. 200, 1914: Das Os naviculare pedis. — Müller: Die normale und pathologische Physiologie des Knochens, Leipzig, Barth, 1924, S. 184: Köhlersche Erkrankung am Naviculare. — Stumme: Fortschr. a. d. Geb. d. Röntgenstr. Bd. 16, 1910/11, Taf. XXV, Abb. 1—4: Kompressionsfraktur des Knochenkernes des Os naviculare pedis.

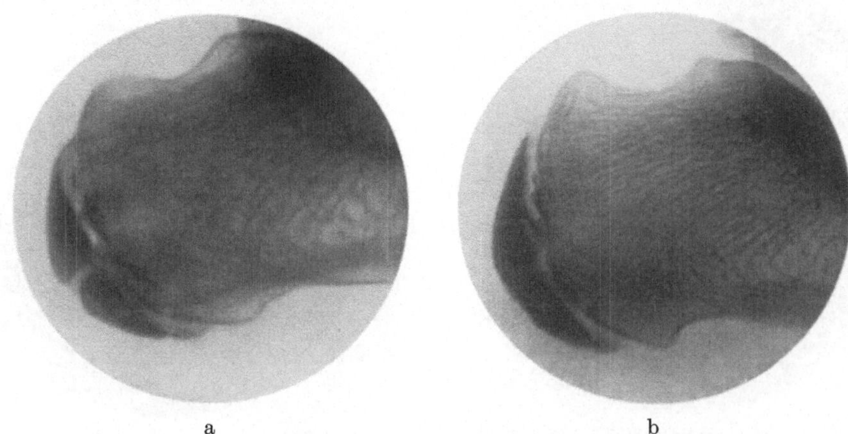

Abb. 200a. Apophysitis calcanei, scholliger Zerfall der ganzen Calcaneusapophyse bei einem 9jährigen, teilweise in den Calcaneus hineinprojiziert. b Vergleichsaufnahme der gesunden Seite.

d) Apophysitis calcanei.

Zu den Wachstumsstörungen in den Epi- und den Apophysen gehört auch ein eigentümliches Krankheitsbild, das zunächst von Blencke (1913) beschrieben worden ist. Die Beschwerden entstehen bei Halbwüchsigen zwischen dem 11.—14. Lebensjahr und werden mit längerem Gehen und Stehen in Beziehung gebracht. Druckschmerz und Schwellung unterhalb des Achillessehnenansatzes erwecken unsere Aufmerksamkeit. Histologische Untersuchungen fehlen.

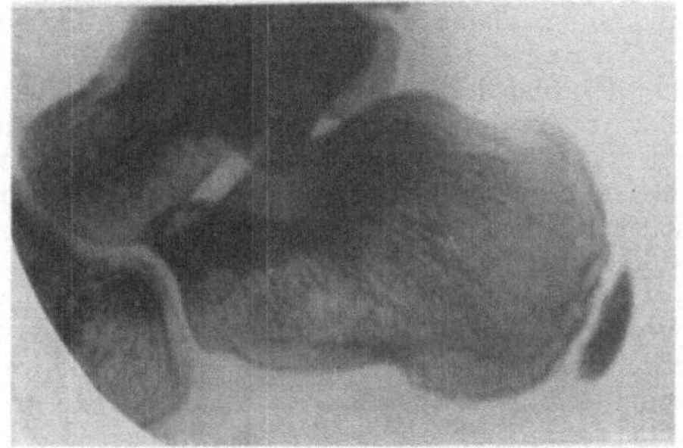

Abb. 201. Normale Calcaneusapophyse bei einer 8jährigen.

In der Deutung des Röntgenbildes herrscht keine einheitliche Auffassung. Die einen wollen die wolkige Aufhellung des Fersenbeins gegenüber der Calcaneusapophyse und ihre starke Segmentierung als krankhaft aufgefaßt wissen (Scheid), die anderen konstatieren einen fingernagelgroßen Fleck in der Nähe der Apophyse, der aber mit einem tuberkulösen Herd große Ähnlichkeit hat. Eine eigene Beobachtung mit ausgesprochenen klinischen Erscheinungen, ziemlich plötzlichem Beginn im Anschluß an Überanstrengung, ließ außer einer starken Segmentierung der Apophyse selbst nichts Krankhaftes erkennen. Das Bild (Abb. 200) erinnert mit seinem scholligen Zerfall der ganzen Apophyse, die hier schräg getroffen ist und daher zum Teil in den Calcaneus hinein projiziert wird, durchaus an die Osteochondritis der Hüfte. Jedenfalls müssen von der Apophysitis alle die Veränderungen ausgeschlossen werden, die nicht mehr in der Apophyse, sondern im benachbarten Calcaneusteil sitzen. Sind hier Herde vorhanden, so erscheinen sie mir dringend auf Tuberkulose verdächtig. Auch darf die Apophysensegmentierung nicht mit der normalen Ossification verwechselt werden, die an der Apophyse des Calcaneus ebenfalls in 2, ja 3 Kernen erfolgen kann (Abb. 201—203).

SCHEID: Münch. med. Wochenschr. S. 1793, 1925, Abb. 1—3: Apophysitis calcanei.

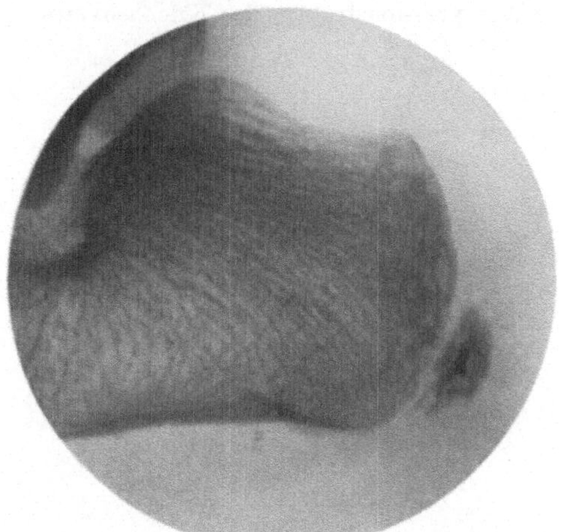

Abb. 202. Calcaneusapophyse bei einem 10jährigen. Unregelmäßige Ossification. Normal.

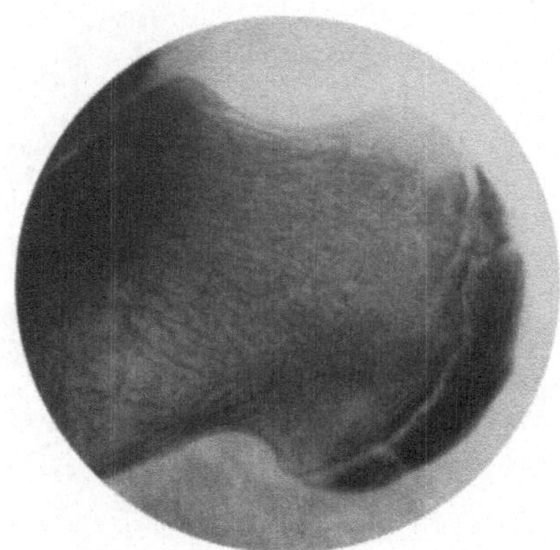

Abb. 203. Calcaneusapophyse bei einem 12jährigen, dreigeteilt, mit starker Verdichtung. Normal.

e) Köhlersche Krankheit am Metatarsus II.

Die klinischen Symptome sind denen der vorher genannten Erkrankungen durchaus ähnlich (Druckschmerz. Schwellung), nur daß sie sich am Köpfchen des Metatarsus II lokalisieren und in wesentlich späteren Lebensjahren aufzutreten pflegen (17—35). Häufig werden sie als statische oder Plattfußbeschwerden gedeutet, ohne daß auf Knochenveränderungen geachtet wird (vgl. auch Metatarsalgie).

Die pathologisch-anatomischen Veränderungen sind durch eine Reihe von eingehenden histologischen Untersuchungen (AXHAUSEN, ROESNER und WEIL) im wesentlichen bekannt. Nur die Deutung fällt außerordentlich verschieden aus. So sind die histologischen Bilder teils als chronische entzündliche Zustände, teils als Frakturfolgen angesprochen worden. Von anderer Seite werden fibröse Umwandlungen des Markes im Sinne der Ostitis fibrosa (KLETT) oder Bilder beschrieben, die mit der Rachitis und Spätrachitis große Ähnlichkeit haben (FROMME).

Die allgemeine Auffassung geht wohl heute dahin, daß es sich um eine embolisch-mykotische Nekrose im Sinne von AXHAUSEN handelt, bei der eine bisher unbekannte Ursache (Allgemeinerkrankung, Störungen innerer Sekretion) mitwirkt. Rein mechanische Momente bilden zweifellos eine im Vordergrund des klinischen Bildes stehende Begleitursache (Schuhe mit hohem Absatz, querer Plattfuß). Andere Untersucher (KAPPIS, LANG, FISCHER, ROESNER und WEIL) neigen mehr der *rein traumatischen* Genese zu (exponierte Lage des Metatarsus II).

Röntgenbild: Das auffallendste Symptom ist die Abflachung des Metatarsusköpfchens II oder III, der sich schaftwärts eine wenig scharf begrenzte, intensive Verdichtung anschließt, die zuweilen wie ein Keil mit der Basis gelenkwärts angeordnet ist (Abb. 204). Die Abflachung wird von einem aufgehellten Bezirk (Demarkationsgraben) bogenförmig umgrenzt, der meist nicht über den Bereich des Köpfchens hinausgeht. Dabei fehlt eine erkennbare Verbreiterung des Schattenbildes, nur leichte periostale Auflagerungen am Schaft und scharf begrenzte Ostitis in der Umgebung des Herdes sind Ausdruck einer lokalen Reaktion.

In der Ausheilung geht der starke Schatten im Köpfchen langsam zurück und macht einer normalen feinwabigen Knochenstruktur Platz. Nur die Deformierung des Kopfes kann bestehen bleiben. Als solche gestattet sie bei der eigentümlichen Lokalisation an Metacarpus II und III einen durchaus sicheren Rückschluß auf die überstandene Grundkrankheit.

In späteren Stadien können sich Gelenkveränderungen hinzugesellen, die mit ihren Zacken und Randwülsten an die Arthritis deformans erinnern. Allerdings finden sich spitz ausgezogene Gelenkecken zuweilen schon verhältnismäßig früh. Teils kommen sie zustande durch das zentrale Zurücksinken der Kopfrundung, wodurch Umrisse entstehen, die mit einem Jesuitenhut verglichen worden sind, und wobei die Gelenkecken die schmale Hutkrempe vorstellen sollen.

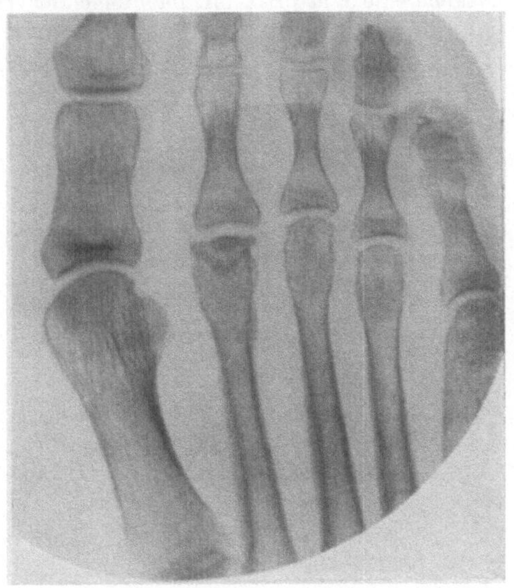

Abb. 204. „Köhler" am Metatarsus II mit jesuitenhutförmiger Umbiegung des Kopfes, mit dichtem Kern, Demarkationsgraben und ostitischem Wall. Am Schaft periostale Auflagerungen (14 jähriges Mädchen).

Das Primäre ist auch bei diesem Leiden die Verdichtung (Nekrose), während die eigentliche Kopfform ebenso wie bei der Osteochondritis (Perthes) eine sekundäre Folge der Belastung darstellt.

Differentialdiagnose: In ausgesprochenen Fällen ist das Bild unverkennbar. Ganz zu Beginn kann die starke Abplattung fehlen, nur der dichtere Kern tritt hervor und gibt somit Anlaß zu Verwechselungen mit Tuberkulose. Abgesehen von der äußerst seltenen Lokalisation dieser Krankheit gerade am Metatarsusköpfchen und der hierbei vorherrschenden Atrophie wird beim „Köhler" innerhalb weniger Wochen weder Abflachung der Kappe noch Verdichtung im Kopfkern vermißt.

Bei oberflächlicher Bildbetrachtung liegt die Annahme einer Fraktur durchaus nahe. Irgendein Verletzungsmechanismus ist besonders am Fuß bald in den Patienten hineingefragt. Nur ist von einer Fraktur scharfe Begrenzung der Bruchlinien zu verlangen, die bei der Seltenheit solcher Lokalisation an sich nun in den allerseltensten Fällen gerade ein keilförmiges Fragment abgrenzen. Auch die Art der Verdichtung paßt nicht zur Frakturgenese.

Siehe weitere Abbildungen:

Engelmann: Fortschr. a. d. Geb. d. Röntgenstr. Bd. 28, 1921/22, Taf. XXV, Abb. 7—8; Taf. XXVI, Abb. 9: Köhlersche Erkrankung des Metatarsus II. — Fromme: Ergebn. d. Chirurg. u. Orthop. Bd. 15, S. 156—157, 1922, Abb. 70, 71: Köhlersche Erkrankung am Metatarsus II. — Klett: Fortschr. a. d. Geb. d. Röntgenstr. Bd. 30, 1922/23, Taf. XXXVI: Köhlersche Erkrankung der Metatarso-Phalangealgelenke. — Müller: Die normale und pathologische Physiologie des Knochens. Leipzig, Barth, 1924, S. 185: Köhlersche Erkrankung am Metatarsus II. — Weil: Fortschr. a. d. Geb. d. Röntgenstr. Bd. 28, 1921/22, Taf. X, Abb. 1—3: Köhlersche Erkrankung am Metatarsus II.

f) Malacie des Os lunatum.

Klinisches: Schmerzhafte Schwellung am Handrücken, Fernschmerz vom Mittelhandknochen III auslösbar, eventuell Verkürzung der Handwurzel und beschränkte Bewegung im Handgelenk weisen auf das seit 20 Jahren bekannte Krankheitsbild hin. Meist soll ein Fall auf die Hand, eine Quetschung oder schwere Arbeit die Erscheinungen ausgelöst haben. (Unter 35 Fällen nach KAPPIS 20mal.) Die Malacie tritt vorwiegend im Alter von 17—30 Jahren auf, seltener bis zum 45. Jahre.

Pathologisch-anatomisch ist schon ein stattliches Material zusammengetragen worden, dessen Deutung trotz weitgehender Übereinstimmung im makro- und mikroskopischen Befunde fast ebenso verschieden ausgefallen ist wie bei allen vorhergehenden Krankheiten. Bei gut erhaltenem Knorpel ist das Innere ausgefüllt von nekrotischem, kernlosem Knochengewebe, von Blutresten, von fibrös umgewandeltem Mark mit Resten lebenden Knochens und deutlichen Zeichen für Knochenanbau (osteoide Säume). Vor allem tritt das nekrotische, kernlose Knochengewebe in den Vordergrund. Daraufhin wird von AXHAUSEN als Ursache eine Embolie mit nachfolgender Totalnekrose angenommen.

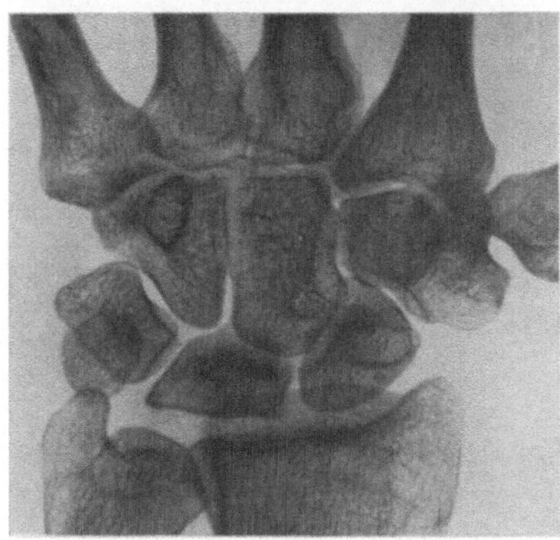

Abb. 205.

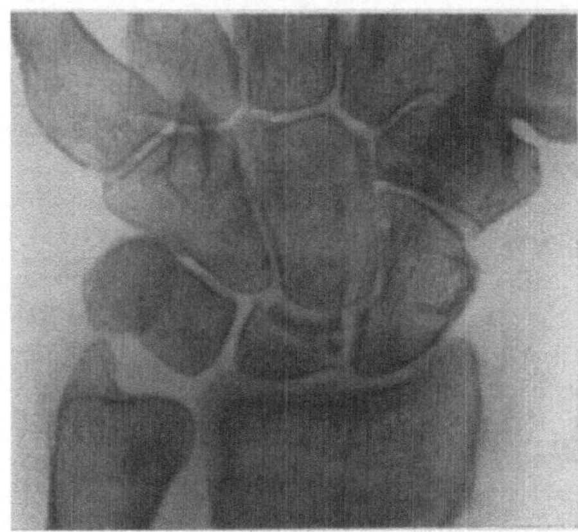

Abb. 206.

Abb. 205. Lunatummalacie im Beginn mit leichter Deformierung, aber durchaus scharfen Grenzen. Man achte auf die intensive Verdichtung des ganzen Knochens. Betrifft eine 18jährige mit Schmerzen im Handgelenk seit einigen Wochen, ohne Trauma.

Abb. 206. Lunatummalacie bei einer 24jährigen, mit scholligem Zerfall. Seit 1/2 Jahr Schmerzen und Schwellung am Handgelenk.

KAPPIS hält auch hier an der traumatischen Entstehung (Kompressionsbruch) fest. Nicht wenige Fälle lassen nun jede Gewalteinwirkung vermissen. Hier soll nach MÜLLER die schwere Arbeit, besonders bei Frauen im Alter zwischen 17—27 Jahren, als chronischer Druck wirken (professionelle Form), während die wirklichen Brüche auf einmaligen Druck in der Richtung der Armachse entstehen (anatomische Form).

Röntgenbild: Drei Charakteristika treten in ihm hervor:

1. Im Beginn die gleichmäßige, strukturlose Verdichtung des ganzen Mondbeines, die nur zu leicht übersehen wird (Vergleichsaufnahme der gesunden Seite, Betrachtung des Bildes aus der Ferne, Abb. 205).

2. Der schollige Zerfall. Das Lunatum sieht mit dem Auftreten fleckiger oder strichförmiger Aufhellungen im Innern wie zerteilt, zerstört aus. Dabei bleiben die Außenwände als intensive Verdichtungen länger bestehen (Abb. 206—208).

3. Hand in Hand mit dem scholligen Zerfall geht die schwere Formveränderung, die unter dem Belastungsdruck zustande kommt. Das Lunatum wird platter, gleichzeitig breiter und mit dem Verschwinden der zusammengedrückten Aufhellung wieder dichter.

Besonders muß hervorgehoben werden, daß das Mondbein in jedem Stadium durchaus scharf begrenzt bleibt und immer durch seinen dichteren Schatten auffällt. Nur verliert die Grenze ihre regelmäßigen Bogen. Sie wird zackig unregelmäßig und erhält in Ausheilungsstadien Randwülste und kleinste Exostosen. Solche sekundär-arthritischen Veränderungen zeigen sich auch bald an den anderen Handwurzelknochen. Ferner ist ein leichter Kalksalzverlust in ihnen feststellbar, wenn das Leiden schmerzhaft und mit starker Funktionseinschränkung verbunden ist oder während der Behandlung eine längere Ruhigstellung nötig gemacht hat.

Eine anatomisch ideale Ausheilung gibt es nicht. Immer bleiben mehr oder weniger starke Formveränderungen zurück. Zu achten ist dabei auch auf das Naviculare, das mit der Abflachung des Mondbeines einen größeren Druck in der Handwurzel übernimmt und nun regelmäßig dieser Mehrbelastung durch eine Drehung um die Querachse um 45° und mehr ausweicht. Diese gibt sich an der scheinbaren Verkürzung und Überlagerung mit dem Capitatum zu erkennen (Abb. 205, 206). Die gleichen Verhältnisse finden sich nach operativer Entfernung des Mondbeins (Abb. 297) und nach Luxationen.

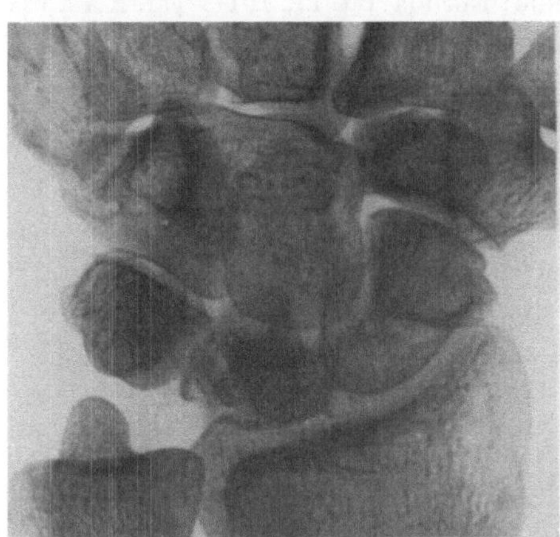

Abb. 207.

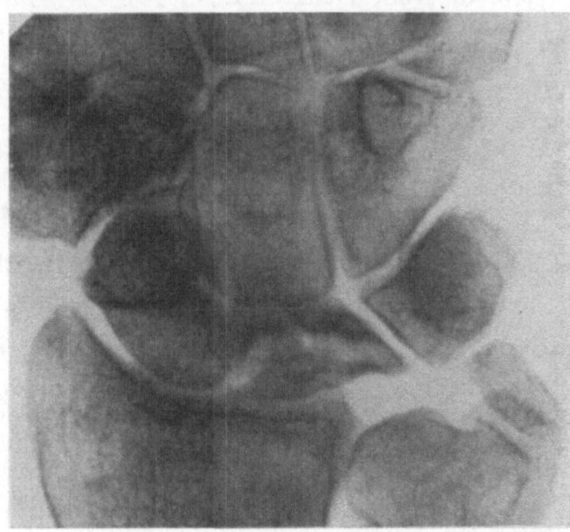

Abb. 208.

Abb. 207. Lunatummalacie bei einem 31jährigen. Scholliger Zerfall ohne wesentliche Formveränderung. Lunatum und Naviculare liegen atypisch, decken sich breiter mit dem Capitatum. Schweres Heben vor $1/2$ Jahr.
Abb. 208. Schwere Lunatummalacie, eine Frakturlinie vortäuschend. Außerdem fehlt am Proc. styloideus ulnae die knöcherne Vereinigung mit dem Schaft. (Os triangulare oder alte Fraktur.)

Differentialdiagnose: Wir gehen wohl nicht fehl, wenn wir ähnlich wie bei der ganzen Krankheitsgruppe so auch hier annehmen, daß sich die Verdichtungen erst im Laufe von Wochen und Monaten entwickeln. Mithin können ganz zu Anfang trotz vorhandener Beschwerden Röntgensymptome fehlen.

Die gleichmäßige Verdichtung ist kaum mit anderen Erscheinungen zu verwechseln, es sei denn mit einem Callus, der aber nie so homogen und ohne Grenzveränderungen auftritt. Viel häufiger wird sie ganz übersehen.

Sehr gern werden die strichförmigen Aufhellungen als Frakturlinien gedeutet. In der Tat bilden sich an anderen Handwurzelknochen (Naviculare) kleinste Fissuren oft zu ähnlichen aufgehellten Linien aus (s. diese u. Abb. 176). Nur sprechen die histologischen Untersuchungen am Lunatum durchaus dagegen. Vielmehr liegen ihnen die Gewebsbestandteile zugrunde, die strahlendurchlässig sind (fibröses Mark, unverkalkter Knochen, Blutungen, chondroides Gewebe, vgl. auch Aufhellungen bei Osteochondritis).

Daß primäre Frakturen, die mit Kompression des ganzen Lunatum einhergehen, ähnliche Verdichtungen und Formveränderungen setzen können, ist durchaus verständlich. In frischen Fällen sind jedoch typische Frakturlinien (scharfzackig) zu erwarten.

Sehr häufig ist auch heute noch die Verwechselung mit der Tuberkulose. Meist wird die Diagnose gedankenlos ausgesprochen, weil dem Beobachter das Bild der Lunatummalazie röntgenologisch unbekannt ist. Denn nichts paßt zur Tuberkulose, weder die Verdichtung, noch die scharf umgrenzten Aufhellungen, noch die deutlich erkennbare Form. Höchstens könnten in *Ausheilungsstadien Zweifel* entstehen, die aber beseitigt sind, sobald wir uns erinneren, daß isolierte Tuberkulose einzelner Handwurzelknochen außerordentlich selten vorkommt, vielmehr meist in die Gelenke durchbricht und mit Vorliebe zuerst das Capitatum ergreift.

Auch gegenüber den chronisch deformierenden Gelenkerkrankungen schützt die auf das Lunatum beschränkte Umformung vor Verwechselungen.

Siehe weitere Abbildungen:

FRENKEL-TISSOT: Fortschr. a. d. Geb. d. Röntgenstr. Bd. 21, 1914, Taf. XXII, Abb. 1 bis 4: Traumatische Ernährungsstörung des Os lunatum manus. — KIENBÖCK: Fortschr. a. d. Geb. d. Röntgenstr. Bd. 16, 1910. — PREISER: Ebenda Bd. 17, 1911, Taf. XXXVI: Lunatum- und Navicularemalazie. — SONNTAG: Ebenda Bd. 30, 1922, 23, Taf. XXXV: Malazie des Lunatum. — THERSTAPPEN: Fortschr. a. d. Geb. d. Röntgenstr. Bd. 24, 1916/17, Taf. X, Abb. a—b: Traumatische Malacie der Handwurzelknochen.

D. Allgemeinerkrankungen, die vorwiegend das Skelett betreffen.

I. Angeborene.

a) Osteogenesis imperfecta.

(Synonyma: Osteopsathyrosis idiopathica, Fragilitas osseum, Osteoporosis congenita.)

Das klinische Bild wird von der Knochenbrüchigkeit beherrscht. Geringe Anlässe, Verrichtungen des täglichen Lebens führen zur Spontanfraktur meist der langen Röhrenknochen, am häufigsten zwischen dem 1. und 2. Jahre beginnend (infantile Form). Die Frakturen heilen, wenn auch langsam. (Bis zu 200 Frakturen am gleichen Individuum sind beobachtet worden.) Mit dem 7.—8. Lebensjahr bleiben nach solchen Verletzungen Deformitäten zurück, die große Ähnlichkeiten mit der Osteomalacie haben.

Auch ohne Frakturen können Verbiegungen, z. B. der Wirbelsäule entstehen (Pseudomalacisches Stadium). Dabei keine wesentliche Schmerzhaftigkeit des Leidens, jedenfalls immer wieder schmerzfreie Perioden. Öfters finden sich blaue Skleren und Schwerhörigkeit als Begleiterscheinungen vermerkt.

Die Symptome können außerordentlich wechseln, schon im Fötalleben in schwerster Form beginnen und meist in kurzer Zeit zum Tode führen (congenita). In den leichtesten Fällen sind außer den blauen Skleren und der Schwerhörigkeit nur gelegentlich Spontanfrakturen nachzuweisen. Mit dem 18.—20. Lebensjahr kann Heilung eintreten.

Pathologisch-Anatomisches: Seinem Wesen nach ist das Leiden durchaus dunkel. Es tritt in 15 vH der Fälle erblich auf und wird bei gleichbleibendem Abbau auf einen ungenügenden Knochenaufbau zurückgeführt (mangelhafte Funktion der Osteoblasten, vererbbare Systemerkrankung des Mesenchyms, *periostale Dysplasie*).

Histologisch findet sich ein dickes, zellreiches Periost und hochgradiger Schwund der Corticalis, die von zahlreichen Markräumen durchsetzt ist (spongiosaähnlich). Die enchondrale, besonders die periostale Knochenneubildung ist sehr mangelhaft.

Röntgenbild. Die an sich durch den Knochenabbau erklärte Strahlendurchlässigkeit kann in leichten Fällen fehlen oder übersehen werden. Verdacht erwecken muß aber die Spontanfraktur (oft subperiostal) in einem auffallend atrophischen Knochen oder die abgeheilte Fraktur in Form zirkulärer Verdichtungen und Auflagerungen an der Rindenzone.

In schweren Fällen beherrscht die starke Verschmälerung der Corticalis, die weitmaschige Spongiosa mit der ausgesprochenen Atrophie und Deformierung (Fraktur und Verbiegung) das Bild (Abb. 209a und 209b). Die Inaktivität bedingt ferner eine abnorme Schlankheit der Röhrenknochen (konzentrische Atrophie, Abb. 210).

Während der Frakturheilung weisen die Fragmentenden oft eine ringförmig abgesetzte Aufhellungszone auf — von KIENBÖCK als Resorptionsring, von LOOSER als Umbauzone bezeichnet — (Abb. 211). Vielleicht handelt es sich um lange kalklos bleibendes Knochengewebe, das auch die Nachbarschaft atrophisch werden läßt (Aufhellung mit verwaschener Strukturzeichnung). Später aber wird das Frakturgebiet sehr kalkreich, geradezu hypertrophisch.

Differentialdiagnose: Am häufigsten kommen Verwechselungen mit der Osteomalacie vor (Abb. 212). Es ist daher auf folgendes zu achten:

Osteoporose findet sich bei beiden, die Osteomalacie erfordert Beachtung der Epiphysengrenzen und ruft Zurückbleiben der Ossification, Zurückbleiben des Gesamtwachstums, Auffaserung der Rindenzone, starke Schmerzen und selten Spontanfrakturen hervor. Die Osteogenesis imperfecta dagegen zeichnet sich dadurch aus, daß die Knochenkerne zu normaler Zeit auftreten, bei glatter Corticalis,

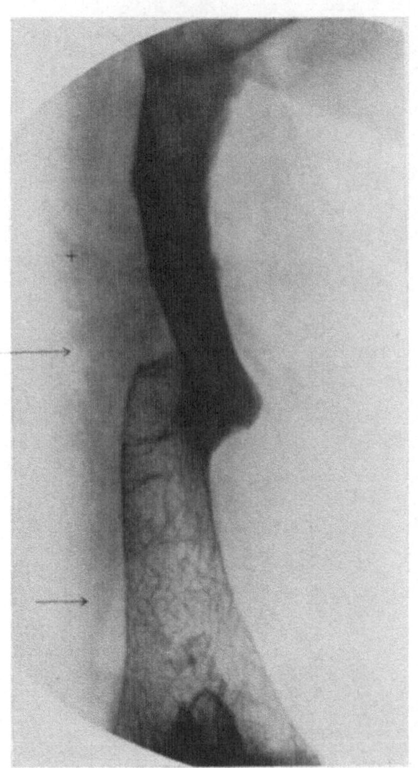

Abb. 209a. Osteogenesis imperfecta am Oberschenkel mit verheilter und frischer Fraktur (Kreuz). Charakteristisch ist die weitmaschige Spongiosa, die starke Verdünnung der Rindenzone.

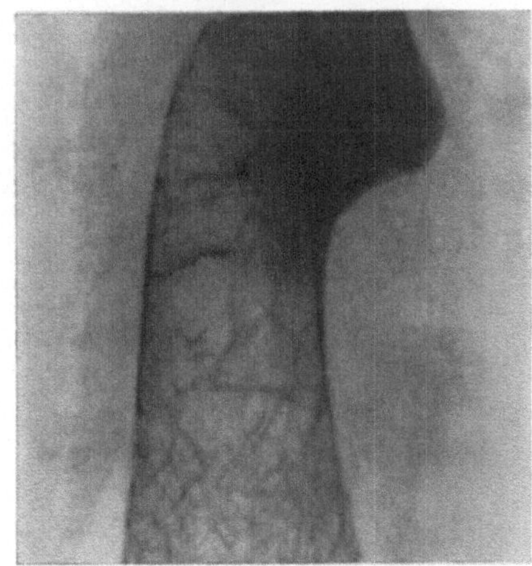

Abb. 209b. Ausschnitt aus Abb. 209a (Pfeile) in Originalgröße.

häufigen Spontanfrakturen und vorwiegendem Zurückbleiben des Dickenwachstums, ohne daß wesentliche Schmerzen vorhanden wären (siehe auch Rachitis).

Auf Grund ihrer klinischen Ähnlichkeit sind in der Literatur nicht selten Fälle einmal zur infantilen Osteomalacie, ein anderes Mal zur Osteopsathyrosis gerechnet. Das Röntgenbild hilft bei der Unterscheidung wesentlich mit. So könnte die Beobachtung von BÜRGER und SCHLECHT (s. Lehrbuch der Röntgendiagnostik v. SCHITTENHELM) nach Vorgeschichte und Befund auch als eine in Abheilung begriffene Osteogenesis imperfecta aufgefaßt werden, zu der die Exostosen an Schulter und Ellenbogengelenk als hypertrophische Bildungen im Ausheilungsstadium passen.

Differentialdiagnostische Merkmale der Osteogenesis imperfecta gegenüber der Mikromelie siehe im folgenden Kapitel.

Siehe weitere Abbildungen:

Bauer, H. K.: Dtsch. Ztschr. f. Chir. Bd. 160, S. 294—297, Abb. 3—7, 1920. — Berger: Fortschr. a. d. Geb. d. Röntgenstr. Bd. 11, 1907, Taf. II, Abb. 7: Osteogenesis imperfecta. — Hartmann: Dtsch. Zeitschr. f. Chirurg. Bd. 111, S. 392—411, 1911, Abb. 1 bis 7: Osteopsathyrosis. — Kienböck: Fortschr. a. d. Geb. d. Röntgenstr. Bd. 23, 1915/16, Taf. IV—V: Osteopsathyrose. — Preiswerk: Jahrb. f. Kinderheilk. Bd. 76, 1912, Taf. V bis VII: Osteogenesis imperfecta. — Scholz: Ebenda Bd. 76, 1912, Taf. IV: Osteopsathyrosis, Fall Döring mit $1\,^1/_2$ Jahren. — Sumita: Dtsch. Zeitschr. f. Chirurg. Bd. 107, S. 38 und 63, 1910, Abb. 3a bis c, 8c: Osteogenesis imperfecta bei Neugeborenen (Oberschenkel, Becken). — Zesas: Ebenda Bd. 123, S. 393 bis 394, 1913, Abb. 1—3: Idiopathische Osteopsathyrose.

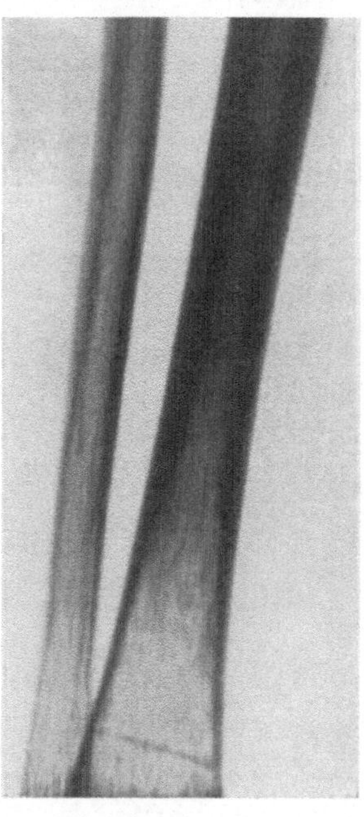

Abb. 210. Der gleiche Fall wie Abb. 209a und b, Fibula und Tibia eines 11jährigen Knaben darstellend (konzentrische Atrophie).

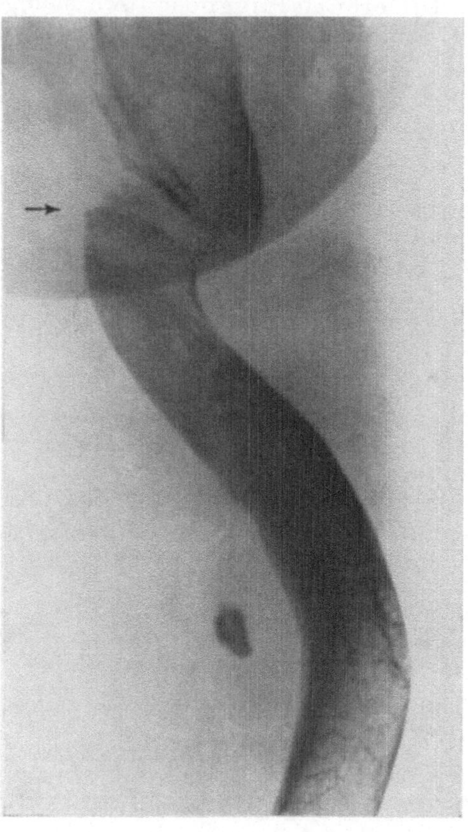

Abb. 211. Oberschenkel des gleichen Falles. Außer der Deformierung und der Atrophie zeigt das Bild im proximalen Teil eine frische, in Heilung begriffene Fraktur (Pfeil).

b) Chondrodystrophia foetalis.

Klinisches: Die überlebenden Kinder weisen einen unproportionierten Zwergwuchs auf (1,10 m bis 1,30 m). Die langen Röhrenknochen, besonders Femur und Humerus, bleiben auffallend kurz. Abnorme Krümmungen im Schaft, Knickungen (valgus, varus) an der Schaftgrenze und groteske, plumpe Gelenkbildungen kennzeichnen die Gliedteile. Beobachtet sind ferner Streckbehinderung im Ellenbogen, Coxa vara mit vermehrter Lendenlordose, Kurzgliedrigkeit einzelner Finger und tiefeingezogene Nasenwurzel bei normaler Schädelgröße.

Pathologisch-Anatomisches: Das Wesen der Krankheit besteht nach Kaufmann in einer mangelhaften Knorpelwucherung und frühzeitigen Störung der endochondralen Ossification. Ob es sich dabei um eine Hemmungsbildung durch äußere Einflüsse (Amnion) oder um eine echte Mißbildung der Knorpelrichtungszone handelt, die im Keime selbst begründet liegt (erblich-familiäres Auftreten), ist ungeklärt. Jedenfalls kommen die Kinder schon mit den Gestaltsveränderungen auf die Welt.

Demnach sind histologische Merkmale in der Wachstumszone zu erwarten. Die Knorpelwucherungs- und Verkalkungszonen sind auffallend schmal, die Knochenbälkchen unregelmäßig kurz und breit. An der Schaftgrenze schiebt sich oft ein vom Periost stammender Bindegewebsstreifen ein, der mit der Unterbrechung der enchondralen Ossification in Zusammenhang gebracht wird (Periostsporn).

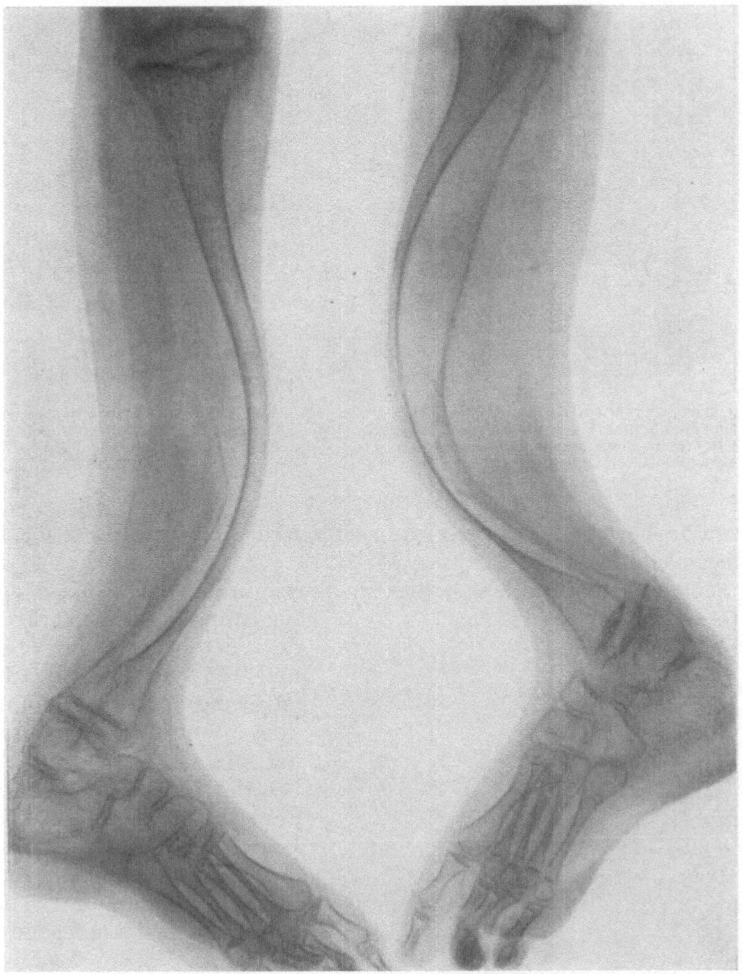

Abb. 212. Osteogenesis imperfecta bei einem 15jährigen mit hochgradigster Knochenatrophie, so daß Umrisse der Unterschenkelknochen kaum noch hervortreten. (Beobachtung der Chirurgischen Universitätsklinik Rostock.)

In der Benennung herrscht noch keine Übereinstimmung. Früher nahm man rachitische Prozesse an (fötale Rachitis), sprach auch von fötalem Kretinismus. — Ein Zusammenhang mit der Schilddrüsenfunktion ist unbedingt abzulehnen (Dieterle). — Synonyma: Achondroplasie, Mikromelia chondromalacica, chondrale Dysplasie und Chondritis foetalis.

Röntgenbild. Wertvoll ist die Röntgenuntersuchung nicht so sehr für die Diagnose an sich als vielmehr zur Ergänzung des klinischen Bildes.

Charakteristisch sind:

1. Unregelmäßige, verschwommene, teils becherförmig ausgehöhlte Verkalkungszonen (besonders der Rippenknorpelgrenze) mit übermäßiger Brei-

tenentwicklung der Röhrenknochen (Fingerphalangen, Humerus, Femur [Abb. 213]).

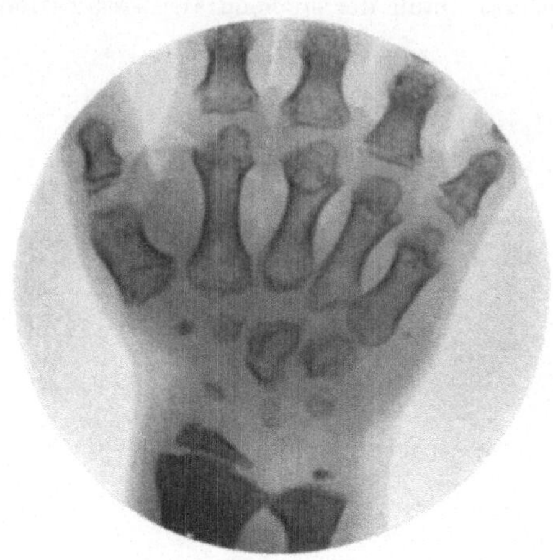

Abb. 213. Chondrodystrophia foetalis. Dreizackhand mit plumpen breiten Metaphysen und deformierten Epiphysen. Man beachte die zerrissenen Carpalknochen. (Nach SIEGERT.)

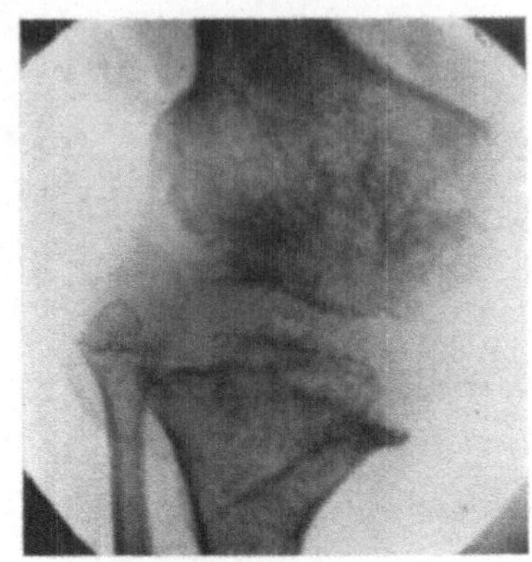

Abb. 214. Chondrodystrophia foetalis. Kniegelenk mit hochgradig deformierten Epiphysen, Vorbeiwachsen der Fibula. (Nach SIEGERT.)

2. Vorzeitige Verknöcherung der Knorpelfugen oder Wachstumsstillstand mit ihren Folgeerscheinungen

a) am Schädel: sie äußert sich hier in einer kurzen Schädelbasis mit vermehrter Kyphose, Verkleinerung des Sattelwinkels bis 114° (normal 155° bei der Geburt), Verengerung des Hinterhauptloches, dem gegenüber die Ausweitung der Schädelkapsel mit Ausbleiben der Nahtverknöcherung, mit Schaltknochen und verstärkten Impressiones digitatae als Kompensationsvorgang aufgefaßt wird. Außerdem soll die Sella turcica oft auffallend klein bleiben.

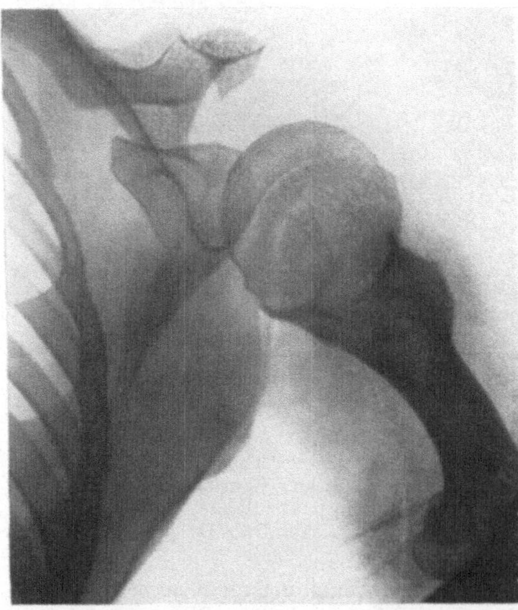

Abb. 215. Chondrodystrophie bei einer 13jährigen mit starker Verkürzung der Oberarme und Oberschenkel. Der Oberarmkopf ist eigentümlich plump und erscheint für die Schulterblattpfanne zu groß. (Beobachtung der Chirurgischen Universitätsklinik Rostock.)

Am Gesichtsschädel ist das Vorspringen des Unterkiefers (Prognathie) und des Nasenbeines bei eingezogener Nasenwurzel und mangelhaft entwickeltem Oberkiefer typisch.

b) am Humerus: das Zurückbleiben der distalen Epiphyse läßt gegenüber der mächtigen Entwicklung des Olecranon eine Inkongruenz der Gelenkflächen entstehen und erklärt die *Streckbehinderung*,

c) an der Tibia: die Fibula wächst an ihr vorbei und wird mit dem Köpfchen oft in Höhe des Kniespaltes angetroffen (Abb. 214).

3. Deformitäten, die sich wie bei der Rachitis zurückbilden können. Der Verbiegung als solcher sieht man auf dem Bilde nicht an, welcher Herkunft sie ist. Vermerkt werden Genua, Crura valga und vara, Coxa vara, Kartenherzbecken (auch chondrales Zwergbecken genannt, Abb. 215 und 216).

In den leichtesten Fällen, die mit Asymmetrien zwischen rechter und linker Seite (Fall SIEGERT), mit geraden und fast normal langen Röhrenknochen einhergehen, ist vom Röntgenbild keine Entscheidung zu erwarten. Hier geben Vorgeschichte (Beginn, familiäres Auftreten) und histologische Untersuchung der Epiphysenfuge den Ausschlag.

Differentialdiagnose. Wichtig wird das Röntgenbild für die Unterscheidung von anderen Zwergwuchsformen. Vor allem sind hinsichtlich des Verhaltens der enchondralen Verknöcherung und der Größe und Form einzelner Röhrenknochen deutliche Unterschiede vorhanden:

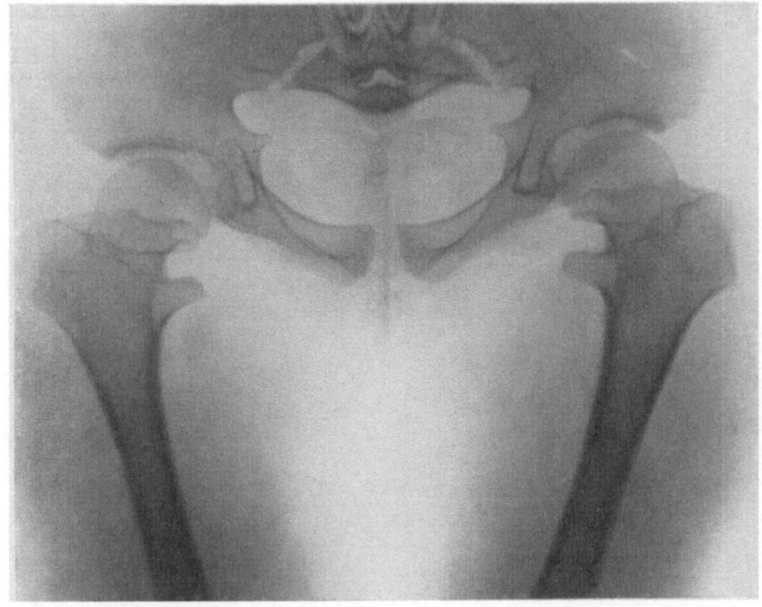

Abb. 216. Der gleiche Fall wie Abb. 215. Starke Coxa vara beiderseits. Auffallend plumpe Hüftköpfe mit kurzem Hals, die für die Chondrodystrophie charakteristisch sind.

1. Die Chondrodystrophie zeigt wohl hier und da eine Verzögerung in der Ossification. Mit dem 20. Lebensjahr verschwinden aber die Epiphysenfugen. Normale Intelligenz. (Abb. 217a und b.)

2. Beim *Kretinismus* bleiben die Knorpelfugen lange Jahre bestehen. Körperbau *symmetrisch.* Idiotie.

3. Die Osteogenesis imperfecta stellt eine periostale Dysplasie dar. Epiphyse und Wachstumszone verhalten sich im allgemeinen normal. Verzögerungen im Ablauf der Verknöcherung kommen vor. Wichtig: *zahlreiche Frakturen.*

4. Beim PALTAUFschen Zwergwuchs bleiben die Knorpelzonen bis ins hohe Alter bestehen. Das Skelett ist wohl proportioniert, die Intelligenz normal, die Schilddrüse vorhanden (siehe auch Seite 173).

5. Der echte Zwergwuchs (Nanosomie) hat außer der Kleinheit keine pathologischen Merkmale.

Verwechselungen mit Kurzgliedrigkeit nach Rachitis, Osteomalacie und kongenitaler Lues sind nach Anamnese und Befund wohl immer zu vermeiden (siehe diese).

Siehe weitere Abbildungen:

Berger: Fortschr. a. d. Geb. d. Röntgenstr. Bd. 11, 1907, Taf. I—II: Chondrodystrophie an Hand, Oberarm und Unterarm. — Frangenheim: Ergebn. d. Chirurg. u. Orthop. Bd. 4, S. 133, 1912, Abb. 13—16: Chondrodystrophie an Hand, Fuß, Knie, Schulter eines 12 und 13jährigen Knaben. — Ders.: Fortschr. a. d. Geb. d. Röntgenstr. Bd. 17, 1911, Taf. XII—XIII, Abb. 9—11: Chondrodystrophie. — Ders.: Neue Dtsch. Chirurg. Bd. 10, S. 39 bis 42, 1913, Abb. 17—20: Chondrodystrophia foetalis an Schulter und Hand. — Jaroschy: Bruns' Beitr. z. klin. Chirurg. Bd. 83, S. 401—417, 1913, Abb. 1—15: Chondrodystrophie im Erwachsenenalter (vier Fälle). — Reyher: Das Röntgenverfahren in der Kinderheilkunde. Meusser, Berlin 1912, Taf. I—II, Abb. 8—18: Chondrodystrophia foetalis hyper- und hypoplastica. — Ders.: Charité-Annalen, 31. Jg., S. 137—138, Abb. 3 u. 4: Chondrodystrophie bei Kindern (Unterarm und Femur). — Ders.: Fortschr. a. d. Geb. d. Röntgenstr. Bd. 20, 1913, Taf. XVI, Abb. 1—2: Chondrodystrophie beider Hände mit Verbildung einzelner Knochen. — Simmonds: Fortschritte a. d. Geb. d. Röntgenstr. Bd. 4, 1900/01, Taf. XVI: Chondrodystrophie. — Sumita: Dtsch. Zeitschr. f. Chirurg. Bd. 107, S. 44—45 u. 63, 1910, Abb. 4a—e, 8b: Chondrodystrophia foetalis bei Neugeborenen an Oberschenkel und Becken.

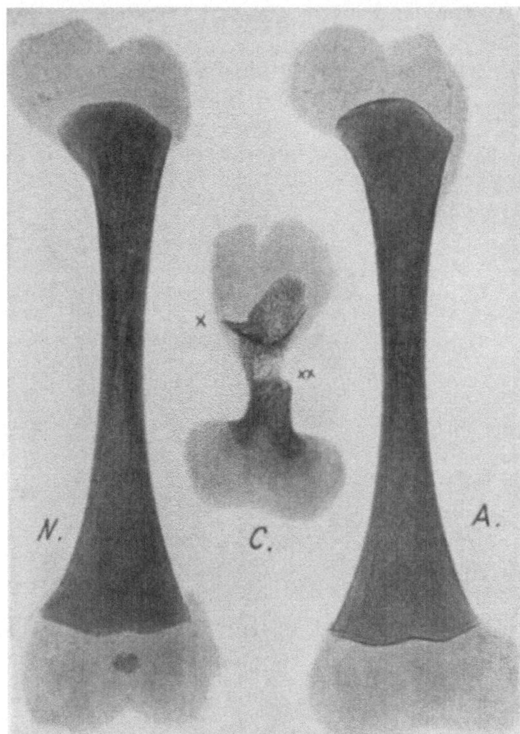

a

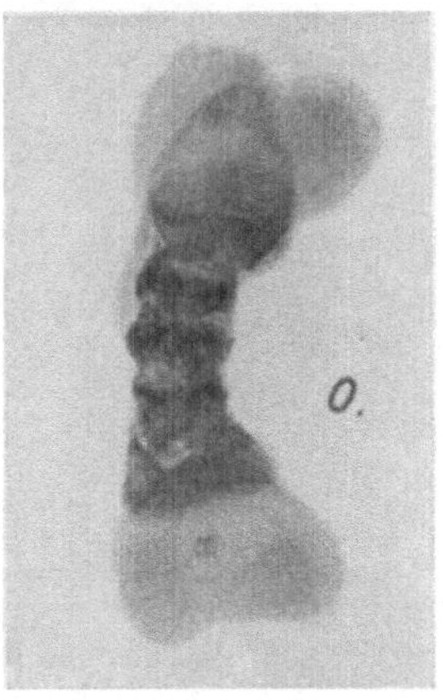

b

Abb. 217a u. b. Röntenbild eines Oberschenkels beim Normalen (*N*); bei einer Athyreosis (*A*) mit fehlendem Knochenkern; bei der Chondrodystrophia foetalis (*C*) mit hochgradiger Verkürzung, plumpen Gelenkenden und bei der Osteogenesis imperfecta (*O*), ebenfalls Verkürzung, multiple Frakturen. (Nach Dieterle.)

c) Chondromatose.

Die klinischen Symptome unterscheiden sich in nichts von den Enchondromen, nur daß die knochenharten Auftreibungen multipel oder halbseitig (Olliersche Krankheit) auftreten und Wuchsstörungen (Verkürzungen einzelner Gliedmaßen) mit sich bringen.

Pathologisch-anatomisch finden sich vor allem morphologische Unterschiede gegenüber dem Enchondrom. Zunächst sind die Geschwülste nur in einigen Skeletteilen vorhanden (Vorliebe für Fuß, Hand), um sich dann geschwulstartig maligne über den Körper zu verbreiten. Man spricht deshalb auch von einer chondralen Dysplasie (SCHUCHARDT) oder Dyschondroplasie (OLLIER) oder chondromatösen Dysplasie (KIENBÖCK), besonders im Hinblick auf das gleichzeitige Vorkommen von cartilaginären Exostosen.

Die Namen sind der Anschauung entlehnt, daß es sich hier um eine Störung des Knochenbildungsprozesses auf knorpeliger Grundlage handelt, die nach ORATOR als postnatale Form der chondralen Dysplasie anzusprechen wäre, im Gegensatz zur angeborenen Form, der Chondrodystrophie.

Das Leiden ist fortschreitend. Metastasen in inneren Organen und maligne Entartung (Sarkom) besiegeln das Schicksal.

Röntgenbild. Im Beginn des Leidens ist eine scharfe Abgrenzung gegenüber den auch multipel auftretenden Enchondromen nicht möglich (vgl. Abb. 154—156). Die Übergänge sind fließend und können sich über Jahre hinziehen. Halbkugelige

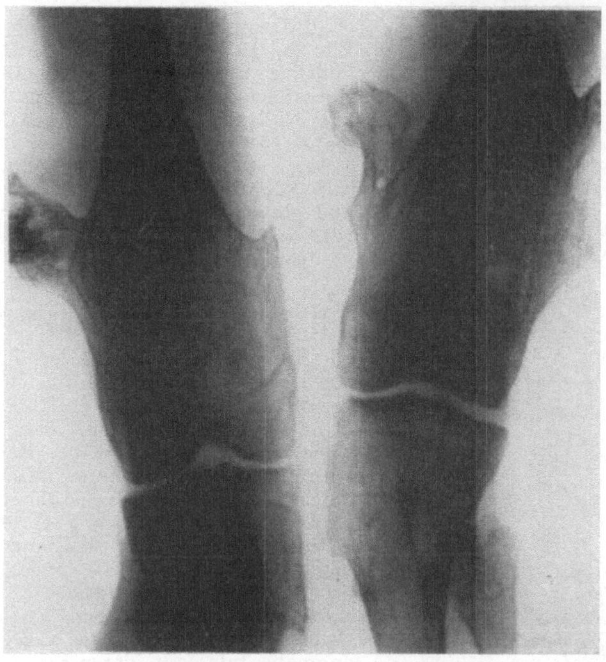

Abb. 218. Multiple cartilaginäre Exostosen an beiden Kniegelenken, in den verschiedensten Stadien und Formen, bei einem 20jährigen.

oder unregelmäßig kreisförmig begrenzte Aufhellungsherde von Bohnen- bis Mannskopfgröße sitzen den Knochen mit Vorliebe in der Metaphysengegend breitbasis auf oder drängen sie von innen vor. Dabei kann die Knochengestalt hochgradig verändert sein. Verknöcherungen, Verbiegungen, Verbreiterungen, besonders der Phalangen um das 2—3fache kommen vor.

Die Allgemeinerkrankung verrät sich in dem multiplen Auftreten solcher Herde auch an den langen Röhrenknochen. Exostosen werden selten vermißt. Ihr sicherer Nachweis sowie die Lokalisation der Enchondrome überhaupt ist am Lebenden erst mit der Röntgenuntersuchung möglich geworden, der wir vor allem die Abgrenzung der Halbseitenerkrankung (OLLIER) verdanken.

Die sarkomatöse Entartung verrät sich in der Abgrenzung der Herde. Ihre rundbogige Schärfe, teils wie mit dem Bleistift umrissen, wird eckig, unregelmäßig oder weich. Auch die wabige Struktur im hellen Herd verschwindet. Wolkige Trübung läßt das Bild dunkler und weicher erscheinen. Bei vorgeschrittener

Sarkomatose ist es nicht immer leicht, die Grundkrankheit aus dem Bilde zu erkennen (Exostosen- und Enchondromnachweis am übrigen Skelett).

Differentialdiagnostisch entstehen bei dem multiplen Auftreten der Tumoren, bei ihrer Lokalisation und Abgrenzung (siehe auch Enchondrom) keine Schwierigkeiten. Nur die maligne Entartung kann Bilder wie bei der allgemeinen Sarkomatose hervorrufen mit dem einen Unterschied, daß es bei letzterer doch oft gelingt, den Primärtumor nachzuweisen. Gelenkkapselchondrome oder die Arthritis deformans (siehe diese) mit zahlreichen freien Gelenkkörpern als Chondromatose zu bezeichnen, ist nicht statthaft.

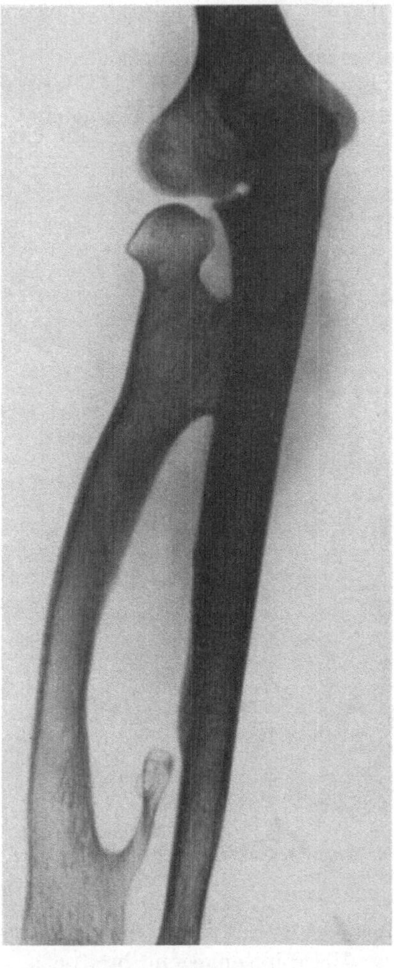

Abb. 219. Multiple cartilaginäre Exostosen mit eigentümlicher Deformierung des Unterarms. Luxation des Radiusköpfchens. Breite Exostose an der Innenseite des Radius (keine Synostose!). Hochgradige Verbiegung des Radius mit spitz hervortretender Exostose an der Innenseite. Der gleiche Fall wie Abb. 218.

BOJESEN: Fortschr. a. d. Geb. d. Röntgenstr. Bd. 24, 1916/17, Taf. XII—XIII: Halbseitige multiple Chondromatose, OLLIERsche Wachstumsstörung. — FRANGENHEIM: Bruns' Beitr. z. klin. Chirurg. Bd. 73, 1911, Taf. XIV: Chondromatose des Skelettes. — HACKENBROCH: Fortschr. a. d. Geb. d. Röntgenstr. Bd. 30, 1922/23, Taf. XXXIII: OLLIERsche Wachstumsstörung und Chondromatose an Knie, Hand, Fuß. — WEISS: Ebenda Bd. 31, 1923/24, Taf. XXV: Multiples Chondrom.

d) Multiple cartilaginäre Exostosen.

Klinisches: Warzige, knollige Erhebungen von Knochenhärte am häufigsten in der Gegend der Metaphyse von Femur, Tibia, Fibula unten, dann am Femur oben, an Ulna, Radius unten, Tibia, Humerus oben, Ulna, Radius oben und am seltensten am Humerus unten deuten schon auf eine allgemeine Wachstumsstörung hin. In schweren Fällen bleiben Verkrümmungen und Deformitäten, ja Kleinheit und Zwergwuchs nicht aus.

Pathologisch-anatomisch bestehen die Exostosen aus Knochen (siehe Exostosen, Osteome). Sie werden als angeborene Skelettanomalie aufgefaßt, deren *Erbgang* erwiesen ist. Ihr Hauptwachstum fällt in die Zeit der Pubertät. Rückbildungen nach dieser Zeit werden beobachtet. Nur durch Verdrängung und Druck können sie gefährlich werden (Arrosion von Gefäßen, Läsion des Rückenmarks, STARCK, OCHSNER, ROLLSTEIN). Wichtig ist auch ihr gemeinsames Vorkommen mit Enchondromen (siehe vorigen Abschnitt).

Röntgenbild. Wertvoll wird die Röntgenuntersuchung weniger für die Diagnose als solche — sie ist klinisch so gut wie sicher zu stellen — als vor allem für die Feststellung der Ausdehnung des Prozesses und der vorhandenen Deformitäten. Die Häufigkeitsskala ist schon im klinischen Teil angeführt. Zu den selten befallenen Knochen gehören Schädel, Wirbelsäule, Sternum und Patella.

Die Exostosen sitzen vielfach symmetrisch. Sie können stachlig, warzig oder hakenförmig gekrümmt sein (Abb. 136—139), zuweilen aber auch enorme Wucherungen (Becken) auslösen. An den zentralen Knochenabschnitten schauen ihre

Spitzen peripher-, an den peripheren zentralwärts (Muskelzugwirkung). Der Knochen, dem sie aufsitzen, ist in Höhe der Basis öfters verbreitert, geknickt (Valgusstellung) (Abb. 218). Vorderarm- und Unterschenkelknochen sind zuweilen synostotisch miteinander verbunden entweder in Form einer glatten Knochenbrücke oder durch Exostosen (Fall LADWIG).

Am Vorderarm ist noch eine typische Deformität bekannt (Abb. 219), die mit einer Luxation des Radiusköpfchens, einem Defekt am distalen Ulnateil und einer Verbiegung des Radius mit Schrägstellung der distalen Epiphyse einhergeht (siehe auch MADELUNGsche Deformität).

Differentialdiagnose. Wichtig ist die Abgrenzung gegenüber der Chondromatose und Chondrodystrophie, die beide mit Exostosen einhergehen können (Abb. 213—216). Nicht immer läßt sich im Röntgenbilde Größe und Form, ja zuweilen noch nicht einmal das Vorhandensein von Exostosen überhaupt feststellen. Das gilt für die Wirbelsäule, obgleich an den Wirbelkörpern die Prominenzen meist an den Rändern sitzen (Seitenaufnahme wichtig), und in gleicher Weise auch für das Becken, dessen Exostosen ebenfalls die freien Ränder bevorzugen (Aufnahme in verschiedenen Projektionsebenen).

Die Krankheit läßt sich von anderen exostosenbildenden nur an Hand verschiedener Skelettaufnahmen erkennen. Bilder vom unteren Teil des Femur und der Tibia genügen jedoch im allgemeinen, wenn nicht klinische Symptome auf andere verdächtige Stellen hinweisen.

Nicht selten erkranken Exostosenträger an Rachitis. Röntgenologisch bestehen alsdann in der Wachstumszone sichere Rachitiszeichen (vgl. genu valgum) neben einwandfreien Exostosen (auch bei Kindern). Da außerdem der Endzustand beider Krankheiten durch die Deformitäten ähnlich ist, liegen Verwechselungen nahe. Ja, es ist sogar ernstlich die Meinung vertreten, daß die Ursache solcher Exostosen in der Rachitis zu suchen sei. Für isoliert bestehende Auswüchse mag die Ansicht stimmen (siehe FROMME). Ihr multiples Auftreten aber im Verein mit der sorgfältig aufgenommenen Anamnese (Erbgang) sichern die Diagnose: Multiple cartilaginäre Exostosen.

Weitere Abbildungen siehe:

DELFINO: Fortschr. a. d. Geb. d. Röntgenstr. Bd. 20, 1913, Taf. XXV: Multiple cartilaginäre Exostosen (Veränderungen im l. Handgelenk im Sinne des Madelung). — GOTTSCHALK: Ebenda Bd. 13, 1908/09, Taf. XIII, Abb. 3—8, Taf. XIV, Abb. 6—8: Multiple cartilaginäre Exostosen, Rachitis und rarefizierende Ostitis. — HOFFA: Ebenda Bd. 3, 1899/1900, Taf. XV u. XVI: Multiple cartilaginäre Exostosen. — KÖHLER: Ebenda Bd. 8, 1904/05, Taf. IV, Abb. 2—3: Multiple cartilaginäre Exostosen. — LALLEMANT: Ebenda Bd. 20, 1913, Taf. XX: Multiple cartilaginäre Exostosen. — LIPPERT: Arch. f. klin. Med. Bd. 76, 1903, Taf. V—VI: Wachstumsstörungen bei multiplen cartilaginären Exostosen. — THIEMANN: Fortschr. a. d. Geb. d. Röntgenstr. Bd. 14, 1909/10, Taf. VI—VII: Multiple cartilaginäre Exostose; Taf. VII: Eigentümliche Wachstumsstörung.

II. Störungen im Kalkhaushalt.

a) Rachitis.

Klinisches: Die durch ihre Häufigkeit und ihre Folgezustände für das Skelett so außerordentlich wichtige Krankheit des Säuglings- und Kleinkinderalters (1.—4. Lebensjahr) bedarf zu ihrer Erkennung wohl selten eines Röntgenbildes. Meist sind ihre klinischen Symptome, bestehend in Auftreibung der Epiphysen, fehlendem Fontanellenschluß (die kleine schließt sich mit dem 6. Monat, die große mit 18 Monaten), spätem Zahnen und Gehen, krummen Beinen, Rosenkranz bei blassem Aussehen, Druckempfindlichkeit der Knochen und Neigung zu Katarrhen, soweit ausgeprägt, daß die Diagnose gesichert erscheint. Nicht ganz unwichtig ist aber die Röntgenuntersuchung, um die Schwere der Krankheit objektiv festzulegen, besonders auch um die Heilungsfortschritte sicher und zugleich bequem zu verfolgen.

Pathologisch-anatomisch äußert sich die gestörte Verknöcherung vor allem in einer ungenügenden Kalkeinlagerung. Dabei wird das unfertige Knochengewebe (osteoides Gewebe) von sämtlichen osteoplastischen Geweben (Periost, Knorpel, Endost) im Übermaß angebaut, so daß schließlich Oberfläche und Innenräume des Knochens osteoide Säume aufweisen.

Mit der Heilung erfolgt Anbau normalen, Verkalkung des unfertigen Knochens (Kalkbänder in den Wachstumszonen, Periostitis rachitica). Remissionen erzeugen Schichtung kalkloser oder kalkarmer Teile mit dichten oder normal aussehenden Bändern.

Der Knochenabbau nimmt im allgemeinen seinen normalen Verlauf, kann jedoch in schweren Fällen gesteigert sein.

Beide Vorgänge, mangelnde Verkalkung und normaler oder vermehrter Abbau, führen zu einer Verminderung der Knochensubstanz (der Kalkgehalt geht um 20—30 vH zurück). Eine weitere Folge ist die Malacie (Biegsamkeit) und bei Inanspruchnahme die Infraktion. Belastung und Muskelzug lassen alsdann jene schweren Deformitäten entstehen, die wir gewönnlich als postrachitisch ansprechen.

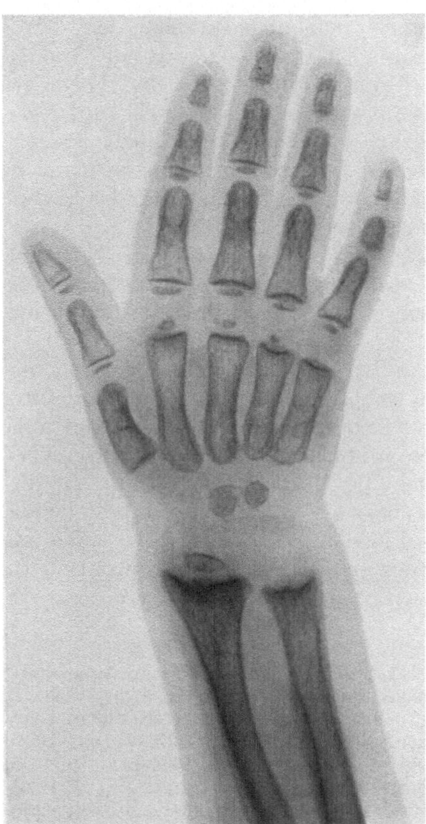

Abb. 220.

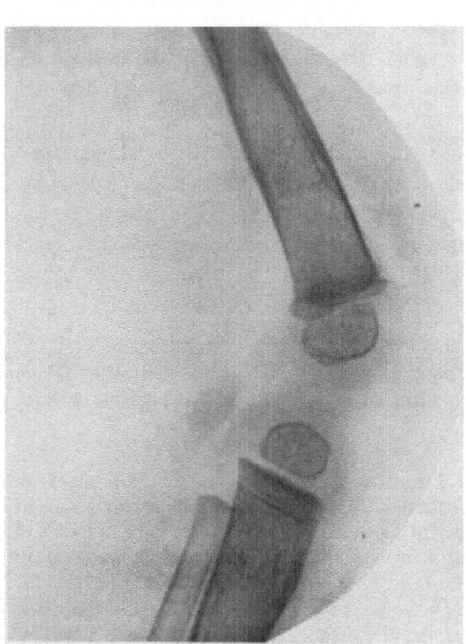

Abb. 221.

Abb. 220. Schwere Rachitis mit beginnender Ausheilung (1 1/2 Jahre). Die hochgradige Atrophie macht sich vor allem in den Phalangen und Metacarpen bemerkbar. Die becherförmige Aushöhlung ist fast an sämtlichen Epiphysen ausgeprägt, das ausgefranste Kalkband vorwiegend am Handgelenk vorhanden. Man achte auf die Epiphysenkerne, die ebenfalls einen schmalen, dichten Rand gelenkwärts besitzen. Das periostale Osteophyt ist an sämtlichen Diaphysen in Form der doppelten Corticalis sichtbar.

Abb. 221. Floride Rachitis an den Knieepiphysen mit hochgradiger Malacie und deutlich in Erscheinung tretenden Kalkbändern am Epiphysenkern und Schaftende (Seitenbild).

Die Krankheit ergreift das ganze Knochengerüst, nur verläuft sie an den einzelnen Gliedteilen verschieden schwer. Bevorzugt sind Rippen, Femur, Humerus. *Deformitäten* finden sich vornehmlich an Wirbelsäule, Becken und Beinen. Nicht selten stellt sich dabei in der Ausheilung an den statisch besonders beanspruchten Knochen eine außerordentliche Härte und Verdichtung (*rachitische Eburneation*) ein.

Röntgenbild: Im floriden Stadium ist das kalklos gebliebene Osteoid Ursache einer weitgehenden Struktur- und Formveränderung. Am Schaft kommt ein verschwommenes, außerordentlich zartes Bild mit spärlichen Resten einer weitmaschigen Struktur sowie mit hochgradiger Verdünnung und Unschärfe der Rindenzonen zustande, was auf den ersten Blick oft als Fehlaufnahme (überbelichtet, verwackelt) imponiert.

Am Schaftende, das normalerweise von der leicht bogig verlaufenden, bandartigen und unsichtbaren Wachstumszone begrenzt wird, setzt der Prozeß mit einer Auffaserung epiphysenwärts und einer unregelmäßigen Zerstörung der Strukturzeichnung ein (Abb. 220). Schließlich kann die Grenzzone wie verwischt, verschmiert aussehen. Es fehlt der klare Abschluß, wobei die Rindenzone oft die Epiphyse becherförmig umgreift. Entgegen vielen Darlegungen in der Literatur muß aber betont werden, daß die Becherform keineswegs ein sicheres oder gar konstantes Rachitissymptom ist. Am häufigsten erscheint es unter allen Epiphysen am distalen Radius- und Tibiaende (Abb. 220 und 221).

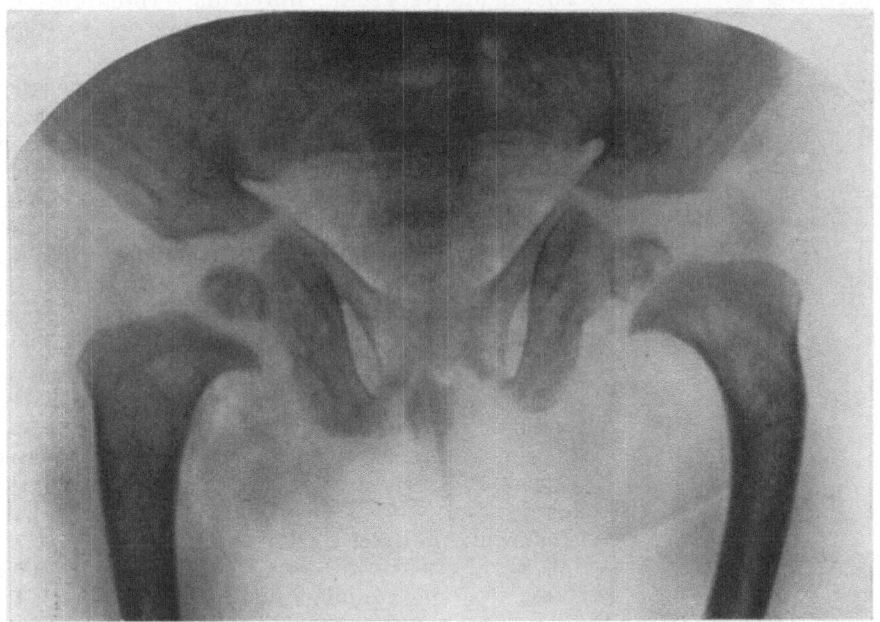

Abb. 222. Schwere Rachitis in Ausheilung mit Coxa vara, *S*-förmiger Epiphysenfuge, Schenkelhalssporn, Kartenherzbecken und Femora vara (3 Jahre.) Besonders zu achten ist auf die Kopfepiphyse mit ihrer unscharfen fleckigen Zeichnung.

Seltener wird die kolbige Verbreiterung des Schaftendes sowie in schweren Fällen die Infraktion nach Art der Grünholzfraktur an der Schaftmitte beobachtet.

Wenig Aufmerksamkeit hat im allgemeinen die Epiphyse selbst erregt, obgleich alle Erkennungsmerkmale der Rachitis an ihr eine zwar verkleinerte, aber zuweilen auch um so deutlichere Wiederholung erfahren. So ist die Kalkarmut an der Epiphyse am frühesten und stärksten ausgeprägt. Auch wird der Abstand zwischen Kern und Metaphyse mit der Anlagerung osteoiden Gewebes sehr groß. Und schließlich nimmt der Kalkschwund derartige Formen an, daß die Epiphysengrenze zerzaust und unscharf aussieht (Abb. 224) oder der Kern im Weichteilschatten ganz verschwindet (vorgetäuschte Ossificationsverzögerung, Abb. 222).

Für die Heilung ist das Auftreten von Verdichtungen charakteristisch. Im Schaft treten Struktur und Rinde wieder deutlich hervor. Am Schaftende beginnt sich zunächst schmal und unregelmäßig zackig, dann breiter und wellig eine dichte Zone (präparatorische Verkalkung) epiphysenwärts zu bilden, die mit fortschreitender Heilung immer schmäler wird, schaftwärts wandert und langsam, oft erst nach Jahren, restlos verschwindet (Abb. 223). Nach Rückfällen können solche Kalkbänder, auch Jahresringe genannt, schichtweise übereinander liegen, wobei das jüngste Band in der Nähe der Epiphyse auch am breitesten ist. Die trennenden Schichten bestehen zunächst aus sehr kalkarmem Knochen (reich an osteoidem Gewebe), der ganz langsam verkalkt und gelegentlich als Ausdruck beschleunigten Wachstums noch nach Jahren eine auffallend weitmaschige, aber klare Struktur erkennen läßt.

Auch das osteoide Gewebe des Periosts verkalkt und läßt so geschichtete Auflagerungen an der Rindenzone entstehen (priostales Osteophyt). In schweren Fällen kann somit der Knochen durch das Zurückbleiben des Längenwachstums (für den Gesamtkörper 7,5 cm während der ersten 6 Lebensjahre, STETTNER), durch die Verbreiterung des Schaftes und die kolbige Auftreibung seines Endes durchaus plump erscheinen.

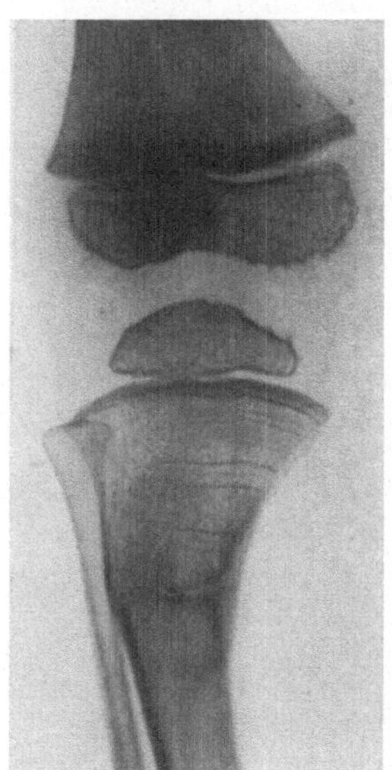

Abb. 223. Ausgeheilte Rachitis mit Osteotomie an der Tibia mit zahlreichen Jahresringen und deutlichen Kalkbändern am Schaftende und am Epiphysenkern. (5 Jahre.) Die unregelmäßige Begrenzung des medialen Teiles der Femurepiphyse findet sich auch unter normalen Verhältnissen.

Gleich mit dem Beginn der Ausheilung bilden sich auch die Veränderungen des Epiphysenkernes zurück. Innerhalb weniger Tage taucht er aus dem Weichteilschatten auf und trägt nach Wochen an der Gelenkseite einen ähnlich schmalen und dichten Saum wie die Schaftenden. Nach WIMBERGER soll dieses Verhalten der Epiphyse allein für den kindlichen Skorbut typisch sein (vgl. Abb. 221 und Abb. 223).

Mit fortschreitender Ausheilung wird die Bergenzung und Struktur des ganzen Knochens immer schärfer. Die noch lange sichtbare, eigentümlich weitmaschige Spongiosa der Metaphyse und des Schaftes wird durch feinwabige, dichte ersetzt, wobei es an Stellen mit starker mechanischer Inanspruchnahme (Innenseite des Schaftes) zu mächtiger Sklerosierung kommen kann (Abb. 224 u. 227).

Deformitäten siehe Rachitis tarda.

Differentialdiagnose. Während im floriden Stadium die hochgradigen Veränderungen an der Epiphysenfuge (Ausfransung, Unschärfe, Becherform) im Verein mit der Malacie des Schaftes unverkennbare Merkmale für die Rachitisdiagnose abgeben, ist ihre Abgrenzung in leichten Fällen, besonders aber in der Ausheilung schwieriger.

In Betracht zu ziehen sind jene Skeletterkrankungen, die nachweislich mit Rachitis kombiniert vorkommen, z. B. Säuglingslues, Skorbut, Mongolismus, Kretinismus und Osteogenesis imperfecta. Und schließlich ist auch an die seltenen, weniger schwer verlaufenden Chondrodystrophiefälle zu denken. Entscheidendist, einwandfreie Bilder vorausgesetzt, das Verhalten der Wachstumszone und des Schaftes.

So findet sich das verschwommene, breit ausgefaserte Schaftende nur bei der floriden Rachitis (bei Mongolismus normal). Alle anderen haben Schattenstreifen (Kalkbänder). Atrophie des Knochens ist in ähnlicher Weise bei der Osteogenesis (Abb. 209—212) und bei dem Skorbut vorhanden. Periostale Auflagerung, die am Schaft bis zur Metaphyse reicht, manchmal mit deutlicher Schichtung, kann außerdem vorkommen bei Lues (Abb. 127) und Skorbut. Frakturen und Infraktionen sind Zeichen der Osteogenesis, der Rachitis und des Skorbuts, seltener der Osteomalacie.

Von Bedeutung ist auch die Ossification. Die Knochenkerne können etwas später auftreten bei der Chondrodystrophie und der Lues (Abb. 225). Starke Verzögerungen finden sich aber vor allem beim Mongolismus und Kretinismus. Für die Verkrümmungen kommen ätiologisch vorwiegend die Chondrodystrophie (Abb. 215 u. 216), die Osteogenesis, die multiplen Exostosen und die Rachitis in Betracht. Als Folgezustände der Lues (Contracturen nach Epiphysenlösungen) und des Skorbuts sind sie selten. Kretinismus und Mongolismus hinterlassen nur plumpe, dicke Knochen. Abb. 225*a*—*g* soll die Verhältnisse der erwähnten Krankheiten in einem Übersichtsbild grob schematisch wiedergeben (vgl. Abb. 217).

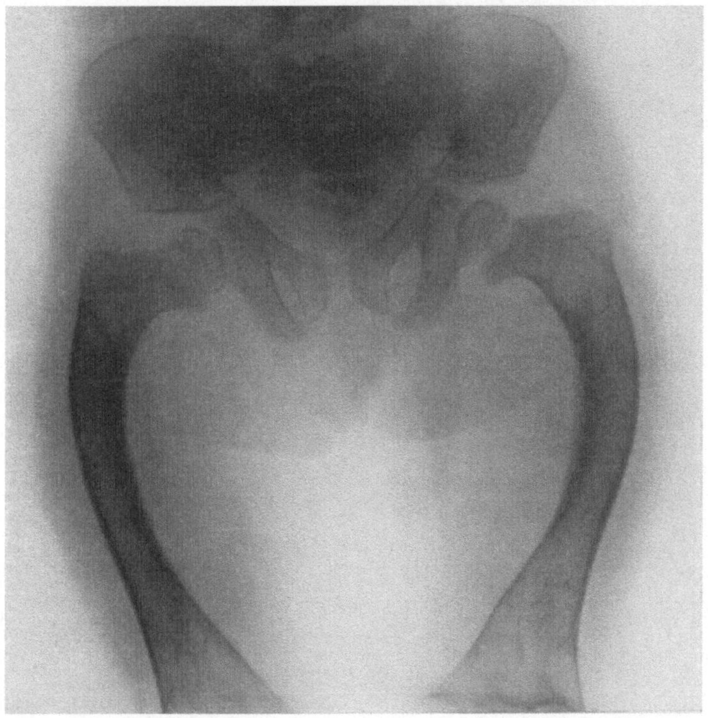

Abb. 224. Schwere Rachitis in Ausheilung mit deutlicher, noch vorhandener Aufhellung im Metaphysenteil, mit fleckiger Struktur der Kopfkerne, aber mächtiger Verdickung der stark belasteten medialen Rindenzone des Oberschenkelschaftes, Kartenherzbecken, *S*-förmiger Epiphysenfuge und Schenkelhalssporn.

Siehe weitere Abbildungen:

Fraenkel und Lorey: Fortschr. a. d. Geb. d. Röntgenstr. Erg.-Bd. 22, 1910, Taf. I, Abb. 11a: Rachitis florida, Oberschenkel, Taf. II, Abb. 4; Taf. III, Abb. 11: Rachitis gravissima malacica, Unterarm, Oberschenkel; Taf. V, Abb. 21/22: Rachitis gravissima; Taf. III, Abb. 6—10: Rachitis in Heilung, Unterarm; Taf. IV, Abb. 15—20: Rachitis in Heilung, Unterschenkel; Abb. 17: Heilung fast abgelaufen; Taf. IX, Abb. 29: Beginnende Heilung, Unterarm; Taf. X, Abb. 35: Beginnende Heilung; Abb. 36: 2 Monate später; Taf. IX, Abb. 30: Ausgeheilt nach 1 Jahr; Taf. IX, Abb. 34: Rachitis in Heilung, osteomalacische Form, Unterarm; Taf. IX—XII: Rachitis in den verschiedenen Stadien, röntgenographisch kontrolliert. — Fromme: Ergebn. d. Chirurg. u. Orthop. Bd. 15, S. 93, 1922, Abb. 33—36: Schematische Abbildungen der Jahresringe bei Rachitis. — Gottschalk: Fortschr. a. d. Geb. d. Röntgenstr. Bd. 13, 1908/09, Taf. XIII, Abb. 3—8; Taf. XIV, Abb. 6—8: Multiple cartilaginäre Exostosen, Rachitis und rarefizierende Ostitis. — Huldschinski: Zeitschr. f. orthop. Chirurg. Bd. 39, S. 426ff., 1920, Abb. 1—17: Rachitis in verschiedenen Stadien, schematisch und skizzenhaft dargestellt. — Köhler: Knochenerkrankungen im Röntgenbild, Wiesbaden 1901, Taf. XVIII: Rachitis, Hand, Knie. — Lexer: Allgem. Chirurg.

Bd. 2, 8. Aufl., S. 211, 1916: Rachitische Knorpelfuge am Handgelenk. — MATTI: Ergebn. d. inn. Med. u. Kinderheilk. Bd. 10, 1913, Taf. I—VI: Rachitis. — MÜLLER: Die normale und pathologische Physiologie des Knochens, Leipzig, Barth, 1924, S. 156, Abb. 53: Hochgradige rachitische Knochenatrophie (nach LOOSER). — PLAUT: Fortschr. a. d. Geb. d. Röntgenstr. Bd. 32, 1924, Taf. XX: Knochenkernbildung bei Rachitis (scheinbare und wirkliche Verzögerung). — REYHER: Das Röntgenverf. in d. Kinderheilkd. Meusser, 1912, Taf. V—VII, Abb. 75—91: Rachitis.

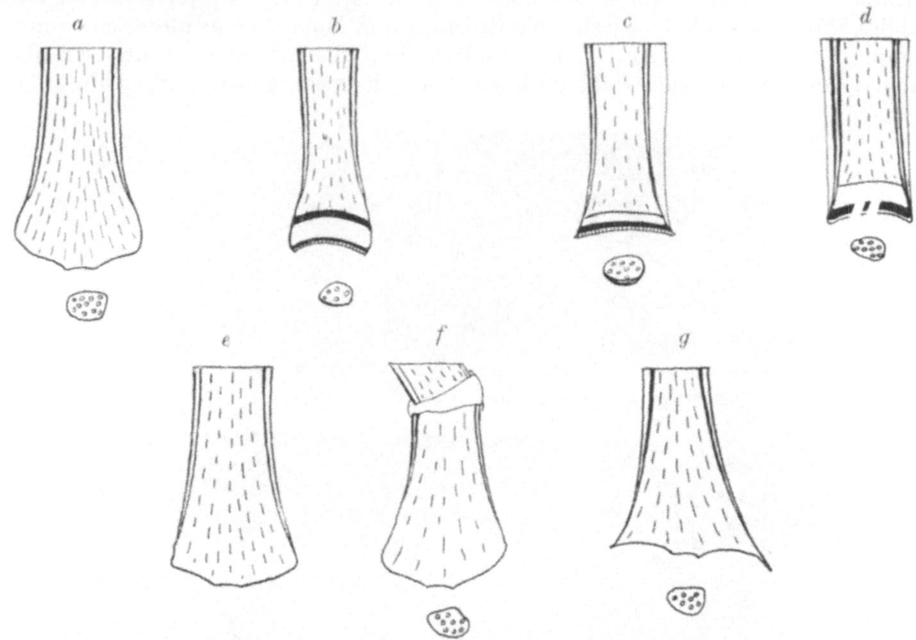

Abb. 225. Schematische Wiedergabe der Epiphysenfugen und Kerne zur Differentialdiagnose gegenüber Rachitis. *a*) normal, *b*) Rachitis mit becherförmiger Aushöhlung, Ausfransung, Jahresringen, starker Knochenatrophie, *c*) Möller-Barlow; spitz auslaufende Kalkbänder, Blutungsschatten an der Meta- und Epiphyse, starke Knochenatrophie, Doppelring an der Epiphyse, *d*) Lues congenita, Osteochondritis syphilitica; unregelmäßiges, teils zerstörtes Kalkband, breite Aufhellung schaftwärts bei sonst normaler Knochenzeichnung, periostales Osteophyt, *e*) Myxödem, Kretinismus, Fehlen des Epiphysenkerns infolge verzögerter Ossification, normale Knochenzeichnung, *f*) Osteogenesis imperfecta mit hochgradiger Knochenatrophie und deutlichem Frakturspalt, *g*) Chondrodystrophie mit mächtiger Verbreiterung des Metaphysenteils, normaler Knochenstruktur.

b) Rachitis tarda, Spätrachitis.

Die gezogene Grenze gegenüber der Säuglingsrachitis ist ziemlich willkürlich. Nach unten wird sie mit dem 3.—4. Lebensjahr angenommen, nach oben mit abgeschlossenem Wachstum.

Alle klinischen und pathologisch-anatomischen Symptome der Rachitis tarda äußern sich infolge der Abnahme der Wachstumsintensität in milderer Form, sonst sind sie denen der Säuglingsrachitis durchaus ähnlich. So ist die Neubildung osteoiden Gewebes wesentlich geringer, infolgedessen auch die Kalkarmut der Knochen. Auch bestehen entsprechend dem vorgeschrittenen Alter gewisse Modifikationen, die vor allem in einem Zurückbleiben des Körperwachstums, in einer verlangsamten Ausheilung und in schwereren Fällen in einer Neigung zu Deformitäten hervortreten.

Für den Chirurgen wird die *Rachitis tarda* durch die Deformitäten bedeutungsvoll. Die Erklärung für diese Tatsache liegt darin, daß die im Sinne der Verkrümmung wirksamen Kräfte (Muskelzug, Körperlast) im Säuglingsalter eine nur untergeordnete Rolle spielen, während sie im Kleinkindesalter stark hervortreten. Auch für die beim Säugling seltene, später aber durchaus typische becherförmige Umgestaltung der Schaftenden (Radius, Tibia bevorzugt) sind solche Kräfte ausschlaggebend.

Kurz erwähnt werden müssen noch die Beobachtungen, die als wirkliche „*Spätrachitis*“ vorwiegend in der Adoleszenz beschrieben sind: Leichte Fälle werden oft übersehen, da die klinischen Symptome zunächst unbestimmt bleiben. In schweren Fällen ritt die Knochenerweichung derart in den Vordergrund, daß eine Abgrenzung gegenüber der reinen Osteomalacie unmöglich ist. LOOSER macht auf die fließenden Übergänge zwischen beiden Krankheiten besonders aufmerksam. (Außerdem siehe Hungerosteopathie.)

Röntgenbild: Wesentliche Unterschiede gegenüber der Säuglingsrachitis dürfen nicht erwartet werden (siehe diese). Zu achten ist vor allem auf die Epiphysenfuge (fransig, unscharf, verschwommen, Abb. 228), dann auf die Schaftstruktur (gleichmäßig unscharf, Eindruck der Fehlaufnahme) und schließlich auf die eigentümliche Becherform der Metaphyse (nicht konstant).

Die *Ausheilungsstadien* lassen sich mit dem Röntgenbild am bequemsten und einwandfreiesten verfolgen (zunehmende Verdichtung, Kalkbänder, Jahresringe). Im Vordergrund des Interesses stehen für den Chirurgen die Deformitäten. Wertvoll ist ihm zu wissen, wo der Scheitel der Biegung im Verhältnis zur Gelenkachse gelegen, dann auch wie weit die Sklerosierung vorgeschritten (Osteotomie oder Osteoklase), vor allem aber ob die Rachitis wirklich als ausgeheilt zu betrachten ist (Abb. 226 und 227).

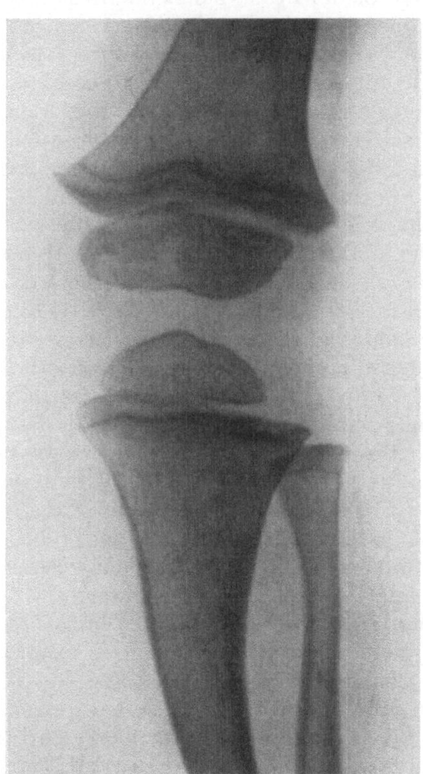

Abb. 226.

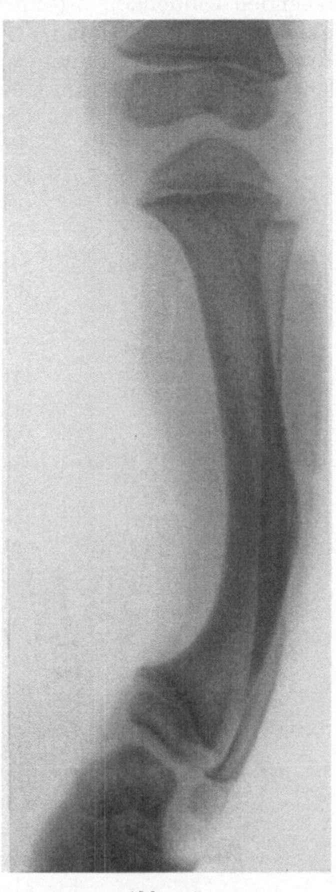

Abb. 227.

Abb. 226. Rachitisches X-Bein, dessen Krümmungsscheitel in der oberen Tibiametaphyse liegt. Deutliche Ausheilungserscheinungen in Form der doppelten Kalkbänder, mäßige Atrophie in der Metaphyse. (6 Jahre.)

Abb. 227. Rachitisches O-Bein mit hochgradig verbreiterter Rindenzone und deutlichen Verdichtungen am Schaftende (Ausheilung). (4 Jahre.) Die Auflockerungen am unteren Tibiateil sind durch die Schrägprojektion bedingt und keineswegs als Ausfransung oder gar florider Prozeß zu deuten.

Voraussetzung für die Ausheilung ist naturgemäß die restlose Verkalkung osteoiden Gewebes. Sie zeigt sich wohl am sichersten an der scharf und regelmäßig begrenzten, linearen Wachstumszone, dann aber auch an der klaren, feinmaschigen Struktur von Metaphyse und Schaft. Dabei können Reste der Kalkbänder noch lange Zeit bestehen bleiben, bis sie schließlich nach Jahren als strichförmige Verdichtungen hoch oben in der Metaphyse (Wachstumsmarken) liegen (s. Abb. 223).

Um die Ursache von Deformitäten im höheren Lebensalter festzustellen, ist diese Tatsache wohl zu beachten. Die ehemals rachitische Natur tut sich außerdem kund in der intensiven Verdichtung und Verbreiterung der unter der Hauptlast stehenden Rindenzonen (Sklerosierung), vor allem aber in dem Sitz und dem Zusammentreffen bestimmter Verbiegungen (Coxa vara, Femora vara [Zunahme der physiologischen Krümmung], Genu valgum, Säbelscheidentibia, Crura vara, Pes plano-valgus, Kyphose am Übergang von der Brust- zur Lendenwirbelsäule und Caput quadratum). Bei der Coxa vara ist außerdem der Verlauf der Epiphysenfuge (schräg S-förmig) für die rachitische Genese durchaus beweisend (Abb. 224 und Coxa vara).

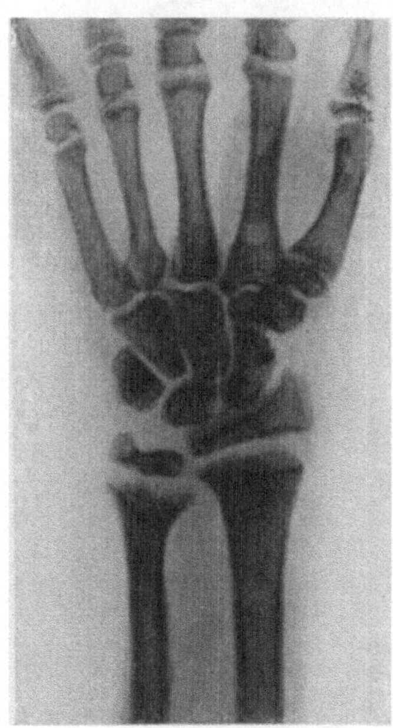

Abb. 228. Spätrachitis mit floriden Erscheinungen an den Handgelenksepiphysen, Ausfransung. Großer Abstand zwischen Epiphyse und Schaft. Beginnende Verdichtung schaftwärts. (Nach FROMME.)

In seltenen Fällen finden sich auch Exostosen. Sie sind den multiplen cartilaginären in Sitz, Form und Richtung sehr ähnlich, so daß es nicht leicht ist, zwischen beiden die Grenze zu ziehen. Die Darstellung mehrerer Gliedteile läßt aber in solchen Fällen erkennen, daß Exostosen auf dem Boden einer Rachitis eine Ausnahme sind, während für die cartilaginären Exostosen das multiple Auftreten charakteristisch ist.

Differentialdiagnose: Für das floride und Ausheilungsstadium gilt das bei der Säuglingsrachitis Gesagte. Schwierigkeiten erwachsen bei den ausgeheilten Fällen. Die symmetrische Lage der Deformitäten mit der Zunahme der physiologischen Krümmungen und dem Fehlen ausgesprochener Kurzgliedrigkeit lassen sich auch ohne Röntgenbild wahrnehmen.

Sklerose, Jahresringe und Verlauf der Epiphyse geben wertvolle Hinweise, wenn es sich darum handelt, das Krankheitsbild von der Chondrodystrophie, der Osteogenesis imperfecta, vom Kretinismus-Myxödem und von den multiplen cartilaginären Exostosen abzugrenzen. Übergänge zwischen ihnen machen aber die Entscheidung schwer, besonders dann, wenn neben den genannten Erkrankungen eine Rachitis bestand. Den Ausschlag gibt die sorgfältig aufgenommene Vorgeschichte und die Untersuchung verschiedener Gliedteile, wobei die Diagnose Rachitis eigentlich mehr per exclusionem als durch eindeutige Befunde gestellt wird.

Siehe weitere Abbildungen:

FRANGENHEIM: Neue Dtsch. Chirurg. Bd. 10, S. 198, 1913, Abb. 76: Spätrachitis (12-jähriger Knabe), Hand. — FROMME: Ergebn. d. Chirurg. u. Orthop. Bd. 15, S. 89ff., 1922, Abb. 28, 37—40: 17 jähriger Spätrachitiker, enchondrale Ossification an Radius und Ulna; S. 115, Abb. 42—43: Floride Spontanfraktur (Umbauzone am Femur und an der Tibia, typischer Sitz); S. 116, Abb. 44: Dasselbe in Heilung; S. 121, Abb. 47—48: Spontanfraktur (Umbauzone am Femur an typischer Stelle), Spätrachitis; S. 167, Abb. 76: Spätrachitis (Fußgelenk) eines 17 jährigen mit auffallend breiter Epiphysenfuge; S. 141, Abb. 62: Spätrachitis bei einem 18 jährigen mit O-Beinen, verbreitertem Epiphysenspalt an der Tibia. — LOOSER: Dtsch. Zeitschr. f. Chirurg. Bd. 152, S. 210ff., 1920: Abbildungen über Spätrachitis.

c) Kriegsosteomalacie, Hungerosteopathie.

Klinisches: Die Krankheit ist in den Nachkriegsjahren bei muskelschwachen, unterernährten Individuen während der Pubertät oft beobachtet (FROMME 230 Fälle). Schmerzen (auf Druck oder Belastung) an den Wachstumszonen, zuweilen mit leichtem Erguß in Knie- und Fußgelenk, Rosenkranz, Spontanfrakturen und Verbiegung der Glieder am Schaft, häufiger direkt in Höhe der Wachstumszonen, mangelhafte Geschlechts- und Größenentwicklung kennzeichnen das klinische Bild.

Pathologisch-anatomische Untersuchungen fehlen vorerst. Klinisch und röntgenologisch besteht weitgehende Übereinstimmung mit der Rachitis tarda der Adoleszenz. Das hat die Mehrzahl der Autoren veranlaßt auch pathologisch-anatomisch ähnliche Verhältnisse anzunehmen (siehe Säuglingsrachitis).

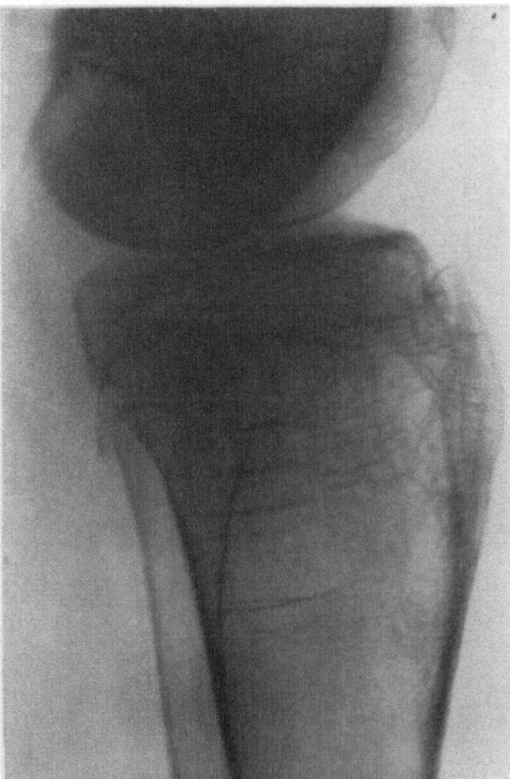

a

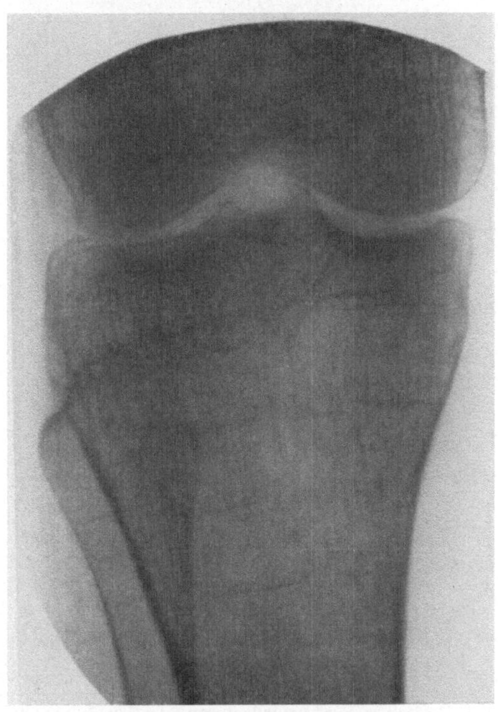

b

Abb. 229a und b. Spätrachitis im floriden Stadium mit hochgradigem Kalksalzschwund und verwaschener Strukturzeichnung, die vor allem im metaphysären Teil deutlich wird. Gleichzeitig treten verstärkte Querbalken, als Jahresringe imponierend, hervor, a) Ansicht von vorn, b) Seitenansicht.

Bemerkt sei aber, daß eine rachitische Erkrankung solange möglich ist, wie die enchondrale Ossification andauert — nach SCHMORL an den Rippen bis zum 34. Lebensjahr und darüber — und daß die Zeiten von ihr bevorzugt werden, in denen schon normalerweise ein gesteigertes Wachstum stattfindet (Säuglingsalter, Adoleszenz). Auch hat sich die schon bei der Rachitis tarda gemachte Erfahrung bestätigt, daß die Hungerosteopathie in leichten Fällen durchaus nicht immer eine Erkrankung des gesamten Skeletts ist, vielmehr oft ganz lokal an besonders bevorzugten Wachstumszonen (z. B. Knie) aufzutreten pflegt.

Eine Begleiterscheinung, die sogenannten Spontanfrakturen, Infraktionen der früheren Jahre, ist durch LOOSER weitgehend aufgeklärt worden. Nach ihm handelt es sich bei den im Röntgenbild sichtbaren Querspalten nicht um echte Frakturen, sondern um die lacunäre Resorption alten lamellösen Knochens an Stellen starker mechanischer Beanspruchung unter Neubildung geflechtartigen Knochens. Die Ursache solcher Spalten ist damit nicht geklärt. LOOSER vermutet eine schleichende Callusbildung unter dem Einfluß mechanischer Irritationen und nennt sie Umbauzonen. Dabei geht die Ausheilung solcher „Umbauzonen" unter Callusbildung wie bei der Fraktur einher. Beobachtet sind sie ferner bei Osteomalacie, Osteogenesis imperfecta und Lues congenita.

Röntgenbild: Wir haben Veränderungen im Sinne der Rachitis zu erwarten. Ganz im Beginn fehlen Kennzeichen. Alsbald macht sich am Schaft, besonders im Metaphysenteil, eine gleichmäßige Aufhellung (Atrophie) und eine verschwommene, auffallend kontrastlose Struktur bemerkbar, wobei die Querbälkchen zuerst verschwinden (FROMME). Sehr bald wird auch die lineäre Begrenzung des Epiphysenspaltes unscharf, ausgefranst. Er nimmt an Breite zu, so daß die Epiphyse deutlich abrückt. Besonders ausgeprägt oder am besten darstellbar sind die Ver-

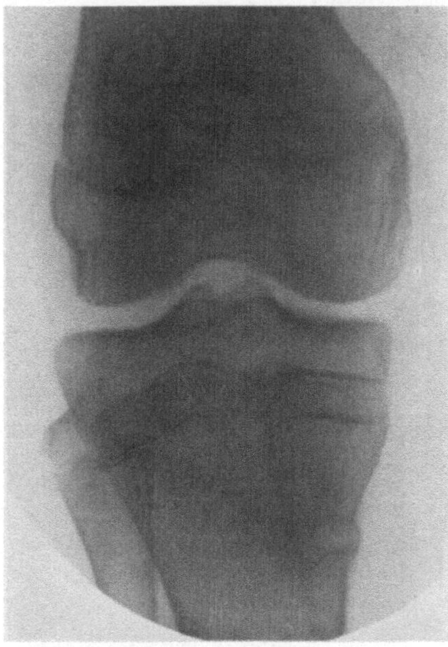

Abb. 230.

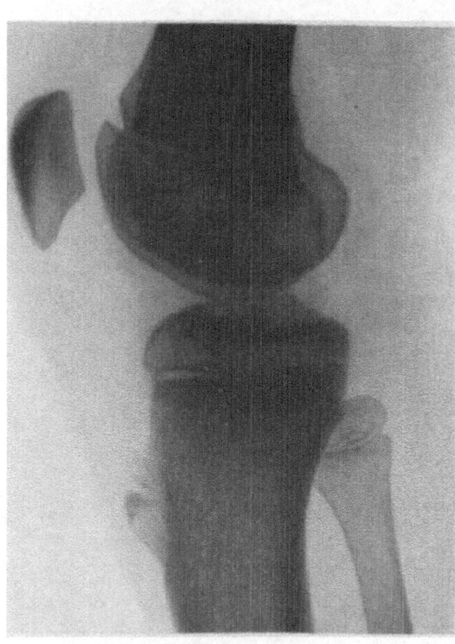

Abb. 231.

Abb. 230. Spätrachitis mit Umbauzone in der Tibiametaphyse, die im Rindenzonengebiet als Aufhellung mit deutlicher Callusbildung imponiert, im Metaphysenteil mehr als schräg zum Fibulakopf ziehende Verdichtung verläuft. Deutliche Zeichen schwerer spätrachitischer Veränderungen finden sich ferner an der Epiphysenfuge in Form der Doppelung. Man beachte zwischen beiden Kalkbändern die verwaschene, andersartige Struktur (beginnende Verkalkung des osteoiden Gewebes).

Abb. 231. Spätrachitis mit stark hervortretenden SCHLATTERschen Symptomen (13 Jahre), die auch röntgenologisch im Vordergrund stehen. An den Epiphysen selbst keine eindeutigen Veränderungen. In der Tibiametaphyse Reste von Jahresringen (Seitenbild).

hältnisse wohl immer an den Handgelenksepiphysen (Abb. 228). Schließlich unterscheiden sich in schweren Fällen die Knochenschatten kaum noch von denen der Weichteile (Abb. 229a und b).

Die vorkommenden Infraktionen haben Ähnlichkeit mit den Grünholzfrakturen (Einknicken mit Vorwulstung der Bruchränder). Deren Lieblingssitz ist am oberen Tibia- und unteren Femurteil zu suchen. Daß bei erheblicher Osteoporose auch ein harmloses Trauma solche Frakturen setzen kann, steht außer Zweifel (Abb. 230). Diese sind in frischen Fällen an den scharf und zackig begrenzten Frakturlinien unverkennbar. Später läßt sich nach dem Bilde ein Entscheid darüber, ob eine Fraktur vorgelegen hat oder nicht, zuweilen schwer treffen. Der Übergang zu den Umbauzonen LOOSERS ist nämlich ganz allmählich. Der aufgehellte Spalt tritt immer mehr hervor, seine Ränder verdichten sich und sind unscharf und zackig begrenzt, so daß pseudarthrosenähnliche Bilder entstehen. In der Ausheilung wird eine spindelförmige, oft erhebliche Callusbildung selten vermißt (Abb. 230).

Längsspalten im Femur sind von BLENCKE beschrieben. Sie werden von FROMME mit dem vermehrten Knochenabbau entlang der Art. nutritia erklärt.

Auf das häufige Zusammentreffen der Spätrachitis mit der sog. SCHLATTERschen Krankheit (siehe diese) wurde schon aufmerksam gemacht, FROMME hat in 20 vH der Fälle Schlattersymptome nachweisen können (Abb. 231).

Die *Ausheilung* geht wie bei der Rachitis mit quergestellten Kalkbändern (Jahresringen) einher, am ausgeprägtesten wiederum am Handgelenk. Die Aufhellung schaftwärts, die aus osteoidem Gewebe besteht, wird zu normalem Knochen umgebaut, bis schließlich nach wenigen Wochen nur noch ein schmales Kalkband epiphysenwärts an die überstandene Krankheit erinnert. Remissionen lassen mehrere Kalkbänder zurück, die jahrelang bestehen bleiben können (Abb. 232).

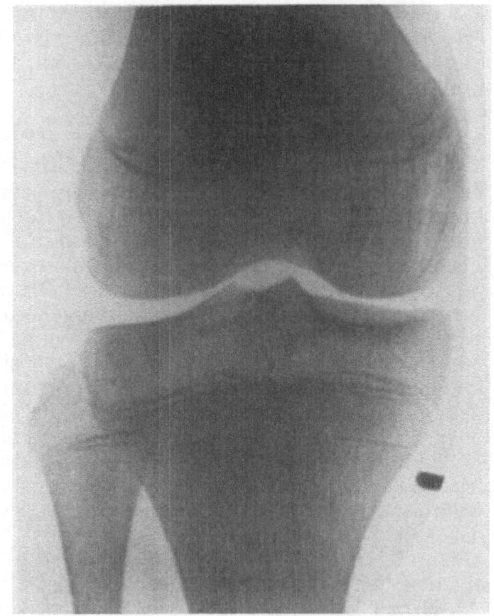

Abb. 232. Ausheilende Spätrachitis, die sich in der eigentümlichen Verdichtung metaphysenwärts von der Tibiaepiphyse bemerkbar macht. Ein schmales, eben angedeutetes Kalkband schließt dieses Gebiet scharf von der normal gezeichneten Metaphyse ab.

Gefordert werden muß also zur Diagnose aus dem Röntgenbild:

1. daß noch eine Epiphyse vorhanden ist (Lebensjahr),
2. daß diese vom Zentralstrahl im Profil getroffen ist, damit nicht mit ihrer unregelmäßigen, flächenhaften Projektion Epiphysenveränderungen vorgetäuscht werden,
3. daß nicht Jahresringe allein für die Rachitisdiagnose, besonders nicht für eine floride, verwertet werden, denn erstens stellen sie Ausheilungssymptome dar und zweitens sind sie nach schwereren Allgemeinerkrankungen, die mit Wachstumsverzögerung einhergehen (z. B. Tuberkulose, Osteomyelitis und andere Infektionskrankheiten), auch beobachtet worden,
4. die Darstellung des Handgelenks als Lieblingssitz epiphysärer Veränderungen, auch wenn die Spätrachitis anscheinend lokal auftritt.

Die Schwierigkeiten der Deutung werden oft verkannt und normale Verhältnisse bei verdächtigen klinischen Symptomen als Spätrachitis angesprochen. Die Ursache liegt bei dem in Betracht kommenden Alter:

1. in der Dicke der Knochen und Weichteile, die oft eine beginnende Atrophie oder Epiphysenveränderungen verschwinden läßt, andererseits aber auch Schatten vortäuschen kann,
2. darin, daß die Epiphysenfuge in der Adoleszenz nicht mehr so übersichtlich ist wie im Kleinkindesalter. — Die Epiphyse hat die gleiche Breite des Schaftendes erreicht. Ihre Fuge kommt selten rein linear zur Darstellung (Kontrollaufnahme mit eingestelltem Zentralstahl) —,
3. darin, daß bei den zahlreichen schon ausgebildeten Epi- und Apophysen die Lokalisationsmöglichkeit des Leidens weit größer ist als beim Kinde.

Differentialdiagnose: Die Entscheidung liegt im floriden Stadium beim Röntgenbild, besonders wenn man es sich zur Regel macht, auch anscheinend gesunde Skeletteile (Hand) darzustellen und in unklaren Fällen nach wenigen Wochen die Untersuchung zu wiederholen.

Im Beginn ist die Abgrenzung gegenüber normalen Verhältnissen oft nur an Hand von Kontrollaufnahmen der gesunden Seite möglich. Spontanfrakturen mit Atrophie lassen entfernt an Osteogenesis imperfecta, Osteomalacie und Sarkom denken. Die Epiphysenfuge gibt den Ausschlag.

Die Ursache der zurückbleibenden Deformitäten ist nur beschränkt feststellbar (siehe auch Rachitis tarda). Normaler Schatten oder Sklerose spricht für Rachitis (untersuche immer auch eine Epiphyse!), Atrophie (konzentrische und exzentrische) für Osteogenesis imperfecta und Osteomalacie, die auseinander zu halten durch eine gute Vorgeschichte wesentlich erleichtert wird.

Siehe weitere Abbildungen:

Simon: Arch. f. orthop. u. Unfall-Chirurg. Bd. 17, 1925, Taf. VII: Hand, Knie vor und nach der Behandlung bei Hungerosteopathie; Taf. VIII: Spontanfrakturen bei Hungerosteopathie, Tibiadiaphyse; Taf. IX: Horizontaler Schambeinast. — Seeliger: Arch. f. klin. Chirurg. Bd. 122, S. 591, 1923, Abb. 1—3: Schleichende Frakturen bei Hungererkrankungen, Unterarm, Ulna.

d) Möller-Barlow.

Klinisches: Bei schwächeren, auffallend blassen Kindern kommt es, vorwiegend in der zweiten Hälfte ihres 1. Lebensjahres, zu Blutungen (Zahnfleisch, Darm) und Anschwellungen im Gebiet der langen Röhrenknochen, besonders am Femurschaft. Die Schmerzhaftigkeit dieser Auftreibungen sowie die Steigerung der Schmerzen bei Bewegungen beherrschen oft das Bild. Blutiger Urin wird seltener beobachtet.

Prognose: 10—11 vH Mortalität. Oft vollkommene Rückbildung in wenigen Monaten. Nach Infraktionen und Epiphysenverschiebungen bleiben selten Deformitäten zurück (Coxa vara, Femora vara, Genu valgum, varum).

Pathologisch-anatomisch spielt sich der Prozeß zur Hauptsache an der Knorpelknochengrenze, vornehmlich von Rippe und Femur ab. Es kommt hier zum Verschwinden des lymphoiden Markes und zur Bildung eines sehr zellarmen, von Nauwerck als Gerüst- oder Stützmark bezeichneten Gewebes, das nur spärlich mit spindel- und sternförmigen Zellen durchsetzt ist und geringe Gefäßbildung aufweist. Daneben finden sich Residuen von frischen und älteren Blutungen, weiter schaftwärts Kalkbälkchen und Kalkgitter in ungewohnter Ausdehnung (Trümmerfeld Fränkels). Außer der Unfähigkeit, Knochen zu bilden, tritt hier lebhafte, vielleicht sogar das Normale überschreitende Knochenresorption auf und führt zur Brüchigkeit, zur Porose dieser Teile (Infraktionen im Trümmerfeld, keine eigentlichen Epiphysenlösungen).

Hinzu kommen Blutungen in Mark und Periost oder subperiostal, bis weit auf den Schaft, die jedoch nicht unbedingt zum Bilde der Möller-Barlow-Erkrankung gehören, sondern vielmehr als ein Symptom der hämorrhagischen Diathese im Sinne von Looser aufzufassen sind.

Die Erscheinungen des Möller-Barlow werden stets symmetrisch beobachtet und sind mit dem kindlichen Skorbut gleichbedeutend (Avitaminose). Die Heilung erfolgt meist nach wenigen Monaten, das tote Gewebe in der Trümmerfeldzone wird durch Riesenzellen fortgeschafft, das Gerüstmark in lymphoides Mark umgewandelt.

Histologisch bestehen in vielen Fällen Beziehungen zur Rachitis.

Röntgenbild: Charakteristisch ist ein intensiv beschatteter Querstreifen in der Gegend der Epiphysenfuge, der sowohl schaft- als auch epiphysenwärts unregelmäßig wellig begrenzt ist und nach den Seiten zu etwas schmaler auszulaufen und zackig über die Metaphyse vorzuspringen pflegt (Abb. 233). Er entspricht der bis 5 mm breiten Trümmerfeldzone, dem Wirrwarr von Gerüstmark, Kalk und Knochenbälkchen, durchsetzt von Blut und Pigment. Die Grenzen schaftwärts sind nicht immer scharf, besonders dann nicht, wenn das Trümmerfeld vom Zentralstrahl schräg getroffen ist.

Schaftwärts schließt sich außerdem zuweilen eine schmale Aufhellungszone an, die dem Gerüstmark entsprechen soll (Abb. 233). Auch sind Epi- und Metaphyse meist kalkärmer. Infolgedessen erscheint die Spongiosa gleichmäßig atrophisch und ist schließlich durchsichtig wie Glas. Zudem wird die Rindenzone zusehends dünner. Ihre Abgrenzung kann nach den Weichteilen hin zuweilen unscharf sein (subperiostale Blutungen).

Ähnliche Vorgänge spielen sich nach WIMBERGER auch am Epiphysenkern ab. Ein Kalkband umgibt ihn besonders gelenkwärts. Der Kern ist deutlich porotisch (Abb. 234).

Mit der Heilung geht die Schattendichte des Querbandes zurück. Es wird schmaler, geflechtartig (gestrickte Borte, WIMBERGER) und bleibt oft jahrelang als Wachstumsmarke in der Metaphyse sichtbar.

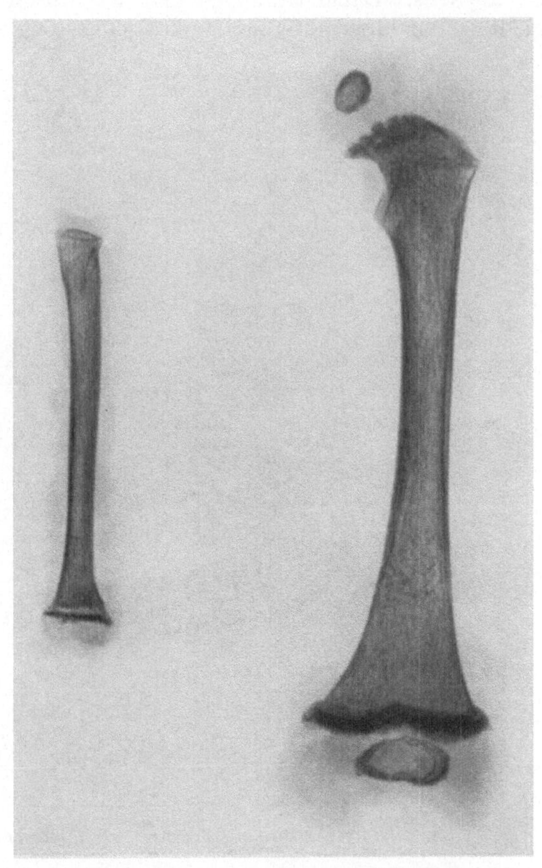

Abb. 233. Kindlicher Skorbut. Röntgenbild eines skelettierten Knochens. (Nach WIMBERGER.)

An der Epiphyse selbst lagert sich der Trümmerfeldzone ein weicher Saum neuen Knochens an. So entsteht aus einer dichten Innen- und weichen Außenschicht ein Doppelring (Abb. 234), der nun bei länger bestehender Porose des schon vor der Krankheit verknöcherten Kernes noch jahrelang nachweisbar ist und von WIMBERGER als charakteristisch für Skorbut angesprochen wird.

Beachtung verdienen auch die Veränderungen am Schaft. Die Diaphyse wird von einem intensiver beschatteten Mantel umgeben, — bevorzugt sind Femur und Tibia — der in der Mitte am breitesten ist und nach den Enden zu allmählich in normalen Knochenschatten ausläuft. Die Schattendichte dieses Mantels entspricht nicht etwa Knochenschatten, sondern mehr einer dunklen Weichteilzone. Sie ist homogen, strukturlos, scharf und bogenförmig begrenzt. Es fehlen demnach alle Zeichen der periostalen Auflagerung, wenngleich an den Enden leichte periostitische Veränderungen nach längerem Bestehen eines solchen Mantels vorkommen, häufiger aber durch den Schatten des subperiostalen Hämatomes vorgetäuscht werden. Nicht immer liegt er symmetrisch zum Schaft. Auch kann sich das Hämatom bis zur Meta- und Epiphyse hinziehen oder nur auf diese beschränkt bleiben, ohne daß aus Größe und Anzahl Schlüsse auf die Schwere der vorliegenden Krankheit statthaft wären. Mit der Ausheilung bilden sich diese mantelförmigen Diaphysenschatten zurück, deren Intensität und Größe ein wichtiges Unterscheidungsmerkmal gegenüber Rachitis und Lues ist.

Als Seltenheit ist noch eine Veränderung der Markhöhle zu erwähnen. Hier finden sich ziemlich scharf und rundbogig begrenzte, wenig intensive Aufhellungsherde der verschiedensten Größe, die die Knochengestalt unbeeinflußt lassen. Eine Struktur fehlt, soweit sie nicht infolge der Überdeckung mit gesundem Knochen vorgetäuscht wird. Derartige Höhlen sind ebenfalls auf Blutungen, und zwar in die Markhöhle selbst, zurückzuführen.

Im Beginn der Erkrankung können zunächst sämtliche Symptome fehlen. Wichtig wird die Röntgenuntersuchung auch nicht so sehr für die Diagnose an sich, als vielmehr für die Orientierung über Schwere, Verlauf und Ausheilung des Leidens. Dabei treten so klar wie durch kein anderes Verfahren auch die nicht selten anzutreffenden rachitischen Begleitsymptome hervor (siehe diese).

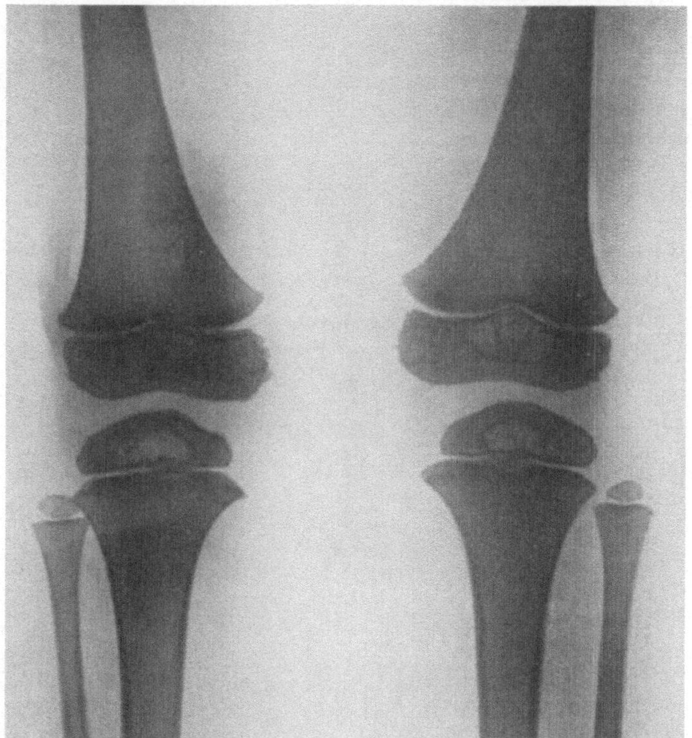

Abb. 234. Epiphysenkerne beider Knie, 5 Jahre nach Skorbut. (Nach WIMBERGER.)

Differentialdiagnose: Die Verwechselung mit der Rachitis liegt schon histologisch nahe. Bei ihr wird das charakteristische Querband in der jüngsten Diaphysenzone jedoch nur im Ausheilungsstadium angetroffen (Abb. 220, 223 u. 226) und ist dann mehr über das ganze Skelettsystem verteilt, nicht wie beim Möller-Barlow auf einzelne Teile beschränkt. Vor allem wird die weichere Begrenzung des Skorbutbandes dia- und epiphysenwärts betont sowie das Auftreten eines Kalkbandes an der Epiphyse selbst; es bildet hier im Ausheilungsstadium einen doppelten Ring.

Der mantelförmige Dia- und Metaphysenschatten kommt bei der Rachitis nur als periostales Osteophyt, also mit Struktur und wesentlich schmäler und dichter vor. Immer muß aber bei Blutungsschatten (Skorbut) das charakteristische Querband vorhanden sein.

Das Querband in ähnlicher Form findet sich außerdem bei der kongenitalen Lues (Abb. 127 u. 128). Nur tritt diese weit häufiger in der ersten als in der zweiten Hälfte des ersten Lebensjahres in Erscheinung und zeigt gewisse morphologische Unterschiede (asymmetrisch zerrissenes Querband mit unregelmäßiger Abgrenzung), die im Verein mit dem Sitz (obere Extremität bevorzugt) und der Blutuntersuchung die Diagnose Lues sichern helfen.

Klinisch kann der akute Gelenkrheumatismus ähnliche Erscheinungen machen (schmerzhafte Schwellungen in der Nähe der Gelenke). Wesentlich ist aber — abgesehen vom Röntgenbild —, daß beim Möller-Barlow die Gelenke selbst immer frei bleiben.

Auch die Schaft- und Metaphysen-Osteomyelitis hat zu Verwechselungen Anlaß gegeben. Abgesehen von deren Seltenheit in dem in Betracht kommenden Alter, abgesehen von den klinischen Erscheinungen (konstantes hohes Fieber, Eiterung, eventuell punktieren) finden sich auch im Röntgenbild charakteristische Unterschiede: Bei der akuten Osteomyelitis im Beginn normaler Knochen, in späteren Stadien periostale Auflagerungen, die Knochenschatten darstellen, ferner Sequester und Höhlen.

Wesentlich seltener ist an Tumoren zu denken. Ein vorhandener typischer Querstreifen schließt einen Tumor aus. Der mantelförmige Diaphysenschatten kann ähnlich durch ein periostales Sarkom hervorgerufen sein, nur daß bei letzterem die Bildung nicht solche Regelmäßigkeit besitzt. Ferner ist die Lokalisation und das symmetrische Auftreten derartiger Schatten (Untersuchung beider Oberschenkel) für die Diagnose Möller-Barlow wichtig.

Weitere Abbildungen:

FRÄNKEL: Fortschr. a. d. Geb. d. Röntgenstr. Bd. 7, 1903/04, Taf. XXVI—XXVII: Möller-Barlow. — Ders.: Ebenda Bd. 10, 1906/07, Taf. I—II: Möller-Barlow. — Ders.: Ebenda Ergänzungs-Band. 18, 1908, Taf. II: Möller-Barlow, subperiostales Hämatom; Taf. III: Typisch verdichtete Querstreifen, Infraktion der Metaphyse; Taf. V: Rönt-genologische Untersuchung von Sektionspräparaten mit Hämatom und Querschatten; Taf. III, Abb. 4: Fußgelenk; Taf. IV, Abb. 5: Tibia (Photographien). — KAUFMANN: Handb. d. pathol. Anat. S. 911, 1925, Abb. 519: Möller-Barlow, Tibia im Durchschnitt. — REYHER: Das Röntgenverfahren in der Kinderheilkunde Meusser 1912, Taf. IV—V, Abb. 59—74: Möller-Barlow. — WIMBERGER: Fortschr. a. d. Geb. d. Röntgenstr. Bd. 32, 1924, Taf. II, Abb. 1—4, Taf. III, Abb. 5—7: Säuglingsskorbut.

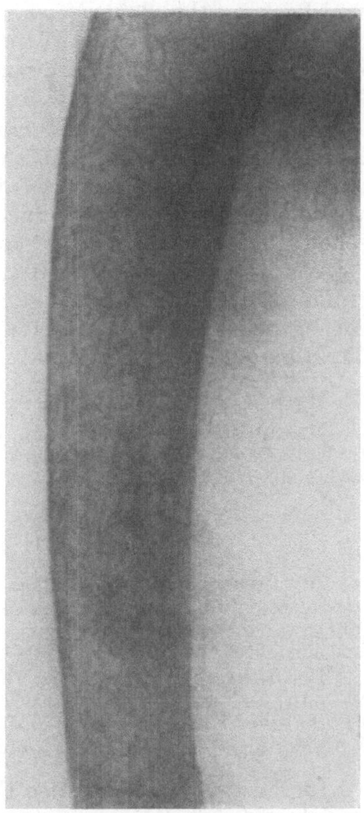

Abb. 235. Osteomalacie bei einer 40jährigen Frau. Am Oberschenkel ist jede Begrenzung zwischen Markhöhle und Rindenzone verschwunden. Nur grobe Balkenzüge deuten Knochenstruktur an. Klinisch bestanden hochgradige Verkrümmungen sämtlicher Knochen, ausgedehnte Gelenkcontracturen, Spontanfrakturen.

e) Die Osteomalacie.

Klinisches: Von GLISSON als die Rachitis des Vollreifen bezeichnet, wird die echte reine Osteomalacie heutzutage gesondert betrachtet.

Die Hauptstützen des Körpers (Wirbelsäule, Becken, Schädelbasis und Schenkelhals) werden vorwiegend bei Frauen während der Schwangerschaft (puerperale Form), dann aber auch im höheren Alter bei beiden Geschlechtern (senile Form) schmerzhaft, schließlich biegsam, deformiert. Die zuweilen äußerst heftigen Schmerzen lassen oft an rheumatische Beschwerden denken, solange Verkrümmungen fehlen. Übergänge von der Rachitis zur Osteomalacie sind vorhanden.

Pathologisch-anatomisch tritt die Osteoporose, die Kalkverarmung und die Bildung osteoider Säume in den Vordergrund. Die Veränderungen sind demnach denen bei der Rachitis durchaus ähnlich, nur anders lokalisiert (Rachitis-Wachstumszone).

Genetisch sind aber beide Krankheiten wohl grundverschieden. Für die Osteomalacie nehmen heute die meisten Autoren eine pluriglanduläre Störung der inneren Sekretion an.

Röntgenbild: Die vorliegenden Untersuchungen sind noch spärlich. Das erklärt sich vor allem aus rein technischen Gründen, weil zu Beginn der Erkrankung Veränderungen fehlen oder gar nicht vermutet werden, später aber der Knochen infolge des Kalksalzschwundes fast nicht zur Darstellung kommt. Die Schwierigkeiten wachsen bei der vorherrschenden Lokalisation an Wirbel, Rippen und Becken (Abb. 235).

Bilder mit hochgradiger Atrophie, mit zarten, weitmaschigen Knochenbälkchen bei vorhandenen Verkrümmungen der Wirbelsäule und Kartenherzbecken, unterstützt von klinischen Hinweisen können die Diagnose sichern.

Spontanfrakturen, Umbauzonen in Form von bandförmigen, unregelmäßigen Aufhellungen treten in Schaft und Metaphyse gern symmetrisch auf.

Verwechselungen mit der Carcinose (Malacie) und Osteogenesis imperfecta sind vorgekommen. Auch die einfache senile Osteoporose (Atrophie) kann ähnlich aussehen (diese schmerzlos und lokal).

Wertvoll wird aber das Röntgenbild erst mit der Ausheilung und deren Kontrolle. Die Knochen heben sich besser von den Weichteilen ab, werden dichter, zeigen wieder Struktur. Die Deformitäten als solche (Skoliose, Kartenherzbecken, Verkrümmung der Arme und Beine) bleiben.

Weitere Abbildungen:

Matti: Ergebn. d. inn. Med. u. Kinderheilk. Bd. 10, 1913, Taf. I—VI: Osteomalacie. — Looser: Dtsch. Zeitschr. f. Chirurg. Bd. 152, 1920: Osteomalacie. — Strohmann: Fortschr. a. d. Geb. d. Röntgenstr. Bd. 27, 1919—21, Taf. XXIII: Osteomalacie mit Umbauzonen.

f) Das Marmorskelett.

Der Beschreibung von Albers-Schönberg 1904 sind bisher 16 weitere gefolgt. Klinisch treten die Frakturen aus geringem Anlaß bei eigentümlich blassen Menschen mit plumpen oder krummen Gliedern und schwerfälligem Gang hervor. Familiäres Auftreten ist beobachtet (Lorey und Reyhe). Prognose ernst.

Pathologisch-Anatomisches: Nach der ganzen Kasuistik muß man an schwere Störungen des Kalkstoffwechsels denken, deren Ursache nicht bekannt ist. Es kommt zu intensiver Kalkeinlagerung in die Markräume; der Knochen wird spröde und leicht. Die Veränderungen des Blutbildes werden als sekundär aufgefaßt.

Im Röntgenbild ist allen Fällen die mächtige Verdichtung an fast sämtlichen Knochen des Skelettes gemeinsam. Befallen sind vorwiegend die langen Röhrenknochen in ihrer ganzen Ausdehnung. An den Metacarpi und -tarsi und an den Phalangen finden sich außerdem häufig Kalkbänder, die, ähnlich denen bei der Rachitis, nur breiter, die Diaphysenenden abschließen oder schaftwärts wandern (Abb. 236).

Eigentümlich ist das Bild an der Fußwurzel. Scharfrandige und bogig begrenzte Verdichtungen ohne erkennbare Struktur liegen in ganz normaler Spongiosa. Am Schädel kommt es wie bei der Leontiasis ossea zur Einengung sämtlicher Foramina und des Türkensattels.

Differentialdiagnostisch wird die Ostitis deformans Paget und die Lues zu erwägen sein. Gegen beide spricht das durchaus Gleichmäßige in der Verdichtung sowie die Bildung von Kalkbändern. Außerdem wird der Paget selten vor dem 40. Lebensjahr beobachtet, das Marmorskelett dagegen oft in den Jugend- und Reifejahren.

Bei der noch unklaren Genese empfiehlt sich immer eine Blutuntersuchung (Blutbild und Wassermann), da eine diffuse Osteosklerose auch im Gefolge von Leukämie und Pseudoleukämie beschrieben worden ist (NADOLNY).

Anhang:

Von ALBERS-SCHÖNBERG ist außerdem noch eine Veränderung am Skelett beobachtet worden, die bei fehlenden klinischen Symptomen im Bilde erbsen- bis bohnengroße, scharf begrenzte und zahlreich auftretende Verdichtungen vorwiegend in der Spongiosa verstreut erkennen läßt. Bevorzugt sind Oberarmkopf und Kniegelenkanteile.

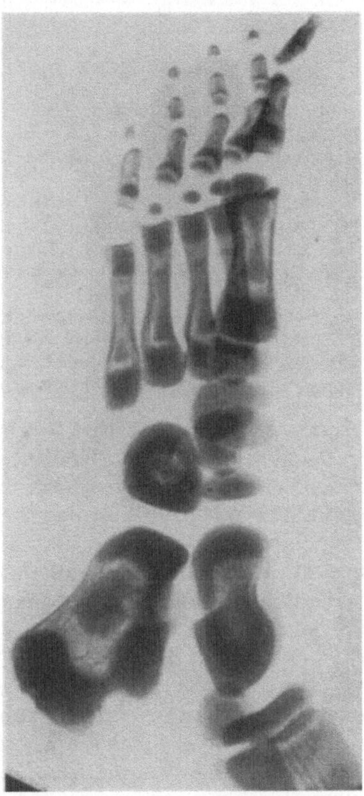
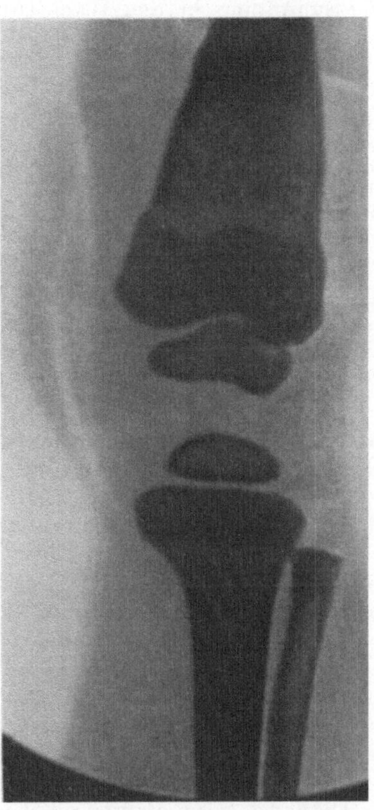

Abb. 236. Marmorskelett mit eigentümlichen Verdichtungen am ganzen Schaft und im Bereich der Epiphysen mit dazwischen liegenden bandförmigen Aufhellungen. (Nach LOREY und REYE, aus Fortschritte auf dem Gebiete der Röntgenstrahlen. Bd. 30.)

Siehe weitere Abbildungen bei:

ALBERS-SCHÖNBERG: Fortschr. a. d. Geb. d. Röntgenstr. Bd. 11, 1907, Taf. XVII: Marmorskelett in negativen Reproduktionen. — Ders.: Ebenda Bd. 23, 1915/16, Taf. VII, Abb. 1—4: Strukturanomalie. — BERNHARDT: Klin. Wochenschr. V. Jg., Nr. 10, S. 417, 1926: Marmorknochen an Hand und Unterarm (negativ). — LOREY und REYE: Fortschr. a. d. Geb. d. Röntgenstr. Bd. 30, 1922/23, Taf. III: Marmorknochen: Hand, Fuß, Knie, Schädelbasis. — SCHULZE: Arch. f. klin. Chirurg. Bd. 136, S. 354—355, 1925, Abb. 8—9: Marmorskelett, Becken, beide Hüften, Fuß.

III. Wachstumsstörungen durch Hormone der

a) Schilddrüse.

(Athyreosis, Hypothyreosis, Hyperthyreosis.)

Die hervorragende Bedeutung des Schilddrüsenhormons für Wachstum und Entwicklung des Skelettes ist klinisch und experimentell vielfach bewiesen. Ganz allgemein gilt als charakteristisch für den teilweisen oder gar vollständigen Ausfall der Drüse ein Zurückbleiben des Wachstums und der Verknöcherung, ohne daß nun bei Umkehr des Experimentes mit der gleichen Regelmäßigkeit eine Beschleunigung beider Prozesse feststellbar wäre. In der Natur der Wirkung liegt es, daß die Symptome in den Wachstumsjahren am stärksten hervortreten, nach abgeschlossener Verknöcherung dagegen ausbleiben.

1. Myxödem (Myxidiotie).

Klinisches: Der angeborene Schilddrüsenmangel (Athyreosis oder Hypothyreosis) macht sich in einer Hemmung der körperlichen und geistigen Entwicklung (Zwergwuchs und Idiotie) bemerkbar, die mit einer eigentümlichen Schwellung, Kälte und Blässe der Haut (Myxödem) und spärlicher Haarentwicklung (trocken, spröde) einhergeht.

Für die *angeborene Form* findet sich auch die Bezeichnung *sporadischer Kretinismus* zum Unterschiede vom *endemischen* (siehe diesen). Von *infantilem Myxödem* spricht man, wenn die Symptome bei anfangs Gesunden in den ersten Lebensjahren auftreten (Myxidiotie). Diesem Leiden gleich zu achten ist die *Cachexia thyreopriva*, die jedoch in Jugendjahren selten beobachtet wird.

Pathologisch-anatomisch hat der Wachstumsstillstand am Knochen vermehrte Umwandlung des Markes in Fettmark zur Folge. Der Ausfall des Hormons trifft vor allem die osteogenen Zellen (die Osteoklasten noch mehr als die Osteoblasten), so daß sowohl die periostale als auch die endostale Verknöcherung je nach dem Grad der Schädigung leidet.

Röntgenbild: Gesetzmäßig und ohne Ausnahme weist das Bild wie kein anderes Verfahren die Wachstumsverzögerung nach. Ihren besten Gradmesser besitzen wir in der Verknöcherung der Epiphysenkerne. Dabei eignet sich die Darstellung der Handwurzel zum Vergleich mit normalen Verhältnissen deshalb gut, weil sich das *Auftreten* der Kerne über einen großen Zeitraum, nämlich über das 1.—7. Lebensjahr, verteilt. Das stärkste Interesse muß also auf das erste Erscheinen eines Kernes gerichtet sein, da Größenvergleiche weniger verläßlich sind. Verzögerungen um 3, 6 und 10 Jahre sind beobachtet worden.

Ebenso konstant bleiben die *Wachstumszonen* an den Epiphysen der langen Röhrenknochen jahrelang über die normale Verknöcherungszeit hinaus bestehen. Knorpelfugen finden sich außerdem an sonst ungewohnten Stellen (proximale Enden der Metacarpen II—V, siehe Köhler; auch wichtig für den anatomischen Begriff der Pseudoepiphyse).

Die Diaphyse wird oft von einer schmalen, dichten, aus normalem Knochen aufgebauten Zone (Querbalken) begrenzt, die in Ort und Lage an Rachitis erinnert (Abb. 237). Die Knochengestalt ist im allgemeinen normal, zuweilen etwas plumper und weist selten Verbiegungen auf. Solche Bilder im Verein mit dem späten Fontanellenschluß (bis zum 14. Jahre) erklären die Verwechselung der Myxidiotie mit der Rachitis. Der grundlegende Unterschied ist in der Knochenkernentwicklung zu suchen, die bei der Rachitis keine nennenswerten Störungen aufweist. Auch dann, wenn in seltenen Fällen (in den ersten Lebensjahren) beide Krankheitsbilder vergesellschaftet sind, gilt dieses Merkmal zur Trennung beider Anteile (außerdem s. Rachitis).

Siehe weitere Abbildungen:

Berger: Fortschr. a. d. Geb. d. Röntgenstr. Bd. 11, 1907, Taf. II, Abb. 10—11: Myxödem und Kretinismus. — Frangenheim: Neue Dtsch. Chirurg. Bd. 10, S. 145, 1913, Abb.

67a—b: Angeborene Myxidiotie. — REYHER: Das Röntgenverfahren in d. Kinderheilk. Meusser 1912, Taf. IV, Abb. 52—58: Myxödem und Mongolismus. — SIEGERT: Ergebn. d. Chirurg. u. Orthop. Bd. 6, 1910, S. 624, Abb. 6, S. 641, Abb. 8a—b, S. 648, Abb. 13a—b: Myxödem im Kindesalter.

2. Kretinismus.

Klinisches: Nicht so klar umschrieben ist das Verhältnis des sogenannten endemischen Kretinismus zur Schilddrüse, wenngleich sich innige Beziehungen durch das Vorkommen bei Kropfkranken in Kropfgegenden ergeben. Dabei wird der Symptomenkomplex als Folge einer Intoxikation bisher unbekannter Natur aufgefaßt (BIRCHER).

Mangelhafte Größen- und Geschlechtsentwicklung, unproportionierter Zwergwuchs geringen Grades, der meist mit dem 1. oder 2. Lebensjahr einsetzt, im Verein mit Taubheit, Schwachsinn, Idiotie bei erhaltener oder kropfig vergrößerter Schilddrüse kennzeichnen das klinische Bild.

Pathologisch-anatomisch liegen am Skelett die gleichen Veränderungen zugrunde wie dem Myxödem. Beiden ist das streng symmetrische Auftreten der Erscheinungen gemein.

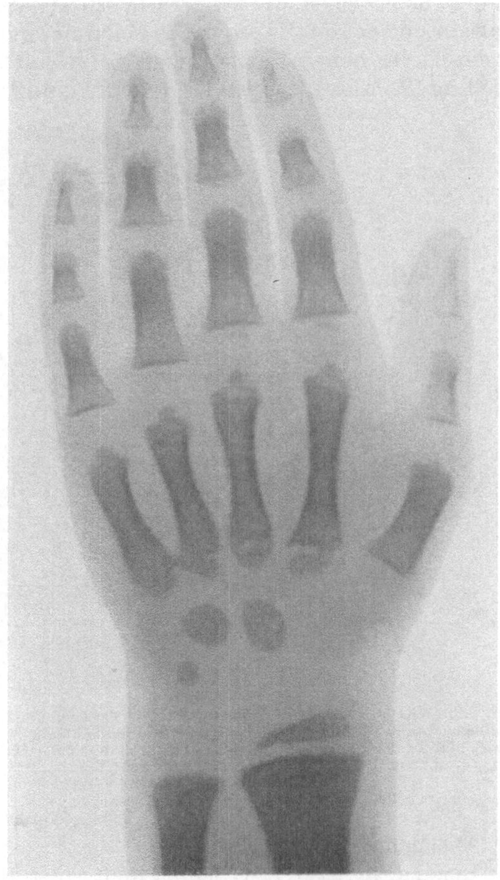

Röntgenbild: Kretinismus und Myxödem sind in ihrer Wirkung auf das Skelett Jugendlicher durchaus gleich. Die Verzögerung im Auftreten der *Knochenkerne*, die an der Hand am besten sichtbar wird, beträgt im ersten Lebensjahrzehnt durchschnittlich 3 Jahre, im zweiten kann sie das Zwei- und Dreifache betragen.

Die Epiphysenfugen sind meist mit dem 25. Jahre verknöchert, seltener erst mit dem 50. Oft ist auch der die Diaphyse abschließende Querbalken (s. Myxödem) vorhanden.

Die Knochengestalt ist zuweilen normal, zuweilen etwas plump. Selbstverständlich bleibt das Längenwachstum zurück.

Abb. 237. Myxödem, 12jährig, nach einer Beobachtung von KÖHLER. Am Schaftende schmales, der Rachitis ähnliches Kalkband, deutliche Verzögerung der Knochenkernbildung, entspricht einem 3 jährigen. Man achte auf die seltenen proximalen Metacarpalepiphysen.

Am Schädel sollen nach SCHOLZ und SCHÜLLER die zu kurze Basis, die stark eingezogene Nasenwurzel, der bis um 20° kleinere Sattelwinkel (normal 143°), das starke Hervorspringen der Oberkiefer sowie das geräumige, aber unregelmäßig verdickte Dach den Kretin erkennen lassen.

Von BIRCHER ist noch eine Verbiegung des Schenkelhalses, *Coxa vara cretinosa*, beobachtet worden, deren Entstehung nach ihm mit der verminderten Widerstandsfähigkeit des durch die Knorpelfuge geschwächten Halses zusammenhängen soll. Eine ähnliche Verbiegung wurde vom gleichen Autor am Oberarm beschrieben (Humerus varus cretinosus).

Differentialdiagnose: Röntgenologisch läßt sich die Unterscheidung zwischen Myxödem und Kretinismus nicht treffen. Klinisch ist auf die Schilddrüse zu achten.

Gegenüber der Rachitis gilt das beim Myxödem Gesagte.

Die Merkmale des Kretinismus, wie spätes Auftreten der Knochenkerne, langsames Verschwinden der Wachstumszonen bei scharfer Abgrenzung mit Querbalken und gut erhaltener Struktur, sichern auch die Diagnose gegenüber anderen Zwergwuchsformen, die bei der Chondrodystrophie, Osteogenesis imperfecta, beim Paltauf und echten Zwergwuchs bekannt sind. Bei letzterem bleiben die Knorpelfugen bis ins hohe Alter bestehen, beim Paltauf ebenfalls sehr lange (in einem Fall noch im 49. Jahre). Beiden ist der vollkommen ebenmäßige Körperbau gemeinsam.

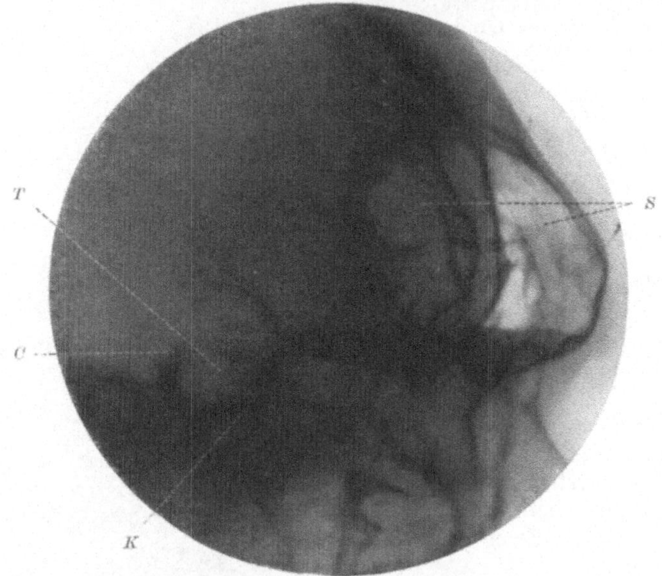

Abb. 238. Akromegalie mit Hypophysentumor bei einem 38jährigen. Die verbreiterte Sella, der stark zusammengedrückte Boden — die Keilbeinhöhle fehlt fast ganz —, das Fehlen von Einzelheiten an den Proc. clinoidei und an der Sattellehne (Usur) sind durchaus charakteristisch. Sie kommen bei der starken Verdichtung und Verdickung des ganzen Schädeldaches (siehe oberhalb der Stirnhöhle) nicht so schön zum Vorschein. Am auffallendsten ist die Vergrößerung der Stirnhöhle selbst.
K = eingedrückte Keilbeinhöhle; *T* = Türkensattel; *S* = vergrößerte Stirnhöhle; *C* = Proc. clin. mit Sattellehne, deformiert.

Abbildungen:

Berger: Fortschr. a. d. Geb. d. Röntgenstr. Bd. 11, 1907, Taf. III, Abb. 12—13: Kretinismus, Hand, Unterschenkel eines 19jährigen. Persistierende Epiphysenfuge. — Bircher: Ebenda Bd. 16, 1910/11, Taf. XXIV, Abb. 1—5: Humerus varus cretinosus. — Ders.: Ebenda Erg.-Bd. 21, 1909. — v. Wyss: Ebenda Bd. 3, 1899—1900, Taf. VI, X, XI: Kretinenskelett.

3. Hyperthyreosis.

Die Überfunktion der Schilddrüse, wie sie als „Basedow" am häufigsten gegeben ist, tritt in ihrer Wirkung auf das Skelett nicht eindeutig hervor. Voraussetzung für ein solches Hervortreten ist naturgemäß genau wie beim Myxödem und Kretinismus, daß Veränderungen vor allem beim wachsenden Menschen gesucht werden.

Einzelbeobachtungen über zu frühe Verknöcherung und vermehrtes Längenwachstum sind vorhanden. Ganz unklar scheinen vorläufig die abnorme Knochenbrüchigkeit, Osteomalacie und Exostosen beim „Basedow" (Hirschl, v. Neusser, Ritter).

Anhang.

Mongolismus, mongoloide Idiotie.

Wenngleich Beziehungen zur Schilddrüse durchaus fernstehen, läßt sich die Gruppierung des Mongolismus an dieser Stelle aus gewissen klinischen und röntgenologischen Ähnlichkeiten rechtfertigen.

Schon der Name deutet auf den charakteristischen Gesichtsausdruck hin (mongolenhaft, schlitzäugig), der vor allem mit einem angeborenen Schwachsinn vergesellschaftet ist. Strabismus, offener Mund, große Zunge, Froschbauch und Zurückbleiben des Körperwachstums in höherem Alter ergänzen das Bild. Genese unbekannt. SIEGERT faßt die Mongoloiden als Erschöpfungsprodukte alter Mütter oder durch Krankheit und viele Geburten geschwächter junger Mütter auf.

Röntgenbild: Hemmungsbildungen offenbaren sich vornehmlich im zeitlichen Ablauf des Wachstums. So treten die Knochenkerne der Hand besonders im höheren Alter später auf. Das Typische ist aber nach SIEGERT das Regellose dieser Erscheinung, insofern als andere Knochenkerne wieder vor der Normalzeit sichtbar werden.

Besondere Aufmerksamkeit hat die Verkümmerung des kleinen Fingers und Daumens erregt. Beide sind zu kurz, beim kleinen Finger durch eine rudimentäre Anlage des Mittelgliedes, am Daumen infolge von Unregelmäßigkeiten am Mittelhandknochen I und am Grundglied.

Am Schädel läßt sich eine wesentliche Verzögerung der Ossification nicht leugnen. Das Schädeldach bleibt lange Zeit häutig (runde Lücken in den Nahtstellen). Kiefer und Nase sind abnorm klein.

Andere Mißbildungen finden sich seltener angeführt (Klumpfuß, Hühnerbrust, Schwimmhautbildung).

Abbildungen:

BERGER: Fortschr. a. d. Geb. d. Röntgenstr. Bd. 11, 1907, Taf. III, Abb. 14—16: Mongolismus an Fuß, Hand, Schädel. — REYHER: Das Röntgenverfahren in d. Kinderheilk. Meusser 1912, Taf. IV, Abb. 52—58: Myxödem und Mongolismus. — SIEGERT: Ergebn. d. Chirurg. u. Orthop. Bd. 6, S. 578—579, 1910, Abb. 8—9: Mißbildung der 3. Phalanx des 5. Fingers bei Mongolismus.

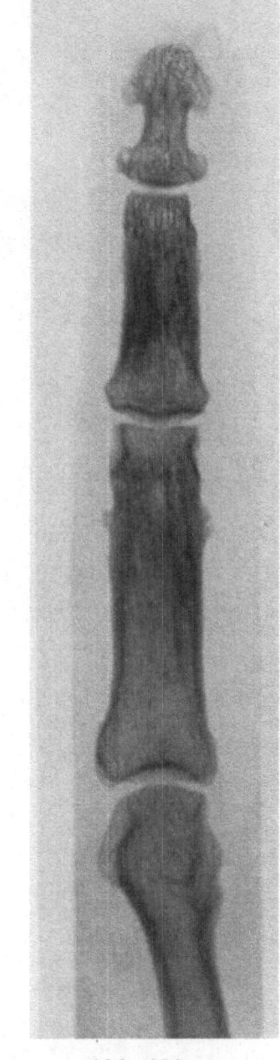

Abb. 239. Mittelfinger eines Akromegalen mit eigentümlichen Randleisten und Zapfen am Schaft.

b) Hypophyse.

Am einwandfreiesten ist von allen inneren Drüsen die Hypophyse und ihre Einwirkung auf das Skelett studiert worden. Zweckmäßig wird auch hierbei wie bei allen auf das Skelett wirksamen Hormonen zwischen Einflüssen während des Wachstums und denen der späteren Jahre unterschieden (Früh- und Spätakromegalie).

1. Akromegalie.

Klinisches: Das Leiden ist die Folge einer Hyperfunktion dieses drüsigen Organes, die meist mit Tumorbildung einhergeht. Es treten Verdickungen an den äußersten Gliedknochen (Fuß, Hand) hervor, die während der Wachstumsjahre von einer vorzeitigen Verknöcherung der Knorpelfugen und von Riesenwuchs begleitet sind.

Im höheren Alter werden die Veränderungen wesentlich eindeutiger — allgemeine Größenzunahme am Schädel (Unterkiefer, Stirnhöhle [Abb. 238], Kiefer und Keilbeinhöhle), starke Verdickungen, Vergrößerungen an Hand und Fuß. Ausschlaggebend sind aber besonders in nicht ganz ausgesprochenen Fällen die lokalen Veränderungen am Türkensattel, sie können bei Frühakromegalie fehlen, werden jedoch in Spätfällen selten vermißt. Nur erheischt die Beurteilung des Türkensattels die genaue Kenntnis des Normalen sowie der pathologischen Vorgänge beim Hypophysentumor.

Pathologisch-anatomisch sind die Erscheinungen der *Akromegalie* häufig durch hyperplastische Wucherungen des *Vorderlappens* (Adenom, Struma) hervorgerufen. Dabei entwickeln sich die bis hühnereigroßen Tumoren intrasellar. Seltener werden Carcinome, Sarkome, Endotheliome angetroffen; denn diese zerstören wie Tuberkulose und Gummen vor allem die Hypophysensubstanz, ohne daß die Symptome der Akromegalie zu entstehen brauchen.

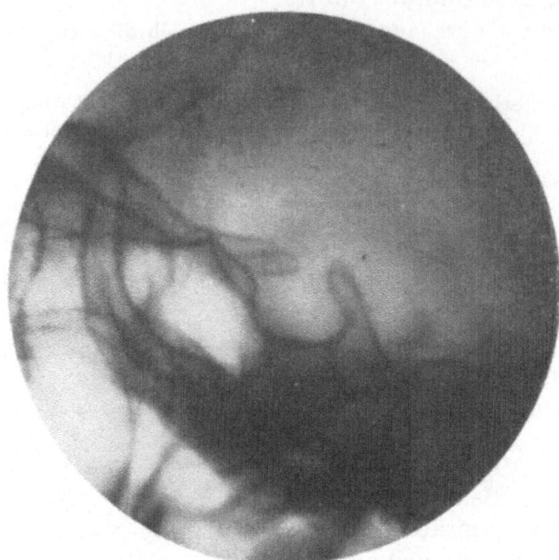

Abb. 240a. *Normale Hypophyse* einer 12jährigen, mit deutlich ausgeprägter Sattellehne, dessen Einzelheiten aus untenstehender Skizze ersichtlich sind.

Auch die sogenannten *Hypophysenganggeschwülste*, die der Infundibularregion angehören und damit extrasellar liegen, lassen die Akromegalie als Begleiterscheinung vermissen. Dagegen nehmen diese meist cystisch oder solide gebauten und gutartigen, selten carcinomatösen Tumoren oft großen Umfang an, drücken sekundär auf Hypophyse und Türkensattel, so daß mit dem Ausfall der Hypophysenfunktion nicht selten Fettsucht und Schwund der Genitalien einsetzt (Dystrophia adiposogenitalis).

Röntgenbild: a) Das *Normale:* Voraussetzung für die einwandfreie Beurteilung der Hypophysengegend ist ein klares, am besten mit kleinster Blende (5 cm) eingestelltes Bild, das den Türkensattel genau tangential wiedergibt (Abb. 240). Auf einem solchen Bilde sind die Proc. clinoidei ant. und post. scharf umrissen und einerseits von dem Tuberculum sellae, andererseits von der Sattellehne abgrenzbar. Nach vorn schließen sich in gleicher Höhe der Sulcus chiasmatis und das Planum sphenoidale, nach unten die Keilbeinhöhle an (vgl. Abb. 241). Die eigentliche Sattelbucht ist halbkreisförmig und scharf begrenzt. Ihre lichte Weite schwankt auch nach pathologisch-anatomischen Untersuchungen außerordentlich (7—15 mm), so daß unter Hinzurechnung der Projektionsvergrößerung nur Sättel von über 16 mm Weite (Erwachsene) im sagittalen Durchmesser sicher als pathologisch verändert angesprochen werden dürfen.

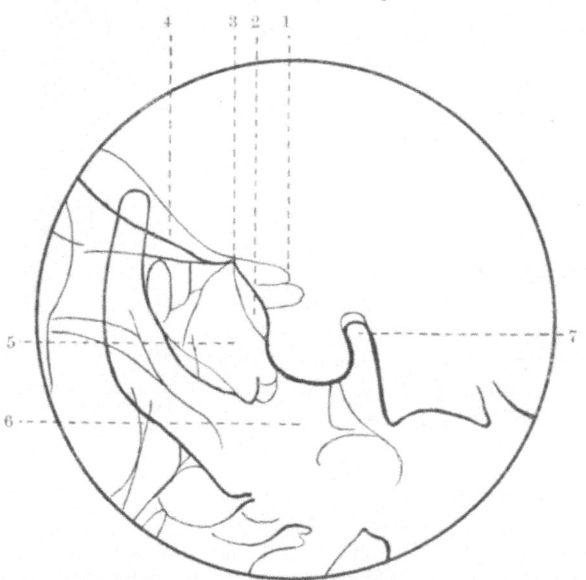

Abb. 240b. *Skizze* zu 240a. Bei der Beurteilung der Hypophyse ist auf die scharfe Abgrenzung folgender Skeletteile zu achten: 1. Proc. clinoideus ant. und post., 2. Tuberculum sellae, 3. Sulcus chiasmatis, 4. Planum sphenoidale, 5. Keilbeinhöhle, 6. Keilbeinkörper, 7. Dorsum sellae.

Nicht so einfach läßt sich die untere Grenze im Sinne einer Verkleinerung ziehen.

Oft ist diese nur infolge der Überlagerung durch die Proc. clinoidei oder infolge von Schrägprojektionen vorgetäuscht (Abb. 242). Auch haben wir allein auf Grund der Darstellung des Sattels in einer Ebene (Profil) noch keinen Anhalt für dessen Breitenausdehnung. Röntgenologisch ist diese jedoch weder erkenn- noch darstellbar. Auf die *Größenverhältnisse* des Sattels im Bilde kommt es auch gar nicht so sehr an wie vor allem auf *Formveränderungen*, Zerstörung der Vorsprünge und auf das Verhalten benachbarter Teile.

Diese werden durch die Besonderheiten der Hypophysentumoren und die Art ihres Wachstums vorgezeichnet.

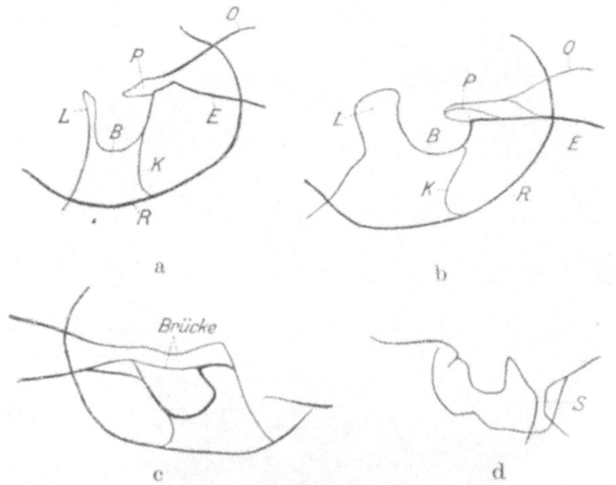

Abb. 241. Varianten der normalen Hypophyse in Skizzen dargestellt (nach SCHÜLLER). L = Dorsum sellae, B = Boden des Sattels, P = Proc. clin. ant., O = Orbitaldach, E = Boden des Os ethmoid., R = Boden der mittleren Schädelgrube, K = Keilbeinhöhle, S = Synchondrosis spheno-occipitalis.

b) Das pathologisch veränderte Röntgenbild: Bei beiden Tumorarten werden ganz im Beginn keine Veränderungen vorhanden sein. Zur Umformung knöcherner Teile ist eben ein gewisser lokaler Gewebsdruck, eine gewisse Größe der Geschwulst Voraussetzung. So fehlen denn auch Hinweise auf Hypophysenvergrößerungen im Gefolge von Myxödem, Schwangerschaft (um das Zwei- bis Dreifache vergrößert, aber nur vorübergehend) und Basedow. Dagegen treten nach Tumoren bald im weiteren Verlauf Knochenusuren und -verdrängungen auf, die durchaus charakteristisch sind.

Die intrasellaren Tumoren drücken den Sattel auseinander. Sein Boden nähert sich der mittleren Schädelgrube (Normalabstand $1^1/_2$ cm). Proc. clinoideus ant. und Sattellehne werden hoch- und zurückgebogen, verdünnt oder direkt zerstört (Abb. 243 und 244).

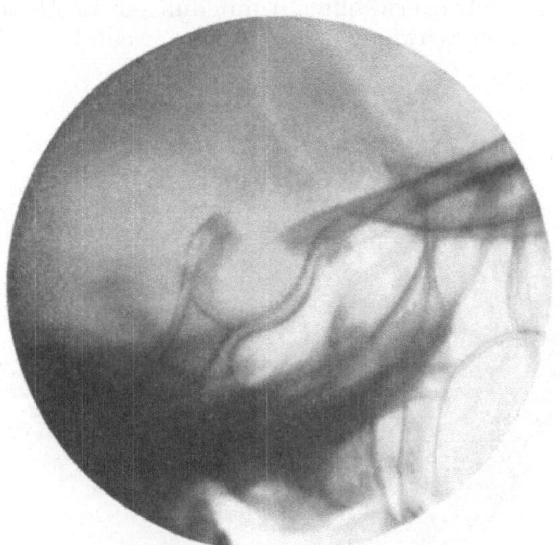

Abb. 242. Normale Hypophyse in leichter Schrägprojektion, die an der Verbreiterung des Dorsum sellae, an der Doppelung des Bodens deutlich erkennbar wird. (50jährig.)

Bei den Hypophysenganggeschwülsten verursacht der Druck von oben dagegen eine zunehmende Abflachung des ganzen Sattelgebietes. Proc. clinoideus und Dorsum sellae werden immer kürzer, dünner, spitz auslaufend, hier und da usuriert. Schließlich verschwinden sie ganz. Es bleibt nur eine flache Mulde, die in stumpfem Winkel in das Planum sphenoidale übergeht (Abb. 246).

In vorgeschrittenen Fällen ist eine Unterscheidung zwischen beiden Tumorarten nicht mehr möglich, praktisch auch unwichtig, da es zunächst einmal auf die Tumordiagnose überhaupt ankommt, Hinweise finden sich oft schon früh in Verkalkungen (Abb. 245a u. b), die nun weit häufiger in den Ganggeschwülsten als im Sattel zu finden sind.

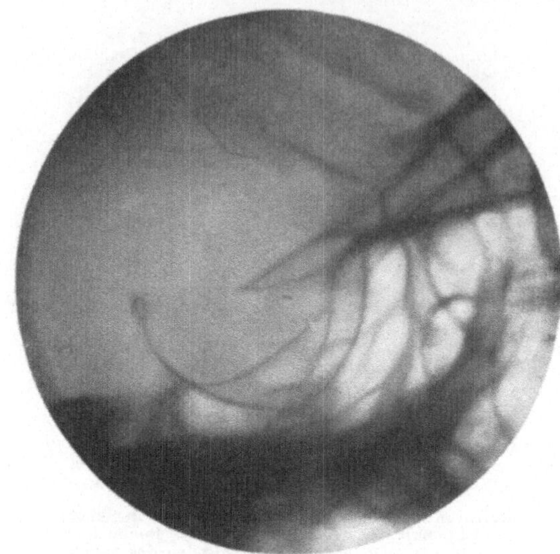

Abb. 243. Hypophysentumor bei einer 44jährigen, intrasellar, der die Keilbeinhöhle stark eingedrückt hat, Doppelung der Bodengrenze. Auch vom Keilbeinkörper ist viel verschwunden, und schließlich ist die gesamte Sattellehne einschließlich der Proc. clinoidei bis auf eine strichdünne Partie aufgezehrt. Klinisch seit 3 Jahren Sehstörungen, jetzt fast vollkommene Erblindung.

Bei Akromegaliesymptomen werden Sattelveränderungen in den seltensten Fällen vermißt. Außerdem ist bei ihnen aber auch auf Schädeldach und pneumatische Höhlen zu achten (große Stirn- und Keilbeinhöhle, dicke Wände, vorspringende Knochenleisten, Abb. 238).

Der Riesenwuchs an Händen und Füßen ist vergesellschaftet mit allgemeiner Verdichtung (Periostitis, Ostitis) der Knochensubstanz und betontem Hervortreten normaler Spitzen und Leisten (siehe Abb. 239).

Differentialdiagnose: Die soeben erwähnten Umbildungen an Händen und Füßen werden in ihrer Deutung Schwierigkeiten bereiten, wenn klinisch ausgeprägte Symptome im Sinne der Akromegalie fehlen oder keine Sattelveränderungen vorhanden sind. Die Abgrenzung jener Folgen des Riesenwuchses gegenüber ostitischen Prozessen auf infektiöser oder toxischer Grundlage (Osteoarthropathie hypertrophiante pneumique, Periostitis der Perlmutterarbeiter) ist aber leicht, wenn auf die Lokalisation derartiger Veränderungen geachtet wird, die im Verlaufe der Akromegalie sehr langsam und ganz gleichmäßig an sämtlichen Hand- und Fußknochen auftreten.

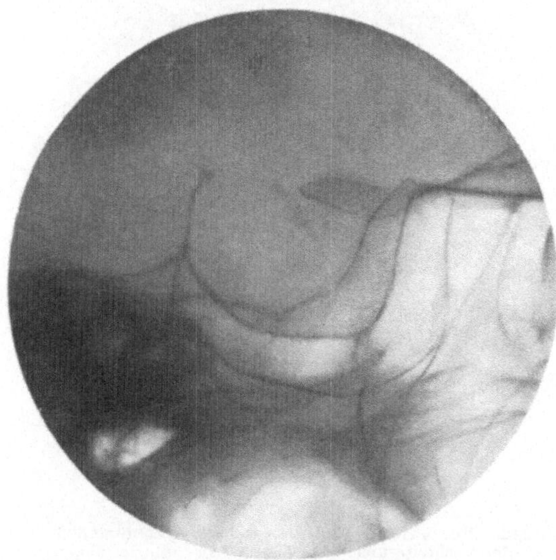

Abb. 244. Hypophysentumor bei einer 65jährigen in vorgeschrittenem Stadium. Der intrasellar wachsende Tumor hat die Keilbeinhöhle bis auf die Hälfte zusammengedrückt. Man achte auf die Doppelbegrenzung des Bodens und das Verschwundensein des Keilbeinkörpers. Vom Proc. clin. einschließlich der Sattellehne steht nur noch ein Rudiment. Die vorderen Processus sind hochgebogen. Ihnen vorgelagert sind zwei kleine Verkalkungen. Klinisch: Sehstörungen, Kopfschmerzen.

Lokale Sattelveränderungen kommen auch bei chronischer Hirndrucksteigerung vor (Hirntumor, Hydrocephalus). Sie äußern sich in einer Abflachung der Sellagegend (Proc. clinoidei und Sattellehne verkürzt und zugespitzt), die aber eine erhebliche und langdauernde Druckerhöhung zur Voraussetzung hat, so daß selten allgemeine Drucksymptome am Schädel wie breite Venenkanäle, vermehrte Impressiones digitatae und Nahtsprengungen vermißt werden. Auch ist dabei der Sattel selbst kaum weiter.

Endlich können noch Tumoren des Keilbeines oder der Hirnbasis Sattelusuren setzen. (Achte auf Sitz der Usur, Asymmetrie!)

2. Dystrophia adiposogenitalis.

Der starke Fettansatz in Gemeinschaft mit einer Hypoplasie des Genitale steht im Vordergrund des ganzen Krankheitsbildes. Eine Ursache, nämlich Hypophysengangsgeschwülste, die auf die normale Hypophyse drücken, ist schon erwähnt. Jedoch ist ein Zusammenhang in dem Sinne, daß deren Atrophie zum Bilde der Dystrophie führen müßte, noch durchaus strittig.

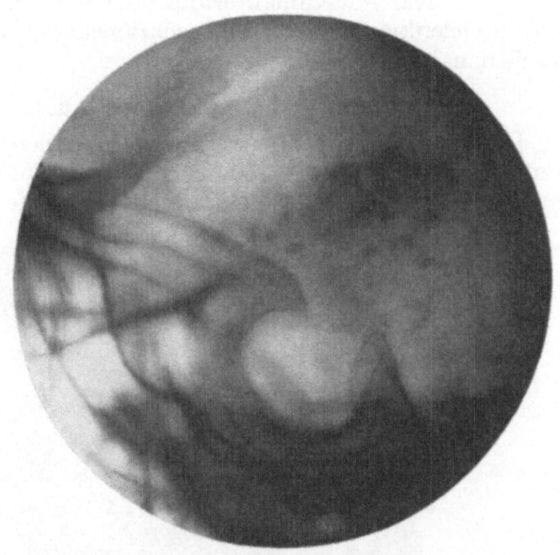

Abb. 245a. Hypophysengeschwulst bei einem 14jährigen mit charakteristischen Veränderungen der Hypophysengegend selbst. Einzelheiten an den Proc. clin. fehlen. Die vorspringenden Zacken sind abgestumpft, verkürzt. Die Sattellehne ist nicht verbreitert. Der Hypophysengangtumor kommt unverkennbar in der wolkigen, fleckigen Verkalkung zum Vorschein. Klinisch Sehstörungen.

Es liegen aber immerhin eine Anzahl Beobachtungen vor, die eine Sattheluntersuchung in jedem Falle von Dystrophia adiposo-genitalis rechtfertigen. Dabei kann auf die Ausführungen über die Hypophysentumoren verwiesen werden.

3. Zwergwuchs.

Auch der Paltaufsche Zwergwuchs wird auf einen Ausfall der Hypophysenfunktion zurückgeführt. Verzögerungen im Auftreten der Knochenkerne und im Verschwinden der Knorpelfugen sind charakteristisch. Jedoch fehlen direkte Veränderungen im Bereich der Sella turcica.

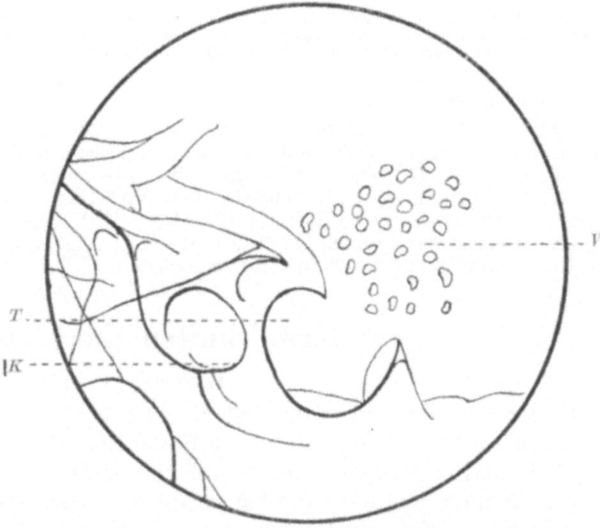

Abb. 245b. Skizze zu 245a: T = Türkensattel, K = Rest der Keilbeinhöhle, V = Verkalkungen der Hypophysenganggeschwulst.

c) Keimdrüsen.

1. Riesenwuchs.

Die Rückwirkungen der Keimdrüsen auf das Skelett sind nur eindeutig bei deren vollkommenem Verlust in den Wachstumsjahren (Eunuchoidismus). Die Knorpelfuge bleibt lange offen. In diesem Umstande wird die Ursache für die abnorme Körpergröße (Riesenwuchs, infantiler Hochwuchs) erblickt.

Der Verlust der Keimdrüsen in späteren Jahren übt keinen Einfluß aufs Skelett mehr aus. Nur im Klimakterium oder nach Entfernung der Eierstöcke sind vereinzelt Gelenkveränderungen beschrieben worden (MENGE), die den primär chronischen nahe stehen (siehe diese).

2. Infantilismus universalis.

Der Infantilismus universalis hat eigentlich nur das Ausbleiben der Knochenkerne und des Knorpelschlusses mit dem Eunuchoidismus gemein. Im übrigen ist er eine stehengebliebene Entwicklungsstufe (Status degenerativus).

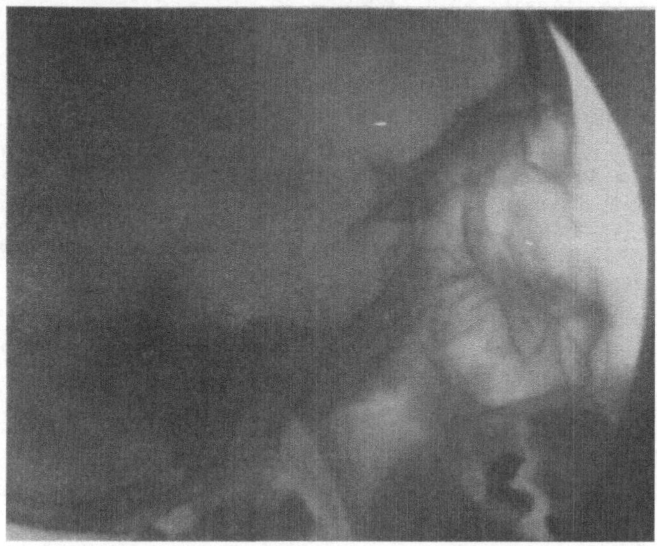

Abb. 246. Weit vorgeschrittener Hypophysentumor (40 Jahre), bei dem Einzelheiten in der Sellagegend vollkommen verschwunden sind. Statt dessen ist eine breite Mulde vorhanden, die stumpfwinklig in die vordere und hintere Schädelgrube übergeht. Klinisch seit 2 Jahren Sehstörungen, Haarausfall, Ausbleiben der Menses.

Abbildungen:

DEHN: Fortschr. a. d. Geb. d. Röntgenstr. Bd. 29, 1922, Taf. XXVI, Abb. 1—6: Hypophysärer Zwergwuchs. — FÜRNROHR: Die Röntgenstr. im Dienste der Neurologie, Berlin, Karger 1906, S. 272—274, Abb. 27—28, Akromegalie. — MOLLOW: Fortschr. a. d. Geb. d. Röntgenstr. Bd. 13, 1908/09, Taf. XXVIII, Abb. 1—3: Akromegalie und Pellagra. — ROTKY: Ebenda Bd. 14, 1909/10, Taf. XXXIII: Akromegalie, Hypophysentumor. — SCHEUER: Ebenda Bd. 17, 1911, Taf. XX, Abb. 1—4: Vorzeitige Entwicklung bei Hermaphroditismus mit Wachstumsstörung.

E. Krankheiten der Gelenke.

Allgemeines.

In der Nomenklatur der Gelenkleiden besteht eine große Verwirrung. Zwar ist in den letzten Jahrzehnten durch Einhaltung bestimmter Einteilungsprinzipien (nach Ätiologie, Morphologie, Histologie) Ordnung geschaffen. Jedoch können diese Prinzipien nur nach großen Gruppen richtunggebend sein. Sie müssen bei einer Reihe von Gelenkleiden versagen, weil uns allzu viel über deren Ursachen und Wesen nicht bekannt ist.

So macht Beneke den Versuch einer ätiologischen Einteilung, indem er nach Schädigungsarten, nach mechanischen, chemischen und aktinischen ordnet. Auch verzichtet er ganz auf die Bezeichnung Arthritis, damit nicht von vornherein fälschlich mit der Namengebung ein pathologisch-anatomisches Geschehen festgelegt wird, nämlich das der Entzündung. Er spricht von Arthronosen.

Die beliebteste Einteilung ist wohl heute noch die nach den morphologischen Befunden, die grob anatomisch eine Unterscheidung zwischen hyperostotischen, atrophischen und deponierenden Prozessen macht. Rein röntgenologische Gesichtspunkte, wie sie vor allem Munk in der Einteilung der Gelenkleiden berücksichtigt, gewinnen deshalb immer mehr an Anerkennung, weil klinisch die Röntgenuntersuchung ein wichtiges Wort spricht, zuweilen sogar das einzige Unterscheidungsmerkmal liefert.

Pathologisch-anatomisch dürften streng genommen nur solche Veränderungen als Gelenkerkrankungen angesprochen werden, die primär ihren Sitz in der Gelenk- oder Synovialmembran und im Knorpel haben. Es ist jedoch nicht möglich, in jedem Stadium einer Krankheit die Entscheidung darüber zu fällen, von welchem Gewebsteil die Erkrankung ausgegangen ist, zumal es eine Reihe von Leiden (z. B. Tuberkulose) gibt, die ebenso häufig primär im Gelenk wie im angrenzenden Knochen auftreten und erst sekundär vom Knochen aus das Gelenk infizieren.

Nichtsdestoweniger besitzt die Gelenkhöhle als selbständiges Gebilde ihre besondere Bedeutung. So zeichnet sich die Synovia durch ihren schleimigen Charakter, die Membran als Entstehungsort dieses Sekretes durch ihre Dicke, durch ihre besondere Zellauskleidung und durch ihren Gefäßreichtum aus, alles Symptome, die die Synovialmembran als eine Art Schleimhaut ansehen lassen. Charakteristisch ist ferner für die Gelenkauskleidung die Fähigkeit zu seröser, ausgedehnter Sekretion, deren Resorption durch die Membran meist außerordentlich erschwert ist.

Das Verhalten des knorpeligen Gelenküberzuges gibt aber letzten Endes den Ausschlag für das Verständnis all derjenigen Veränderungen, die sich im Röntgenbilde kundtun.

I. Krankheiten des Knorpels im allgemeinen.

Pathologisch-Anatomisches: Praktisch wichtig ist die senile Knorpelerweichung, die nach Zerfaserung, Zerklüftung und scholligem Zerfall im Endzustand zur Verflüssigung der Grundsubstanz führt. Solange dieser Vorgang nur an einzelnen Stellen auftritt, geht er mit Spalt- und Cystenbildung einher.

Ähnlich sind auch die Veränderungen bei allen chronischen Gelenkentzündungen, wobei sich die aufgefaserten Stellen allmählich abreiben und tiefe Usuren zurücklassen. Sowohl bei der senilen Knorpelerweichung als auch bei den Veränderungen des Knorpels im Verlaufe chronischer Arthritiden kommen demnach Umwandlungen des Knorpels in Schleimgewebe, amyloide Degeneration, Caries und Nekrose vor.

Knorpelusuren können ausheilen. Knorpelabsprengungen bleiben lange Zeit unverändert in der Gelenkhöhle liegen. Die Defekte füllen sich nur in geringem Maße mit neugebildetem Knorpel (meist Faserknorpel) aus. Knorpelwucherungen werden vor allem bei der deformierenden Arthritis beobachtet.

Dem Knorpel eigentümlich ist die Erscheinung, daß sowohl im gesunden als auch im degenerierten Knorpel Kalk und harnsaure Salze abgelagert werden können. Teils ist diese Verkalkung eine Alterserscheinung, teils ist sie einer besonderen Veranlagung zuzuschreiben.

Röntgenbild: Trotz der vielfachen Anwendung der röntgenologischen Untersuchung für die Diagnose der Gelenkleiden muß man sich darüber im klaren sein, daß der größte Teil des eigentlichen Gelenkes röntgenologisch gar nicht darstellbar ist. Vielmehr erscheinen auf den Bildern nur die Knochenumrisse, die nun zwischen sich den Gelenkspalt, also einen mit Knorpel und Synovia ausgefüllten Zwischenraum freilassen.

In den seltensten Fällen gelingt (z. B. bei Kinderaufnahmen) die direkte *Darstellung des Knorpels,* der alsdann in Form eines scharf begrenzten, dem Knochen parallel laufenden, schwachen Schattens hervortritt. Sonst sind Weichteile und Knorpel nur mit Hilfe einer Aufblähung der Gelenkhöhle durch Gas (Sauerstoff) im Bilde wiederzugeben, eine Methode, wie sie von ROBINSOHN und WERNDORF im Jahre 1905 angegeben worden ist. Jedoch hat diese Methode so erhebliche Nachteile (Infektionsgefahr, Schwierigkeit in der Deutung des Bildes), daß sie in den seltensten Fällen und dann auch nur im klinischen Betriebe angewendet werden kann.

Das über den Knorpel Gesagte gilt im gleichen Maße für die *Abgrenzung der Weichteile* (Kapsel, Bänder). Nur unter sehr günstigen Umständen läßt sich bei weicher Aufnahme grob anatomisch eine Verdichtung und eine Verbreiterung der Weichteilschatten oder sekundär ein Erguß im Gelenk erkennen. Viel leichter gelingt die Differenzierung zwischen sehnigem Gewebe einerseits und Muskulatur oder Fett andererseits.

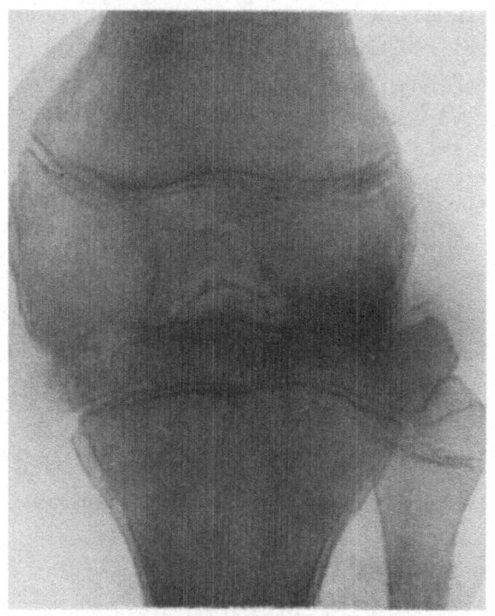

Abb. 247. Ankylose nach osteomyelitischem Infekt bei einem 17jährigen. Der Gelenkspalt ist nur andeutungsweise vorhanden. Im Bereich der Herde deutlich hervortretende Knochenverdichtung. An Epi- und Metaphyse Atrophie neben geschichteter periostaler Auflagerung an der Tibiametaphyse.

In der Diagnostik der Gelenkerkrankungen sollten diese Dinge mehr Beachtung finden, als ihnen gezollt wird. Trotzdem wird aber das Hauptinteresse auf die *Abgrenzung der knöchernen Gelenkenden* selbst gerichtet bleiben. Ihnen geht es dabei ähnlich wie dem breigefüllten Magendarmkanal. An der Darmwand sind nur solche Veränderungen indirekt im Füllungsbilde erkennbar, die deren ganze Dicke durchsetzen oder infolge von Schrumpfungen, Wucherungen deren glatte Begrenzung aufheben. Auch das knöcherne Gelenkende wird erst in Mitleidenschaft gezogen, wenn sein knorpeliger Überzug zerstört oder gewuchert ist. Es erfährt demnach recht spät erkennbare Umwandlungen, die nun aber im Verlaufe zahlreicher Gelenkleiden durchaus charakteristisch sind. Im einzelnen ist dabei auf folgendes zu achten:

1. Auf die Knochendichte der Gelenkenden überhaupt. Sehr oft ist der Kalksalzschwund (siehe Atrophie) scharf auf die Gelenkenden lokalisiert und das früheste und einzige Symptom eines chronischen Gelenkleidens.

Andererseits treten Verdichtungen nicht entfernt in der Regelmäßigkeit und Gleichmäßigkeit auf. Meist handelt es sich hier um Kalkablagerungen, Knochenwucherungen im Ansatze der Gelenkkapsel, in den Gelenkbändern und Schleimbeuteln, die als Begleiterscheinung anderer hypertrophischer Vorgänge den Knochen überlagern und dessen Schatten verdichten.

2. Auf Herdveränderungen, meist lokalisiert, klein und nicht in jeder Ebene zu erkennen, Herdveränderungen, wie sie sich vor allem bei der Tuberkulose finden und sich auch dann noch nachweisen lassen, wenn schon eine Allgemeinerkrankung des Gelenkes vorliegt, nachdem ein Durchbruch in das Gelenk erfolgt ist.

3. Reaktive Erscheinungen. Sie bestehen vorwiegend in der Verbreiterung der Schaftenden, in schmalen Randsäumen aus neugebildetem Knochen im Anschluß an entzündliche Veränderungen (Tuberkulose, Lues). Auch können ostitische Verdichtungen den Herd mit beginnender Ausheilung abgrenzen (Abb. 247).

4. Veränderungen in der Knochengestalt, die nur dann nach allgemeiner Übereinkunft als deformierend angesprochen werden, wenn diese Deformierung die Gesamtform des Knochens umfaßt, nicht etwa auch dann, wenn bei erhaltenener Gestalt kleinste Zacken, Sprossen, Wülste den Vorsprüngen und Gelenkecken aufsitzen. Der Übergang von dieser zu jener Form erfo'gt allmählich. Die Deformierung erhält einen besonderen Charakter, so bald Wucherung und Zerstörung auch außerhalb des Gelenks bis hoch auf den Schaft zu finden ist (Arthropathie).

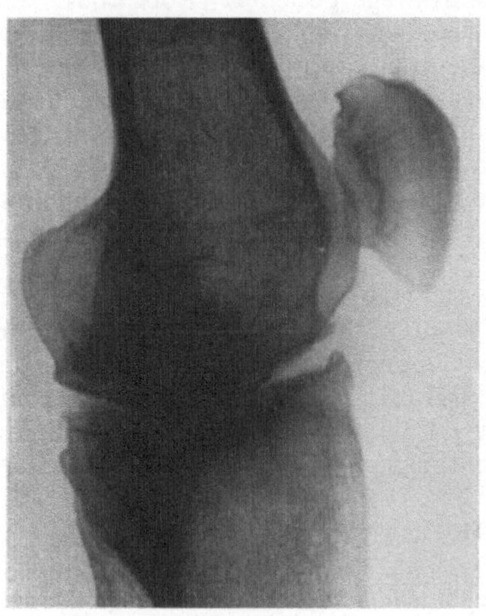
a

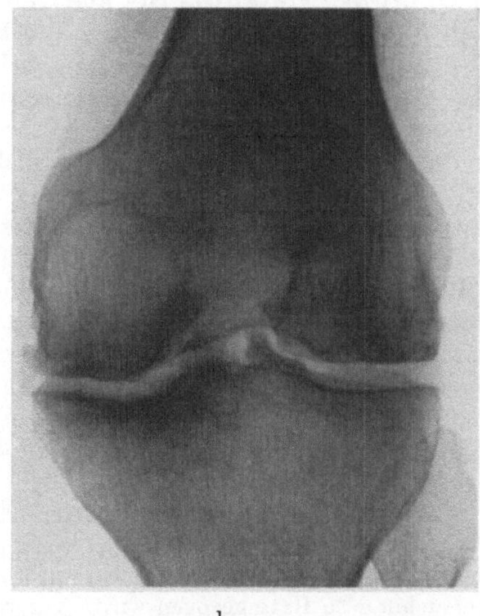
b

Abb. 248a und b. Arthritis deformans bei einem 59jährigen. Randwülste an den Gelenkecken, deutliche Schliffflächen.

5. Vor allem ist aber unsere Aufmerksamkeit auf den Gelenkspalt selbst gerichtet. Bei symmetrischer Projektion hat dieser eine gleichmäßige Breite. Die Gelenkkonturen laufen einander parallel, sie sind scharf und rundbogig; Erweichungen, Zerstörungen, Wucherungen im Knorpel und Knochen machen eine Asymmetrie, die sich in einer Verschmälerung des Spaltes, in Zackenbildung an den Gelenkecken und Schliffflächen an den Condylen äußert, indem Vorsprünge der einen Seite sich ihr passendes Abbild auf der gegenüberliegenden schaffen (Abb. 248a und b).

Aus dem Verhalten des Gelenkspaltes kann man demnach sekundär auf die Knorpelverhältnisse schließen. Seine gleichmäßige Verschmälerung setzt Knorpelschwund oder Verknöcherung voraus. Bis zur *knöchernen Vereinigung* beider Gelenkenden (Ankylosis ossea) vergeht aber meist eine geraume Zeit. Ein schmaler, strichförmiger Spalt bleibt auch dann noch im Bilde nachweisbar, wenn die Ankylose klinisch schon deutlich ist. Die Diagnose Ankylosis ossea ist demnach am Lebenden eine rein röntgenologische, für deren Vorhandensein gefordert werden muß, daß der Gelenkspalt von ehemals, wenn auch nur teilweise, durch strukturierten Knochen überbrückt ist. Die Möglichkeit, daß dieser strukturierte Knochen etwa unabhängig von den Gelenkenden in der Kapsel, in Bändern oder Muskelansätzen liegt (2 Ebenen), sollte dabei bedacht werden.

6. Mit der Beobachtung des Gelenkspaltes steht in engem Zusammenhang der Nachweis von freien Gelenkkörpern. Solange diese aus Fibrin oder Synovialzotten bestehen, entziehen sie sich der Darstellung durch das Bild überhaupt. Aber auch die knorpelig angelegten sind nur dann erkennbar, wenn sie einen knöchernen Kern besitzen, wobei umgekehrt bedacht werden muß, daß die Größe dieses Knochenkerns noch nichts über die wirkliche Größe des Gelenkkörpers aussagt (Knorpelmantel).

Mithin kann auch ein einwandfreies, weiches Röntgenbild keinen freien Gelenkkörper ausschließen, solange es negativ ausfällt. Mit dem Nachweis einer runden bis ovalen, meist glattrandigen Verdichtung im Bereiche des Gelenkes ist aber die Diagnose Gelenkmaus auch noch keineswegs gesichert (Abb. 258). Abgesehen von der Fabella setzen Verknöcherungen oder Verkalkungen in der Gelenkkapsel, in den Bändern und Schleimbeuteln ähnliche Schatten. Nur der *erkennbare Lagewechsel* bei Kontrollaufnahmen oder während der Durchleuchtung, im Verein mit der typischen Anamnese bilden die sichere Gewähr dafür, daß der dargestellte Schatten ein Corpus liberum ist.

7. Verlauf: Die klinische Diagnose kann nach einmaliger Untersuchung schwer sein, weil sich Gelenkkrankheiten der verschiedensten Natur in bestimmten Phasen ihrer Entwicklung ähnlich sehen.

In dem Maße wie nun klinisch der Vergleich fortlaufend erhobener Befunde die Diagnose wesentlich klären hilft, sind auch die Röntgenbilder verwertbar. Sie unterrichten, in Abständen von 4—6 Wochen angefertigt, über den Werdegang der bisher beschriebenen Einzelheiten. Ihr sorgfältiger Vergleich kann somit für die Schlußdiagnose entscheidend sein, zumal die Bilder weit mehr als die klinische Untersuchung objektiv das pathologisch-anatomische Geschehen festhalten.

II. Akute Entzündungen.

Die klinischen Symptome wie Erguß, Schwellung, Schmerzhaftigkeit, Rötung und Fieber treten derart in den Vordergrund, daß für die Diagnose wohl selten eine Röntgenuntersuchung zu Rate gezogen wird. Veränderungen entscheidender Natur sind im Bilde auch vor Ablauf der ersten 3—5 Wochen kaum zu erwarten. Daß hier die akuten Gelenkentzündungen überhaupt erwähnt werden, ist damit begründet, daß ihre Folgezustände mit den primär chronischen Gelenkveränderungen große Ähnlichkeit besitzen, so daß mit dem Eintreten der akuten Entzündungen in das chronische Stadium vom Röntgenologen sehr oft das entscheidende Wort verlangt wird.

Pathologisch-Anatomisches: Primär ist die akute Entzündung am häufigsten bei der Polyarthritis rheumatica acuta, jener fieberhaften Infektionskrankheit, deren Ätiologie bisher noch nicht sichergestellt ist, deren Eingangspforte aber sehr häufig in den Rachenmandeln gesucht wird.

Sekundäre Entzündungen, aus der Nachbarschaft fortgeleitet oder metastatisch entstanden, finden sich im Verlauf der verschiedensten Infektionskrankheiten, z. B. bei Osteomyelitis, Tuberkulose, Typhus, Masern, Scharlach, Pneumonie, vor allem aber bei der Gonorrhoe.

Die Synovialis als gefäßreiches, schleimhautähnliches Gebilde nimmt an den Entzündungen sehr früh und weitgehend teil. Es kommt zur Bildung rein serösen, fibrinösen oder eitrigen Exsudates, wobei mit dem letzteren sehr bald eine erhebliche Zerstörung sämtlicher Gelenkanteile einsetzt: Trübung, Auffaserung des Knorpels, schließlich Bloßlegung des Knochens, Übergreifen des Entzündungsprozesses auf den Knochen, Bildung kleiner osteomyelitischer Herde in der Spongiosa, Knochencaries und -nekrose.

Die Endausgänge können sein: 1. Eine vollkommene Wiederherstellung der Gelenkhöhle, auch bei der eitrigen Gelenkentzündung, wobei knorpelentblößte Stellen sich wieder mit Faserknorpel überziehen. Solange noch gesunder Knorpel ausreichend vorhanden ist, wird sogar eine leidliche Beweglichkeit wieder erreicht. 2. Viel häufiger ist der Übergang in Ankylose, sei sie fibröser, sei sie knöcherner Natur.

Röntgenbild: Im akuten Stadium sind die ersten Symptome von den verdickten Weichteilen und dem Erguß zu erwarten. Eine Trübung der ganzen Knochenstruktur, wie sie allein als Folge der Überlagerung und der vermehrten Sekundärstrahlung auftritt, macht sich in den ersten Wochen bemerkbar. Sehr bald geht aber das Bild ohne erkennbare Grenze in das der *akuten Atrophie* über. Inaktivität, Reizwirkung und Schmerzen lösen einen Kalksalzschwund aus, der sich zu allererst dicht unter den überknorpelten Gelenkteilen und dort vorwiegend im Spongiosagebiet bemerkbar macht (vgl. Knochenatrophie und Abb. 249a und b). Wir haben das Bild der akuten Knochenatrophie vor uns, die zunächst fleckig-scheckig aussieht und alsdann im Verlauf von 4—8 Wochen sich zur vollkommenen Höhe ausbildet. Dabei leisten die verdichteten Grenzschichten direkt unterm Knorpel dem Abbau längeren Widerstand als die weitmaschige

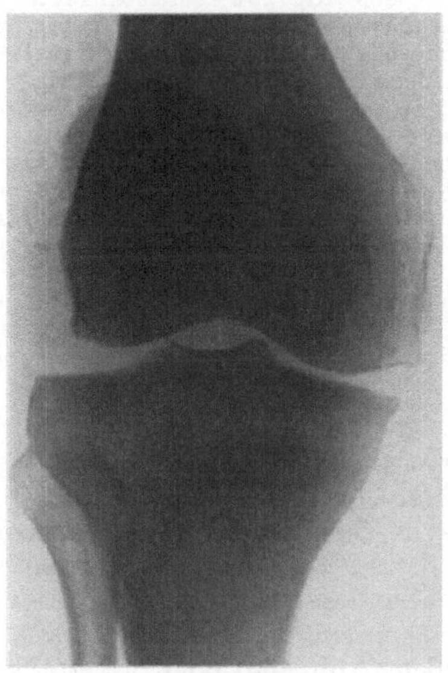

a

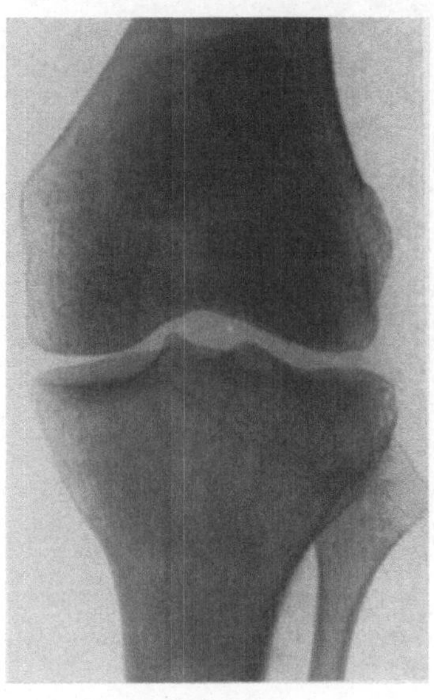

b

Abb. 249a. Arthritis go. bei einer 20jährigen. Beginn vor 5 Wochen. Außer einem wolkigen Schatten im Bereich der Eminentia und einer geringen wulstigen Umformung der Gelenkkanten ist nichts Charakteristisches im Bilde vorhanden. — Abb. 249b. Vergleichsbild der gesunden Seite.

Spongiosa, so daß in bestimmten Phasen der Atrophie zwei parallel verlaufende Grenzlinien an den Gelenkkonturen hervortreten.

In der gleichen Zeit sind auch schon die ersten Gelenkveränderungen in Form feinster, den Vorsprüngen und Ecken aufsitzender Spitzen erkennbar, die mit dem Chronischwerden der Gelenkentzündung im Bilde immer mehr hervortreten (siehe sekundär-chronische Arthritis).

Differentialdiagnostische Merkmale lassen sich aus dem röntgenologischen Verhalten nicht gewinnen, es sei denn, daß die akute Knochenatrophie früh das Gesamtbild beherrscht und damit im Sinne einer gonorrhoischen Arthritis spricht.

Sobald Herde sichtbar werden (Osteomyelitis, Tuberkulose), ist auf Einzelheiten dieses Herdes (Abgrenzung, Struktur) besonders zu achten. Im übrigen können die angeführten spärlichen Röntgensymptome unterstützend wirken, sobald der klinische Befund und die Anamnese erschöpfend erhoben sind.

III. Chronische Entzündungen.

a) Sekundär-chronische Arthritis.

Klinisches: Die Übergänge zwischen den soeben besprochenen Arthritiden und den sogenannten sekundär-chronischen sind durchaus fließend. Es kommen die gleichen Ursachen in Betracht. Entweder handelt es sich um die Folgezustände des akuten Gelenkrheumatismus, auf den eine sorgfältig aufgenommene Anamnese (fieberhafter Beginn, zunächst monartikulär, dann sprungweise Verschlimmerung mit Beteiligung des Herzens) nachdrücklich hinweist, oder aber um sekundär aus der Nachbarschaft fortgeleitete oder metastatisch entstandene Arthritiden (Pyämie, Ruhr, Typhus, Pneumonie, Scharlach, Masern, Gonorrhoe), als deren Typus das gonorrhoische Gelenkleiden hingestellt wird.

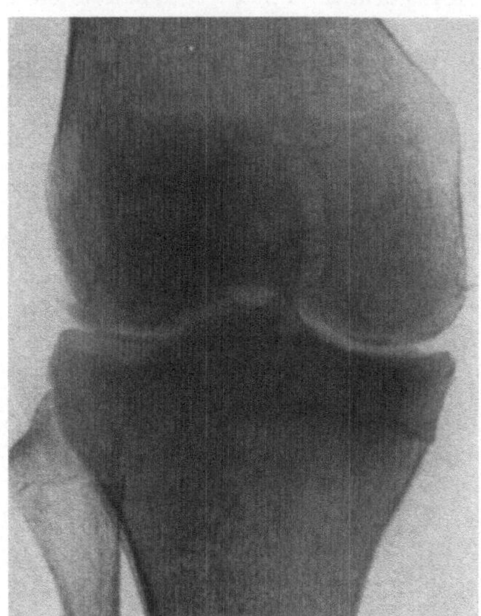

Abb. 250. Arthritis go. bei einer 17 jährigen, 8 Wochen nach Beginn. Deutliche Verschmälerung des Gelenkspaltes. Randwülste, unregelmäßige Konturen, verwaschene Grenzen. Atrophie gering.

Für die Gonorrhoe ist charakteristisch der akute, plötzliche und äußerst schmerzhafte Beginn, meist monartikulär und am Kniegelenk vorherrschend.

Pathologisch-anatomisch ist das Exsudat als serös-eitrig charakterisiert, in dem Gonokokken in Reinkultur nachgewiesen werden können. Die Go.-Arthritis kommt bei Frauen häufiger als bei Männern vor, wird aber auch bei Kindern beobachtet. Oft erscheint sie erst nach monate- oder jahrelangem Bestehen des Trippers. Nach stürmisch akutem Beginn können die Symptome fast vollkommen verschwinden. Bei eitrigem Erguß sind sie nicht selten von schweren Zerstörungsprozessen gefolgt. Das Endergebnis richtet sich nach dem Grad dieser Zerstörungen. Nur allzu häufig bleibt eine Ankylose zurück.

Im Röntgenbild wird als charakteristisch das Auftreten der fleckig-scheckigen Atrophie hingestellt, wie sie in derart ausgeprägter Form nach 3, 6 und 8 Wochen nur noch bei der Tuberkulose vorzukommen pflegt. Diese Erscheinung kann aber auch vollkommen fehlen (Abb. 250) oder jedenfalls derart in den Hintergrund treten, daß nach mehreren Monaten außer Zerstörungsprozessen in den Gelenken nichts mehr auf die schwere Infektion hinweist (Abb. 252).

Die direkten Gelenkveränderungen machen sich zuerst in einer Verschmälerung des Gelenkspaltes, in einer Asymmetrie und Ausfransung der Gelenkumrisse und schließlich sekundär in Zacken- und Randwülsten bemerkbar. Im Verlauf weiterer Monate können die ganzen Gelenkenden an der Deformierung teilnehmen (Abb. 251a und b, Arthritis deformans und Ausgang in Ankylose).

Differentialdiagnose: Auf Grund des Röntgenbildes lassen sich keine Anhaltspunkte gewinnen, die allein für die gonorrhoische Arthritis charakteristisch wären. Praktisch handelt es sich dabei immer um die Entscheidung, ob Gonorrhoe oder Tuberkulose vorliegt.

Für Gonorrhoe spricht der stürmische Beginn sowie nach dem Überstehen der fleckig-scheckigen Atrophie entweder eine Restitutio ad integrum oder das Hervortreten des Zerstörungsprozesses an den Gelenkflächen mit Übergang in die sekundäre Arthritis deformans. Bei der Tuberkulose hingegen verläuft die Atrophie wesentlich chronischer. Die Neigung zur Ankylose mit Verdichtung des ganzen Knochenbildes ist weit seltener und meist erst nach Jahren zu erwarten.

Das gleiche gilt für die Abgrenzung der Tuberkulose gegenüber anderen sekundär chronischen Arthritiden.

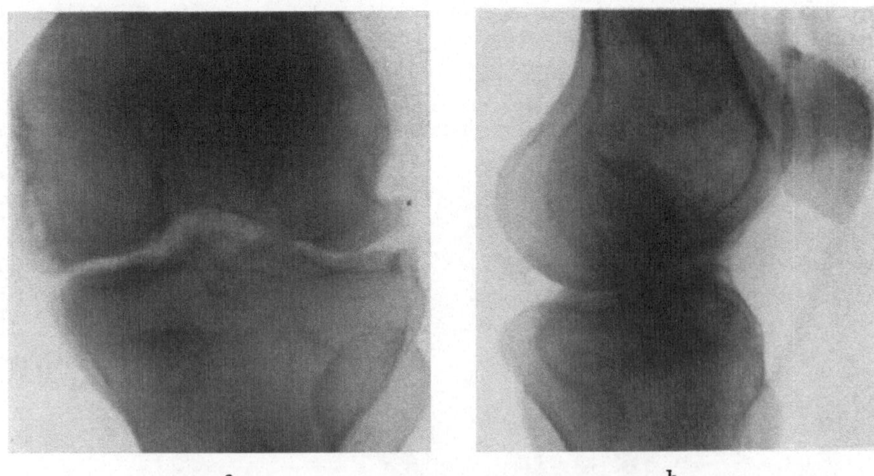

a b

Abb. 251a und b. Arthritis go. bei einer 18jährigen. Beginn vor 7 Monaten. Beugung nur um 15° möglich. Deutlich sind die Randwülste, deutlich die unregelmäßigen Konturen, Schliffflächen und beginnende Deformierung des ganzen Gelenkanteils. Atrophie wenig ausgeprägt.

b) Primär-chronische Arthritis.

1. Hypertrophische Form. Rein klinische Merkmale haben zu der Abgrenzung der primären gegenüber den sekundär-chronischen Gelenkveränderungen geführt. Anamnestisch

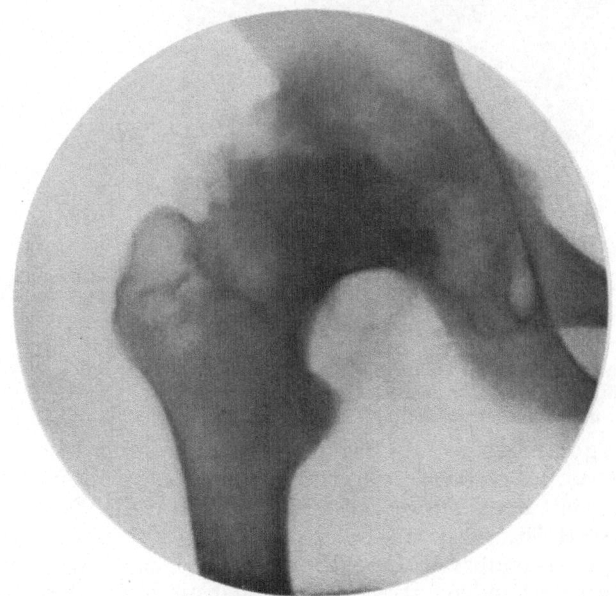

Abb. 252. Typhus-Coxitis bei einer 13jährigen, 2 Jahre nach überstandener Infektion.

fehlen Angaben besonderer Art. Aus bisher unbekannten Ursachen beginnt schleichend, meist unter Anschuldigung eines bestimmten Traumas und monartikulär, höchstens noch symmetrisch eine Anschwellung im Bereiche des Gelenks. Die Umrisse sind verstrichen, ohne daß eine wesentliche Beeinträchtigung der Bewegungsfähigkeit vorhanden zu sein braucht. Die primär-chronische Arthritis befällt vorwiegend Frauen jenseits des 40. Lebensjahres.

Pathologisch-anatomisch sitzen die ersten Veränderungen in den Weichteilen. Es kommt hier zu entzündlichen Wucherungen in der Synovialis. Ihnen folgt ein Ersatz des Knorpels durch Bindegewebe, der schließlich zu Verwachsungen der gegenüberliegenden Gelenkteile führt, ohne daß ein Erguß hervortritt.

Langsam schleichend kommt es dabei zur Umformung der knöchernen Gelenkteile, die nicht nur eine Folge der Kontraktur, sondern auch der Krankheit an sich zu sein scheint (Zacken, Randwülste). In anderen Fällen kann die Deformierung die ganze Gelenkfläche betreffen.

Wir haben damit die hypertrophische Form des primär-chronischen Gelenkrheumatismus in kurzen Zügen geschildert. Von einigen Autoren wird sie zur Arthritis deformans als deren Anfangsstadium gerechnet, weil in der Tat die Übergänge sowohl pathologisch-anatomisch als auch röntgenologisch durchaus fließend sind, allerdings mit einer Einschränkung, daß nämlich nicht jede hypertrophische Form dieser Arthritis in eine deformierende überzugehen braucht.

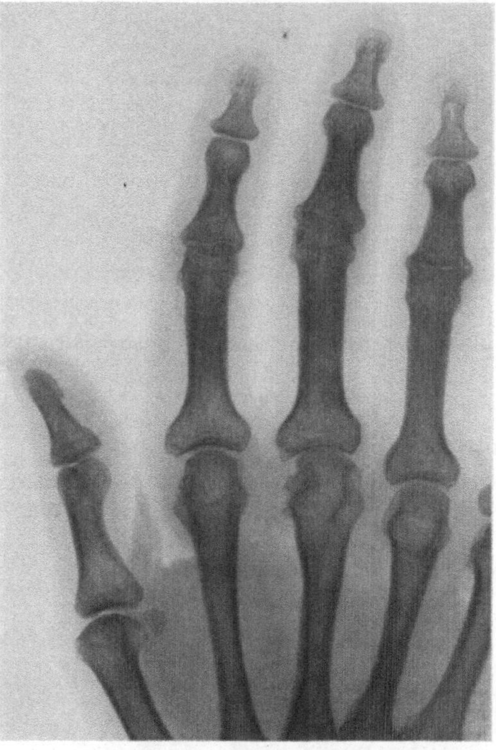

a

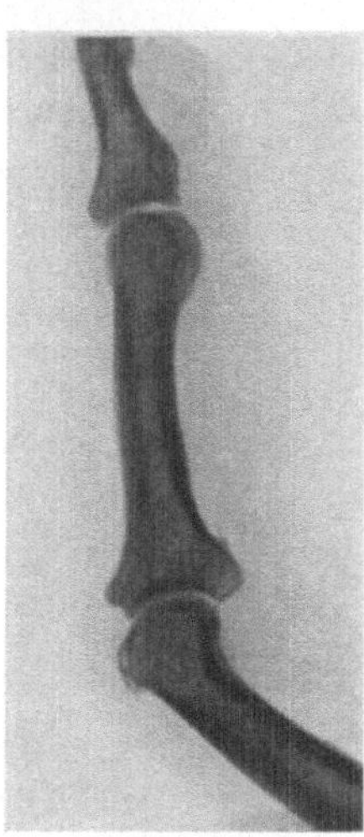

b

Abb. 253a und b. Primär-chronische Arthritis bei einer 30jährigen. Klinisch Fingercontracturen, besonders der Mittelgelenke. Im Bilde kleinste Zacken, Aussparungen am Grundgelenk II und III (siehe auch Abb. 254).

Im Röntgenbilde ist zu Beginn der Erkrankung kein einwandfreier Befund zu erheben. Auch das so oft erwähnte Anfangssymptom, die Atrophie, fehlt fast immer, weil die Beschwerden gering sind und die Funktion nicht wesentlich herabgesetzt ist.

Die ersten erkennbaren Erscheinungen sind nach geraumer Zeit an den Gelenkecken vorhanden. Hier sitzt eine feinste Zacke der normalen Rundung auf. Kleinste Aussparungen treten hinzu (Abb. 253a und b), Erscheinungen, wie sie monatelang unverändert bestehen bleiben können, ohne daß es zur weiteren Deformierung kommt. Zuweilen bleibt diese ganz aus, ein Zustand, der mit Nachdruck darauf hinweist, daß aus rein klinischen Gründen die strenge Trennung der primär-chronischen Arthritis von der Arthritis deformans geboten ist.

Fortschreitend entwickeln sich aus diesen Ecken und Zacken *wulstförmige* Erhebungen (Randwülste). Leichte Unregelmäßigkeiten an den Gelenkkonturen treten hervor. Der Gelenkspalt wird schmäler. Zu einem vollständigen Verschwinden dieser Spalte kommt es jedoch bei der hypertrophischen Form nicht. Eine feine Linie bleibt immer bestehen. Ankylosen müssen als äußerst selten angesehen werden (Abb. 254 und 255).

Differentialdiagnose: Der Wert des Röntgenbildes hinsichtlich der Abgrenzung dieser primär-chronischen gegenüber der sekundär-chronischen Arthritis oder gegenüber der beginnenden Arthritis deformans (s. d.) ist sehr beschränkt. Bei allen dreien sind in einem bestimmten Stadium die Erscheinungs-

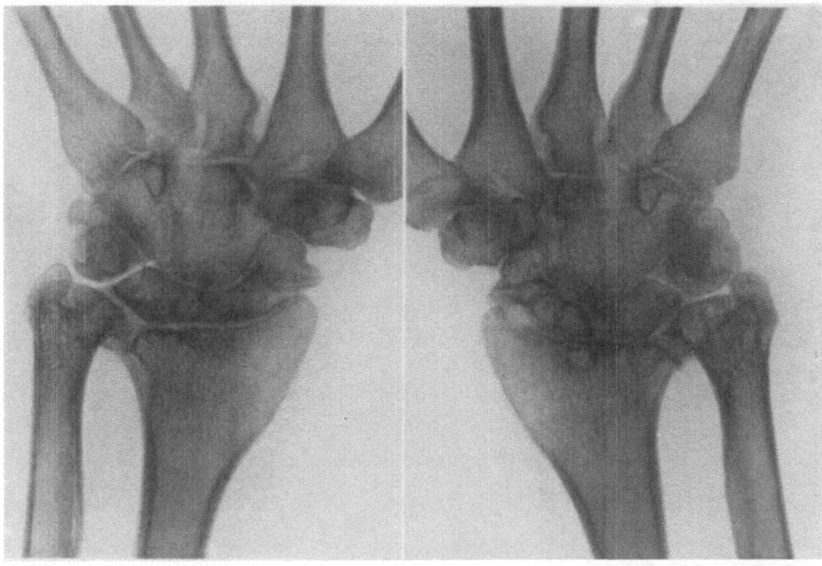

a b

Abb. 254a und b. Der gleiche Fall wie 253a und b, nur $3^1/_2$ Jahre früher. Versteifung beider Handgelenke, subchondrale Aufhellungen, weitgehende Deformierung.

formen — Zacken, Randwülste, Verschmälerung des Spaltes — einander durchaus ähnlich. Nur der schleichende Beginn und das Fehlen der Atrophie bei der primär-chronischen Arthritis (hypertrophische Form) sind wichtige Fingerzeige. Bei der Arthritis deformans dagegen treten Wucherungsvorgänge (Wülste, Gelenkkörper) weit mehr in den Vordergrund.

2. Atrophische Form. Klinisches: In krassem Gegensatze zu diesem verhältnismäßig gutartigen Krankheitsbild steht die atrophische Form des primär-chronischen Gelenkrheumatismus. Sie pflegt sehr progredient zu sein, entwickelt sich langsam schleichend, gar nicht so selten im frühen Kindesalter, kann hier akut und monartikulär beginnen, um in weiteren Schüben schließlich sämtliche Gelenke des Körpers zu ergreifen. Das Leiden ist äußerst schmerzhaft und charakterisiert sich klinisch durch die starke Neigung zur Ankylose und Contractur. Zum Unterschiede vom akuten Gelenkrheumatismus spricht die Krankheit therapeutisch auf Salicylpräparate nicht an. Die in der Kindheit einsetzende sogenannte infantile Form zeichnet sich noch dadurch aus, daß sie auch mit Schaftdeformierungen als Folge der Gelenkcontracturen einhergeht, während die gewöhnliche Form, mit dem 25.—30. Jahr beginnend, sich auf die Gelenke beschränkt. Die Prognose ist in beiden Fällen infaust.

Pathologisch-anatomisch liegen die Veränderungen vorwiegend in den Weichteilen der Gelenke, es kommt hier zu Schrumpfungsprozessen ohne jede Exsudation, die nun sekundär mit Zerstörung des Knorpels und mit Knochendefekten einhergehen.

Im Röntgenbild ist das charakteristische Merkmal die hochgradige Knochenatrophie, die nicht nur die benachbarten Gelenkteile, sondern schließlich bei jahrelangem Bestehen des Leidens auch ganze Gliedteile ergreift. Alsdann ist die spongiöse Architektur fast vollkommen verschwunden. Von der Diaphyse steht nur noch ein schmaler, strichdünner Rand (ähnlich der Abb. 54).

Der Gelenkspalt ist durch Kapselschrumpfung und Knorpelschwund hochgradig verengt. Zacken- und Wulstbildungen fehlen meist. Schließlich treten Knochendefekte und fibrös-knöcherne Ankylosen auf, die einhergehen mit Luxationen, Subluxationen, Contracturen und Schaftverbiegungen, und die bei normaler Ein-

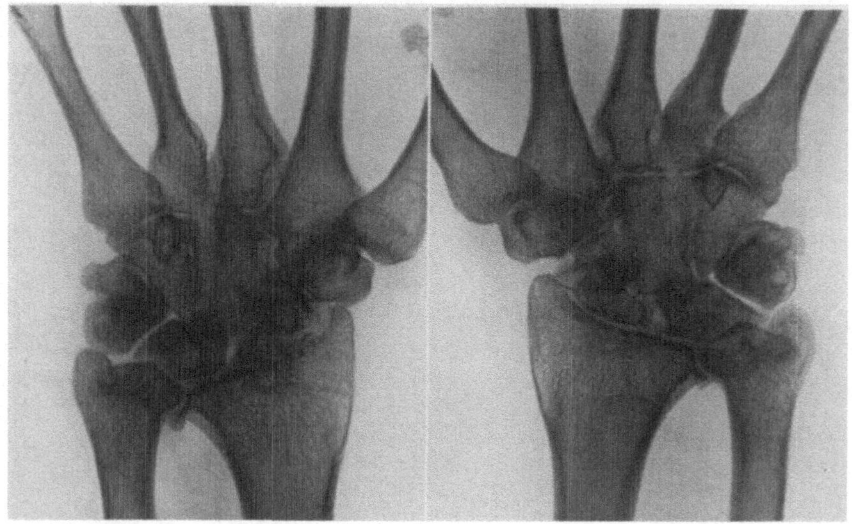

Abb. 255a und b. Fall wie Abb. 253 und 254, $3^1/_2$ Jahre später. Heilungstendenz.

stelltechnik infolge der unvermeidlichen Überschneidung von Gelenkteilen die Beurteilung des Röntgenbildes außerordentlich erschweren.

Das Krankheitsbild beginnt in den Fingergelenken und ist röntgenologisch in den letzten Jahren erschöpfend beschrieben von KIENBÖCK, NEURATH, DREESMANN und ALGYOGYI, ohne daß es den Autoren gelungen wäre, allein auf Grund des Röntgenbildes Anhaltspunkte für eine sichere Diagnose zu gewinnen.

Differentialdiagnostisch kommen nämlich in Betracht:

1. die Tuberkulose in ihrer multiplen Form. Gelenkoberflächenzerstörung, Ausgeschliffensein, Defekte und Atrophie passen durchaus zum Bild, nur stellt klinisch der mächtige Schrumpfungsprozeß, die multiplen Contracturen eine sehr seltene Erscheinung bei der Tuberkulose dar. In Betracht zu ziehen ist ferner

2. die gonorrhoische Arthritis, die aber meist unter wesentlich stürmischeren Symptomen beginnt und in wenigen Wochen und Monaten entweder zur vollkommenen Wiederherstellung oder zur Ankylose führt. In der Art, daß sie schubweise immer mehr Gelenke des Körpers ergreift, ist die Arthritis Go. unbekannt. Auch sprechen die Veränderungen in den Fingergelenken in gewissem Grade

gegen Gonorrhoe, während sie bei dem primär-chronischen Gelenkrheumatismus durchaus charakteristische Merkmale aufweisen. Die Grundphalangen mit ihrer verbreiterten Basis umgreifen die atrophischen Köpfchen der Metacarpen, so daß, wie KIENBÖCK sich ausdrückt, die Köpfchen wie abgeschmolzen, wie „abgelutschte Zuckerstangen" aussehen, denen die Phalangen als breite Hütchen aufsitzen.

3. kommen in Betracht *endokrine Störungen* (Myxödem, Kretinismus), Mongolismus und *angeborene Allgemeinleiden* (Chondrodystrophie, Osteopsathyrose), zumal die infantile Form der chronischen Polyarthritis mit ähnlichen Deformierungen an den Diaphysen einherzugehen pflegt. Nur fehlen bei jenen Krankheiten die ausgesprochenen Gelenkveränderungen und die wichtigen anamnestischen Angaben über Beginn und Verlauf.

4. Die häufigste Verwechslung kommt wohl mit der Rachitis und Osteomalacie sowie mit der Lues vor. Heute läßt sich letztere mit Hilfe der Wassermannschen Reaktion erheblich schärfer umreißen, während bei den beiden ersten derart *vorherrschende Gelenkveränderungen* so gut wie *unbekannt* sind.

Weitaus häufiger als die atrophische ist die hypertrophische Form der primär-chronischen Arthritis. KÖHLER gibt das Verhältnis dieser zur atrophischen mit 40—50 : 1 an, wobei allerdings berücksichtigt werden muß, daß der primär-chronische Gelenkrheumatismus in seiner atrophischen infantilen Form nicht selten verkannt und als Tuberkulose, Lues oder kongenitale Mißbildung gedeutet wird.

Siehe weitere Abbildungen:

ALGYOGYI: Fortschr. a. d. Geb. d. Röntgenstr. Bd. 24, 1916/17, Taf. XXII, Abb. 1a—3a, Taf. XXIII: Infantile Polyarthritis chronica mit Hypoplasie der Röhrenknochen und Halswirbel. — AMELUNG: Ebenda Bd. 31, 1923/24, Taf. III, Abb. 1 und Taf. IV, Abb. 2—4: Primäre chronische Arthritis. — BORNSTEIN und PLATE: Fortschr. a. d. Geb. d. Röntgenstrahlen Bd. 18, 1911/12, Taf. XII, Abb. 3—5: Arthritis bei Preßlufterkrankung. — DREESMANN: Mitt. a. d. Grenzgeb. d. Med. u. Chirurg. Bd. 18, S. 832—833, 1908, Abb. 2—3: Chronische Polyarthritis. — JACOBSOHN: Ebenda Bd. 20, 1909, Abb. 2—11: Arthritis hypertrophicans, Knie, Fuß, Hüfte; S. 783—784, Abb. 12—13: Arthritis atrophicans, Knie, Hand. — KIENBÖCK: Fortschr. a. d. Geb. d. Röntgenstr. Bd. 23, 1915/16, Taf. XIII, XIV, Abb. 1 bis 15: Infantile chronische Polyarthritis. — Ders.: Ebenda Bd. 30, S. 261—262, 1922/23, Abb. 12—13: Infantile Polyarthritis chronica, Skizzen; Taf. I: Beide Hände, beide Füße, Unterarme und Knie.

IV. Arthritis chronica deformans.

a) Primäre Form.

Klinisches: Der Beginn ist durchaus schleichend. Rasche Ermüdung, leichtes Knarren oder mäßige Schmerzen im Anfang des Gehens sind von leichter Schwellung oder geringem Erguß gefolgt. Nicht selten wird ein Trauma in der Vorgeschichte als Ursache der Erscheinungen angeschuldigt. Charakteristisch ist nun der weitere Verlauf. Teils schubweise, teils schleichend nehmen die Beschwerden zu. Nach Monaten und Jahren wird die Gelenkfunktion immer mehr eingeengt, gleichzeitig macht sich auch in den Umrissen die zunehmende Deformierung bemerkbar.

Die Krankheit betrifft vorwiegend das höhere, selten das mittlere Alter und wird vor allem in den Gelenken beobachtet, die statisch-mechanisch die größte Abnutzung erfahren, in erster Linie also Kniegelenk, dann Hüft-, Ellenbogen-, Schultergelenk.

Pathologisch-anatomisch ist zu unterscheiden zwischen der *Arthritis chronica deformans*, wie sie *primär* und meist an mehreren Gelenken ohne erkennbare Ursache auftritt, und derjenigen, die sich *sekundär* sowohl im Anschluß an *Traumen* als auch an Gelenkveränderungen der schon besprochenen Art entwickelt (*sekundär-chronische Gelenkentzündungen*).

Auslösend scheint für das Gesamtbild der primären Arthritis deformans eine Knorpelnekrose zu sein. Jedenfalls sprechen POMMER und AXHAUSEN die Knorpeldegeneration als das Primäre an. Erweichung und Auffaserung des Knorpels führen schließlich zu Erweichungshöhlen, zum völligen *Schwund*, zur Knorpelusur.

Die sekundär auftretenden Wucherungsvorgänge äußern sich vor allem in der Randwulstbildung, die in der Auffassung POMMERS vorwiegend vom subchondralen Markgewebe ihren Ursprung nimmt und die ausgelöst wird durch den Fortfall des gegenüber mechanischen Einflüssen schützenden Knorpels. Die Randwülste bilden glatte, mit Knorpel überzogene, wie gegossen aussehende Höcker, die sich am Gelenkrande finden und nach POMMER für die Diagnose Arthritis deformans ausschlaggebend sein sollen.

Wucherungsvorgänge sind auch an der Gelenkkapsel zu beobachten. Ohne daß es zu erheblichem Erguß kommt, macht sich eine Verlängerung der Zotten bemerkbar, die sich nun einerseits abschnüren und zu freien Gelenkkörpern werden können — schließlich auch knorpelige Einlagerungen erhalten —, andererseits mit dem Hineinwachsen von Fettgewebe einen papillomatösen Bau annehmen und nun zur Entstehung des Lipoma arborescens führen.

Neben den Wucherungsvorgängen treten die atrophisch-resorptiven in den Hintergrund. Am Knochen machen sie sich sehr bald, nachdem die Knorpelusuren entstanden sind, in Form einer lokal auftretenden lacunären Resorption bemerkbar. Das Knochenmark wandelt sich fibrös-schleimig um. Es bilden sich kleinste Cysten.

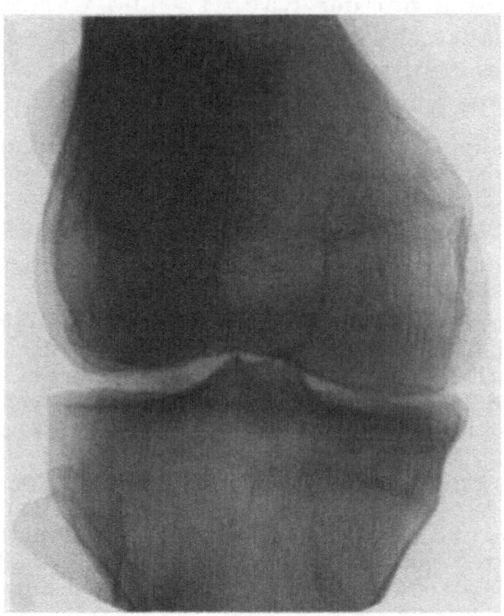

a

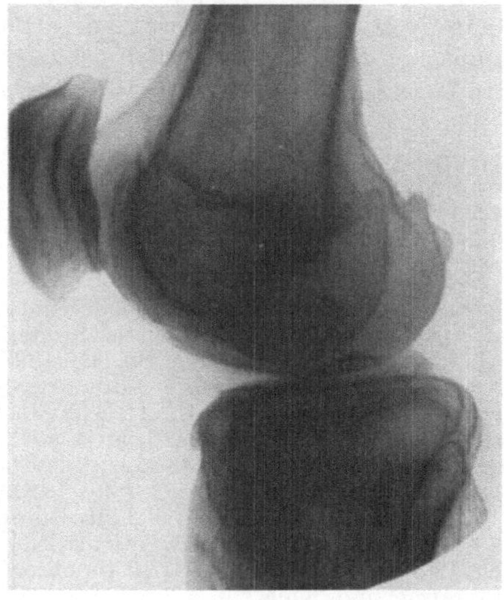

b

Abb. 256a und b. Arthritis deformans bei einem 51jährigen. Beginn vor $1/4$ Jahr. Randwulst-, Zackenbildung, unregelmäßige Gelenk- und Patellakonturen. Beginnende Atrophie.

Die Abbauprozesse am Knochen setzen die Widerstandsfähigkeit der Gelenkflächen herab. Auch im knöchernen Teil schleifen sich die Gelenkflächen aus. Sie werden platt oder zusammengedrückt. Hinzu kommt eine allgemeine Atrophie der Gelenkenden, die sich mit zunehmender Inaktivität ebenfalls einstellen kann (selten).

Alle diese Vorgänge wie Abnutzungen, Abschleifungen am Knorpel, regenerative Wucherungen ohne wesentliche Atrophie, ohne Entzündung stimmen nicht mit der Bezeichnung Arthritis überein. FR. MÜLLER spricht deshalb von einer Arthropathia oder Osteoarthrosis deformans, BENEKE von einer hypertrophierenden Arthronosis.

Eine Sonderstellung beansprucht der deformierende Prozeß an der Wirbelsäule (Spondylitis deformans). Jenseits der 50 Jahre ist dieser sehr häufig. Die Elastizität der Zwischenwirbelscheiben nimmt ab. Damit ist der Knochen starken traumatischen Einwirkungen ausgesetzt. Er beginnt zu wuchern, überragt zunächst dornartig die Bandscheibe, überbrückt sie schließlich spangenförmig, um in schwersten Fällen die Vorderseite der Wirbelsäule zu bedecken, als ob sie mit einer starren Masse übergossen wäre. Die Bandscheiben bleiben lange erhalten, die Wirbelkörper dagegen sind infolge der Osteoporose deutlich abgeflacht.

Wesensverwandt ist die Spondylarthritis ankylopoetica (FRAENKEL) mit ihren beiden Abarten, dem BECHTEREWschen und dem STRÜMPELL-MARIEschen Typ, die auch in jungen Jahren beobachtet werden. Rein klinische Unterschiede wie deszendierender Verlauf und ausschließlicher Sitz an der Wirbelsäule bei der ersteren oder aszendierender Verlauf mit Beteiligung der großen Körpergelenke bei der letzteren werden vom Pathologen nicht anerkannt. Konstant findet sich eine Ankylosierung, besonders der kleinen Gelenke einschließlich der costo-vertebralen und costo-transversalen, zu denen sich breite Spangen zwischen den Wirbelkörpern hinzugesellen.

Eine Abart der Arthritis deformans, das sogenannte Malum senile (nach KAUFMANN Arthritis chronica ulcerosa sicca) nimmt eine Ausnahmestellung ein. Die Wucherungsvorgänge sind nur in ganz geringem Maße ausgebildet, hingegen treten die atrophischen Veränderungen in den Vordergrund. Am häufigsten ist das Hüftgelenk befallen, dann das Knie, in weitem Abstand folgen Schulter-, Ellenbogen-, Fingergelenke. Es handelt sich um eine rein senile Erkrankung. Der Unterschied gegenüber der Arthritis deformans ist nur ein gradueller.

Als *Ursache* für die sogenannte spontane oder primäre Arthritis deformans werden arteriosklerotische Veränderungen der Gefäße, auch statische Verhältnisse (PREISER, Inkongruenz der Gelenkflächen) und konstitutionelle Disposition angeführt. Morphologische Unterschiede sind zwischen der primären und der sekundären Arthritis deformans nicht vorhanden.

Röntgenbild: Bei den wenig ausgeprägten klinischen Symptomen wird das Röntgenbild gerade im Anfangsstadium sehr häufig zu Rate gezogen. Die Erscheinungen im Bilde sind die im allgemeinen Teile geschilderten der Arthritis überhaupt. Sie äußern sich in feinsten spitzen Zacken an den Gelenkvorsprüngen sowie in Osteophyten und Wucherungsvorgängen an den Gelenkrändern (Randwülste im Sinne POMMERS, Abb. 256a und b). Die Gelenkkanten zeigen ein Mehr an Knochen. Sie wachsen lippenförmig aus und krempeln sich wulstig um. Schließlich kommt es zu hochgradigster Deformierung auch der benachbarten Knochenteile, so daß die Gelenkflächen Pilzhutform annehmen. Das Auftreten subchondraler Aufhellungen (Cysten ZIEGLERS) und freier Gelenkkörper vervollständigt das Bild (Abb. 254, 255).

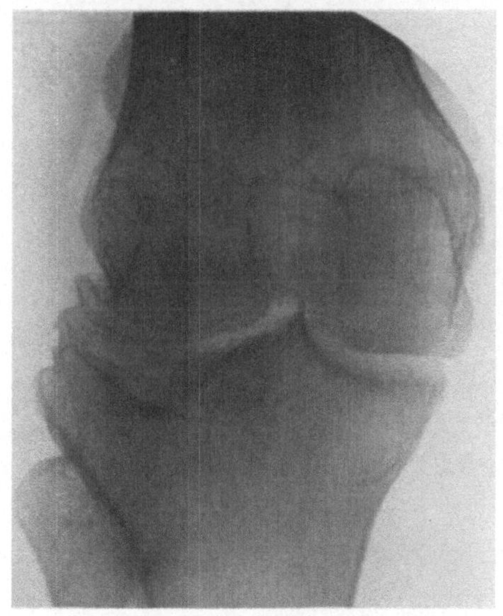

Abb. 257. Arthritis deformans bei einer 59jährigen nach alter Fraktur des äußeren Condylus.

Bei allen diesen Veränderungen ist von einem erheblichen Kalksalzschwund in keinem Stadium die Rede. Erst eine länger dauernde Bewegungsbeschränkung kann diesen hervorrufen. Im Gegenteil ist mit dem Vorherrschen der Wucherungsvorgänge viel häufiger eine ungleichmäßige Verdichtung der ganzen Knochenstruktur oder herdweise Überlagerung durch die mächtigen Randwülste verbunden.

Hand in Hand mit diesen schwersten Veränderungen geht die Umwandlung des Gelenkspaltes, der im allgemeinen schmäler, zum Teil asymmetrisch wird und deutliche Schliffflächen aufweist, sobald mit einseitiger Knorpelusur sich auch die gegenüberliegende Gelenkfläche den Formveränderungen anpaßt (Abb. 257).

Wichtig ist der Nachweis freier Gelenkkörper, der dem Röntgenbilde vorbehalten bleibt, was Lokalisation und Zahl der Körper anbelangt. Die Gebilde können rund und höckerig begrenzt sein, kalkfleckige oder auch knöcherne Struktur aufweisen und ansehnliche Größe und Zahl erreichen (siehe auch Anhang).

Am deformierenden Prozeß nehmen auch benachbarte Sesambeine (Fabella, Abb. 39 u. 40) und Schleimbeutel teil, indem sich Verkalkungen und Verknöcherungen an und in diesen zeigen, deren Abgrenzung gegenüber freien Gelenkkörpern nur nach sorgfältiger anatomischer Prüfung und Lagebestimmung gelingt.

An einigen Gelenken greift die Deformierung in typischer Weise auf die ganze Metaphyse, ja sogar auf Schaftteile über. So kommen Bilder zustande, die aussehen, als ob der Knochen weich geworden und um die Metaphyse herumgeflossen wäre (Abb. 258). An der Hüfte wird außerdem der Schenkelhals im Sinne der Coxa vara (Folge der Belastung) verbogen (Abb. 259).

Nur selten ist der Endzustand der Arthritis deformans eine echte Ankylose, die sich im Röntgenbild in Form mächtiger Knochenwucherungen und Verdichtungen im ehemaligen Gelenkgebiet kundtut. Viel häufiger bleibt trotz klinischer Ankylose noch jahrelang der Gelenkspalt angedeutet, indem die Verknöcherungen vom Gelenkrande aus das eigentliche Cavum überbrücken und derart ankylosierend wirken (Abb. 260).

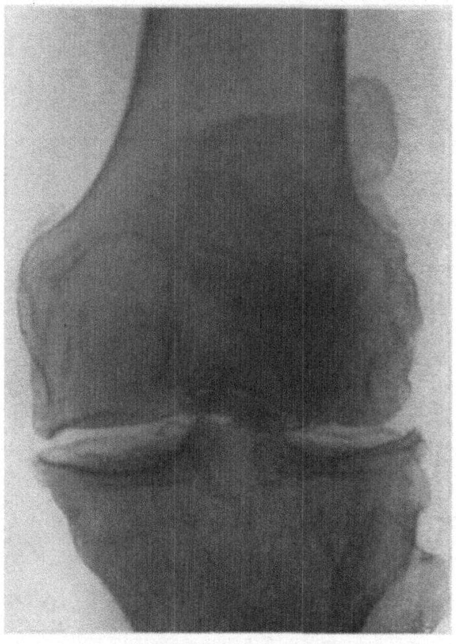

a

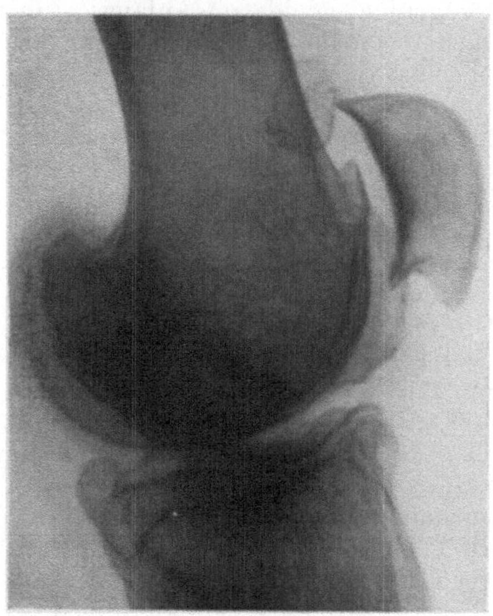

b

Abb. 258a und b. Sekundäre Arthritis deformans bei einem 40jährigen nach innerer Knieverletzung, die 21 Jahre zurückliegt. Charakteristisch sind die lang ausgezogenen Gelenkkanten auch am hinteren Condylus. Deutlich werden die freien Gelenkkörper, der eine am oberen Rand der Patella, der andere am unteren. Ein dritter findet sich im hinteren Gelenkcavum oberhalb der Tibia. Beachtenswert ist außerdem die schalige Verdickung, die dem medialen Condylus am sehnigen Ansatz der Adduktoren aufliegt. (STIEDA.)

Im übrigen ist das Bild der Arthritis deformans in ausgeprägten Fällen so charakteristisch, daß es auf Grund der pathologisch-anatomischen Kenntnisse auch dem Anfänger leicht gemacht wird, an Hand des Röntgenbildes die richtige Diagnose zu stellen. Schwierig ist nur die Erkennung der Anfangs- und Übergangsstadien. Ganz allgemein gesagt, hat hier das Bild wenig Charakteristisches für die primäre Arthritis deformans, so daß eine exakte Diagnose nur im Hinblick auf die genaueste Anamnese und den klinischen Befund möglich ist.

Auch die Diagnose Spondylitis deformans gelingt im Röntgenbild auf Grund der multiplen Vorsprünge und Spangenbildungen nach dem im pathologisch-anatomischen Teil Gesagten leicht (Abb. 261). Störend wirkt nur die schwierige Darstellbarkeit der Wirbelsäule an sich (2 Ebenen sind unbedingt erforderlich) sowie die oft vorhandene senile Osteoporose mit starker Verschmälerung der Körper. Kleine Zacken an den Wirbelecken sind dabei jenseits des 40. Lebensjahres als Alterserscheinungen anzusehen.

Breite Verknöcherungen, die sich auf große Teile der Wirbelsäule erstrecken und diese in eine wenig differenzierte Knochensäule verwandeln, sichern beson-

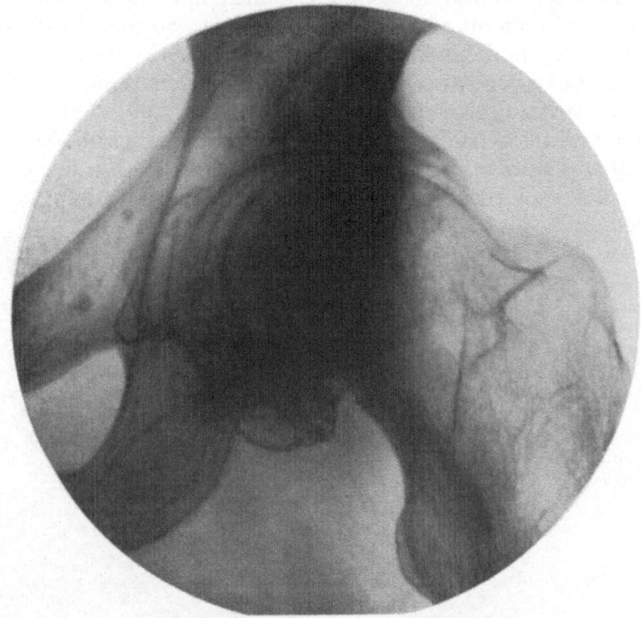

Abb. 259. Arthritis deformans der Hüfte bei einem 53jährigen mit deutlicher Verschmälerung des Gelenkspaltes; starke Spangen und Wülste am oberen und unteren Pfannenrande. Deutliche Atrophie außerhalb des Pfannengebietes und Beckenflecke im Bereich des horizontalen Schambeinastes. Außerdem Verbiegung des Schenkelhalses im Sinne der Coxa vara. Die gleichen Veränderungen bestehen im rechten Hüftgelenk.

ders bei jüngeren Kranken die Diagnose Spondylarthritis ankylopoetica (Abb. 262). Ihre Anfänge lassen sich mit Schrägaufnahmen zuweilen gut in den kleinen Wirbelgelenken nachweisen.

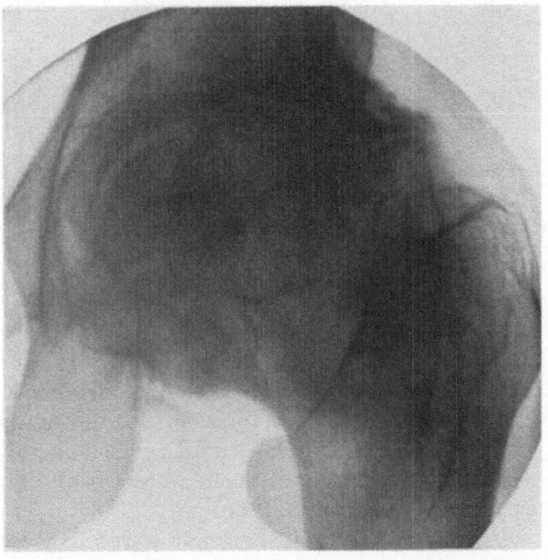

Abb. 260. Arthritis deformans der linken Hüfte bei einem 49jährigen mit fast aufgehobenem Gelenkspalt. Starke Verdichtung des Pfannen- und Kopfgebietes mit fleckiger, unregelmäßiger Struktur und weit ausgezogenem oberen Pfannenrande.

Differentialdiagnostisch kommt im Anfangsstadium eine schleichend verlaufende Tuberkulose in Betracht. Für Arthritis spricht das Fehlen von Atrophie. Auch bei der Tuberkulose können Randwülste und Zacken vorkommen. Allerdings ist die kräftige lippenförmige Verlängerung, die wulstige Umkrempelung der Gelenkkante, das Mehr an Knochen bei der Tuberkulose selten so ausgeprägt vorhanden und meist nur in Ausheilungsstadien oder bei ganz chronisch verlaufenden Fällen, also Jahre nach dem Beginn der Krankheit, nachweisbar (vgl. Abb. 279 u. 282). Zu wenig bekannt sind die subchondralen Erweichungsherde, die gern trotz ausgeprägter Arthritis deformans als Tuberkulose gedeutet werden (Abb. 254 u. 174).

Die allzu bekannten. röntgenologisch so scharf umrissenen Merkmale der Arthritis deformans verleiten oft zur falschen Diagnose. So werden die Gelenklues mit ihrer fehlenden Atrophie und ihren sekundär-arthritischen Veränderungen sowie die Arthropathie bei Tabes und Syringomyelie in ihren Anfängen gern für eine Arthritis deformans gehalten (Abb. 283—286 u. 290). Auch das Blutergelenk und die Zustände nach Gelenkverletzungen (Abb. 58 u. 59) können zu diesem Irrtum Veranlassung geben.

Umgekehrt ist die Diagnose Gicht statt Arthritis deformans sehr beliebt bei Zacken und Randwülsten im Bereich des Großzehengelenks (Abb. 268).

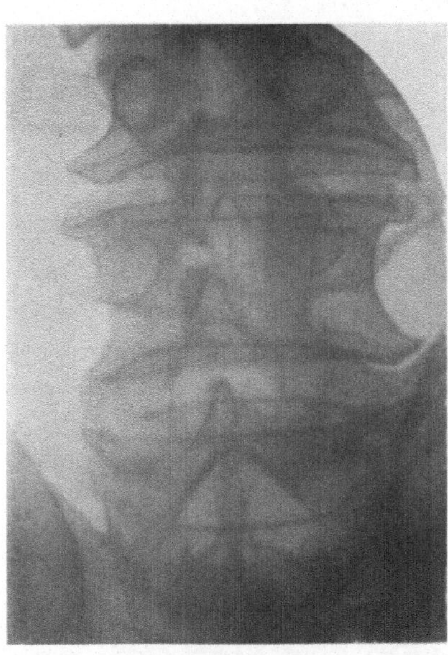

Abb. 261.

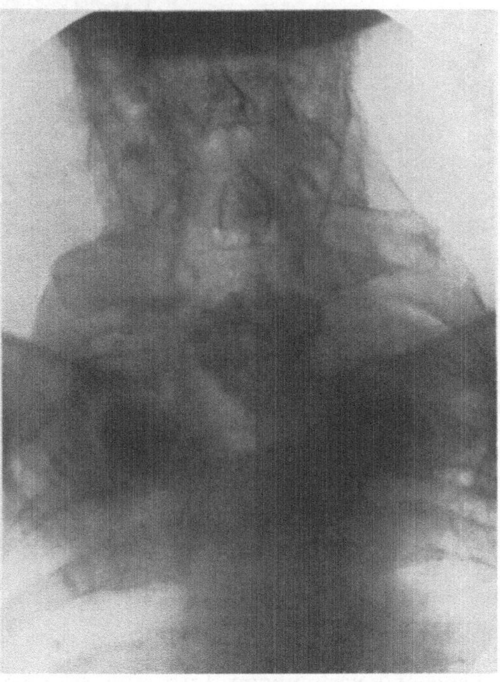

Abb. 262.

Abb. 261. Spondylarthritis deformans bei einer 74jährigen. Die Zwischenwirbelscheiben sind in normaler Breite erhalten. An den Rändern lippenförmige Umkrempelung. Teils beginnen Spangen, teils Vorstufen dieser in Form spitzer Ausziehungen sich zu zeigen.

Abb. 262. Spondylarthritis ankylopoetica bei einer 57jährigen. Die ganze Halswirbelsäule ist in eine wenig differenzierte Knochenmasse verwandelt. Auch an den Rippenansätzen fließende Übergänge. Aufhellung in der Mitte, durch Trachea. Über dem Schlüsselbein schwebend, in der Mittellinie, verkalkter Strumaknoten.

b) Sekundäre Arthritis deformans.

Nach den klinischen und pathologisch-anatomischen Vorbemerkungen unter a läßt sich zwischen der primären und der sekundären Form meist nur mit Hilfe einer sorgfältig aufgenommenen Vorgeschichte eine Grenze ziehen. Morphologisch ist jedenfalls die sekundäre Arthritis deformans, wie sie im Anschluß an entzündliche, traumatische, nervöse und statische Einflüsse aufzutreten pflegt, der primären durchaus ähnlich.

Praktisch ist deren Abgrenzung weniger bedeutungsvoll, prognostisch höchstens insofern, als die sekundäre im allgemeinen monartikulär aufzutreten pflegt und auch monartikulär bleibt, während die primäre Arthritis deformans nacheinander mehrere Gelenke befällt und fast immer in Gelenkversteifung übergeht.

Man muß sich demnach hüten, gleich die geringsten, chronisch-arthritischen Gelenkveränderungen im Bilde als deformierende anzusprechen, wie das an Hand von Röntgenbildern nur allzuoft geschieht. Die Diagnose Arthritis deformans ist nur statthaft entweder in ausgeprägten Fällen, wenn es sich wirklich um Deformierungen der gesamten Gelenkenden handelt, oder wenn Altersveränderungen oder primär-chronische Arthritis (hypertrophische Form) und sekundär-chronische Arthritis auszuschließen sind.

Über Arthritis deformans bei *Jugendlichen* siehe Osteochondritis dissecans (König), Osteochondritis deformans (Perthes), sowie sekundär-chronische Arthritis.

Siehe weitere Abbildungen:

Engelmann: Fortschr. a. d. Geb. d. Röntgenstr. Bd. 28, 1921/22, Taf. XXIV, Abb. 1—4, Taf. XXV, Abb. 5: Arthritis deformans im Großzehengrundgelenk. — Gocht: Handb. d. Röntgenlehre S. 377, 1918, Abb. 254: Arthritis def. des Kniegelenkes. — Fränkel: Fortschr. a. d. Geb. d. Röntgenstr. Bd. 7, 1903/04, Taf. VIII, Abb. 1—7: Spondylitis chronica ankylopoetica; Taf. IX: Spondylitis deformans. — Ders.: Ebenda Bd. 11, 1907, Taf. XII, XIII: Spondylitis ankylopoetica. — Kappis: Dtsch. Zeitschr. f. Chirurg. Bd. 142, S. 183ff., 1917, Abb. 1—40: Arthritis deformans. — Krebs: Fortschr. a. d. Geb. d. Röntgenstr. Bd. 25, 1917/18, Taf. XIX—XXII: Osteoarthritis deformans. — Perthes: Dtsch. Zeitschr. f. Chirurg. Bd. 107, 1910, 16 Abbildungen und Skizzen: Arthritis deformans. — Plate: Fortschr. a. d. Geb. d. Röntgenstr. Bd. 16, 1910/11, Taf. XXV, Abb. 5—6: Spondylitis deformans. — Simmonds: Ebenda Bd. 7, 1903/04, Taf. VI—VII: Spondylitis deformans in Sägeschnitten. — Wilms: Ebenda Bd. 3, 1900, Taf. VII, Abb. 1—3: Arthritis deformans der Hüfte und des Knies.

Anhang.

Osteochondritis dissecans.

Das von König aufgestellte Krankheitsbild verdient im Anschluß an die Arthritis deformans abgehandelt zu werden, da sich beide in den Endstadien gleichen und besonders ein Punkt gewisse Parallelen erkennen läßt, nämlich die Bildung der freien Gelenkkörper, der sogenannten Gelenkmäuse.

Klinisch treten schleichend in der Adoleszenz, seltener im 3. Dezennium und vorherrschend bei Männern Bewegungsbeschränkung, Knarren oder plötzliche Schmerzanfälle auf, die nicht selten mit einem Fall oder Stoß in Zusammenhang gebracht werden. Fast immer sind Ellenbogen oder Kniegelenk betroffen.

Pathologisch-anatomisch beginnt die Osteochondritis dissecans mit einer flächenhaften Knorpelnekrose, die im Ellenbogengelenk an der Eminentia capitata, am Kniegelenk vorwiegend am Innenrande des medialen Condylus femoris sitzt. Der flache oder auch keilförmige Herd demarkiert sich und sieht nun einer Absprengung oder Aussprengung in diesen von Traumen außerordentlich häufig heimgesuchten Gelenken sehr ähnlich.

So ist es nicht verwunderlich, wenn Barth, Kappis, Roesner und Sommer dem Trauma für die Entstehung der spontanen Chondrolyse eine hervorragende Bedeutung beimessen, während ihm nach Axhausen nur eine sekundäre Rolle zukommt. Nach diesem Autor soll die Lösung des Knorpels durch eine embolisch-mykotische Nekrose hervorgerufen sein, deren Ursache aber bisher unbekannt ist.

Fromme möchte den keilförmigen primären Herd als Folge einer Umbauzone im Sinne Loosers aufgefaßt wissen. Die mechanischen Vorbedingungen scheinen bei dem typischen Sitz erfüllt. Da aber schließlich jeder Mensch das Knie am medialen Condylus femoris besonders beansprucht, ohne eine Osteochondritis oder Umbauzone zu bekommen, muß die weitere Vorbedingung eine verminderte Widerstandsfähigkeit des Knochens sein. Fromme erblickt diese in rachitischen Veränderungen.

Das weitere Schicksal des Herdes ist nun folgendes: Die flächenhafte Nekrose löst sich ab und bleibt als freier Körper in der Gelenkhöhle liegen. Der knöcherne Anteil wird nach Bier teils von der Synovia aufgelöst, teils überziehen sich die wunden Flächen mit Faserknorpel, so daß nach dem Abschleifen oder dem Abbau aller Ecken und Kanten rundlich glatte bis ovale Gebilde zurückbleiben, die entweder rein knorpelig angelegt sind oder noch einen knöchernen Kern besitzen.

Schon während dieser Mausbildung können aber im Gelenk arthritische Veränderungen auftreten, die der Arthritis deformans außerordentlich ähnlich sehen. Auch bei dieser entstehen Corpora mobilia, nur mit dem einen Unterschiede, daß Zahl und Größe der freien Gelenkkörper bei der Osteochondritis dissecans immer noch stärker hervortreten als bei der Arthritis deformans.

Die Gelenkmaus ist demnach das Charakteristische bei der Osteochondritis dissecans (KÖNIG). Infolgedessen hat sie auch den Anstoß dazu gegeben, den weiteren Entstehungsmöglichkeiten solcher Gelenkmäuse nachzugehen. Nach KAPPIS kommen dafür in Betracht:

1. das Trauma,
2. die Osteochondritis dissecans,
3. die Arthritis deformans,
4. Kapselgeschwülste (Chondrome),
5. Körperbildungen in Schleimbeuteln, die mit dem Gelenk in Verbindung stehen,
6. abgesprengte intraartikuläre Exostosen, Randwülste.

Zu 1: Traumatisch gelöste Gelenkteile heilen weit eher an, als daß sie sich allmählich in einen freien Gelenkkörper umwandeln.

Zu 3: Bei der Arthritis deformans können sich freie Gelenkkörper auch aus abgebrochenen Randwülsten oder aus Gelenkzotten entwickeln, wobei die letzteren knorpelige Einlagerungen erhalten. Diese Art maulbeerförmiger Mäuse, aus hyalinem, gelapptem Knorpel bestehend, finden sich oft in äußerst großer Zahl. — BERRY fand in einem Kniegelenk 1047 Mäuse.

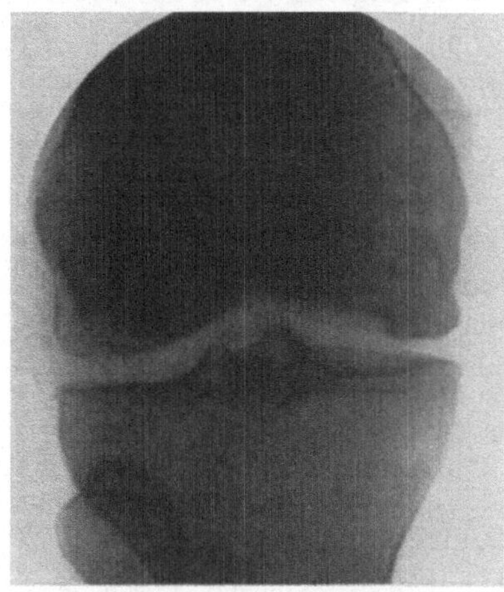

Abb. 263. Osteochondritis dissecans bei einem 19jährigen. Schmerzen und Erguß im Knie sollen erst seit 4 Tagen bestehen. Im Bilde ältere Veränderungen im Sinne kleinster Zacken an der Eminentia, flachschaliger Defekt am medialen Condylus femoris. Altes Bett der Keilnekrose (Doppelkontur). Kein freier Gelenkkörper sichtbar.

Zu 4—6: Ähnlich verläuft die Entstehung aus Knorpelgeschwülsten, die von der Gelenkkapsel ausgehen. Man spricht hier gern von einer Chondromatose (siehe diese). Solche Gelenkmäuse sind jedoch bei der Seltenheit der Kapselchondrome Einzelbeobachtungen (vgl. Geschwülste), ebenso wie jene, die sich in Schleimbeuteln oder im Anschluß an intraartikuläre Exostosen entwickeln.

Im Röntgenbild werden die Anfänge der Gelenkmausbildung leicht übersehen. Nur in günstiger Projektionsebene, nämlich dann, wenn die keilförmige oder flachschalige Randnekrose im Profil getroffen wird, demarkiert sich die Knorpelknochenzone durch eine feine frakturähnliche Linie, was meist von einer leichten Unregelmäßigkeit der Gelenkgrenze, einem *Eingesunkensein* der nekrotischen Partie begleitet ist.

Dem Umbau oder der Auslösung des Herdes folgt alsbald die Vernarbung des alten Bettes, die sich noch lange Zeit in Form einer Delle am inneren Condylus femoris oder an der Eminentia capitata bemerkbar macht. Diese Delle ist für die Diagnose Osteochondritis entscheidend (Abb. 263). Aber schon während des nekrotischen Stadiums kommt es zu sekundären Gelenkveränderungen in Form kleinster Zacken, die bei dem Fortbestehen des Leidens sich immer deutlicher ausprägen und neben der großen Zahl freier Gelenkkörper sekundär das Krankheitsbild beherrschen (Abb. 264a—b).

Nun kann man aber im Röntgenbilde Gelenkmäuse, denen ein knöcherner Kern fehlt, oder die in sekundärer Umwandlung des knöchernen Anteils beraubt sind, überhaupt nicht nachweisen, es sei denn mittels Lufteinblasung oder bei zufällig günstigster Projektion mit weicher Aufnahme. Das Fehlen von Gelenkmäusen im Bilde schließt deshalb noch nicht die Diagnose Osteochondritis aus.

Andererseits darf nicht jeder mausähnliche Schatten in Gelenknähe gleich als „Corpus liberum" bezeichnet werden. Die Diagnose freier Gelenkkörper wird wahrscheinlich, wenn beide Bilder (in zwei Ebenen) erkennen lassen, daß der Schatten dem Bereich der Gelenkhöhle angehört. Röntgenologisch sichergestellt ist jedoch eine Gelenkmaus erst dann, wenn diese sich sichtbar verschieben läßt (Kontrollaufnahme, Durchleuchtung).

Auf zwei Dinge betreffend Gelenkmäuse muß noch besonders hingewiesen werden. Erstens verändern die Corpora mobilia ihre Gestalt, sie wachsen und nehmen an arthritischen Umwandlungen teil, indem sie zackig-höckerige Oberflächen von oft phantastischer Form annehmen (Abb. 265a u. b). Zweitens läßt sich ihre große Zahl nicht mit der angeführten primären Bildungsstätte vereinbaren,

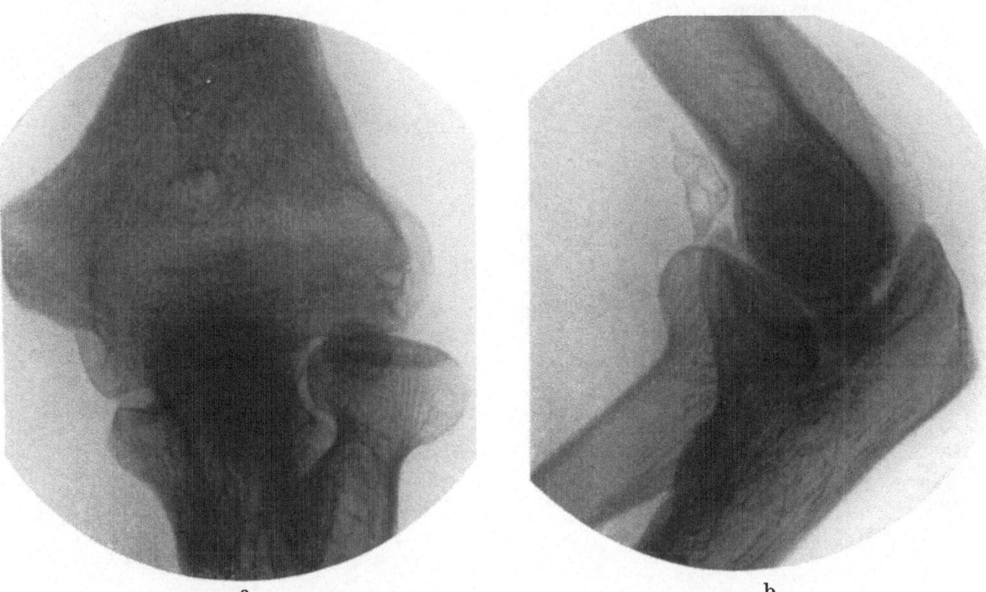

Abb. 264a und b. Osteochondritis dissecans bei einem 49jährigen. Das Leiden wird erst seit 4 Wochen im Anschluß an eine plötzliche Einklemmung bemerkt. Im Bilde alte Veränderungen im Bereich der Eminentia capitata, scharf abgegrenzte cystische Aufhellung, leichte Abflachung, Gelenkzacken, die auch im übrigen Gelenkteil, besonders zwischen Radiusköpfchen und Ulna, deutlich werden. Zwei auf Gelenkkörper verdächtige Schatten sind sichtbar, der eine von tiefer Schattenbildung im hinteren Gelenkcavum, hinter dem Radiusköpfchen liegend (später operativ entfernt), der andere zart sich abzeichnend, vorn als Fortsetzung des Proc. coronoideus erkennbar. Der Lage und dem Operationsbefund nach muß es sich hier um Verknöcherungen im Kapselansatz handeln.

denn mehr als ein vernarbter oder abgeflachter Gelenkteil ist im osteochondritisch erkrankten Gelenke selten vorhanden. Demnach müssen die freien Gelenkkörper, sekundär ausgelöst durch den primären Reiz, noch andere Bildungsstätten gefunden haben (Gelenkzotten, Abbruch von Randwülsten).

Differentialdiagnostisch wichtig ist im Anfang die Abgrenzung gegenüber traumatischen Schädigungen des Gelenkes. Gelingt es, eine frische Fraktur nachzuweisen oder den freien Gelenkkörper als kantig, zackig darzustellen, so wird sich meist auch das dazugehörige Bett auffinden lassen (Abb. 9). Liegt dagegen das Trauma jahrelang zurück, so daß das Röntgenbild nur arthritisch deformierende Prozesse einschließlich der Gelenkmäuse wiedergibt, so gleichen sich die Röntgenbilder der Osteochondritis dissecans und der posttraumatischen Arthritis deformans auf ein Haar. Allerdings sollten Alter und Vorgeschichte gebührend berücksichtigt werden, da bekanntlich die Osteochondritis dissecans vorherrschend in der Adoleszenz bei Männern aufzutreten pflegt.

Gerade dieser Umstand ist auch entscheidend für die Abgrenzung gegenüber der primären Arthritis deformans, die im jugendlichen Alter unbekannt ist und im Röntgenbild von Anfang an die hypertrophischen Vorgänge wie Zacken, lippenförmige Verlängerung und wulstige Umkrempelung der Gelenkkanten in den Vordergrund treten läßt. Demgegenüber ist das Bild der Osteochondritis dissecans wenigstens in den ersten Jahren der Krankheit deutlich zu unterscheiden. Die Gelenkkörper beherrschen das Feld, die sekundär-arthritischen Veränderungen bleiben gering. Jahrelang verrät sich der primäre Herd als usurierte, höckerig-vernarbte Delle. Die Knochenstruktur bleibt normal, subchondrale Erweichungsherde (Cysten) fehlen.

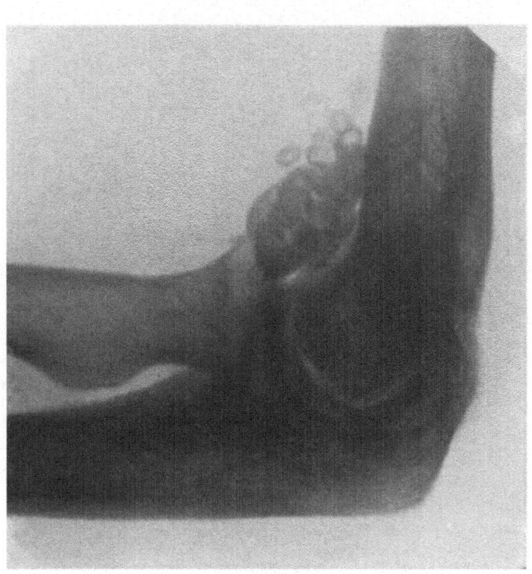

a

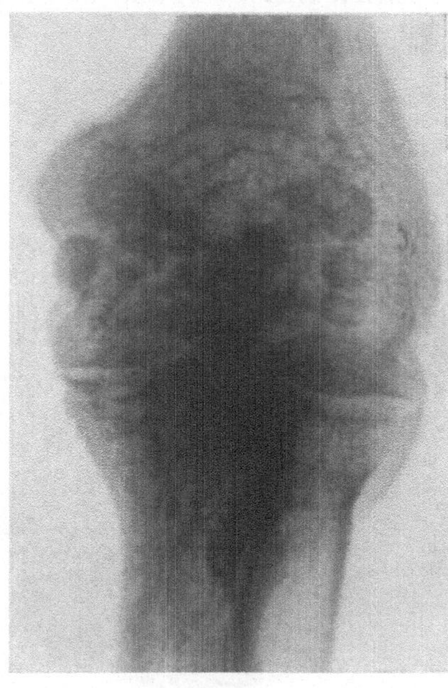

b

Abb. 265a und b. Osteochondritis dissecans bei einem 38jährigen, 10 Jahre nach Beginn. Außer dem Konvolut von gelenkkörperähnlichen Schatten im vorderen Gelenkabschnitt sind auch gegenüber der Trochlea entsprechende Schatten erkennbar. Gelenkspalt im allgemeinen deutlich verschmälert, die arthritischen Veränderungen sind jedoch verhältnismäßig gering.

Besonders wichtig ist aber die Abgrenzung gegen *entzündliche Prozesse*, vor allem gegen die Tuberkulose. Hier muß man in erster Linie auf die Knochenstruktur, auf das Bild als Ganzes achten. Eine monate- und jahrelang bestehende Tuberkulose bewirkt fast ausnahmslos Umwandlungen im Kalkgehalt, Vergröberungen der Struktur, Atrophie und periostale Anlagerungen an der Metaphyse, denen gegenüber arthritische Veränderungen ganz in den Hintergrund treten (Abb. 5 u. 276). Der primäre Herd bei der Osteochondritis dissecans, der in seiner Form einem tuberkulösen Sequester ähnlich sieht, ist beträchtlich kleiner, *randständig*. Nur selten wird ein tuberkulöser Sequester in solcher Schärfe sichtbar. Auch fehlt in dessen Umgebung nie die lokale Atrophie.

Siehe weitere Abbildungen:

Axhausen: Arch. f. klin. Chirurg. Bd. 104, S. 594—607, 1914, Abb. 3a—b; Abb. 8a—c: Osteochondritis dissecans des Kniegelenkes, Skizzen; Abb. 9a—c: Röntgenbilder. — Preiser: Zeitschr. f. orthop. Chirurg. Bd. 25, S. 391ff., 1910, 32 Abbildungen über Osteochondritis dissecans. — Reichmann: Fortschr. a. d. Geb. d. Röntgenstr. Bd. 18, 1911/12, Taf. III, Abb. a: Gelenkmaus, besonders langgestreckte Form.

V. Gelenkgicht.

Klinisch bekannt ist der reguläre akute Gichtanfall mit lanzierenden und heftigen Schmerzen in bestimmten Gelenken, wobei das Großzehengelenk vorherrscht. Anschwellung, Rötung und nachträgliche Schmerzhaftigkeit für mehrere Tage weisen äußerlich auf die Vorgänge im Gelenk hin.

Auch polyartikulär kann die Gicht auftreten, dann meist in Form der irregulären chronischen Gicht, wobei es zu keinen ausgesprochenen Anfällen zu kommen braucht, dagegen die Gelenkveränderungen, Deformierungen das Krankheitsbild beherrschen.

Pathologisch-anatomisch versteht man unter der Gicht die wiederkehrenden, anfallsweise auftretenden Gelenkentzündungen, die einhergehen mit Harnsäureablagerungen in den Gelenken selbst oder in ihrer Umgebung (Gichtknoten, Tophi arthritici). Gleichzeitig ist der Purinstoffwechsel gestört, der Harnsäurespiegel im Blute erhöht. Die klinischen Symptome weisen auf Zeichen der Entzündung hin (Hyperämie, Schwellung, Exsudat).

Histologisch finden sich kristallinische Ablagerungen harnsauren Natrons in Knorpel, Knochen, Bindegewebe und in gelöster Form auch im Exsudat. Die weitere Ablagerung hat ein Ersticken, ein Erdrücktwerden des normal strukturierten Gewebes (Defektbildungen) zur Folge, wie sie vor allem an den Gelenkenden beobachtet werden.

Die harnsaure Diathese wird als ein vorwiegend konstitutionelles Leiden aufgefaßt, die im allgemeinen mit Fettsucht, Diabetes und schließlich auch mit Lithiasis einhergeht (Niere).

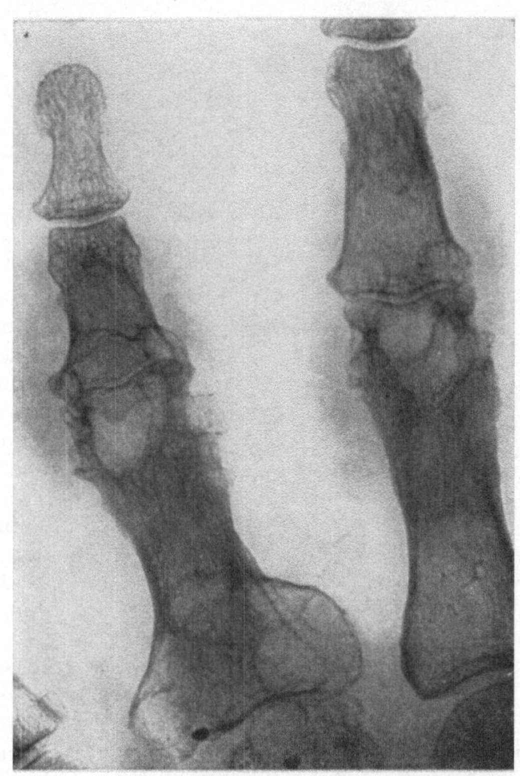

Abb. 266. Osteoarthritis urica (nach MUNK) an Zeige- und Mittelfingergelenken. Gelenkspalt frei. Knochenlücken durch Marktophi mit dichten Randzonen. Weichteilinfiltrate in der Umgebung.

Röntgenbild: Harnsäureablagerungen sind im Vergleich zum Knochen als strahlendurchlässig zu bezeichnen und erscheinen infolgedessen als *Aufhellungen*, die rundlich und mehr oder weniger scharf umgrenzt in der Nähe von Gelenkflächen liegen. Solche Tophi verhalten sich im Bilde durchaus charakteristisch, besonders wenn daneben die Gelenkflächen noch verhältnismäßig gut erhalten sind und Aufbauprozesse am Knochen fehlen (Abb. 266). Demnach dürfen die soeben umrissenen Aufhellungen dann im Sinne einer Gicht gedeutet werden, wenn sie klinisch fühlbaren Verdickungen und Auftreibungen der Gelenkgegend entsprechen.

Solche Gichtknoten können aber erfahrungsgemäß in weitgehendem Maße ein Gelenk äußerlich deformiert haben, ohne daß Defekte im Bilde sichtbar werden, also in all den Fällen, wo es zwar zu heftigen Entzündungen im Gelenk gekommen ist, wo auch der Knorpel hier und da, wenn auch in geringem Maße, usuriert ist, die Uratablagerungen aber zur Hauptsache in den Weichteilen (Sehnenscheiden, Kapsel und Bändern) liegen.

Am markantesten treten im Bilde die Tophi an den kleinen Gelenken hervor, da die Formveränderungen im Verhältnis zur Gesamtgelenkfläche einen großen Teil ausmachen. Auch an den großen Gelenken (Knie, Fuß) können sie beobachtet werden. Hier bedarf es jedoch größerer Aufmerksamkeit, wenn man das typische Bild in seinen Einzelheiten wieder erkennen will.

Die Uratablagerung in den *Weichteilen* der Umgebung des Gelenks bleibt nicht ohne Folgen. Die chronische Entzündung führt schließlich zu *Schrumpfungsprozessen*, ja sogar zur Zerstörung von Knochen und Knorpel und zur Versteifung. Als charakteristisch hat dabei zu gelten, daß eine knöcherne Versteifung als Folge der Gelenkgicht zu den *größten Seltenheiten* gehört. Auch bei den schwersten Contracturen läßt sich im Röntgenbilde in der entsprechenden Projektionsebene immer noch ein Gelenkspalt nachweisen (MUNK).

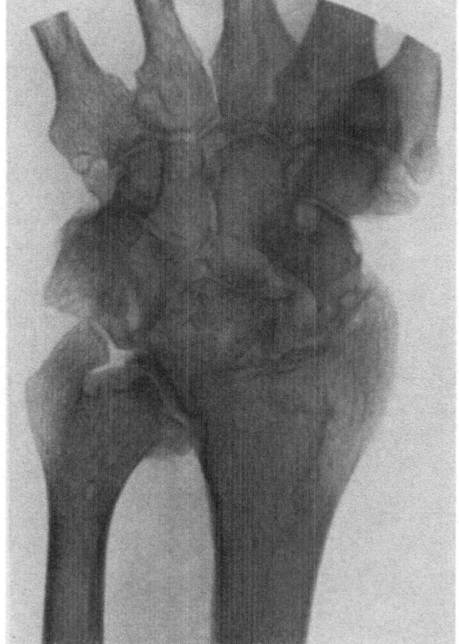

Abb. 267. Arthritis urica im deformierenden Stadium nach jahrelang bestehender Gicht. Die Gelenkspalten sind noch angedeutet. Im übrigen Zacken und Randwülste, vereinzelte Aufhellungen, die man als Depots von harnsauren Salzen ansprechen könnte.

Als Zeichen des *Knochenaufbaus* sind — wenn auch wesentlich spärlicher als Tophi und Zerstörungen — Prozesse erkennbar, die sich sowohl in der Umgebung der Tophi selbst als auch am ganzen Gelenk abspielen (Ausheilungsvorgänge). So treten im Verlaufe der Gicht auffallend dunkel gezeichnete Knochenpartien in Form von irregulären Schattensäumen, geringen periostalen Auflagerungen und exostosenartigen Knochenwucherungen hervor, die im Gesamtbild das Charakteristische der Gicht immer mehr verwischen und Verwechselungen mit ausheilender Tuberkulose, mit Enchondromen oder Tumoren und auch mit der Arthritis deformans aufkommen lassen (Abb. 267).

Differentialdiagnose: Die Diagnose der akuten typischen Gicht ist rein klinisch wesentlich leichter als im Röntgenbilde. Knoten, Auftreibungen in der Gelenkgegend können in auffallendem Gegensatz zu normal konturierten Gelenkflächen stehen. Charakteristisch wird das Bild erst mit dem Auftreten der Tophi in der Knochensubstanz oder subchondral, sobald klinisch erkennbare Gichtknoten zu den Herden in Beziehung gebracht werden können.

Die irreguläre chronische Gicht hat im Röntgenbild nichts Charakteristisches, wenn man nicht das Fehlen der knöchernen Ankylose, das Fehlen schwerer Atrophie als Hinweis deuten will. Wertvoll kann in diesem Stadium ein weiches Röntgenbild sein, das Knotenbildungen auch in den Weichteilen erkennen läßt und dementsprechend weit eher Beziehungen zum Knochen- und Gelenksystem deutlich macht (MUNK).

Röntgenologisch wird die Diagnose Gicht viel zu häufig gestellt. Verwechselungen kommen in erster Linie mit dem sogenannten primär-chronischen Gelenkrheumatismus vor. Ihre Unterscheidung ist eher klinisch als röntgenologisch möglich.

Weiterhin kann die Tuberkulose von der Gicht schwer abgrenzbar sein. Besonders gilt das für die Ausheilungsstadien beider Krankheiten, sobald Zeichen des Knochenaufbaus vorhanden sind (dichte Abgrenzung der Herde, Exostosen, periostale Auflagerung). Hier hilft nur die genaue Beachtung des klinischen Befundes, der den Beginn und den Sitz des Herdes, die Prüfung des Purinstoffwechsels, den Harnsäurespiegel im Blut sowie eine eingehende Vorgeschichte

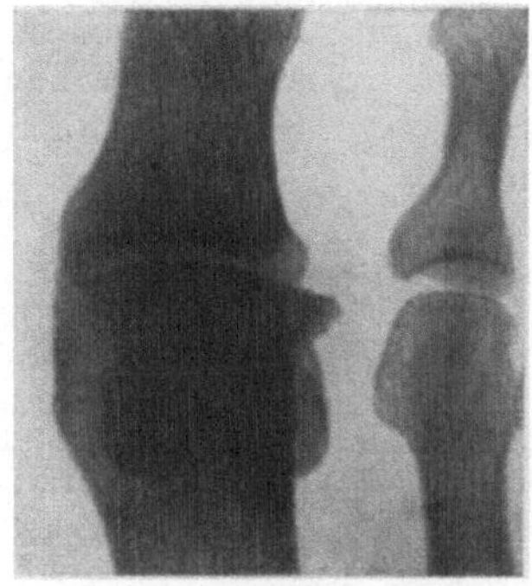

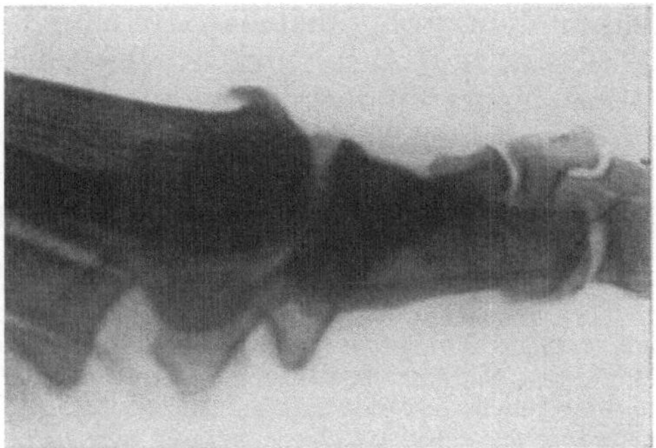

a b

Abb. 268a und b. Arthritis deformans am Großzehengrundgelenk mit lippenförmiger Umbiegung des deutlich erkennbaren Randwulstes, der klinisch einem exostosenartigen Vorsprung am Fußrücken und heftigem Druckschmerz entsprach. Seit Jahren Plattfußbeschwerden. Keine Gicht. Alter 47 Jahre.

(erbliche Belastung, Lebensgewohnheiten, Fleisch-, Alkoholgenuß, Gichtanfälle, Tophi und Contracturen) zu berücksichtigen hat.

Am häufigsten verwechselt wird die Gicht mit der Arthritis deformans. Klinisch können Beschwerden und lokaler Befund ähnlich sein. (Großzehengrundgelenk). Röntgenologisch ist aber die Trennung fast immer möglich (Abb. 268a und b). Die charakteristischen wulstförmigen Umkrempelungen sowie das Fehlen von Aussparungen und Aufhellungen sprechen weit mehr für eine Arthritis deformans als für eine ausheilende Gicht.

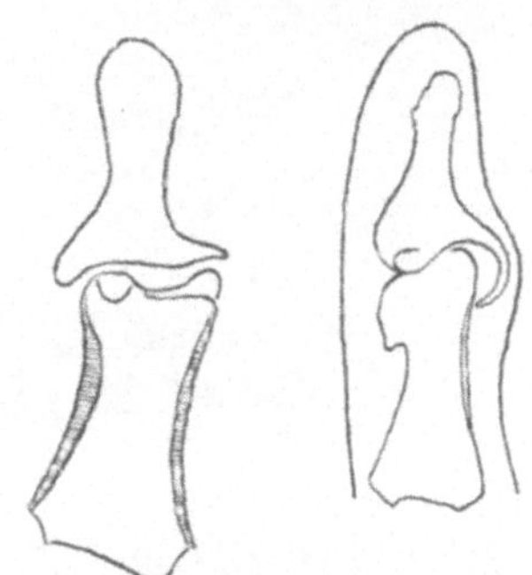

Abb. 269. HEBERDENscher Knoten, schematisch an einem Fingerendgelenk in der Ansicht von vorn und seitlich. Der Knoten entsteht hauptsächlich durch einen spangenförmigen Knochenwulst, außerdem starke Deformierung der ganzen Gelenkfläche.

Siehe weitere Abbildungen:

GOCHT: Handb. d. Röntgenlehre, 8. Aufl., S. 380, 1918, Abb. 258: Arthritis urica. — HIS: Dtsch. med. Wochenschr. Nr. 15, S. 657, 1909, Abb. 3—4: Arthritis chronica in Hand- und Fußgelenken, Gicht. — JACOBSOHN: Mitt. a. d. Grenzgeb. d. Med. u. Chirurg. Bd. 20, S. 799—803, 1909, Abb. 14—18: Arthritis urica, Zehengelenk. — WIESEL: Fortschr. a. Geb. d. Röntgenstr. Bd. 11, 1907, Taf. XXII, Abb. 6: Arthritis urica (cystische Aufhellungen an den Gelenkgrenzen, besonders der Endphalangen, die an die Ostitis multiplex cystica und an Enchondrom erinnern).

Anhang:

Heberdensche Knoten.

Sie stellen höckrige Verdickungen dar, die sich vor allem an den Endgelenken der Finger lokalisieren und die, meist asymmetrisch auftretend, auch mit Entzündungen im benachbarten Gelenk, mit Druckschmerzhaftigkeit und Versteifung einhergehen.

Röntgenologisch handelt es sich um Osteophyten und knöcherne Verdickungen, die, meist jenseits des 40. Lebensjahres beobachtet, fälschlich als Gichtknoten bezeichnet werden, im allgemeinen aber wohl der Ausdruck arthritisch-deformierender Prozesse, vielleicht auch das Kennzeichen einer arthritischen Konstitution sind. Die Endphalangen sitzen dabei den Mittelphalangen dachförmig verbreitert auf (Abb. 269). Die ersten Erscheinungen werden auf eine Knorpelnekrose zurückgeführt, der zufolge es zu Umformungen und Umwandlungen im Sinne der HEBERDENschen Knoten kommt. Später geht der Prozeß auch auf Mittel- und Grundgelenke über. Wenngleich die HEBERDENschen Knoten nichts mit der Gicht zu tun haben, so können sie auch gelegentlich einmal bei einer echten harnsauren Diathese beobachtet werden.

VI. Entzündliche Granulationsgeschwülste.

a) Gelenktuberkulose.

Klinisches: Die ersten Erscheinungen äußern sich in Bewegungseinschränkung, leichtem Erguß und Schwächegefühl mit geringen Schmerzen. Die Symptome setzen schleichend ein. Ein akuter Beginn spricht eigentlich gegen Tuberkulose. Im weiteren Verlauf nehmen Gelenkschwellung und Erguß ohne besondere Schmerzhaftigkeit zu, oder aber es kommt nur zur Einschränkung der Gelenkfunktion (trockene Form).

Nicht selten wird ein Trauma als Ursache angeschuldigt, gelegentlich auch einmal eine Infektionskrankheit, besonders im Kindesalter. Kein Lebensalter bleibt verschont, wenngleich eine starke Häufung in jugendlichen Jahren, besonders im 10.—20. Lebensjahr erkennbar wird.

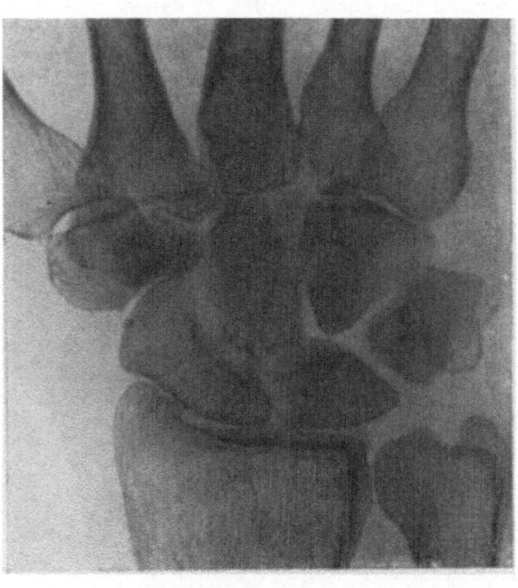

Abb. 270.

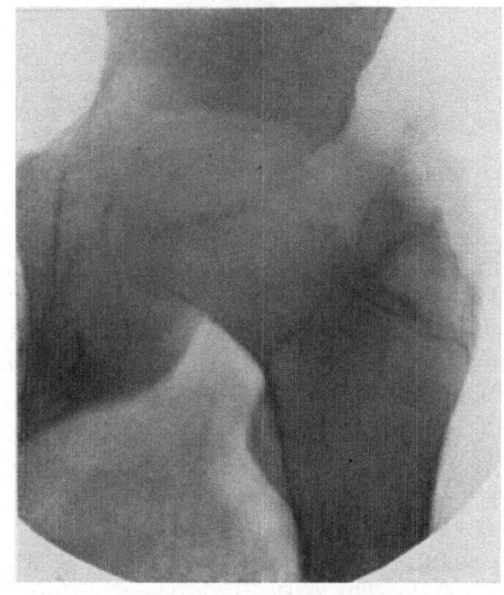

Abb. 271.

Abb. 270. Handgelenkfungus bei einer 62jährigen, $1/2$ Jahr nach Beginn. Dem Druckschmerz und der Schwellung entsprechend findet sich im Bilde des Capitatum eine unscharfe Begrenzung, wolkige Beschattung und deutliche Aufhellung der ganzen Struktur.

Abb. 271. Coxitis tbc., 5 Monate nach Beginn bei einem 11jährigen. Deutliche Atrophie an der Kopfkappe, den angrenzenden Hals- und Pfannenteilen, so daß die normalen Konturen in diesem Bereich aufgehoben sind (vgl. Abb. 278).

Pathologisch-anatomisch wird je nach dem Sitz unterschieden zwischen der synovialen und der primär-ostalen Form. Jene ist gekennzeichnet durch Knötchenbildung in der Synovia mit relativ chronischer Entzündung, die wiederum Hyperämie, Gelenkkapselschwellung und Exsudat auslöst (Gelenkfungus). In dem Maße wie die fungösen Granulationen Neigung zu käsigem Zerfall zeigen, in dem Maße wie auch das Exsudat einen entsprechenden Charakter annimmt, treten ulceröse Veränderungen an der Gelenkfläche selbst hervor, eine Erscheinung, die nun bei der zweiten Form der Gelenktuberkulose, der primär-ostalen, weit häufiger ist.

Das Häufigkeitsverhältnis der synovialen zur ostalen Form der Gelenktuberkulose wird von den meisten Autoren zugunsten der letzteren entschieden. Sie soll z. B. am Kniegelenk nach KÖNIG 66 vH, am Fußgelenk nach STICH 64 vH der tuberkulösen Erkrankungen ausmachen. Der Knochenherd bricht dabei entweder direkt in das Gelenk durch und infiziert Kapsel und Synovia, oder die Infektion erfolgt auf dem Lymphwege, ohne daß eine direkte Kommunikation zwischen primärem Knochenherd und Gelenk nachweisbar wäre.

Da sekundär-ulceröse Erscheinungen an den Gelenkflächen mit Knorpel- und Knochenzerstörung bei beiden Formen eine fast ständige Begleiterscheinung sind, so ist es in Spätfällen durchaus nicht einfach, ja zuweilen unmöglich, die primär ostale und die primär synoviale Tuberkulose voneinander zu trennen.

Ähnlich wie bei der Knochentuberkulose überhaupt entwickelt sich auch der primäre Knochenherd bei der Gelenktuberkulose, indem die Tuberkelknötchen konfluieren, durch Granulationen vom Gesunden abgesetzt werden und indem nun in der Umgebung dieser tuberkulösen Wucherungen ein zunehmender Knochenschwund (Osteoporose) hervortritt. Lange Zeit bleibt diese Atrophie herdförmig im Gegensatz zur diffusen

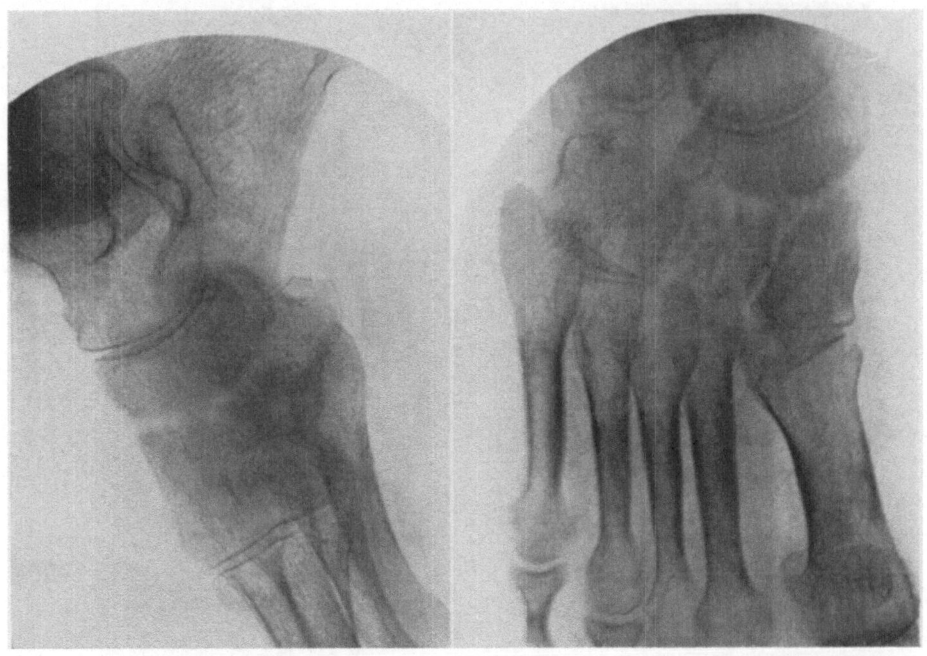

a b

Abb. 272a und b. Mittelfußtuberkulose bei einer 21jährigen, 4 Monate nach Beginn. Im Seitenbild (a) wolkige, unscharfe Begrenzung zwischen Naviculare und Cuneiformia. Allgemeine Atrophie der Fußwurzelknochen. In der Ansicht von dorsal (b) deutlich erkennbare Herde zwischen Naviculare, Cuneiforme I, II und III, während das Cuboid nur stark atrophisch ist.

Osteoporose der synovialen Tbc., bei der die Atrophie sich nur dann herdweise lokalisiert, wenn durch tuberkulöses Granulationsgewebe der Knochen völlig bloßgelegt ist und selbst Veränderungen aufweist, die einem primären Knochenherd ähnlich sind.

Je nach dem Vorherrschen der Granulationswucherungen, die die Synovialis in eine dicke, schwammige Masse verwandeln, oder der ulcerösen, meist trockenen Zerstörung der Gelenkflächen spricht man dort von einer rein fungösen Form der Gelenktuberkulose ohne nennenswerte Eiterung und hier von einer tuberkulösen Gelenkcaries. Das Kniegelenk zeigt eine Vorliebe für die fungös hyperplastischen Wucherungen, während Schulter- und Ellenbogengelenk mehr von der Caries sicca heimgesucht werden.

Die Heilung geht außerordentlich langsam vor sich, ist oft nur eine Scheinheilung, so daß nach Jahren der Prozeß bei Gelegenheitsursachen wieder aufflackert. Zunächst grenzt sich vom Gesunden der Herd schärfer ab. In seiner Umgebung werden reaktive Veränderungen deutlich (Ostitis, Periostitis, bindegewebige Narbe). Sie erklären uns, weshalb Gelenktuberkulosen trotz bester, auf die Erhaltung der Funktion gerichteter Behandlung so oft in eine Ankylose übergehen, wobei sich nicht selten auch noch fehlerhafte Gelenkstellungen (Subluxationen, Contracturen) entwickeln.

Röntgenbild: In den Anfängen ist kaum etwas Charakteristisches zu erwarten, solange nicht bei der primär ostalen Form ein Knochenherd erkennbar ist (siehe Knochentuberkulose). Auf derartige oft kleinste Herde sollte daher unser ganzes Augenmerk gerichtet sein. Schon sehr früh fällt in ihrem Bereich eine verwaschene Struktur, eine wolkige Trübung auf, die an den Rändern und Gelenkflächen eine unscharfe oder auch doppelte Begrenzung hat (Abb. 270 u. 109). Voraussetzung zu ihrem Nachweis ist naturgemäß ein technisch einwandfreies Bild in den verschiedensten Projektionsebenen, das sich zuweilen nur schwer erreichen läßt, weil mit dem länger bestehenden Knochenherd eine sekundäre Atrophie des Gesamtknochens Hand in Hand geht (vgl. Atrophie).

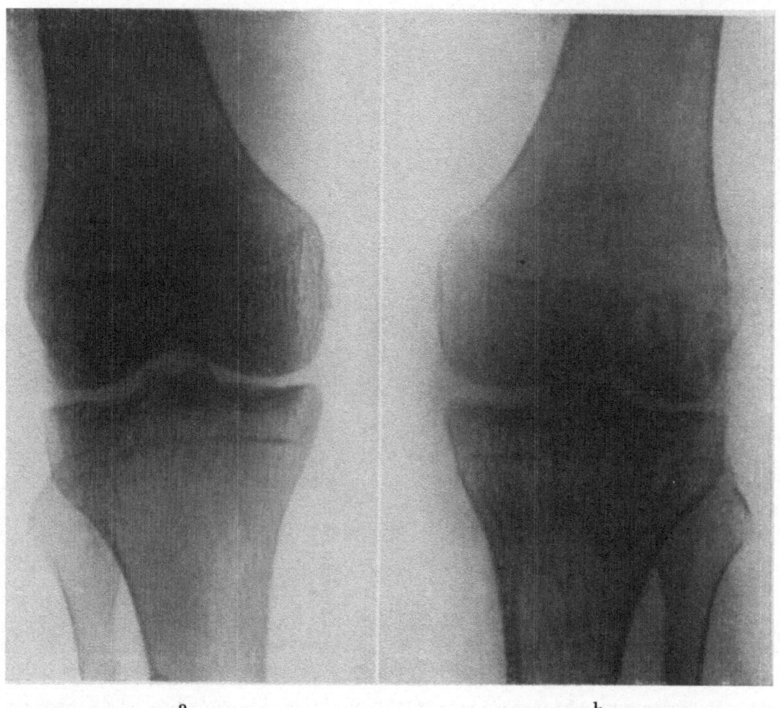

Abb. 273a und b. Fungus genus (b) bei einem 29jährigen. $^3/_4$ Jahr nach Beginn (histologisch sichergestellt). Mit dem Vergleichsbild (a) wird das Hervortreten der Längsbalken am erkrankten Knie deutlich. Auch die im allgemeinen verschwommene, unscharfe Struktur im ganzen Epi- und Metaphysengebiet wird besser erkennbar. Gelenkumrisse, besonders am medialen Condylus femoris, unscharf. Kein sicherer Herd.

Die Entkalkung ist nun neben dem Herdnachweis ein wichtiges Frühsymptom, das sich in Epi- und Metaphyse in Form einer verwaschenen, unscharfen Struktur, in Form einer Aufhellung des ganzen Knochenschattens bemerkbar macht (Abb. 271, 272 u. 109). Allerdings kann ein schlechtes, flaues Bild eine Osteoporose vortäuschen oder Knochenherde verdecken, so daß Vergleichsaufnahmen im Beginn der Tuberkulose nicht dringend genug empfohlen werden können (Abb. 273a und b).

Vorbedingung für einwandfreie Vergleichsaufnahmen ist die Darstellung der gesunden Seite auf der gleichen Platte mit der gleichen Belichtung und der gleichen Röhre unter Innehaltung der gleichen Entwicklungsverhältnisse.

Bei dem außerordentlich langsamen Verlauf der Gelenktuberkulose geht die akute Atrophie (Abb. 274) allmählich in die weit häufigere chronische über

(Abb. 275a und b). Diese kann so erheblich sein, daß von einer Struktur fast nichts mehr zurückbleibt und die Gelenkenden wie mit dem Bleistift umrissen aussehen. Die technische Darstellung solcher Gelenke bietet naturgemäß außerordentlich große Schwierigkeiten, so daß bei unvollkommenem Bilde der für die Tuberkulose so wertvolle Nachweis von Herden deshalb mißlingt, weil sie sich im atrophischen Knochen nicht deutlich genug abheben (vgl. auch Abb. 5).

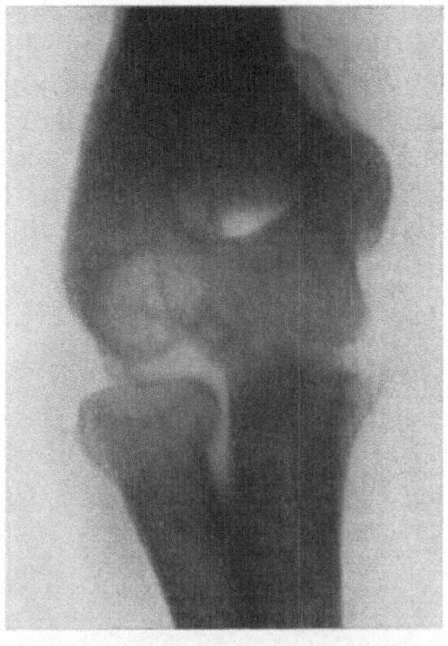

Abb. 274. Ellenbogengelenktuberkulose mit hochgradiger Atrophie sämtlicher Gelenkanteile, so daß ihre Grenzen kaum erkennbar sind. Die Unterscheidung zwischen Atrophie und Herd ist nicht möglich.

Bei der fungösen Form der Gelenktuberkulose ist die chronische Atrophie der Gelenkenden lange Zeit als einziges Merkmal vorhanden, während die Gelenkcaries schon sehr früh am Verhalten des Gelenkspaltes erkannt wird (Verschmälerung des Gelenkspaltes bis zur strichförmigen Andeutung, Ausgefranstsein der Flächen [Abb. 276], unscharfe Begrenzung und Defekt). Infolge einer Kontaktinfektion sind an gegenüberliegenden Gelenkflächen zuweilen ähnliche oder gleich große Defekte nachweisbar.

Gegenüber diesen Abbauprozessen treten die aufbauenden vollkommen in den Hintergrund. Diese bestehen in kleinsten Zacken an den Gelenkecken, in Randwülsten, in periostalen Auflagerungen an den Metaphysen und in Knochenverdichtungen in der Umgebung des Herdes, die teils als rein arthritische, teils als *Heilungsvorgänge* aufgefaßt werden müssen

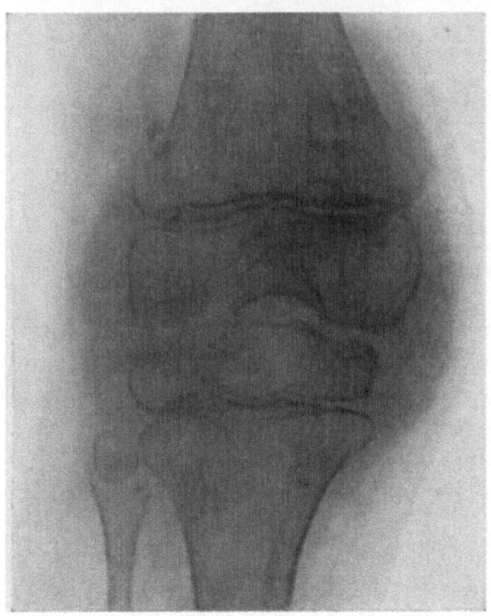

a

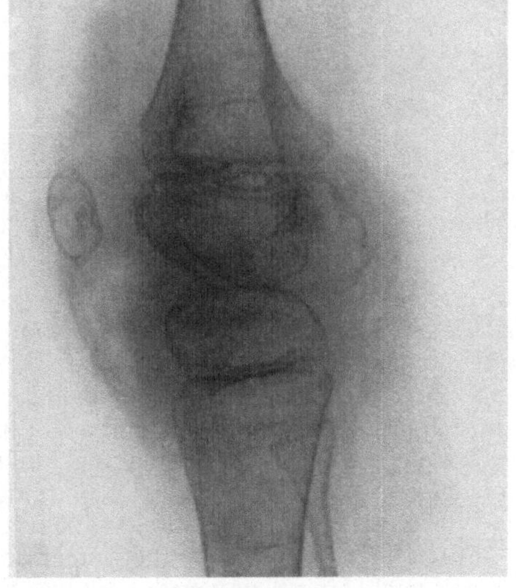

b

Abb. 275a und b. Kniegelenktuberkulose bei einem 6jährigen, $1^1/_2$ Jahr nach Beginn. Hochgradigste Atrophie, Jahresringe, deutliche Herde an beiden Gelenkcondylen mit aufgehobener Begrenzung und ausgefransten Rändern.

(Abb. 277, 278 u. 69). Die gutartigen Formen (produktive Gelenktuberkulose, FLESCH-THEBESIUS) zeigen diese regenerativen Veränderungen schon sehr früh. Auch fehlt bei ihnen die Atrophie zuweilen ganz, so daß mit einer gewissen Zurückhaltung aus ihrem Fehlen prognostisch bedeutsame Schlüsse gezogen werden dürfen. Umgekehrt ist aber der Grad der Atrophie für die Schwere der Infektion nicht ausschlaggebend, denn die Osteoporose hängt auch von der Art der Behandlung (Ruhigstellung, Entlastung, Inaktivität) ab.

Die *Ausheilung* erkennt man außer an den sichtbaren Formveränderungen im Bereiche des Gelenkes und in der Umgebung der Herde am *Zurückgehen der Atrophie* (Abb. 279). Das Knochenbild zeichnet sich schärfer ab und erhält zunächst eine

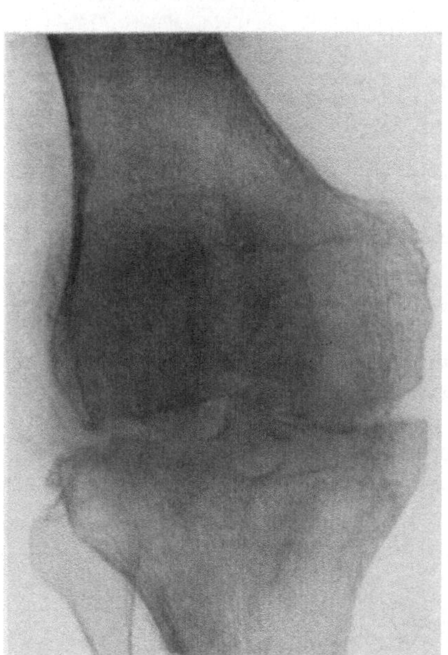

Abb. 276.

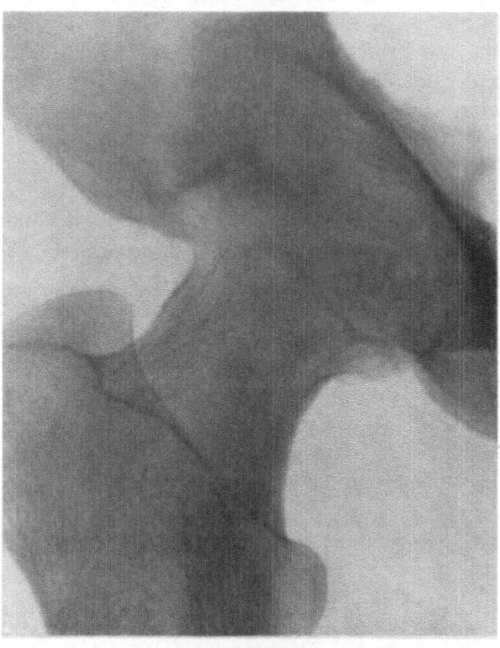

Abb. 277.

Abb. 276. Kniegelenktuberkulose bei einem 49jährigen mit diffuser Knochenatrophie, deutlichen Herden im äußeren Condylus tibiae und gleichzeitiger Zerstörung des gegenüberliegenden. Trotz der weitgehenden Atrophie beginnt der Herd sich abzugrenzen. — Abb. 277. Coxitis tbc., $^1/_2$ Jahr nach Beginn bei einem 17jährigen. Aufgehobener Gelenkspalt, zunehmende Knochenstruktur und Verdichtung im Kopfteil. Deutlicher Herd gegenüber dem oberen Pfannenrand (produktive Form).

grobmaschige Struktur, worin die Längsbälkchen vorherrschen. Alsdann nimmt es wieder normale gleichmäßige Dichte an (vgl. Abb. 271 u. 278). Nur im Bereich der Knochenherde bleiben an Sklerose erinnernde Verdichtungen noch lange Zeit bestehen. Im allgemeinen ist aber die Atrophie bei der Gelenktuberkulose, deren Ausheilung sich über Jahre erstreckt, außerordentlich hartnäckig. Auch über die klinische Ausheilung hinaus ist jene oft noch viele Monate in Form einer eigentümlich glasigen, weitmaschigen Struktur erkennbar, die sich durch das Vorherrschen grober Längsbalken und strichdünner Corticalis auszeichnet.

Besonderes Interesse beanspruchen die Querbalken in den Metaphysen, wie sie nach länger dauernder Tuberkulose in den Wachstumsjahren eine fast ständige Begleiterscheinung sind. Teils handelt es sich wohl um normal angelegte Querzüge, die infolge der Atrophie stärker hervortreten und dem Abbau mit der erhaltenen Gelenkfunktion erst zuletzt unterliegen. Zum größten Teil aber bilden sie einen Wertmesser für den Ablauf des Wachstums (Abb. 5), indem periodisch einsetzende Verzögerungen (Jahreszeit) zunächst eine Verdichtung des osteoiden Gewebes mit ausbleibender Verkalkung auslösen, denen später ein beschleunigtes Wachstum mit stärkerer Kalksalzeinlagerung folgt (Jahresringe).

Der *Endzustand* ist nahezu regelmäßig eine Contractur, sehr oft auch eine *Ankylose*. Sie kann knöchern oder fibrös sein (Abb. 280 und 281), wobei sich je nach der Dauer und der Ausdehnung der Krankheit weitreichende Knochendefekte bilden. Mit dem klinischen Nachweis einer Ankylose ist aber noch nicht die Heilung einer Tuberkulose gesichert. Röntgenologisch kann man erst dann von einer *Heilung* sprechen, wenn die Herde knöchern ersetzt sind (Abb. 282), scharfe, netzartige Struktur zeigen, und wenn auch die Atrophie ganz verschwunden ist (Abb. 126, Heilung im Block).

Differentialdiagnose: Trotz vieler für die Diagnose Tuberkulose verwertbarer Einzelheiten bleibt das Röntgenbild uncharakteristisch. Nur im Verein mit der Vorgeschichte, mit Berücksichtigung des Verlaufs und der Behandlung erlangt der Nachweis des Herdes, der umgrenzten oder allgemeinen Atrophie, der Gelenkzerstörungen und der Ostitis, Periostitis in deren Umgebung positive Bedeutung. Viel häufiger kommt man aber mit dem Ausschluß folgender Leiden zur richtigen Diagnose:

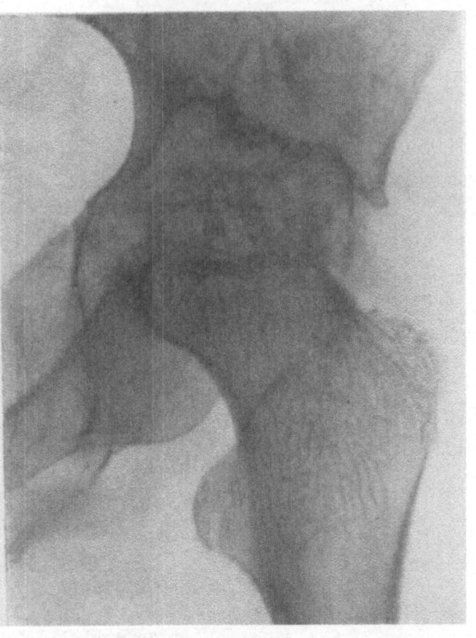

Abb. 278. Coxitis tbc. bei einem 13jährigen, $2^1/_4$ Jahre nach Beginn. Ausheilungsstadium zu Abb. 271. Erkennbar ist die Ausheilung an der scharfen Begrenzung des Pfannenherdes nach dem Becken zu. Der Kopf selbst dagegen zeigt unregelmäßige, unscharfe, fransige Konturen.

1. Lues.

Herde mit Sequestern und Atrophie sind bei ihr unbekannt. Auch die allgemeine Osteoporose fehlt. Dagegen sind die Zerstörungen am Gelenkspalt ähnlich, nur daß sehr bald osteosklerotische Verdichtungen das Bild beherrschen. Verwaschene, trübe Knochenzeichnung kann Folge eines Gelenkergusses oder einer Kapselschwellung sein. In zweifelhaften Fällen entscheidet die Wassermannsche Reaktion des Blutes, vielleicht des Gelenkpunktates und die histologische Untersuchung (siehe auch Lues u. Abb. 283).

2. Arthropathie (Tabes, Syringomyelie).

Auch sie tritt gern herdförmig auf, nur mit dem Unterschiede daß die Herde sich über große Bezirke ausdehnen (z. B. über einen Condylus), bald zum Gelenkeinbruch führen und von Anbeginn durch einen dichten Knochenwall gegen das Gesunde abgegrenzt sind. Eine Atrophie wie bei der Tuberkulose fehlt. Die Zerstörungen am Gelenkspalt gehen ins Phantastische. Die Struktur bleibt klar (Abb. 288 u. 289).

Bei Patienten im höheren Alter sollte mit dem Verdacht auf Tuberkulose immer auch die Aufmerksamkeit auf Tabes und Syringomyelie gerichtet sein.

3. Gicht.

Bei ihr haben die Herde eine ganz charakteristische Lage und Abgrenzung (Tophi). Die Atrophie fehlt. Dichte Wälle um den Herd und Schatten in der Epi-

und Metaphyse treten weit mehr hervor, als die eigentümlich cystisch begrenzten und als Herde imponierenden Uratablagerungen (Abb. 266). Im Zweifels-

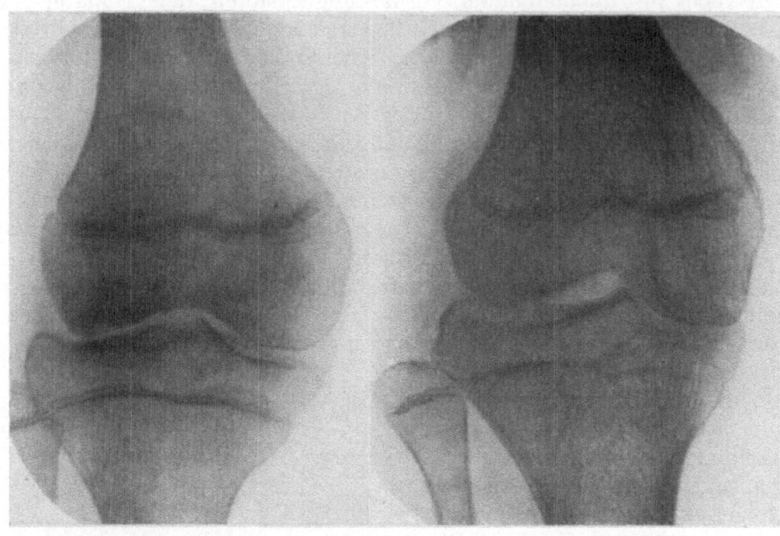

a b

Abb. 279a. Kniegelenktuberkulose bei einem 15jährigen, $^1/_2$ Jahr nach Beginn mit diffuser Atrophie, Zerstörung und Verschmälerung des Gelenkanteiles am Condylus lateralis und aufgehobenen Konturen. Abb. 279b. Der gleiche Fall, $2^1/_4$ Jahre später. Die Knochenstruktur tritt wieder deutlich hervor. Der Prozeß ist noch nicht ausgeheilt. Im Bereich des äußeren Condylus unscharfe Begrenzung, wolkig beschattete Ränder, unregelmäßige Konturen.

falle entscheidet eine sorgfältig aufgenommene Vorgeschichte (Gichtanfälle) und die Kontrollaufnahme (nach 6 Wochen).

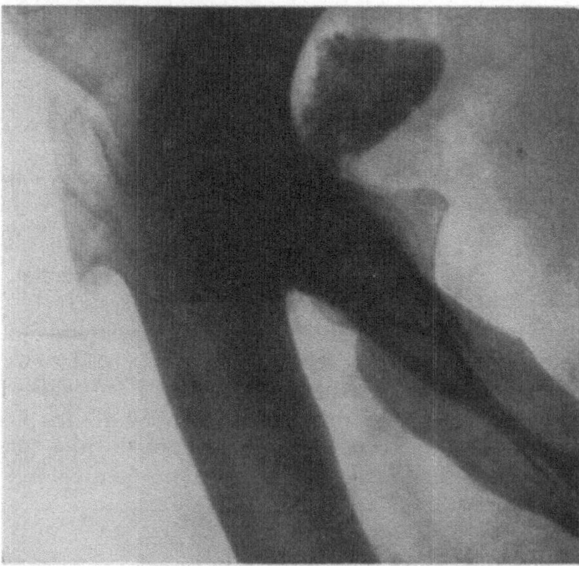

Abb. 280. Coxitis tbc. in Ausheilung bei einer 54jährigen. Als Kind sichere Hüfterkrankung, danach deutliches Hinken. Oberschenkel und Becken sind knöchern verbunden. Am Innenrand des Beckens kalkfleckiger Schatten, der auf einen ausgeheilten tuberkulösen Prozeß zurückgeführt werden muß.

4. Sekundär-chronische Arthritis.

Atrophie, Gelenkzerstörungen, Herde können durchaus denen der Tuberkulose ähnlich sein. Nur ist der Ablauf all dieser Erscheinungen viel schneller und

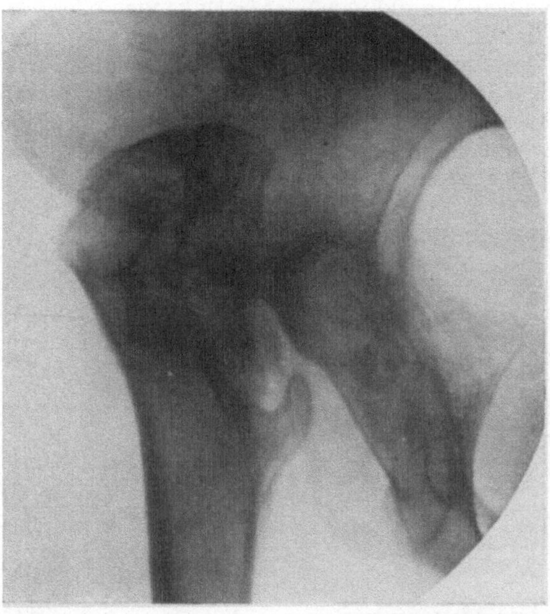

Abb. 281. Coxitis tbc. im Ausheilungsstadium bei einem 25jährigen, 15 Jahre nach Beginn des Leidens. Zurzeit zwei Fisteln, die stark secernieren. Im Bilde keine Ankylose. Kopf und Hals fehlen vollkommen. Im Trochantergebiet unscharf begrenzte, wolkig trübe Aushöhlung, die als Herd angesprochen werden muß.

markanter. Die genaue Vorgeschichte hilft entscheidend mit. (Metastatischer Infekt.)

5. Blutergelenk.

Mit der Seltenheit dieses Leidens und der Häufigkeit der Tuberkulose wird das Blutergelenk weit eher für eine Tuberkulose gehalten werden als umgekehrt, obgleich alle röntgenologischen Symptome gegen eine Tuberkulose sprechen. Es fehlt der Herd (Abb. 294) und die Atrophie. Nur die sekundär arthritischen Veränderungen können an Gelenktuberkulose erinnern. (Anamnese.)

6. Osteochondritis dissecans.

In den ersten Anfängen sind die flachen oder die keilförmigen Herde im Ellbogen- und Kniegelenk leicht mit einer Tuberkulose zu verwechseln, besonders dann, wenn der abgestoßenen Nekrose die Ausheilung mit flacher Delle (Abb. 263) und leicht arthritischen Veränderungen folgt,

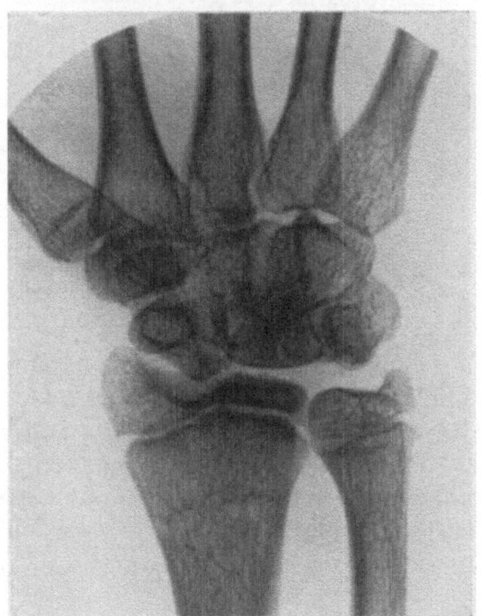

Abb. 282. Ausgeheilte Handgelenktuberkulose bei einem 15jährigen, 3 Jahre nach Beginn. Scharfe Umrisse sämtlicher Knochen. Deutliche Struktur, knöcherne Verschmelzung zwischen Lunatum und Hamatum, vielleicht auch nach dem Triquetrum hin.

freie Gelenkkörper dagegen noch unsichtbar sind. Gelenkmäuse schließen die Diagnose Tuberkulose aus. Wichtig ist auch die Anamnese (Einklemmung).

7. Tumoren.

In Betracht kommen Neubildungen der Gelenkenden oder des Gelenkes selbst. Diese sind vor allem klinisch dem Gelenkfungus ähnlich. Röntgenologisch fehlen zunächst Herde, Atrophie und arthritische Veränderungen. In vorgeschrittenen Stadien sind jedoch Täuschungen insofern möglich, als Tumoren knöcherne Gelenkanteile herdförmig zerstören und auch eine Atrophie mäßigen Grades hervorrufen. Das rücksichtslos Zerstörende des Tumorwachstums entgeht jedoch dem Aufmerksamen auch bei kleinen Geschwülsten nicht.

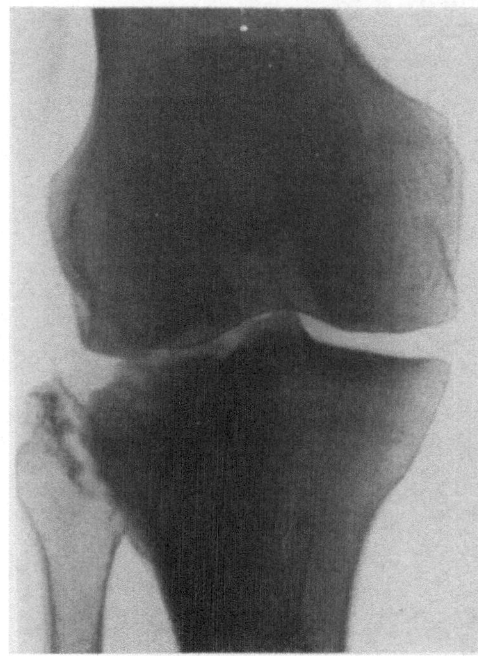

a

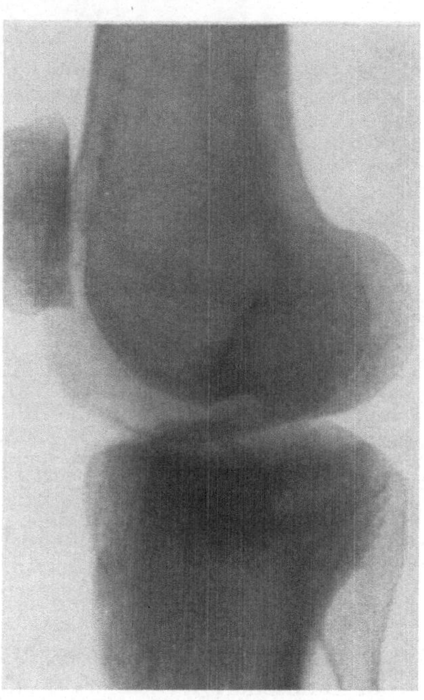

b

Abb. 283 a. Luetischer Prozeß am lateralen Condylus tibiae mit Einbruch. Deutliche Knochenverdichtung, Auflockerung der Ränder, ausgesprochener Gelenkerguß.

Abb. 283b. Seitenansicht zu Abb. 283a.

Anhang: Multiple Gelenktuberkulose. Eine multiple Gelenkerkrankung schließt noch keine Tuberkulose aus. (Multiple Tuberkulose der Kinder (Abb. 86), Rheumatismus tuberculosus PONCET.) Zur Sicherung ihrer Diagnose gilt das Gleiche wie das über Gelenktuberkulose schon Ausgeführte. Wichtig ist der frühzeitige Nachweis der Atrophie und ostaler Herde, besonders wertvoll auch der Vergleich mehrerer Bilder aus verschiedenen Zeitabschnitten, die etwas über die Entwicklung der Atrophie und die Abgrenzung des Herdes aussagen können.

b) Gelenklues.

Klinisches: Zahlreiche Mitteilungen der letzten Jahre lassen erkennen, daß die Gelenklues häufig unter dem Bilde der Tuberkulose verlaufen kann. Die Lues beginnt schleichend oder ziemlich akut mit Gelenkschwellung und Fieber. Es bildet sich ein Hydrops mit leicht getrübtem, gelbem Exsudat, wobei charakteristisch ist, daß dieser verhältnismäßig schmerzlos mit wechselnder Besserung und verhältnismäßig guter Funktion verläuft.

Je nach dem pathologisch-anatomischen Sitze können die Bilder verschieden sein. Im sekundären Stadium der Lues, eventuell bei noch vorhandenem Exanthem herrschen die Arthralgien und die doppelseitigen Gelenkergüsse vor, im tertiären dagegen kommt es am häufigsten am Knie, dann am Ellenbogen, Fuß, an der Schulter und Hand zur Bildung indolenter Pseudotumoren, dem tuberkulösen Fungus außerordentlich ähnlich, nur ohne wesentliche funktionelle Störungen. Im fortgeschrittenen Stadium fehlen auch diese nicht. Die Verwechselung mit Arthritis deformans liegt hier sehr nahe.

DUPONT fand unter 18 Fällen 7mal das Leiden doppelseitig, darunter 3 Versteifungen. Die kongenitale Lues verläuft an den Gelenken ähnlich, nur soll hier vorwiegend der Ellenbogen befallen sein.

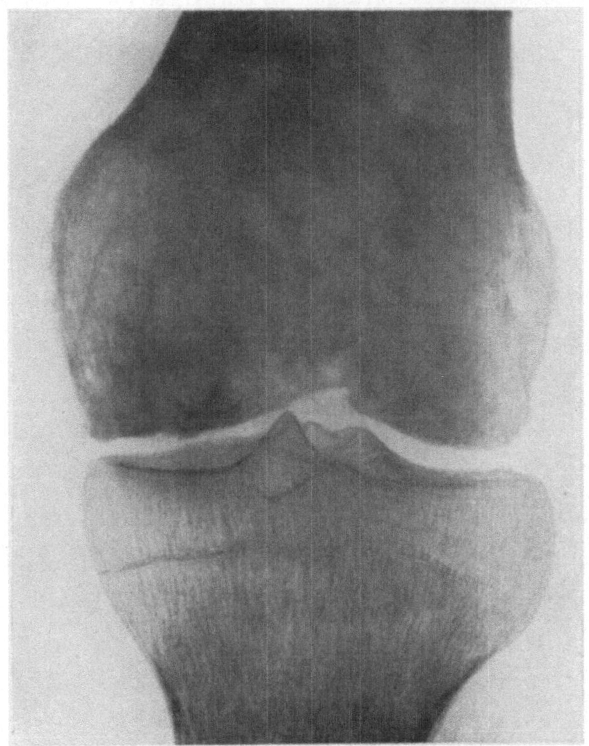

Abb. 284. Lues der Epi- und Metaphyse des Oberschenkels bei einem 48jährigen. Infekt vor 25 Jahren. Vor 10 Jahren Hydrops genus, der spontan zurückging. 1915 Rezidiv. 1922 zweites Rezidiv. Druckempfindlichkeit an den Femurcondylen und an der Tuberositas tibiae. Tibiakante rauh und vorgebuckelt. (Beobachtung der Chirurgischen Universitätsklinik Rostock.) Ansicht von vorn. Marmorierte Struktur; in Epi- und Metaphyse des Oberschenkels unregelmäßige, teils aufgehobene Umgrenzung, auch gelenkwärts (vgl. Abb. 285).

Pathologische Anatomie: Bei der kongenitalen Gelenklues kommt es vorwiegend zur exsudativen Erkrankung. Der chronische Hydrops wird auf die Bildung miliarer Gummata zurückgeführt, findet sich aber ebenfalls in der sekundären und tertiären Periode der erworbenen Lues. Vorherrschend ist am Gelenk der gummöse Prozeß, teils in synovialer, teils in ossaler Form. Das Gumma kann den Knorpel usurieren, ja auf den Knochen übergreifen. Folgezustände sind: Vereiterung, Ankylose.

Statistisches: FOURNIER fand bei Lues hereditaria 30 vH Gelenkerkrankungen, v. HIPPEL 56 vH, BOSSE 37 vH.

Röntgenbild: Die klinische Tatsache, daß die Lues häufig mit Tuberkulose und anderen arthritischen Veränderungen verwechselt wird, läßt vermuten, daß wir für die Gelenklues keine röntgenologischen Charakteristika haben. Dem ist in der Tat so. Und trotzdem gelangen wir mit Hilfe des Röntgenbildes zur richtigen Diagnose, wenn wir die aufgeführten Fehldiagnosen auszuschließen vermögen. Das gelingt bei Beachtung folgender Einzelheiten:

Das einzig konstante Symptom, das sich auch in sämtlichen Stadien feststellen läßt, ist das Fehlen der Knochenatrophie, immerhin eine Erscheinung, die differentialdiagnostisch gegenüber der Tuberkulose außerordentlich wichtig ist. Wird allerdings eine Gelenklues für Wochen und Monate ruhiggestellt, dann wird man auch eine Inaktivitätsatrophie erwarten müssen. Schließlich können Eiterungen und die Schonung einer Extremität leichte Grade von Atrophie zur Folge haben.

Weniger konstant, aber außerordentlich wichtig in der Beurteilung ist die Neigung zur Hyperostosenbildung. Naturgemäß tritt diese nur in den Fällen auf, wo

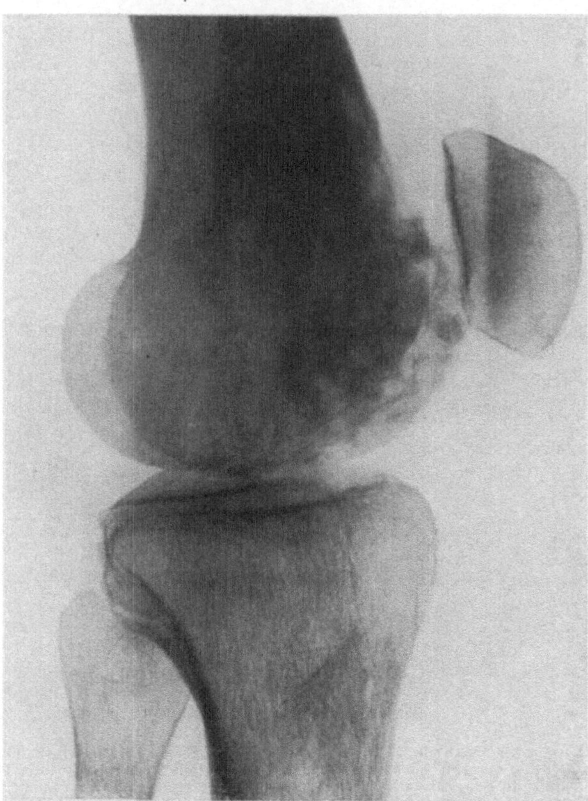

Abb. 285. Seitenansicht zu 284. Multiple Defekte an der vorderen Condylengrenze mit ostitischem Wall, der sich tief in die Metaphyse verfolgen läßt. Der Prozeß scheint außerdem auf den Tibiakopf übergegriffen zu haben. Auch hier beginnende fleckige Aufhellung bis zur Tuberositas tibiae verfolgbar.

es sich schon um Veränderungen des Knochengewebes selbst handelt (Abb. 283a und b, Abb. 284, 285 u. Knochenlues).

Bei der *synovialen Form*, die unter dem Bilde des Tumor albus verläuft, können besonders im Anfang Knochen- und Gelenkveränderungen vollkommen fehlen. Erst nach längerem Bestehen kommt es zu Arrosionen der Gelenkflächen, zur Bildung subchondraler Herde, zum Übergreifen des ganzen Prozesses auf den Knochen, bis dieser diffus wolkig getrübt wird, seine normale Struktur verliert und überall Neigung zur Knochenneubildung zeigt.

Das Osteophyt lokalisiert sich besonders im Niveau des Gelenkknorpels. Dicht daneben treten fleckartige Aufhellungen des Knochengewebes hervor, die später in Verdichtungen übergehen.

Die Vielheit der Knochenaffektion, das außerordentlich veränderliche Bild, im Verein mit der periostalen Mitbeteiligung können Wegweiser für die Diagnose Lues sein (vgl. Abb. 129—132).

Auch *Spontanfrakturen* mit starker Ostitis, Periostitis in der Ausheilung sind sehr auf Lues verdächtig (vgl. auch Tabes und Abb. 286 a und b).

Unter 200 Fällen hat PHILIPS in 35 vH röntgenologische Befunde erhoben, von der einfachen Periostitis, Ostitis bis zu osteoarthritischen Veränderungen, die sehr an das Bild der Gelenktabes erinnern.

Differentialdiagnose: Man sollte meinen, daß die Wassermannsche Reaktion imstande wäre, in jedem Falle von Gelenklues die Diagnose zu sichern. Nach PHILIPS ist aber der Wassermann in 10 vH der Fälle negativ, NICHOL soll

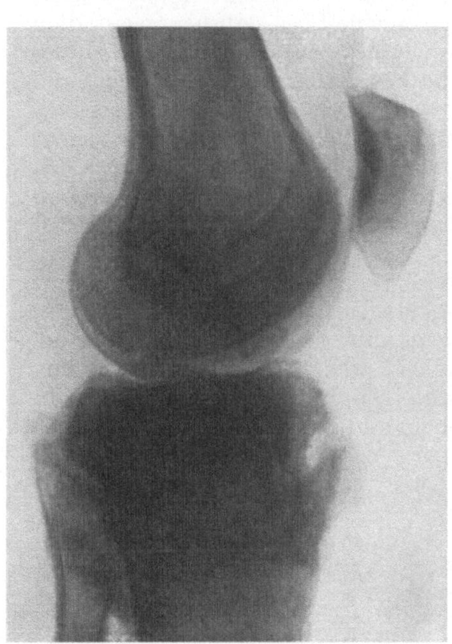

a

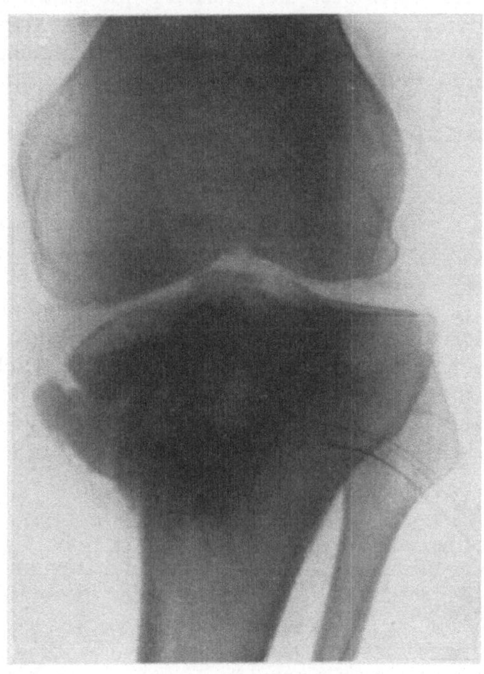

b

Abb. 286a. Luetischer Herd am medialen Epicondylus tibiae, die Erscheinungen einer Fraktur setzend, mit ausgesprochenem Gelenkerguß. Zu einer Fraktur paßt nicht die intensive Verdichtung, die mächtige, über den Knochenrand hervorspringende Wucherung neuen Knochens. — Abb. 286b. Seitenbild zu Abb. 286a.

sogar nach dem gleichen Autor in 50 vH der Fälle einen negativen Wassermann gefunden haben. So wiederholt sich denn bei zahlreichen Autoren, die sich mit Gelenklues beschäftigt haben, immer wieder der Vorschlag, bei begründetem Verdacht auf Syphilis trotz negativen Wassermanns eine spezifische Therapie einzuleiten.

Daß der Verdacht eine wesentliche Stütze im Röntgenbilde finden kann, wird von den meisten Autoren bestätigt, vorausgesetzt daß alle differentialdiagnostischen Momente genaueste Beachtung finden: Es kommen in Betracht:

1. Die sekundär chronische Arthritis. Ihr ist die Atrophie sowie die charakteristische Anamnese (plötzlicher Beginn) eigen. Die Veränderungen am Gelenkspalt können in älteren Fällen ähnlich sein (vgl. Go-Arthritis u. Abb. 247 u. 251).

2. Die Polyarthritis rheumatica. Sie kann klinisch ähnlich verlaufen (rezidivierende Gelenkschwellungen). Ein negativer Röntgenbefund sagt nichts. Ein Herdnachweis spricht für Lues.

3. Die Arthritis deformans, eine sehr beliebte Diagnose für unklare Gelenkleiden, besonders wenn das Röntgenbild Veränderungen am Gelenkspalt oder feinste Zacken erkennen läßt. Solche sekundär-arthritischen Gebilde sind zwar auch bei der Lues möglich, wenn auch sehr selten. Dagegen besitzt die eigentliche Arthritis deformans gar keine Ähnlichkeit mit der Lues, denn auch die schwerste Form bietet mit ihren Zacken, Randwülsten und Schliffurchen gegenüber der Syphilis noch ein viel zu regel- und gesetzmäßiges Bild, das unverkennbar ist.

4. Die Gelenktuberkulose. Sie spielt praktisch die bedeutendste Rolle und bietet röntgenologisch die größten Schwierigkeiten. Denn beide, Tuberkulose und Lues, treten entweder in der synovialen oder in der ossalen Form auf. Bei dieser bestehen grundlegende Unterschiede in der Struktur und Abgrenzung der Knochenherde ((Tuberkulose — Atrophie, Lues — Verdichtung), bei jener spricht ein Kalksalzschwund im allgemeinen gegen eine Lues. Ausheilungsstadien und Folgen der Behandlung (Inaktivität) verwischen solche Merkmale, so daß in einem nicht geringen Prozentsatz der Fälle das Röntgenbild versagen muß (Wassermann, Therapie).

5. Das Sarkom. Gegen Lues ist dessen schnelles Wachstum verwertbar, gleichgültig ob es von der Kapsel oder vom Knochen ausgeht. Das Sarkom wird sich außerdem im Bilde dadurch von der Syphilis abgrenzen lassen, daß der Abbau des Knochens und seine Zerstörung vorherrscht, ein Bild, das zu keinem Stadium der Lues paßt.

Alle diese Überlegungen sind nicht notwendig, wenn das Bild einen charakteristischen Knochenherd aufweist, der in Übereinstimmung mit der Vorgeschichte und dem Verlauf nur ein luetischer sein kann (vgl. Abb. 284). Sehr oft ist aber der Zweck des Bildes auch dann erreicht, wenn dieses nur eine Wahrscheinlichkeits- oder Verdachtsdiagnose zuläßt. Die Bestätigung muß alsdann der Blutuntersuchung oder der Therapie vorbehalten bleiben.

Siehe weitere Abbildungen:

Bosse: Bruns'Beitr. z. klin. Chirurg. Bd. 51, 1906, Taf. V, Abb. 6: Ossifizierende Periostitis bei hereditärer Lues; Taf. VII, Abb. 13—14: Symmetrische luetische Erkrankung beider Ellenbogengelenke. — Hahn und Deycke-Pascha: Fortschr. a. d. Geb. d. Röntgenstr. Erg.-Bd. 14, 1907, Taf. IV, Abb. 35—37: Gelenklues (Knie); Taf. V, Abb. 39, 41, 42: Gelenklues, Chondritis (Hüfte).

VII. Neuropathische Gelenkerkrankungen.

Klinisches: Der Beginn des Leidens ist meistens ziemlich plötzlich. Es kommt zu hochgradigen Gelenkergüssen, zum Ödem der Umgebung, zu gewaltigen Zerstörungen des ganzen Gelenkapparates, ohne daß die Funktion im wesentlichen behindert wäre. Vor allem ist der ganze Prozeß vollkommen schmerzlos.

Die Bildung von Schlottergelenken, die bei symmetrischem oder multiplem Auftreten ausgedehnte Veränderungen der Extremität hervorrufen, haben zur Bezeichnung Hampelmannsbein geführt. Die Ataxie kann vollkommen fehlen, ja selbst die klinischen Symptome der Tabes können zuweilen sehr schwach ausgebildet sein, so daß das veränderte Gelenk den Beginn der Tabes anzeigt.

In der Häufigkeitsskala steht das Knie obenan, dann folgen Hüfte, Schulter, Fuß. Bei der Syringomyelie ist die obere Extremität vor allem beteiligt, in der Häufigkeitsreihenfolge Schulter, Ellenbogen, Hand. Ausnahmen von dieser Regel bestehen insofern, als gelegentlich bei der Syringomyelie Gelenke der unteren Extremität, bei der Tabes auch Gelenke der oberen Extremität erkrankt sein können.

Pathologische Anatomie: (Synonym: Arthropathia tabidorum). Manche Autoren fassen die Arthropathie als Arthritis deformans auf. Ursächlich wird das erkrankte Nervensystem mit den schweren Gelenkveränderungen in Verbindung gebracht. Im Verein mit dem ataktischen Gang, der Analgesie und den dadurch gehäuften und intensiven Traumen kommt es zu phantastischen Umwandlungen.

Charakteristisch für die Arthropathie ist einerseits der hochgradige Schwund, andererseits die enorme Wucherung neuen Knochens, so daß flächenartige Hyperostosen, zahlreiche freie Gelenkkörper und freiragende periartikuläre Knochenwucherungen entstehen (Myositis ossificans), wie sie bei der Arthritis deformans unbekannt sind. Neben dieser hypertrophischen Form sind auch atrophische Veränderungen beobachtet worden, wo z. B. am Humerus und Femur große Teile des Gelenks und des angrenzenden Schaftes fehlen. Subluxationen, Spontanfrakturen, kyphoskoliotische Verbiegungen der Wirbelsäule sind verhältnismäßig häufig.

Röntgenbild: Die ausgedehnten Veränderungen des Knochen- und Gelenkapparates, die oft in krassem Gegensatz zur Gelenkfunktion stehen, erscheinen im Röntgenbild so charakteristisch, daß die Diagnose Gelenkarthropathie sehr häufig erst aus der Platte gestellt worden ist.

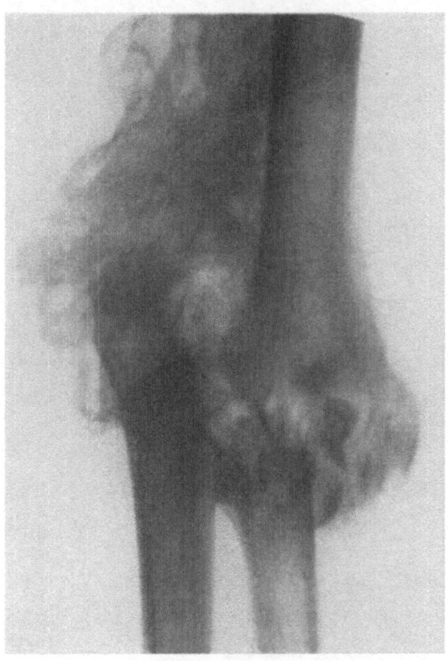

a

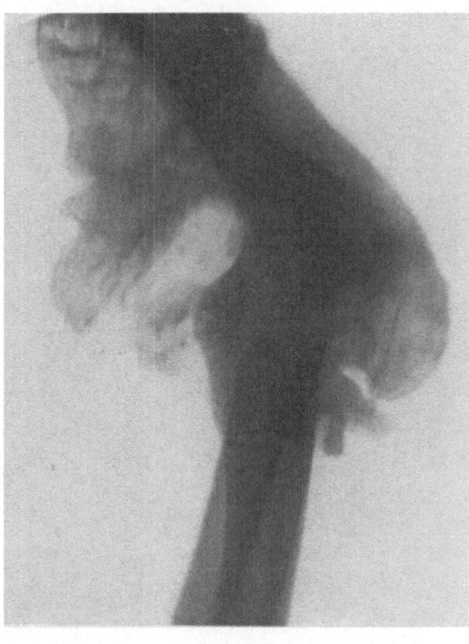

b

Abb. 287a. Tabisches Ellenbogengelenk mit vollkommener Zerstörung der Gelenkflächen und ausgedehnten, weit auf den Schaft greifenden, unregelmäßigen Knochenwucherungen. — Abb. 287b. Seitenansicht.

In den Vordergrund des Bildes rücken die ausgedehnten Knochenzerstörungen mit ihrer mächtigen Reaktion in der Umgebung. Sie wird erkennbar an den wallartigen, strukturlosen Verdichtungen, die sich nicht nur auf den Knochen beschränken, sondern auch tief in die Weichteile hineinragen. Ferner kommt es zu ausgedehnter freier Knocheneinlagerung in die Umgebung der Gelenke, die in dieser Form der Myositis ossificans weitgehend ähnlich sieht. Nur nehmen die ganzen Knocheneinlagerungen und Umformungen einen Umfang an wie sonst bei keinem anderen krankhaften Prozeß (Abb. 287a und b).

Die Arthropathie verläuft meist außerordentlich schnell, so daß sich in wenigen Monaten mächtige Randwülste und Knochenzacken bilden, die nun bei der Schmerzlosigkeit des ganzen Herganges oft Abbrüche erleiden, ohne daß klinische Symptome hervortreten. Auch scheint im Gelenk selbst die Neigung zur Verknöcherung von Zotten und abgehobenen Knorpelteilen zu bestehen.

Nur so erklärt sich jedenfalls die außerordentliche Häufung von freien Gelenkkörpern. Trotz dieser hochgradigen Veränderungen fehlt jede Knochenatrophie.

Daß sie einmal vorhanden sein kann, muß für die Fälle berücksichtigt werden, bei denen durch eine Eiterung oder aus sonstiger Ursache das Glied längere Zeit ruhig gestellt werden mußte (Inaktivitätsatrophie).

Wichtig ist die Trennung einer solchen Atrophie von der atrophischen Form der neuropathischen Gelenkerkrankungen (siehe Abb. 288 und 290). Bei ihr verschwinden ganze Gelenkteile bis weit auf den Schaft — es bilden sich große Defekte —, ohne daß aber der noch stehende Knochen irgendeinen Kalksalzschwund aufwiese; im Gegenteil herrschen oft am Stumpf ebenfalls Verdichtungen, und Anlagerungen vor.

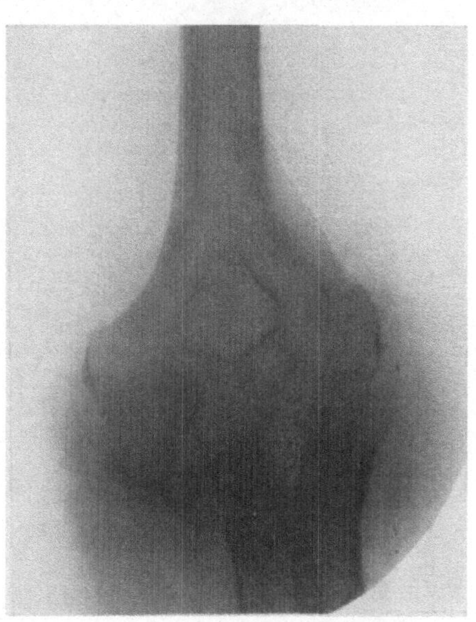

a

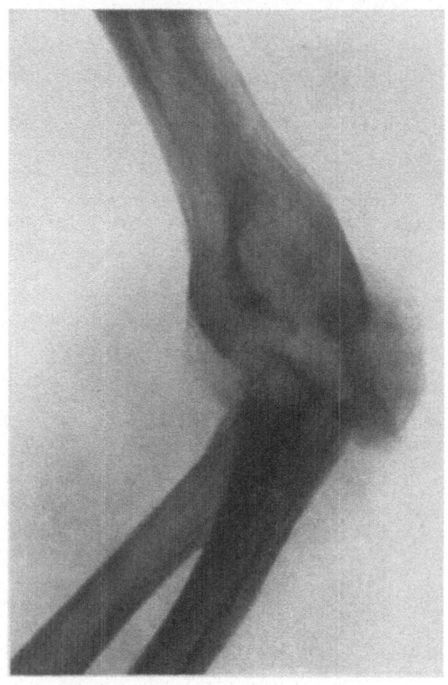

b

Abb. 288a und b. Tabes des Ellenbogengelenks mit schwersten Knochenzerstörungen, so daß von den Gelenkflächen keine Einzelheiten mehr erkennbar sind. Radiusköpfchen ganz verschwunden, Olecranon abgebrochen. Neben ausgesprochenen Verdichtungen bestehen diffuse Aufhellungen mit fehlender Struktur (Atrophie). Das ganze Bild muß als eine atrophische Form der Tabes aufgefaßt werden. Gewisse Ähnlichkeiten mit einer Tuberkulose sind vorhanden (vgl. Abb. 274).

Ankylosen sind bei beiden Formen trotz dieser hochgradigen Veränderungen kaum beobachtet worden.

Nicht selten ist klinisch die Spontanfraktur das erste Tabessymptom (Abb. 291). Sie muß auf die richtige Diagnose hinweisen, wenn die Fraktur nahezu schmerzlos verläuft (Abb. 63).

Ein Bild, das einer Fraktur täuschend ähnlich sieht, entwickelt sich zuweilen am Calcaneus (Abb. 292). Unter den Erscheinungen eines hochgradigen Plattknickfußes, der aber überraschend schnell und ohne wesentliche Beschwerden entstanden ist, kommen solche Patienten zur Untersuchung. Die Röntgenaufnahme gestattet mit großer Sicherheit die richtige Diagnose zu stellen. Ist doch ein derartiges schmerzloses Durchtreten des Calcaneus (pied tabétique) bei einer anderen Krankheit als der Tabes so gut wie unmöglich.

Differentialdiagnose: Vor allem kommt die Arthritis deformans in Frage. Sie unterscheidet sich klinisch durch ihre Schmerzhaftigkeit, durch die schleichend beginnenden Symptome und ihre langsame Progredienz.

Im Bilde sind das Fehlen gleichmäßig verteilter Randwülste und Zacken, das Vorherrschen des übermäßigen Knochenaufbaues fast in allen Fällen sichere Unterscheidungsmerkmale gegenüber der Arthritis deformans.

Syringomyelie und Querschnittsmyelitis können ähnliche Gelenkveränderungen setzen. Röntgenologisch lassen sie sich nicht sicher von den tabischen trennen (Abb. 289).

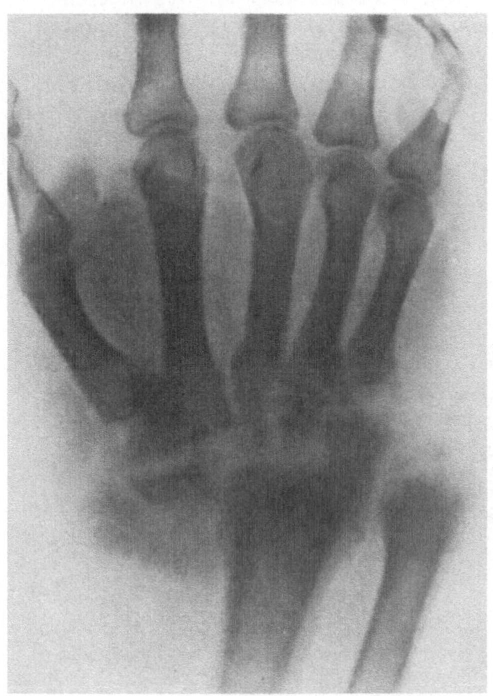

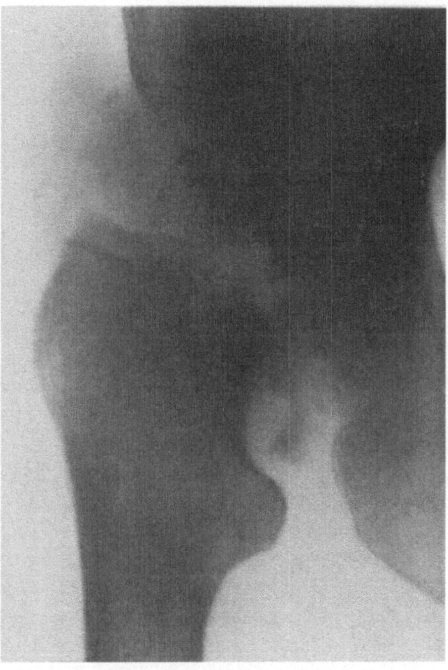

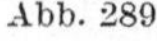

Abb. 289. Abb. 290.

Abb. 289. Neuropathische Erkrankung des Handgelenks bei Syringomyelie. Ganze Gelenkteile sind verschwunden. Von der Handwurzel stehen nur noch spärliche Reste. Die Hand ist nach unten seitlich luxiert. Am Schaft des Unterarms deutliche periostale Auflagerungen. Keine Atrophie.

Abb. 290. Tabes des Hüftgelenks mit vollkommenem Schwund von Kopf und Hals und geringer Knochenwucherung im Weichteilgebiet (atrophische Form).

Gegenüber der tertiären Lues ist ebenfalls eine Abgrenzung nur dann möglich, wenn eben die tabische Gelenkerkrankung phantastische Formen angenommen hat. Im übrigen wurde schon bei dem Röntgenbild der Gelenklues auf den allmählichen Übergang der tertiären Veränderung zur Athropathie hingewiesen (vgl. Abb. 283).

Die Tuberkulose kommt differentialdiagnostisch kaum in Betracht. Auch gegenüber der atrophischen Form der Gelenktabes sind insofern Unterscheidungsmerkmale vorhanden, als bei der Tuberkulose der Prozeß wesentlich langsamer verläuft, die Atrophie des normal umgrenzten Knochens vorherrscht und dieser neben den eigentlichen, unscharf und unregelmäßig lokalisierten Zerstörungsherden sichtbar bleibt (vgl. Abb. 274 u. 288).

Anhang.

Arthropathia psoriatica.

Im Verlaufe schwerer Psoriasisfälle sind vereinzelt Gelenkveränderungen beschrieben worden, die pathologisch-anatomisch unter ganz verschiedenen Bildern verlaufen können. Ihr rascher Beginn, die Entwicklung von Deformitäten, besonders an den Händen, erinnert zuweilen an akut-infektiöse Erkrankungen (Go., Polyarthritis rheumatica acuta). Dabei fehlen jegliche Herzveränderungen. Salicyl ist völlig wirkungslos. Man spricht hier von neuropathischen Arthropathien, um damit zum Ausdruck zu bringen, daß die Erkrankung des Nervensystems, dem nach ADRIAN die gemeinsame Ursache sowohl der Psoriasis als auch des Gelenkleidens zugesprochen werden muß, ausschlaggebend ist. Allerdings fehlen für diese Ansicht die Beweise noch vollkommen. So finden sich eine Reihe von Autoren,

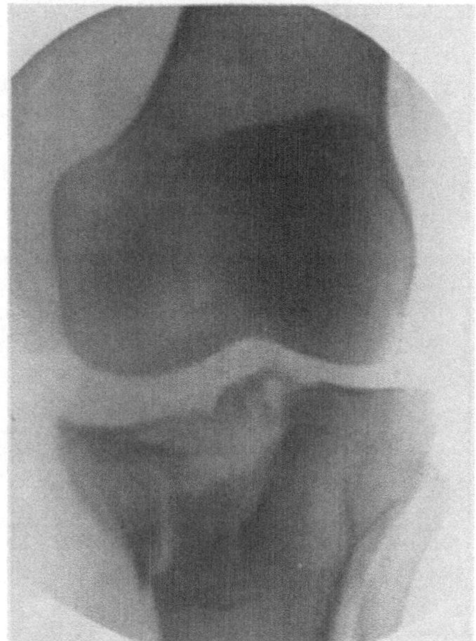

Abb. 291.

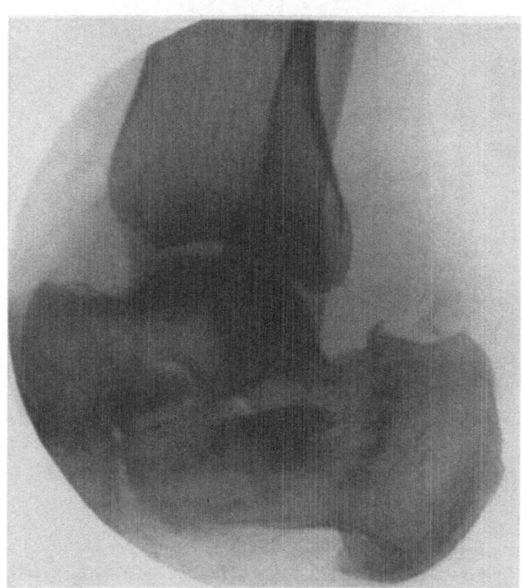

Abb. 292.

Abb. 291. Spontanfraktur des medialen Condylus tibiae bei Tabes einer 56jährigen, 2 Jahre bevor die Diagnose klinisch gesichert werden konnte.

Abb. 292. Tabes: Hochgradige Deformierung des Calcaneus. Die vordere Hälfte ist tief durchgetreten. Der Rest des Calcaneus erscheint hier stark verdichtet, wie ein Sequester imponierend. Der Krankheitsherd ist gegenüber den normalen spongiösen Teilen des Calcaneus durch eine unregelmäßig verlaufende, verdichtete Zone begrenzt (pied tabétique bei der gleichen Patientin wie in Abb. 291).

die den Arthropathien bei Psoriasis keine besondere Bedeutung beimessen und sie als Nebenerscheinungen betrachten, besonders in Hinblick darauf, daß die Gelenkleiden bei Psoriasis nicht gar so häufig beobachtet werden — nach DOYON schätzungsweise in 5 vH aller Fälle.

Siehe weitere Abbildungen:

ADRIAN: Mitt. a. d. Grenzgeb. d. Med. u. Chirurg. Bd. 11, 1903, Taf. II—III: Arthropathia psoriatica. — BORCHARD: Dtsch. Zeitschr. f. Chirurg. Bd. 72, 1904: 15 Abbildungen, zum Teil Röntgenbilder, zum Teil Photographien von Hand und Ellenbogen, Knochen- und Gelenkerkrankungen bei Syringomyelie. — FÜRNROHR: Die Röntgenstrahlen im Dienste der Neurologie. Berlin, Karger 1906, S. 94, Abb. 5 und 6, S. 109, Abb. 7 und S. 121, Abb. 8. — HILDEBRAND: Arch. f. klin. Chirurg. Bd. 115, S. 456—457, 1921, Abb. 4—6: Neuropathisches Knie- und Fußgelenk. — JACOBSOHN: Mitt. a. d. Grenzgeb. d. Med. u. Chirurg. Bd. 20, S. 776—800, 1909, Abb. 4—15: Tabes (Knie, Finger). — ISRAEL: Fortschr. a. d. Geb. d. Röntgenstr. Bd. 27, 1919—21, Taf. XXIII: Neuropathie nach Rückenmarksverletzungen, Hüfte und Knie. Am Knie STIEDAscher Schatten an typischer Stelle. — KAWAMURA: Dtsch. Zeitschr. f. Chirurg. Bd. 115, S. 375, 1912, Abb. 2: Tabische Osteoarthropathie am Femur; S. 375, Abb. 3: an der Tibia, im Durchschnitt. — KIENBÖCK: Fortschr. a. d. Geb. d. Röntgenstr. Bd. 18, 1910/11, Taf. XVIII, Abb. a: Tabische Arthropathie mit Pfannenprotrusion. — KISCH: Diagnostik und Therapie der Knochen- und Gelenktuberkulose, S. 216, Abb. 235: Arthropathia tabica. — KÖHLER: Knochenerkrankungen im Röntgenbild, Wiesbaden 1901, Taf. XX: Knochen der Hand bei Syringomyelie. — LEVY: Ergebn. d. Chirurg. u. Orthop. Bd. 2, Taf. V, Abb. 2: Arthropathie; Taf. VI: Atrophische Form der Arthropathie am 4. Zehengrundgelenk. — MATSUOKA: Dtsch. Zeitschr. f. Chirurg. Bd. 106, S. 296—299, 1910, Abb. 3, 4 und 6: Tabisches Knie — OBERNDORFER: Fortschr. a. d. Geb. d. Röntgenstr. Bd. 31, 1923/24, Taf. XXVII, Abb. c: Tabes der Lendenwirbelsäule, Präparat. — SCHLESINGER: Die Syringomyelie. Deutike, Leipzig und Wien 1902, 2. Aufl., S. 101, Abb. 14: Luxation des Handgelenks. — WILDE: Dtsch. Zeitschr. f. Chirurg. Bd. 65, 1902, Taf. VIII u. IX: Tabische Gelenkerkrankungen.

VIII. Hämophilie.

Blutergelenk.

Klinisches: Die Krankheit ist früher oder später bei jedem Bluter zu beobachten und betrifft wie die Hämophilie überhaupt ausschließlich Männer. Sie beginnt in den Jugendjahren, ohne daß sich andere Hämophiliesymptome bemerkbar gemacht zu haben brauchen. Ein geringfügiges Trauma löst einen plötzlichen Gelenkerguß aus, der mit zunehmender Spannung von heftigsten Schmerzen begleitet ist und nicht selten auch Temperaturanstieg macht. In wenigen Wochen geht die Schmerzhaftigkeit und Schwellung zurück. Fast immer ist zuerst das Knie betroffen, später erkranken nach heftigeren Attacken auch die übrigen Gelenke, vor allem Ellenbogen-, Hüft- und Schultergelenk. Endzustand: Bewegungsbeschränkung, Kontrakturen.

Die Hämophilie braucht dem Kranken nicht immer bekannt zu sein. Ja, es können in der nachträglich erhobenen Anamnese sogar charakteristische Anzeichen fehlen, so daß der häufiger wiederkehrende Gelenkerguß, als Folge der Blutung, das einzige Symptom der Hämophilie bleibt.

Pathologisch-Anatomisches: Nach KÖNIG unterscheidet man drei Stadien: 1. Das Stadium der Blutung. Ihm folgt 2. das Stadium der Entzündung und 3. nach mehreren Attacken das Stadium der regressiven Veränderungen, das zur bleibenden Deformität, zum kontrakten Gelenk führt. Ganz im Beginn besteht nach FREUND eine Wucherung der Synovialis, eine Pigmentspeicherung, der regressive Veränderungen im Knorpel mit Nekrose und Knorpelverlust folgen. Im Endstadium schließlich sind Unterhöhlungen des Knorpels, Einkerbungen, Defekte vorhanden, die als Abbauprozesse aufgefaßt werden müssen. Erscheinungen der sekundären Arthritis deformans bleiben auch bei der Hämophilie nicht aus, können zuweilen im Vordergrunde des ganzen Bildes stehen und Verwechslungen veranlassen.

Röntgenbild: Ganz im Beginn wird es wohl kaum möglich sein, außer dem mächtigen Bluterguß (Weichteilschatten) Gelenkveränderungen darzustellen. Jedoch macht FREUND auf den auffallend kalkdichten Ergußschatten aufmerksam, der nach ihm mit dem Eisengehalt des Blutes im Zusammenhang stehen soll (?).

Erst die wiederholten Attacken, die in der Literatur bis zu 40 und 50 beschrieben sind, rufen Umwandlungen der Gelenkflächen selbst hervor. Der Gelenkraum wird allmählich verschmälert. Die Rundung der Gelenkhöhle flacht sich ab. In den Ecken treten Zackenbildungen auf, Erscheinungen, die für das Blutergelenk durchaus nichts Charakteristisches haben, sondern fast bei jeder chronischen Arthritis anzutreffen sind.

Entscheidend wird aber das Röntgenbild, sobald der subchondrale Raum von kleinsten erbsen- bis bohnengroßen Aufhellungen rundlich unregelmäßiger Umgrenzung durchsetzt ist und den Gelenkflächen etwas Wabenartiges verleiht. Diese cystischen Aufhellungen sind pathologisch-anatomisch durchaus ungeklärt, jedoch in der beschriebenen Art nur beim Blutergelenk gefunden worden (Abb. 293a und b, BAETJER und WATERS, ENGELS).

GOCHT führt außerdem eine Verdoppelung der Epiphysenlinie mit zackigem Verlauf sowie eine Verbreiterung der Eminentia intercondylica des Kniegelenks an. Gegenüber der Eminentia liegt die Fossa intercondyloide als breite, napfförmige, scharfrandige Aushöhlung, die im Verein mit viertelkreisförmigen Aussparungen an den Gelenkecken und den wie eingeschliffen aussehenden Condylen ein eigenartiges Bild ergibt, das sich schwer deuten läßt, jedoch nicht nur im Sinne eines Blutergelenks (Abb. 294).

Rein morphologisch betrachtet sieht das Bild aus, als ob am Gelenk Kräfte am Werke wären, die nach einem Abbau der Condylenflächen streben (Verbreiterung der Eminentia intercondylica, napfförmige Aussparung der Fossa, viertelkreisförmige Aussparung an den Gelenkecken, konzentrische, aber durchaus gleichmäßige Verschmälerung des Gelenkspaltes). Die klinischen Symptome stimmen mit dieser Deutung weitgehend überein. Im vorliegenden Falle bestand eine Streckbehinderung von 10° und eine Beugefähigkeit von nur 30°.

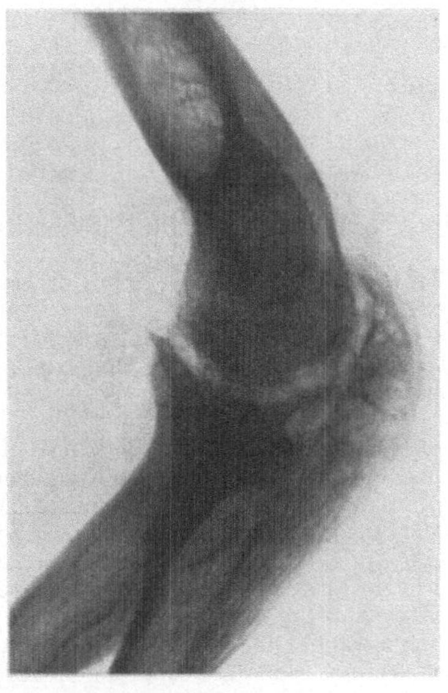

a

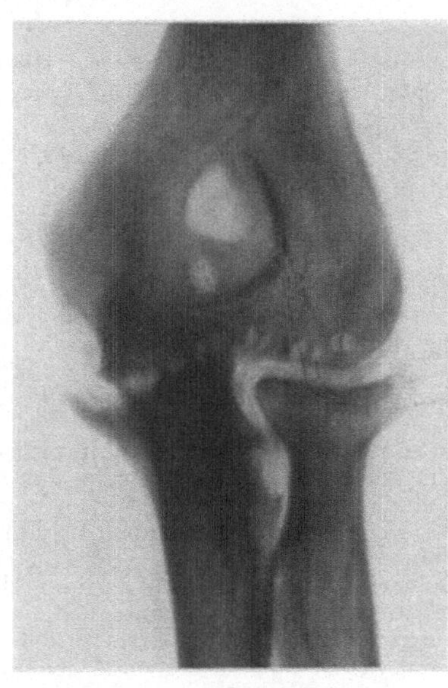

b

Abb. 293a und b. Blutergelenk eines 22jährigen. Außer den arthritischen Veränderungen in Form spitz ausgezogener Zacken, besonders am Proc. coronoideus und im Gelenk zwischen Radiusköpfchen und Ulna, tritt in beiden Bildern a und b die eigentümliche, wabige Aufhellung im angrenzenden Knochenteil in schöner Weise hervor. Klinisch ist der Fall sichergestellt.

Ganz ähnliche Verhältnisse konnte ich bei einem ausgeheilten Kniefungus und einem angeborenen Kniescheibenmangel beobachten, die beide gleichfalls mit starker Behinderung der Gelenkfunktion einhergingen. Die napfförmige Vertiefung der Fossa intercondylica ist ferner von Hackenbroch als röntgenologisches Symptom für bestimmte Genu varum-Typen beschrieben, die mit einer Vergrößerung des äußeren Condylus und stark hervortretender Gabelung des unteren Femurendes einhergehen.

Differentialdiagnose: Die häufigsten Verwechslungen kommen vor mit der Arthritis deformans und der Tuberkulose. Verdächtig ist immer das ziemlich plötzliche Auftreten von Gelenkergüssen bei jugendlichen Personen, besonders am Kniegelenk. Sobald sich derartige Ergüsse bei geringfügigen Traumen wiederholen und der Kranke als Bluter bekannt ist, bedarf es kaum einer röntgenologischen Untersuchung, auch dann nicht, wenn es bei einmal gewecktem Verdacht gelingt, Anhaltspunkte in der Anamnese zu finden.

Wertvoll wird das Röntgenbild erst bei den unklaren Fällen, die nicht so typisch verlaufen und charakteristische Symptome in der Vorgeschichte vermissen lassen. Meist bestehen schon Contracturen. (Ein großer Prozentsatz aller bekannt gewordenen Blutergelenke ist so beschrieben worden.) Für Hämophilie spricht dabei die charakteristische Umwandlung der Gelenkfläche durch erbsen- bis bohnengroße Aufhellungen (Abb. 293).

Verdächtig auf Hämophilie ist auch dann das Bild, wenn größere Knochenzerstörungen fehlen und keinerlei Zeichen von Atrophie vorhanden sind.

Gegen Hämophilie verwertbar sind herdförmige Erkrankungen sowie hochgradig atrophische Vorgänge (siehe Tuberkulose), in gewisser Weise auch hochgradig-deformierende Prozesse mit Gelenkmäusen (vgl. Arthritis deformans). Trotzdem sind viele Blutergelenke zunächst als Tuberkulose oder Arthritis deformans angesprochen worden.

Die sekundär-chronische Arthritis läßt sich eher durch die Anamnese als durch das Röntgenbild vom Blutergelenk trennen.

Tumoren haben den blutigen Erguß und die Kapselschwellung gemeinsam. Im Bilde ist der Tumor aktiver, sowohl zerstörend als auch aufbauend. Die Anamnese spricht ein wichtiges Wort.

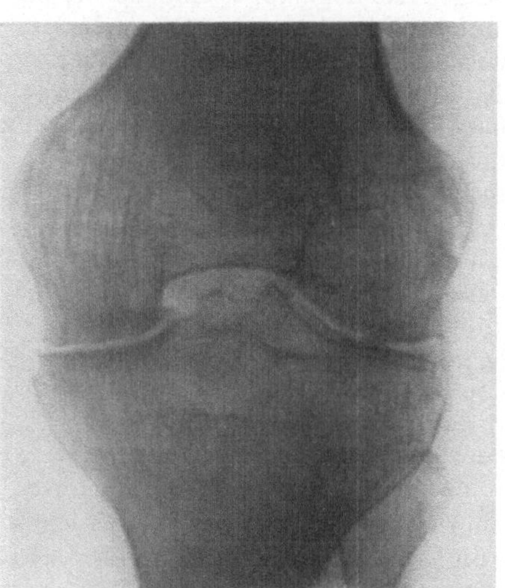

Abb. 294. Bluterknie mit starker Verschmälerung des Gelenkspaltes, napfförmiger Aussparung der Fossa intercondylica und beginnender viertelkreisförmiger Aussparung an den Gelenkecken. Klinisch war starke Bewegungsbehinderung vorhanden (siehe auch Text).

IX. Tumoren.

Klinisch besteht ein wenig charakteristisches Symptomenbild. Die meisten bisher bekannt gewordenen Fälle kamen unter falscher Diagnose zur Untersuchung. Es tritt zunächst eine Gelenkschwellung auf, die mit geringem Erguß, lokaler oder diffuser Verdickung der Kapsel und sekundärer Bewegungseinschränkung einhergeht. Bei den bösartigen Tumoren verläuft dieser ganze Prozeß weit schneller als bei den gutartigen. Der Palpationsbefund wechselt zwischen der höckrigen, knolligen Anschwellung beim Chondrom und der weichen spindelförmigen beim Sarkom.

a) Osteome.

Nach Kienböck sollen die Osteome des Gelenks dem inneren Teile der Gelenkkapsel, der Gelenkhaut, aufsitzen. Vor allem betroffen ist das Kniegelenk, an dem sich die Tumoren zu ganz erheblicher Größe entwickeln können, wobei ihre örtliche Begrenzung als charakteristisch hervorgehoben wird.

Im Röntgenbild ist der starke Knochen- und Kalkgehalt der fühlbaren Tumoren kennzeichnend, die sich intraartikulär entwickelt haben. Ihre groblappige, unregelmäßige Oberfläche hat sich zum Teil der Gelenkhöhle angepaßt. Sekundäre Veränderungen am Gelenk im Sinne einer Arthritis chronica deformans verwirren das Bild und verleiten zur Verkennung des Ausgangsherdes.

b) Chondrome.

Die Gelenkkapselchondrome sind durch Reichel im Jahre 1900 bekannt geworden. Bis 1917 waren im ganzen nach Kienböck 12 Fälle ähnlicher Art beschrieben. Beziehungen zu den multiplen Chondromen, zur Chondromatose, bestehen nicht. Es bleibt immer nur ein Gelenk befallen, vorwiegend bei Personen zwischen dem 16.—50. Lebensjahre, am häufigsten zwischen dem 20. und 30. Die Geschwulst ist durchaus bösartig, wuchert nach allen Seiten, füllt schließlich das ganze Gelenkcavum aus und durchbricht die Kapsel.

Im Röntgenbild wird die ganze Gelenkgegend von einem wolkigen Schatten eingenommen, hervorgerufen durch eine mitteldichte bis dichte Masse, die die Gelenkenden teilweise oder ganz umgibt. Die Oberfläche dieser Verdichtungen sieht gelappt, eingekerbt, papillös aus. Die Innenstruktur nimmt die getupfelte Struktur des Chondroms oder Chondrosarkoms an, wobei die Tupfen als Verkalkungen und Verknöcherungsherde kleinsten Grades anzusprechen sind (Kalkflecke). In vorgeschrittenen Fällen entstehen Gelenkmäuse und sekundäre Zerstörung des Knochens sowie osteomartige Wucherungen, so daß man bei diesen Bildern eher an die Folgezustände einer Fraktur oder an eine Arthritis deformans denkt als an ein Gelenkkapselchondrom.

Differentialdiagnostisch ist außer den genannten Krankheiten in Betracht zu ziehen die Myositis ossificans (Kalkgicht) und die Arthropathie. Diese geht primär mit ausgedehnten Zerstörungen der knöchernen Gelenkteile einher. Auch machen die Verknöcherungen nicht an der Gelenkkapsel halt, sondern wuchern entlang den Sehnen und Muskeln bis weit auf den Schaft (Abb. 287). Jene zeigt die soeben erwähnte Eigentümlichkeit in noch ausgesprochenerer Form, so daß deren Lokalisation in der Umgebung bestimmter Gelenke (z. B. Hüfte, Schulter) nur eine Teilerscheinung multipler Verknöcherungen ausmacht.

Gegenüber der cartilaginären Exostose läßt sich das Krankheitsbild scharf umgrenzen, da diese immer außerhalb des Gelenkes liegt, das Gelenkkapselchondrom sich dagegen zunächst streng intraartikulär entwickelt.

Auch die Osteochondritis dissecans ruft ähnliche Bilder hervor, besonders dann, wenn zahlreiche und sichtbare Gelenkmäuse vorhanden sind. Beim Gelenkkapselchondrom liegen die Herde meist geschlossen in größeren Verbänden. Das regelmäßig Kalkfleckige beherrscht das Bild. Die Gelenkmäuse der Osteochondritis dagegen liegen vorwiegend frei und verschieden groß im ganzen Cavum verstreut (Abb. 264 u. 265).

c) Sarkome.

Primär sind die Gelenkkapselsarkome noch seltener als die bisher erwähnten Tumoren. 1916/17 waren nach Kienböck im ganzen 7 Fälle mitgeteilt. In allen Beobachtungen war das Knie betroffen. Symptome: Kapselschwellung, Erguß (eventuell blutig), geringe Schmerzen, schnelles Wachstum.

Die Röntgenuntersuchung ergibt wenig Charakteristisches. Höchstens kann ein kalkfleckiger Tumor mit verschwommener Aufhellung der benachbarten Knochen im Verein mit dem schnellen Wachstum der Kapselgeschwulst auf ein primäres Gelenksarkom hinweisen.

Wesentlich häufiger ist das sekundäre Ergriffensein des Gelenkes bei primärem Knochensarkom einer benachbarten Metaphyse. Dieser Zustand setzt schon erhebliche Knochenzerstörungen (Durchbruch) voraus, die dem Aufmerksamen im Bilde nicht entgehen (siehe auch Knochensarkom).

Siehe weitere Abbildungen:

Hackenbroch: Fortschr. a. d. Geb. d. Röntgenstr. Bd. 30, 1922/23, Taf. XXXIII: Olliersche Wachstumsstörung und Chondromatose im Knie-, Hand-, Fußgelenk. — Kienböck: Dtsch. Zeitschr. f. Chirurg. Bd. 141, S. 233, 1917, Abb. 1; S. 234, Abb. 2; S. 238, Abb. 7: Gelenkkapselchondrom, Kniegelenk. — Ders.: Fortschr. a. d. Geb. d. Röntgenstr. Bd. 24, 1916/17, Taf. XXII, Abb. 1—6: Gelenkkapselchondrome. — Troell: Arch. f. klin. Chirurg. Bd. 104.

X. Verletzungen, Luxationen.

Reine Knorpelverletzungen im Anschluß an Traumen sind selten. Viel häufiger betrifft die Verletzung gleichzeitig Knorpel und Knochen. Beide können in Form schaliger und keilförmiger Abhebungen oder als einfache Fissuren auftreten. Ihr direkter Nachweis ist nur an Hand der Knochenveränderungen möglich.

Die Verletzung der Knorpelscheiben (Meniscus an Knie- und Handgelenk) ist direkt höchstens beim Aufblähen der Gelenkhöhle mit Sauerstoff oder Luft darstellbar. Da es sich am Knie vorwiegend um einseitige Schädigungen (Luxation oder Zerreißung) in erster Linie des medialen Meniscus handelt, so wird als indirektes Symptom gern die Asymmetrie des Gelenkspaltes angeführt. Sie kann aber nur allzu leicht durch abnorme Lage oder Projektion vorgetäuscht sein. Der Wert des Röntgenbildes ist vielmehr darin zu suchen, daß es umschriebene Binnenverletzungen, besonders am Knie, mit ähnlichen Beschwerden auszuschließen vermag und somit die Diagnose Meniscusverletzung per exclusionem stützt. Prognostisch wertvoll wird das Röntgenbild aber auch, sobald damit der Nachweis *sekundär-arthritischer* Veränderungen gelingt.

Diese sind das Produkt von Reizzuständen, die als Folge von Läsionen des Knorpels, der Kapsel und der Bänder, auch wohl als Folge einer Inkongruenz der Gelenkflächen nach Verschiebung einzelner Teile beobachtet werden, wobei Ergüsse und Blutungen in die Gelenkhöhle oft Begleiterscheinungen sind. Meist entwickelt sich die Arthritis chronica auf traumatischer Grundlage sehr langsam (Abb. 59). Die ersten Erscheinungen lassen $^1/_2$—1 Jahr auf sich warten. Ihr Endzustand ist nach Jahren zuweilen der der Arthritis deformans (vgl. Abb. 257 und 258).

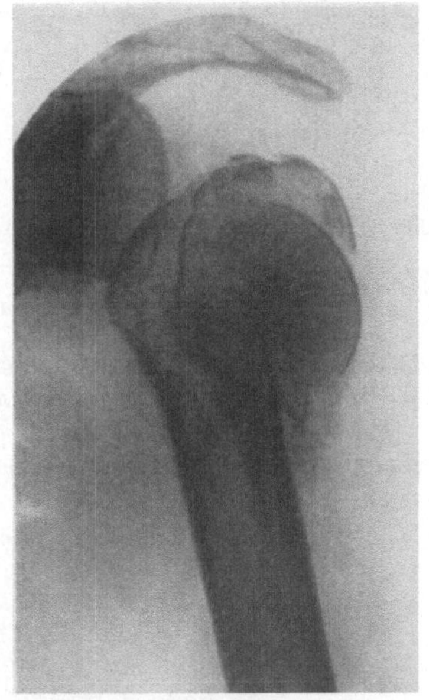

Abb. 295. Collumfraktur bei einer 56jährigen mit hochgradiger Zertrümmerung des Kopfes und Luxation.

Kommt es zu erheblichen Stellungsveränderungen der Gelenkteile im Sinne der Subluxation oder Luxation, so wird die Diagnose im allgemeinen allein auf Grund der klinischen Symptome gestellt und auch für ausreichend gesichert gehalten. Trotzdem sollte eine Röntgenuntersuchung nie versäumt werden. Sie schützt vor Verwechslungen mit ähnlich aussehenden Frakturen und Deformitäten. Von ausschlaggebender Bedeutung kann sie sein, sobald bei gleichzeitig vorhandener Fraktur die prognostisch ungünstigere Verletzung, nämlich die Luxation, rechtzeitig erkannt wird. Unentbehrlich ist das Bild zur Kontrolle etwa vorgenommener Repositionen.

Fehler unterlaufen bei der Erkennung der Luxation vor allem in zwei Richtungen: 1. dadurch daß diese übersehen wird, und 2. durch die falsche Deutung normaler Bilder im Sinne einer Luxation.

Zu 1: Verhängnisvoll ist die Nichtbeachtung einer Luxation bei den Luxationsfrakturen, wenn auf Grund des klinischen Verdachtes mehr auf eine Fraktur als auf eine Luxation gefahndet wird (Abb. 295). Ebenso bekannt ist das Übersehen von Luxationen im Bereich der Hand- und der Fußwurzel sowie der Wirbelsäule, vor allem der Halswirbelsäule.

An der Handwurzel hat die Luxation des Lunatum röntgenologisch eine Rolle gespielt, nicht nur als Beispiel für einen oft begangenen Fehler in der Diagnose, sondern auch insofern, als es erst mit Hilfe des Röntgenverfahrens gelungen

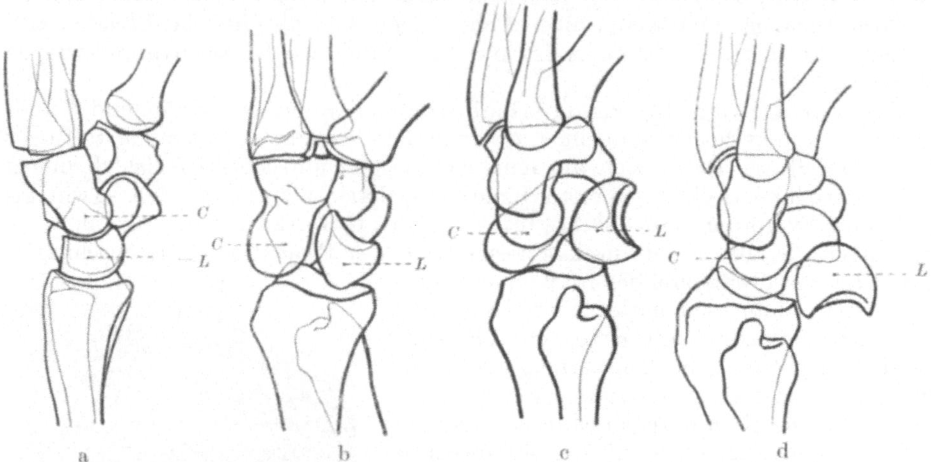

Abb. 296a, b, c und d. Die verschiedenen Phasen der Lunatumluxation nach HIRSCH C = Capitatum, L = Lunatum.
a) 1. Phase. Das Capitatum steht dorsal neben dem Lunatum. Das Lunatum beginnt volarwärts zu kippen. b) Normale Vergleichshand. c) 2. Phase. Das Lunatum hat sich um 90° gedreht. d) 3. Phase. Das Lunatum hat sich um 180° gedreht. Das Capitatum steht in der Radiusgelenkfläche.

ist, den ganzen Luxationsmechanismus aufzudecken. Charakteristisch ist dabei die Stellungsveränderung des Lunatum in den drei verschiedenen Phasen.

Im 1. Stadium, das auch als perilunäre Dorsalluxation der distalen Carpalreihe bezeichnet wird, läßt sich das Lunatum noch an normaler Stelle, höchstens dor-

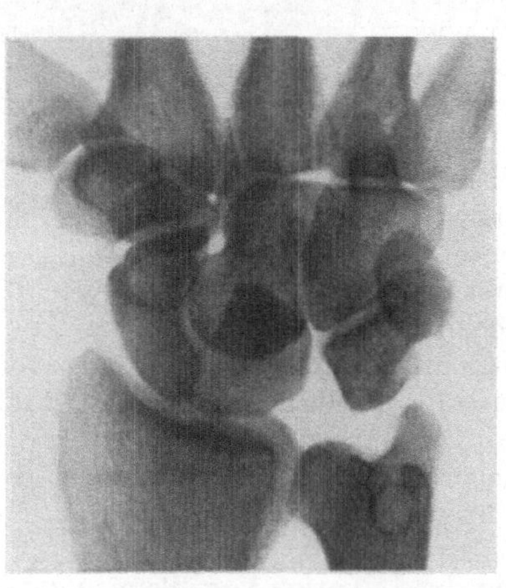

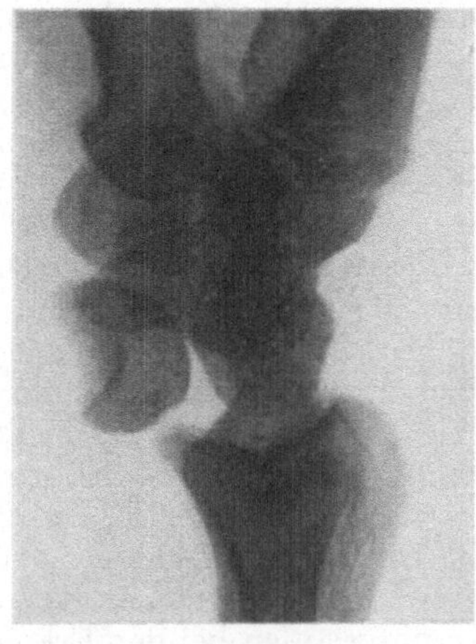

a b

Abb. 297a. Lunatumluxation bei einem 47jährigen. Typisch ist die weitgehende Deckung des Lunatum mit dem Capitatum. Deutlich wird die Luxation im Seitenbild. — Abb. 297b. Seitenansicht. Das Lunatum hat sich um 90° gedreht. Das Capitatum steht in der Radiusgelenkpfanne (2. Phase).

salwärts leicht gehoben, erkennen, während die distale Carpalreihe vollkommen dorsalwärts gerückt ist (Abb. 296).

Im 2. Stadium verläßt das Lunatum die Höhlung der Radiusepiphyse, und wird volarwärts um 90° gedreht (Abb. 297a und b).

Im 3. Stadium luxiert das Lunatum volar vollständig (Drehung um 180°). Damit rückt auch die distale Carpalreihe in die flache Mulde der Radiusepiphyse.

Übersehen werden oft Stadium 1 und 2 deshalb, weil die Seitenbilder meist technisch nicht einwandfrei sind, vor allem aber weil sie nicht erschöpfend analysiert werden. Hinzu kommt, daß die Lunatumluxation vielfach mit einer *Fraktur* des *Naviculare* (intercarpale Luxationsfraktur, DE QUERVAIN) und gleichzeitiger volarer Luxation seines proximalen Fragmentes sowie mit einem *Abbruch* des *Proc. styloideus ulnae* einhergeht. Das kompliziert die Bilder ganz außerordentlich (Abb. 298 und 299). Nach allgemeiner klinischer Einstellung wird dabei das Hauptinteresse der Fraktur entgegengebracht, die Luxation bleibt unerkannt.

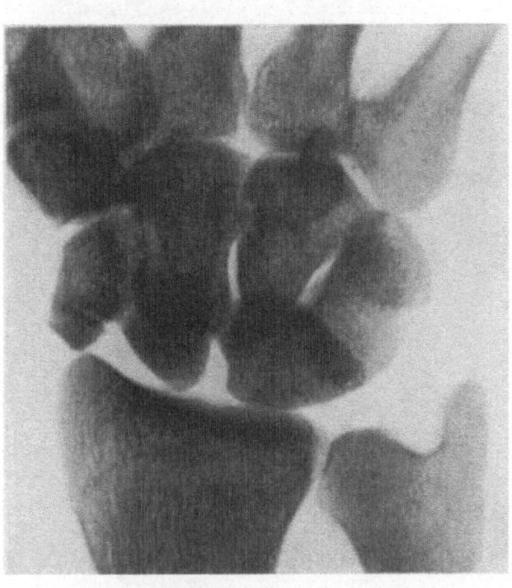

a

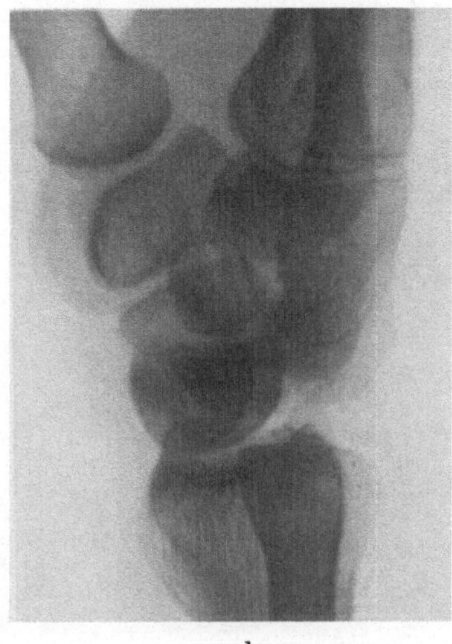

b

Abb. 298. Perilunäre Dorsalluxation mit Navicularefraktur bei einem 25jährigen. a) Ansicht von vorn. Fraktur des Naviculare deutlich, atypische Deckung des proximalen Navicularefragments und des Lunatum mit den anderen Handwurzelknochen. b) Seitenansicht. 1. Phase. Das Lunatum steht an normaler Stelle. Das Capitatum ist dorsalluxiert, das Navicularefragment muß in dem verdichteten Kern (siehe Skizze) gesucht werden (Erklärung siehe Skizze).

Ähnliche Verhältnisse liegen am Fuße bei der Luxation sub talo vor, indem auch hier auf Frakturlinien gefahndet wird, während die hochgradige Stellungsveränderung des Calcaneus einschließlich des Vorfußes im unteren Sprung- und CHOPARTschen Gelenk dem Beobachter gar nicht zum Bewußtsein kommt (Abb. 300).

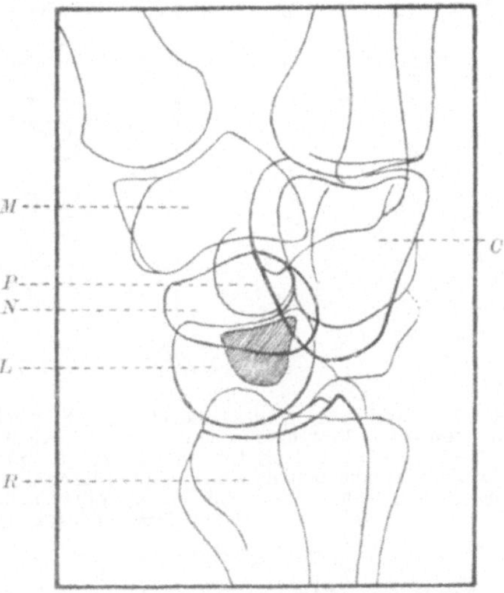

Abb. 298c. Skizze zu Abb. 298b. M = Multangulum, P = Pisiforme, N = Naviculare, L = Lunatum, C = Capitatum. R = Radius.

An der Halswirbelsäule ist die Diagnose Luxation aus rein technischen Gründen erschwert. Die außerordentlich schmerzhaften Zwangshaltungen machen dabei sowohl die sorgfältige klinische Untersuchung als auch eine ausreichende Darstellung im Röntgenbild (2 Ebenen) zuweilen unmöglich.

Ausschlaggebend ist für die Erkennung der Luxation vor allem das Seitenbild. Der Absatz an der sonst gerade verlaufenden vorderen Begrenzungslinie, die Stellung der Dornfortsätze zueinander, vor allem aber die grobe Unterbrechung der symmetrischen Linien im Seitenmassiv sind dem Geübten durchaus geläufig (Abb. 301 b).

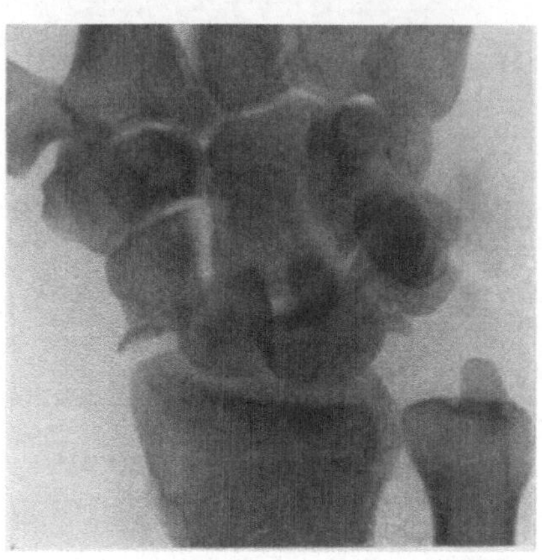

a

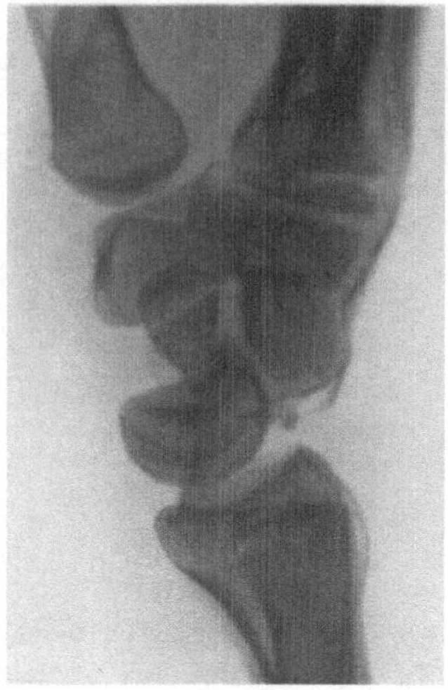

b

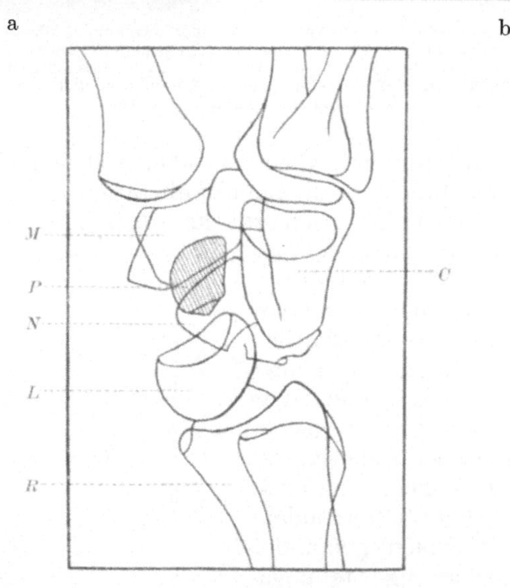

c

Abb. 299. Perilunäre Dorsalluxation mit Naviculare- und Triquetrumfraktur bei einem 17jährigen. a) Ansicht von vorn. Fraktur am Triquetrum und Naviculare deutlich. Atypische Deckung der Fragmente einschließlich des Lunatum mit Capitatum und Hamatum. b) Seitenansicht. Das Lunatum beginnt volarwärts zu kippen. Capitatum steht dorsal von ihm. Einzelheiten der Naviculare- und Triquetrumfraktur nur an den Fragmentspitzen erkennbar (siehe Skizze). c) Skizze zu b. M = Multangulum majus, P = Pisiforme, N = Naviculare, L = Lunatum, C = Capitatum, R = Radius.

Auch das Bild von vorn kann im Zweifelsfalle auf eine Luxation hindeuten, sobald ein scharf abgesetzter Unterschied in Struktur und Knochendichte bestimmter Wirbel zutage tritt. Wirbelkörper- und Querfortsatzmassiv müssen an luxierten Stellen der Platte wesentlich näher gelegen haben als an benachbarten normalen (Abb. 301 a).

Zu 2: Luxationsähnliche Bilder werden infolge der Projektion vorgetäuscht am Sternoclavicular-, am Akromioclavicular- und am Schultergelenk. Hervor-

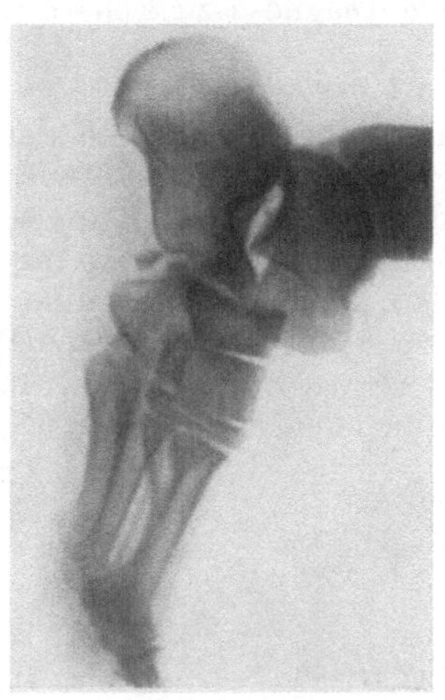

a

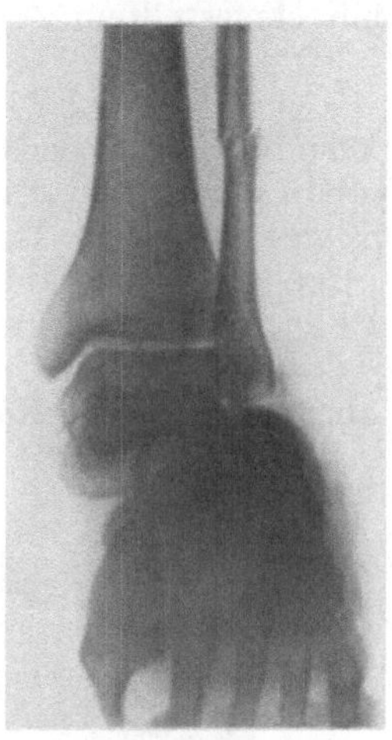

b

Abb. 300 a und b. Luxatio sub talo. a) Seitenansicht. Verschiebung des Calcaneus und Vorfußes nach außen. Absprengung. b) Ansicht von vorn, Fibulafraktur.

gerufen wird diese Verzeichnung im Bilde durch den großen Abstand der Gelenke von der Platte und die Neigung des Zentralstrahles zur Gelenkebene (Abb. 302).

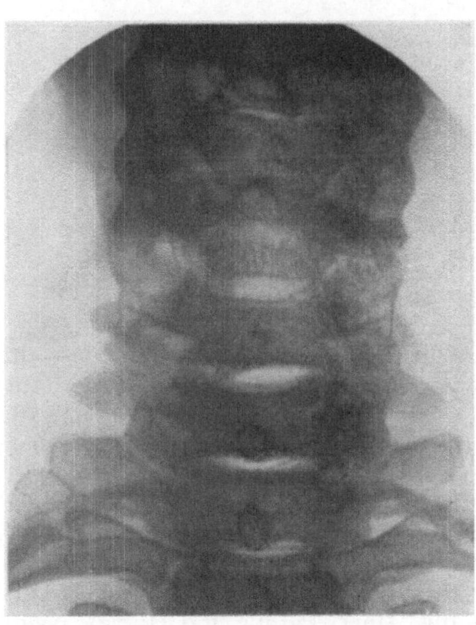

a

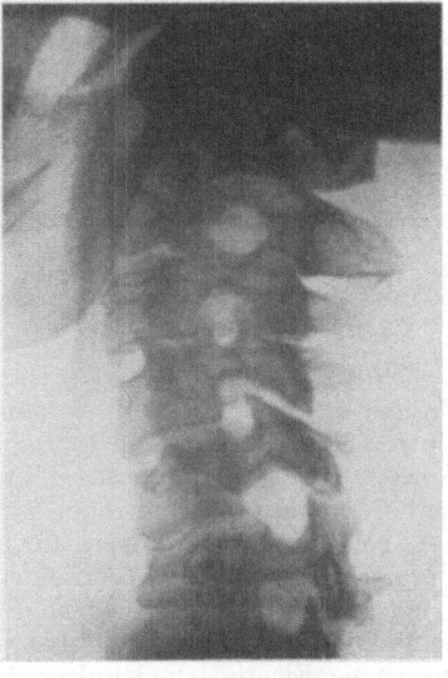

b

Abb. 301 a und b. Luxationsfraktur des VI. Halswirbels bei einer 50jährigen. a) Ansicht von vorn. In Höhe des V. Halswirbels deutlich erkennbare Aufhellung der gesamten Knochenstruktur, die im Bereich dieses Wirbels auf eine erhebliche Verschiebung schließen läßt. Die Abgrenzung der einzelnen Wirbelkörper ist in diesem Abschnitt nicht mehr möglich. b) Im Seitenbild Luxation des V. Halswirbels nach vorn mit deutlicher Kompressionsfraktur des VI.

In zweifelhaften Fällen hat sowohl in Gruppe I als auch in II die Durchleuchtung, das stereoskopische Verfahren oder die Wiederholung der Röntgenaufnahme mit eingestelltem Zentralstrahl die Diagnose zu sichern.

Die nicht traumatischen Luxationen.

Große Bedeutung kann die Röntgenuntersuchung gewinnen bei dem Nachweis von Spontanluxationen. Pathologische oder Spontanluxationen treten auf im Anschluß an akut eitrige Gelenkentzündungen (Typhus, Pyämie, Scharlach, Pneumonie, Gonorrhöe), an tabische Gelenkerkrankungen und Syringomyelie, an Lähmungen und Gelenktuberkulose. Zuweilen können Zeichen einer Allgemeinerkrankung des Gelenkes fehlen (scharfe Umrisse, keine Atrophie). Ebensooft gelingt aber im Bilde der Nachweis eines Herdes oder einer Veränderung am Gelenkspalt, die auf die richtige Diagnose hinlenken (Abb. 303 und 304).

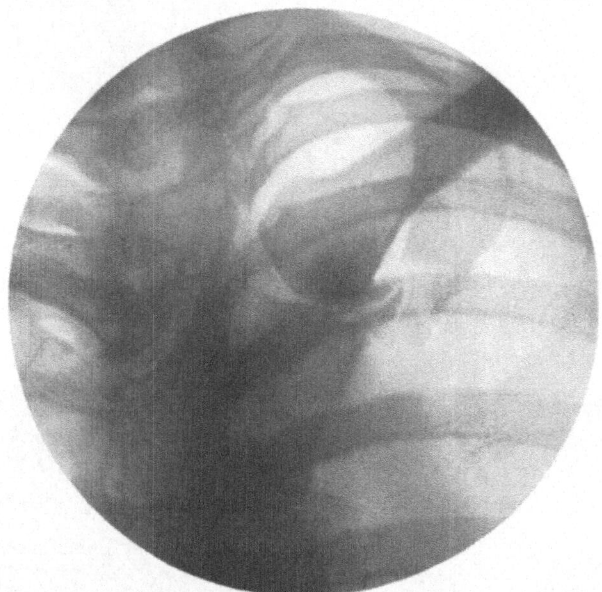

Abb. 302. Sternoclaviculargelenk mit vorgetäuschter Luxation, lippenförmigem Randwulst am Claviculargelenkkopf. Außerdem unregelmäßige Verkalkung des Rippenknorpels der I. Rippe, hier Absprengungen oder Verknöcherungen in der Gelenkkapsel vortäuschend.

Die sogenannten habituellen Luxationen, die oft im Anschluß an ein Trauma erworben werden, kommen nicht selten im reponierten Zustande zur Untersuchung. Zu achten ist dabei auf eine abnorme Gestalt der Condylen, auf Abrisse, Exostosen und auf sekundär-arthritische Veränderungen, die als Zacken und Randwülste hervortreten.

Auch die angeborenen Luxationen lassen sich nicht immer auf Grund der Vorgeschichte und des klinischen Befundes feststellen. Dagegen sind die röntgenologischen Merkmale so charakteristisch, daß das Bild allein zur Diagnose genügt. Angeborene Luxationen kommen an nahezu allen Gelenken des Körpers vor (Knie, Ellenbogen, Schulter, Hand, Radius, Ulna, Patella und Hüfte). Nicht selten sind sie nur Begleiterscheinung anderer *Deformitäten*. Auch werden fast nie Störungen im *Wachstum* oder charakteristische Formveränderungen am Skelett vermißt. Praktisch ist aber eigentlich nur die angeborene Hüftluxation von Bedeutung.

Die *sogenannte angeborene Hüftluxation* ist ein Leiden, das sich in der Mehrzahl der Fälle auf dem Boden einer primären Keimschädigung allmählich entwickelt und *klinisch* durch Hinken oder watschelnden Gang, durch Formveränderungen in der Gesäßgegend, durch starkes Vorspringen des Trochanters, positiven Trendelenburg, Abduktionsbehinderung und Verkürzung des Beins sowie durch die Lordose bei der doppelseitigen Luxation hervortritt.

Im allgemeinen läßt sich bei sorgfältiger Prüfung aller einzelnen Symptome, bei genauester Abtastung der Hüftgegend die Diagnose Hüftluxation auch ohne Röntgenbild stellen. Wertvoll ist jedoch für den Untersucher die Bestätigung der Diagnose. Auch dem Geübtesten unterlaufen Fehler besonders

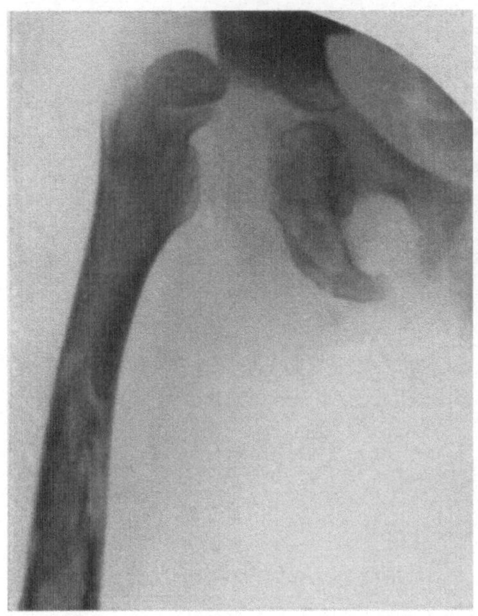

Abb. 303.

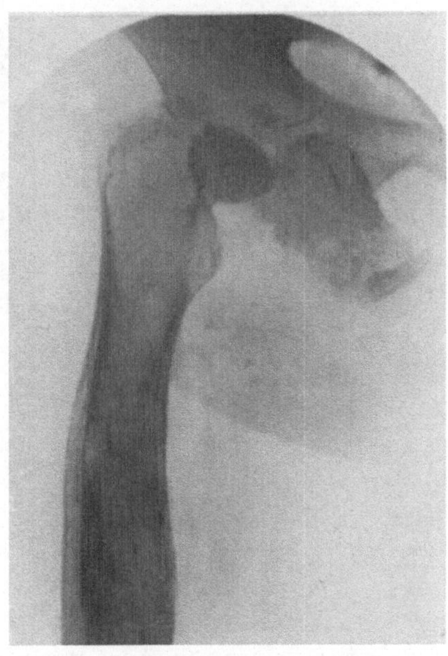

Abb. 304.

Abb. 303. Spontanluxation bei einer Osteomyelitis des Oberschenkels und Sitzbeins.

Abb. 304. Der gleiche Fall, $^1/_4$ Jahr später. Die Kopfkappe hat sich gelöst und erscheint auffallend verdichtet (sequestriert). Sie ist später operativ entfernt worden. Ein weiterer Sequester findet sich am unteren Rande des Sitzbeins. Beginnende Totenlade am Oberschenkelschaft.

durch Verwechslungen mit selteneren Krankheiten (Coxa vara, Säuglingsosteomyelitis). Ferner ist die Aufdeckung der verschiedensten Komplikationen (Antetorsion, Zustand des Kopfes, Zustand der Pfanne vor der Reposition) von Wichtigkeit.

Röntgenbild: Für die Röntgendiagnose der angeborenen Hüftluxation ist es notwendig, zunächst einmal die normale Stellung des Hüftkopfes in der Pfanne kurz zu umreißen. Richtschnur ist hierbei die Wachstumsfuge zwischen Darm-, Sitz- und Schambein am Boden der Pfanne, die im allgemeinen auch als Y-Fuge bezeichnet wird. Sie trifft in einer gedachten Verlängerung etwa die Mitte des Hüftkopfes (vgl. Abb. 222.)

Ein weiteres Lokalisationsmittel für den Hüftkopf hat Hoffa in der Schenkelhalsspitze gegeben. Sie ist die Fortsetzung der unteren Schenkelhalskante und bildet die Grenze zwischen dem knöchernen und knorpeligen Teil des oberen Femurendes. Normalerweise steht die Schenkelhalsspitze in Höhe der unteren

Verbindungsschleife der sogenannten Tränenfigur. Die Schleife entspricht etwa dem unteren Pfannenrande.

Die Tränenfigur (Abb. 305), deren innerer Schenkel durch die innere Begrenzung des kleinen Beckens gebildet wird und deren äußerer Schenkel die Pfannenhöhlung darstellt, erhält ihren unteren Abschluß durch die obere Grenze des Foramen obturatum an der Umbiegung der Fossa acetabuli nach hinten innen. Sobald also aus irgendeinem Grunde die Tränenfigur nicht sichtbar ist, kann auch die obere Grenze des Foramen als Richtschnur benutzt werden.

Das Vorgehen Hoffas erscheint sicherer als das mit Hilfe der verlängerten Y-Fuge, da Asymmetrien am Kopfe recht häufig sind und der Ossifikationskern

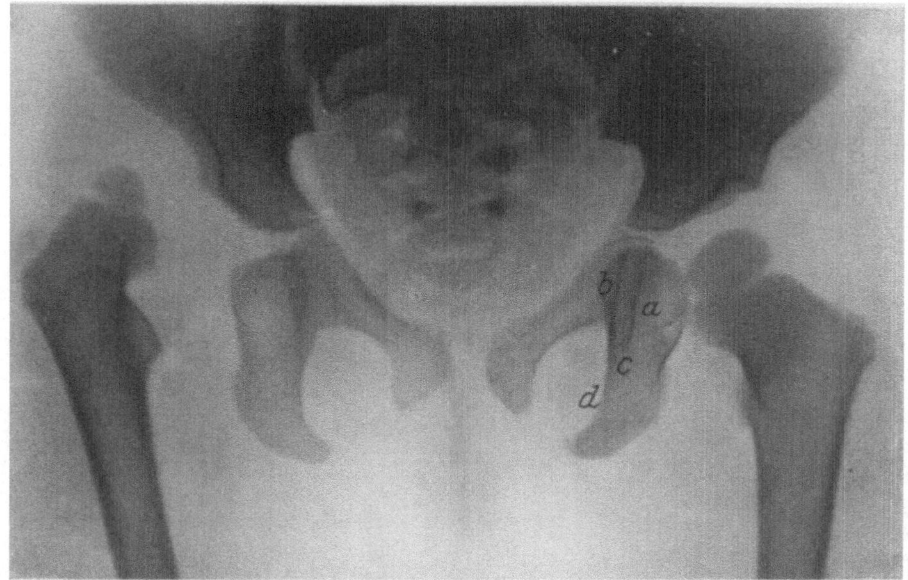

Abb. 305 Rechtsseitige kongenitale Hüftluxation 2. Grades bei einer 3jährigen. Der Schenkelhalssporn steht gegenüber der deutlich verlängerten Y-Fuge. Erkennbare Gleitfurche gegenüber dem Kopf. Am stark vorspringenden Trochanter minor und kurz projizierten Hals ist trotz absichtlich innegehaltener Innenrotation des Beines die Antetorsion nachweisbar. Links Kopf an normaler Stelle. Oberes Pfannengebiet reichlich flach. Das Zurückbleiben des Wachstums ist an der Abflachung der ganzen rechten Beckenseite und an der breiten Wachstumszone zwischen absteigendem Schambein- und aufsteigendem Sitzbeinast erkennbar. Tränenfigur links deutlich, rechts nur angedeutet. a = Pfannenboden, b—d = Wand des kleinen Beckens, c = Umbiegung der Fossa acetabuli nach hinten und innen.

durchaus nicht immer in der Mitte des noch größtenteils knorpelig angelegten Kopfes zu liegen braucht.

Der Grad der Luxation läßt sich im Röntgenbilde ziemlich sicher erkennen. Man unterscheidet bekanntlich 1. die Luxation nach vorn, auch Luxatio supracotyloidea genannt, die zweite Form Hoffas: Die Schenkelhalsspitze steht ungefähr in Höhe des Y-Knorpels (Abb. 305 und 306). 2. Die Luxation nach oben (Luxatio supracotyloidea et iliaca), die dritte Form Hoffas, zeichnet sich dadurch aus, daß der Kopf meist noch höher rückt und etwa in Höhe der Spina anterior superior oder etwas unterhalb steht (Abb. 307). 3. Die Luxation nach hinten, Luxatio iliaca, die vierte Form Hoffas, geht immer mit einer Verschiebung des Kopfes hinter das Darmbein einher.

Zur Feststellung dieser verschiedenen Arten bedarf es keiner stereoskopischen Aufnahmetechnik. Ein einfaches Bild gibt genügenden Aufschluß. Allerdings kann dieses über die Tiefenverhältnisse, über die Lage des Kopfes in Richtung von vorn nach hinten so gut wie nichts aussagen. Der Werdegang der Luxation aber, die Entwicklung der einen Form aus der anderen, die charakteristische Stellung gegenüber dem Pfannenrande sind Symptome, die über die Tiefenlage des Kopfes auch an Hand eines einfachen Bildes hinreichend orientieren.

Gern übersehen werden die Anfangsstadien der Hüftluxation. Das klinische Bild der Luxation entwickelt sich bekanntlich meist erst mit dem Beginn des Laufens. Trotzdem lassen sich Wachstumsstörungen, Formveränderungen des Skelettes schon weit früher (im ersten Lebensjahr) nachweisen. Die ersten klinischen Symptome, bestehend in Abflachung der Gesäßgegend, Schwäche des betreffenden Beines, entsprechen einem Befunde, der sich vor allem in der Kleinheit des Kopfkernes bemerkbar macht, wie überhaupt die Ossifikationsverzögerung

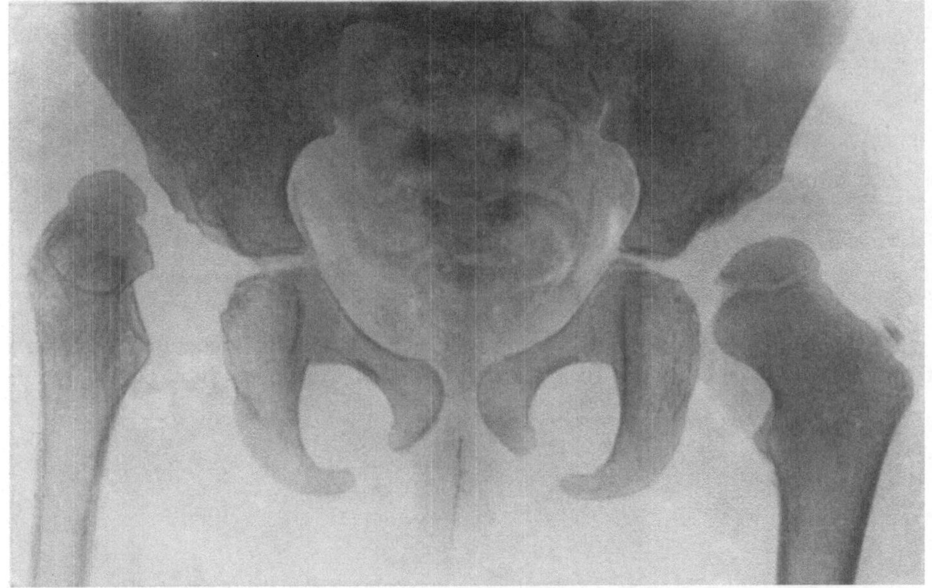

Abb. 306. Rechtsseitige angeborene Hüftluxation 2. Grades bei einer 3jährigen mit deutlich ausgeprägter Antetorsion, Gleitfurche und verlängerter Y-Fuge. Links steht das Kopfmassiv oberhalb der Y-Fuge. Das Pfannencavum ist auffallend erweitert. Der obere Pfannenrand fehlt fast vollkommen: Vorstadium der Luxation.

ein charakteristisches Begleitsymptom der Hüftluxation bildet. Außerdem wird eine Abflachung des Pfannengrundes, eine Verlängerung der Y-Fuge schon sehr früh erkannt (Abb. 308).

Übersehen darf man ferner nicht in den späteren Jahren die Subluxation, die erste Form Hoffas, deren Feststellung nur auf Grund einer genauen Orientierung über Schenkelhalsspitze, Kopf und Y-Fuge möglich ist (Abb. 309). Vgl. auch Coxa valga luxans.

Verwirrend und für die genaue Bestimmung der Kopflage störend ist nun ein recht häufiges Begleitsymptom der Hüftluxation, *die Antetorsion.* Sie hat eine Drehung des ganzen Femur im Schaft zur Folge, so daß der Kopf einschließlich Hals nach vorn, der Trochanter major immer mehr nach hinten schaut. Wir erhalten bei der Antetorsion somit das gleiche Bild wie bei einer künstlich gesetzten starken *Außenrotation* des Beines. Die Unterscheidung zwischen beiden ist nur möglich bei Innehaltung einer bestimmten *Aufnahmetechnik*, am besten durch Herstellung von Beckenübersichtsaufnahmen mit weitgehend innenrotierten Beinen. Die auch dann noch vorhandene Antetorsion entspricht der Wirklichkeit und läßt sich röntgenologisch genau bestimmen.

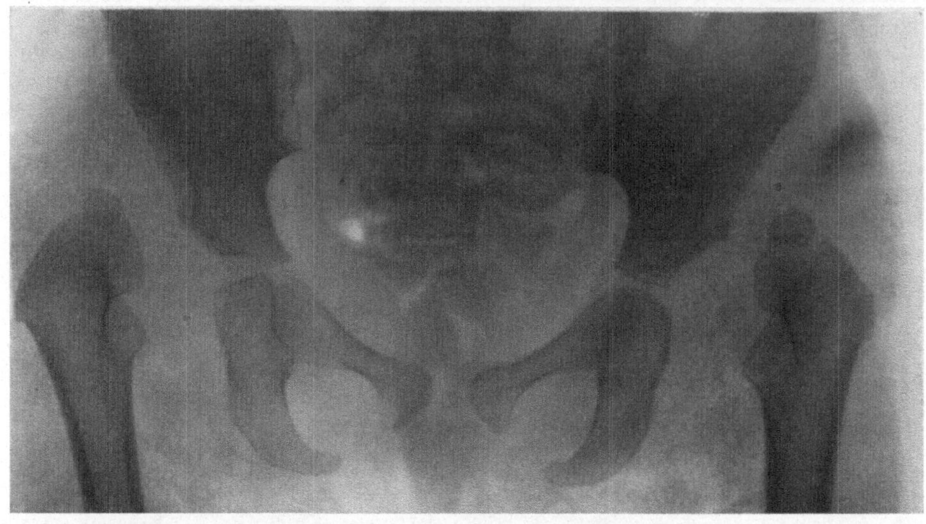

Abb. 307. Doppelseitige angeborene Hüftluxation bei einer 2jährigen. Rechts beginnendes 3. Stadium, links 2. Stadium. Beiderseits Antetorsion, links mehr als rechts. Gleitfurche und Verlängerung der Y-Fuge.

Der behandelnde Arzt möchte auf Grund der Röntgenuntersuchung auch gern etwas über die *Prognose* des Falles wissen. Dabei ist die Beurteilung der Pfannen-

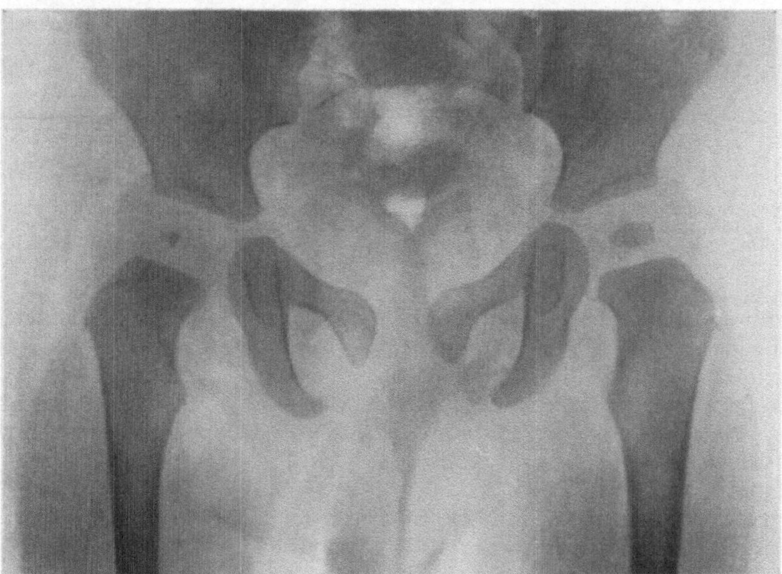

Abb. 308. Vorstadium der kongenitalen Hüftluxation bei einem $^3/_4$jährigen. Starke Verkleinerung des Kopfkernes rechts, geringe Abflachung der Pfanne.

gegend besonders wichtig. Wenn auch das Bild über die knorpeligen Verhältnisse nichts auszusagen vermag, so lassen sich doch aus den Formveränderungen der köchernen Pfanne auf den knorpeligen Anteil weitgehende Schlüsse ziehen. Besonders wird bei einem steil verlaufenden Pfannendach der knorpelige Anteil einen ähnlichen Verlauf nehmen, ebenso wie umgekehrt.

Die allgemeine Erfahrung geht aber dahin, daß aus diesem Verhalten noch keine prognostischen Schlüsse gezogen werden dürfen. Der obere Pfannenrand ist im Verlauf der Behandlung außerordentlich großer Umwandlungen fähig, so daß gerade in den Fällen mit mangelhafter Pfanne zuweilen die besten Ergebnisse erzielt werden. Auch die *Antetorsion* sagt noch nichts über den Verlauf aus, wenngleich Zeichen der Antetorsion sowohl bei der Behandlung als auch bei der Retention der Hüftluxation als störend empfunden werden.

Unentbehrlich ist die Röntgenuntersuchung für die Kontrolle der *Reposition* und der *Spätzustände*. Für die Orientierung hinsichtlich der Lage des Kopfes zur

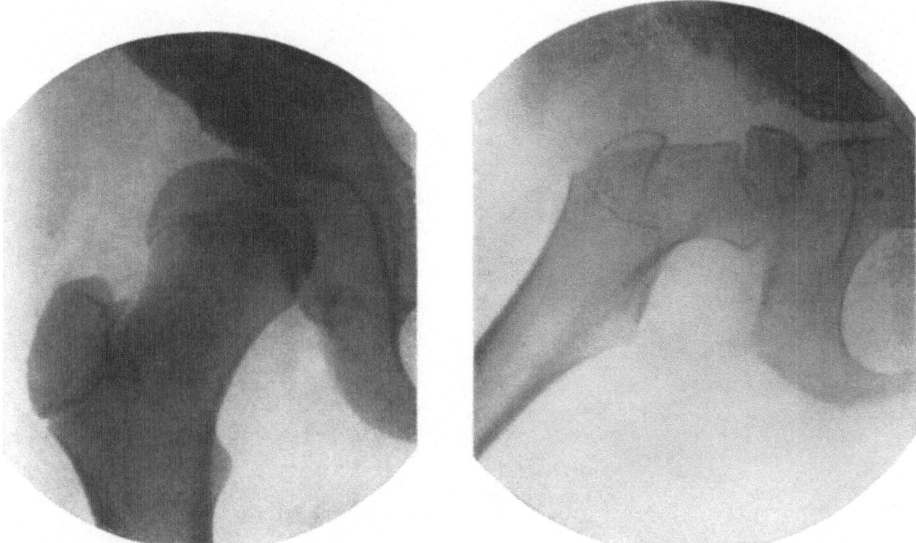

Abb. 309. Abb. 310.

Abb. 309. Angeborene Subluxation bei einem 13jährigen, die auch als Coxa valga luxans bezeichnet werden kann, da eine deutliche Aufrichtung des Schenkelhalses erkennbar ist. Der Kopf hat zu $^1/_3$ das Gelenkcavum verlassen. Der Schenkelhalssporn steht oberhalb des oberen Randes vom Foramen obturatorium.

Abb. 310. Eingerenkte angeborene Hüftluxation bei einer 7jährigen. Stellung nach LANGE. Der Kopf steht unterhalb der Y-Fuge, der Oberschenkel ist stark innenrotiert. Trotzdem ist der Trochanter minor breit sichtbar (Antetorsion).

Pfanne gelten die gleichen Bedingungen wie für das normale Bild. Nur wechselt die Stellung etwas mit den verschiedenen Repositionsverfahren. Bei starker Innenrotation steht der Kopf unterhalb der Y-Fuge (Verfahren nach LANGE [Abb. 310]), bei Außenrotation gegenüber (Verfahren nach LORENZ).

Verbiegungen des Schenkelhalses im Sinne einer Coxa vara kommen in einem recht hohen Prozentsatz vor, dürfen aber nicht mit Antetorsion und falschen Einstellungen des oberen Femurendes verwechselt werden. Zuweilen formt sich der Hals auffallend plump und breit um. Ihm sitzt ein weitgehend zurückgebliebener Kopfkern auf, der Erscheinungen zeigt, die denen bei der Osteochondritis deformans PERTHES durchaus ähnlich sind (Abb. 311a—e). Die Ausheilung geht unter den gleichen Bedingungen wie bei der Osteochondritis vor sich, langsam, unter Deformierung des Kopfes und Halses.

Differentialdiagnose: Wichtig ist es zu wissen, ob im Röntgenbild eine sichere Entscheidung zwischen der *traumatischen* und der angeborenen *Hüftluxation* möglich ist. Die Frage kann bejaht werden. Bei der traumatischen behält der Kopf seine gute Rundung und seine normale Gestalt. Die angeborene Hüftluxation hingegen wird außer der Gleitfurche, außer den Veränderungen an der Pfanne, auch die konzentrische Atrophie an Kopf und Hals selten vermissen lassen.

Der Wert des Röntgenbildes tritt vor allem bei der Unterscheidung zwischen *Coxa vara* und Hüftluxation hervor. Klinisch können die Symptome durchaus ähnlich sein. Die röntgenologische Entscheidung ist leicht.

Paralytische Luxationen, im Kindesalter meist Folge der Poliomyelitis anterior acuta, haben nur die Stellungsveränderung des Kopfes zur Pfanne mit der an-

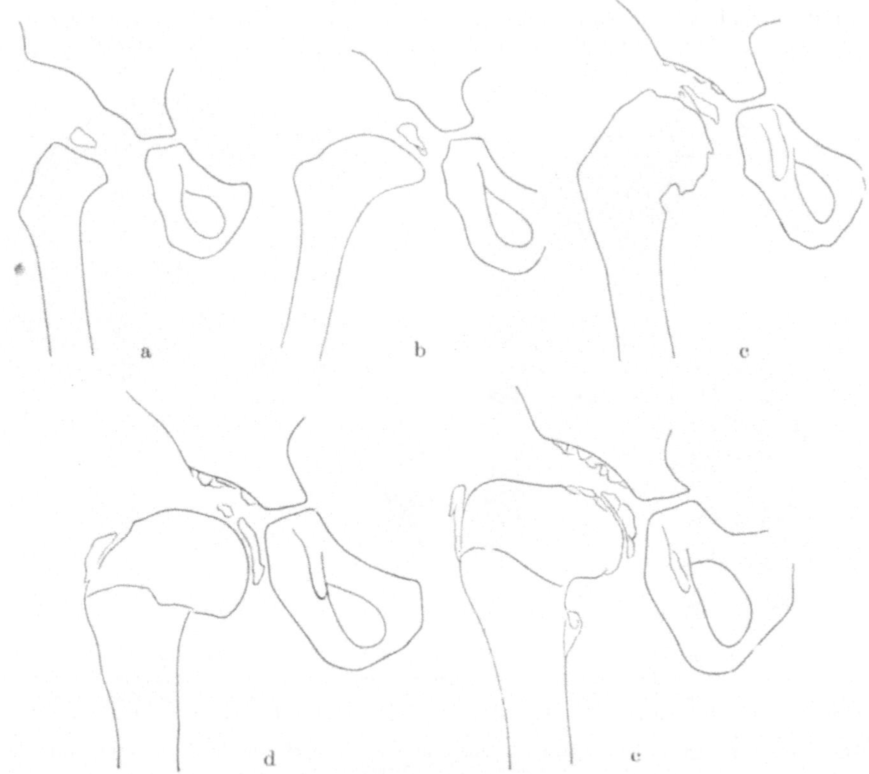

Abb. 311. Spätzustand einer angeborenen Hüftluxation. a) vor der Reposition, b) reponiert, c) nach 2 Jahren, d) nach 3 Jahren, e) nach 4 Jahren. Scholliger Zerfall des Kopfes wie bei der Osteochondritis Plumpe Umbildung des Halses mit Coxa vara.

geborenen gemein. Im übrigen treten schon die klinischen Erscheinungen in deutlichen Gegensatz (Abb. 303).

Recht schwierig kann auch für den Geübten die Unterscheidung der Hüftluxation gegenüber Folgezuständen der *Säuglingsosteomyelitis* sein. Klinisch brauchen die Symptome einer Osteomyelitis durchaus nicht scharf hervorzutreten. Im Anschluß an Infektionskrankheiten (Mumps, Masern) oder auch ohne erkennbare Ursache entwickelt sich eine Osteomyelitis diffusa mit metastasischen Herden, die am Hüftgelenk mit und ohne Eiterung verlaufen können, zuweilen nach vorübergehender, kaum sichtbarer Fistel. Das Auffallendste ist aber, daß diese Gelenke mit fast freier Beweglichkeit, höchstens mit geringer Abduktionsbeschränkung ausheilen. Im Endzustand sind nach weitgehender eitriger

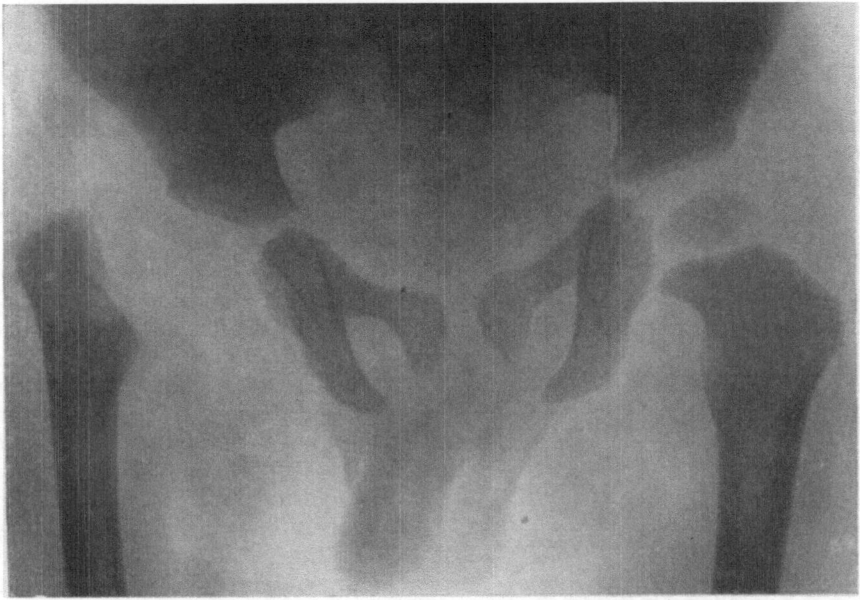

Abb. 312. **Säuglingsosteomyelitis** bei einem 2jährigen, $1^1/_2$ Jahre nach der Erkrankung. Typisches Fehlen von Kopf und Hals, konzentrische Atrophie des oberen Femurendes (besenstielartig) mit Trochanterhochstand.

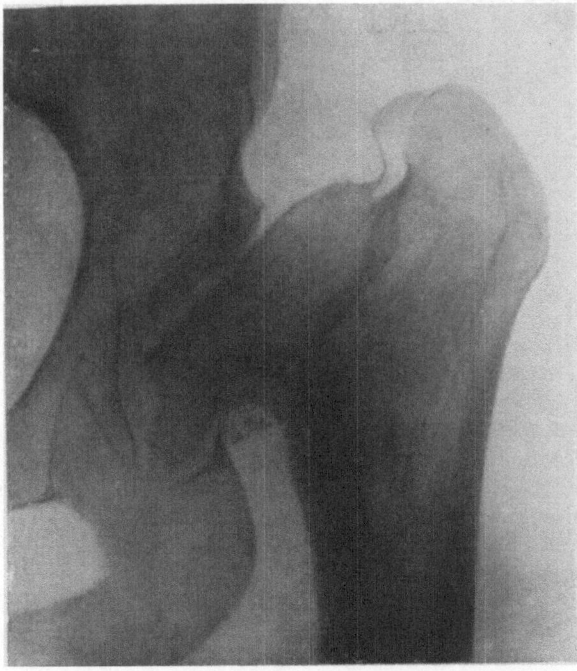

Abb. 313. Spätzustand einer **Säuglingsosteomyelitis**. Mit 2 Jahren Mumps, anschließend Abszeß am Oberarm, Schmerzen in der linken Hüfte, seitdem Hinken. Ein Röntgenbild aus dem 5. Lebensjahr zeigt schon die gleichen Zerstörungen (Kopf- und Halsdefekt). Erhaltener Gelenkspalt. Kopfrest stark abgeschliffen. Trochanterhochstand.

Einschmelzung, nach Epiphysenlösung des Schenkelkopfes mehr oder weniger große Defekte im Bereich des Hüftgelenks vorhanden, so daß recht oft von Kopf und Hals kaum etwas zurückgeblieben ist (Abb. 312 und 313). Der Oberschenkelschaft erhält somit etwas Besenstielartiges. Hüten muß man sich vor der Verwechslung solcher Bilder mit denen der Hüftluxation bei stark ausgeprägter Antetorsion. Der fast normale Zustand der Pfanne, das Fehlen jeglichen Kopf- und Halsansatzes auch bei stärkster Innendrehung beseitigen auftretende Zweifel.

Die *Spätzustände* der angeborenen Hüftluxation gehen einher mit außerordentlich starken Verschiebungen des Kopfes auf der Beckenschaufel. Der Kopf läßt einen furchenartigen Eindruck zurück (Gleitfurche LUDLOFFS). Zu einer richtigen Gelenkausbildung kommt es jedoch in den Wachstumsjahren nicht. Erst mit Zunahme des Körpergewichtes, mit abgeschlossenem Wachstum hört das Wandern des Kopfes auf. Ihm gegenüber bildet sich eine gelenkartige Aushöhlung mit deutlichen Randwülsten. Diesem Zustand folgen sehr bald *arthritische Veränderungen*, Verschmälerung des Gelenkspaltes, Verdichtung im Kopf- und Pfannengrunde, die mit hochgradiger Bewegungseinschränkung und Ankylose einhergehen. In erster Linie gilt das für die Luxatio iliaca (vgl. Coxa vara).

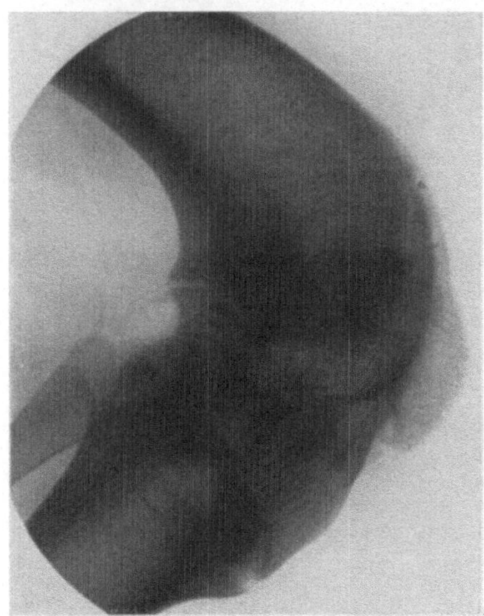

Abb. 314. Knieankylose in Beugestellung bei einem 16 jährigen, 8 Jahre nach einer Schußverletzung.

Anhang.

Die Ankylose.

Die unbewegliche Vereinigung der Gelenkenden erfolgt klinisch meist in winkliger Contractur. Als Ursache kommen die verschiedensten Erkrankungen in Betracht. Zuweilen gelingt es, allein mit Hilfe einer sorgfältig aufgenommenen Anamnese, der jahrelang zurückliegenden Entstehungsursache nachzugehen, zuweilen ist aber die Entscheidung schwer. Auch die Frage, inwieweit eine Ankylose rein fibrös, knorpelig oder knöchern ist, läßt sich klinisch nicht immer beantworten.

Im Röntgenbild geben die Strukturveränderungen, die teilweise Zerstörung der Gelenkflächen, etwa ausgeheilte Knochenherde oder vorherrschend arthritisch deformierende Prozesse rückläufig Anhaltspunkte über die Entstehungsursache ab. Meist fibrös, seltener knöchern heilt die Tuberkulose aus, ebenso ist bei der Gicht die Ankylose eine Seltenheit. Auch die Arthritis deformans läßt jahrelang einen angedeuteten Gelenkspalt bei vorherrschender Knochenverdichtung erkennen. Weniger charakteristisch sind die Endzustände nach akuten Infektionskrankheiten, Typhus, Scharlach, Masern, Gonorrhöe. Bei diesen bleibt der Gelenkspalt oft jahrelang erhalten (vgl. 251, 255 u. 260).

Die Ankylosis ossea ist in erster Linie eine Folge der *eitrigen Arthritis*, wobei der Knorpelschwund Knochenwundflächen schafft (ähnlich wie bei den Frakturen), die alsbald knöchern verschmelzen. Nach Jahren paßt sich die Architektonik solcher Ankylosen den statischen Verhältnissen vollkommen an, so daß die frühere Gelenkgegend von gleichmäßigen Strukturen durchzogen wird, die als eine natürliche Fortsetzung der benachbarten hervortreten (Abb. 314). Mit

Sicherheit läßt sich aber aus dem röntgenologischen Verhalten der Ankylosen die ehemalige Krankheit nicht erkennen.

Siehe weitere Abbildungen:

Gocht: Handb. d. Röntgenlehre, 5. Aufl., S. 408—409, 1918, Abb. 277—279: Luxatio coxae congenita sin. — Kienböck: Fortschr. a. d. Geb. d. Röntgenstr. Bd. 26, 1918/19, Taf. VII, Abb. 1—3: Luxation des Atlas mit Abbruch des Epistropheuszahnes. — Lorenz: Dtsch. Orthop. Bd. 3, 1920: Die sogenannte angeborene Hüftverrenkung.

F. Krankheiten der Weichteile.

I. Ziele und Grenzen des Verfahrens.

Die Bedeutung der röntgenologischen Darstellung von Weichteilen ist schon bei den Knochen- und Gelenkerkrankungen gebührend hervorgehoben worden. Mit dem gewöhnlichen Aufnahmeverfahren bleibt aber die Darstellbarkeit immer nur beschränkt. Ganz abgesehen von technischen Fehlern werden nämlich diesem Bestreben durch eine zu intensive Sekundärstrahlung dicker Körperteile natürliche Grenzen gezogen. So war denn auch die Röntgendiagnostik der großen Körperhöhlen (Abdomen und Schädel) lange Zeit auf Zufallsbefunde angewiesen, wie sie Gasansammlungen und Verkalkungsprozesse mit sich brachten.

Ganz im Gegensatz zu jenen Höhlen steht der Brustraum, in dem der Luftgehalt der Lunge von Natur aus stärkste Kontraste hervorruft und die Grundlage für eine weit ausgebaute Diagnostik der Weichteile abgibt.

Die Forschung der letzten Jahre hat sich nun in zwei Richtungen bewegt. Die erste Richtung schafft die fehlenden Kontraste durch eingeführte Mittel (Gas oder schattengebende Flüssigkeiten), die zweite versucht, durch systematische Ausschaltung der Sekundärstrahlen die normale Kontrastierung der Organe gegeneinander auf dem Bilde festzuhalten (bewegliche Bucky-Blende). Die Grenzen dieses Verfahrens sind sehr bald gezogen. Auch mit vollkommener Ausschaltung der Sekundärstrahlen werden Dichtigkeitsunterschiede dann ausbleiben, wenn bei annähernd gleichmäßiger Dicke oder Strahlendurchlässigkeit der Organe, deren spezifisches Gewicht dem des Wassers nahekommt, die photographische Platte solche geringfügigen Unterschiede nicht mehr wiederzugeben vermag. Die erste Richtung dagegen erlebt von Jahr zu Jahr einen derartigen Aufschwung, daß man von ihr auch weiterhin noch große Fortschritte erhoffen darf. Ich erinnere nur an die Pyelographie, an das Pneumoperitoneum, an die Encephalographie und die Darstellung der Gallenwege. Selbstverständlich schließt die eine Methode die anderen nicht aus. Im Gegenteil dürfte auch heute wohl das Ideal der Weichteildiagnostik in der Kombination beider, d. h. in der Einführung von Kontrastmitteln und der systematischen Ausschaltung von Sekundärstrahlen, zu suchen sein.

Vorbedingung für alle diese Methoden ist selbstverständlich, daß sie nicht zu kompliziert, vor allem aber, daß sie gefahrlos sind.

II. Kontraste durch Gas.

a) Natürliche.

1. Lungen, Trachea.

Im normalen Thoraxbild erscheinen die Lungen in Form zweier heller Felder, die nach oben spitzbogig auslaufen und durch den dichten Mittelschatten voneinander getrennt sind (Abb. 315). Die hellen Lungenfelder werden nach unten durch die gleichmäßigen, rundbogigen Zwerchfellkuppen, nach der Seite durch die Umbiegungsstellen der Rippen, nach oben durch den unteren Rand der 2.Rippe abgegrenzt, neben dem man zuweilen die Kuppel des Lungenraumes als strichförmige Verdichtung wahrnehmen kann.

Die schräg von oben nach unten verlaufenden Rippenschatten, die scheinbar nach vorn frei im Lungenraum enden (Knorpelansatz), teilen das Feld gitter-

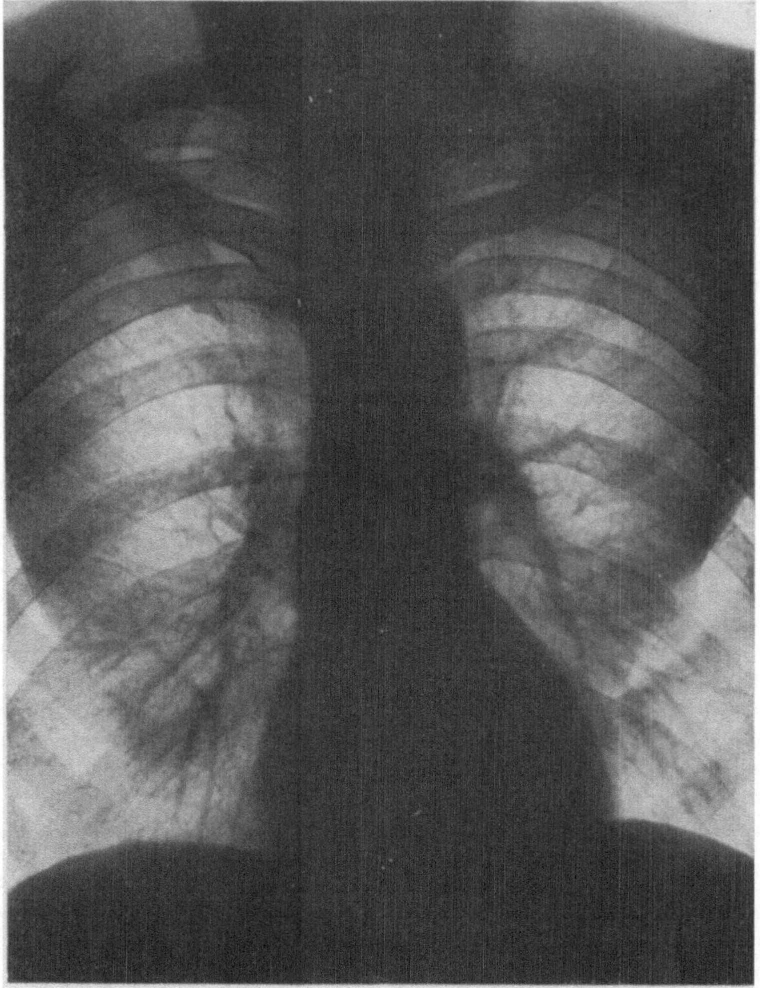

Abb. 315. Normale Lunge bei einem 55jährigen mit stark hervortretender Hiluszeichnung und deutlich ausgebildetem Pectoralisschatten (Beobachtung der Med. Klin. Göttingen.)

artig. Im oberen Abschnitt liegt spitzwinklig zu ihrer Richtung beiderseits das Schlüsselbein, das bei hängenden Armen ungefähr horizontal steht. Die Schulterblätter heben sich nur wenig vom Untergrund ab, können aber mit wechselnder Lage besonders bei muskelstarken Individuen einen Schatten hervorrufen, der zu Fehldiagnosen verführt und schließlich auch Unterschiede zwischen rechts und links aufweist.

Eine störende Beschattung erfahren die Lungenfelder durch gut entwickelte Mammae, die diffuse, nach unten scharf und rundbogig begrenzte Verdichtungen erzeugen und die je nach ihrer Größe entweder beide Lungenfelder symmetrisch verdichten (auch einseitig nach Mammaamputation!) oder bei tief herabhängenden auch die Zwerchfellkuppen und den Rippenzwerchfellwinkel überlagern (Abb. 371). Ebenso verführt ein gut ausgebildeter Pectoralis zur Fehldiagnose, wenn er aus irgendeinem Grunde — Fehler in der Aufnahme, der Reproduktion, Unschärfe oder diffuse Verdichtung eines Lungenfeldes — nur einseitig hervortritt, während die charakteristische Beschattung beider Hälften kaum verkannt werden kann (Abb. 315).

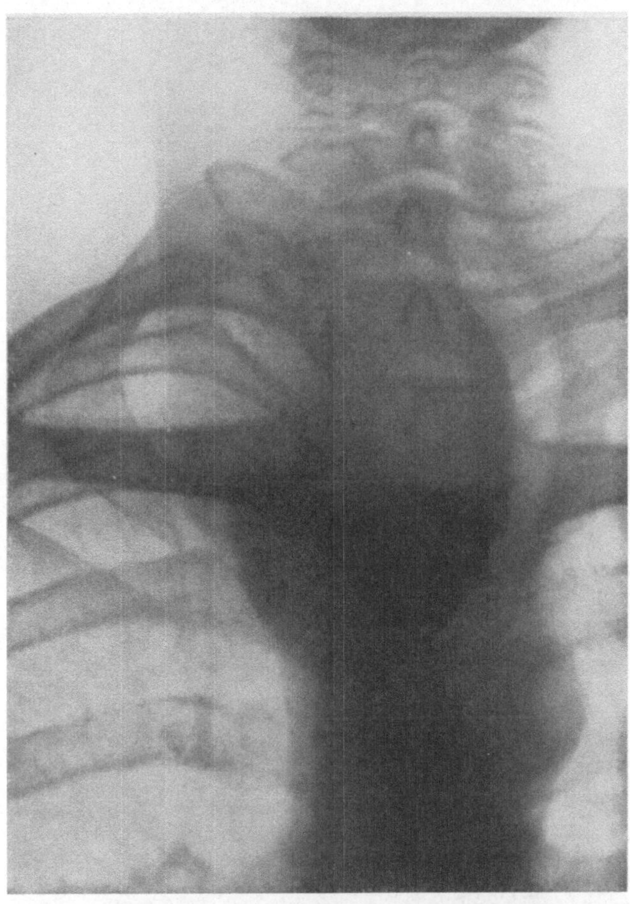

Abb. 316. Tracheaverdrängung durch rechtsseitige substernale Struma bei einem 56jährigen. Der intrathorakale Teil bestand aus einer großen Cyste, die 7 cm nach abwärts reichte. Operativ entfernt. Links unten Aortenbogen.

Im Bereiche des *Lungenhilus* sind beiderseits erbsen- bis bohnengroße, zuweilen auch walnußgroße oder bandartige Verdichtungen, teils kalkfleckiger Natur, vorhanden (Gefäßschatten, verkalkte Hilusdrüsen), von denen aus radiär gestellte, in feinste Schattenstreifen auslaufende Verzweigungen wurzelartig ausstrahlen. Besonders deutlich wird diese „Besenreiserzeichnung" nach beiden Unterlappen hin. Diese tritt um so stärker hervor, je älter der Patient und je weicher die Aufnahme ist. Das anatomische Substrat bildet das Gefäßsystem, nicht etwa, wie lange Zeit angenommen wurde, die Bronchienverzweigung.

Der Mittelschatten wird bei ventrodorsalem oder dorsoventralem Strahlengang im oberen Abschnitt von den Gefäßbogen (Aorta links, Anonyma rechts), nach unten zu von den Herzkonturen abgegrenzt, auf deren Einzelheiten hier nicht eingegangen werden kann.

Im Bereich des Mittelschattens kommt eine gut fingerbreite Aufhellung zum Vorschein, die durch die Luftsäule der Trachea hervorgerufen ist. Darauf muß besonders geachtet werden, sobald Verdrängungen und Einengungen im Gefolge von Tumoren oder Strumen vermutet werden (Abb. 316). Dabei läßt sich sowohl mit Hilfe der Durchleuchtung als auch durch die Aufnahme in zwei Ebenen Art, Sitz und Ausdehnung des eingeengten Teiles bestimmen. Für vorzunehmende Operationen, besonders der Struma, können Hinweise dieser Art wertvoll sein.

Auch intrathorakale, retrosternale Strumen verraten sich nicht selten durch ihre Beziehungen zur verdrängten oder eingeengten Trachea (Abb. 369).

Im übrigen werden aber bei dorsoventralem Strahlengang Einzelheiten im Gebiete des Mittelschattens vollkommen verdeckt. Sowohl Sternum als auch Wirbelsäule verschwinden fast ganz im Gefäßschatten. Sie treten erst deutlich hervor, sobald dieser im schrägen Durchmesser auseinandergezogen wird. Hinten begrenzt von der deutlich erkennbaren Brustwirbelsäule, vorn vom Sternum und Herzgefäßstamm, liegt zwischen beiden das für die Oesophagusuntersuchung so außerordentlich wichtige helle Mittelfeld — auch retrokardiales Lungenfeld genannt —, dessen Betrachtung sowohl im I. Schrägen (dorsoventraler Strahlengang von links hinten nach rechts vorn oder umgekehrt) als auch im II. Schrägen (von rechts hinten nach links vorn) wichtige Lagebeziehungen der Aorta zu Oesophagus, Trachea oder zu pathologischen Mediastinalschatten aufdeckt (vgl. 411).

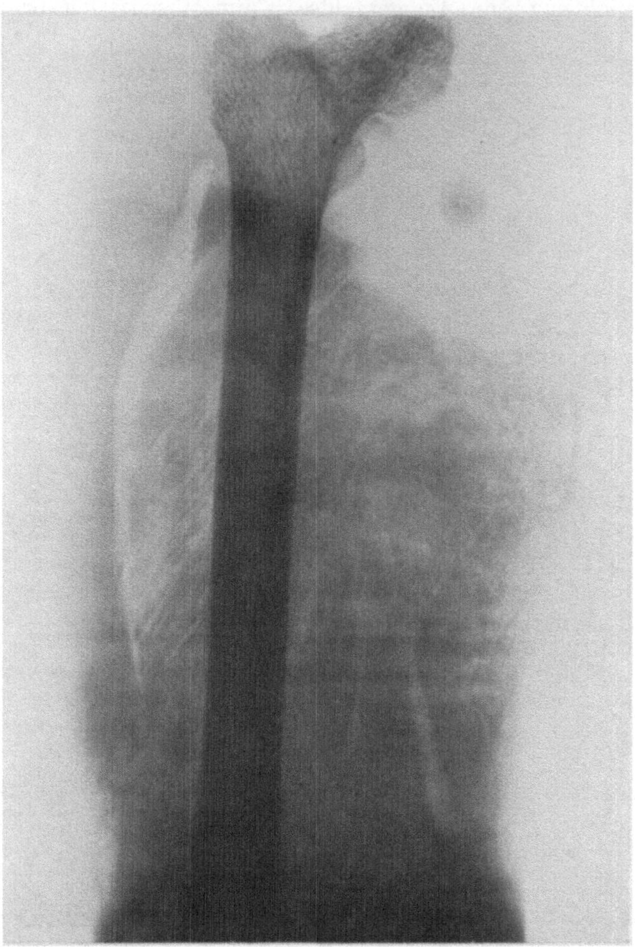

Abb. 317. Gasphlegmone nach schwerer Zertrümmerung des Unterschenkels bei einem 51 jährigen. Präparat des Oberschenkels. (Beobachtung der Chirurgischen Klin. Rostock.)

2. Gasbrand, Gasabsceß und Gangrän.

Jede Ansammlung von Gasen muß im Röntgenbild eine Aufhellung erkennen lassen, sobald das Gas einen ausreichenden Kontrast gegenüber der Umgebung hervorruft. Die Menge des Gases kann dabei ganz gering sein. So ist die Darstellung eines Hautemphysems durchaus denkbar, praktisch aber unwichtig, da es sich klinisch mit Hilfe des schwammartigen Knisterns früher und sicherer nachweisen läßt.

Die Gasbildung ist aber eines der wichtigsten Erkennungszeichen des Gasbrandes, so daß die Anwendung der Röntgenstrahlen für die Diagnose dieser Krankheit durchaus nahe liegt. Besonders in den Kriegsjahren ist der Versuch gemacht worden, mittels des Röntgenbildes die verschiedenen Arten des Gasbrandes voneinander zu trennen und womöglich Frühdiagnosen zu stellen. Namentlich ist auch eine Unterscheidung zwischen Gasbrand, Gasabsceß und Gasphlegmone versucht worden (SCHWARTZ, COENEN, BURCHARD und

STRAUSS). Das Ergebnis dieser Untersuchungen ist in wenigen Sätzen zusammengefaßt: In der frühzeitigen Erkennung des Gasbrandes hilft uns das Röntgenbild in keiner Weise weiter. Wohl läßt sich Stand und Ausdehnung des Gasbrandes ermitteln und mit einer gewissen Reserve auch etwas über den vorliegenden *Erreger* aussagen (Abb. 317). So gibt BURCHARD an, daß die gleichmäßige Durchdringung der Muskelfasern mit feinsten Gasbläschen fast immer bei der Infektion mit dem Bacillus der Rauschbrandgruppe B und C angetroffen wird, so daß das Muskelbild eine typische Fiederung erhält, während die zweite Form

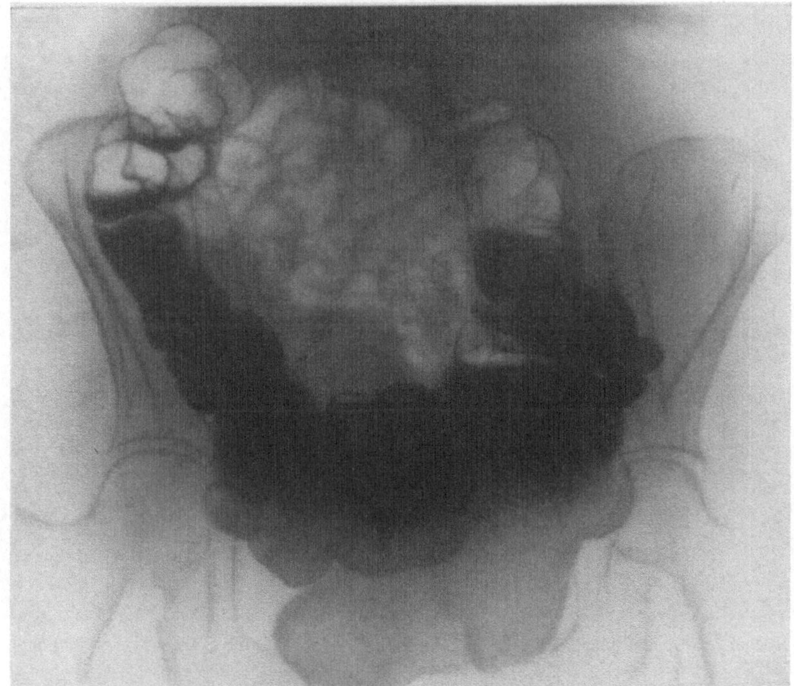

Abb. 318. Dickdarmfüllung (normal) bei einer 60jährigen mit Gasblasen an beiden Flexuren (Seiten verkehrt). Auch im Dünndarm deutliche Gasansammlung.

mit flecken- und lagenweiser Anordnung der Gase vorwiegend der FRAENKEL-Infektion zukommt. Die *Unterscheidung* zwischen Phlegmone und Gangrän ist aber auf Grund des Röntgenbildes nicht möglich.

Auch ein gewöhnlicher Absceß, der mit harmloser Gasbildung einhergeht, läßt sich im Röntgenbild nachweisen, besonders dann, wenn bei tangentialem Strahlengang der horizontale Flüssigkeitsspiegel mit der über ihm schwebenden Gasblase getroffen wird. Beispiele für solche Gasabscesse gibt es in großer Zahl. Sie werden des nähern besprochen bei den Krankheiten der Weichteile, die zugleich mit Infiltrationen (Verdichtungen) einhergehen.

3. Gasansammlung in den großen Körperhöhlen.

Das Vorkommen normaler Gasblasen im Abdomen ist an ganz bestimmte Organe gebunden:

1. Fast nie wird die Magenblase vermißt. Sie verschwindet nur in Rückenlage und ist je nach der Zusammensetzung der Nahrung verschieden groß. Außerordentlich klein wird die Blase bei vorgeschalteter Stenose (Kardia), weil infolge

einer solchen Stenosierung die aufgenommene Nahrung zunächst im Oesophagus zurückgehalten wird und dabei die gesamten Luftbeimengungen entweichen können (siehe Magen).

2. Gasansammlungen an der Flexura lienalis und hepatica des Dickdarmes sind häufig (Abb. 318), während der Dünndarm im allgemeinen unter normalen Verhältnissen frei von Gasansammlungen bleibt. Allerdings läßt sich die Zugehörigkeit einer Gasblase zu diesem oder jenem Organ mit einer einfachen Durchleuchtung nicht immer bestimmen. In zweifelhaften Fällen muß der Darm erst mittels Kontrastbreies gefüllt werden. Die Darstellung des Flüssigkeitsspiegels und der Darmwand klären alsdann die Verhältnisse.

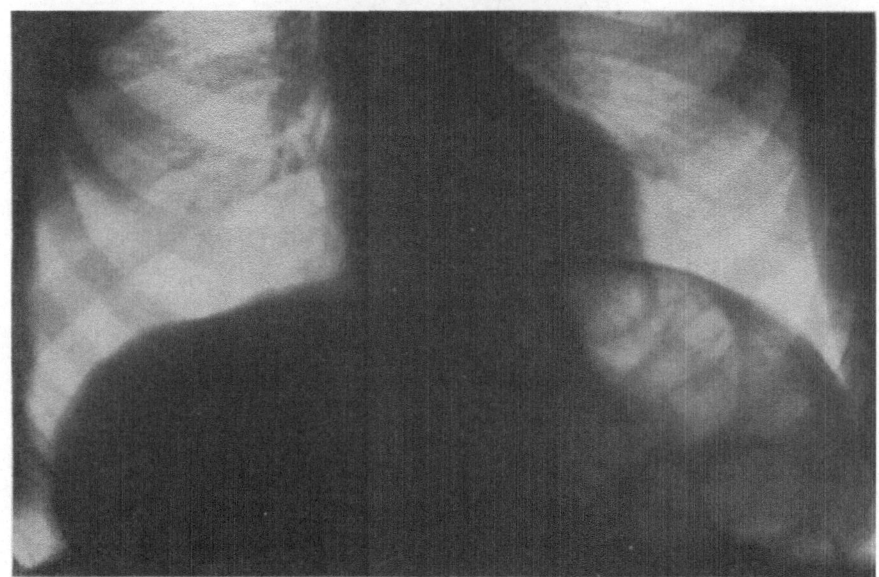

Abb. 319. Hochdrängung des linken Zwerchfells bei einem 64 jährigen infolge abnormer Gasansammlung im Dickdarm.

Abnorme Gasansammlungen im Dickdarm verursachen eine Lageveränderung der Nachbarorgane. Links wird das Zwerchfell (Abb. 319), rechts werden Leber und Zwerchfell hochgedrängt. Seltener ist die Verlagerung der gasgeblähten rechten Flexur zwischen Zwerchfell- und Leberkuppe (CHILAIDITIscher Befund). Derartige Bilder brauchen nicht immer auf etwas Krankhaftes hinzuweisen. Teils sind sie Altersfolge, teils werden sie nach stark gasbildender Nahrung beobachtet. Sobald aber nach entsprechender Vorbereitung des Patienten die Verhältnisse konstant bleiben, ist auf Obstipation, vorgeschaltete Stenosen, Tumoren oder Verwachsungen zu fahnden.

3. Die freie Gasansammlung in der Bauchhöhle ist äußerst selten und wird höchstens nach operativen Eingriffen beobachtet, die mit einer Eröffnung des Abdomens einhergegangen sind. Im übrigen läßt ein Pneumoabdomen immer auf eine Magen-Darmperforation oder auf eine Infektion schließen, die mit Gasbildung einhergeht (subphrenischer Absceß).

Gasansammlungen in der Schädelhöhle kommen nur unter ganz bestimmten Vorbedingungen zustande, vor allem nach Verletzungen (Pneumatocele).

Auch im Brustraum treten trotz der hellen Lungenfelder Gasansammlungen außerordentlich deutlich hervor (Pneumothorax, Abb. 320). Immer sind sie Begleiterscheinung irgendwelcher krankhafter Prozesse (z. B. Verletzungen von

Lungengewebe, Perforation der Brustwand, Verletzungen und Tumoren des Oesophagus oder der Trachea), am häufigsten jedoch Folge von Eiterungen, die sich im Brustfellraum abspielen, wobei die Gasansammlung ein Produkt der Bakterien bildet (vgl. Abb. 357).

Das Vorhandensein eines Pneumo- oder Pyopneumothorax wird auffallend häufig übersehen. Am besten schützt man sich gegen diesen Fehler, indem man eine exakte Durchleuchtung mit weichem Röntgenlicht vornimmt, die gegenüber einem oft zu harten Bilde solch zarte Kontraste weit besser hervortreten läßt.

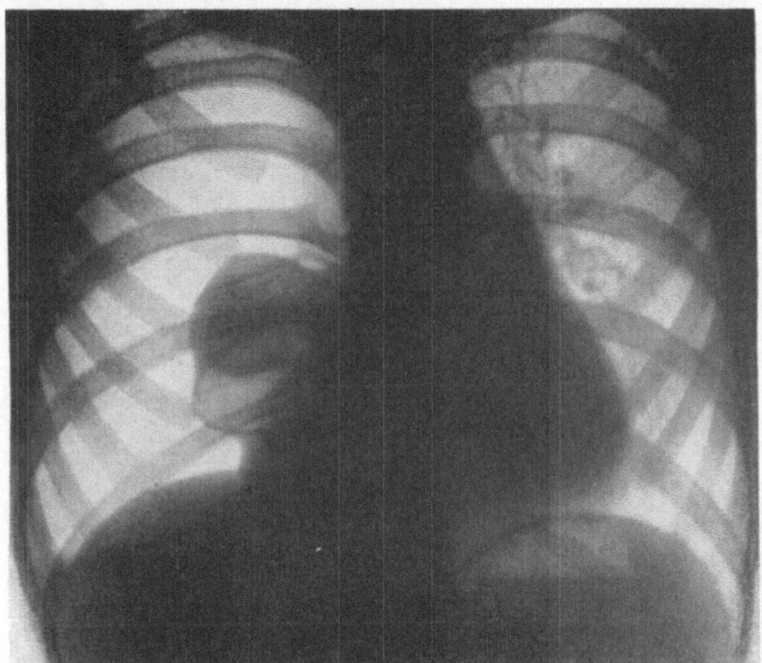

Abb. 320. Künstlich angelegter Pneumothorax rechts bei Lungentuberkulose. Stark kollabierte Lunge im Bereich des rechten Hilus und starke Verdrängung des Mediastinums nach links.

b) Künstliche.

1. Direkte Aufblähung der Hohlorgane.

Das einfachste und am längsten bekannte Verfahren besteht in der direkten Aufblähung der Organe vom Magen und Dickdarm aus, mit deren Hilfe eine wertvolle Kontrastierung gegenüber dem intensiven Leber-, Milz- und Nierenschatten herbeigeführt wird. Auch gelingt es nicht selten, über die Lagebeziehung der Organe zueinander, über Verwachsungen und palpable Tumoren Anhaltspunkte zu gewinnen. Nur krankt die Methode daran, daß sie in ihren Ergebnissen zu unsicher ist. In dem Maße wie die Organe aufgebläht werden, verändert sich ihre Lage, ja sie verdrängen und überlagern auch die benachbarten. Das erschwert die Beurteilung des Bildes ganz erheblich. Noch schwieriger wird die Deutung, sobald neben der Gasaufblähung ein Kontrastmittel eingeführt wird (A. W. Fischer), so daß im Endergebnis Teile des Darmes mit Luft, andere Teile mit Kontrastmasse gefüllt erscheinen und Flüssigkeitsspiegel der verschiedensten Größe und Ausdehnung hervortreten (Abb. 321).

Trotzdem ist die direkte Gasaufblähung der Hohlorgane des Abdomens mit Hilfe eines Darmrohres oder Magenschlauches auch heute noch eine beliebte Untersuchungsmethode. Vorsicht erscheint geboten. Eine zu starke Dehnung der Darmwand wird vermieden, wenn die Füllung langsam erfolgt und die Luft durch eine vorsichtige Bauchmassage gleichmäßig verteilt wird.

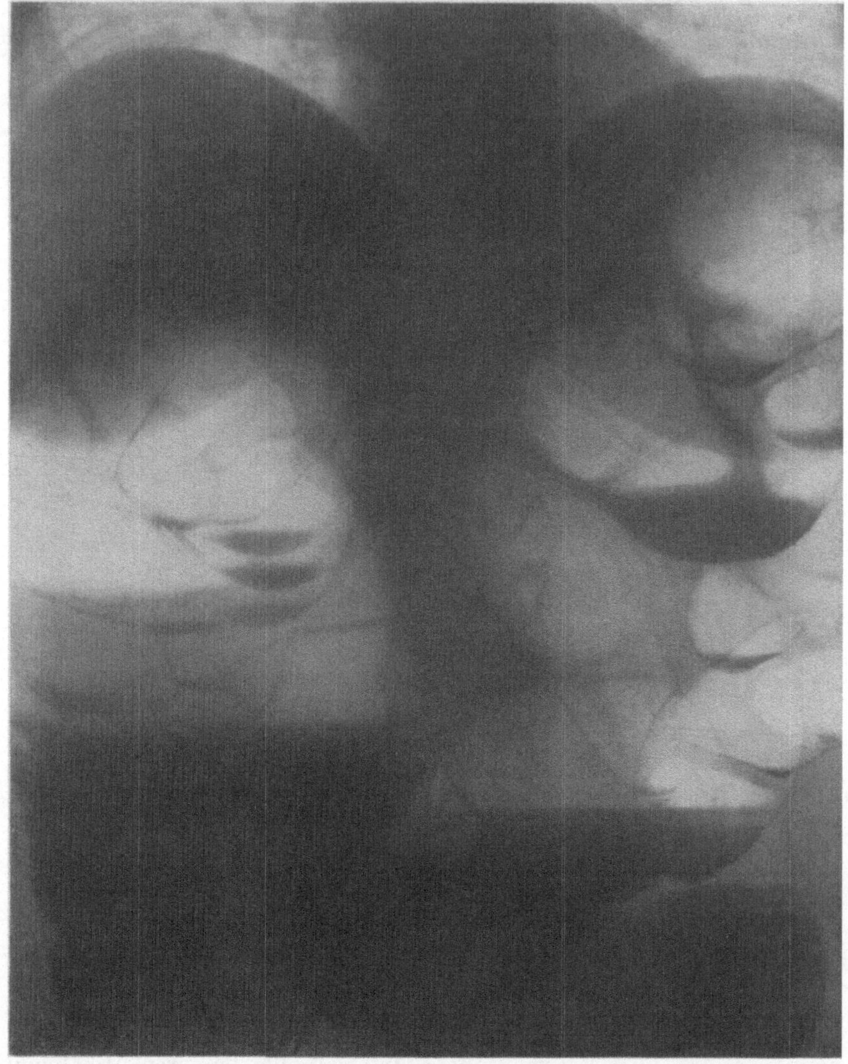

Abb. 321. Dickdarmfüllung mit Kontrastbrei und Luft nach A. W. FISCHER. Zahlreiche Flüssigkeitsspiegel in den einzelnen Haustren (Aufnahme im Stehen). Es lag bei einer 61jährigen ein hochsitzendes, stenosierendes Rectumcarcinom vor. Die Zwerchfellkuppen werden durch intensive Mammaschatten überlagert. (Beobachtung der Med. Klin. Göttingen.)

Zur Gasfüllung des Magens bedient man sich auch gashaltiger Flüssigkeiten und gaserzeugender Chemikalien (kohlensäurehaltiges Wasser, Natriumbikarbonat und Acetum tartaricum). Allerdings läßt sich der hiermit erzeugte Mageninnendruck nie voraussehen, so daß unangenehme Zufälligkeiten, wie Blutungen, Perforationen, nicht unmöglich sind (Ulcus und Carcinom).

2. Pneumoperitoneum.

Nachdem die Zufallsbefunde beim Pneumoabdomen Laparotomierter oder wegen Ascites Punktierter, nachdem die direkte Aufblähung den Weg für die Darstellung abdomineller Organe vorgezeichnet hatten, bedurfte es nur noch technischer Vorarbeiten, um schließlich mit der Aufblähung der Bauchhöhle selbst sämtliche Vorteile der eben geschilderten Verfahren bis aufs höchste zu steigern. Um den Ausbau dieser Methode, des sogenannten Pneumoperitoneums, haben sich vor allem Meyer-Beetz, Rautenberg, Wels von interner, Kelling, Götze und Partsch von chirurgischer Seite verdient gemacht.

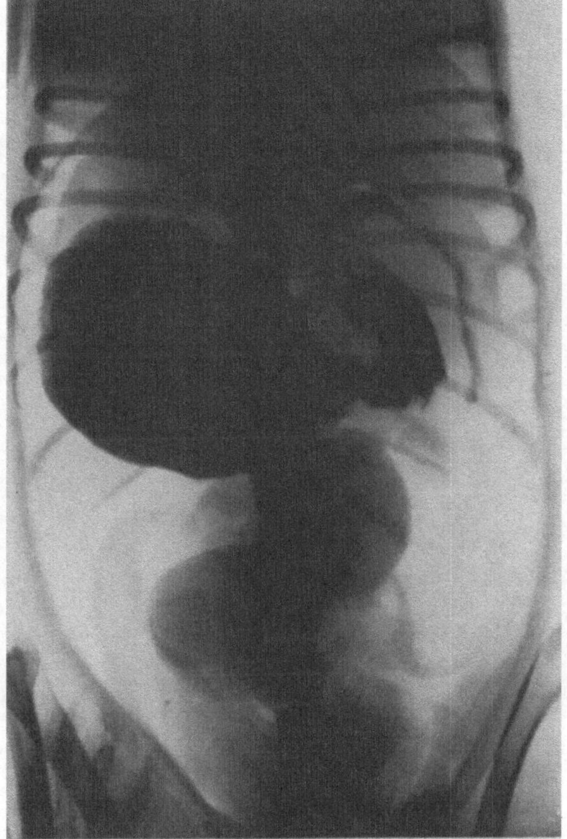

Abb. 322. Pneumoperitoneum beim Hunde mit gleichzeitiger Kontrastfüllung des Magens. Anfangsteil des Duodenums ist ebenfalls gefüllt. Die beiden Nieren zu beiden Seiten der Wirbelsäule sind deutlich abgrenzbar. Im hellen Luftfelde erscheinen Teile des ungefüllten Darmes. Unter der Zwerchfellkuppel grenzen sich Leber und Milz ab (Seiten verkehrt).

Technik: Der Patient ist wie zu einer Bauchoperation vorbereitet (Abführen, Nüchternlassen, Reinigungseinlauf). Die Punktion als solche wird verschieden ausgeführt. Am meisten Anklang hat das Vorgehen Götzes gefunden, der in Beckenhochlagerung von 45° einen Sog im Unterbauchraum erzeugt und nun 3—4 Querfinger nabelwärts von der Spina iliaca anterior superior die Bauchdecken mit Hilfe einer Lumbalpunktionskanüle von 8—10 cm Länge und 1,4 mm Dicke durchsticht. Die Spitze ist halbscharf, etwas abgerundet, die Nadel mit einem Wassermanometer verbunden, um mit der Durchstechung der Bauchdecken Druckschwankungen und während der Füllung den Höchstdruck messen zu können. Ein Zweiwegehahn gestattet außerdem das Anbringen eines Gebläses für die Luftzufuhr. Die notwendige Gasmenge schwankt zwischen 1 bis 4 l, je nach Körpergröße und Umfang. Fragen der Resorption, Embolie und Reizwirkung haben manche Autoren veranlaßt, als Gas den Sauerstoff, die Kohlensäure oder das Stickoxydul der Luft vorzuziehen (vgl. Führer und Teschendorf).

Im allgemeinen soll der Druck 20 cm Wassersäule nicht übersteigen. Überschritten wird dieses Maß höchstens bei Preßatmung oder beim Hustenstoß. Ganz im Beginn kann es dann zu abnormer Drucksteigerung kommen, wenn mit dem Einströmen des Gases die Bauchmuskulatur angespannt wird. Solche Zwischenfälle haben für den Unerfahrenen zunächst etwas Beängstigendes, werden aber beseitigt, sobald man die Gaszufuhr für wenige Minuten unterbricht.

Die Auswertung des Verfahrens ist am besten gewährleistet, indem man zunächst eine Durchleuchtung in den verschiedensten Körperlagen (Rücken-, Bauch-, rechte und linke Seitenlage, Stehen) vornimmt und ihr zur Darstellung feinerer Veränderungen Aufnahmen folgen läßt.

Die Gefahren liegen in der Technik begründet. Während der Punktion des Abdomens läßt sich der Darm nicht sicher schonen. Auch nach ausreichender

Übung (Tierversuche) und mit der Benutzung feiner Nadeln sowie dadurch, daß die Bauchdecken unter Gasdruck durchstochen werden (Rautenberg), lassen sich Darmverletzungen nicht einwandfrei verhüten. Möglich sind sie z. B., wenn einzelne Darmteile abnorm gebläht, atypisch gelagert oder infolge von Adhäsionen an der Bauchwand adhärent sind. Besonders große Vorsicht ist bei frisch entzündlichen Veränderungen im Abdomen geboten, da mit der Druckerhöhung sich Adhäsionen lösen können und schließlich auch eine Emboliegefahr nicht ganz in Abrede gestellt werden darf.

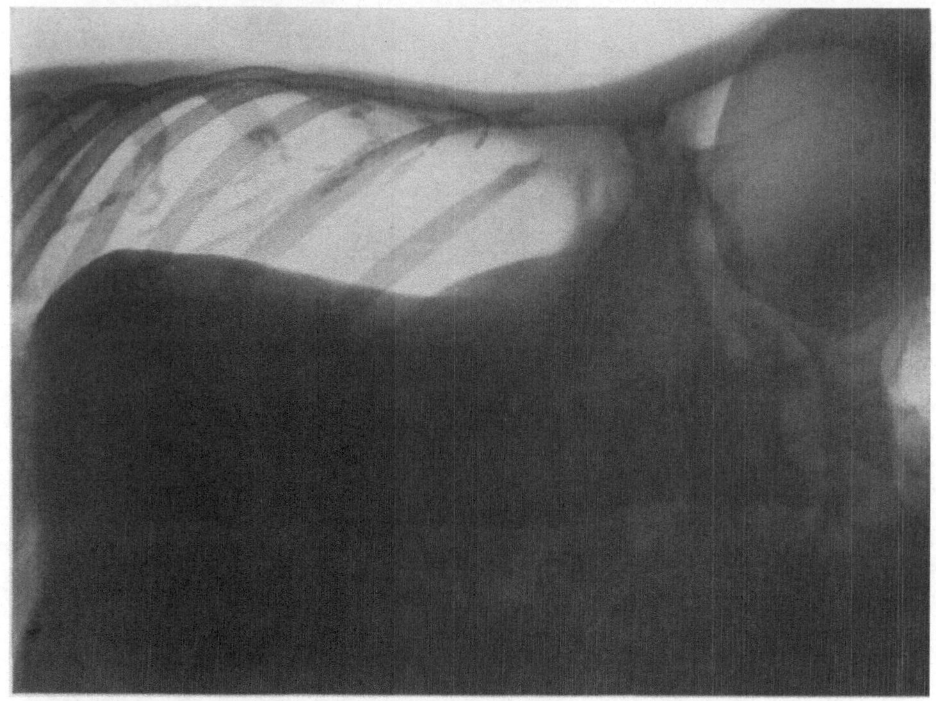

Abb. 323. Pneumoperitoneum bei einer 20jährigen. Linke Seitenlage. Der freie Leberrand wird vom Nierenschatten überdeckt. Dieser geht in unregelmäßige dichte Schattenstränge über, die von einer alten Appendicitisoperation herrühren.

Bedeutungslos sind dagegen die schmerzhaften Sensationen (ausstrahlend in die Schulter), die sich während und nach der Untersuchung einstellen, harmlos auch die geringe Druckschmerzhaftigkeit des ganzen Abdomens und die zuweilen erkennbare Muskelspannung in den ersten Tagen nach der Füllung. Man könnte an Reizwirkungen des Gases auf das Peritoneum denken, muß aber einen solchen Zusammenhang nach den Beobachtungen von Partsch, der die Patienten 18 bis 24 Stunden nach der Füllung laparotomierte, in Abrede stellen.

Der abnorme Druck und die Aufblähung des Abdomens ziehen jedoch die Magen-Darmtätigkeit nicht unerheblich in Mitleidenschaft (vgl. Meyer). Im Tierexperiment kann man jedenfalls eine deutliche Verzögerung der Magenentleerung und der Peristaltik nachweisen.

Zusammenfassung: Die Technik des Pneumoperitoneums ist nicht einfach. Die Methode bringt Nachteile und Gefahren mit sich, die auch schon ihre Opfer gefordert haben (vgl. Joseph, v. Teubern, Gärtner). Ich möchte dabei ganz grobe Fehler, wie Anstechen einer Vena cava oder eines frei beweglichen Darmteiles, nicht gerade dem Verfahren zur Last legen, denn solche Dinge passieren dem Ungeübten und ungeschickten Draufgänger auch bei viel einfacheren Untersuchungsmethoden. Trotzdem sollte die Indikation zum Pneumoperitoneum nur dann gestellt werden, wenn andere Mittel die Diagnose nicht zu klären vermögen.

Dem Anfänger sei geraten, sich die notwendigen Erfahrungen für die Punktion des Abdomens im Tierversuch anzueignen. Damit auch die Folgen der Gasfüllung, bestehend in schmerzhaften Sensationen, Muskelspannung und verzögerter Magen-Darmtätigkeit vermieden werden, sollte in allen Fällen nach beendeter Untersuchung das Gas durch die gleiche Punktionsöffnung wieder abgelassen werden, wenn auch bekannt ist, daß dessen Resorption, die in der Hauptsache auf dem Blutwege erfolgt, sehr schnell vor sich geht und bei der Verwendung von Luft in wenigen Tagen vollendet ist.

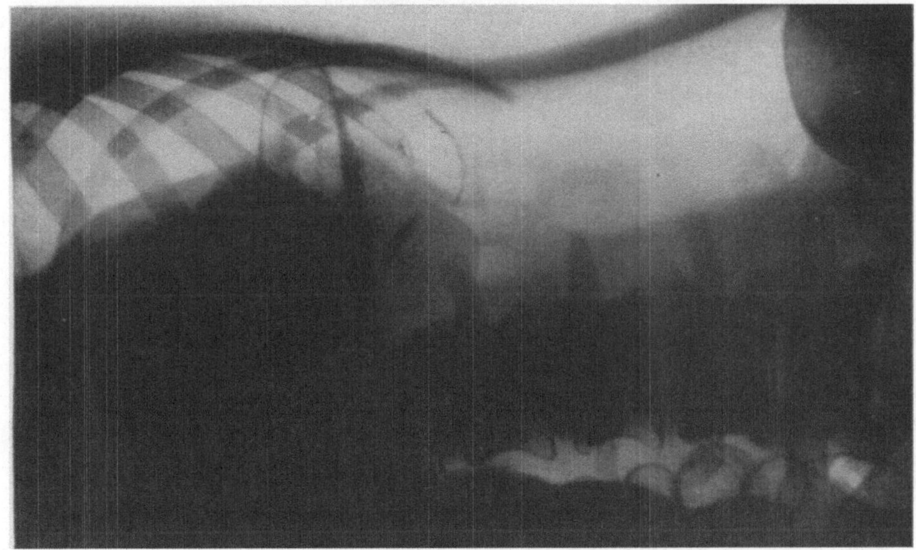

Abb. 324. Der gleiche Fall wie 323 in rechter Seitenlage. Die Milz mit dem Lig. phrenicocolicum tritt deutlich hervor. Dicht unter ihr erscheint die untere Spitze der linken Niere, daran anschließend und der Wirbelsäule aufliegend der Psoasschatten. Rechts von der Wirbelsäule luftgefüllte Darmquerschnitte, im hellen Luftfelde verkalkte Rippenknorpel.

a) Das normale Bild.

Die Kontrastierung der abdominellen Organe einschließlich der Darmwand gegenüber der mächtigen Luftsäule ist im Pneumoperitoneum außerordentlich überraschend. Jedoch verändern die Organe weitgehend Lage und Form, so daß der Unerfahrene zunächst Schwierigkeiten mit der anatomisch richtigen Deutung hat.

So ist in aufrechter Stellung ungewöhnlich, daß sich Leber und Milz von der Zwerchfellkuppe weit entfernen. Die Leber hängt bis ins Becken herab. Die Milz legt sich dem Wirbelsäulenschatten an (Abb. 322).

In linker Seitenlage steigt die Luftsäule ins rechte Abdomen. Die Leber sinkt herab, sie liegt wie auf einem Präsentierteller (Rautenberg) und geht mit ihrer distalen Grenze in den Nierenschatten über (Abb. 323). Beckenwärts tritt das Intestinum in Form feinster, rundbogig begrenzter, strichförmiger Verdichtungen hervor. Der intensive Schatten des Beckenkammes bildet die caudale Grenze.

Die rechte Seitenlage bringt die Flexura lienalis, das Colon descendens, die linke Niere, in erster Linie aber die Milz zur Darstellung. Sie sinkt nicht wie die Leber vollkommen nach der Mittellinie zu, sondern wird meist durch das Ligamentum phrenico-colicum schwebend gehalten (Abb. 324).

Die Rückenlage ist bei ventrodorsalem oder dorsoventralem Strahlengang eine wenig geeignete Untersuchungslage. Brauchbar wird diese, sobald die Strahlen frontal durch den Körper gehen (von rechts nach links oder von links nach rechts), und besonders wertvoll, wenn es gilt, Adhäsionen oder Veränderung der vorderen Bauchwand und der vorderen Leberfläche nachzuweisen (Abb. 325).

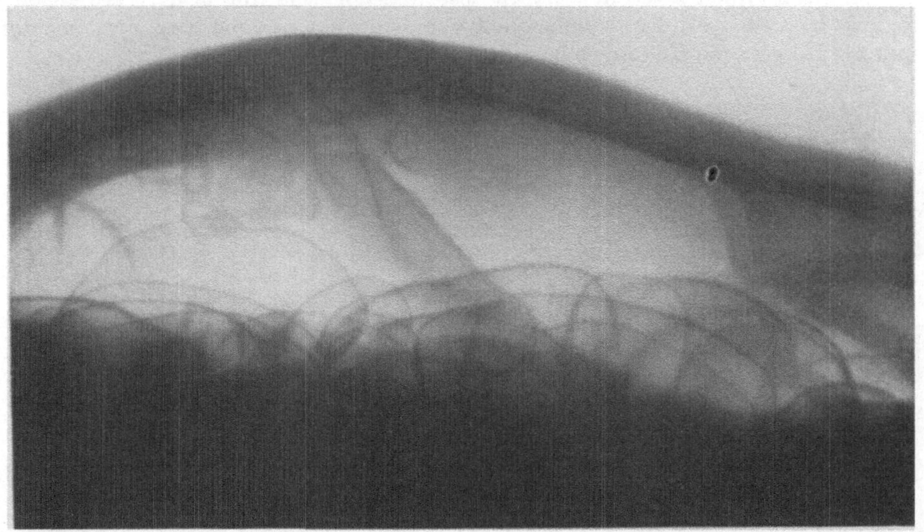

Abb. 325. Pneumoperitoneum bei einer 40jährigen in Rückenlage. Rechts treten die Rippenenden deutlich hervor. Nach links oben ziehen zarte Schattenstränge, herrührend von einer alten Laparotomie wegen Uteruscarcinoms. Im übrigen zahlreiche Darmschlingen erkennbar, die zum Teil in die Verwachsungen einbezogen sind.

b) Das pathologisch veränderte Bild.

1. Zwerchfell: Die Untersuchung im Stehen läßt die Luftsäule unter beide Zwerchfellkuppen treten und nun das Zwerchfell selbst als rundbogig und scharf begrenzte, feine Schattenlinie erkennen (Abb. 322). Die rechte Kuppel steht durchschnittlich zwei Querfinger höher als die linke. Beide sind von einem hellen Luftraum umgeben, in dem sie sich bei der Ein- und Ausatmung deutlich bewegen. Diese Verhältnisse können dadurch gestört sein, daß breite Adhäsionen mit den Nachbarorganen vorhanden sind (vor allem mit den Brustorganen) oder dadurch, daß das Zwerchfell in Form und Bewegungscharakter vom Normalen abweicht.

Im allgemeinen spielen abdominelle Adhäsionen im Bereich des Zwerchfells eine untergeordnete Rolle. Viel wichtiger ist dessen Funktion, die sowohl vom Abdomen als auch von der Brusthöhle beeinflußt wird. Krankheiten dieser Körperhöhlen verursachen Funktionsänderungen der verschiedensten Stärke von der herabgesetzten Bewegung über den Stillstand bis zur paradoxen Verschieblichkeit.

Beides nachzuweisen, die Adhäsionen und die Verschieblichkeit, gelingt wohl am besten mit Hilfe des Pneumoperitoneums. Im allgemeinen dürfte aber eine einfache Beobachtung vor dem Schirm die Verhältnisse klarstellen. Nur wenn es darauf ankommt, in zweifelhaften Fällen Unterschiede zwischen zwei Krankheitsbildern, nämlich der Hernia diaphragmatica und der Eventratio oder

Relaxatio diaphragmatica, festzustellen, ist das Pneumoperitoneum am Platze. Dabei gilt als Regel, daß bei der Eventratio das Zwerchfell dem Normalen ähnlich, nämlich scharf kuppelförmig verläuft und dessen Verschieblichkeit bei der Atmung höchstens eingeschränkt ist. Im übrigen verhält sich das Zwerchfell — abgesehen von der Hochdrängung — aber ganz normal (Abb. 326). Diese Befunde bleiben auch bei Kontrolluntersuchungen ziemlich konstant.

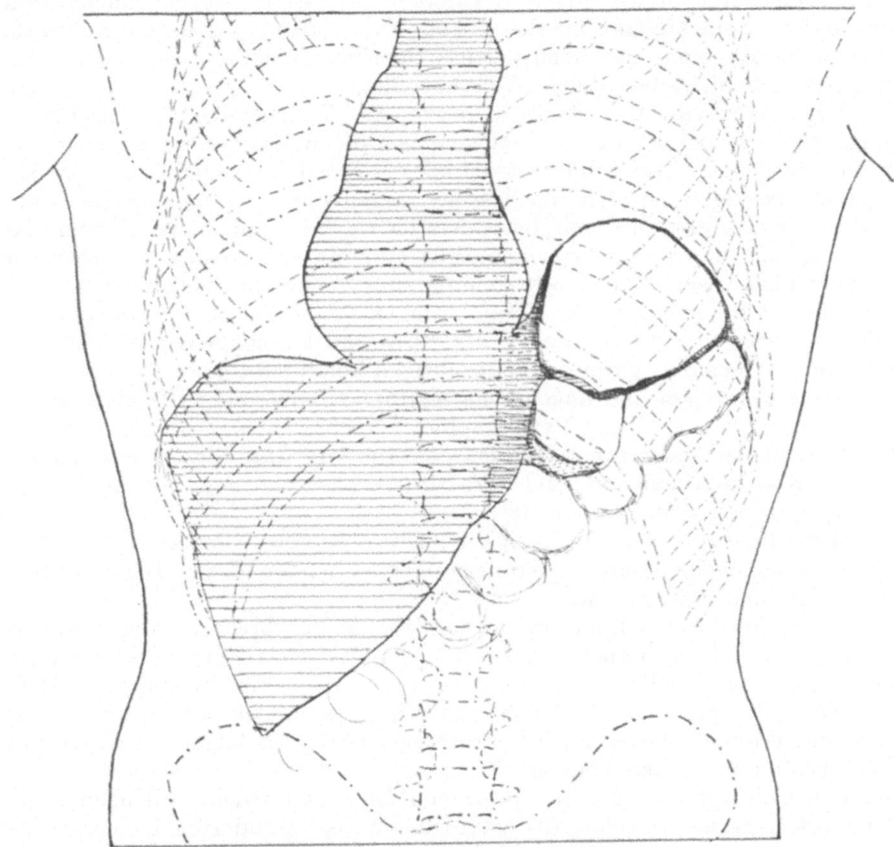

Abb. 326. Eventratio diaphragmatica mit leichter Magenaufblähung. Nach H. RIEDER.

Im Gegensatz zur Eventratio zeigt die Hernie ein auffallend wechselndes Bild (Füllungszustand der vorgestülpten Bauchorgane). Auch ist oft eine paradoxe Verschieblichkeit der vermeintlichen Zwerchfellkuppel mit der Einatmung nachweisbar (vgl. Abschnitt Pleuritis, Empyem). Beiden gemeinsam kann die bogenförmige Abgrenzung sein, die bei der Hernie vom Bauchinhalt, bei der Eventratio vom Zwerchfell herrührt.

Mit der Luftfüllung des Abdomens wird das Zwerchfell von den Bauchorganen getrennt. Bei der Eventratio steht infolgedessen die Zwerchfellkuppel scharf begrenzt im Lungenraum. Bei der Hernie hingegen steigt mit dem vorhandenen Zwerchfelldefekt auch Luft in den Thoraxraum und erzeugt somit einen Pneumothorax. Sobald aber Verwachsungen an der Bruchpforte dieses verhindern, wird die Luft unter dem Zwerchfell den Adhäsionsstiel erkennen lassen.

2. Magen-Darmkanal: Die Kompliziertheit der Methode steht in ungünstigem Verhältnis zu den wesentlich einfacheren Untersuchungsverfahren des Magen-

Darmkanals. Ferner muß berücksichtigt werden, daß die Motilität des Magen-Darmkanals auch nicht unbeeinflußt bleibt (Verzögerung der Peristaltik, der Austreibung, Veränderung des Füllungszustandes, Lageveränderungen), so daß die Ergebnisse nicht ohne weiteres auf physiologische Verhältnisse übertragen werden dürfen. Somit ist die Ausbeute der Untersuchungen des Magen-Darmkanals mit Hilfe des Pneumoperitoneums bisher ziemlich negativ geblieben, wenn wir von Zufallsbefunden bei unklaren Tumoren, von Einzelbeobachtungen beim Magen- und Rectumcarcinom absehen. Auch die Hoffnung, daß man mit Hilfe des Pneumoperitoneums das hochsitzende Rectumcarcinom besser nachweisen könnte, hat sich nicht bestätigt. (Vgl. Abb. 321).

3. Urogenitaltraktus: Ähnlich liegen die Verhältnisse für die Untersuchung des Urogenitaltraktus. Wenngleich die Bilder beim Pneumoperitoneum an Deutlichkeit und Schönheit die aller anderen Untersuchungsmethoden bei weitem überragen, so steht doch seiner allgemeinen Einführung die Kompliziertheit der Technik entgegen, besonders da wir mit einfacheren Mitteln diagnostisch nahezu das gleiche erreichen. Für Tumoren der Niere z. B. haben wir es bis auf wenige Ausnahmefälle selten nötig, zum Pneumoperitoneum zu greifen. Das gleiche gilt für entzündliche Veränderungen (Tuberkulose, Pyelonephritis). Einzelbeobachtungen mit Nachweis von Hydro- und Pyonephrosen im Pneumoperitoneum sind bekannt geworden. Im übrigen kommt für diese und besonders für Nierenverlagerungen und angeborene Anomalien weit mehr die Füllung des Nierenbeckens in Frage (siehe Pyelographie). Noch weniger ist vom Pneumoperitoneum mit der Darstellung der Blase zu erhoffen. Ihre direkte Füllung mit Luft oder Kontrastflüssigkeit und ihre direkte Betrachtung mit dem Auge (Endoskopie) leisten hier weit mehr.

Die Darstellung der weiblichen Genitalien (Uterus, Ovarien, Ligamente) gelingt in Beckenhochlagerung in geradezu überraschender Weise. Die diagnostischen Erfolge sind beachtenswert.

4. Leber: Sobald es sich um Organe handelt, die der direkten Palpation nicht zugängig sind und die sich auch mit dem röntgenologischen Normalverfahren der Darstellung entziehen, tritt der Wert des Pneumoperitoneums besonders deutlich hervor. Das gilt vor allem für Leber und Milz, die, im Oberbauchraum unter der Zwerchfellkuppe gelegen, auch perkutorisch bezüglich Lage und Größe nur ungefähr bestimmt werden können.

Für den Chirurgen ist der Nachweis von Lebertumoren bedeutungsvoll. Das charakteristische Aussehen der carcinomatös veränderten Leber ist das einer kugeligen, meist vergrößerten Leber mit welliger Oberfläche. Sobald die Tumoren mehr am Rande gelegen sind oder Adhäsionen mit der Bauchwand oder mit benachbarten Organen besitzen, läßt sich die Lebergestalt besonders klar übersehen, ohne daß es nun möglich wäre, allein auf Grund des Röntgenbildes in jedem Falle mit Sicherheit zwischen entzündlichen Veränderungen und Tumoren zu unterscheiden. Für ein Carcinom sprechen mit Wahrscheinlichkeit nur die an der Peripherie gelegenen Höcker, während die allgemein vergrößerte Leber auch Folge einer Cholecystitis oder Cholelithiasis sein kann.

Lebervergrößerungen kommen ferner in Betracht bei multiplen Leberabscessen. Einzelne kleine Abscesse entziehen sich dem Nachweis vollkommen. Eine allgemeine Vergrößerung allein läßt aber auch nicht den Schluß auf Leberabsceß zu. Bei Stauungserscheinungen kardialer und biliärer Natur finden wir die kugelig vergrößerte Leber ebenfalls. Die Leberkuppel ist stark gewölbt, der Rand fällt tief nach dem Abdomen hin ab.

Ein ganz anderes Bild der Lebervergrößerung zeigt sich bei der Lebercirrhose. Dadurch daß die Konsistenz der Leber wesentlich starrer wird, ist deren Rand rund gewölbt, stumpf und frei abstehend, der linke Leberlappen ist zum größten Teil verschwunden. Die feinere Granulierung der Leberoberfläche läßt sich nicht nachweisen.

Als seltenere Befunde kommen noch in Betracht die allgemeine Verkleinerung bei der akuten gelben Leberatrophie, sowie der RIEDELsche Schnürlappen, der klinisch als glatter Tumor der rechten Bauchseite imponiert, im Pneumoperitoneum aber sofort als RIEDEL-Lappen diagnostiziert werden kann.

Für den Echinococcus der Leber gibt es kein charakteristisches Bild, jedoch kann jede abnorme Vorwölbung an der Leberkuppel (Lieblingssitz des Echinococcus) in erster Linie an diese Komplikation denken lassen (vgl. Abb. 358 und 359), wenn die Vorwölbung in mehr als Halbkreisgröße dem Leberschatten aufsitzt. Beweisend wird ein solcher Befund, sobald im Bereich dieser Vorwölbung schalige Verkalkungen vorhanden sind.

Ebensowenig lassen sich Charakteristika für die Leberlues angeben, wenngleich immer betont wird, daß eine gewisse Lappung der ganzen Leber dann auf Lues verdächtig ist, wenn die Milz vergrößert ist.

Bei dem subphrenischen Absceß, auch bei Verdacht darauf, möchte ich die Indikation für das Pneumoperitoneum ablehnen, da mit der Aufblähung das Einreißen von Adhäsionen und die Gefahr der Perforation in den freien Bauchraum nicht sicher vermieden werden kann.

5. Milz: Für die Milz ist die Indikation zum Pneumoperitoneum weit weniger vorhanden. Es kommen eigentlich nur allgemeine Vergrößerungen des Organs in Betracht, deren für klinische Bedürfnisse ausreichende Feststellung auch perkutorisch, besonders aber palpatorisch gelingt. Im Pneumoperitoneum kann von einer normalen Größe und Lage der Milz schlecht gesprochen werden, da das Bild in dem Maße wechselt, wie sich das Organ um seine eigene Achse dreht.

Im Stehen hängt die Milz meist herab. Ihre Längsachse stellt sich mehr vertikal ein, nur ihr oberer Pol berührt das Zwerchfell. Der größte Teil der Zwerchfellkuppel ist frei sichtbar, wenn nicht Verwachsungen die Milz fixieren. In rechter Seitenlage wird diese durch das Ligamentum phrenico-colicum am Herabsinken gehindert, worauf auch im Stehen der untere Milzpol ruht. Der Anfänger läßt sich dabei leicht zur Diagnose Adhäsionen verführen. Die glatten Ränder, die gleichmäßige Breite des Bandes sowie dessen typische Lage schützen vor diesem Irrtum (Abb. 324). Eine allgemeine Vergrößerung ist an der stärkeren Wölbung des Organes, an sichtbaren Randeinkerbungen und Höckern kenntlich. Wertvoll kann die Gasfüllung der Bauchhöhle sein, wenn es gilt, einen fühlbaren Tumor von der Milz abzugrenzen.

6. Peritoneum: Der Entschluß zum Pneumoperitoneum wird schnell gefaßt, sobald ein vorhandener Erguß die Punktion der freien Bauchhöhle erleichtert oder gar notwendig macht. Das übereinstimmende Urteil aller Untersucher geht nun dahin, daß die Krankheiten des Bauchfelles ein sehr dankbares Gebiet für die Gasfüllung abgeben. In Betracht kommen in erster Linie Adhäsionen nach Operationen oder entzündlichen Prozessen. Durch nichts lassen sich objektiv die geklagten Beschwerden besser erhärten als durch den Nachweis solcher Stränge und Verklebungen (Abb. 323, 325). Auch bei der Peritonitis tuberculosa treten in überraschend schöner Weise feinste Stränge und klumpige Verdickungen in Mesenterialdrüsen und Netz hervor (Abb. 327). Ganz ähnliche Bilder werden aber bei der Bauchfellcarcinose beobachtet (Abb. 328), so daß die pathologisch-anatomische Deutung solcher Befunde zuweilen unmöglich wird. Nur deren Lokalisation — bei Carcinom häufiger im parietalen Peritoneum, vor allem ausgeprägt unter den Zwerchfellkuppen, bei Tuberkulose mehr

im visceralen Peritoneum und Netz — gestattet einen Wahrscheinlichkeitsschluß auf die Ursache solcher Knoten.

Von GELPKE und RUPPRECHT ist auch der Nachweis der Mesenterialdrüsentuberkulose im Kindesalter versucht worden. Hierzu ist die Knieellenbogenlage erforderlich.

3. Pneumoradiographie.

Noch kühner als die Luftfüllung präformierter Hohlräume des Körpers erscheint die direkte Infiltration lockerer Gewebspartien mittels Gas. Längere Zeit angewandt worden ist die Infiltration des Nierenlagers mittels Sauerstoffes nach dem Vorgehen von ROSENSTEIN und CARELLI.

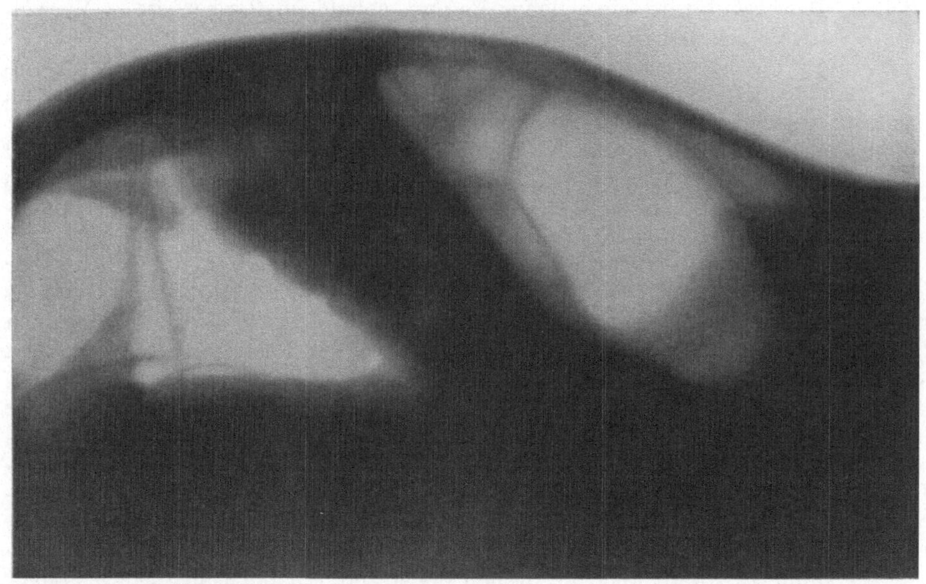

Abb. 327. Pneumoperitoneum bei einer Peritonitis tbc. (41jährig). Rechts Zwerchfell, links schräg zur vorderen Bauchwand ziehend unregelmäßig rundbogige, teils strangartige Verdichtungen, die von Netztumoren und Verdickungen herrühren. Die Diagnose Tuberkulose wurde histologisch bestätigt.

Technik: Im Sitzen oder in Seitenlage wird in Höhe des 1. Lendenwirbels etwa 5—7 cm von der Mittellinie entfernt eine 7 cm lange Punktionskanüle unter leichter Neigung nach medial eingeführt. Man fühlt mit der nicht zu dicken Nadel in etwa 6 cm Tiefe die Fascia lumbodorsalis und den geringeren Widerstand des Nierenlagers, des retroperitonealen Fettes. Nach sorgfältiger Aspiration mittels einer Rekordspritze, wodurch festgestellt werden soll, daß die Nadel nicht in einem Gefäßlumen liegt, wird filtrierter Sauerstoff in einer Menge von 100—500 ccm eingeblasen. Dabei sollen keine Schmerzen auftreten, höchstens darf ein unbestimmtes Spannungsgefühl vorhanden sein. Innerhalb der nächsten Stunde muß die Durchleuchtung oder Röntgenaufnahme ohne Kompression vorgenommen werden, da das Gas meist nach wenigen Stunden resorbiert ist.

Auswertung und Gefahren: Das Verfahren gibt außerordentlich instruktive Bilder, eignet sich besonders zum Nachweis von Größen- und Lageveränderungen der Niere, kleinen Steinen und Tumoren sowie Veränderungen des Nierenbeckens selbst. Vor allem wird von RIEDER und ALEMANN die Kombination dieser Pneumoradiographie mit der Pyelographie empfohlen.

Das Verfahren ist aber gefährlich. Es sind nicht nur Todesfälle bekannt geworden, sondern auch besorgniserregende Zustände, die auf Gasembolien zurückgeführt werden müssen (SZABO, Bewußtlosigkeit, Sprachstörung, Halbseitenlähmung, Dys- und Apnoe mit unregelmäßig beschleunigtem Puls). Heute erscheint die Methode in den meisten Fällen überflüssig, nachdem Pyelographie und BUCKY-Blende die Nierendarstellung so weitgehend verbessert haben.

4. Ventrikulographie, Encephalographie.

Die Methode, die Ventrikelräume des Gehirns mittels Lufteinblasung darzustellen, ist zuerst von DANDY im Jahre 1918 ausgeführt worden. Während dieser Autor die unmittelbare Punktion der Ventrikel und die Aufblähung mit Gas propagiert, hat BINGEL in Deutschland unabhängig von DANDY und ohne Vorkenntnis seiner Arbeiten der Ventrikelfüllung vom Lumbalsack aus das Wort geredet. BINGEL nennt seine Methode Encephalographie. Beide Verfahren werden

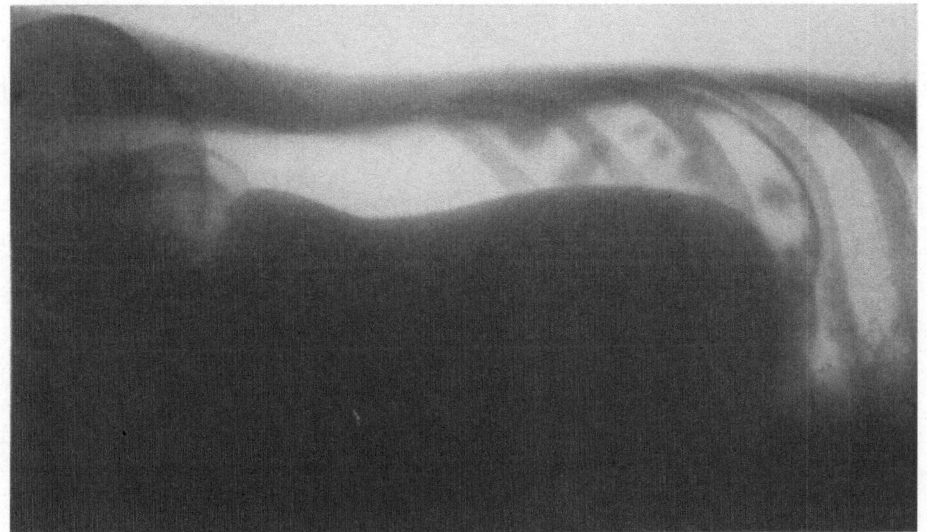

Abb. 328. Pneumoperitoneum bei einer 63jährigen. Rechts Zwerchfell. Unter ihm zahlreiche rundliche Herde, die als Carcinomknoten angesprochen werden. Leber ragt weit nach unten fast bis zum Beckenkamm. Ihr Rand ist rundbogig aufgeworfen. Nach Ablassen des Ascites zahlreiche Carcinomknoten im Abdomen fühlbar.

auch heute noch nebeneinander angewandt, beide haben ihre Vor- und Nachteile, wenngleich im chirurgischen Lager die Ventrikulographie immer mehr Anhänger zu gewinnen scheint.

Zum Verständnis des Röntgenbildes sei aus der Anatomie und Physiologie der Ventrikelräume folgendes ausgeführt: Zwischen Pia, die Hirn und Rückenmark überzieht, und Arachnoidea, die in mehr oder weniger enger Verbindung mit der Dura steht, befindet sich der liquorgefüllte Subarachnoidealraum, der sich vom Lumbalsack über Hirnbasis und gesamte Hirnoberfläche erstreckt.

An der Basis erweitern sich die Liquorräume zu den sogenannten Cisternen. Die größte unter ihnen ist die Cisterna cerebello-medullaris (Abb. 329) zwischen Kleinhirn und Medulla gelegen mit einer Seitenausdehnung von 5—7 cm und einer größten Tiefe bis zu 2 cm. Ihr schließt sich nach vorn hin an der Basis der Brücke die Cisterna pontis und zwischen den Hirnschenkeln die Cisterna interpeduncularis an. Die Verbindung mit dem Subarachnoidealraum der Konvexität wird durch die transversalen Cisternen, insbesondere durch die Cisterna fossae Sylvii hergestellt. Die Cisterna cerebello-medullaris hingegen bildet die sehr wichtige zentrale Verbindung zwischen dem *Ventrikelsystem* und dem Lumbalsack.

Das Ventrikelsystem mündet in drei winzigen Öffnungen aus: die erste in der Mittellinie, am Boden des IV. Ventrikels gelegen (Foramen Magendii), die zweite und dritte zu beiden Seiten mehr nach vorn orientiert als feine Öffnungen der Foramina Luschkae. Zum III. Ventrikel führt der Äquaductus Sylvii. III. und IV. Ventrikel sind flache, liquorgefüllte Hohlräume von außerordentlich geringem Fassungsvermögen. Die größte Ausdehnung besitzen die beiden Seitenventrikel, deren Verbindungsgang, das Foramen Monroi, gleichzeitig die obere Grenze des III. Ventrikels schneidet (Abb. 330) und so die Verbindung mit den übrigen Ventrikeln gewährleistet. Die Seitenventrikel haben durch ihre verschiedenen Fortsätze — Vorderhorn, Hinterhorn, Unterhorn — eine komplizierte Gestalt, deren Kenntnis sowohl für die Technik der Luftfüllung als auch für die röntgenologische Darstellung außerordentlich wichtig ist.

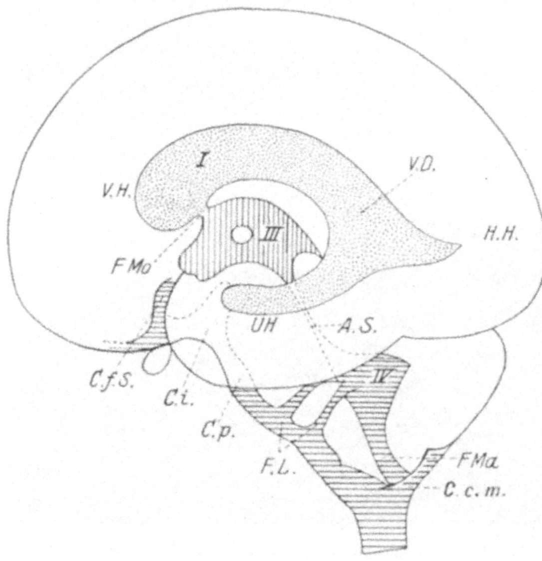

Abb. 329. Skizze von der Ventrikelverteilung in Seitenansicht. I. Seitenventrikel mit: *V.H.* = Vorderhorn, *V.D.* = Ventrikeldreieck; *H.H.* = Hinterhorn; *U.H.* = Unterhorn. III. = 3. Ventrikel; IV. = 4. Ventrikel: *F.Mo.* = Foramen Monroi; *A.S.* = Aquaeductus Sylvii; *F.Ma.* = Foramen Magendii, *F.L.* = Foramen Luschkae; *C.c.m.* = Cisterna cerebellomedullaris; *C.p.* = Cisterna pontis; *C.i.* = Cisterna interpeduncularis; *C.f.S.* = Cisterna fossae Sylvii.

Auch *physiologische* Fragen werden mit der Ventrikulographie aufgeworfen, Fragen, die besonders im Hinblick auf das Fassungsvermögen der Ventrikel, auf die Liquorproduktion und -resorption zu stellen sind. Das Fassungsvermögen wird verschieden groß angenommen (HEIDRICH: 40—60 ccm als Gesamtliquormenge für die vier Ventrikel, JÜNGLING: im Mittel 36 ccm). Während nun der größte Teil der Gehirnflüssigkeit in den Gehirnkammern erzeugt wird (Sekretionsprodukt des Plexus chorioideus), findet die Resorption vor allem im Subarachnoidealraum statt. Bei Verlegung der verhältnismäßig engen Ausführungsgänge (Foramen Monroi, Aquäductus Sylvii, Foramina Magendii und Luschkae) muß infolge des Flüssigkeitsstromes vom Ventrikel zum Subarachnoidealraum ein Hydrocephalus internus (obstruktiver Hydrocephalus nach DANDY) entstehen.

Die Druckverhältnisse ändern sich in den Liquorräumen bei dem Vorherrschen hydrostatischen Druckes mit der Körperlage. Im Sitzen herrscht in der Cisterna cerebello-medullaris Unterdruck, in der Lumbalgegend 30 cm Wassersäule. Verwert- und vergleichbar ist aber nur der Lumbaldruck, der in horizontaler Körperlage gemessen ist. Die Durchschnittswerte betragen hier 150—170 mm Wasser. Pathologische Verhältnisse brauchen erst mit Druckerhöhungen über 300 mm Wasser vorzuliegen.

Für die Wahl des zur Füllung verwendbaren Gases sind Resorptionszeiten und Reizerscheinungen ausschlaggebend. Unter normalen Verhältnissen ist nach WEIGELDT gewöhnliche Luft aus den Ventrikeln nach 6—10 Stunden, aus dem Subarachnoidealraum schon nach 3—5 Stunden resorbiert. Daß diese sich aber unter pathologischen Verhältnissen tage- und wochenlang halten kann, bestätigen zahlreiche Beobachtungen aus der Literatur. Im Durchschnitt dürfte wohl nach

Bingel eine Resorptionszeit von 2—3 Tagen angenommen werden. Beim Hydrocephalus internus sind Luftreste noch nach Wochen nachweisbar.

Die Resorptionszeiten sind für die verschiedenen Gase ungefähr gleich, höchstens findet sich über die Kohlensäure die Angabe, daß sie außerordentlich schnell resorbiert wird, so daß die Darstellung der Ventrikelräume im Anschluß an die Füllung schon nicht mehr gelingt. Die meisten Autoren benutzen der Einfachheit halber unfiltrierte Luft, andere (Jüngling) geben dem Sauerstoff den Vorzug, um eine Emboliegefahr, die nicht in Abrede gestellt werden kann, zu vermeiden.

Technik der Ventrikulographie: Für das Vorderhorn, das von Jüngling prinzipiell zur Ventrikelfüllung punktiert wird, liegt die Punktionsstelle 2 cm seitlich von der Mittellinie, dicht vor der Stirnscheitelbeingrenze (Abb. 331). Die Nadel erhält eine leichte Neigung nach hinten, so daß sie auf den äußeren Gehörgang weist. In 4—5 cm Tiefe erreicht man das Vorderhorn, beim Hydrocephalus internus in wesentlich geringerer Tiefe. Die Einstichstelle für das Hinterhorn liegt nach Kocher 3 cm hinter und 3 cm über dem äußeren Gehörgang (Abb. 332). Die Nadel zeigt nach dem entgegengesetzt gerichteten Gehörgang. Das Ventrikeldreieck, jener Übergang vom Hinterhorn zum Unterhorn, liegt hier etwa 5 cm tief, beim Hydrocephalus internus wesentlich oberflächlicher. Die Punktion erfolgt immer am ergiebigsten, sobald sie am tiefsten Punkt des Ventrikelsystems vorgenommen wird (Vorderhorn — Gesichtslage, Hinterhorn — schräge Seiten- und Rückenlage).

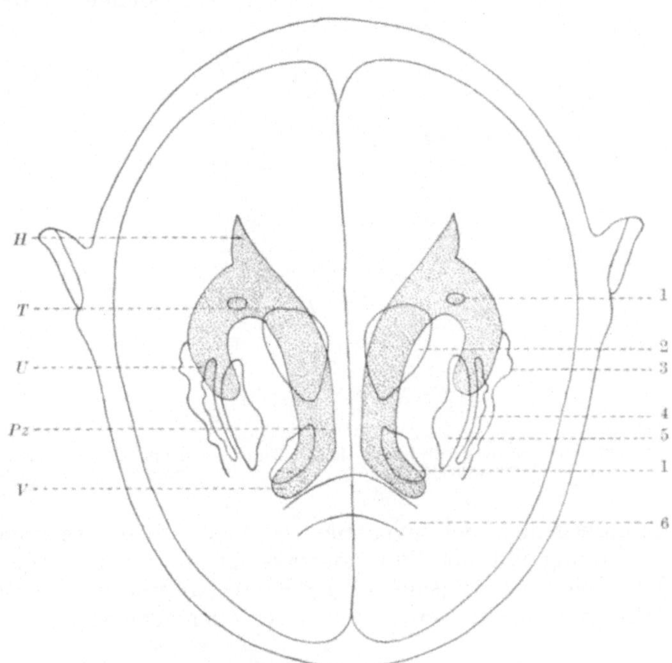

Abb. 330. Schema der Ventrikel in Aufsicht vom Scheitel aus betrachtet mit den eingezeichneten Zentralganglien. H = Hinterhorn; T = Trigonum; U = Unterhorn; $P.z.$ = Pars centralis; V = Vorderhorn; 1 = Nucleus caudatus; 2 = Thalamus opticus; 3 = Insel; 4 = Claustrum; 5 = Nucleus lentiformis; 6 = Corpus callosum.

Während nun bei Kindern im allgemeinen eine Trepanation nicht notwendig ist, empfiehlt es sich beim Erwachsenen immer, das Schädeldach in etwa 0,5 cm Durchmesser auszufräsen, die Dura einzuschlitzen und die Hirnpunktionskanüle mit einem Mandrin in der erwähnten Richtung vorzustoßen. Beim Entleeren des Liquors und Einfüllen des Gases muß darauf geachtet werden, daß möglichst geringe Druckschwankungen auftreten. Brauchbare Bilder werden schon mit Gasmengen von 15—20 ccm erzielt. Je mehr Liquor entleert wird, desto mehr Luft muß nachgeblasen werden (bis 200 ccm).

Die Technik der Encephalographie ist in der verschiedensten Weise modifiziert worden. Ganz im Beginn hat Bingel eine einfache Lumbalpunktionskanüle benutzt, je 10 ccm Liquor entleert und diesen durch eine entsprechende Luftmenge ersetzt, die insgesamt 60 bis 120 ccm betrug. Der Patient sitzt dabei wie zur Lumbalpunktion. Später hat Bingel zwei Nadeln eingeführt, wobei er durch die obere Gas einließ, durch die untere Liquor absog. Das Verfahren hat wenig Anklang gefunden. Nach eigenen Erfahrungen wird die einfache Lumbalpunktion trotz der unvermeidlichen Druckschwankungen bevorzugt. Gewarnt sei aber ausdrücklich vor zu brüsken Entleerungen und Füllungen, auch vor dem sogenannten *Liquorpumpen*, bei dem durch stärkste Vor- und Rückbewegung des Kopfes der letzte Tropfen Liquor aus den Ventrikelräumen entleert werden soll.

Kontraindiziert ist die Encephalographie in all den Fällen, in denen auch die Lumbalpunktion nicht angezeigt erscheint, also sobald Verdacht auf einen Tumor der hinteren Schädelgrube besteht.

Die Röntgenbilder werden so angefertigt, daß zunächst in reiner Seitenlage einfache oder stereoskopische, aber möglichst kontrastreiche Bilder aufgenommen werden (Verstärkungsschirm). Dabei ist zu bedenken, daß sich Reste von Liquor im aufliegenden Seitenventrikel sammeln müssen, solange nicht eine vollständige Entleerung mit der Punktion erstrebt worden ist. Wenn nun anschließend in der zweiten Ebene (sagittal) bei Hinterhaupts- und bei Gesichtslage weitere Aufnahmen gemacht werden sollen, so überzeuge man sich zunächst mittels einer Durchleuchtung von der gleichmäßigen Füllung beider Ventrikel, ehe man unangenehmen Täuschungen verfällt, wie sie mit der ungleichmäßigen Füllung der Ventrikel leicht möglich sind. Jüngling hat deswegen bei der Ventrikulographie als Normalaufnahmeverfahren hingestellt:

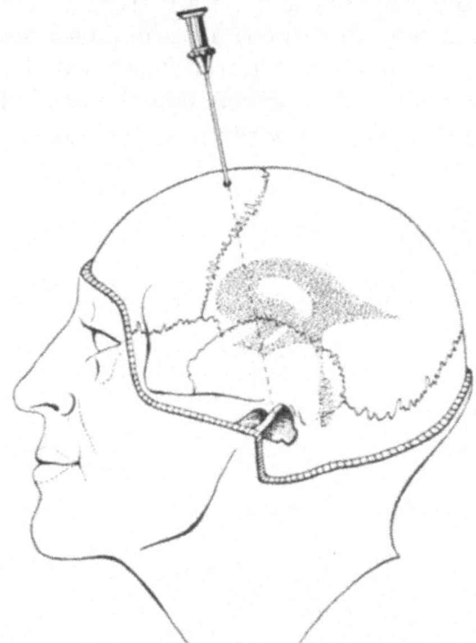

Abb. 331. Schema zur Ventrikelpunktion am Vorderhorn nach Jüngling.

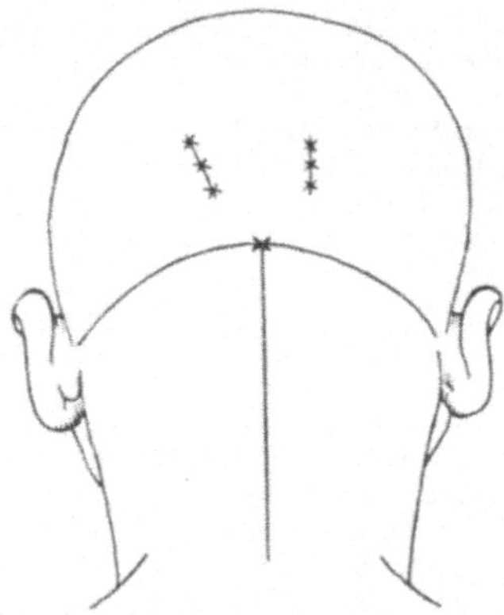

Abb. 332. Schema zur Ventrikelpunktion der Hinterhörner nach Dandy, aus Jüngling, Ergebnisse der Strahlenforschung.

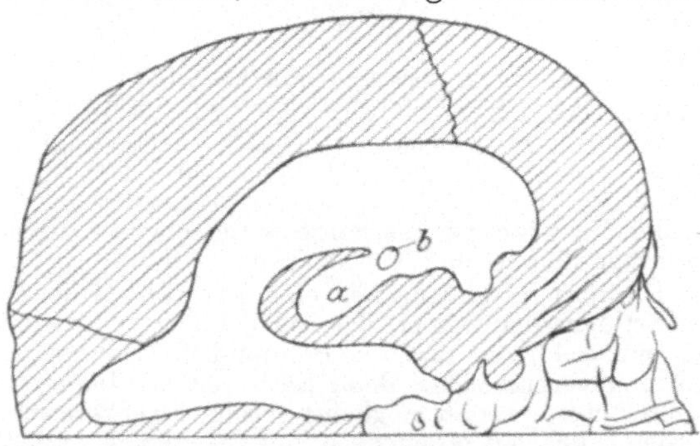

Abb. 333. Seitendarstellung des stark erweiterten Ventrikelsystems mit sichtbar vergrößertem 3. Ventrikel (A) und Foramen Monroi (B) nach Dandy.

1. Durchleuchtung im Sitzen.
2. Aufnahme in Hinterhauptslage (Strahlengang fronto-occipital). Der Kopf wird leicht angehoben, das Kinn angezogen und der Zentralstrahl auf die

Glabella eingestellt. Eine leichte Neigung des Zentralstrahles zum Gesicht hin ist von Vorteil.

3. Aufnahme in Gesichtslage (Strahlengang occipito-frontal, zentraler Strahl auf den Schnittpunkt der verlängerten oberen Horizontalen mit der Medianlinie dicht oberhalb der Protuberantia occipitalis eingestellt).

4. Seitenlage.

Auch mit diesen Vorsichtsmaßregeln läßt sich die Asymmetrie zwischen den Seitenventrikeln nur dann diagnostisch verwerten, wenn sie auf mehreren Aufnahmen festgestellt wird.

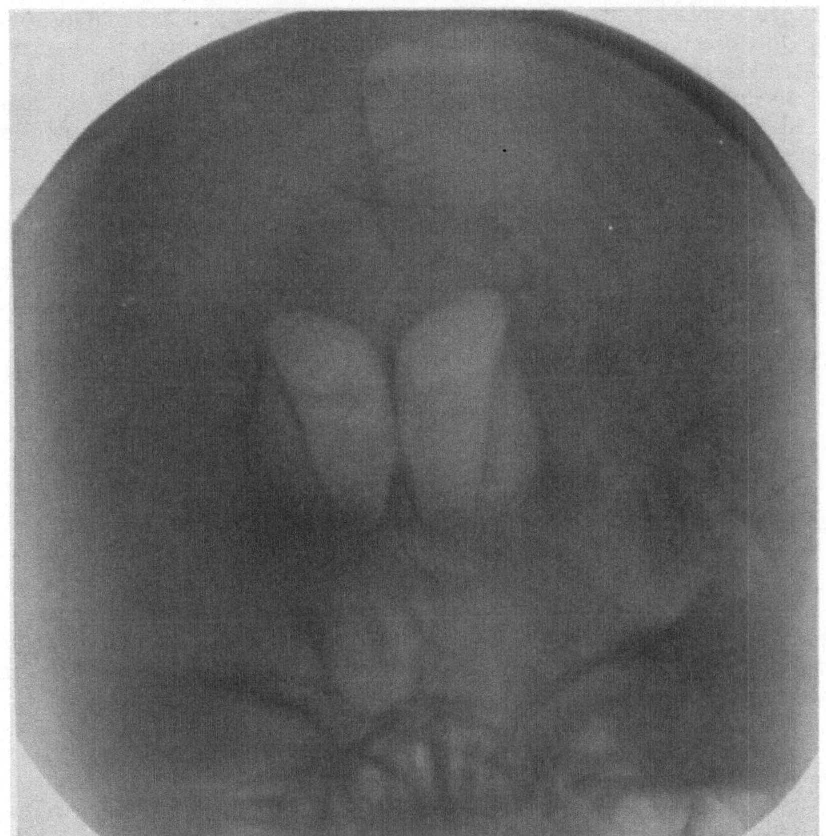

Abb. 334. Luftgefüllter Seitenventrikel nach Encephalographie bei fronto-occipitalem Strahlengang, normal. Erklärung siehe Abb. 335.

Die Diagnose beginnt schon mit der Ventrikelpunktion. Hier interessiert vor allem die Beantwortung der Fragen: 1. Liegt ein Hydrocephalus internus vor? 2. Wenn ja: Läßt sich eine Verbindung mit dem Subarachnoidealraum nachweisen? (Durchgängigkeit des Foramen Monroi usw.) 3. Ist der Hydrocephalus doppelseitig vorhanden?

Zu 1: Die Menge des entleerten Liquors gibt folgende Hinweise: Wird z. B. das Gesamtfassungsvermögen beider Ventrikel mit durchschnittlich 36 ccm angenommen, so muß bei wesentlich größerer Liquormenge über 36 ccm hinaus ein Hydrocephalus internus vorhanden sein. Je größer die entleerte Liquormenge ist, desto eher ist außerdem der Schluß auf doppelseitigen Hydrocephalus statthaft.

Zu 2: DANDY spritzt zu diesem Zweck einen Farbstoff in den punktierten Ventrikel (nach JÜNGLING 1—2 ccm Indigokarmin). Auf eine Durchgängigkeit des Foramen Monroi kann mit Sicherheit geschlossen werden, sobald der Farbstoff mittels Punktion im anderen Seitenventrikel nachgewiesen wird.

Zu 3: Eine genaue Antwort ist erst nach Punktion des anderen Seitenventrikels möglich (siehe Farbstoffprobe unter 2). Aus der einseitigen Punktion läßt sich nur bei großer Liquormenge auf doppelseitigen Hydrocephalus schließen.

Gefahren und Indikation: Ventrikulo- und Encephalographie sind nicht ungefährlich. Während der Füllung machen sich subjektive Beschwerden bemerkbar, die sich zuerst in einem allgemeinen Schweißausbruch, dann alsbald in heftigen Kopfschmerzen kundtun und zuweilen auch von Erbrechen, Gesichtsblässe, Pulsbeschleunigung begleitet sind. In den Tagen darauf können Puls- und Atembeschleunigung anhalten, auch Temperatursteigerungen (Hirnfieber) bis zu 39 und 40° auftreten. In wenigen Tagen gehen diese Erscheinungen zurück. Sie pflegen nach der lumbalen Technik stärker zu sein als nach der direkten Ventrikelfüllung.

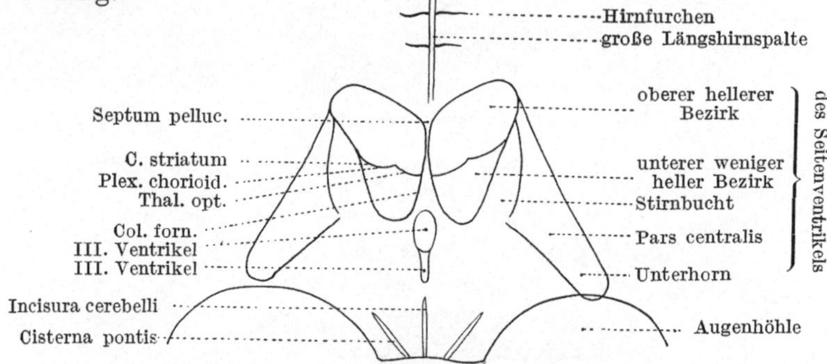

Abb. 335. Skizze zur fronto-occipitalen Aufnahme des Ventrikelsystems nach Encephalographie. (Nach BINGEL.)

Zuweilen nehmen aber die Symptome einen recht bedrohlichen Charakter an. Kritisch verlaufen dabei immer die ersten 15 Minuten. Während dieser Zeit sind sowohl mit der lumbalen als auch mit der direkten Technik Todesfälle zu verzeichnen, die einen nicht unerheblichen Prozentsatz erreicht haben. Auch Stunden und Tage nachher kann es im Rahmen der dargestellten Erscheinungen noch zum Exitus kommen. Die Gesamtmortalität wird nach der Statistik von GRANT mit 8,1 vH aller Fälle angenommen, wobei es sich allerdings in der großen Mehrzahl der Fälle um Hirntumoren handelt, die so ausgedehnt waren, daß sie einer erfolgreichen Operation nicht mehr hätten zugeführt werden können (vgl. auch Material JÜNGLINGS).

Trotzdem weist die für ein diagnostisches Verfahren recht hohe Mortalität darauf hin, daß nur mit strengster Indikation vorgegangen werden darf, die dann gegeben ist, wenn es darauf ankommt, für die einzuschlagende Therapie zwischen Tumor, Meningitis, Hydrocephalus und Encephalitis zu entscheiden und sobald Herdsymptome als solche fehlen oder unzureichend sind. Zu berücksichtigen ist naturgemäß der Allgemeinzustand der Patienten. Komatöse oder auch nur benommene Patienten sollten von der Untersuchung ausgeschlossen werden. Die Bestätigung einer einigermaßen gesicherten Diagnose durch die Ventrikulographie muß unterbleiben.

Das normale Ventrikelbild: Verhältnismäßig einfach baut sich das Seitenbild (Aufnahme 4) auf (Abb. 329). Das Vorderhorn kommt in seiner ganzen Ausdehnung zu Gesicht. Von ihm aus verjüngen sich die Partes centrales bis zum

Ventrikeldreieck (Trigonum). Deutlich verfolgbar ist ferner das weit ausladende Hinterhorn — meist etwas spitzer werdend — und in entgegengesetzter Richtung das allmählich sich verjüngende Unterhorn. Unterhorn, Vorderhorn und Pars centralis umrahmen die Stammganglien, die meist als großer, dunkler Fleck imponieren. Nur selten kommt hier der III. Ventrikel zum Vorschein, höchstens im Falle extremster Luftfüllung bei vorhandenem Hydrocephalus (Abb. 333). An der Basis jedoch unterhalb der Stammganglien wird bei lumbaler Technik zuweilen eine Aufhellung sichtbar, die als Luft in der Cisterna Fossae Sylvii und der Cisterna interpeduncularis zu deuten ist.

Weit schwieriger ist die Deutung des Sagittalbildes. BINGEL vergleicht es mit einer Schmetterlingsfigur (Abb. 334—336), die besonders gut in der Aufnahme mit fronto - occipitalem Strahlengang (Aufnahme 2) hervortritt. Die stärkste Aufhellung macht der im Profil getroffene obere Bezirk der Seitenventrikel, der von unten seitlich durch das Corpus striatum und den Thalamus opticus eingeengt ist. Beide Ventrikel werden durch das sich scharf abgrenzende Septum pellucidum getrennt. Dieses weicht nach unten entsprechend den Columnae fornicis auseinander, umrahmt hier zuweilen eine ovale Aufhellung, die dem III. Ventrikel entsprechen dürfte. Der IV. Ventrikel ist nicht sichtbar. Seitlich unten schließt sich dem am stärksten aufgehellten Teil der Schmetterlingsfigur ein Halbschatten an, der vom Vorderhorn und von der Stirnbucht des Vorderhorns herrührt. Nur selten kommen bei kräftigster Füllung auch Hinter- und Unterhorn anschließend schräg nach unten zu Gesicht. Aufhellungen an der Basis der Schmetterlingsfigur dicht oberhalb der Schädelbasis gehören der Fossa Sylvii sowie der Cisterna interpeduncularis an (am deutlichsten bei lumbaler Technik, sehr selten bei direkter Ventrikelfüllung). Wertvoll ergänzt wird das Sagittalbild durch die Aufnahme in Gesichtslage bei occipitofrontalem Strahlengang (Aufnahme 3, Abb. 336). Diese läßt außer der Pars centralis besonders übersichtlich das Unterhorn erkennen.

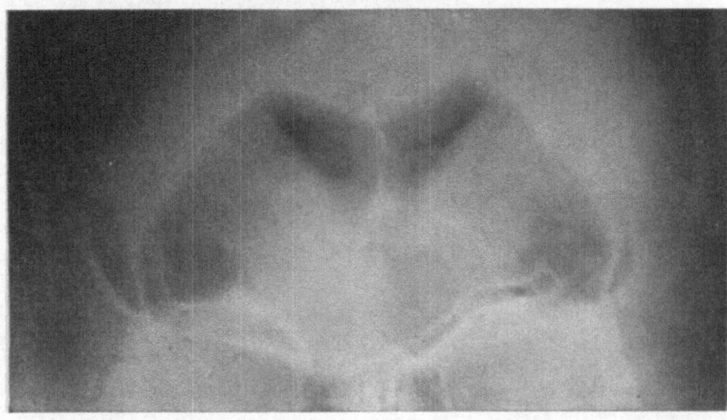

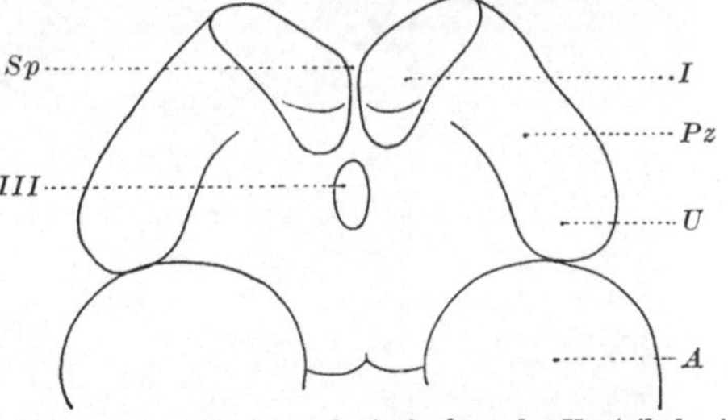

Abb. 336. Occipito-frontale Aufnahme der Ventrikel mit erklärender Skizze. (Nach BINGEL.) *Sp* = Septum pelluc., *Pz* = Pars zentralis, *U* = Unterhorn, *A* = Augenhöhle, *I* = Seitenventr., *III* = III. Ventr.

Diagnostische Auswertung: Beide Ventrikel werden im Seitenbilde übereinander projiziert. Der aufliegende plattennahe erscheint kleiner, der von der Platte abgewandte größer. Somit entstehen immer Doppelkonturen, die sehr dicht beieinander liegen und nahezu parallel verlaufen. Auch Asymmetrien in den Seitenventrikeln veranlassen solche Doppelkonturen, die aber, wenn sie als pathologisch gedeutet werden sollen, schon einen erheblichen und besonders auch ungleichmäßigen Abstand haben müssen. Nicht selten bleibt die Füllung der Seitenventrikel in der lumbalen Technik vollkommen aus (Verschluß oder Verlegung des Foramen Magendii und der Foramina Luschkae), so daß nur die Subarachnoidealräume in Form der luftgefüllten Sulci in schöner Weise hervortreten (Abb. 341). Aus dem Grade ihrer Füllung, aus Unterschieden zwischen den Seiten Schlüsse auf krankhafte Veränderungen zu ziehen, wäre aber sehr gewagt, da im einfachen Bilde stets beide Seiten übereinander projiziert sind und

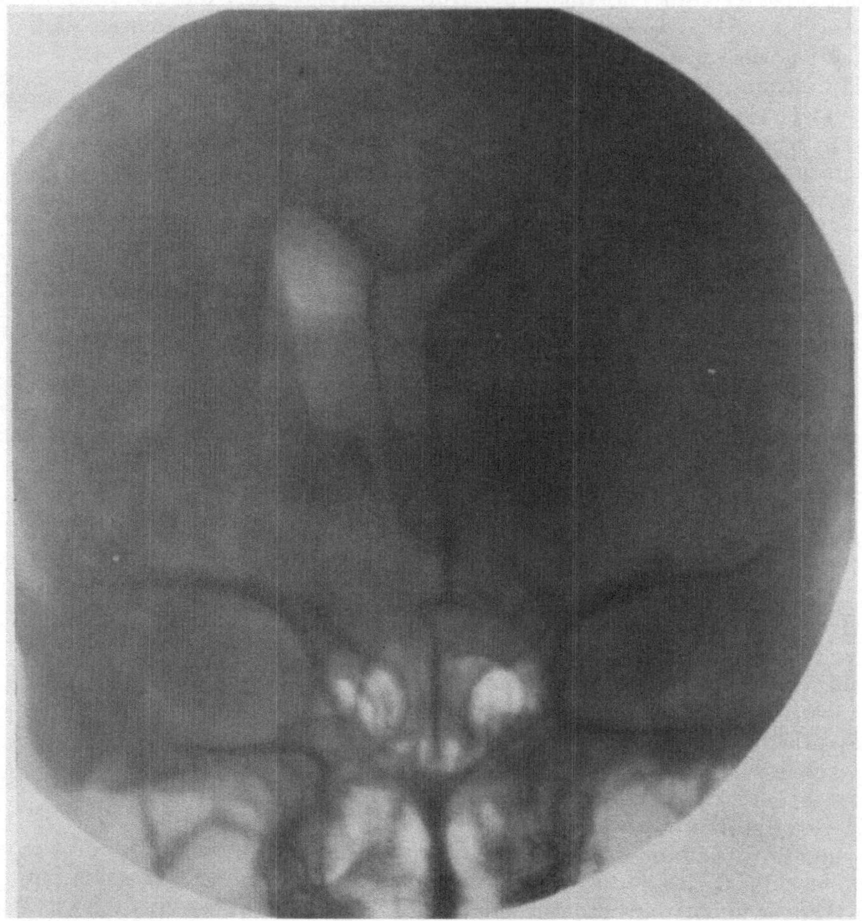

Abb. 337. Ventrikel eines 53jährigen bei fronto-occipitalem Strahlengang. Der linke Ventrikel ist in seinem oberen Teil strichförmig eingeengt, auch in seinem unteren deutlich verschmälert. Seine laterale Grenze ist unscharf. Beide Ventrikel sind über die Mittellinie hinaus nach rechts verdrängt. Diagnose: Tumor des Schläfenlappens evtl. des Stirnhirns. Die klinische Diagnose war nicht möglich. Sektion: Kleinfaustgroßer Tumor des linken Schläfenlappens mit Übergreifen auf Stirnhirn und Insel. Mikroskopisch: mäßig zellreiches Gliom.

bei dem Wirrwarr von Linien sich schwer etwas über die Lage bestimmter Sulci, z. B. der motorischen Region, aussagen läßt.

Am auffallendsten sind die Veränderungen der Schmetterlingsfigur, wie sie besonders bei einseitiger Verdrängung hervortreten. So wird z. B. ein Schläfenlappentumor auf der gesunden Seite die Schmetterlingsfigur in allen ihren Schattierungen deutlich erkennen lassen, während auf der erkrankten der Flügel nicht nur eingeengt ist (Abb. 337, 338), sondern auch lateral unscharf begrenzt bleibt. Hinzu kommt bei größeren Tumoren eine Verdrängung des ganzen Ventrikelbildes auf die gesunde Seite.

Bei Tumoren im hinteren Stirnhirn oder in der motorischen Region liegt die Deformierung vorwiegend im Bereich der Pars centralis des Seitenventrikels. Sie setzen entweder einen großen Defekt, der zuweilen in der Seitenaufnahme deutlich wird, oder eine gleichmäßige Einengung in der Sagittalebene, so daß die Tumorseite in der Schmetterlingsfigur strichförmig schmal erscheint.

Tumoren im vorderen Stirnhirn verdrängen die Vorderhörner, so daß vor allem in der Seitenaufnahme schöne Defektbilder entstehen. Größere Tumoren, bei denen das Foramen Monroi verlegt ist (Abb. 339), lassen eine Füllung des

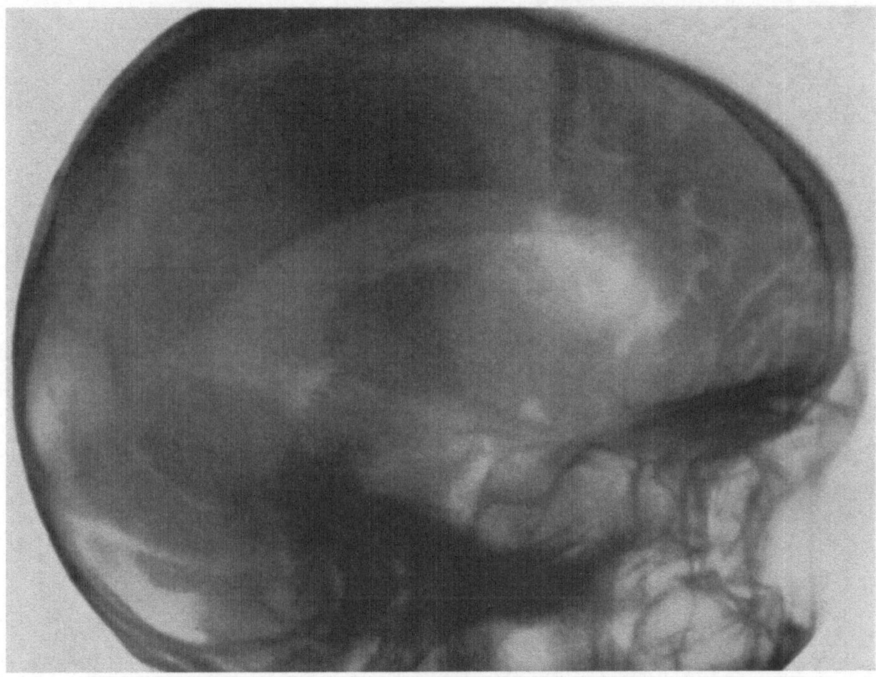

Abb. 338. Seitenansicht zu 337. Deutliches Hervortreten des rechten Seitenventrikels mit seinem spitz auslaufenden Hinterhorn und seinem nach unten zur Sellagegend reichenden Unterhorn. Vom linken Ventrikel sind nur Vorderhorn und Stirnbucht luftgefüllt. Nach hinten besteht ein deutlicher Defekt (etwa in Höhe des intensiven mittleren Schattens).

Ventrikels der Tumorseite überhaupt vermissen. Bei noch vorhandener, aber erschwerter Durchgängigkeit des Foramen dringt die Luft nur teilweise in das hintere Gebiet des Seitenventrikels ein.

Bei *allen* Tumoren achte man auf die Gesamtverdrängung der Schmetterlingsfigur, sie sichert zunächst einmal die Seitendiagnose. Bleibt die Füllung einer Seite aus — auch unter den angeführten Kautelen —, so ist zwar mit Wahrscheinlichkeit die Ursache in einem Stirnhirntumor zu suchen, das Foramen Monroi kann aber auch durch Tumoren der mittleren oder selbst der hinteren Schädelgrube verschlossen werden.

Die pathologisch-anatomischen Schlüsse aus den röntgenologischen Beobachtungen müssen mit großer Vorsicht gezogen werden, denn das vorliegende Material, aus dem durch Vergleich der Bilder mit den Sektionspräparaten wertvolle Erfahrungen gesammelt wurden, ist noch recht klein. So läßt sich mit dem Nachweis einer Raumbeengung der Ventrikel über die Natur dieses Prozesses wenig aussagen. Auch kann letzten Endes ein Tumor der Dura oder des Schädeldaches ähnliche Veränderungen setzen wie ein Hirntumor selbst, und schließlich wird auch einmal eine Pachymeningitis haemorrhagica interna Anlaß zu Verwechslungen geben.

Der Nachweis formverändernder Prozesse soll für die Erkennung der verschiedensten Arten von Epilepsie mit und ohne Herderscheinungen von Be-

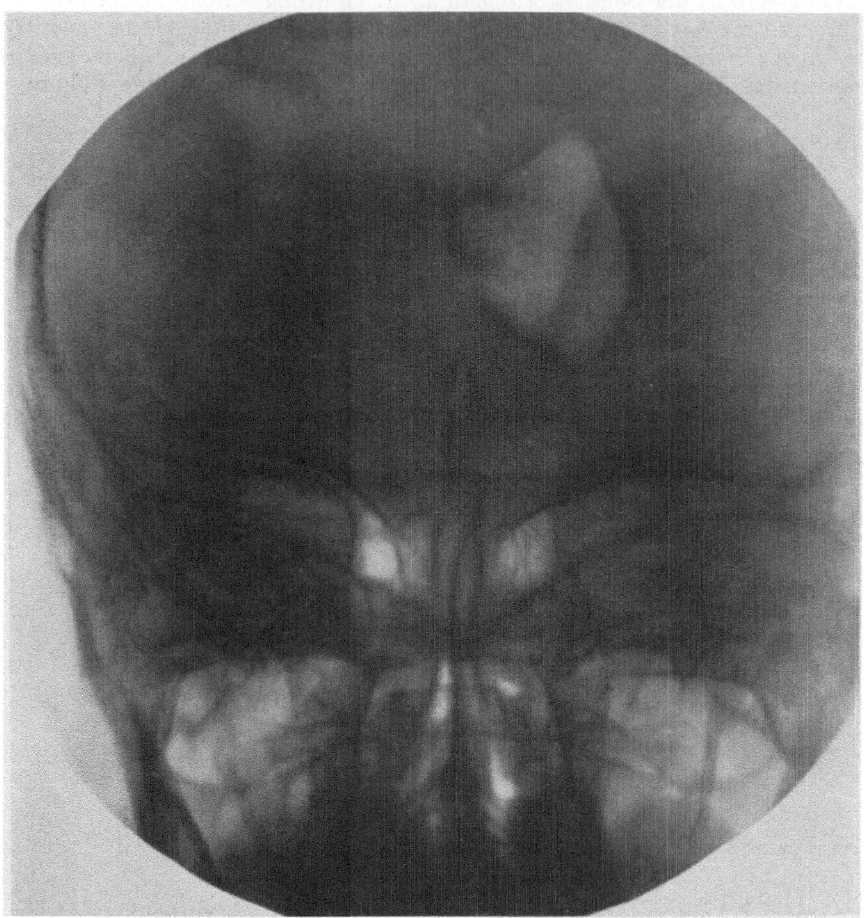

Abb. 339. Ventrikelbild nach Encephalographie bei einem 32jährgen (Seiten verkehrt bei fronto-occipitalem Strahlengang). Linker Ventrikel ist überhaupt nicht gefüllt. Es muß sich demnach um einen Prozeß handeln, der das Foramen Monroi nach links hin verlegt, nach rechts offen läßt. Klinisch bestand rechtsseitige homonyme Hemianopsie mit hemianopischer Pupillenstarre. Hypoglossus- und Facialisparese rechts. Einschränkung der groben Kraft des rechten Armes mit lebhaften Reflexen am rechten Arm und Bein. Schlußdiagnose: linksseitiger Schläfenlappentumor, der das Foramen Monroi teilweise verlegt.

deutung sein. Die Asymmetrie der Linien, die Verziehung, die Verlagerung des einen und anderen Pols sind von den verschiedensten Autoren (Dandy, Foerster, Wartenberg) beobachtet worden. Auch Erweichungsprozesse, Apoplexie, Blutungen, Schrumpfunsprozesse bei der cerebralen Kinderlähmung lassen sich in instruktiver Weise darstellen.

Als ein außerordentlich wertvolles Indikationsgebiet für die Ventrikulographie habe ich die traumatisch entstandenen Hirncysten kennen gelernt. Ich möchte darunter die cystischen Erweichungen nach Gehirnverletzungen verstanden wissen, wie sie in den Jahren nach dem Kriege so oft Gegenstand chirurgischer Behandlung waren. In dem Bestreben, solche cystischen Hohlräume abzuleiten (Drainage) oder mittels eines freien Fettpfropfes auszufüllen, ist es für den Chirurgen geradezu von entscheidender Bedeutung, daß er über die Größe der Cysten, besonders aber über deren Beziehung zum Ventrikelsystem Auskunft erhält. Das geschieht durch nichts überzeugender als durch eine Luftfüllung. Dazu folgende Beobachtung:

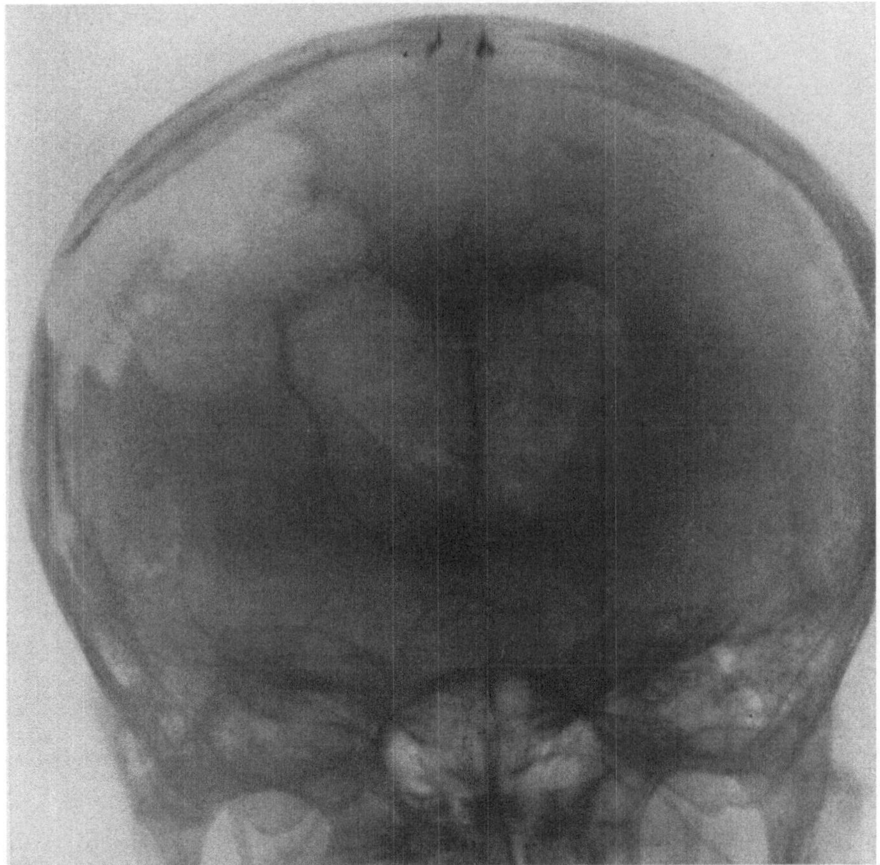

Abb. 340. Traumatisch entstandene Hirncyste bei einem 33jährigen, mit Luft gefüllt, unter gleichzeitiger Darstellung der Ventrikelräume (Encephalographie fronto-occipital). Näheres siehe Text.

Ein 33jähriger Mann (H. K.) wird 1915 am Kopf verwundet. Im Anschluß daran ist er am rechten Arm und Bein gelähmt. Nach seiner Entlassung aus dem Lazarett epileptische Anfälle in Abständen von einigen Wochen.

Befund: In der Scheitelhöhe, an der Grenze zwischen Stirn- und Scheitelbein besteht links ein Defekt im knöchernen Schädel, der in der Abb. 342 wiedergegeben ist. In Anbetracht der ärztlich beobachteten epileptischen Anfälle und des Allgemeinzustandes (Rückgang der Intelligenz, Tobsuchtsanfälle, verlangsamte Auffassung, umständliche Ausdrucksweise, stets verlegenes Lächeln) wird an eine traumatische Hirncyste gedacht und eine Encephalographie vorgenommen. Es gelingt ohne Zwischenfall, 80 ccm Liquor zu entleeren und die gleiche Luftmenge einzublasen. Die Aufnahmen zeigen einen ganz überraschenden Befund. In Abb. 340 (fronto-occipitaler Strahlengang) sind die Ventrikel deutlich erweitert. Außerdem ist aber ein ungefähr gleich großer, scharf abgegrenzter Raum in der linken Großhirnhemisphäre luftgefüllt sichtbar, der unter dem Schädeldefekt liegen muß. Noch deutlicher werden die Verhältnisse auf dem Seitenbild Abb. 341, auf dem auch die Seitenausdehnung dieser cystischen Hohlräume klar hervortritt.

Schlußdiagnose: Es muß unter dem fühlbaren Schädeldefekt der linken Seite ein cystischer Hohlraum von gut Hühnereigröße vorhanden sein, der mit dem linken Seitenventrikel kommuniziert.

Die wenige Tage darauf vorgenommene Probepunktion bestätigt diese geäußerte Ansicht scheinbar nicht, denn es läßt sich mit der Spritze keine Flüssigkeit aufsaugen (Ursache entweder Luftfüllung des Cystenraumes, oder die Cyste ist nicht getroffen).

Operation 3 Tage später: Jetzt ergibt die Punktion große Mengen Liquor. Da eine Dauerdrainage infolge der Kommunikation mit dem Ventrikel unmöglich ist, da außerdem

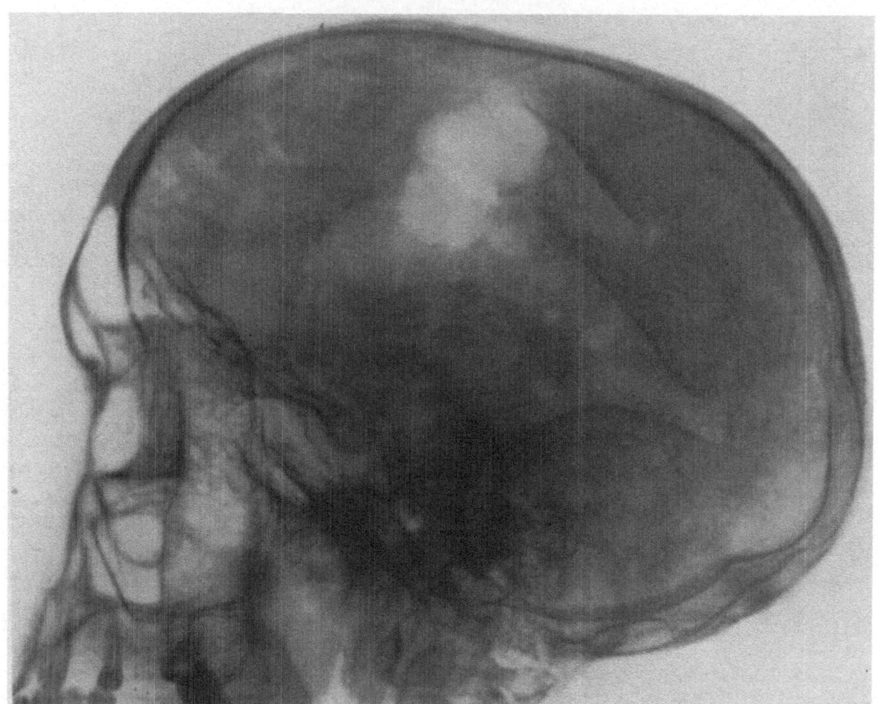

Abb. 341. Der gleiche Fall wie Abb. 340 im Seitenbild. Vorder-, Hinter- und Unterhorn sind deutlich erkennbar. Im Bereich der Pars centralis, zur Scheitelhöhe hinziehend unregelmäßig begrenzte luftgefüllte Räume, die der Hirncyste entsprechen.

auch eine Fettplastik bei der Größe der Cyste und der Kommunikation nicht in Frage kommt, bleibt nur die Entknochung der gesamten Umgebung übrig.

Der Eingriff wird gut überstanden. Nach der Operation kein Anfall mehr. Allgemeinbefinden gut.

Sehr überzeugend sind die Bilder beim *Hydrocephalus internus* (Abb. 343, 344). In der Sagittalaufnahme wird die Schmetterlingsfigur vermißt. Statt dessen sieht man runde Aufhellungen, die enorme Größe erreichen. Die größte Aufmerksamkeit ist aber beim Hydrocephalus auf den Nachweis der Verschlußhöhe gerichtet. Die physiologischen Engen sind Prädilektionsstellen solcher Verschlüsse. Mit dem Sekretstrome, der von dem Ventrikel zum Subarachnoidealraum fließt, hängt es zusammen, daß sich mit dem Verschluß des Foramen Monroi nur die Seitenventrikel, mit der Verlegung des Aquäductus Sylvii zugleich der III. Ventrikel und mit dem Verschluß der Ausführungsgänge (Foramina Magendii, Luschkae) auch der IV. Ventrikel erweitern. Da die röntgenologische Darstellung des III. und IV. Ventrikels in der Sagittalebene selten gelingt, so müssen stärkere Defekte oder Verziehungen im Seitenbild genau beachtet werden (Abb. 345). In der Tat kann man auf Grund beider Bilder recht oft sichere Auskunft über den obstruktiven Hydrocephalus und dessen Verschlußhöhe geben. Irgend etwas über die Art des Verschlusses auszusagen, — ob durch Tumor oder entzündliche Veränderungen — ist jedoch nicht möglich.

Auch versteht sich von selbst, daß die Auswertung des Bildes für die Schlußdiagnose nur mit Kenntnis des neurologischen Befundes erfolgen kann und darf, und daß letzten Endes die Entscheidung, ob Kleinhirn- oder Großhirntumor, den neurologischen Erscheinungen vorbehalten bleiben muß.

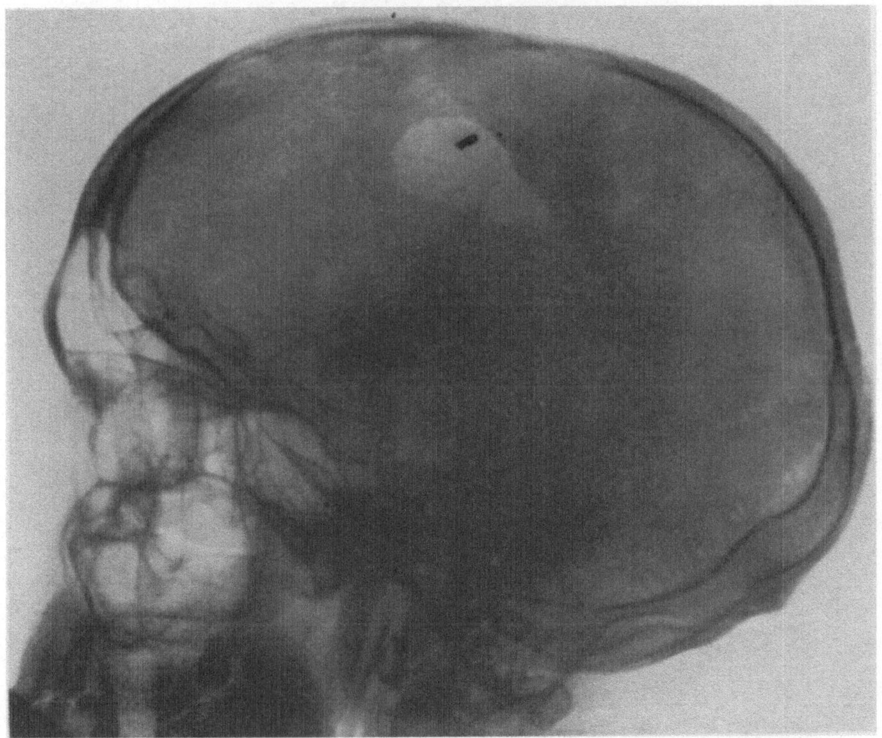

Abb. 342. Der gleiche Fall wie Abb. 341 ohne Luftfüllung. Übersicht über den Schädeldefekt mit aufgeklebter Bleimarke.

Allerdings gibt es trotz weit ausgebauter neurologischer Diagnostik eine große Zahl von Hirntumoren, deren Lokalisation nicht möglich ist, ja bei denen zuweilen noch nicht einmal eine Teildiagnose gestellt werden kann. DANDY führt diese Fälle mit 44 vH sämtlicher Tumoren an, eine Zahl, die reichlich hoch gegriffen erscheint, die aber auch in halber Höhe genügen würde, um nach einem Ergänzungsverfahren für die neurologische Diagnose zu streben.

Die Ventrikeldarstellung scheint hierzu berufen trotz ihrer schwierigen Technik und ihrer unerwünschten Folgen. Leistet doch das Verfahren Überraschendes beim Nachweis des Hydrocephalus internus, vor allem aber bei der Lokalisation der Stirn- und der Schläfenlappentumoren, für die nach JÜNGLING die Ventrikelbilder typisch genannt werden müssen!

Nie versäume man aber der Luftfüllung eine gewöhnliche Schädelaufnahme in zwei Ebenen voranzuschicken. Diese dient in erster Linie als Vergleichsobjekt, kann aber auch zuweilen eine ausreichende Diagnose zulassen (vgl. Verkalkungen).

III. Kontraste durch verdichtende Medien.

Die Weichteile ändern ihr Schattenbild, sobald aus irgendeinem Grunde Dichtigkeitsunterschiede entstehen. Diese haben in erster Linie ihre Ursachen in entzündlichen Veränderungen (Infiltrate, Ergüsse), seltener in Tumoren oder Cysten. Die Prozesse müssen schon von erheblichem Umfange sein, wenn sie, umgeben von einem dicken Weichteilmantel, z. B. im Abdomen, zur Darstellung kommen sollen. Ihr Nachweis gelingt aber spielend, wenn diese Veränderungen neben oder in lufthaltigen Gebieten liegen, vor allem also im Bereiche der Lungen.

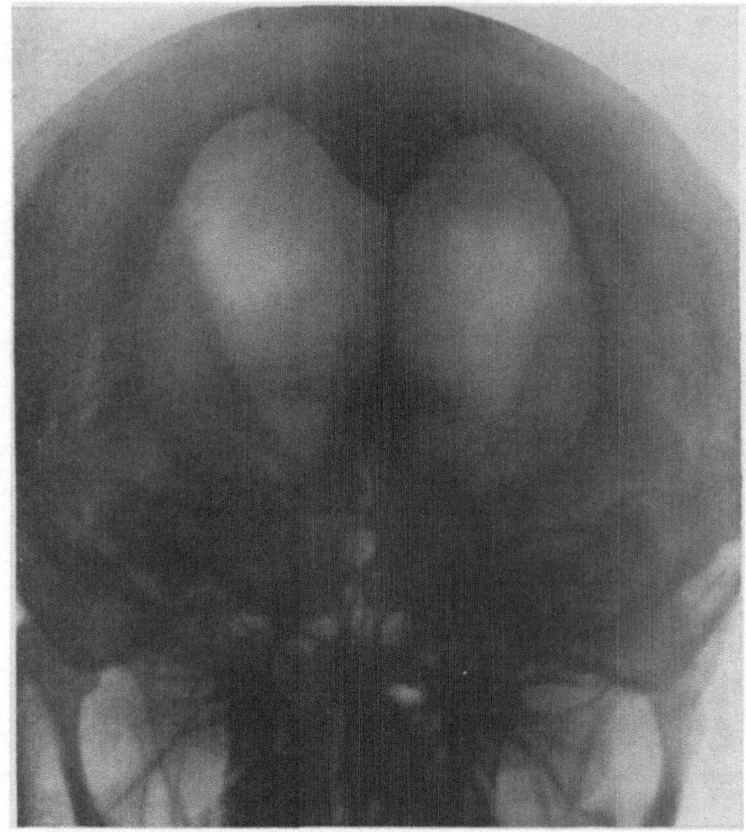

Abb. 343. Hochgradig erweiterte Seitenventrikel (Hydrocephalus internus) bei einem 31 jährigen, der unter der Diagnose Meningitis serosa zur Beobachtung kam. Ventrikulographie fronto-occipital: Auf dem Bilde ist deutlich eine starke Aufhellung unterhalb des Septum pellucidum erkennbar, die als erweiterter 3. Ventrikel angesprochen wird. Diagnose: Raumbeengender Prozeß im Bereich des Aquaeductus Sylvii. Sektion: Haselnußgroßer Tumor der Epiphyse mit hochgradiger Erweiterung des 3. Ventrikels und der Seitenventrikel.

Das häufigst genannte Beispiel feinster Weichteilschatten im hellen Luftfelde ist das normale Lungenbild. In ihm bilden die Gefäße nicht nur das Substrat des dunklen Mittelfeldes (Aorta, Herz), sondern auch der feinsten Verzweigungen beider Lungenfelder, die nur zu einem ganz geringen Grade das Produkt quergetroffener Bronchien oder verkalkter feinster Lungenherde sind.

Aber auch ohne Luftkontraste sind Erkrankungen der Weichteile oft an Verkalkungen erkennbar. Diese bilden ein dankbares Feld röntgenologischer Diagnostik, da sich mit ihrem Nachweis weitgehende Rückschlüsse auf Sitz, Art der Erkrankung und deren Ausheilung ziehen lassen.

Den Verkalkungen nahe stehen die Konkremente, deren anatomischer Nachweis mit Hilfe des Röntgenbildes heute wohl in keinem Falle versäumt wird. Das gleiche gilt für die Fremdkörper.

Das alles sind jedoch Zufallsbefunde, die nichts bedeuten, wenn man die ungeahnten Fortschritte der Weichteildiagnostik seit der Einführung von Kontrastmitteln in präformierte Hohlräume berücksichtigt.

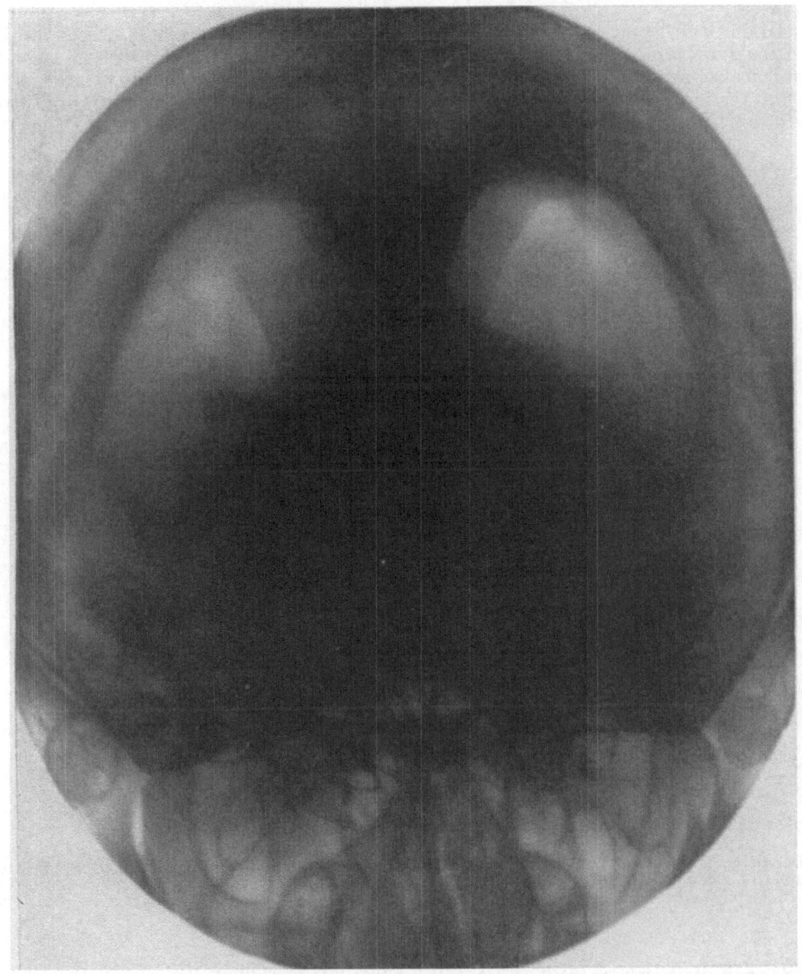

Abb. 344. Erweiterte Ventrikel bei occipito-frontalem Strahlengang mit dargestelltem Unterhorn. 3. Ventrikel nicht sichtbar. Der gleiche Fall wie 343.

a) Infiltrate und Ergüsse.

Die pathologisch-anatomische Voraussetzung für die Verdichtung der Lungen beim Infiltrat ist mit dem Ersatz lufthaltiger Partien durch ödematös durchtränkte, durchblutete oder zellig infiltrierte Gewebspartien gegeben. In einem infiltrierten Abschnitt kommt es nicht selten zur Einschmelzung, es bilden sich Abscesse, Höhlen und Gas, Begleiterscheinungen, die differentialdiagnostisch gegenüber den einfach infiltrativen Prozessen (Infarkt) wertvoll sind. Ausgedehntere infiltrative Prozesse (Pneumonie, Tuberkulose) sind seltener Gegenstand chirurgischer Diagnostik.

Das Röntgenbild zeigt seine Überlegenheit gegenüber anderen Untersuchungsmethoden vor allem bei zentral liegenden Prozessen, die sich z. B. mit Hilfe der Perkussion und Auskultation gar nicht oder nur unvollkommen nachweisen lassen.

1. Pleuritis, Empyem.

Die klinischen Symptome wie Abschwächung des Atemgeräusches, des Stimmfremitus und intensive Dämpfung treten hervor, sobald der Flüssigkeitserguß eine bestimmte Größe (im Durchschnitt $^1/_4$—$^1/_2$ l) erreicht hat. Der eitrige Erguß (Empyem), der uns hier zunächst interessiert, läßt selten hohe Temperaturen, schwere Beeinträchtigung des Allgemeinbefindens und erschwerte oder beschleunigte Atmung vermissen.

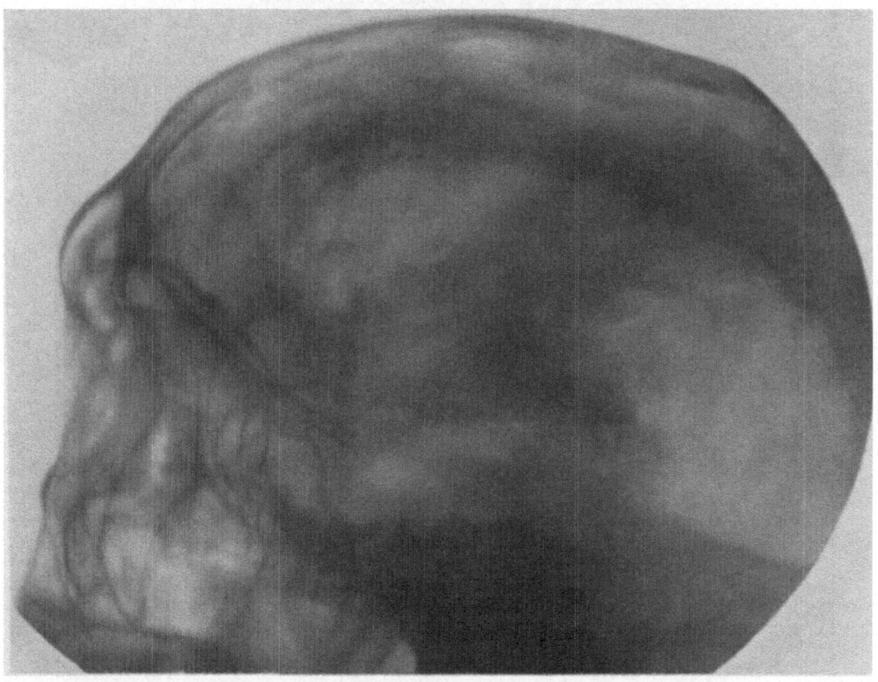

Abb. 345. Der gleiche Fall wie 343 im Seitenbilde. Hochgradige Erweiterung der Seitenventrikel. Die Luftfüllung läßt sich durch die zentralen Ganglien bis zur Gegend des Türkensattels verfolgen, wodurch die normalerweise intensiv beschatteten Zentralganglien eigentümlich fleckig hervortreten. Ursache: An dieser Stelle ist der erweiterte 3. Ventrikel anzunehmen.

Pathologisch-anatomisch wird unterschieden zwischen der Pleuritis fibrinosa (sicca), serofibrinosa und purulenta. Tritt die Pleuritis als einzige Folge einer Infektion auf, so hat man es, besonders bei der trockenen Form, in erster Linie mit der Tuberkulose zu tun. Metastatisch entstandene Pleuritiden sind bekannt im Gefolge verschiedener Infektionskrankheiten (Typhus, Pyämie, Scharlach, Masern).

Die am häufigsten beobachtete Entstehungsart ist aber die direkte, d. h. die von den verschiedenen Lungenveränderungen fortgeleitete, vor allem nach Pneumonie und Grippe. Das Exsudat kann hierbei zunächst serös, serofibrinös, später rein eitrig sein. Gleichzeitig kommt es zur Fibrinausscheidung, zur Schwartenbildung, die oft eine mächtige Dicke, bis zu 3 cm, erreicht. Nicht selten lagern sich Kalksalze in der Schwarte ab (Pleuritis deformans).

Röntgenbild: Jede Flüssigkeitsansammlung im Brustfellraum hinterläßt einen Schatten, der sich am tiefsten Punkte einstellt. Dabei kommen je nach Größe und Sitz des Exsudates außerordentlich wechselvolle Bilder zustande.

Kleine Ergüsse beschatten zunächst diffus gleichmäßig den phrenico-costalen Winkel, vor allem den hinteren tiefer hinabreichenden Komplementärraum.

Komplementär- oder Reserveräume sind die Teile der Pleura parietalis, aus denen sich die Lunge bei der Exspiration zurückzieht, so daß dann beide Pleurablätter aneinanderliegen. Der phrenico-costale Winkel (Sinus phrenico-costalis) ist somit der zwischen Pleura costalis und diaphragmatica gelegene Reserveraum und der Sinus phrenico-cardialis oder mediastinalis der zwischen Pleura mediastinalis und Pleura diaphragmatica gelegene.

Steigt das Exsudat höher, so verschwindet schließlich die Zwerchfellgrenze, es kommt zu einer diffusen Beschattung des ganzen unteren Lungenfeldes, die

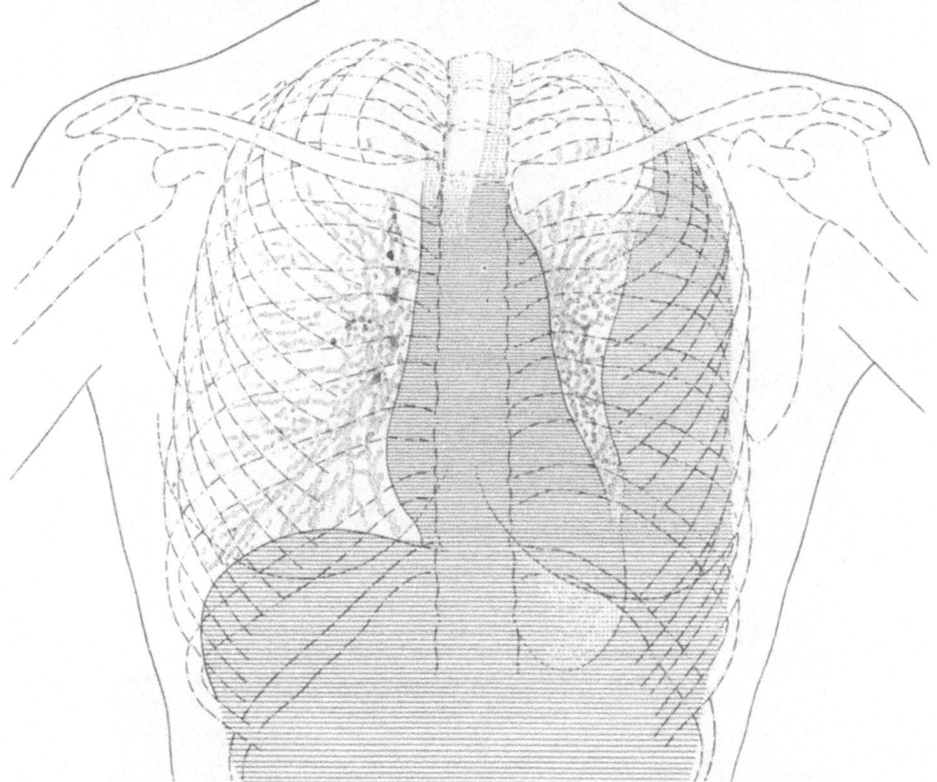

Abb. 346. Linksseitiges Empyem mit schärferer medialer Abgrenzung (kurz vor der Rippenresektion). Nach H. RIEDER, aus SCHITTENHELM, Lehrbuch der Röntgendiagnostik.

nach oben und medial einen überraschenden, aber sehr charakteristischen Übergang erhält (Abb. 346). Die Flüssigkeit kann sich nämlich im Brustfellraum nicht der Schwere nach mit horizontalem Spiegel einstellen, sondern die Zugkraft der Lunge, die elastischen Spannungsverhältnisse von der Peripherie zum Hilus im Verein mit der Tatsache, daß die Peripherie das ausdehnungsfähigste und lockerste Lungengewebe enthält, rufen einen allmählichen Übergang des Exsudatschattens, eine intensive Verdichtung peripherwärts und entsprechend der Wölbung des ganzen Lungenraumes eine konkave, muldenförmige Einstellung der medialen Grenze hervor. Zwischen Exsudat und Mittelschatten bleibt somit immer eine schwach diffuse, aber deutliche Aufhellung bestehen.

Wird das Exsudat noch größer und kommt es zur vollkommenen Beschattung des einen Lungenfeldes, so wird das Mediastinum nach der gesunden Seite verdrängt und vikariierend die gesunde Lunge gebläht und im Bilde stark aufgehellt (Abb. 347). In diesen Fällen wird der Schatten der kranken Seite nicht nur von dem Exsudat herrühren, sondern auch von der zusammengedrückten luftleeren Lunge.

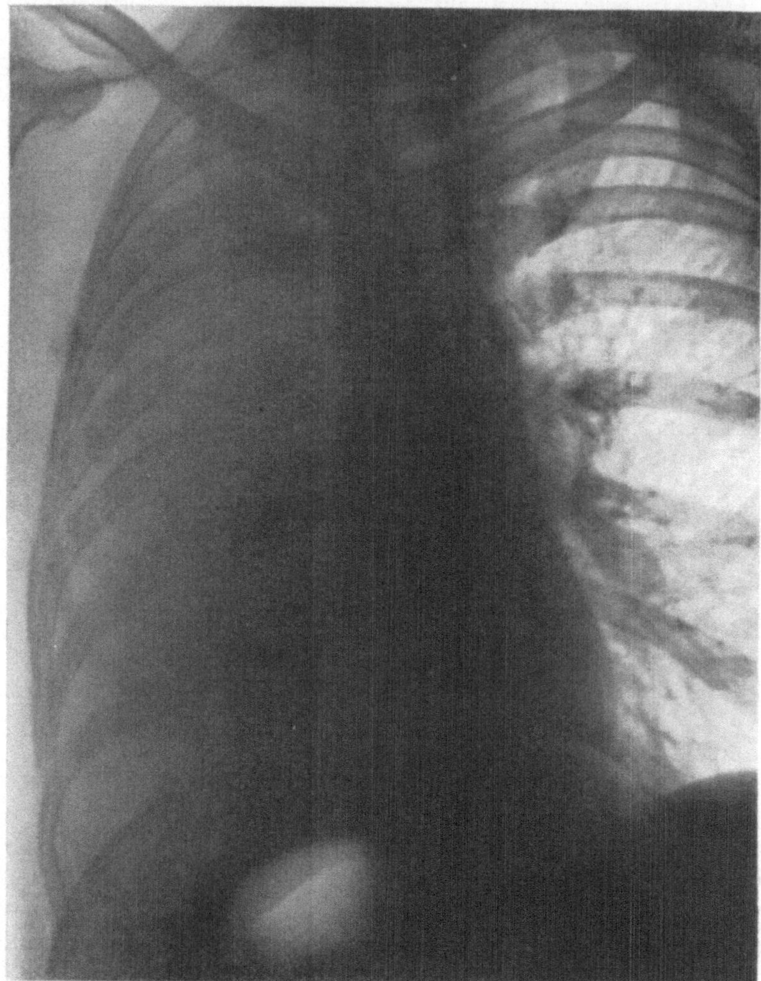

Abb. 347. Vollkommene Beschattung des linken Lungenfeldes (Seiten verkehrt) durch Tumorexsudat. Vgl. auch Abb. 363 (Beobachtung von Herrn Prof. SEYDERHELM, Göttingen).

Der Chirurg bekommt solche freien Exsudate selten frühzeitig zu Gesicht. Meist bestehen die Ergüsse schon mehrere Wochen, gehen infolgedessen mit Fibrinablagerung, Schwarten und pleuritischen Verwachsungen einher. Diese grenzen sich demgemäß im Bilde anders ab. Der mediale Rand wird schärfer, oder man kann schon Gas (Folge bakterieller Einflüsse) mit horizontalem Flüssigkeitsspiegel erkennen (Abb. 348). Derartige Bilder sind für die Diagnose Empyem durchaus beweisend, solange nicht mit einer Probepunktion Gas in den Pleuraraum gelangte. Nie sollte man sich deshalb mit der Röntgendiagnose Empyem begnügen, sondern immer die Probepunktion anschließen.

Komplizierter werden die Verhältnisse, wenn sich das Exsudat mehrfach absackt und demnach mehrere Flüssigkeitsspiegel aufweist, deren räumliche Bestimmung nur mit der Durchleuchtung in den verschiedenen Ebenen gelingt.

Auch die interlobären Exsudate (Empyeme, Abb. 349) verhalten sich ganz anders als die freien Ergüsse. Will man deren durchaus charakteristische Abgrenzung verstehen, so muß einem die Lage der einzelnen Lungenlappen gegenwärtig sein (Abb. 350—352). Ihre Grenzen sind auf Normalbildern nicht sichtbar, sondern treten nur hervor, sobald ein infiltrativer Lungenprozeß an dieser natürlichen Grenze halt macht oder ein Erguß beide Lappen auseinanderdrängt. In diesem Falle weist das Bild dunkle Flächen auf, deren Abgrenzung etwa entgegengesetzt dem beschriebenen Exsudatschatten verläuft, nämlich nach unten konkav und scharf, nach oben und meistens auch medial diffus in normales

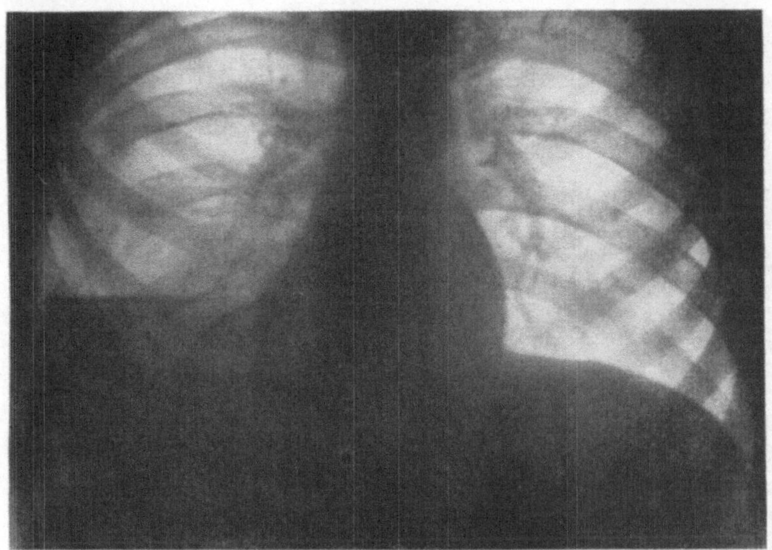

Abb. 348. Linksseitiges Pleuraempyem nach subphrenischem Abszeß im Anschluß an eine Magenresektion (Seiten verkehrt) bei einem 22jährigen.

Lungengewebe übergehend. Die Schatten werden im allgemeinen als bandartig beschrieben und weisen wesentlich eindeutiger und klarer auf solche Veränderungen an den einzelnen Lappengrenzen hin, als es etwa mit Hilfe der Perkussion nachzuweisen gelänge. Gewisse Ähnlichkeiten sind im Bilde mit der lobären Pneumonie, mit bestimmten Formen der Tuberkulose und schließlich auch mit Bronchiektasien und Infarkten zu erwarten, nur daß bei allen diesen Leiden meist die scharfe untere und die diffus gleichmäßige mediale und obere Begrenzung fehlt.

Wesentlich leichter gelingt die Diagnose des interlobären Empyems, wenn im Stehen ein horizontaler Flüssigkeitsspiegel als obere Grenze vorhanden ist (siehe auch unter Empyem).

Das Röntgenverfahren kommt praktisch häufiger für die Untersuchung der Ausheilungsstadien als für die Diagnose des Empyems in Betracht. Im Anschluß an die Operation entsteht mit der Eröffnung des Brustfellraumes ein Pyopneumothorax. Das Exsudat stellt sich horizontal ein, die Lunge kollabiert und grenzt sich von der Luftsäule oberhalb des Exsudates medial deutlich ab.

Den Anfänger überrascht die ungewohnte Sichtbarkeit der Lunge zuweilen derart, daß er geneigt ist, deren Schatten für ein Exsudat oder eine Schwarte der Pleura mediastinalis zu halten. Je mehr Eiter abläuft, desto stärker treten diese Verhältnisse hervor, vorausgesetzt daß die Lunge nicht durch Verklebungen und Schwarten am Kollabieren verhindert wird. Bei älteren Empyemen können somit Erscheinungen des Pneumothorax vollkommen fehlen. Die Luftsäule über dem Flüssigkeitsspiegel ist alsdann nicht gleichmäßig hell, sondern von bandförmigen oder auch unregelmäßigen, zuweilen überraschend dichten Schatten durchzogen.

Der beste Prüfstein für die Ausheilung eines Empyems ist die Zwerchfellbewegung. Diese tritt naturgemäß erst hervor, wenn das Exsudat ausreichenden Abfluß hat. Dabei ist ein Pneumothorax vorhanden, durch den der Bewegungs-

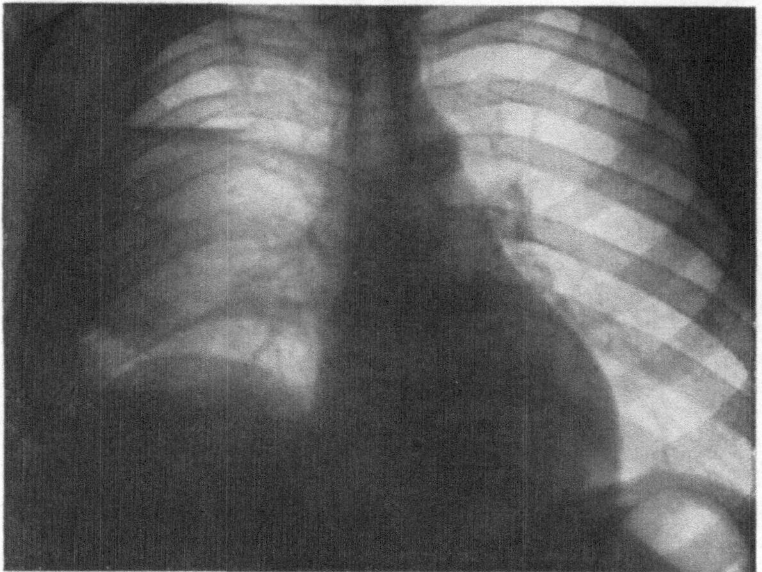

Abb. 349. Altes Pleuraempyem rechts mit Verwachsungen der Zwerchfellkuppel und ausgefülltem Komplementärraum. Deutlich abgegrenztes interlobuläres Empyem rechts oben mit konkaver unterer und horizontaler oberer Grenze. Nach der Mitte zu nimmt der Schatten sichtbar ab.

charakter des Zwerchfells grundlegend geändert wird. Während sich dieses nämlich mit der Inspiration auf der gesunden Seite nach unten abflacht, wölbt sich die kranke Seite nach oben vor (paradoxe Zwerchfellbewegung genannt). Die Ursache dieses Phänomens liegt wohl in erster Linie in den veränderten Druckverhältnissen. Auf der gesunden Seite bleibt die elastische Dehnbarkeit der Lunge erhalten. Auf der kranken ist die Lunge kollabiert; statt dessen zieht das Zwerchfell während der Inspiration zur Hauptsache am Luftkissen des Pneumothorax, das nur wenig nachgibt. Gleichzeitig wird mit der Inspiration der Brustkorb gehoben, er dehnt sich aus und zieht gleichfalls am Luftkissen, dem nun das Zwerchfell mit der Erhöhung des abdominellen Druckes zwangläufig folgen muß.

Jetzt wird einem verständlich, weshalb sich das Phänomen mit Betätigung der Bauchpresse künstlich verstärken läßt (Brauer), ferner klar, daß die paradoxe Zwerchfellbewegung, auch Schaukelbewegung genannt, nicht bei jedem Pneumothorax gefunden wird. So kann diese sowohl beim Spannungspneumothorax als auch beim offenen ganz fehlen.

Das operierte Empyem ist, mechanisch betrachtet, dem offenen Pneumothorax gleichzustellen. Es herrscht im Pleuraraum Atmosphärendruck. Infolgedessen bewegt sich das Zwerchfell nur dann paradox, wenn mit der inspira-

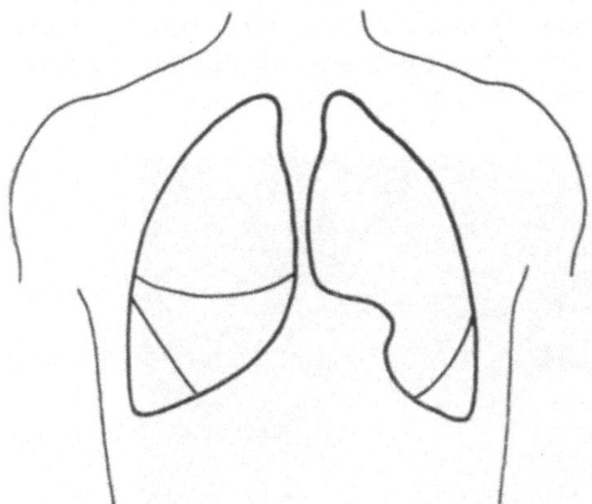

Abb. 350. Lungengrenzen von vorn gesehen. Nach H. RIEDER, aus SCHITTENHELM, Lehrbuch der Röntgendiagnostik.

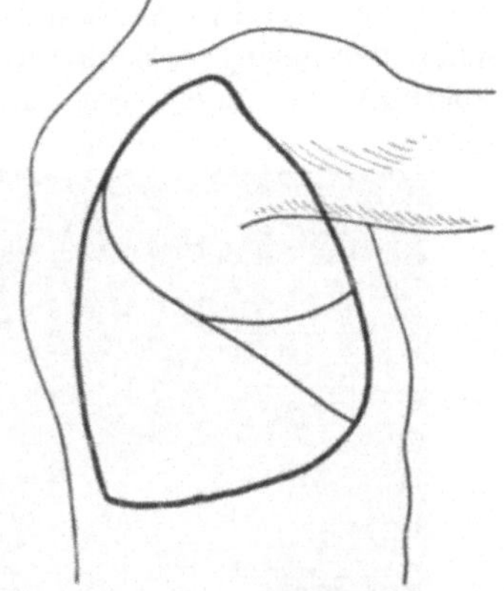

Abb. 351. Grenzen der rechten Lunge in seitlicher Ansicht. Nach H. RIEDER, aus SCHITTENHELM, Lehrbuch der Röntgendiagnostik.

torischen Saugwirkung am Luftkissen der kranken Seite kein genügender Druckausgleich durch die Brustwandöffnung erfolgen kann (Verlegung durch Verband und Drain). Mit der Feststellung dieses Bewegungstypus ist zwar noch nicht erwiesen, daß die Empyemhöhle schlechten Abfluß hat; die paradoxe Zwerchfellbewegung läßt jedoch bei noch bestehender Brustwandöffnung an diese Möglichkeit denken.

In der Mehrzahl der Fälle beobachtet man ganz normalen Atemtypus. Nur bleibt im Anfang die Zwerchfellbewegung weit hinter der normalen zurück. In dem Maße, wie sich die Lunge auszudehnen beginnt, kommt es zum Ausgleich solcher Unterschiede.

Auch das Lungenfeld selbst verdient weitgehende Beachtung, wenn es gilt, den Ursachen verzögerter Empyemausheilung nachzuforschen. Daß dabei dem horizontalen Flüssigkeitsspiegel als Ausdruck noch vorhandenen Exsudates das erste Augenmerk gebührt, ist wohl selbstverständlich. Zuweilen verbirgt sich dieses charakteristische Bild aber im dichten Schwartenschatten oder hinter der Zwerchfellkuppel. Es kann daher nicht dringend genug auf die Durchleuchtung in den verschiedenen Ebenen, besonders auf die Beachtung des hinteren Komplementärraumes hingewiesen werden. Hier bleiben oft Resthöhlen bei einer zu hoch angelegten Rippenresektion bestehen, deren ungünstige Abflußbedingungen an der Lage der Spiegelhöhe zur Draineinmündung oder zur eingeführten Sonde hervortreten. Man achte auch auf interlobäre Empyeme.

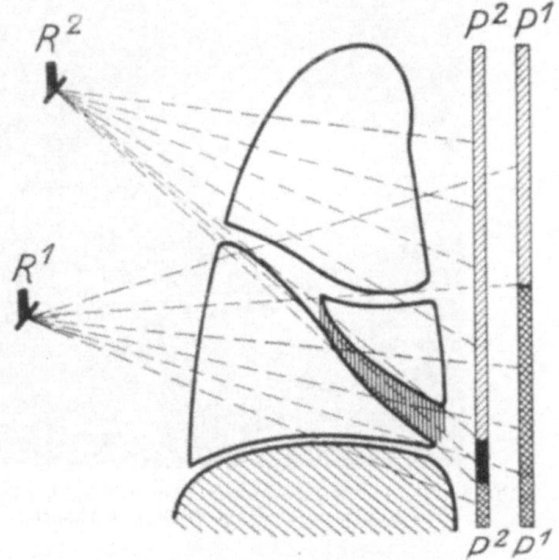

Abb. 352. Die verschiedenen Schatten eines interlobulären Ergusses der rechten Lunge mit veränderter Röhrenstellung. Nach CHAOUL, aus SAUERBRUCH, Thoraxchirurgie. R = Röhre, p = Platte mit eingezeichnetem Schatten.

Mit der Wiederausdehnung der Lunge in der Richtung vom Hilus zur Peripherie hängt es zusammen, daß sich das Exsudat am schnellsten medial zurückbildet, während eine schleierartige Trübung — meist durch Schwarten entstanden — in den lateralen Partien lange Zeit zurückbleiben kann. Solche Pleuritisschwarten sind in der Regel wandständig. Dabei besteht ein Mißverhältnis zwischen der geringen Schattenintensität im Bilde und dem klinischen Perkussionsbefund, der meist sehr intensiv ausgebildet ist.

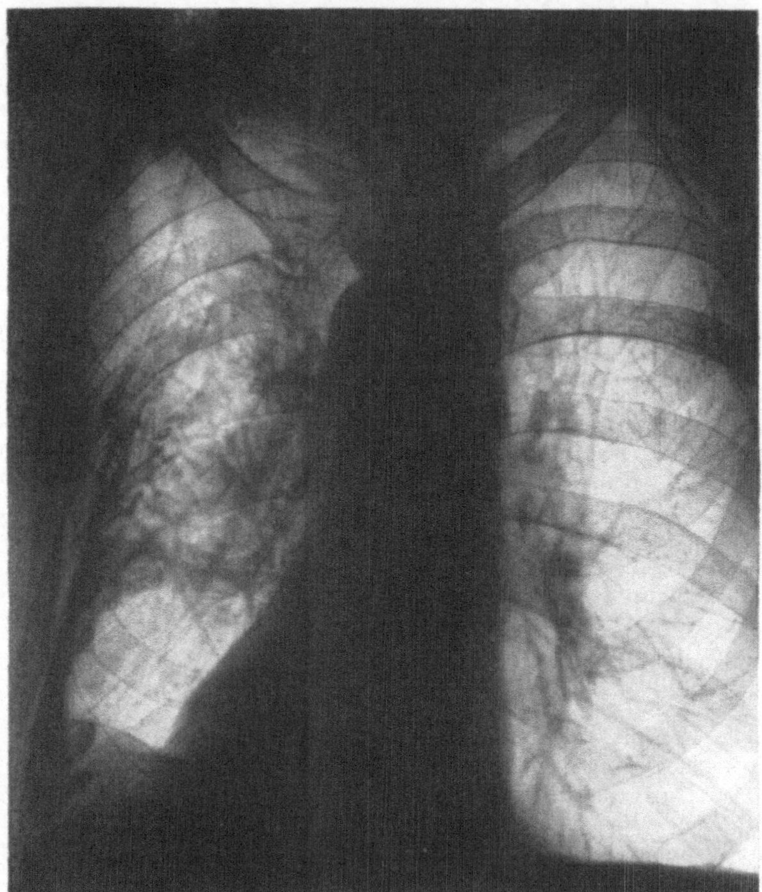

Abb. 353. Alte verkalkte interlobuläre Schwarten links bei einem 72jährigen, dessen Anamnese auf eine Tuberkulose hindeutet (Seiten verkehrt). (Beobachtung der Med. Klinik Göttingen.)

Sobald nun beide Pleurablätter von solchen Schwarten überzogen sind, entsteht eine starrwandige Höhle, deren Abgrenzung im Bilde lungenwärts scharf, leicht verdichtet, brustwandwärts in ähnlicher Weise erfolgt. Zuweilen reicht dieser lufthaltige helle Raum bis hoch an die Lungenspitze hinauf. Dessen Nachweis ist für die Indikation zur Entknochung der Brustwand unentbehrlich geworden. Weiche Aufnahme!

Die Deutung der Bilder wird komplizierter, sobald bei verzögerter Ausheilung Schwarten sekundär verkalken oder Stränge und Verklebungen nur teilweise Lunge und Brustwand verbinden. Auf bandförmige, auch unregelmäßig quer ziehende, zuweilen intensive (Kalk-)Schatten (Abb. 353), auf kleinste Absackungen mit horizontalem Flüssigkeitsspiegel (siehe auch abgesacktes Empyem) und einen circumscripten Pneumothorax heißt es hier besonders achten. (Durchleuchtung in verschiedenen Ebenen und Aufnahme.) Sehr wertvoll kann ferner die Füllung der Resthöhle mit Kontrastflüssigkeit sein (Abb. 354).

Ein Empyem ist klinisch ausgeheilt, wenn die angelegte Thorakotomie längere Zeit verschlossen bleibt. Folgezustände der schwieligen Verwachsungen und Verklebungen sind aber noch nach Jahren erkennbar, ja man darf wohl sagen, daß es eine restlose Ausheilung des Empyems nicht gibt. Am häufigsten erhalten sich solche Stränge und Verklebungen zwischen Zwerchfell und Brustwand einerseits oder Zwerchfell und Pleura pulmonalis andererseits. Hier kommt

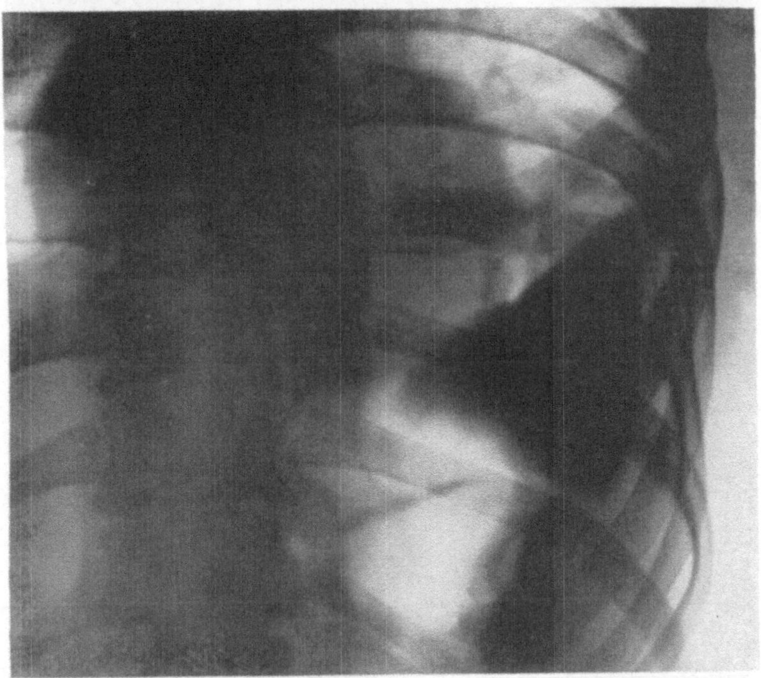

Abb. 354. Empyemresthöhle (links unten), jodipingefüllt, bei einem 45jährigen. 2 Monate nach Rippenresektion.

es zu zipfel- oder netzförmigen Ausziehungen des Zwerchfells und zum Verstrichensein des Phrenicocostalraumes mit eigentümlich konkaver Begrenzung nach oben (Abb. 349, 356). Die Zwerchfellbewegung bleibt infolgedessen beschränkt. Auch der Zwerchfellstand kann dauernd verändert sein (meist höher als normal).

Differentialdiagnose: Der seröse Erguß gleicht dem Empyem im Bilde auf ein Haar. Auch der horizontale Flüssigkeitsspiegel ist noch nicht für dieses beweisend. Luft kann ebensogut mit einer Punktion oder nach Verletzungen der Lunge oder der Brustwand in den Pleuraraum gelangen. Diese Dinge lassen sich aber klinisch sicher ausschließen.

Wichtig ist jedoch, daß der Spiegel als zum Lungenraum gehörig erkannt wird (vgl. subphrenischen Absceß).

Interlobäre Empyeme haben Ähnlichkeit mit Kavernen bei der Tuberkulose, mit lobären Bronchopneumonien, Infarkten und Bronchiektasien. Ausschlaggebend ist der klinische Befund, die Lokalisation des Herdes und dessen scharfe untere Grenze, die im Sinne eines Empyems gedeutet werden darf, wenn sich die obere Grenze horizontal eingestellt hat.

Über die Art der Infektion sagt das Bild nichts. Ein tuberkulöses Empyem macht die gleichen Veränderungen. Nur die bakteriologische Untersuchung des Eiters entscheidet bei fehlenden klinischen Symptomen.

In der Ausheilung fällt dem Bilde der Nachweis von Resthöhlen zu.

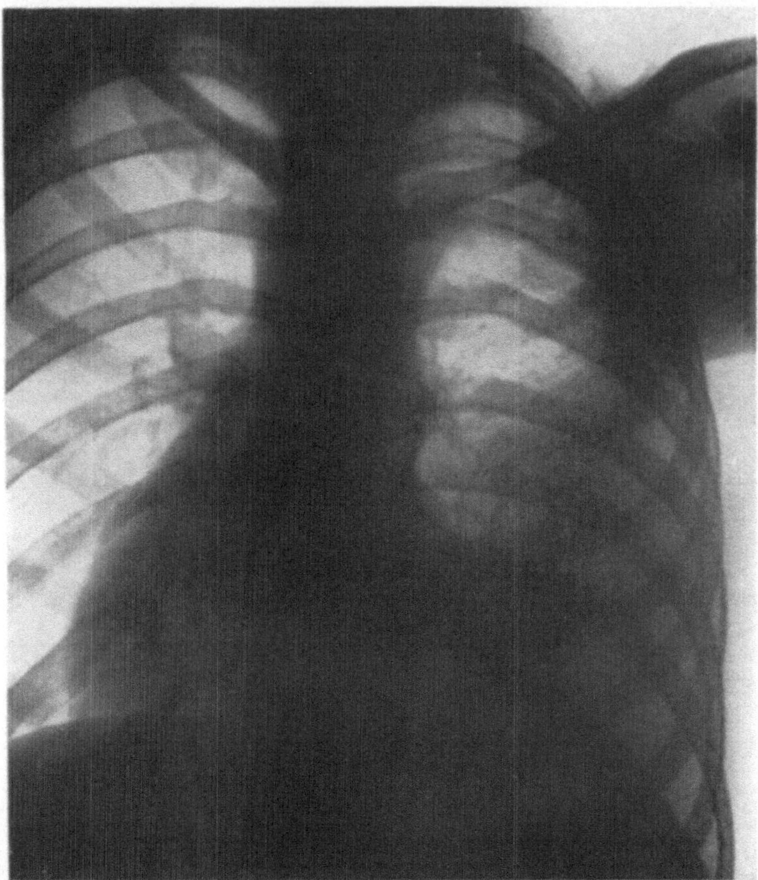

Abb. 355. Lungenabszeß rechts mit Pleuraexsudat (Seiten verkehrt). Zwerchfell nicht abgrenzbar. Die obere Grenze steigt nach lateral an. (Beobachtung der Med. Klinik Göttingen.) (Vgl. Abb. 356.)

Naturgemäß erlauben die nach der Ausheilung beschriebenen Veränderungen noch keineswegs den Schluß auf ein überstandenes Empyem, da auch nach der Pleuritis sicca und serofibrinosa Schwarten, Verkalkungen, Verwachsungen in ausgedehntem Maße sichtbar bleiben.

2. Lungenabsceß, Lungengangrän.

Die klinische Untersuchung der Lunge ergibt Erscheinungen einer Infiltration, eventuell Höhlensymptome. Nicht selten entleeren sich mit dem Sputum große Mengen Eiter, worin elastische Fasern nachgewiesen werden können. Sobald es zur Gangrän in der Umgebung des Abscesses kommt, besteht hartnäckiger Husten und ein widerlich-fauler Geruch.

Pathologisch-Anatomisches: Eine circumscripte Vereiterung des Lungengewebes kann hervorgerufen sein durch eine chronische putride Bronchitis, die auf das Lungengewebe übergegriffen hat, durch einen Fremdkörper (Schluckpneumonie) oder aber rein metastatisch, indem von irgendeinem Eiter- oder Gangränherd im Körper septische Emboli verschleppt werden. Auch im Anschluß an bestimmte Pneumoniearten (Influenza) werden oft Lungenabscesse beobachtet.

Röntgenbild: Wenn auch im allgemeinen klinische Symptome hinreichend auf das Vorhandensein eines Gangränherdes oder einer Abscedierung hinweisen, so bleibt doch dem Röntgenbild die Sicherung der Diagnose, besonders die genaue

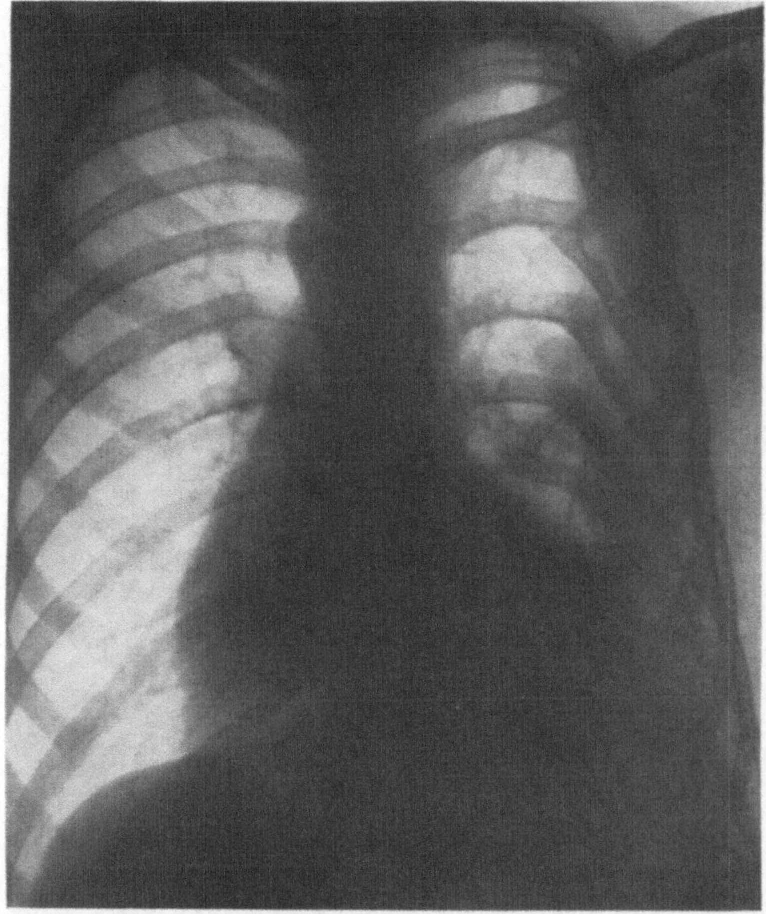

Abb. 356. Der gleiche Fall wie 355 nach operativer Eröffnung des Lungenabszesses in der Chirurgischen Klinik. Im rechten Lungenfelde (Seiten verkehrt) Status nach Thorakoplastik mit Schwarten und pleuritischen Verwachsungen.

Lokalisation des Herdes, vorbehalten. Das Bild ist durchaus wechselvoll, je nachdem wie groß der circumscripte Herd, besonders aber wie weit er zentral eingeschmolzen und entleert ist. Meist ist der Absceß von rundlich ovaler Gestalt, dessen Grenzen nicht scharf sind, ja infolge des pneumonischen Infiltrates in der Umgebung sogar diffus in normales Lungengewebe übergehen (Abb. 355 und 356) oder von einem Pleuraexsudat verdeckt werden.

Sobald der Einschmelzungsherd durch Vermittlung eines Bronchus mit der Atmosphäre in Verbindung steht, sobald sich die Absceßhöhle teilweise entleert hat, macht sich ein äußerst wichtiges Symptom, der horizontale Flüssigkeitsspiegel, in dem Infiltrat bemerkbar (Abb. 357). Hat ein solcher Absceß längere Zeit bestanden, so wird sich auch seine Wand in Form einer strichförmigen, rundbogigen Verdichtung im diffus beschatteten Herdgebiet abgrenzen lassen. Seine Lokalisation erfordert naturgemäß eine Durchleuchtung in den verschiedensten Richtungen. Bevor eine operative Eröffnung derartiger Herde ins Auge gefaßt wird, empfiehlt sich außerdem dringend die Anfertigung stereoskopischer Bilder.

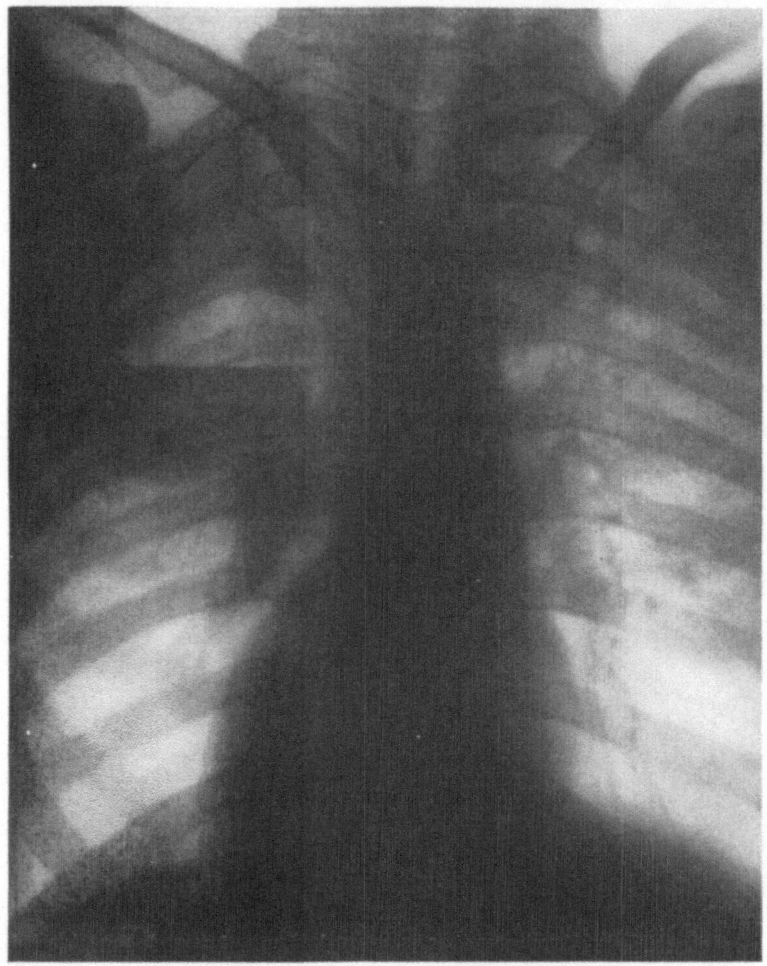

Abb. 357. Lungenabszeß im linken Oberlappen (Seiten verkehrt) bei einem 40jährigen mit deutlichem Flüssigkeitsspiegel und infiltrativem Prozeß oberhalb der Gasblase. Auch im rechten Oberlappen infiltrativer Prozeß. (Beobachtung der Med. Klinik Göttingen.)

In unklaren Fällen muß die Röntgenuntersuchung häufiger wiederholt werden. Der wechselnde Füllungszustand, die schnell wechselnde Umgrenzung geben je nach der Ausdehnung des pneumonischen Herdes differentialdiagnostisch wichtige Fingerzeige, besonders wenn es gilt, den Lungenabsceß gegenüber anderen Herden (Kavernen) bei Tuberkulose, bei zentral einschmelzenden Tumoren oder Bronchiektasien abzugrenzen. Naturgemäß soll auch für die Diagnose des Lungenabscesses die Röntgenuntersuchung nicht die alleinige Untersuchungsmethode bleiben.

Nach dem Bilde lassen sich keine Grenzen zwischen einem Gangränherd und einer Absceßhöhle ziehen. Bekanntlich sind auch schon pathologisch-anatomisch zwischen beiden Krankheitsbildern Übergänge vorhanden.

Differentialdiagnose: Im allgemeinen geben die eigentümlich umschriebenen Schatten mitten im hellen Lungenfelde, deren Lokalisation sowie die Ergebnisse anderer Untersuchungsmethoden Anhaltspunkte genug, um die Diagnose Lungenabsceß sicher auszusprechen. Ähnliche Bilder werden aber beobachtet bei jedem Infiltrat (Infarkt), bei der Tuberkulose mit Kavernen, bei Tumoren, die zentral erweichen, bei abgesackten, lufthaltigen Pleuraexsudaten und schließlich im Gefolge von Bronchiektasen.

Gegenüber dem interlobären Empyem besteht insofern ein Unterschied, als dieses nach DIETLEN selten die scharfe Abgrenzungslinie auf der unteren Seite vermissen läßt, während die circumscripten Eiterherde mit ihrer diffusen Infiltration, ihren pneumonischen Veränderungen in der Umgebung keine scharfen Grenzen aufweisen, es sei denn, daß sie an einer Lappengrenze liegen.

Der Tumor ist in seiner Umgebung mäßig diffus beschattet, ein Befund, wie er in derart ausgeprägtem Maße als Begleiterscheinung des Lungenabscesses selten gefunden wird.

Die Tuberkulose tritt eigentlich nie isoliert als herdförmige Kaverne auf, vielmehr sind fast immer gleichzeitig große Lungenteile von der Tuberkulose befallen.

Beim Lungeninfarkt mit klinisch unklarem Verlauf läßt sich im Röntgenbild ein dem Absceß ähnlicher Schatten abgrenzen. Er kann dreieckig, kann auch oval geformt sein. Der Stauungsinfarkt ist jedoch meist rundlich, weniger scharf begrenzt und mehr medial gelegen.

Die weitere Kontrolle solcher Röntgenbilder im Verein mit den klinischen Symptomen klären die Diagnose jedoch sehr bald.

3. Der subphrenische Absceß.

Klinisch macht der Patient einen schwerkranken Eindruck. Alle Symptome weisen auf ein abdominelles Leiden hin, das im Oberbauchraum vermehrte Muskelspannung und Druckschmerz selten vermissen läßt. Dabei wird die entsprechende Thoraxhälfte bei der Atmung weitgehend geschont. Das Zwerchfell ist hochgedrängt, die Temperatur erhöht, die Leber gekantet. Ausstrahlende Schmerzen nach der Schulter, allgemeine Tympanie des Leibes sind inkonstante Begleiterscheinungen.

Pathologisch-anatomisch handelt es sich um eine circumscripte Peritonitis, die wohl immer aus der Umgebung fortgeleitet ist (Perforation eitriger Prozesse von Leber, Milz, Magen und Darm, Eiterungen der Niere, der retroperitonealen Lymphdrüsen oder Restzustände nach allgemeiner eitriger Peritonitis, Appendicitis).

Im Röntgenbild wird mit der Eiteransammlung im subphrenischen Raum zunächst das Zwerchfell hochgedrängt erscheinen. Zwangläufig muß der phrenico-kostale Winkel verkleinert und die Zwerchfellbewegung eingeschränkt sein. Der klinisch ausgesprochene Verdacht auf einen subphrenischen Absceß ist damit aber noch nicht gesichert. Hochgedrängt wird das Zwerchfell auch durch abnorm geblähte Darmschlingen oder durch Leber- und Milztumoren. Die erste Möglichkeit läßt sich ausschließen, wenn der subphrenische Raum dicht beschattet ist. Für die zweite Möglichkeit möchte ich folgende Beobachtung anführen:

Eine 56jährige Frau (A. B.) bemerkt seit $1^1/_4$ Jahren ziehende Schmerzen in der rechten Brustseite und geringen Husten. In einem auswärtigen Krankenhause wird eine Rippenfellentzündung festgestellt und bei zweimaliger Punktion $^1/_2$ Tasse „Wasser" entleert. Seit dieser Zeit empfindet die Patientin dauernd ein Druckgefühl in der rechten Seite mit ziehenden Schmerzen beim Atmen und ferner Hustenreiz bei der geringsten Erkältung.

Die Beobachtung in der Medizinischen Klinik Göttingen ergibt eine vergrößerte Leber. Mit einer Probepunktion werden 25 ccm trübe Flüssigkeit mit Membranfetzen entleert, in der mikroskopisch Skolices nachgewiesen werden.

Befund: Klopfschall rechts von der Mitte der Scapula nach abwärts stark abgeschwächt. Atemgeräusch nicht ganz aufgehoben. Exspirium mit bronchialem Beiklang. Im Blutbild 9 vH eosinophile Zellen. Das Röntgenbild (Abb. 358) läßt einen mächtigen Zwerchfellhochstand erkennen, unter dem ein massiver Schatten diffus in den Leberschatten übergeht.

Die Diagnose ist nach der Probepunktion klar und lautet auf Leberechinococcus.

Die Behandlung besteht in operativer Entfernung, die in folgender Weise vorgenommen wird: Rippenresektion in der Höhe der 9. und 10. Rippe in der hinteren Axillarlinie. Eröffnung der Pleura in 5 cm Länge. Alsdann wird ein prall-elastisches Gebilde mit derber Wand sichtbar, das als Echinococcuscyste angesprochen wird. Einnähung der Cystenwand. 4 Tage später Eröffnung. Spülung, Entfernung der Membran. Drainage.

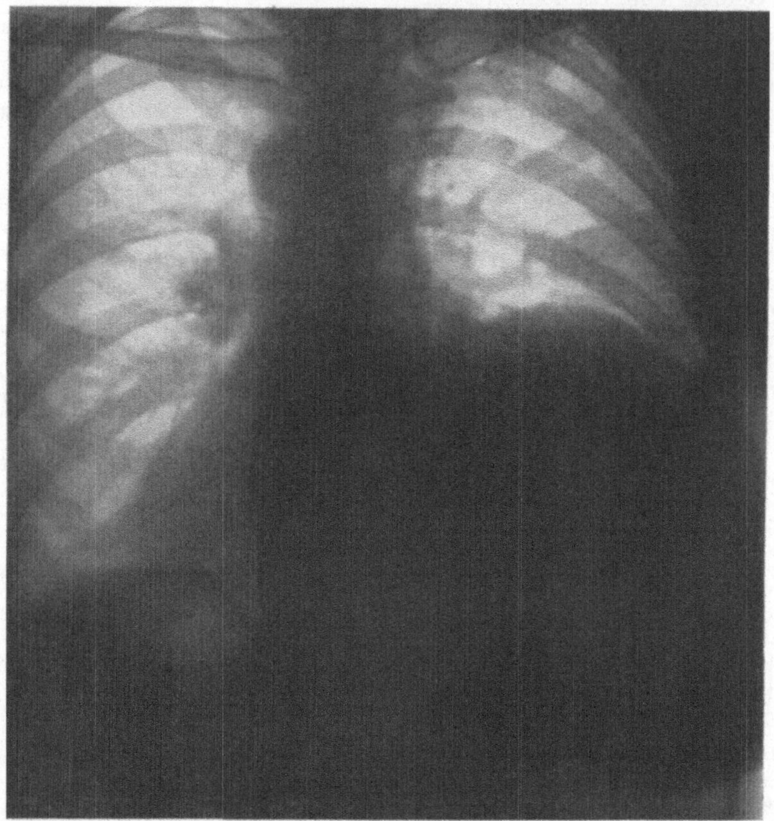

Abb. 358. Hochdrängung des rechten Zwerchfells durch Leberechinokokkus. (Seiten verkehrt.) Der Komplementärraum ist verstrichen. (Beobachtung der Med. und Chir. Klinik Göttingen; siehe Text.)

Auf Grund des Röntgenbildes allein wäre man im vorliegenden Falle nicht imstande gewesen, die Diagnose auf Leberechinococcus zu stellen. Wohl aber ließ das Bild die Lokalisation des durch Punktion erkannten Prozesses einwandfrei zu und entschied damit den ganzen Operationsplan.

Die Punktion allein kann uns nichts Sicheres darüber aussagen, woher das Punktat stammt, ob aus dem Pleura- oder dem subphrenischen Raum. Sie hilft weiter, wenn nach dem Vorschlag von Jacobaeus im Anschluß an die erfolgreiche Punktion Luft eingeblasen wird, deren Menge sich nach der des entfernten Eiters zu richten hat. 100—200 ccm genügen, um im Röntgenbild einen subphrenisch gelegenen, horizontalen Flüssigkeitsspiegel erkennen zu lassen. Besonders wertvoll wird dieses Vorgehen, sobald die obere Zwerchfellgrenze infolge einer fortgeleiteten Pleuritis wie hinter einem Vorhang verschwindet (vgl. Abb. 348). Hierbei kann die Punktion allein dann irreführen, wenn das Pleuraexsudat noch serös ist (Punktion in verschiedenen Tiefen).

Auch ohne Einblasen von Luft ist bei dem subphrenischen Absceß gelegentlich ein horizontaler Flüssigkeitsspiegel vorhanden (Gasgehalt durch bakterielle Zersetzung des Eiters. Abb. 359).

Für einen Absceß ist der Spiegel aber nur beweisend, wenn er sich auch bei Lagewechsel an der Peripherie einstellt (SOMMER). Am wichtigsten ist dabei die Seitenlage. In zweifelhaften Fällen muß zur Lokalisation dieses Ergusses auch noch die Kontrastfüllung des Darmes (Dickdarm) angeschlossen werden.

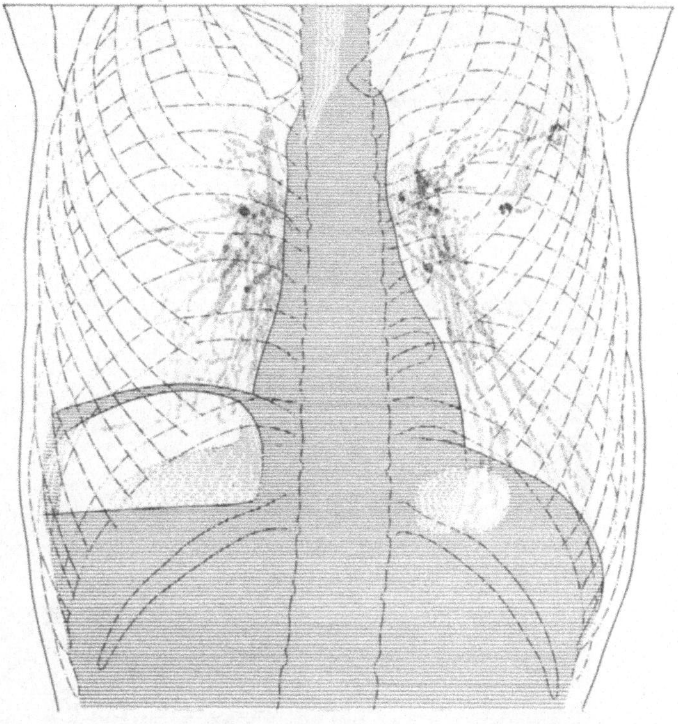

Differentialdiagnose: So wertvoll das Röntgenbild für die Diagnose des subphrenischen Abscesses sein kann, so wenig kann es uns allein in jedem Falle die Diagnose sichern. Ähnliche Bilder sind nämlich vorhanden bei der Hernia und Relaxatio diaphragmatica (siehe diese). Auch die Interposition des Dickdarmes (CHILAIDITIS Befund) zwischen Leber und Zwerchfell ruft ähnliche Schatten hervor (Hepatoptose). Entscheidend ist die Kontrastfüllung des Darmes.

Abb. 359. Rechtsseitiger subphrenischer Abszeß mit Hochdrängung des Zwerchfells, Gasraum unterhalb und horizontalem Flüssigkeitsspiegel, in dessen medialem Bezirk der Leberschatten sichtbar wird. Nach H. RIEDER, aus SCHITTENHELM, Lehrbuch der Röntgendiagnostik.

Ebenso läßt sich der Darmverschluß (Dünn-, Dickdarm- und arteriomesenterialer Duodenalverschluß) auf diese Weise vom subphrenischen Absceß trennen.

Klinisch macht nicht selten die Abgrenzung der Pneumonie (bronchitische Geräusche über dem Unterlappen, Bauchdeckenspannung, eventuell Pneumokokkenperitonitis) die Abgrenzung der Appendicitis gangraenosa mit peritonitischen Erscheinungen (Fall REINECKES) sowie des perforierten Ulcus duodeni et ventriculi Schwierigkeiten. Beim Hochstand einer Lungengrenze und unbefriedigendem Befunde an Lungen und Abdomen sollte nie die Durchleuchtung im Sitzen und in Seitenlage versäumt werden. Da bei nahezu allen diesen Leiden gasbildende Bakterien vorhanden sind, kann der subphrenisch gelegene, horizontale Flüssigkeitsspiegel mit einem Schlage die Diagnose sichern.

4. Lungentumoren.

Die klinischen Symptome können auffallend gering bleiben, unbestimmte Schmerzen, mäßige Atemnot, zuweilen blutig-schleimiges Sputum, abgeschwächtes Atemgeräusch, unregelmäßige Dämpfung, eventuell ein vorhandenes Exsudat deuten auf Tumor hin.

Pathologisch-Anatomisches: Die gutartigen Tumoren, wie Adenome, Myome, Fibrome, die selten Walnußgröße erreichen, haben kaum eine praktische Bedeutung erlangt.

Röntgenologisch wichtiger ist das Vorkommen von Chondromen und Osteomen. Die Chondrome liegen meist im Lungengewebe, stehen nicht mit den Bronchien in Zusammenhang und können ossifizieren. Osteome sind äußerst selten, sie erreichen Kirschgröße, sind vorwiegend rundlich, bilden sich metaplastisch aus Bindegewebe und erscheinen zuweilen verästelt.

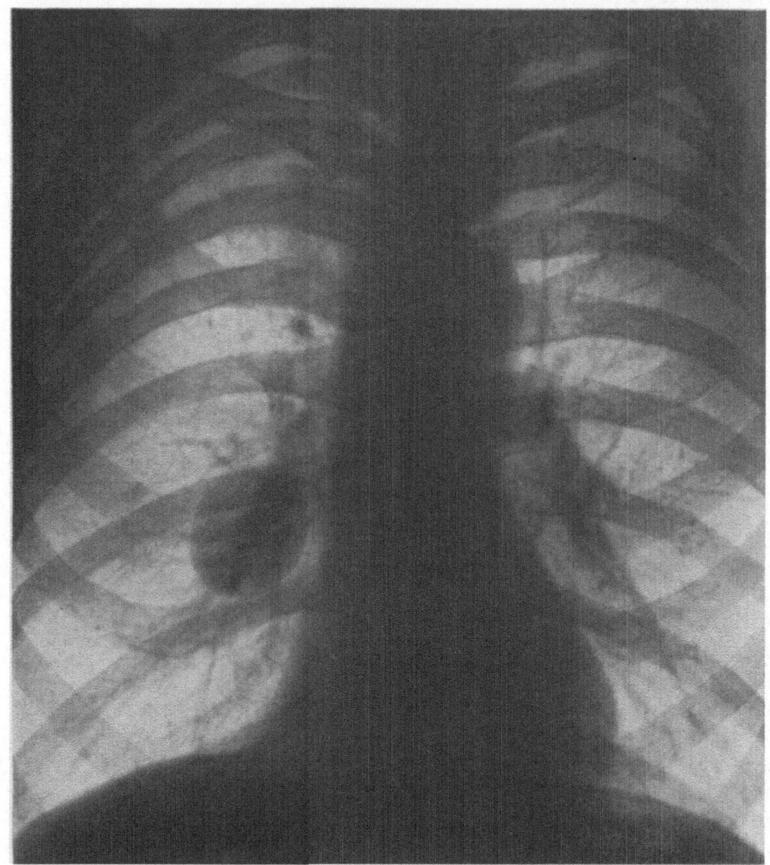

Abb. 360. Lipoma pendulum der vorderen Brustwand, in das rechte Lungenfeld hinein projiziert, täuscht einen Lungentumor vor. Lunge normal. (Beobachtung der Med. Klinik Göttingen.)

Bei den malignen Tumoren unterscheidet man je nach ihrem Ausgangspunkt zwischen primären und sekundären. Unter den primären Geschwülsten tritt das Sarkom als verhältnismäßig selten hinter das Carcinom zurück.

Der Lungenkrebs wird am häufigsten zwischen dem 50. und 70. Lebensjahr, meist in Form des sogenannten Bronchialkrebses, beobachtet. Ausgangspunkt: Bronchialschleimhaut, Drüsen- oder Alveolarepithel. Formen: entweder circumscript, mitten im Lungenlappen, auch zentrales Carcinom genannt, rundlich, mit knotiger Aussaat oder diffus infiltrierend, größere Teile, auch ganze Lappen einnehmend oder als sogenannter Bronchialwandtumor, der von Anfang an strangförmig vom Hilus aus wächst, hier auch Hiluscarcinom und kurz Bronchialcarcinom genannt. Bevorzugt werden Ober- und Mittellappen.

Als Folgeerscheinungen sind bekannt: der zentrale Zerfall mit Höhlenbildung, sobald deren Inhalt durch einen Bronchus ausgehustet wird (blutiges Sputum), ferner Bronchusstenose, Bronchiektasien, Atelektase ganzer Lungenteile, exsudative Pleuritis. Das Lungencarcinom macht 1—3 vH sämtlicher Krebse aus.

Die sekundären Geschwülste werden selten direkt aus der Nachbarschaft fortgeleitet (Oesophagus, Thyreoidea, Pleura). Meist handelt es sich um metastatische Geschwülste, die hämatogen-embolisch (Sarkom, Hypernephrom) oder auf dem Lymphwege

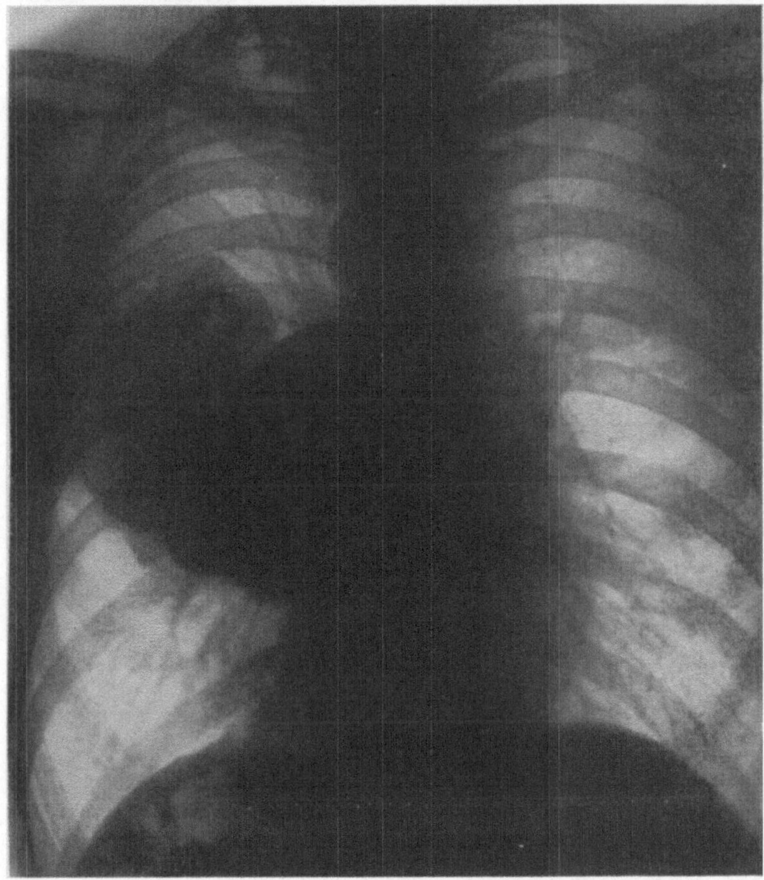

Abb. 361. Mächtiges Enchondrom in Höhe der 3. und 4. Rippe vorne links (Seiten verkehrt). (Beobachtung der Med. Klinik Göttingen.) Siehe Text.

retrograd (Carcinom) gewachsen sind. Die knotige, rundliche bis dreieckige Form herrscht vor. Selten wachsen metastatische Geschwülste diffus infiltrierend, strangförmig.

Die Folgeerscheinungen der metastatisch entstandenen Tumoren sind die gleichen wie bei den primären. Zuweilen beherrscht die Pleuritis exsudativa das ganze Bild.

Röntgenbild: Gutartige Tumoren werden bei ihren geringen Symptomen wohl immer Zufallsbefund bleiben. Wichtig wird deren röntgenologisches Verhalten erst mit differentialdiagnostischen Erwägungen, mit der Abgrenzung gegenüber anderen Leiden. Alle kugeligen, scharf begrenzten Schatten von Kirsch- bis Walnußgröße, die im hellen Lungenfelde liegen und meist nur Weichteilschattendichte erreichen, müssen zunächst an gutartige Tumoren, eventuell an Lymphome denken lassen (Abb. 360). Auf Grund des Bildes allein den pathologisch-anatomischen Charakter eines solchen Schattens zu bestimmen, ist naturgemäß nicht möglich. Auch die Unterscheidung gegenüber

Kalkherden dürfte zuweilen ausgeschlossen sein, da ähnliche Verkalkungen und Verknöcherungen bei Chondromen und Osteomen bekannt sind. Ein eigenartiges Bild zeigt folgende Beobachtung der Medizinischen Klinik Göttingen.

Ein 41 jähriger Mann kommt mit einer Lungenanamnese in die Klinik, klagt zeitweilig über Husten, Auswurf und ziehende rheumatische Beschwerden im linken Arm und in der linken Schulter.

Befund: Über der 3. und 4. Rippe links inner- und außerhalb der Mamillarlinie sitzt ein hühner- bis gänseeigroßer Tumor, der sich höckerig und derb anfühlt und auf der Unterfläche nicht verschieblich ist. Im übrigen Lunge normal. Die Durchleuchtung läßt erkennen, daß der mächtige Tumorschatten (Abb. 361) aus einzelnen Knollen gebildet wird, die Walnuß- bis Apfelgröße besitzen und weit in den Brustraum hineinragen.

Eine Nachuntersuchung $^3/_4$ Jahr später läßt keinerlei Veränderungen erkennen.

Schlußdiagnose: Enchondrom, von der 3. und 4. Rippe vorn ausgehend.

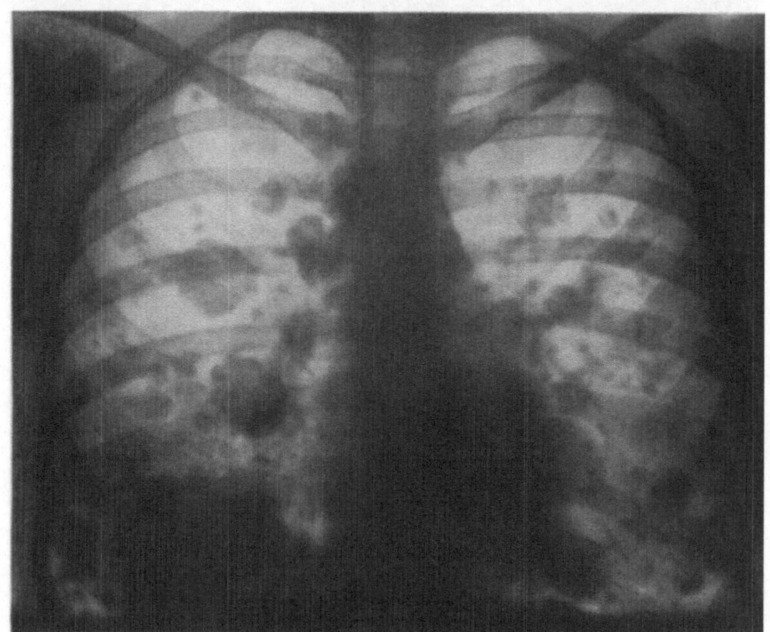

Abb. 362. Zahlreiche Sarkommetastasen bei einer 16jährigen, ausgehend von einem primären Oberschenkelsarkom, das amputiert wurde.

Die bösartigen Tumoren sind in vorgeschrittenen Stadien klinisch so gut charakterisiert, daß dem Bilde meist nur die Rolle der Bestätigung zufällt.

Wichtig wird aber die Röntgenuntersuchung für die Frühdiagnose der bösartigen Tumoren. Nach den pathologisch-anatomischen Ausführungen haben wir vor allem zwei Typen zu unterscheiden:

1. Die rundlichen bis dreieckig geformten Schatten mit relativ scharfer Umgrenzung, die mitten im Lungengewebe liegen, die solitär oder multipel auftreten und entweder eine Sarkom-, seltener eine Carcinommetastase (Abb. 362) oder gelegentlich auch ein primäres zentrales Carcinom sein können. Bei diesem ist im allgemeinen die Grenze nicht so scharf. Sie zeigt kleinste strangförmige Ausläufer in die Umgebung. Auch im weiteren Verlauf sind zwischen der Sarkommetastase und dem primären Carcinom wesentliche Unterschiede vorhanden, insofern als die ersteren verhältnismäßig langsam wachsen und ihre kugelige Gestalt auffallend lange beibehalten, während sich die Carci-

nome infiltrierend ausdehnen und schließlich zu einer massiven Verdichtung ganzer Lungenteile führen.

2. Das Bild eines intensiven Schattens im Bereiche des Hilus, der sich von hier aus wurzelwerkartig (KAESTLE) nach der Peripherie hin auflöst (Bronchialcarcinom, Hiluscarcinom, Abb. 363). Mit dem Weiterwachsen eines solchen primären Carcinoms sind naturgemäß Schrumpfungsprozesse verbunden, die sich an der Verziehung des Mediastinums und an Stand und Bewegung des Zwerchfells bemerkbar machen. Demgemäß ist die Zwerchfellbewegung entweder

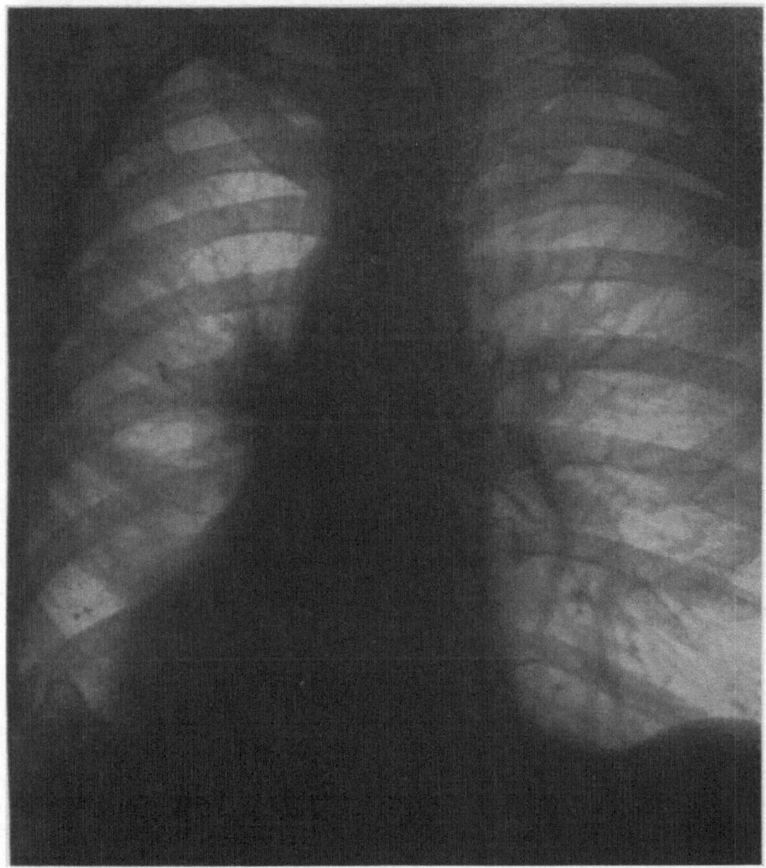

Abb. 363. Beginnendes Bronchialcarcinom im Bereich des linken Hilus (Seiten verkehrt), radiär in die Umgebung ausstrahlend, bei einem 58jährigen. Vgl. Abb. 347. (Beobachtung von Herrn Prof. SEYDERHELM, Göttingen.)

behindert oder paradox (entgegen der gesunden; siehe auch Pleuritis, Empyem). Die Schattendichte im Tumorgebiet ist im allgemeinen gleichmäßig (Abb. 364).

Charakteristisch für die Tumordiagnose ist demnach im Bilde die eigentümliche Form, Abgrenzung, Schrumpfung und gleichmäßige Schattendichte. Über die Natur des Tumors — ob Carcinom, ob Sarkom, ob primär oder sekundär — lassen sich jedoch nur mit einer gewissen Wahrscheinlichkeit maßgebende Anhaltspunkte gewinnen, denn auch das Carcinom kann einmal, ebenso wie das Sarkom, in rundlichen multiplen Herden auftreten. Bei zahlreichen disseminierten Herden dieser Art spricht man von einer Miliarcarcinose, die sich gegenüber der Miliartuberkulose nur durch die Größe der Einzelherde unterscheidet.

Verwischt wird das Bild durch die Folgezustände des Tumors. Pneumonische Infiltrate in der Umgebung des Herdes, die Kompression ganzer Lungenteile, die Bronchusstenose und die Exsudate verändern Grenze, Größe und Intensität des Schattens. Bei zentralem Zerfall kann durch einen Bronchus ein Teil des Inhaltes ausgehustet und durch Luft ersetzt werden (sehr selten). Der Rest

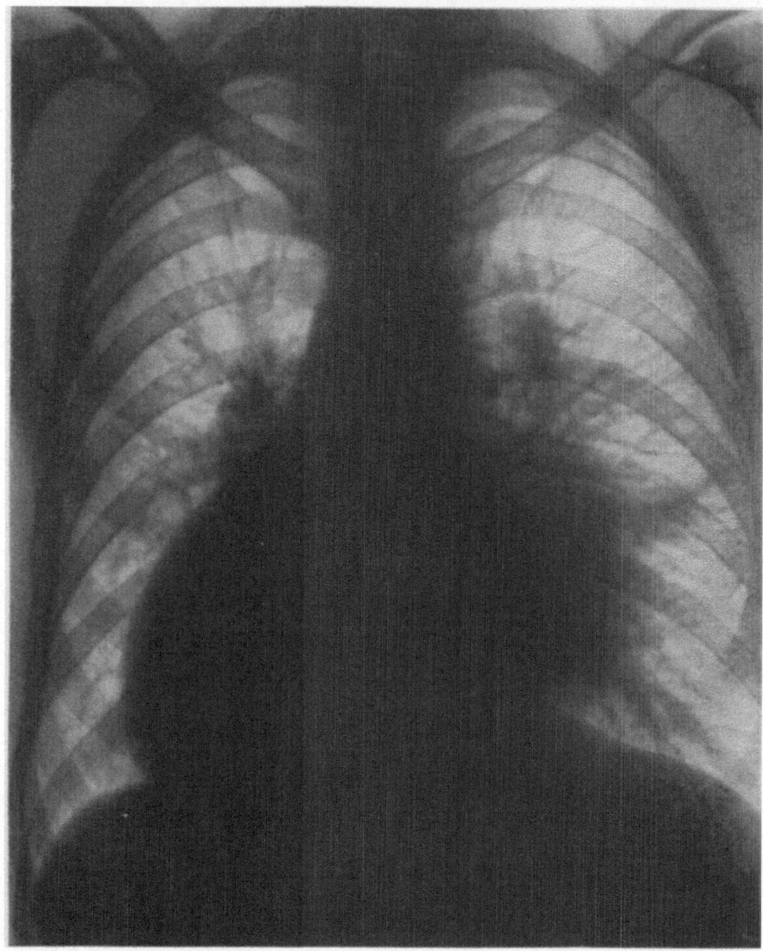

Abb. 364. Bronchialcarcinom bei einem 25jährigen vom rechten Hilus radiär in die Umgebung ausstrahlend (Seiten verkehrt). Sektion 4 Wochen später: Ausgangspunkt Bronchien 2. und 3. Ordnung im rechten Mittel- und Unterlappen. Metastasen in den Bronchial-, beiderseitigen Hilus- und prävertebralen Drüsen des Bauches. Pericarditis carcinomatosa. Mikroskopisch: Carcinoma solidum simplex. (Beobachtung der Med. Klin. Göttingen.)

stellt sich als horizontaler Flüssigkeitsspiegel mit Luftblase ein, ein Befund, wie er als Kavernensymptom für Tuberkulose typisch ist.

Somit kommen Übergänge zustande, die zwar nach Ablassen etwa vorhandener Ergüsse zuweilen überraschend klar werden, die aber auch dann noch eine Abgrenzung gegenüber der Tuberkulose oder gegenüber Folgezuständen der Pleuritis, der Bronchiektasie und der Pneumonie außerordentlich erschweren. Unterstützenden oder bestätigenden Wert behalten solche Bilder für die klinischen Symptome jedoch immer.

Die Hauptaufgabe der Röntgenuntersuchung besteht aber darin, Tumoren, die kaum Beschwerden auslösen und die sich auch dem Nachweis durch die Perkussion entziehen, schon frühzeitig zu erkennen und zu lokalisieren.

Differentialdiagnose: Die runden, multiplen, doppelseitigen Herde sprechen wohl immer für Metastasen. Die Lymphogranulomatose kann ähnliche Bilder zeigen, wächst jedoch weit weniger scheibenartig (Abb. 371). Auch Brustwandtumoren (Neurinome, Chondrosarkome) können in Schattendichte, Abgrenzung und Größe mit einem Lungentumor weitgehend übereinstimmen. Die Durchleuchtung in verschiedenen Ebenen läßt jedoch die Lage solcher Geschwülste bald richtig erkennen.

Der normale Mammaschatten macht dem Anfänger zuweilen Schwierigkeiten, die mit einem Blick auf die gesunde Seite behoben sein sollten. Wird aber bei dem Carcinoma mammae (mit Ablatio mammae behandelt) auf Lungenmetastasen gefahndet, so neigt auch der Geübtere, aber Unachtsame auf Grund eines Mammaschattens zur Fehldiagnose Tumor.

Die Lungencysten (siehe diese) zeichnen sich gegenüber dem Tumor durch ihren intensiven und absolut scharf runden Schatten aus. Multiple Cysten sind ungemein selten.

Im Falle, daß das Carcinom die Lunge infiltrierend mit eigentümlich scharfer, nach unten konkaver Grenze (Lappengrenze) durchwächst, kann auch einmal das Bild eines interlobären Empyems vorgetäuscht werden. Meist bestehen aber beim Tumor mediale Schattenstränge entlang den Hauptbronchien, die zum Hilus ziehen und die beim Empyem fehlen.

Auf die Ähnlichkeit der Folgezustände des Carcinoms mit der Tuberkulose, mit Bronchiektasien und Spätfolgen der Pleuritis und Pneumonie ist schon hingewiesen worden. Hier kann das Röntgenbild die klinischen Symptome nur bestätigen oder ergänzen.

5. Cysten.

Klinisches: Sie bilden, ähnlich wie die gutartigen Lungentumoren, Zufallsbefunde, wenn nicht Verdrängungserscheinungen oder die offene Verbindung mit einem Bronchus und Expektoration des Inhaltes auf sie hinweisen.

Pathologisch-anatomisch handelt es sich bei den Cysten der Lunge selbst fast ausschließlich um Echinococcen die nach Kaufmann entweder sekundär von der Leber nachbarlich fortgeleitet auf die Lungen übergreifen oder hämatogen entstehen.

In das Lungenfeld hinein ragen außerdem noch cystische Gebilde, die ihren Ursprung im Mediastinum haben (kongenitale Cysten, Dermoide, Teratome) und ihre Entstehung kongenitalen Absprengungen vom Bronchialbaum, von der Thymusanlage oder Hauteinschlüssen beim fötalen Thoraxschluß verdanken.

Das Dermoid hat einen gelappten Bau mit fettig-breiigem Inhalt, zuweilen auch mit Haaren. Beim Teratom sind Bestandteile aller drei Keimblätter vorhanden. Sie können auch als solide Tumoren auftreten und sitzen vorwiegend im vorderen Mediastinum. Entartung zum Sarkom und Carcinom ist bei beiden bekannt geworden.

Röntgenbild: Beim Echinococcus kommt ein außerordentlich charakteristisches Bild durch einen gleichmäßig scheibenartig-rund und scharf begrenzten, auffallend dichten Schatten zustande (Abb. 365). Meist finden sich diese Scheiben einzeln, seltener zu mehreren in verschiedener Größe angeordnet (faust- bis kindskopfgroß), im normal-hellen Lungenfelde liegend. Zuweilen werden sie beim Vorhandensein einer Pleuritis durch ein Exsudat verdeckt. Auch kann einmal der gleichmäßige Schatten von schaligen Verkalkungen unterbrochen sein, oder aber es setzt sich ein dunkler Ring (Schwarte) von dem helleren Kern (Cysteninhalt) ab. Derartige Befunde sind für den Echinococcus durchaus charakteristisch.

Leicht wird die Deutung kreisrunder Scheiben, wenn gleichzeitig ein Leberechinococcus nachweisbar ist (häufigster Sitz, vgl. Abb. 358). Ein Pleuraexsudat muß im gegebenen Falle abgelassen werden. Störend sind infiltrative Prozesse in der Umgebung solcher Blasen. Sie verwischen die scharfe Umgrenzung sowie das Kreisrunde, Scheibenförmige.

Dermoide und Teratome, die vom Mediastinum ausgehen, können ähnliche Schatten wie der Echinococcus setzen, scharfrandig, rund, nur daß sie sich meist der Schwere nach in den unteren Lungenpartien entwickeln und immer nach dem Mediastinum zu gestielt sind (Abb. 366).

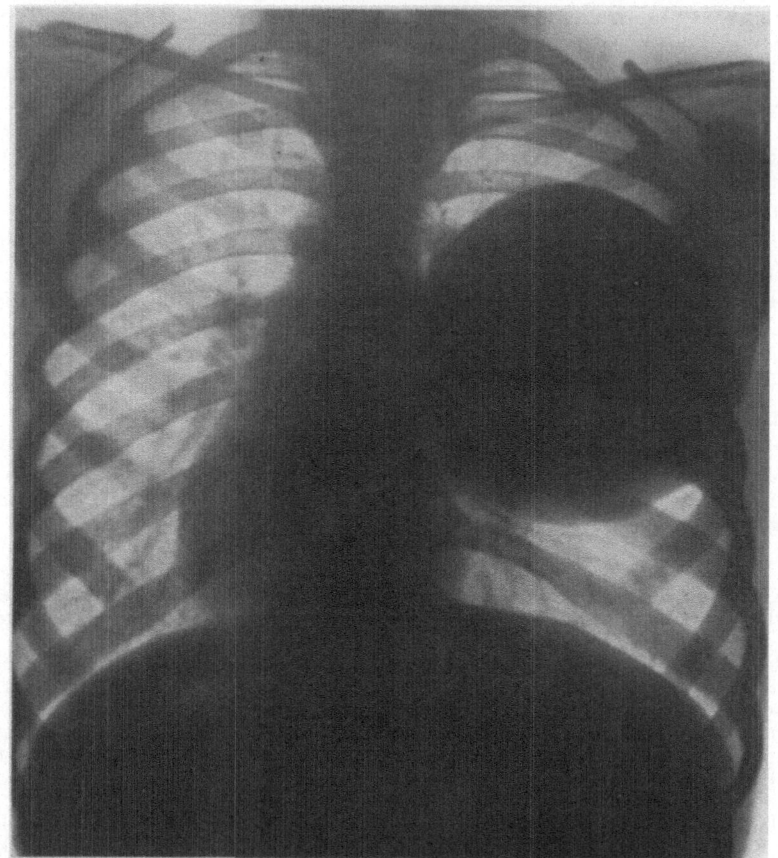

Abb. 365. Lungenechinococcus im rechten Mittelfelde (Seiten verkehrt). (Beobachtung der Chirurgischen Klinik Rostock.)

Differentialdiagnostisch kommen bei dem Echinococcus in Betracht:

1. Sarkommetastasen. Sie lassen die gleichmäßig intensiven und durchaus kreisrunden, scharfen Schatten vermissen und sind wohl nie so groß. Das gleiche gilt für die seltenen Carcinommetastasen ähnlichen Baues.

2. Brustwandtumoren können in Schattendichte und Abgrenzung ähnlich sein. Die Durchleuchtung orientiert bald über den Sitz der scheibenartigen Verdichtung (Abb. 361).

3. Interlobäre Ergüsse haben den Sitz peripherwärts gemein. Sobald pneumonische Veränderungen die kreisrunden Grenzen der Echinococcus aufheben, wird die Ähnlichkeit größer (siehe auch Empyem). In zweifelhaften Fällen entscheiden Sputum, Blutuntersuchung, eventuell Probepunktion.

Das Dermoid und das Teratom können einmal schwer erkennbar sein, wenn deren Stielung noch in den Anfängen ist, also der Tumor noch breitbasig am Mediastinum sitzt, und wenn sich mit einer Außenverbindung (Bronchus oder Hautfistel) ein horizontaler Flüssigkeitsspiegel einstellt, der eine tuberkulöse Kaverne vortäuscht. Einen atypischen Befund dieser Art konnten wir bei folgendem gemeinsamen Fall der Chirurgischen und Medizinischen Klinik Göttingen erheben:

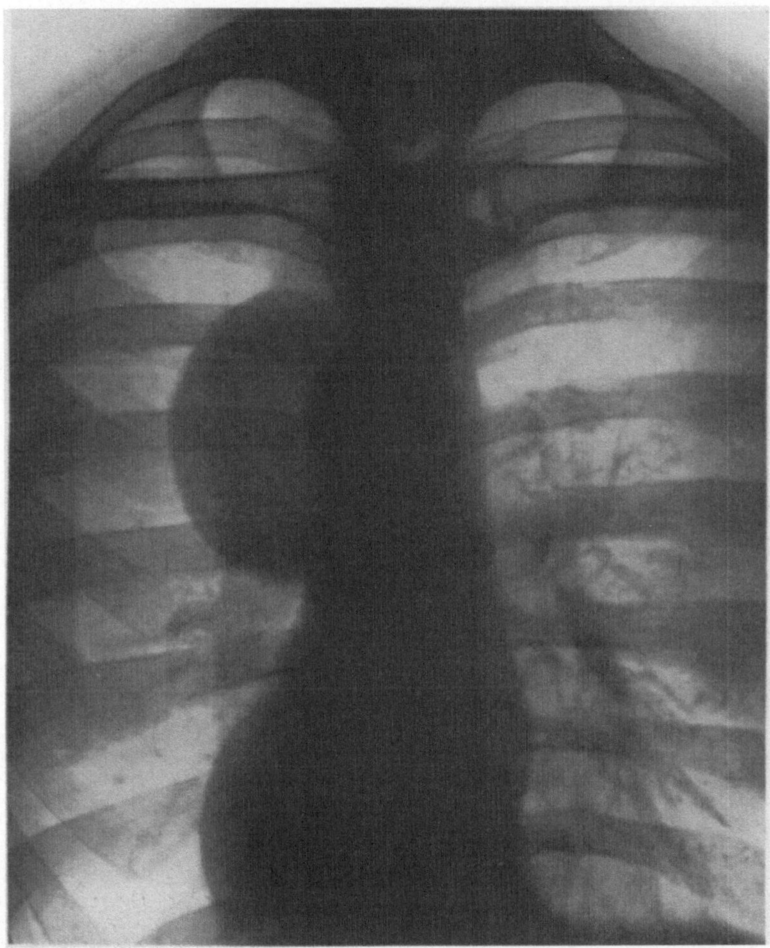

Abb. 366. Scharf begrenzter, vom Mediastinum ausgehender, nach hinten sich entwickelnder Schatten im linken mittleren Lungenfeld als Zufallsbefund, der als Dermoid angesprochen wird (Seiten verkehrt). (Beobachtung der Med. Klinik Göttingen.)

Bei einer 24jährigen Haustochter (G. R.) geht die Anamnese 5 Jahre zurück. Sie weist im Jahre 1921 und 1925 mehrfach starke Blutstürze auf, häufiger pleuritische Beschwerden, die das ganze Krankheitsbild als eine Tuberkulose erscheinen lassen. Im Sputum werden nie Tuberkelbazillen nachgewiesen. Die Entscheidung ist nach dem Röntgenbild ebenfalls nicht möglich (Abb. 367), bis schließlich die Feststellung von Haaren im Sputum die Diagnose Dermoidcyste mit Durchbruch nach der Lunge hin sichert.

Die Röntgenuntersuchung, die zur genauen Lokalisation dieses Dermoids notwendig ist, läßt erkennen, daß es sich um einen Prozeß links vorn in Höhe der 2., 3. und 4. Rippe handelt, der nach der Seite nicht scharf abgegrenzt ist, diffus in den Herzschatten übergeht und nirgendwo einen Flüssigkeitsspiegel aufweist (Abb. 367). Im Bereich der Verdichtung sitzt über der 3. Rippe eine viereckige Bleimarke. Oberhalb der Verdichtung, neben dem Aortenschatten ist das Lungenfeld deutlich aufgehellt (wahrscheinlich wohl Rest eines künstlich angelegten Pneumothorax). Durch eine Voroperation ist die 8. Rippe, etwa 3 Querfinger vom Rippengelenk entfernt, seitlich reseziert worden.

Operation: Mit Hilfe eines trapezförmigen Lappenschnittes wird das Dermoid in Höhe der 2., 3., 4. Rippe freigelegt. Es ist relativ gut abgegrenzt und läßt sich teils scharf, teils stumpf aus den Bindegewebsmassen herausschälen, ohne daß die Pleura eröffnet wird. Das

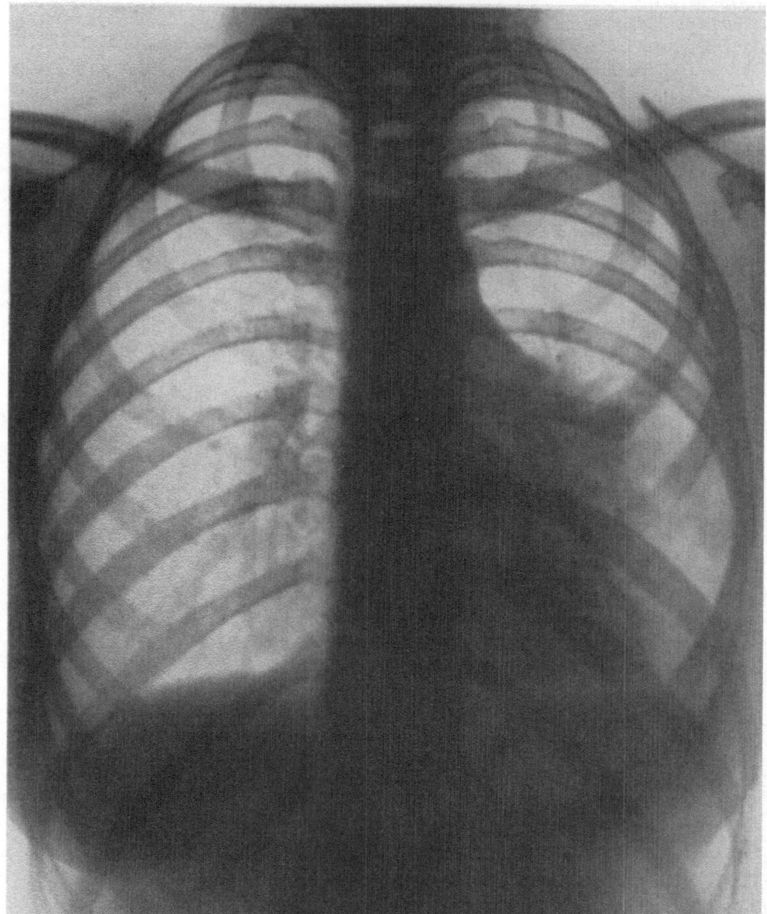

Abb. 367. Dermoid im Bereich des vorderen Mediastinums, durch eine Bleimarke in Höhe der 3. Rippe vorn markiert. Resektion der 8. Rippe. Rest des künstlich gesetzten Pneumothorax neben dem Aortenbogen. Dichte Mammaschatten bedecken beide untere Lungenfelder. Das Herz ist links verlagert. Siehe Text.

Dermoid steht durch einen daumendicken Fortsatz mit der linken Lunge in Verbindung (wahrscheinlich Bronchusfistel). Tamponade der Wundhöhle nach Excision des Dermoids. Der Eingriff ist gut überstanden. 6 Wochen später sehr gutes Allgemeinbefinden.

Ähnlich umgrenzt ist auch das Aortenaneurysma (Abb. 368). Entscheidend ist dessen Pulsation sowie das Verhalten der Aorta selbst (Verbreiterung).

Anhang:

Medialstinaltumoren.

Unter diesem Sammelbegriff finden sich sowohl echte Tumoren als auch cystische Gebilde, intrathorakale, mediastinale Strumen und schließlich Überreste der Thymus aufgeführt.

Klinisch sind zuweilen die Symptome sehr gering. Im fortgeschrittenen Zustande werden Dyspnoe, Schluckbeschwerden, Stauungserscheinungen und Schmerzen angegeben.

Pathologisch-anatomisch sind als Tumoren die Sarkome und Carcinome in Betracht zu ziehen. Diese entwickeln sich meist primär, selten sekundär aus den Bronchialcarcinomen.

Ferner kommen hier vor: Lymphocytome, Lymphogranulome, entzündliche Granulationsgeschwülste, Tuberkulome und schließlich auch gutartige, wie Lymphangiome und Lipome.

Intrathoracische Strumen treten selten allein auf, eigentlich nur als Begleiterscheinung einer am Halse nachweisbaren Struma. Der Tauchkropf liegt vorwiegend im oberen Teil des vorderen Mediastinums. Er neigt zu maligner Entartung.

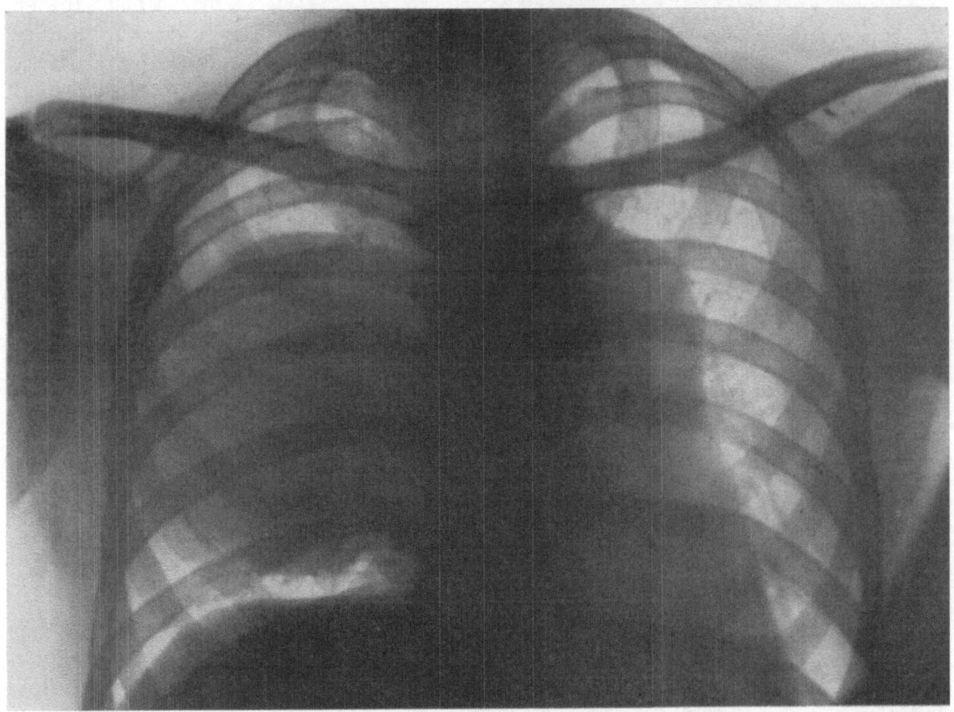

Abb. 368. Großes Aortenaneurysma der Pars ascendens aortae. Nach CHAOUL, aus SAUERBRUCH, Thoraxchirurgie.

Die Thymus nimmt ebenfalls das vordere obere Mediastinum ein, wächst nur im 1. Lebensjahr, um dann kontinuierlich an Größe abzunehmen. Die beiden Lappen liegen symmetrisch zur Mittellinie und können bei der Atmung Tauchbewegungen mitmachen.

Röntgenbild: Das normale Mittelfeld löst sich am besten bei schräger Durchleuchtung in seine einzelnen Teile auf (Abb. 411). Man unterscheidet hier normalerweise das vordere und das hintere Mediastinum. Im vorderen liegt die Aorta, liegen die pulmonalen Arterien, Trachea, Stammbronchien, Thymus und Herz, im hinteren befinden sich der Oesophagus und die absteigende Aorta. Die Entscheidung darüber, was zum vorderen und was zum hinteren Mediastinum gehört, läßt sich mit einer Drehbewegung um die Längsachse des Körpers leicht fällen. Alles, was sich gleichsinnig mit der Wirbelsäule bewegt, gehört nach hinten, das, was sich gleichsinnig mit der Aorta dreht, nach vorn.

So nehmen Strumen den oberen, vorderen Teil des Mediastinums bei dorsoventralem Strahlengang ein und überragen den Mittelschatten meist rundbogig zu beiden Seiten, zuweilen auch leicht asymmetrisch (Abb. 369 und 370). Ja, die Struma kann bis auf den Aortengang herabreichen, wobei sich die Aorta als dunklerer Schatten deutlich abhebt. In der schrägen Durchleuchtung erscheint der Tauchkropf weniger dicht. Er geht bei Schluckbewegungen mit und hebt sich beim Husten, solange er nicht eingeklemmt oder verwachsen ist.

Wichtig wird der Nachweis von Verkalkungen im Strumagewebe und das Verhalten der Trachea (Einengung, Verdrängung, Abb. 316). Auch kann eine Struma, wenn sie sehr gefäßreich ist, eigene Pulsation haben. Meist findet sich jedoch nur mitgeteilte Pulsation, keine dilatatorische.

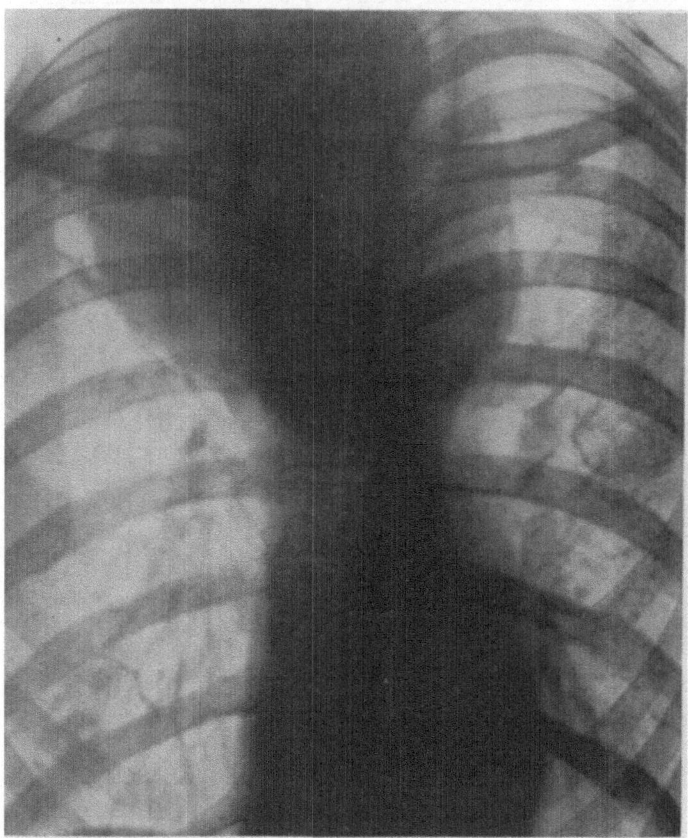

Abb. 369. Großer Tauchkropf (bei einem 49jährigen), der sich vorwiegend in das rechte Lungenfeld hineinentwickelt hat und über den Aortenbogen hinwegreicht. Verdrängung der Trachea nach links.

Alle Versuche, die Persistenz der Thymus röntgenologisch nachzuweisen, entbehren zunächst der notwendigen Sicherheit. Schon beim Kinde wird es schwer, rein aus den Schattenverhältnissen zwischen persistierender Thymus und Mediastinaltumor oder vergrößerten tuberkulösen Mediastinaldrüsen zu unterscheiden. Beim Erwachsenen gar ist der Thymusschatten so wenig intensiv, daß dessen Röntgendiagnose als Phantasie bezeichnet werden muß.

Wichtiger wird das Röntgenbild für den Nachweis der echten Tumoren. Hier handelt es sich um eine Verbreiterung des gesamten Mittelfeldes, um eine verschiedenartige Kerbung der Schattenteile, so daß die normalen Herz- und Gefäßbogen wie hinter einem Vorhang verschwinden (Kaestle). In ausgeprägten Fällen ist das Bild sehr charakteristisch (Abb. 372). Im Beginn aber kann die Entscheidung darüber, ob es sich um eine Verbreiterung des Mittelfeldes oder um normale Verhältnisse handelt, sehr schwer fallen. Notwendig ist zu diesem Zweck eine Fernaufnahme, die eine ausreichende Beurteilung der Gefäßschatten gestattet. Alsdann muß auf Doppelkonturen geachtet werden, die meist den Gefäßen parallel verlaufen (eventuell Aufnahme mit verschieden harter Strahlung).

Differentialdiagnose: Solange Schluckmanöver versagen und Eigenpulsation vorhanden ist, wird die Abgrenzung des Tauchkropfes vom Aortenaneurysma schwierig sein. Dieses besteht aber eigentlich nie für sich, sondern geht wohl immer mit Veränderungen der sichtbaren Aorta (Verbreiterung des thoracischen Teiles) einher. (Abb. 368.)

Herzfehler verändern die Breite des Mediastinalschattens in ganz charakteristischer Weise. Es fehlt bei ihnen die Überlagerung durch den Mediastinalschatten (harte und weiche Aufnahme).

Auch die Pleuritis mediastinalis setzt bandförmige und scharf begrenzte Verbreiterungen. Wenn die klinischen Symptome versagen (Temperatur), so ist im Beginn eine Entscheidung unmöglich.

Ähnlich kann einmal die kollabierte Lunge bei dem Pneumothorax aussehen. Ein Blick auf das Lungenfeld genügt, um das Fehlen normaler Lungenzeichnung zu vermerken.

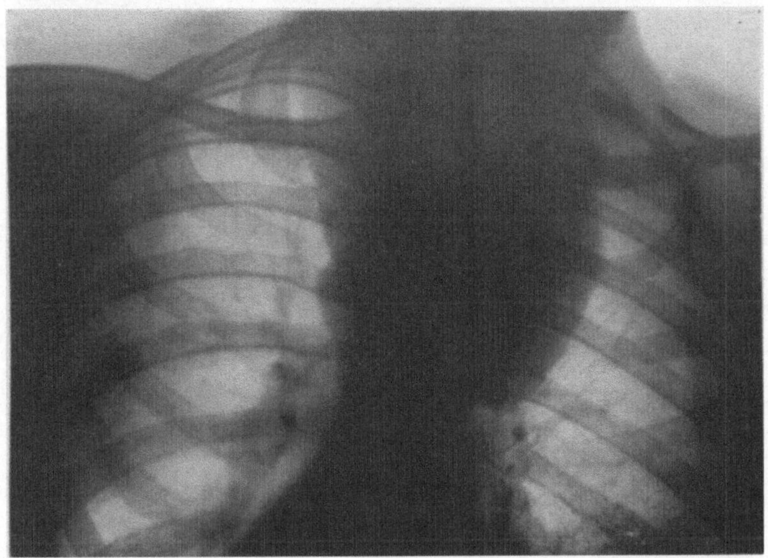

Abb. 370. Endothorazische Struma (einer 47jährigen). Bei der Operation findet sich ein mächtig vergrößerter rechter Lappen (Seiten verkehrt), der sich retrosternal tief in den Brustraum hinein entwickelt hat und entfernt werden muß.

Die Lymphogranulomatose zeichnet sich gegenüber den echten Tumoren durch ihre unregelmäßigeren Schatten aus, die ebenso wie die Tuberkulose nur in Einzelteilen ähnlich sehen (Abb. 371).

Schließlich darf ein Mediastinalschatten, hervorgerufen durch einen Senkungsabsceß bei der Knochentuberkulose (Spondylitis), nicht für einen Tumor gehalten werden.

b) Verkalkungen.

Zwischen einer normalen und pathologischen Verkalkung besteht hinsichtlich des Verkalkungsvorganges kein Unterschied. Die Voraussetzungen für eine Verkalkung sind zweierlei Art.

Erstens kann, wie seit langem bekannt ist, bei bestimmten Gewebsarten eine besondere Disposition zur Kalkaufnahme vorhanden sein. Dabei geht dieser aller Wahrscheinlichkeit nach die Bildung einer organischen Substanz mit erhöhter Kalkgier voraus. Eine Affinität des Gewebes zum Kalk nimmt man z. B. beim Knorpel an, der 10mal so viel Kalk aufzunehmen imstande ist als anderes Gewebe, wobei die verschiedenen Knorpelarten — fötaler, Epiphysen-, Rippen- und

Trachealknorpel — sich wesentlich verschieden verhalten, obgleich chemische Unterschiede zwischen diesen Knorpelarten so gut wie ganz fehlen (Pfaundler). Eine erhöhte Kalkgier ist ferner vorhanden bei den Produkten der Fibringerinnung, bei Exsudaten und Schwarten. Schließlich lehrt die Erfahrung, daß totes organisches Eiweiß (Lithopädion) Kalk leicht zu binden vermag. Ähnlich verhält sich das Kolloid der Schilddrüse, ähnlich verhalten sich die hyalinen Massen im Gefäßrohr..

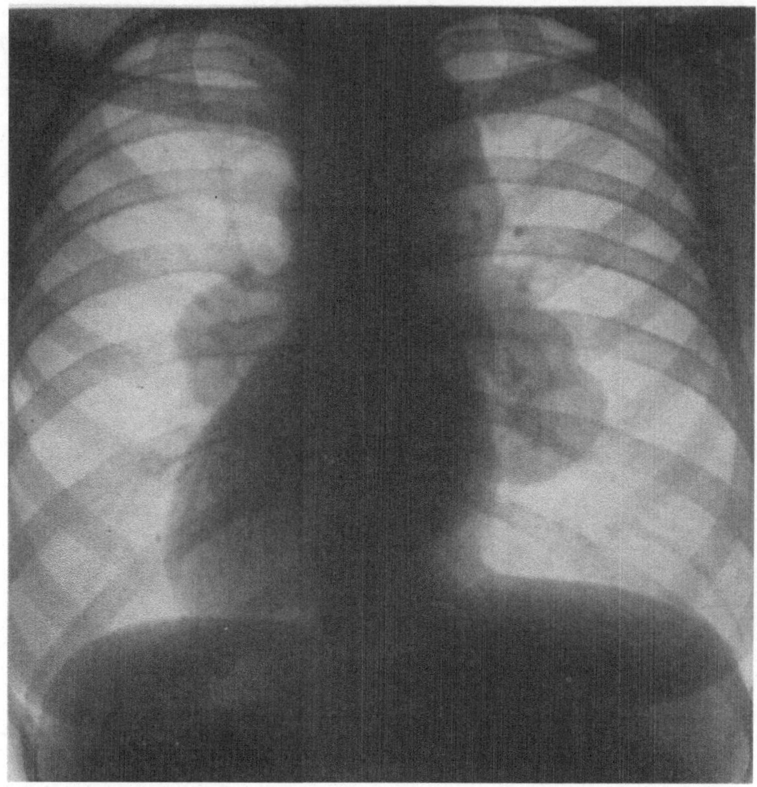

Abb. 371. Lymphogranulomatose bei einer 23jährigen mit Verbreiterung des Mediastinalschattens rechts oben (Seiten verkehrt) und im Bereich beider Lungenwurzeln. (Beobachtung der Med. Klinik Göttingen.)

Diese mehr der klinischen Erfahrung als dem Experiment entlehnten Tatsachen lassen sich nach drei Richtungen gruppieren. Die erste Gruppe betrifft Kalkaufnahme nach traumatischen Schädigungen des Gewebes, die zweite nach krankhaften Veränderungen ohne Trauma und die dritte als Altersfolge.

Für alle diese Vorgänge ist der Zustand des verkalkenden Gewebes, sind die Fibringerinnung, die regressiven Veränderungen und Nekrosen das eigentlich Auslösende für die Ablagerung von Kalksalzen. Der Kalkgehalt der Körperflüssigkeiten kann dabei vollkommen normal sein.

Bei der zweiten Art der Verkalkung aber liegt eine Störung im Kalkstoffwechsel vor. Dem vermehrten Kalkangebot folgt unter bestimmten Voraussetzungen eine vermehrte multiple Kalkablagerung, wobei das Bindegewebe wieder eine ausgesprochene Neigung zur Kalkaufnahme verrät (Kalkmetastase, Kalkgicht, Calcinosis intestinalis).

1. Traumatische Schädigung.

α) Periostitis, Myositis ossificans.

Klinisch machen sich Verkalkungen und Verknöcherungen in den Weichteilen durch palpable, höckerige, länglich gestaltete Verhärtungen bemerkbar, die je nach ihrer Ausdehnung den Bewegungsapparat erheblich beeinträchtigen und Beschwerden setzen.

Pathologisch-Anatomisches: Blutungen, Fibringerinnung geben den Boden für die Kalkaufnahme ab, die meist in Form der krümeligen Einlagerungen erfolgt. Später können sich Verkalkungen auch in echten Knochen umwandeln. Dabei ist der Übergang von der Kalkeinlagerung zum Knochen zwar morphologisch prägnant, klinisch jedoch durchaus allmählich, ohne daß besondere Umstände für diese oder jene Art der Verkalkung namhaft gemacht werden könnten.

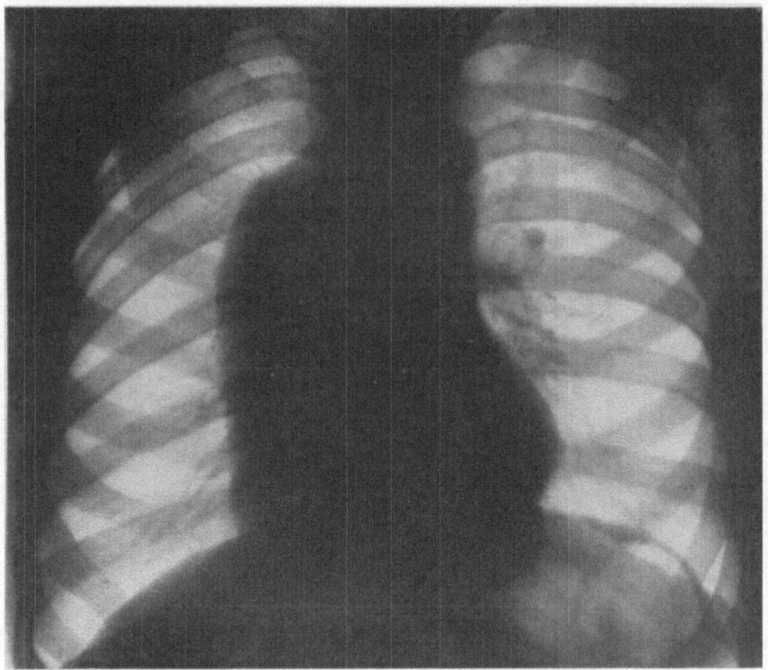

Abb. 372. Mächtiger Mediastinaltumor, der das rechte Mediastinum wie mit einem Vorhang verdeckt.

Den Mutterboden für solche Vorgänge bildet immer das Bindegewebe. Prädilektionsstellen sind in erster Linie Gelenkkapsel und Bänder (Abb. 373 und 374), dann aber auch die Muskulatur. Dabei verhält sich die Muskelfaser selbst vollkommen passiv, denn sowohl Verkalkung als auch Knochenneubildung liegen entweder zwischen den einzelnen Muskelbündeln im lockeren Bindegewebe oder in den Muskelfascien und Sehnen.

Soweit es sich um echte Knochenneubildung handelt, wandelt sich das Bindegewebe entweder direkt durch Gewebsmetaplasie in Knochen um oder indirekt, indem im Zwischenstadium zunächst Knorpel entsteht. Während nun im pathologisch-anatomischen Lager diese beiden Arten der Knochenneubildung durchaus geläufig sind, werden vom Kliniker die traumatisch entstandenen Knochen gern auf Periostabrisse oder -schädigungen bezogen (periostaler Knochen). In der Tat ist die Periostitis ossificans — Produkt der Osteoblasten — sowohl nach Traumen (Fraktur) als auch nach Entzündungen eine so häufige Erscheinung, daß sich die Ansicht des Klinikers durchaus zwanglos erklärt. Unhaltbar wird diese aber, wenn sich der Knochen weit entfernt vom Periost bildet (Myositis ossificans) oder periostlosen Knochenteilen vorgelagert ist. Periostlos sind z. B. nach WEIDENREICH die Ansätze des Ligamentum patellae (Tuberositas tibiae), der Achillessehne, der Tricepssehne am Oberarm, periostlos auch die Ansätze der Adductoren am medialen Condylus femoris, des Deltoideus und des Biceps brachii. An diesen Stellen strahlt der Knochen direkt ins Sehnengewebe aus und bildet somit Faserknochen.

Sobald die Knochenneubildung in der Muskulatur selbst sitzt, spricht man von einer Myositis ossificans und grenzt diese vorwiegend nach Traumen, seltener nach chronischen Entzündungen auftretenden Osteome scharf von der Myositis ossificans progressiva als selbständiges Krankheitsbild ab.

Röntgenbild: Sowohl die Verkalkung als auch die Verknöcherung fordern eine gewisse Zeit zu ihrer Ausbildung, die bis zur guten Sichtbarkeit 4 Wochen als Minimum dauert. Die ersten unregelmäßigen, krümeligen Verdichtungen an Gelenken, Knochen und Muskeln können schon nach 14 Tagen vorhanden sein, besonders wenn sich die Schatten nach Periostabrissen oder -versprengungen entwickeln. Diese pflegen nämlich weit eher sichtbar zu

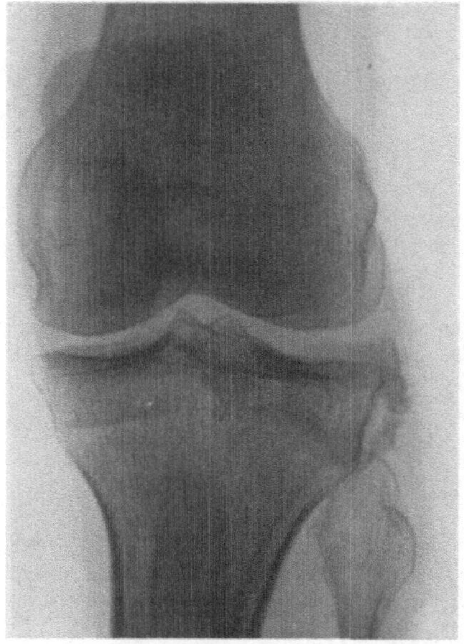

Abb. 373. Abriß der seitlichen Kniebänder mit sekundärer Verkalkung und Verknöcherung (lat.), 7 Monate nach einem Autounfall bei einem 51jährigen.

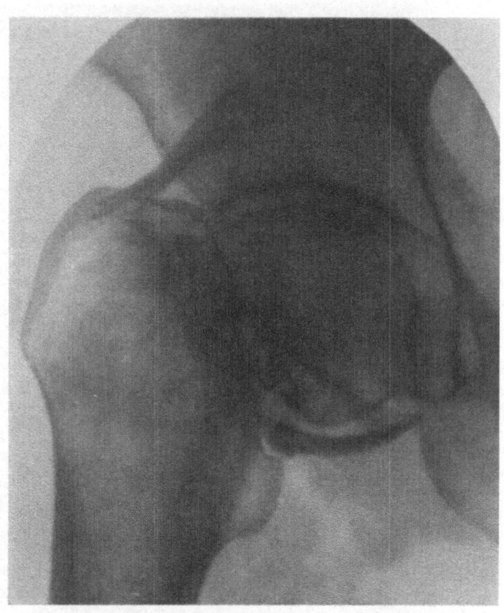

Abb. 374. Schenkelhalsfraktur bei einem 53jährigen. Knochendichte Verkalkungen im Bereich der Gelenkbänder. 7 Monate nach dem Unfall.

werden als die reinen Verkalkungen geschädigten Gewebes, bis zu deren Sichtbarkeit oft Monate vergehen. Über die Genese der sichtbaren Verdichtungen läßt sich jedoch aus diesem verschiedenen Verhalten nichts entnehmen.

Verknöcherungen nehmen allmählich deutlich erkennbare Struktur an. Besonders gilt das für die Myositis ossificans mit ihren meist vielzackigen, geweihartigen Exostosen, die entweder dem Knochen breit aufsitzen oder aber als blumenkohlartige Gebilde in den Weichteilen liegen (Abb. 67). Beispiele für eine solche Myositis ossificans circumscripta sind auch die von MACHOL nachgewiesenen Verknöcherungen im Verlauf des Musculus brachialis nach Ellenbogenluxation (Abb. 375), ferner die infolge häufiger Zerrungen des Vastus medialis und der Adductoren beobachteten Knochenbildungen bei Reitern (Reitknochen) und schließlich die Myositis ossificans traumatica nach Hufschlag, die nach STRAUSS unter 43 Fällen von Myositis allein 21 mal am Oberschenkel saß. Bevorzugt ist das Gebiet des Musculus rectus femoris.

Klinisch wird dabei an Sarkom, an chronische Osteomyelitis, Lues oder an Muskelschwielen gedacht. Das Röntgenbild schließt zunächst einmal eine

Erkrankung des Knochens selbst aus — normale Abgrenzung von Mark und Rindenzone, gut sichtbare Struktur, kein Herd. — Eine Periostitis auf entzündlicher Basis ist selten so einseitig vorhanden und meist Ausdruck einer herdförmigen Corticaliserkrankung. Auch geht hierbei der neugebildete Knochen fließend und allmählich in normale Rindenzone über.

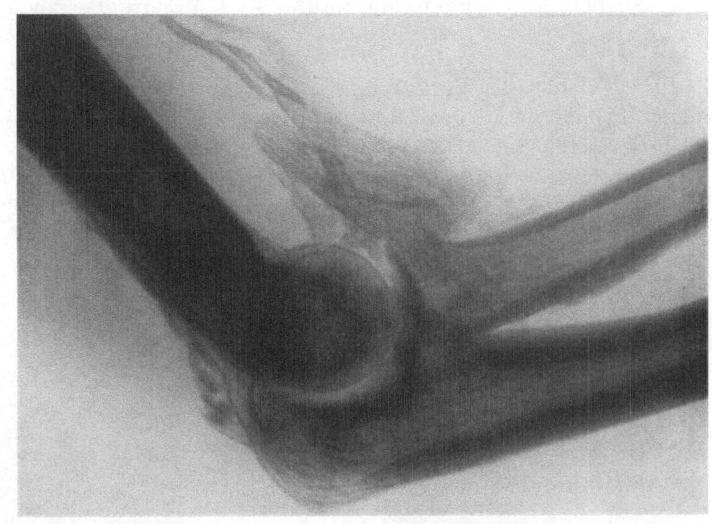

Abb. 375. Ausgedehnte Verknöcherung im Brachialis, 1/4 Jahr nach Ellenbogenluxation nach hinten. Außerdem arthritische Veränderungen, Verknöcherungen im Tricepssehnenansatz.

Für Myositis spricht demnach die Abgrenzbarkeit vom normalen Knochenschatten — man beachte verschiedene Ebenen — und die unregelmäßige Knochendichte, die meist eine zarte, undeutliche Streifung in der Muskelrichtung erkennen läßt, die aber nicht entfernt die Schattenintensität einer alten Periostitis erreicht.

Differentialdiagnose: Zum Tumor (Chondrom, Sarkom) paßt die Struktur nicht. Ein Tumor wird außerdem den Ort seiner Herkunft in typischen Veränderungen des Knochens selbst verraten.

Auch die Tabes kann einmal ähnliche Bilder aufweisen, besonders wenn im Blendenausschnitt nur Teile der tief in die Weichteile ragenden Knochenwucherungen getroffen sind. Die Darstellung des benachbarten Gelenkes schützt vor dieser Verwechselung. Ebenso sei kurz auf Osteome und Verkalkungen in gelähmten Gliedern hingewiesen (siehe folgenden Abschnitt 2).

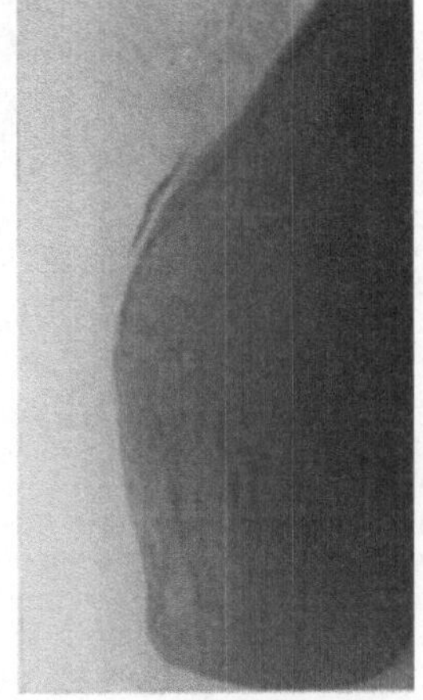

Abb. 376. STIEDAscher Schatten bei einer 21jährigen mit habitueller Patellarluxation nach medial. Die Luxation ist bisher viermal aufgetreten. Zur Zeit sind stechende Schmerzen an der Innenseite des Kniegelenks mit Druckschmerzhaftigkeit in Höhe des Gelenkspaltes vorhanden.

Schwieriger ist die Abgrenzung der Myositis traumatica vom Osteom oder von Exostosen. Charakteristisch für diese ist der Übergang vom Knochen zum Stiel sowie die Regelmäßigkeit und Schärfe ihrer Struktur. Für beide, Osteom und Myositis ossificans, können zwar ähnliche Ursachen gegeben sein, so daß praktisch ihre Abgrenzung zunächst ohne Bedeutung ist. Wenn aber durch das Bild der Nachweis einer ehemals traumatischen Schädigung geführt werden soll, z. B. als Unfallfolge, so ist in erster Linie die Möglichkeit auszuschalten, daß der abnorme Knochen auf dem Boden krankhafter Veränderungen anderer Natur entstanden ist (Mark-, Rindenherde, Periostitis). Ferner müssen die traumatisch entstandenen Knochen die in bezug auf Struktur, Grenze und Sitz gegebenen Charakteristika aufweisen. Und schließlich bedarf die Myositis ossificans einer gewissen Zeit, ehe sie sich zur vollen Höhe ausgebildet hat, deren Minimum bei 4—6 Wochen liegt, deren Maximum 3—4 Monate betragen dürfte.

β) Stiedascher Schatten.

In das Gebiet der Verkalkungen nach Trauma gehört auch die eigentümliche, schalenförmige Auflagerung am medialen Epicondylus femoris, die zuerst im Jahre 1908 von Stieda beschrieben wurde.

Klinisch tritt ein Druckschmerz und eine Schwellung im oberen Epicondylusabschnitt hervor. Meist wird ein Trauma angegeben (Schlag, Fall auf die Innenseite oder Verstauchung des Knies). Fast immer sind erwachsene Männer betroffen.

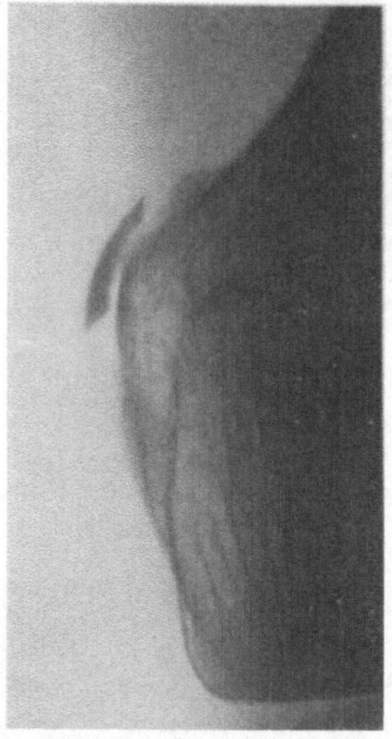

Abb. 377. Stiedascher Schatten bei einem 24jährigen. — Vor 5 Jahren Steckschuß in der Umgebung des Kniegelenks. In den letzten 3 Jahren wieder häufig Schmerzen an der Innenseite, kein direktes Knietrauma.

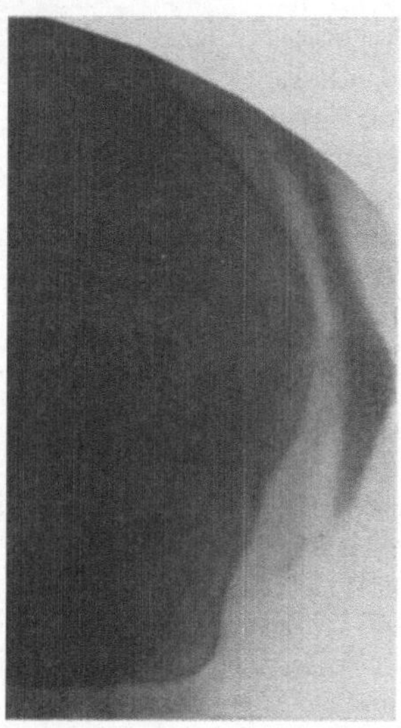

Abb. 378. Stiedascher Schatten bei einem 36jährigen. — Vor 6 Monaten Fall auf das Knie. Seitdem Schmerzen und Bewegungsbeschränkung. Der Schatten reicht für eine isolierte Verkalkung in der Adductor-magnus-Sehne sehr tief nach unten, so daß doch wohl außerdem eine Verkalkung am medialen Condylus in den Bändern oder im Kapselansatz wahrscheinlich gemacht wird.

Pathologisch-anatomisch bestehen große Unklarheiten. Vorherrschend ist die Ansicht, daß es sich um typische Frakturen des Epicondylus medialis handelt (Vogel). Slieda hat einen Folgezustand nach Abrissen der hier inserierenden Muskeln und Bänder angenommen. Demgemäß faßt auch Preiser den Befund als typische Callusbildung auf. Köhler dagegen spricht von bindegewebiger Ossification und Pfister hält die Auflagerung für einen durch Quetschung entstandenen frakturlosen Callus.

Anatomische Befunde, die im Sinne dieser oder jener Auffassung sprächen, fehlen fast vollkommen. Sicher ist auch ohne ausgesprochenes Trauma eine schalenförmige Auflagerung am Epicondylus möglich.

Röntgenbild: Der „Begleitschatten" läuft parallel dem Epicondylus femoris medialis, liegt an seiner oberen Umgrenzung und kann bis auf die Femurmetaphyse reichen. Im allgemeinen besitzt der Schatten mehrere Millimeter Breite, ist weich begrenzt und nicht strukturiert (Abb. 376—378). Zuweilen kommen auch schärfere, aber unregelmäßige Konturen vor, wobei alsdann eine feinmaschige Netzzeichnung erkennbar wird. Seltener sieht man eine direkt krümelige Struktur oder eine Abgrenzung in mehrere Teile.

Der Deutung solcher Bilder ist bei dem Fehlen anatomischer Untersuchungen Tür und Tor geöffnet (siehe Pathologisch-Anatomisches). Es inserieren am Epicondylus femoris 1. das Ligamentum collaterale tibiale, 2. die Gelenkkapsel, 3. der mediale Kopf des Gastrocnemius und 4. der Adductor magnus. Zu den beiden ersten paßt nicht der Schattenverlauf. Diese zieht sich viel weiter zum Femurschaft hin (vgl. Abb. 378). Auch gegen eine Verkalkung im Gastrocnemiuskopf spricht die Form und Lage, so daß nur die Adductorsehne als Sitz der Verkalkung in Frage kommt (vgl. Schüller und Weil). Dabei muß aber mit der Anschauung gebrochen werden, als ob etwa ein Abriß dieser Sehne den Boden für die Verkalkung abgegeben hätte, denn 1. ist der Ansatz am Knochen nicht entfernt so lang wie der Schatten und 2. strahlt die Sehne ohne Periost direkt in den Knochen ein (Weidenreich), so daß höchstens die Ablösung des benachbarten Periostes sekundär periostalen Callus entstehen lassen könnte. Alsdann müßte aber der Schatten dem Epicondylus direkt ohne Zwischenraum anliegen.

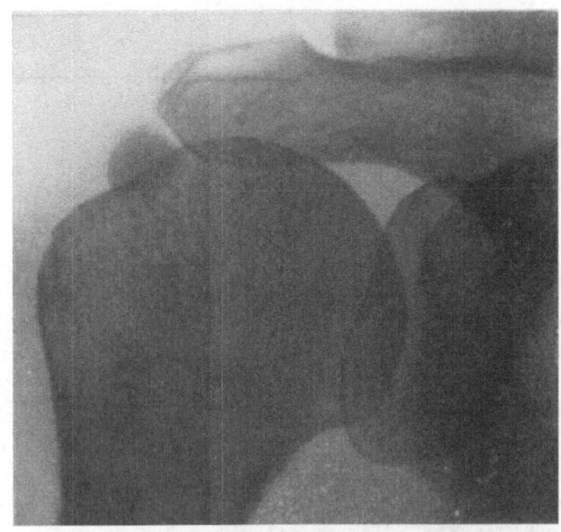

Abb. 379. Bursitis calcarea bei einer 55jährigen, die seit Monaten über Schmerzen und Bewegungsstörungen in der Schulter klagt, ohne daß ein Trauma verantwortlich gemacht wird. Klinisch besteht unterhalb des Akromion eine druckempfindliche Vorwölbung, die dem sichtbaren Schatten entspricht und als Ursache für die erhebliche Bewegungsbeschränkung angesprochen wird.

Das Röntgenbild gestattet also auch ohne anatomischen Befund eine Deutung dahingehend, daß es sich beim Stiedaschen Schatten um eine Verkalkung oder Verknöcherung (Faserknochen) in der Sehne des Adductor magnus

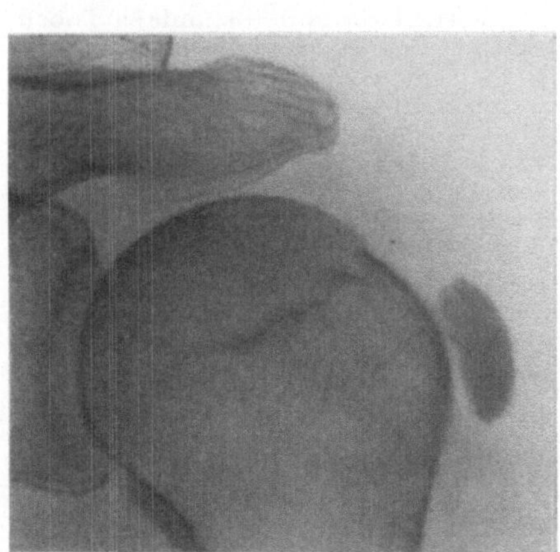

Abb. 380. Bursitis calcarea bei einer 55jährigen, dem Tuberculum maius vorgelagert. — Seit 1 Jahre Beschwerden, die sich am Tage vorher plötzlich verschlimmert haben. Aktive Bewegung ganz aufgehoben. Schultergelenk sehr druckschmerzhaft. Passiv starke Beschränkung der Drehbewegungen. Abspreizen nur bis 50° möglich.

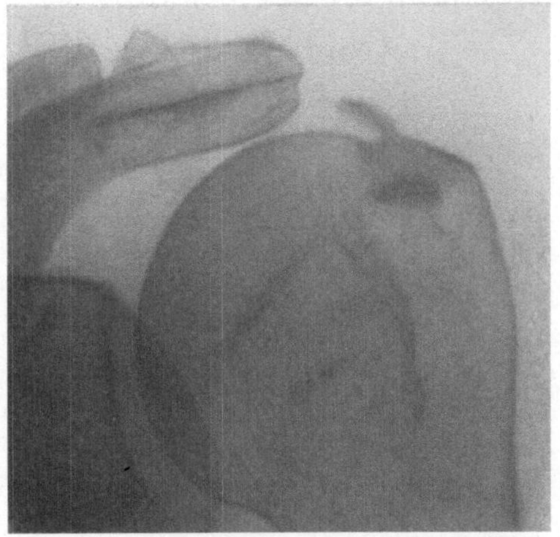

Abb. 381. Bursitis calcarea, die seit langem Beschwerden und eine Atrophie der Schultermuskulatur verursachte. Die Schatten sind weich begrenzt, geteilt. Der obere ist frei sichtbar, der untere in das Tuberculum majus hineinprojiziert.

handelt, die sich auf dem Boden eines Traumas entwickelt, aber auch ohne dieses vorzukommen pflegt. Ein Abriß der Sehne braucht gar nicht vorzuliegen (Abb. 258).

Eine Fraktur des Epicondylus ist in frischen Fällen an der Bruchlinie, dem

Frakturbett und der Struktur des abgesprengten Stückes erkennbar. In alten Fällen werden Callus und Deformierung des Epicondylus selten vermißt.

γ) Periarthritis humero-scapularis.

Klinisches: Dieser von DUPLAY 1872 (Maladie de DUPLAY) aufgestellte Symptomenkomplex zeichnet sich durch ziemlich plötzliche Schmerzhaftigkeit im Bereich des Schultergelenks aus, der im Untersuchungsbefund ein Druckpunkt unterhalb des Akromions und Bewegungsbehinderung im Schultergelenk entspricht. In Narkose verschwindet die Kontraktur. Das Gelenk ist frei. Betroffen sind nur Individuen jenseits der 40er Jahre.

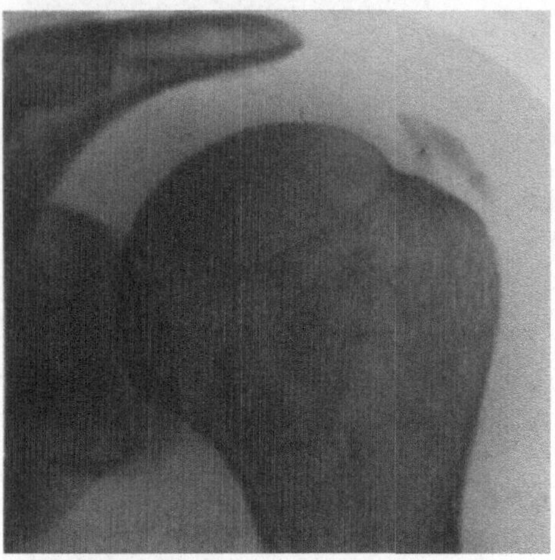

Abb. 382. Bursitis calcarea bei einem 54jährigen. — Seit 8 Tagen knackendes Geräusch. Die Hand bleibt in verdrehter Stellung stehen. Druckschmerz unterhalb des Akromion. Geringe Bewegungseinschränkung im Schultergelenk.

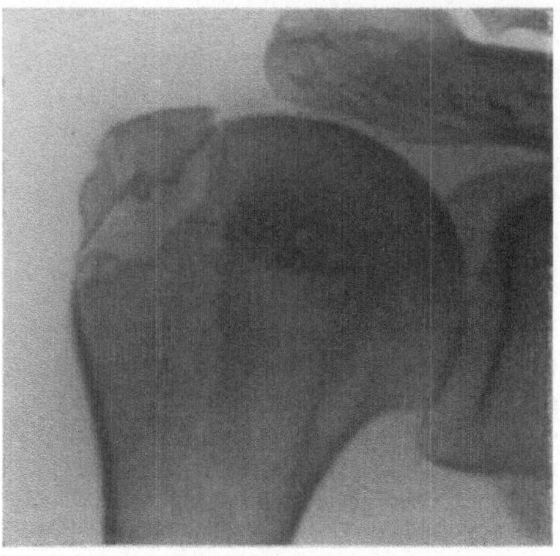

Abb. 383. Aussprengung des Tuberculum majus bei einem 30jährigen mit deutlich erkennbarem Bett.

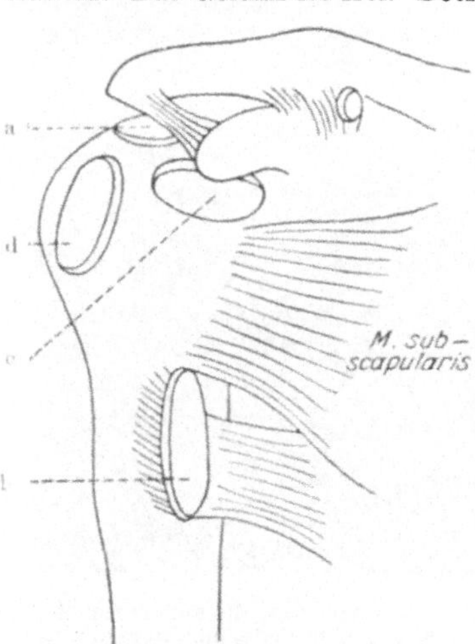

Abb. 384. Skizze der Schulterschleimbeutel nach SPALTEHOLZ. a = Bursa subacromialis, d = B. subdeltoidea, c = B. subcoracoidea (m. subscapularis), l = B. m. latissimus dorsi.

Pathologisch-anatomische Befunde sind noch spärlich. Man hat aus Sehnen (WREDE) und Schleimbeuteln der Schulterregion Kalkkrümel entfernt, die aus phosphorsaurem und kohlensaurem Kalk bestanden. Über die Ursache solcher Verkalkungen wird gestritten. DUPLAY und STIEDA erblicken im Trauma oder in der angestrengten Tätigkeit eine auslösende Ursache. FRANKE will dem Rheumatismus, der Infektion einen bestimmenden Einfluß zuerkennen. Synonyma: Bursitis calcarea, Maladie de DUPLAY, STIEDAsche Krankheit, Periarthritis scapulo-humeralis.

Röntgenbild: In allen Fällen entspricht den geschilderten Symptomen ein Schatten von sehr wechselnder Form und Dichte im dreieckigen Raume zwischen Tuberculum majus, Akromion und Humeruskopf (Abb. 379). Meist liegt die Verdichtung gegenüber dem Tuberculum, ist scharf und ovalär begrenzt und stimmt in Lage und Form mit der Bursa subdeltoidea überein (Abb. 380). Oft ist aber der Schatten weniger intensiv, hat weiche, regelmäßige Grenzen, zuweilen sogar krümelige Struktur, wobei er sich in mehrere Teile auflöst (Abb. 381 u. 382). Am Oberarmkopf dagegen ist Kontur und Knochenzeichnung durchaus scharf oder höchstens dort verdichtet, wo sie vom Kalkschatten überlagert wird.

Diese morphologischen Verhältnisse gestatten eine Deutung in folgender Hinsicht.

Zunächst ist nach Lage und Grenze eine periostale Knochenneubildung als Folge eines Traumas ausgeschlossen (freier Raum bis zum Tuberculum). Auch Absprengungen vom Knochen sehen anders aus (Knochenstruktur, passendes Bett, Abb. 383). In Betracht kommen nur Verkalkungen in Schleimbeuteln, Sehnen, Bändern und in der Gelenkkapsel.

An Schleimbeuteln sind nun eine ganze Reihe vorhanden, deren Anordnung aus Abb. 384 hervorgeht. In erster Linie stimmen die Bursa subacromialis und subdeltoidea mit der Lage der Schatten überein. Recht gut möglich sind Einlagerungen in die Sehne des Musculus supraspinatus, der vom oberen hinteren Rande des Tuberculum majus zur Scapula zieht. Dagegen scheint mir die Infraspinatussehne mit ihrem Ansatz hinter und unter dem Tuberculum reichlich tief gelegen. Wenig Wahrscheinlichkeit haben auch Verkalkungen im Ligamentum coracoacromiale und coraco-humerale für sich.

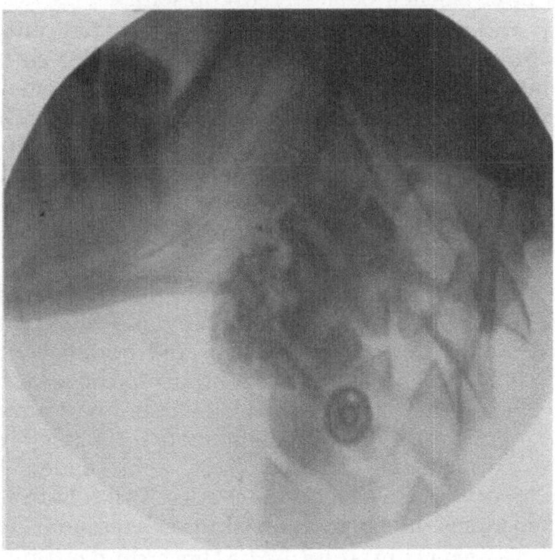

Abb. 385. Verkalktes tuberkulöses Lymphom am Halse bei einer 28 jährigen, die vor 7 Jahren an einem Lymphom dieser Gegend behandelt worden war. Der Kalkherd löste in letzter Zeit mehrfach heftige Schmerzen und Schwellung aus. Unterhalb der Kalkschatten Doppelring (Druckknopf).

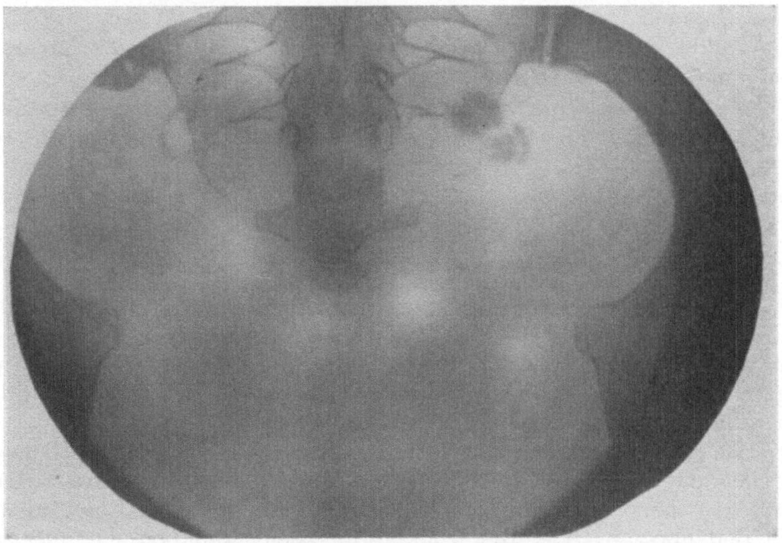

Abb. 386. Verkalkte Mesenterialdrüsen die auf Uretersteine verdächtig sind, bei einer 36jährigen. Der klinisch ausgesprochene Verdacht wird weder röntgenologisch noch operativ bestätigt. Die kalkkrümelige Struktur, die eigentümliche Querlagerung der Schatten spricht schon mit großer Wahrscheinlichkeit gegen die Annahme Stein.

Ein einheitlicher Sitz der Verkalkung dürfte bei der wechselnden Lage der Schatten schon ausgeschlossen sein. Die dem Tuberculum vorgelagerten können keiner Sehne und keinem Bande angehören. Für die unterhalb des Akromion liegenden läßt das einfache Röntgenbild keine sichere Lokalisation zu (Aufnahme in zwei Ebenen oder stereoskopisch).

Auffallend ist, daß die Kalkschatten mit dem Abklingen der klinischen Symptome zuweilen kleiner werden oder ganz verschwinden, so daß der zwingende Eindruck besteht, als ob zwischen beiden, den Symptomen und der Verkalkung, ein ursächlicher Zusammenhang vorhanden wäre. Dem ist nicht so. Das beweisen Zufallsbefunde der gleichen Art, besonders bei Vergleichsaufnahmen der klinisch gesunden Schulter. Auch müßten sich wohl derart ausgedehnte Verkalkungen wochenlang vor den plötzlich in wenigen Stunden und Tagen einsetzenden Symptomen entwickelt haben.

Demnach dürfte das Krankheitsbild der Periarthritis humero-scapularis nur so zwanglos zu erklären sein, daß zunächst symptomlos Verkalkungen im Raume zwischen Tuberculum majus, Akromion und Humeruskopf aus unbekannter Ursache vorhanden sind, die sich nun nach Traumen, angestrengter Tätigkeit, abnormer Bewegung einklemmen — ähnlich wie bei einem Gelenkkörper —, heftige Schmerzen auslösen und wahrscheinlich auch sekundäre Entzündungen in der Umgebung des Kalkdepots setzen. Solche Entzündungen würden jedenfalls die tagelang anhaltenden Beschwerden und auch die Abnahme oder das Verschwinden des Kalkschattens verständlich machen (Folge der Hyperämie und der verstärkten Transsudation).

Die anatomische Lokalisation der Einlagerung bleibt für die Symptome der Periarthritis humero-scapularis ziemlich gleichgültig, für die Ursache der Verkalkung dagegen nicht. Vorläufig wissen wir darüber nicht viel. Wir kennen nur eine individuelle und lokale Disposition (Schulter) zur Verkalkung.

Differentialdiagnostisch kommen in Betracht:

1. Exostose, Absprengung, Periostitis. Sie setzen eine Verbindung mit dem Knochen voraus und können nur an periostbedeckten Stellen vorhanden sein. — Aufnahme in verschiedenen Ebenen ist immer ratsam.

2. Verkalkte Weichteiltuberkulose. Sie ist dichter und krümeliger im Schatten und dürfte äußerst selten sein (vgl. folgenden Abschnitt).

3. Freier Gelenkkörper — im Schultergelenk äußerst selten. — Im Zweifelsfalle muß mit der Durchleuchtung dessen Beweglichkeit nachgewiesen werden.

4. Die Calcinosis intestinalis beschränkt sich nie auf das Gelenk allein oder auf das erwähnte Dreieck zwischen Schulterhöhe und Oberarmkopf.

2. Krankhafte Veränderungen ohne Trauma.

Die Verkalkungen betreffen im Absterben begriffene Gewebsteile, z. B. Placentatumoren, Schwarten (Abb. 353) oder schon abgestorbene Gewebe, wie sie am häufigsten in nekrotischen Epithelien, beim Infarkt, im Gumma und im Tuberkel gefunden werden. Seltener kommen nichttraumatische Reizzustände oder Nerveneinflüsse als auslösende Momente in Betracht.

Da es sich bei der ersten Gruppe fast immer um das Absterben pathologischer Gewebsteile handelt und die Einlagerung von Kalksalzen als eine Art Heilungsvorgang angesehen werden muß, fällt dem Röntgenbild die wichtige Aufgabe zu, uns über den Fortgang oder die Rückbildung der Krankheit zu unterrichten. Besonders für die Diagnose Tuberkulose ist der Nachweis von Verkalkungen wertvoll geworden. Diese finden sich in den verschiedensten Organen als isolierte Herde der Lunge, als Lymphome des Halses (Abb. 385) und des Mesenteriums (Abb. 386) sowie als Senkungsabszesse (Abb. 387).

Ihnen allen gemeinsam ist der intensive Schatten, dessen feinkrümelige Struktur und unregelmäßige Abgrenzung charakteristisch genug ist, um mit großer Wahrscheinlichkeit einen Kalkherd als ehemals tuberkulös anzusprechen.

Die Verkalkungen im Tumorgewebe lassen selten Begleiterscheinungen der Tumoren, soweit sie vom Knochensystem ausgehen, vermissen. Verändert ist bei ihnen also auch der Knochen.

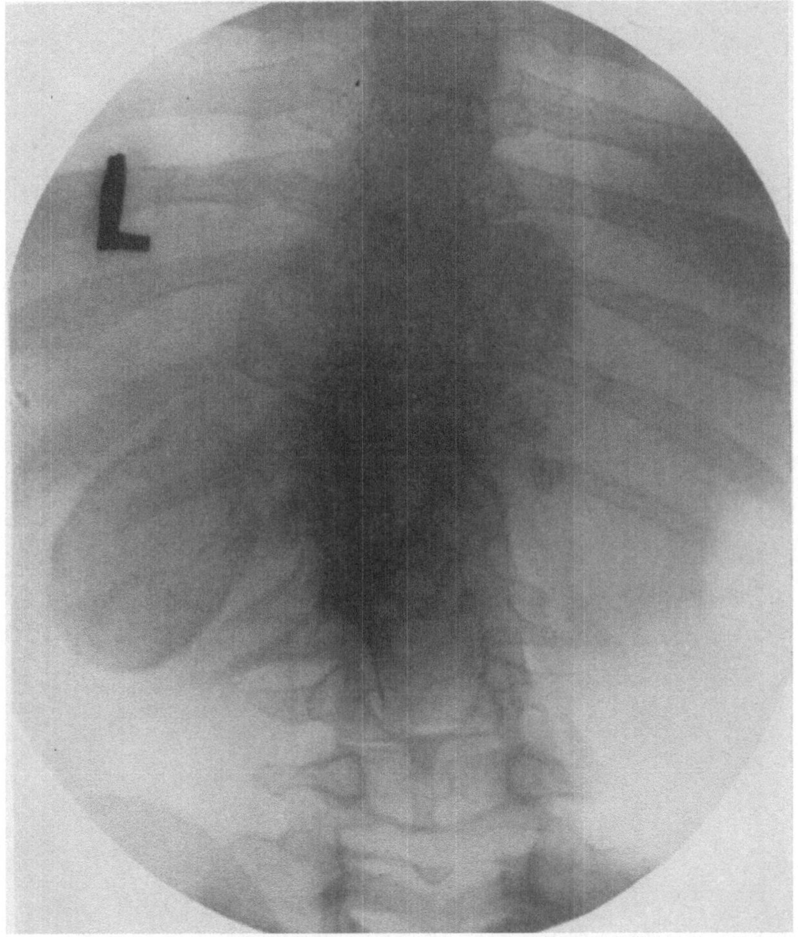

Abb. 387. Spondylitis tbc., 9. Brust- 2. Lendenwirbel bei einem 11jährigen mit verkalkendem Senkungsabszeß links, einen Nierenschatten vortäuschend.

An der Schilddrüse geht die kolloidale Entartung sehr gern mit ausgedehnter Verkalkung, sogar mit Verknöcherung einher (Abb. 388). Häufiger sitzt jedoch der Kalk in dem Zwischengewebe. Es kommt dabei zur Bildung von Schalen und steinigen Knoten (Struma calculosa), die sich im Anschluß an Entzündungen, an Nekrosen bestimmter Gewebsabschnitte einzustellen pflegen.

Im allgemeinen ist das Schattenbild sehr charakteristisch. Es unterscheidet sich von tuberkulösen Kalkherden durch seine auffallend weitmaschige Struktur und geringe Dichte. Schwierig wird die Deutung nur, sobald sich solche Schatten mit Wirbelsäule, Lunge oder Rippen decken. Im Zweifelsfalle hilft eine Kontrollaufnahme mit verändertem Strahlengang oder eine Durchleuchtung, die erkennen läßt, ob sich beim Schluckakt der Schatten mitbewegt.

Der Nachweis von Verkalkungen im Gehirn kann für die Lokalisation von Tumoren entscheidend sein. Von den malignen Tumoren enthalten die Endotheliome am häufigsten Kalk. Diese werden bis gänseeigroß und treten zuweilen auch multipel auf. In Betracht kommen ferner die Hypophysengangstumoren (s. diese), von denen in der Literatur zahlreiche Fälle mit Kalkeinlagerungen beschrieben worden sind, außerdem Osteosarkome (STERZ und STICH) und Psammome (Abb. 389). Sehr selten scheinen Gliome und Cysten zu verkalken, häufiger dagegen Solitärtuberkel, Gummen oder Aneurysmen. Damit sind so zahlreiche Möglichkeiten für Verkalkungen im Gehirn gegeben, daß man sich bemüht hat, aus der Verschiedenheit der Kalkverteilung und aus ihrem Sitz diagnostische Schlüsse zu ziehen (STRÖM). Soweit es auf die Natur des Tumors ankommt, sind diese nur mit größter Vorsicht gestattet. Wichtig ist aber in erster Linie der Nachweis von Kalk als solchem und dessen Lokalisation, die sich mit Hilfe von stereoskopischen Aufnahmen sehr genau durchführen läßt.

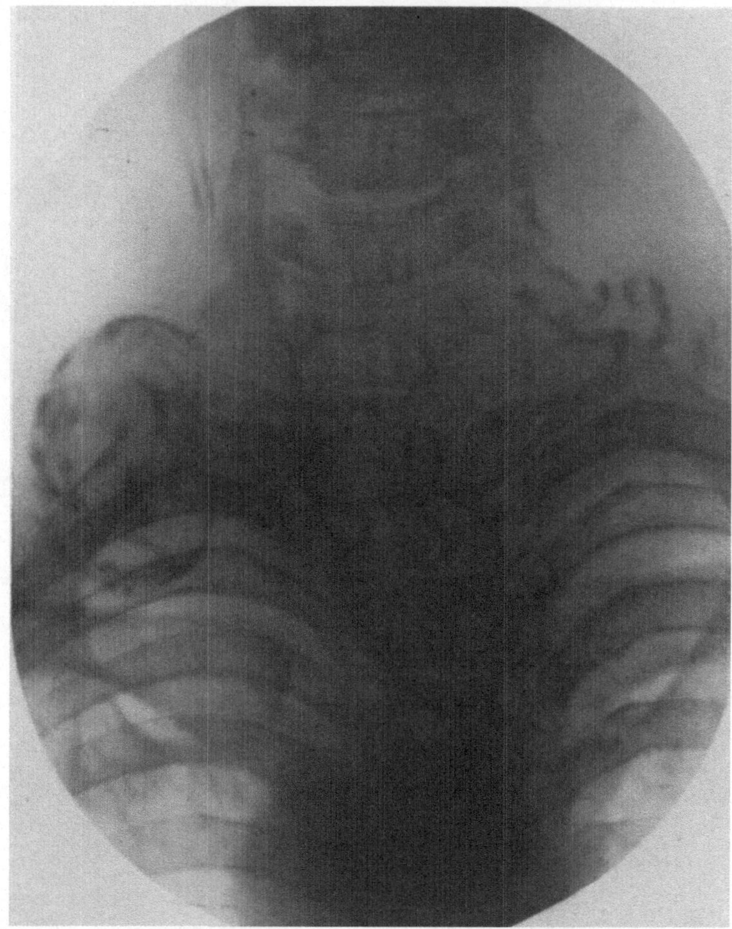

Abb. 388. Kalkknoten in der Schilddrüse, rechts bis in die Lungenspitze hineinprojiziert, links oberhalb der 1. Rippe. Die parallelen Striche rechts am Halse, dicht neben der trachealen Aufhellung stellen Verkalkungen im Schildknorpel des Kehlkopfes dar.

Dazu folgende Beobachtung: Ein 23jähriger Bergmann (E. B.) mit charakteristischer Hirntumoranamnese (Erbrechen, Kopfschmerzen und Sehstörungen) bietet nach dem neurologischen, besonders aber auch nach dem ophthalmologischen Befunde Herdsymptome, die für einen Tumor im linken Temporallappen sprechen (rechtsseitige homonyme Hemianopsie und hemianopische Pupillenstarre). Das stereoskopisch angefertigte Röntgenbild läßt einwandfrei einen hufeisenförmigen Kalkschatten (Abb. 390) im linken Occipitallappen erkennen, so daß dem Chirurgen die Entscheidung der Frage schwer gemacht wird, welche Gegend der Großhirnrinde er freilegen soll.

Das Ergebnis der Röntgenuntersuchung läßt sich nicht mit einem Zufallsbefund in Einklang bringen. Es wird daher trotz der sicher ausgesprochenen Herdsymptome, die für den Temporallappen sprechen, die Occipitalgegend freigelegt und ein großer Tumor enukleiert, der histologisch Spindelzellensarkom ergibt. Der Sitz des Tumors entsprach den Verkalkungen im Röntgenbilde.

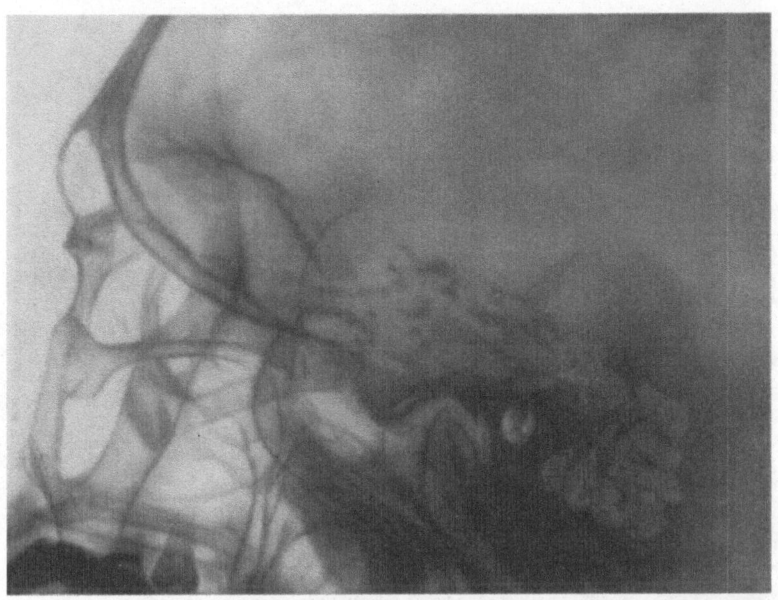

Abb. 389. Psammom der mittleren Schädelgrube, das als solches an der streifigen, krümeligen Struktur im stereoskopischen Bilde deutlich lokalisierbar war.

Will man sich dabei vor Fehldiagnosen schützen, so heißt es zunächst einmal, die unter normalen Verhältnissen vorkommenden Verkalkungen (Glandula pinealis, Plexus chorioideus, Pacchionische Granulationen, Falx cerebri) kennen zu lernen, deren Abtrennung von Tumoren usw. vorwiegend im Hinblick auf ihren typischen Sitz möglich ist. So liegt die Zirbel nach Schüller 4,5 cm oberhalb der deutschen Horizontalen und 1 cm hinter der frontalen Ebene durch den äußeren Gehörgang (Abb. 391). Die Zirbelverkalkung ist recht häufig (17 vH), kann klein, rund und oval sein und auch mehrere Millimeter Durchmesser erreichen. Der Lage des Plexus entsprechen Verkalkungen, die mehr seitlich und vorn sichtbar werden. Er verkalkt meist symmetrisch, beiderseitig von der Mittellinie, schmal und unregelmäßig. Die Kalkplatten der Falx erkennt man an ihrem strichförmigen Verlauf. Die Pacchionischen Granulationen liegen in Scheitelhöhe, sie weisen mitunter linsengroße Flecke auf.

Zufallsbefunde sind kleinste Kalkschatten in den Weichteilen (Muskulatur), die mehrere Millimeter Breite und etwa dreifache Länge erreichen und als verkalkte Parasiten angesprochen werden müssen (Abb. 392). In erster Linie kommen Cysticerken — vor allem die Jugendform der Taenia solium (C. cellulosae) —

in Betracht. Der Träger selbst braucht keinen Bandwurm gehabt, auch nichts von der Invasion verspürt zu haben.

Verkalkte Trichinen sind mehr rundlich und kleiner. Der Echinococcus neigt ebenfalls zur Verkalkung, so daß deren Nachweis, z. B. in der Leber, in der eigentümlich großschaligen Form immer den Verdacht auf Echinococcus erwecken muß. Auch für ihn ist die Frage nach einem Bandwurm bedeutungslos. Der Mensch spielt für den Hundebandwurm bekanntlich nur die Rolle des Zwischenwirtes.

Chronisch entzündliche Reize oder neurotrophische Einflüsse muß man in den seltenen Fällen annehmen, die im Anschluß an Rückenmarksverletzungen, bei angeborenen Mißbildungen, bei Tabes, Hemiplegie und schließlich bei Dementia

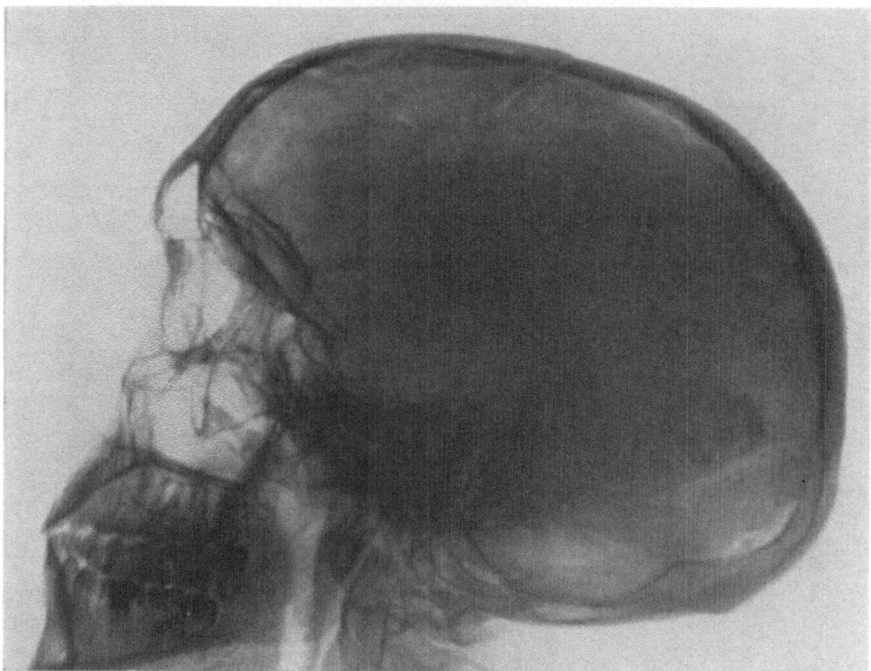

Abb. 390. Verkalktes Spindelzellensarkom im linken Occipitallappen bei einem 22jährigen (vgl. Text).

paralytica Verknöcherungen in den Weichteilen sowohl der Arme als auch der Beine aufweisen (ISRAEL). Die Knochenneubildungen schießen dabei an den verschiedensten Orten auf, wobei rein morphologisch Übergänge zur Myositis ossificans progressiva erkennbar werden.

3. Altersveränderungen.

Auch bei den Altersveränderungen handelt es sich um absterbende oder abgestorbene Gewebsteile mit Kalkeinlagerung, ja sogar Verknöcherung. Röntgenologisch kommt in erster Linie die Arteriosklerose, die Atheromatose in Betracht.

Klinisch können lokale Störungen wie Ödem, Parästhesien, lanzinierende Schmerzen, Hinken auf derartige Gefäßveränderungen hinweisen, die an der Peripherie mit der Schlängelung und Verdickung des Gefäßrohres fühlbar werden.

Pathologisch-anatomisch spielt sich der Prozeß teils in der Intima, teils in der Media ab. Dabei wird ein grundlegender Unterschied zwischen den Extremitätenarterien und den Organ- oder Stammarterien gemacht. Während an den großen Gefäßen, vor allem an der Aorta, die Verdickung der Intima mit hyaliner Entartung und sekundärer Verkalkung das Bild beherrscht, hier und da auch die Degeneration zur Nekrose, zum atheromatösen Zerfall führen kann, sitzt in den Extremitätenarterien die Veränderung vorwiegend in der Media. Nicht nur dieses unterscheidet periphere und zentrale Arteriosklerose, sondern beide Formen treten auch ganz unabhängig voneinander auf, so daß die periphere keineswegs den Schluß auf das Vorliegen zentraler Arteriosklerose oder Atheromatose zuläßt.

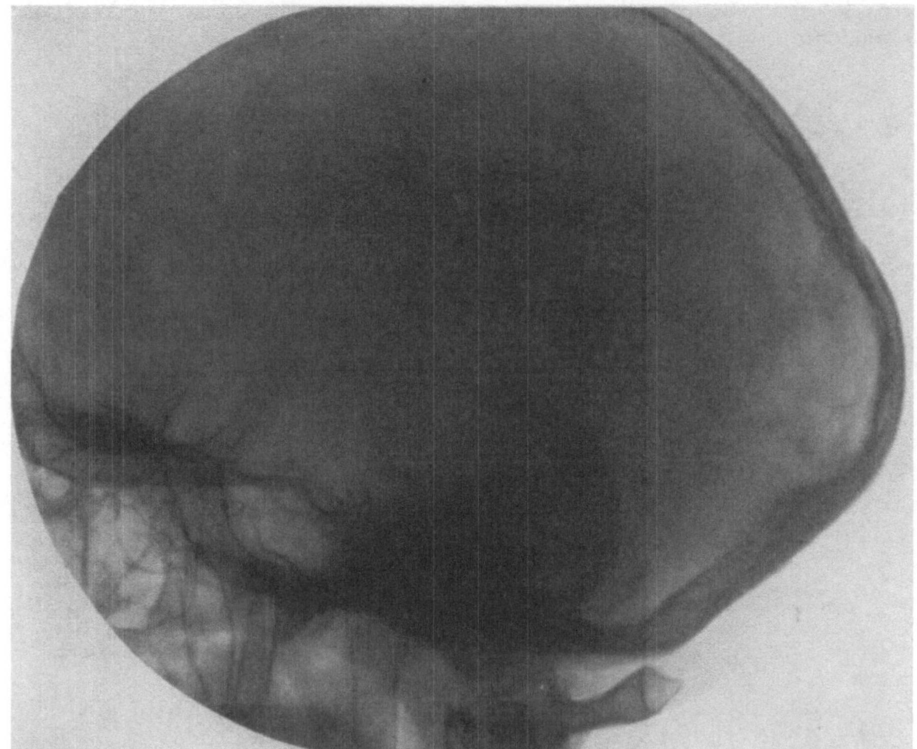

Abb. 391. Verkalkung von Erbsengröße in der Glandula pinealis bei einem 18jährigen ohne klinische Erscheinungen.

Röntgenbild: Jenseits der 40er Jahre sind sehr oft ausgedehnte Verkalkungen der peripheren Gefäße nachweisbar, ohne daß klinisch irgendwelche Symptome auf sie hinzulenken brauchen. Sie sind somit größtenteils Zufallsbefunde, die am schönsten bei weicher Aufnahmetechnik hervortreten. Das Gefäßrohr läßt sich in seinem ganzen Verlauf deutlich verfolgen. Es wird von einer leicht zackigen Linie eingerahmt. Hier und da ist das Lumen kalkfleckig, krümelig beschattet (Kalkplatten) (Abb. 393). Bei klinisch erkennbaren Lokalsymptomen sind solche Bilder wertvoll. Sie werden dabei auch wohl nie vermißt. Nicht statthaft ist es jedoch, auf solchen Befund hin Rückschlüsse auf eine allgemeine Arteriosklerose oder gar eine zentrale zu ziehen (siehe Pathologisch-Anatomisches).

Sehr selten sind Gefäßverkalkungen bei Jugendlichen. Sie dürften wohl immer auf eine schwere Störung des Kalkstoffwechsels hinweisen (vgl. Schulze, Stumpf und Calcinosis intestinalis, Abb. 394).

Auch in den Venen ist eine Sklerose im Röntgenbild bekannt geworden (Stahl). Ihr liegt ebenfalls eine bindegewebige Fibrose der Venenwand zugrunde.

Ebenso können Thromben die Grundlage für eine meist zentral beginnende, schließlich bis zur Peripherie sich fortsetzende Organisation mit sekundärer Verkalkung abgeben. Gegenüber der Arterienverkalkung besteht aber ein grundsätzlicher Unterchied. Die feinkrümelige Struktur im Verlauf des arteriellen Gefäßrohres wird bei der Venensklerose vermißt. Hier erscheinen große, plumpe, kompakte Schatten, die der unregelmäßigen Verkalkung im fibrös entarteten Gewebe entsprechen und deren Prädilektionssitz der Unterschenkel ist. Solche Venensklerosen müssen auch streng von Venensteinen abgegrenzt werden (siehe Konkremente).

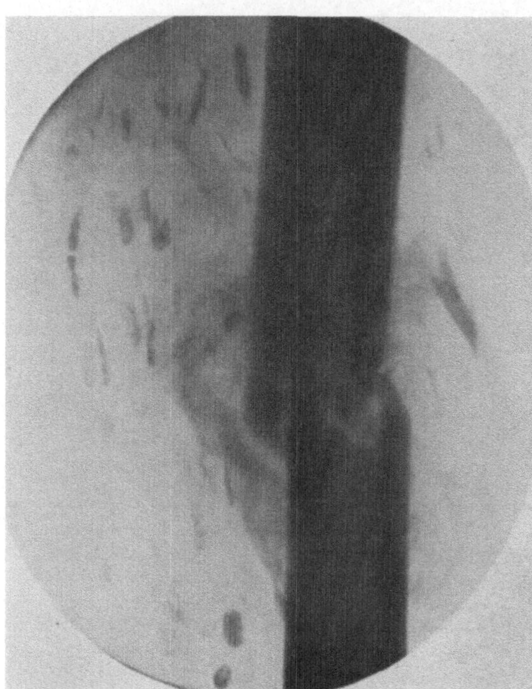

Abb. 392. Verkalkte Cysticerken in der Oberschenkelmuskulatur als Zufallsbefund bei einer Oberschenkelquerfraktur in Heilung

Anhang.

a) Calcinosis intestinalis, Kalkgicht.

Klinisches: Das selten beobachtete Krankheitsbild geht mit multiplen Ablagerungen von Kalk unter der Haut, in Sehnen und in der Muskulatur einher. Das Leiden entwickelt sich schleichend unter zunehmender Abmagerung und endet in den ersten Lebensjahrzehnten meist mit dem Tode. Abscesse, Entzündungen an den Kalkknochen, Allgemeininfektion und Nephritis sind Begleiterscheinungen.

Pathologisch-Anatomisches: Die Ursache soll in einer Störung des Kalkstoffwechsels liegen, indem bei erhöhtem Angebot infolge Dysfunktion des großen Kalkorgans (Skelett) gleichzeitig die Kalkausscheidung durch die Nieren (Nephritis) leidet. Somit wird der überschüssige Kalk in den Weichteilen abgelagert.

Das Röntgenbild läßt schön die Art der Kalkverteilung erkennen. Bevorzugt ist außer der Haut (Abb. 394) und den Gefäßen noch die Umgebung der Gelenke (Hüfte, Knie). Es entstehen dadurch Bilder, die mit ihren intensiv fleckigen und wirr durcheinander gehenden Verdichtungen auf den ersten Blick an Tumor erinnern. Auch die Tabes und die Syringomyelie können ähnlich aussehen. Nur werden diese nie so multipel auftreten und wohl nie direkte Gelenkveränderungen vermissen lassen, die bei der Kalkgicht durchaus fehlen.

b) Myositis ossificans progressiva.

Klinisch entwickeln sich unter rheumatischen Beschwerden Anschwellungen in der Nacken- und der Schultermuskulatur, die fast immer im Kindesalter beginnen und sich anfallsweise auf Stamm und Gliedmaßen ausdehnen. Frei bleiben Abdomen, Zwerchfell, Herz, Gaumen, Schlund. Im sehnigen Ende imponieren die Verknöcherungen als Exostosen. Sie führen zunehmende Bewegungsbeschränkung und fibröse Umwandlung der Muskulatur herbei. Prognose ernst (Exitus an Lungentuberkulose).

Pathologisch-Anatomisches: Die Unterschiede gegenüber der Kalkgicht sind in erster Linie morphologisch. Den Verkalkungen bei dieser entsprechen Verknöcherungen bei der Myositis. Übergänge der einen Form in die andere sind durchaus möglich. So werden Verknöcherungen bei der Calcinosis beobachtet (Fall Schulze) und umgekehrt Verkalkungen bei der Myositis (Krause und Trappe).

Das Röntgenbild hilft besonders im Beginn die Diagnose sichern. Die unregelmäßigen, meist dem Verlauf der Muskulatur entsprechenden Knocheneinlagerungen lassen deutliche, feinmaschige Struktur erkennen.

Die Abgrenzung des Krankheitsbildes gegenüber den klinisch zuweilen ähnlichen multiplen cartilaginären Exostosen ist sicher möglich.

Auch die Kalkgicht unterscheidet sich durch den Sitz ihrer kalkfleckigen, strukturlosen Verdichtungen ganz wesentlich, so daß eigentlich erst mit Hilfe des Röntgenbildes das Nebeneinander beider Krankheiten am gleichen Falle festgestellt werden konnte.

c) Konkremente.

Die Abscheidung fester Massen in Sekreten und Exkreten kann die verschiedensten Ursachen haben. Entweder handelt es sich um Veränderungen der Löslichkeitsverhältnisse (vorwiegend beim Harn) oder der Konzentration (z. B. bei Sekretstauung der Gallenblase) oder der chemischen Zusammensetzung (Beimengung von Eiweiß und Schleim). Nicht selten aber löst erst das Vorhandensein nekrotischer Zellen, die wie Fremdkörper wirken und die Abscheidung fester Massen beschleunigen, die Konkrementbildung aus.

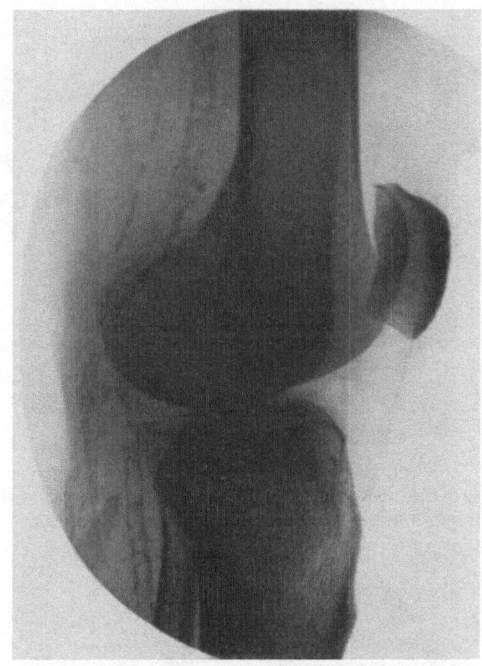

Abb. 393. Hochgradige Arteriosklerose bei einem 72jährigen. — Seit $1/2$ Jahr ziehende Schmerzen im linken Bein. An der Basis der Großzehe zunehmende Gangrän. Puls in der Art. poplitea gut palpabel, in der Tibialis aufgehoben. Diagnose: arteriosklerotische Gangrän, die wenige Wochen später zur Amputation führte.

Röntgenologisch wichtig ist nun die Tatsache, daß bei der überwiegenden Mehrzahl der Konkremente Kalksalze ausgefällt werden, deren Vorhandensein pathologisch-anatomisch recht häufig den Rückschluß auf eine abgelaufene Entzündung zuläßt. Gerade diesen Kalkbeimengungen verdanken wir es ja vornehmlich, daß Konkremente röntgenologisch überhaupt nachweisbar sind.

1. Speichel-Pankreassteine: Meist handelt es sich um Inkrustationen organischer Abscheidungen (Bakterien oder Fremdkörper), die zur Steinbildung Veranlassung geben. Sitz: selten Drüsenläppchen, häufiger Ausführungsgänge. Form: ei-, walzenförmig, meist klein, höchstens walnußgroß. Bestandteile: kohlensaurer und phosphorsaurer Kalk.

In der Bauchspeicheldrüse sind Steine röntgenologisch fast immer Zufallsbefund. Verwechslungen mit Mesenterialdrüsenverkalkungen, mit Nierensteinen sind sehr leicht möglich.

Wichtig kann der Nachweis von Steinen in den Mundspeicheldrüsen werden, sobald klinische Symptome wie stechende Schmerzen mit Aufhören des Speichelflusses oder eine Anschwellung bei dauerndem Verschluß des Ausführungsganges auf die Verlegung der Ausmündung hinweisen (Abb. 395). Parotissteine lassen sich direkt meist nur mit besonderer Aufnahmetechnik bei dorsoventralem Strahlengang auf die Platte bringen, wobei diese dem Gesicht anliegt, der

Unterkieferwinkel tangential zur Strahlenaxe liegt und die Parotisgegend vorgewölbt ist (mittels Polsters oder Luftaufblähung vom Munde her).

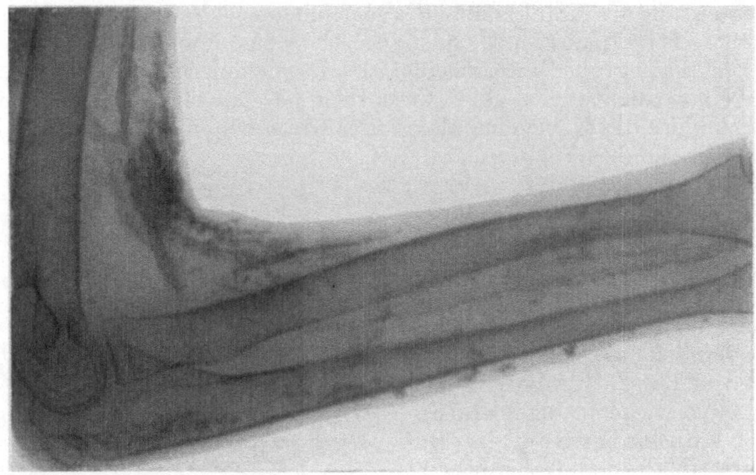

Abb. 394. Calcinosis intestinalis universalis am Unterarm eines 17jährigen. Zu beachten sind die multiplen Kalkherde unter der Haut sowie die streifigen Kalkeinlagerungen im Bereich des Ellenbogengelenks. Besonders aber treten die Verkalkungen der Gefäße hervor. (Nach einer Beobachtung des Herrn Prof. v. GAZA, Göttingen.)

2. Gallensteine:

Nach den neueren Forschungen ASCHOFFS und seiner Schüler hat man zwischen den sogenannten entzündlichen und nichtentzündlichen Gallensteinen zu unterscheiden. Die letzteren bestehen aus Cholesterinkristallen, die sich in der gestauten Galle abscheiden, meist in Form radiär angeordneter Balken, ohne Schichtung. Hier und da enthalten sie Spuren von Kalk. Die reinen Cholesterinsteine sind jedoch verhältnismäßig selten, sie treten vorwiegend als Solitärsteine auf. Zu den nichtentzündlichen Gallensteinen werden ferner die Bilirubinkalksteine gerechnet. Bei ihnen handelt es sich um kalkhaltige Inkrustationen um organische Massen herum.

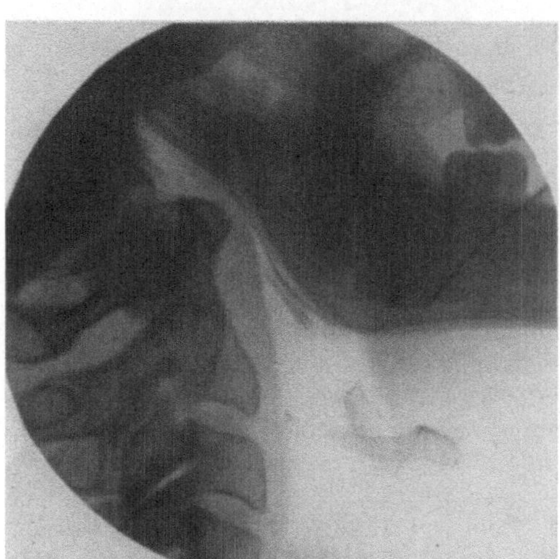

Abb. 395. Speichelstein der Parotis mit liegender Sonde im Ductus Wirsungianus.

Die entzündlichen Gallensteine dagegen setzen eine gestaute Galle plus Entzündung voraus. Mit dieser nimmt der Kalkgehalt der Galle zu. Um den radiär gebauten Cholesterinstein lagert sich infolgedessen Kalk zwiebelschalenförmig schichtweise ab, es kommt zur Bildung der sogenannten Kombinationssteine. Seltener ist, auch ohne einen solchen Cholesterinkern, die Entstehung des Cholesterinkalksteines in rein geschichtetem Bau. Lagert sich mit der Verkalkung gleichzeitig Gallenfarbstoff ab, so haben wir die häufisten Gallensteine, die sogenannten Cholesterin-Pigmentkalksteine vor uns, die sich bei schleichendem Verlauf der Entzündung solitär oder in geringer Zahl finden, bei heftiger Entzündung dagegen multipel und alsdann facettiert nebeneinanderliegen.

Röntgenbild: Die klinischen Symptome können bei typischen Anfällen mit Schmerzen, die in die Schulter ausstrahlen, mit nachweisbar vergrößerter oder fühlbarer Gallenblase so ausgeprägt sein, daß es einer röntgenologischen Untersuchung nicht mehr bedarf. In einem nicht geringen Prozentsatz der Fälle sind die Beschwerden aber ganz unbestimmter Natur, so daß schon sehr früh der Wunsch nach einer direkten Darstellung von Gallensteinen wach geworden ist. Im Röntgenbilde sind diese jedoch bis auf die letzten Jahre Zufallsbefund geblieben. Ungünstig wirkt ihre chemische Zusammensetzung, soweit es sich um den reinen Cholesteringehalt der Steine handelt, ungünstig auch ihre Lage und Beschattung durch die Galle selbst und besonders durch die mächtige Leber.

Die Darstellung der Gallensteine kann demnach nur dann gelingen, wenn 1. die Sekundärstrahlen auf ein Minimum herabgedrückt werden (Blendenaufnahmen, BUCKY-Blende), 2. die Steine möglichst nahe an die Platte herangebracht werden (Bauchlage) und 3. die Gallensteine genügend Kalk enthalten.

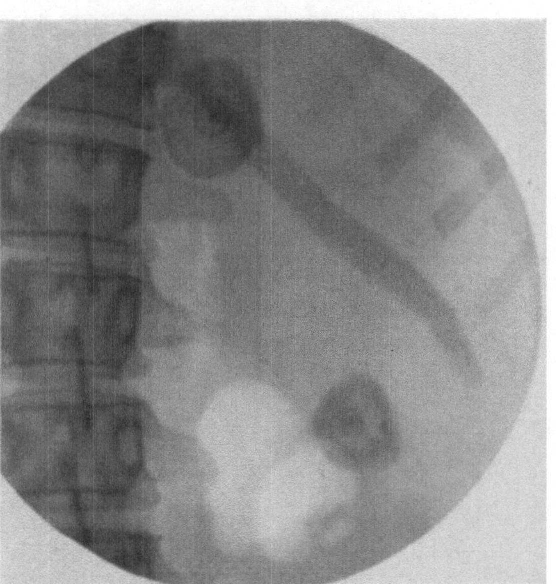

Abb. 396. 2 Gallensteine bei einer 41 jährigen mit charakteristischer Anamnese (Aufnahme in Bauchlage). — Operationsbefund: Der untere Stein liegt am Gallenblasenfundus, der obere verschließt den Cysticus, Gallenblase doppeltfaustgroß. Inhalt wasserklar. — Die Steinschatten sind durchaus charakteristisch. Besonders deutlich wird die eigentümliche Schichtung. Unterhalb des tiefst gelegenen Steines Gasblase im Darm.

Allerdings kommt es weniger auf die Schattendichte der Steine selbst als hauptsächlich darauf an, ob ein Stein gegenüber seiner Umgebung (Gallenblase, Galle, Leber) ausreichende Kontraste setzt. So kann auch gelegentlich die Darstellung eines reinen Cholesterinsteines gelingen, nämlich dann, wenn er gegenüber seiner Umgebung stärker durchlässig ist, was sich auf dem Bilde in Form von Aussparungen kundtut. Kalksteine dagegen machen Verdichtungen, die entsprechend ihrem Bau in Form ringförmiger, schaliger, verschieden großer Schatten hervortreten (Abb. 396). Charakteristisch ist außerdem der helle Kern, die radiäre Streifung sowie die Facettierung nebeneinander liegender Schatten. Bei multiplen Steinen werden zahlreiche kleinste Schattenbezirke ohne eigentliche Struktur sichtbar, so daß das ganze Gallenbett wie marmoriert aussieht.

Schließlich kann aber auch jede Struktur im verdichteten Gallenbett fehlen. Meist handelt es sich dann um kalkhaltigen Detritus, um Steinschotter, der die Gallenblase diffus beschattet, ohne Einzelheiten hervortreten zu lassen.

In den letzten Jahren hat sich nun die Gallensteindiagnostik in anderer Richtung entwickelt, indem mit der direkten Darstellung der Gallenblase (Cholecystographie, s. diese) nicht nur nach Steinen gefahndet wird, sondern auch die sekundären Folgen der Steinkrankheit — Schrumpfungsprozesse, Verlegung des Ausganges, Pericholecystitis — in den Bereich des röntgenologischen Nachweises einbezogen worden sind.

3. Kotsteine (Koprolithen), Darmsteine (Enterolithen): Auch sie sind meist Zufallsbefunde. Ihre Entstehung ist verschiedenartig. Am häufigsten handelt

es sich wohl um einen Kern von ganz verschiedener Größe, bestehend aus verfilzten Pflanzenresten, Fremdkörpern, Obstkernen, Gallensteinen, Darmparasiten oder Haaren. Bleiben solche Dinge längere Zeit im Darm liegen, so werden sie mit Kot eingehüllt und mit Kalksalzen, Phosphaten, Ammoniak-Magnesia schichtweise inkrustiert.

Auch durch abnorme Austrocknung von Kotballen können knochenharte Knollen (Skybala) entstehen, die im Röntgenbilde je nach ihrem Aufbau ein verschiedenartiges Bild ergeben. Entweder ist eine deutliche Schichtung infolge der Inkrustation vorhanden, oder aber rundliche Schattengebilde von Weichteildichte sind — das ist besonders charakteristisch sowohl für Kotsteine als auch für die Skybala — von einer Gashülle (Darmgas) umgeben (Abb. 405 und 410).

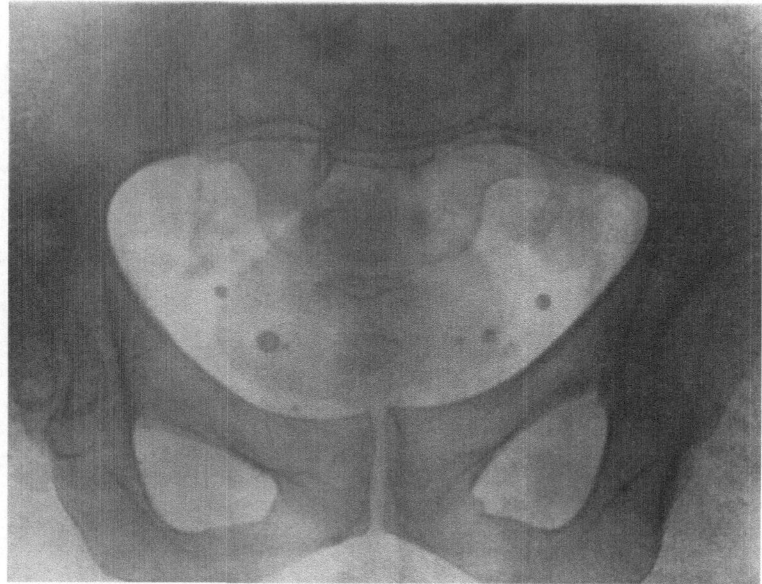

Abb. 397. Beckenflecken bei einem 57 jährigen als Zufallsbefund. Im Zentrum des Beckeneinganges Kotballen mit Gashülle. Parallel zur Linea innominata 6 Beckenflecken (teils geschichtet). Verkalkung in den Beckenarterien besonders links angedeutet. Klinische Diagnose: Arthritis deformans beider Hüften. Spondylitis deformans.

Dadurch werden sie von allen andern Konkrementen im Bereich des Abdomens unterschieden.

Die Kotsteine in der Appendix machen hiervon eine Ausnahme. Entsprechend der Enge ihres Lumens fehlt die Gashülle. Die Steine sind spindelförmig, länglich, scheibenartig, rund. Zuweilen besitzen sie eine eigentümliche Schichtung. Im allgemeinen erreichen sie Erbsen- bis Bohnen-, selten Taubeneigröße. Ihre Zahl schwankt. Meist sind sie solitär, können aber auch zu zwei oder drei oder noch mehr nebeneinander liegen, wobei auf die perlenschnur- oder rosenkranzförmige Aneinanderreihung geachtet werden muß. Appendixsteine werden leicht mit Nieren- und Uretersteinen verwechselt (s. diese).

4. Venensteine; Beckenflecken (Phlebolithen): Zu den Metamorphosen der Venenthromben gehört die Erscheinung, daß nach deren Eintrocknen die weißen, in den sackartigen Erweiterungen liegenden Reste sekundär inkrustieren. Im allgemeinen besitzen diese kugelige, ovale Gestalt und eine sehr fibrinreiche Grundsubstanz. Prädilektionsstellen solcher Venensteine sind vor allem der Plexus prostaticus, die Venen der Blase, seltener des Mastdarms sowie des

Ligamentum latum des Weibes. Die Steine werden linsen-, erbsen- bis bohnengroß.

In das Gebiet der Phlebolithen gehören auch die sogenannten Beckenflecken, die röntgenologisch zuerst von ALBERS-SCHÖNBERG beobachtet und pathologisch-anatomisch von FRAENKEL und ROBINSOHN untersucht worden sind. Allerdings hat sich die Anschauung dieses Autors, daß es sich um Steinbildungen in den Schleimbeuteln, um Bursolithen handle, auch nach den Untersuchungen von FORSSELL nicht bestätigt. Vielmehr liegt wohl eine echte Steinbildung in den Venen vor, die beim Manne zum Gebiet des Plexus prostaticus, bei der Frau zu dem der Venae haemorrhoidales gehören. Die Bestandteile an Calciumcarkonat, an Knochenerde erklären die röntgenologische Sichtbarkeit solcher Konbremente.

Die Beckenflecken sind Zufallsbefunde, die man bei Männern über 50 Jahren außerordentlich häufig erheben kann (Abb. 397) — FORSSELL hat in 66 vH der Fälle Phlebolithen nachgewiesen. — Charakteristisch ist das multiple Auftreten mit gruppenweiser, perlschnurförmiger Anordnung. Ihre Lage zum Skelett kann mit der Projektion wechseln. Gewöhnlich findet man diese Flecken ungefähr parallel zur Linea innominata, meist unterhalb der Verbindungslinie beider Spinae ischii angeordnet (Abb. 404 u. 259). Ihre Grenzen sind durchaus scharf, rundlich bis oval, selten sichelförmig.

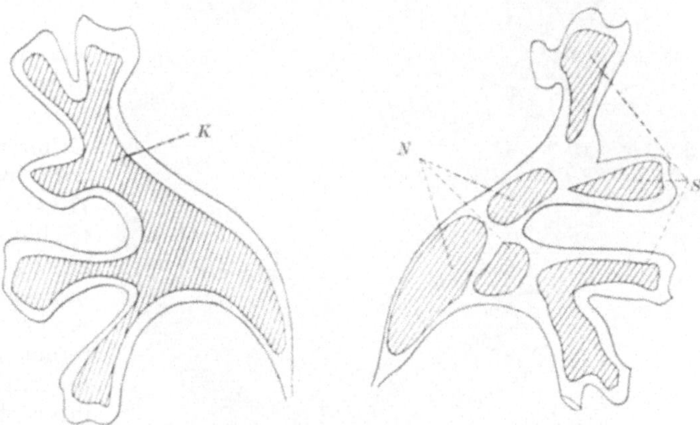

Abb. 398. Schema der Nierenkelche und Nierenbecken mit den charakteristischen Steinschatten: K = Korallenstein; N = Nierenbeckenstein, bohnenförmig, leicht aufgerollt; S = Spitzenstein, tropfen-, kegelförmig oder spindelartig.

Im allgemeinen dürften die geschilderten Symptome genügen, um Beckenflecken von anderen Kalkschatten zu unterscheiden. Leider versagen aber alle diese Merkmale, zu denen noch hinzukommt, daß die Beckenflecken fast immer zu beiden Seiten der Mittellinie angetroffen werden, wenn solche Schatten im Zweifelsfalle gegen Ureter- und Blasensteine abgegrenzt werden sollen. Hier muß die Uretersonde (Cystokopie) und die Blasenfüllung nach ZIEGLER entscheiden (s. Uretersteine).

5. Nierensteine (Urolithen):

Klinisches: Im akuten, schmerzhaften Anfall ist mit dem Erscheinen von Blut im Urin und der Druckempfindlichkeit der Nierengegend die klinische Diagnose oft leicht gestellt. Da aber eine Reihe benachbarter Organe ähnliche Schmerzattacken auszulösen vermögen, ja auch Nierenleiden anderer Natur (Tumor, Tuberkulose) in Betracht kommen, besonders dann, wenn die Vorgeschichte nicht einwandfrei typische Nierenkoliken erkennen läßt, so wird die Röntgenuntersuchung zum Nachweis der Nierensteine eigentlich in jedem Falle heranzuziehen sein.

Pathologisch-Anatomisches: Das Zustandekommen von Konkrementen im Harn ist auf zweierlei Weise möglich. Entweder scheiden sich aus dem Harn an der Oberfläche eines Kernes, der aus einer organischen Substanz besteht (nekrotische Epithelien, Blut, Schleim, Bakterien), feste Massen ab, oder aber die Zusammensetzung des Harnes und sein kolloidaler Zustand ändern sich unter Mitwirkung von Entzündungen, so daß

Substanzen ausgefällt werden. So spricht man von einer primären — der zuletzt geschilderten — und einer sekundären Steinbildung im Harn.

Je nach der Zusammensetzung unterscheidet man 1. Oxalatsteine, vorwiegend aus oxalsaurem Kalk bestehend, maulbeerartig, hart; 2. Phosphatsteine, sie werden vorwiegend im alkalisch reagierenden Harn gebildet, sind kreideartig, brüchig und bestehen aus phosphorsaurer Ammoniak-Magnesia und phosphorsaurem Kalk; 3. Uratsteine, sie sind wohl die häufigsten Steine, setzen eine stark saure Beschaffenheit des Urins voraus und bauen sich aus harnsauren Salzen oder reiner Harnsäure auf. Seltener sind 4. Carbonat-, Xanthin-, Cystinsteine.

Fast nie werden die Konkremente im Harnapparat chemisch rein angetroffen. Sehr häufig enthalten sie einen Kern, z. B. aus harnsauren Salzen, denen Tripelphosphat und oxalsaurer Kalk usw. schichtförmig angelagert ist. Von den eigentlichen Steinen, die ein außerordentliches Gewicht von mehreren 100 g, zuweilen sogar Nierengröße, erreichen können, grenzt man kleinere Konkrementbildungen in Form des Nierengrießes oder Nierensandes ab.

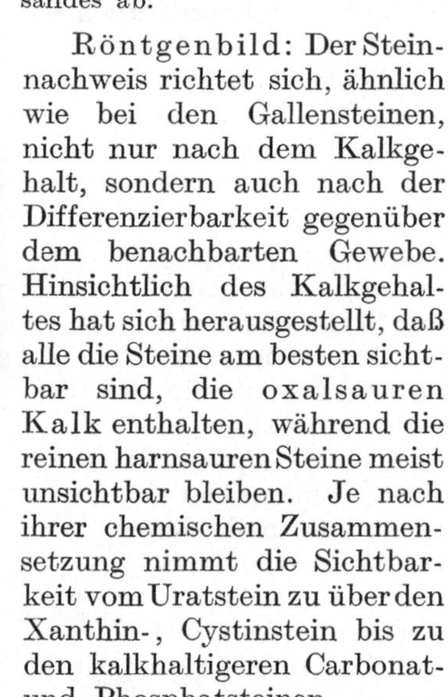

Abb. 399. Nierenbeckenstein bei einem 54jährigen mit charakteristischer, für Nierenkolik sprechender Anamnese. Im Bild ist der Steinschatten oben und unten weich begrenzt, seitlich schärfer. Er liegt am medialen Rande der deutlich hervortretenden Niere. Ihr gegenüber liegt medial der Psoasrand.

Röntgenbild: Der Steinnachweis richtet sich, ähnlich wie bei den Gallensteinen, nicht nur nach dem Kalkgehalt, sondern auch nach der Differenzierbarkeit gegenüber dem benachbarten Gewebe. Hinsichtlich des Kalkgehaltes hat sich herausgestellt, daß alle die Steine am besten sichtbar sind, die oxalsauren Kalk enthalten, während die reinen harnsauren Steine meist unsichtbar bleiben. Je nach ihrer chemischen Zusammensetzung nimmt die Sichtbarkeit vom Uratstein zu über den Xanthin-, Cystinstein bis zu den kalkhaltigeren Carbonat- und Phosphatsteinen.

Für die Konkrementdiagnose ist Form und Größe steinähnlicher Schatten in erster Linie zu beachten, denn die Steine passen sich dem Hohlraum in Niere und Nierenbecken, worin sie entstehen, weitgehend an (Abb. 398). So erhalten die Kelchspitzensteine eigentümliche Abgrenzungen, die an Keulen, Flaschen, auch an Bohnen, Winkelhebel, Molarzähne erinnern. Die Nierenbeckensteine dagegen sind mehr rund bis oval, zuweilen, wenn sie sehr groß werden, dreieckig oder bohnenähnlich. Komplette Ausgüsse von Becken und Kelchen lassen die Korallensteine entstehen. Alle diese Formen gestatten weitgehende Rückschlüsse nicht nur für die Steindiagnose an sich, sondern auch hinsichtlich der Lagebestimmung und der zu wählenden Operationsmethode. Allerdings wechselt Lage, Form und Begrenzung der Bilder je nach der gewählten Aufnahmetechnik.

Nierenbilder lassen sich nämlich auf zweierlei Weise herstellen. Die verbreitetste Methode sucht dadurch stärkste Kontraste zu erzielen, daß die Sekundärstrahlung im abdominellen Gebiet durch Benutzung kleinster Blenden (10 bis höchstens 13 cm Weite) herabgesetzt, gleichzeitig aber der Weichteilmantel mit Hilfe eines Luffaschwammes oder sonstiger nicht schattengebender, weicher Polster durch Kompression so weit reduziert wird, wie nur irgend möglich ist. Die

Steindiagnose gelingt mit solcher Technik am häufigsten, wenn unter geringster Atembewegung eine weiche Zeitaufnahme angefertigt wird, die unter Vermeidung von Verstärkungsschirmen je nach Stärke des Apparates $^1/_2$—1 Minute Belichtungszeit erfordert (Abb. 537). Da rein klinisch nicht bekannt sein kann, wo ein vermuteter Stein gerade sitzt, da infolge des renorenalen Reflexes noch nicht einmal mit Sicherheit die Seite bestimmt werden kann, sind für jede Steindiagnostik fünf Aufnahmen notwendig: beide Nieren, beide Ureteren und die Blase.

Die zahlreichen Fehlerquellen, die bei der Deutung von Steinschatten in Betracht kommen, erfordern häufig Kontrollaufnahmen, die am besten nach kurzer Betrachtung der Platten im Entwicklungsprozeß sofort anschließend unter leichter Veränderung des Strahlenganges vorgenommen werden sollten.

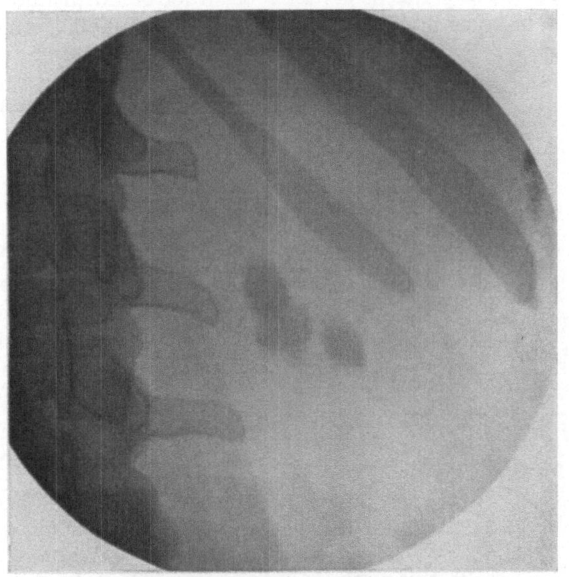

Abb. 400. 3 Nierenbeckensteine bei einer 21jährigen mit einer 2 Jahre zurückreichenden typischen Anamnese. Die Steine sind operativ entfernt. Sie bestanden im wesentlichen aus Calciumsulfat und -oxalat. Im Bilde obere und untere Grenze weich, Seitenbegrenzung scharf, Psoasschatten deutlich, Niere selbst nicht sichtbar infolge störender Darmschatten außen und unten.

Der beste Prüfstein für eine gute Nierenaufnahme ist die Sichtbarkeit des Psoasschattens (Abb. 399). Nicht immer gelingt die Darstellung der Niere selbst. Bei Kindern ist das sogar die Regel. Für die Steindiagnose ist die Sichtbarkeit des Nierenschattens zwar eine große Erleichterung, jedoch nicht unbedingte Voraussetzung, denn schließlich ist jeder Schatten im Nierenraume auf Stein verdächtig, solange man ihn nicht als eine Täuschung erkannt hat (Kontrollaufnahme).

Von einer Schichtung, wie wir sie nach den chemischen Auseinandersetzungen erwarten müßten, ist auf dem Bilde nichts zu sehen. Das verhindern in der erwähnten Aufnahmetechnik die Atembewegungen. Ein Merkmal spricht jedoch im Sinne des Nierensteines, nämlich die scharfe Begrenzung des Schattens rechts und links, während obere und untere Grenze wolkig, unscharf, weich ausgezogen sind (Nierenbewegung mit der Atmung, Abb. 400 u. 547).

Nicht selten ist der Steinschatten wenig scharf ausgeprägt, so daß er bei oberflächlicher Betrachtung des Bildes übersehen wird, eine Erfahrungstatsache, die immer und immer wieder dazu ermahnt, die Bilder nicht nur bei ungenügendem Licht in feuchtem Zustande zu betrachten, sondern auch in trockenem unter Anwendung verschieden starker Lichtquellen, unter Schrägneigung der Platte, eventuell unter Benutzung einer Lupe oder eines Opernglases.

Viel einfacher gestaltet sich die Darstellung der Steine mit Hilfe der zweiten Aufnahmetechnik. Sie setzt eine bewegliche Bucky-Blende voraus. Mit dieser lassen sich unter Benutzung großer, doppelt begossener Filme und mit Hilfe von zwei Verstärkungsschirmen in wenigen Sekunden und in Atemstillstand Übersichtsaufnahmen des ganzen Urogenitaltractus von überraschender Klarheit gewinnen. Nur einen Nachteil hat das Verfahren. Auch die Fehler und störenden Beischatten (Darminhalt, Abb. 402 und 407) treten um ein Vielfaches verstärkt hervor, obgleich der zu untersuchende Patient genügend vorbereitet war (2 Tage vorher wird für eine ausreichende Darmentleerung gesorgt und flüssige Kost innegehalten. Am Morgen der Untersuchung bleibt der Patient nüchtern).

Trotz aller dieser Vorsichtsmaßregeln und gut ausgebauter Technik läßt sich auch heute noch nicht ein Nierenstein ausschließen, wenn das Bild negativ ausfällt. Immer wieder sind es die Uratsteine sowie die ganz weichen kalkhaltigen ohne ausreichende Kittsubstanz, die sich dem Nachweis entziehen. Nach verschiedenen Statistiken nehmen diese etwa 1—10 vH des Gesamtmaterials ein (Haenisch-Kümmell-Graf). Nun braucht aber bei klinischen Symptomen nicht unbedingt ein Stein vorhanden zu sein. Sobald die zunächst immer angezeigte einfache Röntgenuntersuchung ergebnislos verlaufen ist, stehen uns noch verschiedene Wege offen, die zur richtigen Diagnose führen:

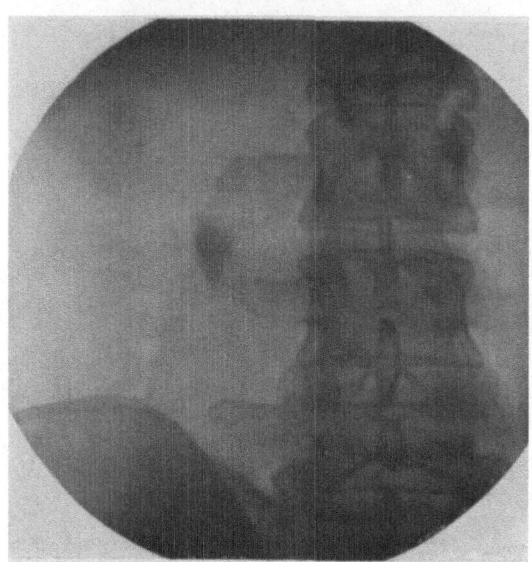

Abb. 401. Ureterstein bei einer 33jährigen in Höhe des 3. und 4. Lendenwirbels (operativ bestätigt).

1. Es ist trotzdem ein Stein vorhanden. Sein Nachweis gelingt mit der Kontrastfüllung des Nierenbeckens (s. Pyelographie). Der Stein wird im Kontrastschatten als Aussparung sichtbar. Fehlt auch diese, so muß nach Kümmell die Aufnahme $^1/_2$—1 Stunde später wiederholt werden. In dieser Zeit ist die Kontrastmasse abgeflossen und nur der sich imprägnierende Stein bleibt besonders bei Collargolfüllung mit dunkler Umrandung sichtbar.

2. Versagt auch die Pyelographie, z. B. bei sehr kleinen Steinen, so kann noch die genaueste Urinuntersuchung auf rote Blutkörperchen (Eiweiß kann fehlen) zur Steindiagnose verhelfen. Diese Formelemente finden sich im Sediment fast ohne Ausnahme, besonders wenn der zu Untersuchende einen anstrengenden Marsch oder eine rüttelnde Wagenfahrt hinter sich hat.

3. Es ist in der Tat kein Stein vorhanden. Vielmehr werden die Koliken von einem Nierentumor, einer Tuberkulose oder einer herdförmigen Nephritis ausgelöst. In seltenen Fällen kann auch eine reine Oxalurie oder Phosphaturie mit dem charakteristischen Salzgehalt im Harn Ursache von Koliken sein.

Differentialdiagnose: Im allgemeinen finden sich Steinschatten in der Umgebung der 12. Rippe sowie in Höhe des 1.—2. Lendenwirbels. Im gleichen Raum kommen aber Schattengebilde vor, die Steinschatten zuweilen recht ähnlich sehen, so daß nur die Kontrollaufnahmen, die Kontrastsonde und die Pyelographie Zweifel beheben.

Zunächst müssen Platten- und Verstärkungsschirmfehler selbstverständlich als solche erkannt werden. Sehr störend wirken auch überlagernde Darmschatten infolge schlechten Abführens. Diese zeichnen sich durch eine sehr wenig scharfe Begrenzung, durch ihre homogene, wolkige Beschaffenheit aus und liegen meist neben kontrastreichen Aufhellungen (Gase, Abb. 396, 402, 405).

Die größten Schwierigkeiten bereiten aber verkalkte Mesenterial- und Retroperitonealdrüsen (Abb. 402). Zwar ist deren Struktur eigentümlich kalkfleckig und maulbeerförmig oder zu ganzen Nestern angeordnet, mitunter muß aber die genaue Lagebestimmung (Pyelographie, Aufnahme in verschiedenen Ebenen) den Ausschlag geben.

Seltener werden durch Zufall Verkalkungen oder Konkremente anderer Organe in den Nierenraum projiziert. Als solche kommen in Betracht:

1. Kot- und Appendixsteine. Ihnen ist ein weicher, schaliger Schatten eigen, der in schräger Aufnahmerichtung seine Lage wesentlich ändert, da er meist vor der Nierenebene liegt.

2. Gallensteine: Ihre Anordnung zu mehreren, ihr heller Kern und ihre schalige Begrenzung sind sichere Merkmale (Abb. 396).

3. Pankreassteine und -verkalkungen: Sie ragen meist in den Wirbelschatten hinein.

4. Echinococcus der Leber: Er ist selten so partiell verkalkt, daß steinähnliche Umrisse entstehen.

5. Arteriosklerose der Bauchaorta, ebenfalls wohl nie so isoliert erkennbar.

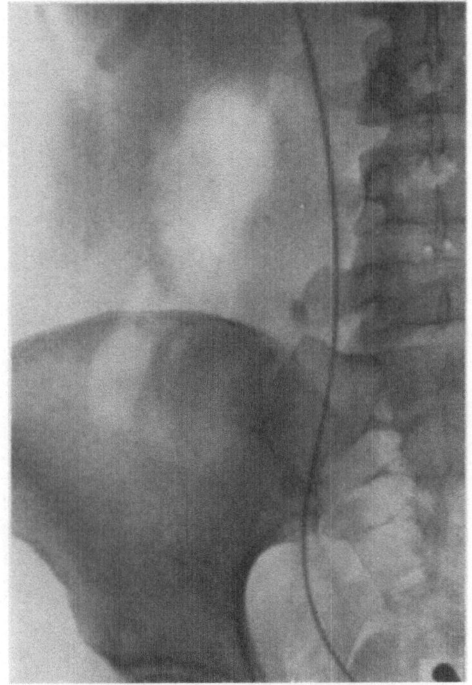

Abb. 402. Verkalkte Mesenterialdrüse bei einer 19jährigen in Höhe des 5. Lendenwirbels, mit liegender Uretersonde. Der vermeintliche Stein liegt 2 cm von der Sonde entfernt. Darmschatten ziehen lateral parallel der Sonde (vgl. Abb. 403).

Auch muß man sich hüten, normale Verkalkungen der Rippenknorpel, die als solche an ihren Streifen in Längsrichtung der Rippen erkennbar sind, für Steine zu halten. Ferner kann ein Kalkherd im Nierenbecken dadurch vorgetäuscht werden, daß sich der Processus transversus eines Lendenwirbels mit dem Nierenschatten überdeckt (Schattensummation). Als Kuriosa seien noch angeführt Schatten durch Hautwarzen und gestielte Lipome.

Bei ungenügender Darmentleerung steigern sich die Fehlerquellen außerordentlich. So sind Verwechslungen vorgekommen mit Fremdkörpern, Fruchtkernen, Resten von Röntgenbrei und Medikamenten, die Schatten werfen (z. B. Blaudsche Pillen).

Schließlich ist noch nicht gesagt, daß jeder Kalkschatten, der wirklich zum Nierenlager gehört, nun auch von einem Stein (Folge der Lithiasis) herrührt. So sind Verkalkungen auch bei der Nierentuberkulose bekannt. Zwar ist deren Grenze weicher, die Struktur streifig und mehr an der Nierenperipherie gelegen. Jedoch können nur die klinischen Symptome und der Urinbefund die letzten Zweifel zerstreuen.

Nicht minder unangenehm ist die Verwechslung von Steinschatten mit verkalkten Nierentumoren. Auch dabei kann das Bild allein nicht die Entscheidung treffen.

Sehr erschwert wird die Steindiagnose bei Lageveränderungen der Niere (Dystopie). Ohne Pyelographie wird man in solchen Fällen wohl nie zu einem sicheren Urteil gelangen. Auf eine Hufeisenniere können zuweilen tiefliegende, quer über die Wirbelsäule ziehende Konkremente hinweisen.

6. Uretersteine: Durch das Wandern von Nierensteinen nach abwärts gelangen Konkremente in die Ureteren. Entsprechend den physiologischen Engen bleiben die Steine mit Vorliebe an bestimmten Stellen hängen (Abb. 401 u. 541): 1. unterhalb der Abgangsstelle des Ureters vom Nierenbecken (adrenale Enge), 2. an der Kreuzung des Ureters mit der Arteria iliaca (Lumbalspindel) und 3. an der Enge vor und in der Blasenwand (am häufigsten). Die röntgenologische Darstellbarkeit hängt von den gleichen Voraussetzungen ab, wie des näheren bei den Nierensteinen ausgeführt worden ist.

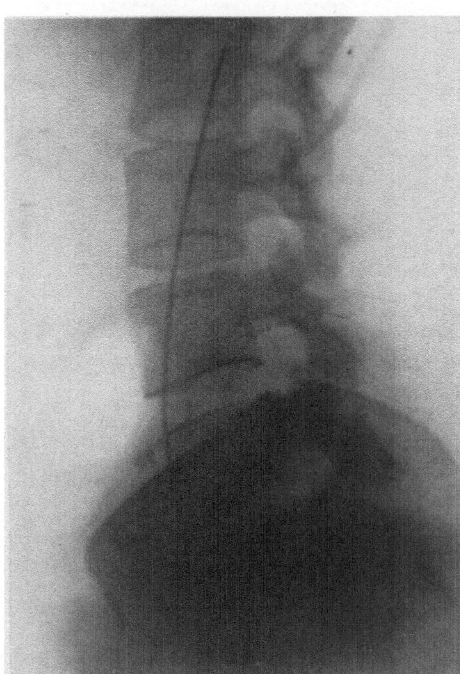

Abb. 403. Seitenansicht zu Abb. 402. Der Kalkschatten liegt vor der Uretersonde oberhalb des Beckenkammes.

Im allgemeinen werden entsprechend der Harnleiterenge die Steine kleiner und abgerundeter als Nierensteine sein, wenngleich Steinbefunde von respektabler Größe beschrieben worden sind. Der Lage nach kommen nur Schatten zu beiden Seiten der Lendenwirbelsäule (vom 2. Lendenwirbel abwärts) in Frage, die in seltenen Fällen in den Knochen hineinprojiziert sein können, meist aber wenige Zentimeter von diesem entfernt liegen (Abb. 402, 403). Fällt die Röntgenuntersuchung negativ aus, so ist folgendes Vorgehen angezeigt:

a) Einführung einer schattengebenden Sonde (dünn, mit Zentimetereinteilung). Sie wird in Höhe des Steines Widerstand finden.

b) Der distale Ureterabschnitt wird mit Kontrastflüssigkeit gefüllt (wie zur Pyelographie). Der Schatten schneidet mit dem Stein ab, imprägniert ihn oder fließt in dünnem Strahl vorbei ins Nierenbecken. Nicht selten läßt sich außer dem Hindernis auch die oft vorhandene Hydronephrose als Folge des Uretersteines nachweisen (vgl. Abb. 548).

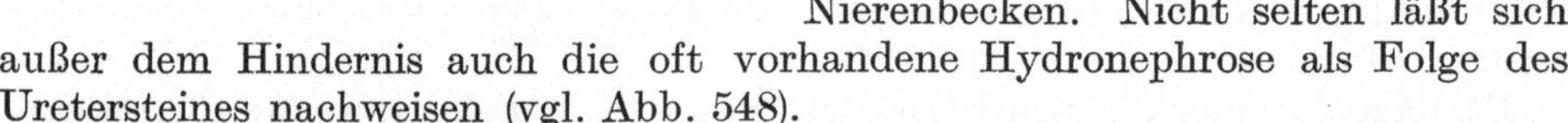

Mit diesem Vorgehen dürfte wohl kaum ein Harnleiterstein der bildlichen Darstellung entgehen. Weit häufiger ist es aber notwendig, den Steinschatten von ähnlichen Gebilden abzugrenzen.

Differentialdiagnose: Im allgemeinen treffen auch die Ausführungen über die Nierenkonkremente auf den Ureterstein zu. Besonders hervorgehoben werden muß:

a) Die sehr häufige Verwechslung mit verkalkten Mesenterialdrüsen, die auch ohne eingeführte Sonde im Seitenbilde als solche daran erkennbar sind, daß sie vor dem Wirbelkörperschatten liegen, während die Uretersteine in den Wirbel hineinprojiziert werden.

b) Daß Wirbelexostosen als Folge von Traumen oder Arthritis nur dem Unachtsamen als Steine imponieren.

c) Daß Verkalkungen der Aorta, der Iliaca, der Uteringefäße selten so isoliert auftreten, wie etwa ein Urolith beschattet ist.

d) Daß verkalkte Myome und Ovarialcysten meist anders geschichtet und gelagert sind (Abb. 404).

e) Vor allem die recht schwierige Abgrenzung gegenüber den Beckenflecken (s. diese). Deren Charakteristika bezüglich Form (rund, oval, scharf, zu mehreren) und Lage (entlang der Linea innominata unterhalb der Verbindungslinie beider Spinae ischiadicae) sind in zweifelhaften Fällen bei Steinen vor und in der unteren Harnleiterenge für eine sichere Dianose unzureichend.

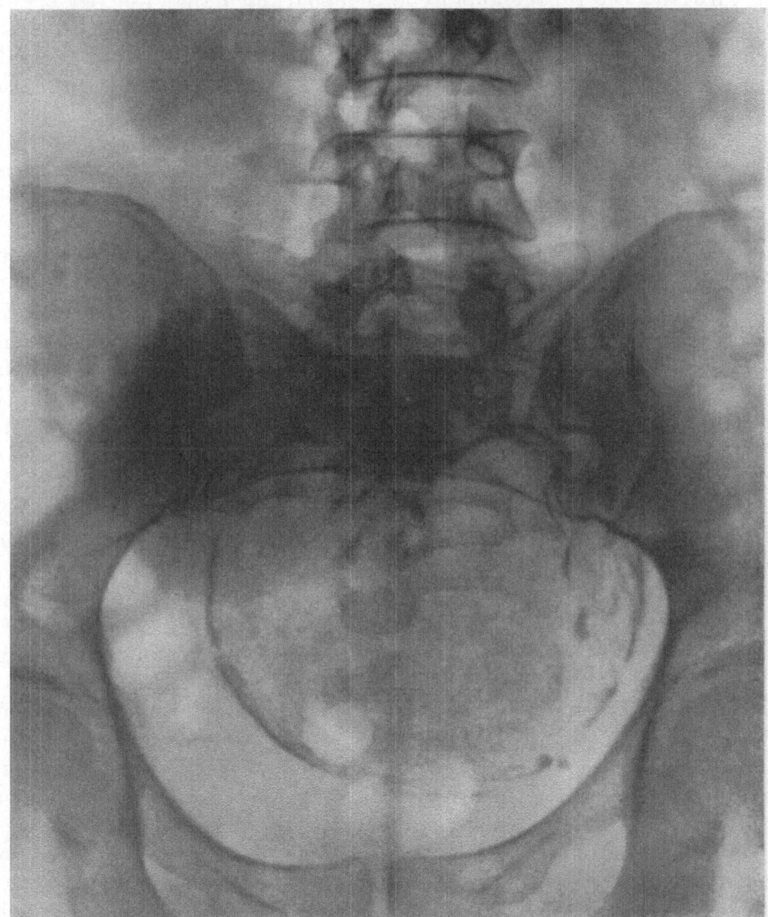

Abb. 404. Verkalkter Ovarialtumor bei einer 63jährigen, der in einzelnen Teilen seiner Kalkschale mit Konkrementen verwechselt werden könnte. Links unten, etwa gegenüber dem Femurkopf, 2 runde Kalkherde, die als Beckenflecken aufgefaßt werden. (Buckyblendenaufnahme.)

Die Einführung von Sonden, die Kontrastfüllung des Ureters kann unmöglich sein. Für solche Fälle hat Ziegler ein brauchbares Verfahren angegeben. Zunächst wird eine normale Blasenaufnahme angefertigt und nun bei gleichbleibendem Röhrenstand und fixiertem Patienten die Blase mit 200—300 ccm Borwasser gefüllt, ohne daß Platte oder Röhre gewechselt oder verschoben werden. Die zweimal belichtete Aufnahme zeigt sämtliche Knochenschatten und Beckenflecken scharf umrandet, während der Ureterstein mit Füllung der Blase gehoben wird und Doppelkonturen erhält. Blasensteine können in ähnlicher Weise gehoben werden, verändern aber ihre Lage weit mehr.

7. Blasensteine:

Ihre chemische Zusammensetzung ist der der Nierensteine durchaus ähnlich. Nicht selten handelt es sich um Konkremente, die im Nierenbecken entstanden und blasenwärts fortgeleitet sind, nur daß diese sich in der Blase schichtweise vergrößern und mit einem Mantel von Kalksalzen oder Phosphaten umgeben.

Für die primäre Entstehung von Blasensteinen spielen Fremdkörper in der Blase (Haarnadel, Katheter, Parasiten) eine besondere Rolle. An diesen kommt es zu ausgedehnter Inkrustation, zu Steinbildungen von abnormer Größe.

Röntgenbild: Die röntgenologische Sichtbarkeit hängt mit der chemischen Zusammensetzung der Steine und deren Umgebung innig zusammen. Auch bei den Blasensteinen sind schlecht oder nicht sichtbar die reinen harnsauren Steine, am besten treten in Erscheinung die aus phosphorsaurem und kohlensaurem Kalk bestehenden Konkremente. Für den Blasenstein charakteristisch ist die runde Form, die beträchtliche Größe sowie das Auftreten eines helleren Kernes, der von mehrschichtigen, dichten Ringen umgeben ist (Abb. 405), charakteristisch auch dessen Lage tief im kleinen Becken.

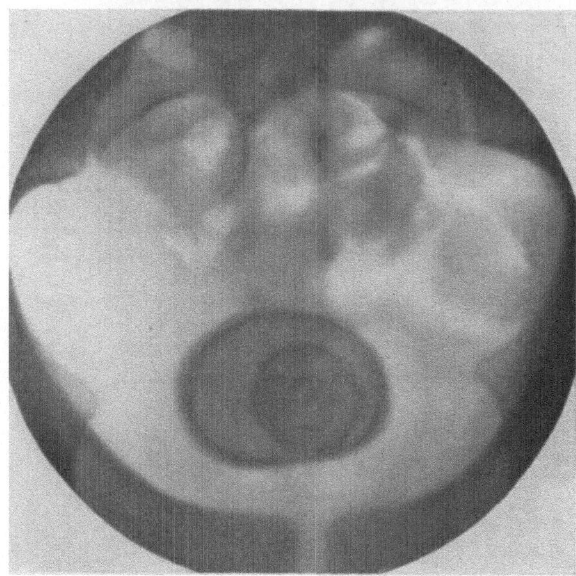

Abb. 405. Blasenstein bei einer 21 jährigen, deren Beschwerden sich 15 Jahre zurückverfolgen ließen. Der Stein wird operativ entfernt, ist taubeneigroß und von weich krümeliger Struktur. Charakteristisch ist die eigentümliche Schichtung. Im Bilde oberhalb des Steines, besonders links, Skybala mit Gasblasen.

Im allgemeinen weisen die rein klinischen Symptome, besonders aber die Sondenuntersuchung und Cystoskopie, einen großen Teil der Blasensteine auch ohne Röntgenuntersuchung nach. Unentbehrlich wird jedoch das Bild für die Feststellung der Größe eines Steines und eines Fremdkörperkernes. Wenn nun gar eine Schrumpfblase die Cystoskopie unmöglich macht, oder wenn es bei Divertikeln nicht gelingt, den Stein selbst zu Gesicht zu bekommen, dann bleibt dem Bilde allein die Entscheidung vorbehalten (Abb. 406).

Somit gelingt in der Mehrzahl der Fälle der Nachweis von Blasensteinen im Röntgenbilde spielend. Auch harnsaure Steine bilden sich bei entsprechender Größe deutlich und scharf begrenzt ab. Sobald aber die Konkremente ihren hellen Kern, ihre schalige Schichtung und typische Lage vermissen lassen und solange sie noch klein sind, wird die Diagnose schwer, da eine Reihe von Schatten anderer Natur Anlaß zu Verwechslungen geben. Wertvoll kann in solchen Fällen die Blasendarstellung in Bauchlage sein. Die Steine ändern ihre Lage, sammeln sich im Blasenscheitel und werden so als Blasensteine erkannt.

Außerdem kommen als Hilfsmethoden in Betracht: 1. die Gasfüllung der Blase (Sauerstoff, Luft), sie bewirkt schärfere Kontraste und bessere Sichtbarkeit, 2. das bei den Nierensteinen erwähnte Umrandungs- und Aussparungsverfahren mit Hilfe der Collargolfüllung. Im Füllungsbilde setzt der Stein eine Aussparung. Nach Abfluß des Collargols bleiben Reste an der Oberfläche haften, sie umranden den Stein.

Differentialdiagnose: Klinisch werden die Symptome des Blasensteines besonders in veralteten Fällen leicht übersehen. Cystitis und geringes Fassungsvermögen der Blase erwecken Verdacht. Cystoskopie oder Sondenuntersuchung lassen alsdann den Stein erkennen. Das Röntgenbild könnte weit eher zur Diagnose verhelfen, wenn es in der beschriebenen Technik nur immer gemacht würde.

Umgekehrt kann auch das Bild Fehldiagnosen veranlassen. Die meisten Verwechslungen kommen mit Beckenflecken und Uretersteinen vor, wenngleich deren Lage und Form sehr wenig zu Blasenkonkrementen paßt. Zweifel werden durch die Untersuchung nach ZIEGLER (s. Uretersteine) oder durch die Cystoskopie beseitigt.

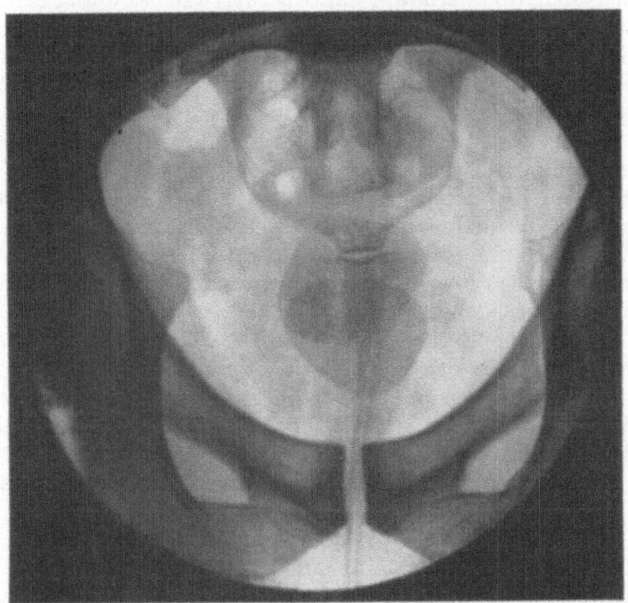

Abb. 406. 2 Blasensteine bei einem 27jährigen (operativ entfernt). Pat. kam mit der Diagnose: Striktur der hinteren Harnröhre in die Klinik. Cystoskopisch bestand Verdacht auf Blasenstein, den das Bild erst sicher nachweisen konnte (weiche Aufnahme).

Als Fehlerquellen kommen außerdem noch in Betracht die Kotsteine (Skybala), Mesenterialdrüsenverkalkungen — selten so tief gelegen —, arteriosklerotische Verkalkungen in den Beckenarterien, Verkalkungen im Ligamentum sacrospinosum, Anlagerungen an der Spina ischii (Knochenkern), Plattenfehler, Prostatasteine und schließlich noch Samenleiterverkalkungen (äußerst selten).

IV. Eingeführte Kontrastmittel.

a) Darstellung von Fisteln.

Klinisch bestehen mit Granulationen ausgekleidete Öffnungen, deren Fistelcharakter an der Sekretion und der Feststellung eines in die Tiefe reichenden Ganges erkannt wird.

Pathologisch-anatomisch liegen die verschiedensten Ursachen für eine Fistelbildung vor. Wohl immer handelt es sich um eine primäre Infektion. Vor allem kommen in Betracht die infektiösen Granulationsgeschwülste mit Nekrose, Gewebszerfall und Drüsensequestern, die lange Zeit Fisteln unterhalten können, dann Knochensequester im Verlauf der Tuberkulose, Osteomyelitis, ferner das große Gebiet der metallischen und nichtmetallischen Fremdkörper (Leder, Holz, Glas, Stein, Papier) sowie in selteneren Fällen in den Weichteilen auftretende Kalkherde. Auch starrwandige Knochen- und Weichteilhöhlen können Fisteln unterhalten.

Der Fistelgang nimmt zuweilen einen außerordentlich komplizierten Verlauf, zeigt Engen, Ausweitungen, folgt teils der Schwere des Sekrets, teils anatomisch präformierten Interstitien und schließlich einem Schußkanal selbst, so daß der Herd weit entfernt vom Ausführungsgang sitzen kann.

Röntgenbild: Von ihm wird die Beantwortung folgender Fragen verlangt:

1. Liegt ein Knochenherd vor? Schon die Aufnahme (zwei Ebenen) in Höhe der Fistel kann überraschende Klarheit bringen (Fremdkörpernachweis, Knochenherd, Höhle, Sequester). Versagt das Bild, so ist damit noch nicht ein Knochenherd ausgeschlossen.

Die 2. Frage lautet: Wo liegt der Knochenherd? Richtung und Lage des Fistelganges sagen uns da nichts Sicheres aus. Vielmehr kann er auch von weit entfernten Herden unterhalten werden.

Die Lagebestimmung des Herdes — oder des Fremdkörpers — ist demnach für den Chirurgen zunächst einmal das Wichtigste, denn er soll sich entscheiden, ob überhaupt eine operative Behandlung Erfolg verspricht und, wenn ja, wie er auf dem besten Wege an den Herd herankommt. Selbstverständlich gelingt die Darstellung solcher Herde fern von der Fistelmündung auch mit Hilfe einfacher Aufnahmen. Nur muß man sich der Mühe unterziehen, das ganze Skelett der Umgebung systematisch abzusuchen.

Das Bestreben geht nun dahin, mit der Darstellung des Fistelganges einfacher und schneller zum Ziele zu kommen. Das gelingt zuweilen in überzeugender Weise durch die Einführung einer biegsamen Blei- oder Silbersonde, die allein schon die Herddiagnose sichern kann, besonders wenn mit diesem Verfahren eine stereoskopische Aufnahmetechnik verbunden wird. Nicht wenige Fälle bleiben aber übrig, bei denen die Sonde infolge vieler Engen, Buchten und Windungen dem Fistelkanal nicht zu folgen vermag.

In solchen Fällen gelingt die Darstellung des Ganges trotzdem, wenn ein Kontrastmittel, das sich in alle Buchten und Verzweigungen verteilen kann, eingeführt wird. Der erste, der diesen Gedanken in die Praxis umgesetzt hat, ist wohl Beck gewesen, indem er zur Füllung der Fisteln ein Gemisch von einem Teil Bismuthum subnitr. und zwei Teilen weißer Vaseline verwandte. Das Gemisch ist pastenartig, wird erwärmt und in diesem Zustand in die Fistelmündung eingespritzt.

Wenn auch direkte Vergiftungen nie nachgewiesen sind, so erscheint doch das Mittel nicht ganz ungefährlich (Giftwirkung des Bismuth. subnitr.). Holzknecht empfiehlt daher das Zirkonoxyd, das, mit Gelatine vermischt, zu Stäbchen verarbeitet wird (Kontrastinstäbchen), die einfach in den Fistelgang eingeführt werden können. Mit der Körperwärme lösen sich die Stäbchen auf und füllen den ganzen Kanal aus.

In den letzten Jahren hat die Füllung mit Hilfe des Jodöls (Jodipin Merck, 20 und 40 proz.) mehr Anklang gefunden (Abb. 354), besonders sobald die Fisteln Ausmündungen größerer Hohlräume sind (Empyem). Auch dieses Mittel scheint nicht ganz gefahrlos zu sein (Koennecke). Auf jeden Fall muß man immer nur frisches Jodipin verwenden und das Jodöl unter Lichtabschluß aufbewahren.

Seine Injektion erfolgt am besten in der Weise, daß ein Ureteren- oder auch ein dünner, weicher Gummikatheter tief in die Fistel vorgeschoben wird. Unter langsamem Zurückziehen läßt man so viel Jodipin einfließen, wie die vorhandenen Hohlräume unter gleichmäßigem, nicht zu starkem Druck zu fassen vermögen. Selbstverständlich darf während der Füllung und der Aufnahme die Fistelmündung nicht der tiefste Punkt sein. Das Jodipin läuft ab.

Das Bild wird zweckmäßig sofort der Injektion angeschlossen, wenn irgend möglich in zwei Ebenen hergestellt oder noch besser stereoskopisch aufgenommen. Das Ergebnis solcher Jodipinfüllungen kann zuweilen, besonders bei Darmfisteln, ganz überraschend sein.

Dazu folgende Beobachtung:

Bei einer 23jährigen (A. H.) bestand eine Blinddarmentzündung, die man auswärts operiert hatte. Nach dem Bericht des Arztes handelte es sich um einen gangränösen Wurm mit Perforation. In den nächsten Wochen Douglasabsceß, der vom Rectum geöffnet wurde. Trotzdem blieb die Drainagestelle in der abdominellen Operationswunde 5 Monate lang offen.

Befund: Die Fistel in der rechten Unterbauchgegend führt nach dem Sondierungsversuch schräg nach unten tief ins kleine Becken hinein. Eine operative Revision der Fistel läßt erkennen, daß diese weder von einem Kotstein noch überhaupt von der Appendixgegend herrührt, sondern tief im Becken verschwindet, so daß die Operation zunächst abgebrochen werden muß. Die Jodipinfüllung klärt die Verhältnisse insofern (Abb. 407), als aller Voraussicht nach tiefliegende Dickdarmteile diese Fistel unterhalten. Der Verdacht wird zur Gewißheit, nachdem der Darm mit Kontrastbrei per rectum gefüllt worden ist (Abb. 408). Am Übergang von der Ampulle zum Sigma ist eine charakteristische Einschnürung mit typischen divertikulären Konturen erkennbar.

Schlußdiagnose: Dickdarmfistel am Übergang vom Sigma zur Ampulle.

Bei sorgsamem Vorgehen lassen sich mit allen drei Füllungsverfahren in weitgehendem Maße sowohl Fisteln als auch Hohlräume des Körpers sichtbar

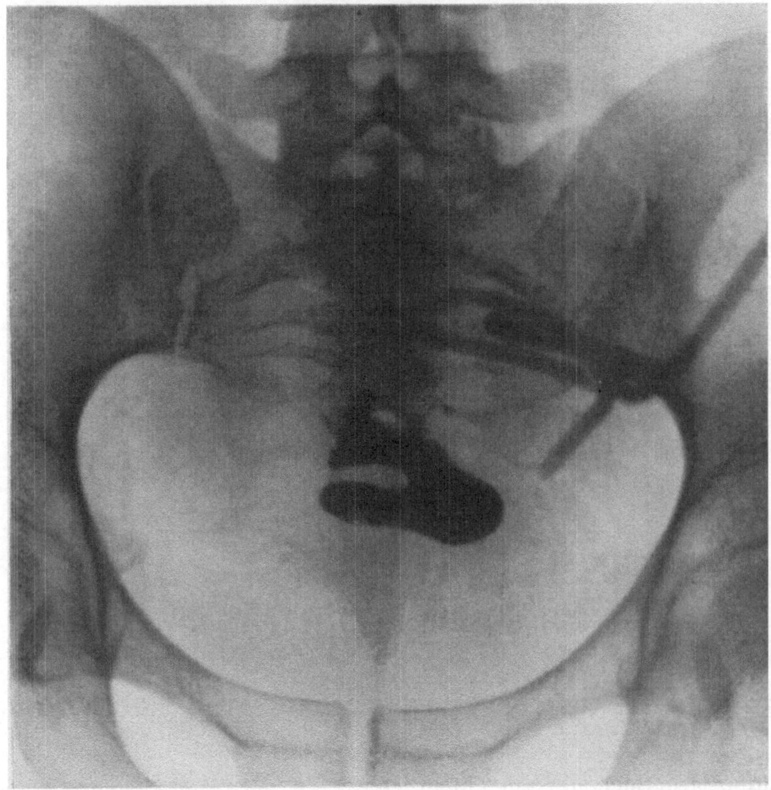

Abb. 407. Jodipinfüllung einer Fistel nach Appendektomie bei einer 23jährigen (Seiten verkehrt). Der Schlauch ist mehrfach geknickt. Das Jodipin ist in eine Höhle geflossen, die nach der Umgrenzung sicherlich Dickdarm sein muß, jedoch nicht dem Coecum entspricht. Es handelt sich um die Sigmaschlinge (siehe Text u. Abb. 408).

machen. Die Bilder sind bei der starken Kontrastierung gegenüber den Weichteilen außerordentlich instruktiv, besonders als Stereoskopbilder. Nur muß man sich hüten, auf Grund solcher Bilder Länge und Verlauf des Schattens als getreues Abbild des Kanals hinzunehmen, denn es besteht naturgemäß auch bei sorgsamster Füllungstechnik keine Garantie dafür, daß das Kontrastmittel nun auch in alle Buchten und Kanten hineingelangt ist, besonders wenn Fistelteile mit Granulationen oder Eiter angefüllt waren. Ein weiterer Nachteil der Methode besteht darin, daß die intensiven Schatten der Kontrastflüssigkeit gelegentlich Knochenteile und Herde überdecken.

Gelingt einmal auch mit der Füllung der Herdnachweis nicht, so muß man an drei Möglichkeiten denken: 1. Der Fistelgang ist unvollständig gefüllt. 2. Der

Herd wird durch Kontrastflüssigkeit verdeckt. 3. Es ist überhaupt kein Knochenherd vorhanden. In allen drei Fällen empfiehlt sich die Wiederholung der Aufnahme mit dargestelltem Fistelgang und veränderter Strahlenrichtung.

Das Fehlen des Knochenherdes darf man besonders dann annehmen, wenn der Schattenstreifen in eine keulenförmige Verbreiterung — einer starren Narbenhöhle entsprechend — ausläuft.

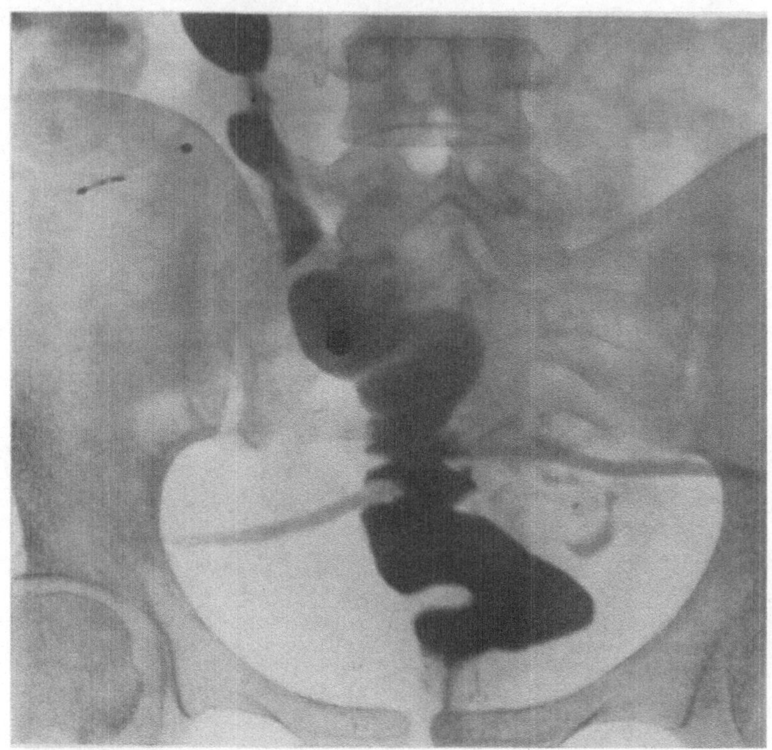

Abb. 408. Der gleiche Fall wie 407 nach Dickdarmfüllung (Seiten verkehrt). Sigmaschlinge nur eben angedeutet. Hier kreisrunder Fleck (Achse der Buckyblende). Zum erkrankten Teil, der divertikulär verändert aussieht, zieht quer ein welliger Streifen (jodipingefüllter Fistelkanal).

Um unnötiges Suchen nach einem Herde zu vermeiden, sollte immer der Fistelfüllung eine gewöhnliche Röntgenaufnahme vorangehen. Sie offenbart zuweilen Fremdkörper, Sequesterschatten in den Weichteilen, die durch eine Kontrastfüllung verdeckt werden können.

b) Darstellung von Senkungsabscessen.

Sie sind wohl ausnahmslos ein Begleitsymptom der Tuberkulose (kalte Abscesse), in erster Linie der Wirbelsäulentuberkulose. Heiße Abscesse können sich auch einmal senken, jedoch unter ganz anderen Erscheinungen. Nun werden aber klinisch nur in 25,5 vH der Fälle Senkungsabscesse festgestellt, während nach VULPIUS in 80 vH der Wirbeltuberkulose Eiterungen vorhanden sind.

Röntgenbild: Es kommt dabei nicht so sehr auf den Nachweis eines Senkungsabscesses an sich an, jedenfalls nicht, solange klinisch ein sicherer Herd vorhanden ist. Über die Schwere der Infektion, über die Prognose des Falles sagt der Absceß auch nichts aus, da er sich sowohl bei kleinsten gutartigen Herden als auch bei ausgedehnten Knochenzerstörungen findet.

Wertvoll wird aber die Darstellung eines Senkungsabscesses, sobald klinisch Herdsymptome fehlen oder wenig ausgesprochen sind und unklare Beschwerden beim Schlucken (Pharynx, Oesophagusverdrängung), Atemnot (Trachealverdrängung) oder Kompressionserscheinungen am Rückenmark der Aufklärung harren.

Nun geht die Eitersenkung entlang der Wirbelsäule nach einer bestimmten Gesetzmäßigkeit vor sich, die weitgehend von den anatomisch vorgezeichneten

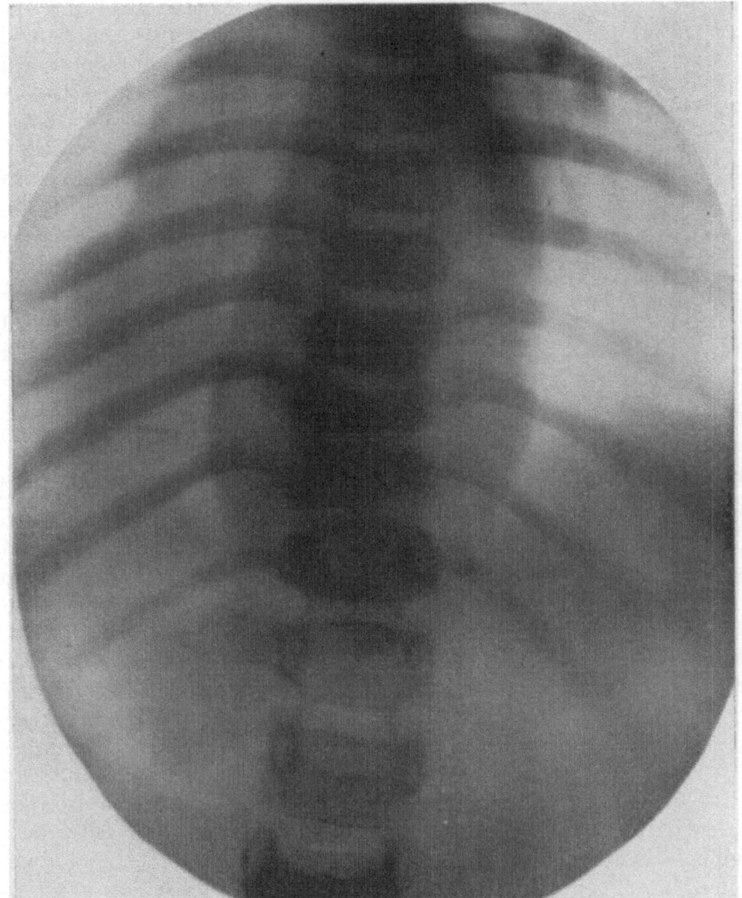

Abb. 409. Senkungsabszeß bei einem 5jährigen, ausgehend vom 9., 10., 11. Brustwirbel. Der Schatten reicht nach unten bis zum 1. Lenden-, nach oben bis zum 5. Brustwirbel.

Bahnen abhängt. Schon das in zwei Ebenen angefertigte Röntgenbild läßt Abscesse dann überraschend klar hervortreten, wenn diese gegenüber lufthaltigen Organen scharfe Kontraste setzen. So wird der retropharyngeale Absceß in Höhe des 1.—3. Halswirbels an der Vorbuchtung der hinteren Rachenwand in dem lufthaltigen Nasen-Rachenraum erkennbar. Auch der vom 3.—4. Halswirbel ausgehende Absceß verdrängt im Seitenbild die Trachea nach vorn. Meist wird seine Wanderung im retrovisceralen Spaltraum durch die Schilddrüse gehemmt. Er schwenkt nach vorn (innerer Kopfnickerrand) oder entlang den Gefäßen zur Achselhöhle ab. Gelangt der Absceß an der Schilddrüse vorbei nach unten, so senkt er sich ins hintere Mediastinum und erzeugt hier scharf begrenzte, rundliche Schatten, die breitbasig in den Mittelfeldschatten übergehen. Ganz ähnlich verhalten sich die Abscesse der Brustwirbelsäule, die gemäß ihrer nachbarlichen Lage zum hellen Lungenfelde schon sehr früh und überzeugend klar hervortreten. Ihre Form wechselt zwischen der spindelartigen und der runden, wobei die unteren Grenzen etwas überhängen (Abb. 409). Immer gehören sie dem hinteren Mediastinum an (Durchleuchtung im schrägen Durchmesser), da sie sich prävertebral entwickeln, das Ligamentum longitudinale anterius abheben und sich zwischen Pleura costalis und Brustwand seitlich vorschieben. Je nach dem Gewebswiderstand ist die Lage des Knochenherdes zum Absceß verschieden. Dieser kann mehr seitlich, aber auch unterhalb davon sichtbar werden.

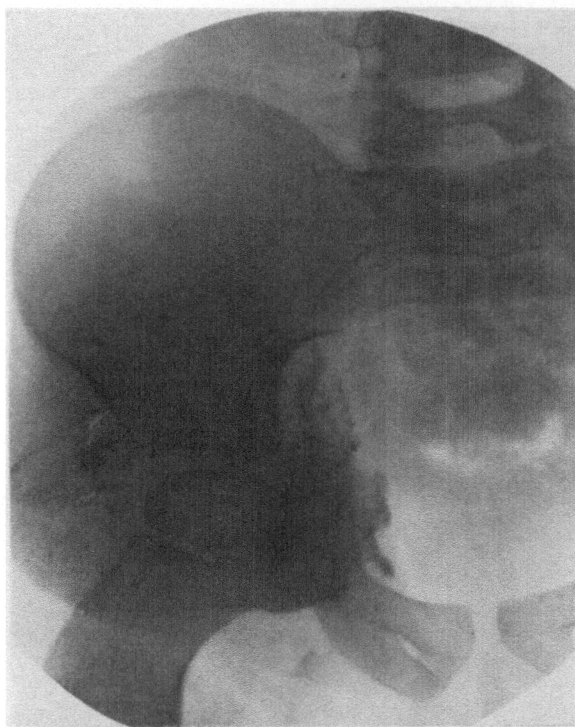

Abb. 410. Senkungsabszeß bei einem 4jährigen, dargestellt nach Jodoformglycerininjektion. Ausgangspunkt wahrscheinlich Mesenterialdrüsen. Während $^1/_2$jähriger Beobachtung war kein Knochenherd nachweisbar.

Die häufigsten Abscesse, nämlich die an der unteren Brust- und oberen Lendenwirbelsäule, senken sich subfascial entlang dem Musculus psoas und kommen entweder in der seitlichen Unterbauchgegend als Ilioabdominalabsceß oder unterhalb des Poupartschen Bandes (Adductorengegend) als Iliofemoralabsceß oder in der Lendengegend als Lumbalabsceß oder seltener an der Hinter- und Seitenfläche des Oberschenkels (Ischiofemoralabsceß) zum Vorschein.

In solchen Fällen ist die Knochenherddiagnose durchaus nicht leicht, denn als Sitz des Herdes sind schließlich außer der unteren Brust- noch die gesamte Lendenwirbelsäule einschließlich Kreuzbein sowie die Kreuzbein-Darmbeinfugen in Betracht zu ziehen. Ist demnach klinisch kein ausgesprochenes Herdsymptom vorhanden, das eine Normalaufnahme bestimmter Wirbelsäulenabschnitte rechtfertigt, so empfiehlt sich die Darstellung des Senkungsabscesses selbst. Zu diesem Zwecke wird dieser unter den bekannten Kautelen punktiert und weitgehend entleert. Es genügt, am Schluß 15—20 ccm eines 20proz. Jodöls (Jodipin Merck) zu injizieren, den Patienten in Beckenhochlagerung zu bringen, um nach etwa 1 Stunde im Bilde den Absceßverlauf festzuhalten. Auch mit Hilfe einer Jodoformglycerininjektion, wie sie ja zu Heilzwecken angewandt wird, gelingt dessen Darstellung (Abb. 410). Allerdings werden, wie bei den Fisteln, nicht immer alle Buchten und Gänge gefüllt sein. Die Hauptsache bleibt auch der Hinweis auf den Herd.

c) Kontrastspeise, Kontrasteinlauf.

1. Technisches.

α) Kontrastmittel.

Nachdem zu Beginn der Röntgenära vereinzelte Versuche mit Metallsonden, Verabreichung von Wismut-, Celluloid-, Gelatinekapseln, mit Luftaufblähung und Wismutwasser angestellt worden waren, blieb es eigentlich RIEDER vorbehalten, mit der Einführung seiner Kontrastmahlzeit in größerem Maßstab den Magen-Darmkanal für die Röntgenuntersuchung zugänglich zu machen.

Die Rieder-Mahlzeit besteht in ihrer Grundsubstanz aus 1 l Milch und 150 g Weizengrieß, die gut aufgekocht und leicht gesüßt werden. Nach Mischung von 300 ccm dieser Speise mit 75 g Baryumsulfat oder 75 g Kontrastin oder 40 g reinem Wismutcarbonat ist der Brei gebrauchsfertig. Ihm wird je nach Geschmack Schokolade und Zucker beigegeben. Sicher ist wohl, daß diese Kontrastmahlzeit auch heute noch zu den appetitanregendsten Kontrastmitteln gehört. Allerdings ist deren Herrichtung mit Umständen verknüpft, so daß die fabrikmäßig hergestellten Kontrastmittel, die, einfach mit warmem Wasser angerührt, eine nicht sedimentierende Suspension ergeben und in kurzer Zeit gebrauchsfertig sind, immer mehr in Aufnahme kommen.

Eins dieser Mittel ist das Citobaryum von der Firma Merck, von dem vier gehäufte Eßlöffel, mit warmem Wasser angerührt und geschlagen, für 300 bis 400 ccm Kontrastbrei ausreichen.

Das Citobaryum besteht aus chemisch reinem Baryumsulfat, das durch Paraffinzusatz in Suspension gehalten wird (vgl. BAUMEISTER). Genügt die Kontrastwirkung des Citobaryums nicht, so setzt man seiner dünneren Aufschwemmung reines Baryumsulfat zu, wobei allerdings in der Rezeptur dieses Mittels ausdrücklich vermerkt werden sollte: Baryum sulfuricum purissimum (Merck) für Röntgenzwecke, denn auch mit dem sogenannten chemisch reinen Baryumsulfat des Handels sind Vergiftungen vorgekommen.

Zur Untersuchung des Oesophagus werden im allgemeinen dickere Suspensionen benutzt. Genügt eine Citobaryumaufschwemmung mit entsprechendem Zusatz von reinem Baryumsulfatpulver nicht, so wird das Ganze durch Zusatz von Zucker dickflüssig oder pastenartig angerührt. Eine solche Kontrastpaste stellt sich SCHWARZ auch aus 10 g Pulver her, das mit Fruchtgelee vermengt wird. Divertikel und Dilatationen füllen sich besser mit dünneren Aufschwemmungen (Kontrastmahlzeit). Wertvoll kann ferner die Verwendung von Gelatinekapseln sein, die nach dem Vorgehen von HOLZKNECHT in verschiedenen Größen: a) 7 mm Breite, b) 12 mm Breite, hergestellt werden und 1 oder 3 g trockenes Baryumsulfat enthalten. An organischen Oesophagusstenosen machen solche Kapseln lange Zeit halt, auch dann, wenn man Wasser oder normalen Kontrastbrei hinterher trinken läßt.

Um bei speziellen Duodenaluntersuchungen eine rasche Füllung des Bulbus zu erzielen, wird gern eine rein wässerige Aufschwemmung von Baryumsulfat verabreicht (40 g Pulver auf 200 ccm Wasser). Sie bewirkt eine schnelle Pylorusöffnung.

Für den Kontrasteinlauf sind wesentlich größere Mengen, durchschnittlich $1^1/_2$ l, notwendig. Hier bedient man sich einer Citobaryumsuspension, die mit drei Eßlöffeln des Pulvers dick angerührt und auf $1^1/_2$ l verdünnt wird, zweckmäßig aber noch einen Zusatz von drei bis vier Eßlöffeln Baryumsulfat in reinster Form erhält. SCHWARZ empfiehlt außerdem ein Pulver von folgender Zusammensetzung:

Bar. sulf. pur. 150,0
Stärke 25,0
Mf. pulv.

Das Pulver wird mit kaltem Wasser zur Paste verrührt, dann in $^3/_4$ l Wasser aufgekocht und mit kaltem Wasser auf $1^1/_2$ l verdünnt.

Viel Ärger hat man mit dem Zuleitungsschlauch. Alle Ventile sollten vermieden werden oder so weit sein, daß sie für einen Finger durchgängig sind. Nur so läßt sich ein gleichmäßiger Zufluß aus dem in 1 m Höhe gehaltenen Irrigator erzielen. Auch das wenig gefettete Darmrohr darf nicht so weit eingeführt werden, daß es umknickt. Zum besseren Verschluß des Anus wird das Rohr drei Querfinger oberhalb seiner Mündung mit Mull, Zellstoff oder Watte derart umwickelt, daß diese Pelotte wie ein konisch dicker werdender Stöpsel auf den Anus wirken kann (SCHWARZ).

Im Prinzip bleibt es sich gleich, welche Art von Kontrastmittel angewandt wird. Gefordert werden muß, daß die Suspension für die Dauer der Untersuchung nicht sedimentiert, daß sie einen tiefen Schatten abgibt, nicht giftig ist und keine Reizerscheinungen auslöst. Da sich die verschiedenen Kontrastmittel aber gegenüber dem Magen-Darmtrakt in bezug auf die Entleerungszeit, die Anregung der Peristaltik usw. ganz verschieden verhalten, erscheint es dringend geboten, daß sich der Untersucher immer des gleichen Kontrastmittels bedient. damit er alle die indirekt in Beziehung zum Mittel stehenden Symptome wie Austreibung, Peristaltik in ihrer Bedeutung für die krankhaften Veränderungen sicher einzuschätzen weiß.

β) Vorbereitung.

Schon bei der Untersuchung der Speiseröhre wird es als störend empfunden, wenn nach eben genossener Mahlzeit die Breiaufnahme nur zögernd und widerwillig erfolgt und etwa notwendige Beobachtungen am Magen durch das Gefülltsein dieses Organs unmöglich werden. Das Nüchternsein für mehrere Stunden, am besten früh morgens, ist daher auch für die Untersuchung der Speiseröhre wichtig.

Noch viel mehr muß diese Forderung für die Diagnostik des Magens und des Darmes erhoben werden. Will man störende Darmschatten vermeiden, so empfiehlt sich außerdem, am Tage vorher nur leichte Speisen verabreichen und den Dickdarm durch einen Reinigungseinlauf entleeren zu lassen. Vermieden werden sollten aber in den vorangehenden 24 Stunden alle Arten von Abführmitteln; denn Form, Lage und besonders Bewegung des Magen-Darmkanals ändern sich unter deren Nachwirkung weitgehend.

Da das Ergebnis einer Röntgenuntersuchung wohl immer durch das anderer Methoden ergänzt werden muß (Probefrühstück, Residuum, Palpation), so wird normalerweise für eine sachgemäße Diagnose eine mehrtägige Beobachtung im Krankenhause notwendig sein. Auch weiß man nie vorher, wieviel Kontrolluntersuchungen und in welchen Zeitabständen diese im gegebenen Falle erforderlich sind. Alle diese Umstände sprechen gegen ambulante Untersuchungen des Magen-Darmkanals.

γ) Methodik.

Die röntgenologische Untersuchung des Magen-Darmkanals ist die Domäne der Durchleuchtung. Sie liefert die wertvollsten Ergebnisse, da mit ihr der sich bewegende Kontrastbrei fortlaufend beobachtet werden kann. Alle Versuche, durch Serien-, Moment- und kinematographische Aufnahmen diesen Bewegungsakt bildlich festzuhalten und somit die Durchleuchtung zu ersetzen, sind bisher fehlgeschlagen. Der Grund für dieses Vorgehen, daß nämlich die Durchleuchtung den Untersucher schädigen könne, fällt nach Bekanntwerden der entsprechenden Schutzmittel fort (Schutzvorhänge, Schutzhandschuhe).

Die erste Vorbedingung für eine einwandfreie Magen-Darmdurchleuchtung ist eine gute Dunkeladaption. Im Durchschnitt vergehen mindestens 10 Minuten, bis man sich aus normalem Tageslicht so weit an das Dunkel gewöhnt hat, daß man Einzelheiten auf dem Röntgenschirm erkennt. An dunklen Tagen und des Abends mag diese Zeit abgekürzt werden, im Hochsommer, bei grellem Sonnenschein, wird sie nicht annähernd ausreichen. Die Klagen darüber, daß mit dieser notwendigen Dunkeladaption dem Arzt bei kürzer dauernden oder plötzlich erforderlichen Durchleuchtungen viel Zeit verloren geht, werden mit der weiteren Einführung von Adaptionsbrillen (Zeiss, Jena) immer mehr verstummen und nie mehr von dem erhoben werden, der den krassen Unterschied zwischen einer Durchleuchtung mit gut adaptiertem Auge und ohne Adaption selbst erlebt hat.

Nicht ganz unwesentlich ist auch die Tatsache, daß nahezu alle diagnostischen Verbrennungen auf eine schlechte Adaption des Arztes zurückgeführt werden können. Das Durchleuchtungsbild erscheint diesem zu dunkel. Einzelheiten entgehen ihm, wenn nicht die Röhre um das Zwei- bis Drei-, ja Zehnfache des Normalen belastet wird. Auch dauert die ganze Untersuchung wesentlich länger.

Ein Gefühl der Unsicherheit hinsichtlich der Verbrennungsgefahr wird aber der untersuchende Arzt trotz guter Adaption nicht los, wenn er sich nicht einmal Antwort auf die Frage gegeben hat:

Wie lange darf ich unter den vorhandenen Betriebsbedingungen durchleuchten?

Man sollte die Antwort nicht der Erfahrung überlassen — sie kann teuer erkauft werden —, sondern vielmehr zunächst danach streben, alle Betriebsbedingungen konstant zu halten, z. B. für Durchleuchtung 3 MA, 45 kV, 35—40 cm Fokus-Hautabstand, 1 mm Al-Filter. Die Zeit, in der alsdann die HED erreicht wird, läßt sich durch Messung ermitteln. Am sichersten geht man, wenn einem ebenso wie in der Röntgentherapie auch der Diagnostikapparat für immer wiederkehrende Belastungen auf R-Einheiten geeicht ist.

Halberstaedter und Tugendreich haben sich zur Messung eines Fürstenau-Intensimeters bedient und bei $2^1/_2$ MA und 38 cm Fokus-Hautabstand eine zulässige Durchleuchtungszeit von 24 Minuten gefunden. Selbstverständlich ist diese Zahl nicht allgemein gültig. Sie gibt nur einen Annäherungswert, der wesentlich herabgesetzt werden muß, wenn mehrere Aufnahmen notwendig sind. Den sichersten Überblick über die während eines Untersuchungsganges zulässige Hautbelastung erhält man naturgemäß, sobald auch für eine konstant zu haltende Aufnahmetechnik — einerseits Moment-, andererseits Zeitaufnahme — die Höchstgrenze der Belichtung oder die Zahl der statthaften Aufnahmen bekannt ist. Auch sie läßt sich maßtechnisch ermitteln.

Wichtig ist im Hinblick auf Schädigungsmöglichkeiten auch die Führung eines genauen Durchleuchtungsprotokolles, in dem nicht nur die Durchleuchtungszeit auf Sekunden, sondern auch Spannung und Stromstärke vermerkt werden müssen.

Ferner sollte jeder Untersucher über die klinischen Daten des zu untersuchenden Falles so weit unterrichtet sein, daß er die Beobachtungen vor dem Schirm schon in einer bestimmten Richtung vornehmen kann und nicht etwa gezwungen ist, den gesamten Magen-Darmkanal bis in alle Einzelheiten abzusuchen.

Die Durchleuchtung geht unter den eben genannten Kautelen so vor sich, daß zunächst mit orientierendem Blick Lungen, Zwerchfell, Gefäßschatten und Abdomen nach ungewöhnlichen Veränderungen abgesucht werden. Alsdann reicht man den Brei. Die Bewegung des Schattens wird vom ersten Augenblick an in der Speiseröhre verfolgt, auch wenn scheinbar eine sichere Erkrankung des Magens vorliegt. Vor allem heißt es, in Schrägstellung auf den Magenmund achten.

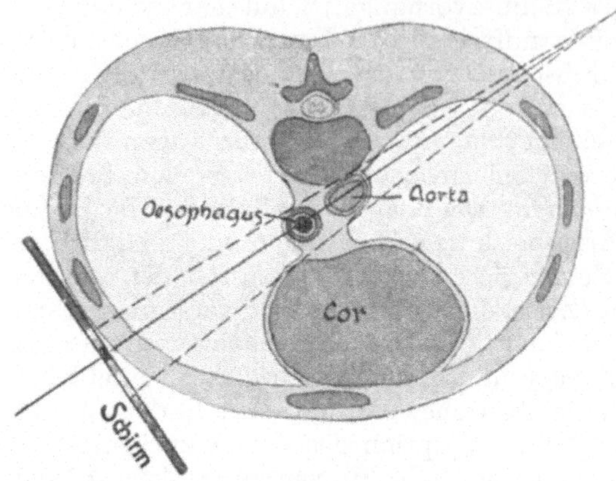

Abb. 411. Frontalschnitt durch den Thorax in Höhe des 7. Brustwirbels mit eingezeichnetem Strahlengang im 1. schrägen Durchmesser (nach GROEDEL).

Alsdann wird der Magen in den verschiedensten Ebenen betrachtet, dessen Lage, Form, Peristaltik, ferner Tonus und Austreibung vermerkt und sowohl in Übersicht als auch mit kleiner Blende abgeleuchtet, wobei verdächtige Schatten und Konturen gleich anschließend im Bilde festgehalten werden. Magenaufnahmen erlauben aber infolge der Wandbewegung nur kurzzeitige Belichtungen, die 0,5 Sekunden nicht überschreiten sollen.

Auch das Duodenum wird systematisch abgesucht. Allerdings versagt die Durchleuchtung hier zuweilen, so daß besonders bei verdächtigem Bulbus stark abgeblendete Serienaufnahmen notwendig sind.

Immer sollte die Durchleuchtung nach einem bestimmten Schema vorgenommen werden, z. B. wäre zu achten: 1. auf die Schnelligkeit, womit der Brei vordringt, 2. auf die Entfaltung des Organes, 3. auf deren Grenzen und deren Verschieblichkeit, 4. auf Eigenbewegungen (Peristaltik) und deren zeitlichen Ablauf, 5. auf die Entleerung.

Nun läßt sich aber die Gesamtentleerung meist nur auf Grund mehrerer Durchleuchtungen beobachten, deren Zahl beim Magen im allgemeinen drei beträgt, bei den übrigen Organen je nach Kontrastmittel, Füllungszustand und Entleerungshindernis schwanken kann. Derartige Kontrolldurchleuchtungen sind unter Verwendung des Citobaryums am Magen nach $1^1/_2$ und nach 5 Stunden nötig, bei vorgeschalteter Stenose zuweilen auch nach 12 und 24 Stunden.

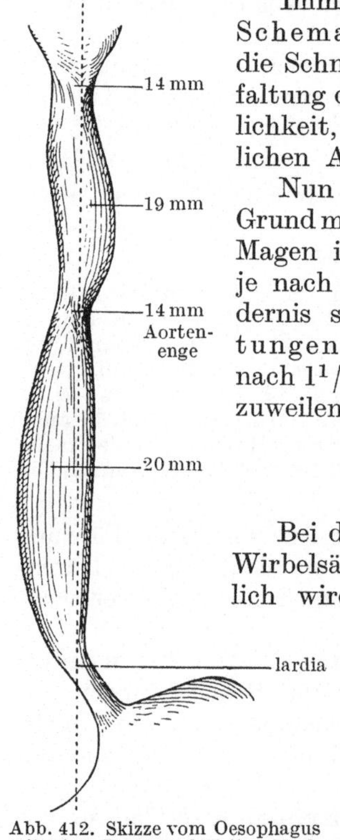

Abb. 412. Skizze vom Oesophagus mit seinen Engen und Weiten. Nach CORNING, Lehrbuch der topographischen Anatomie, 5. Aufl.

2. Speiseröhre (einschließlich Pharynx).

α) Allgemeines, Schluckakt.

Bei dorsoventralem Strahlengang verdecken Mittelfeld- und Wirbelsäulenschatten große Teile der Speiseröhre. Übersichtlich wird der Anfangsteil des Magen-Darmtraktes erst in schräger Durchleuchtung (Abb. 411). Der Pharynx macht sich dabei als helle Insel hinter dem runden Zungengrunde bemerkbar und liegt oberhalb des Kehlkopfes, dessen intensive Schattenstriche sich schon mit dem 18.—20. Lebensjahr durch zunehmende Verkalkung abzeichnen.

Mit dem Schluckakt wird der im Munde geformte Bissen in den Pharynx hineingepreßt, gleichzeitig der Kehlkopf gehoben. Weiter gelangt der Brei durch den Oesophagusmund in die vor der Wirbelsäule hinlaufende Speiseröhre, wird von deren Peristaltik erfaßt und abwärts bewegt.

An den physiologischen Engen (Abb. 412) pflegt der Bissen langsamer hinabzugleiten. Die erste und engste Stelle sitzt am Oesophagusmund, die zweite in Höhe des Aortenbogens, der eine tiefe Impression macht, und die dritte an der Kardia, nachdem der Oesophagus sich etwas nach links unten gewandt hat. Die Einmündung in den Magen (Kardia) ist normalerweise verschlossen. Hier liegt die Speiseröhre dicht hinter dem Vorhof und dem rechten Ventrikel des Herzens, so daß dessen Pulsation auf den unteren Brustabschnitt der Speiseröhre lebhaft übertragen wird.

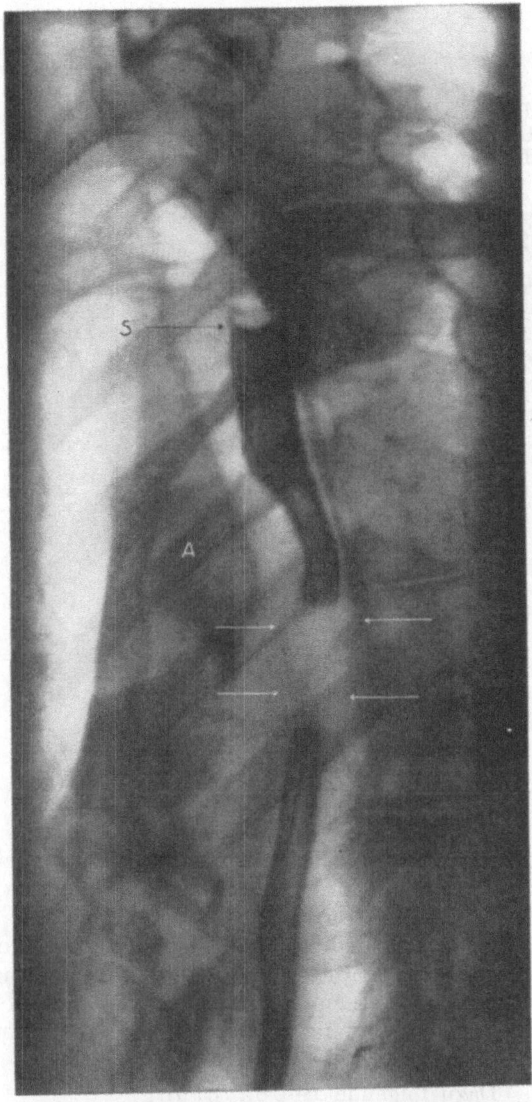

Abb. 413. Carcinoma oesophagi bei einem 63 jährigen mit Stenose und ungewöhnlich weichrandigem Defekt (Pfeile) im mittleren Drittel. Histologisch Carcinom nachgewiesen (siehe Text). S = Flüssigkeitsspiegel über dem gestauten Teil, A = Aortenbogen mit gegenüberliegender Impression am Oesophagus (Aufnahme im I. Schrägen).

Der Schluckakt vom Eintritt des Bissens in die Speiseröhre bis zur Ankunft im Magen dauert verschieden lange. Ist z. B. die Kontrastmasse flüssig, so stürzt sie ohne wesentlichen Aufenthalt in wenigen Sekunden zur Kardia, wird hier mehr oder weniger angestaut und fließt in feinem Strahl in den Magen. Der Kontrastbrei dagegen wird zu längerem oder kürzerem Bissen geformt, peristaltisch abwärts bewegt, wobei er an den physiologischen Engen, besonders an der Kardia, kürzere Zeit haltmacht.

Nicht nur die Konsistenz der Nahrung, sondern auch die Schnelligkeit der Nahrungsaufnahme und das Alter sind mitbestimmend für die Dauer des Schluckaktes. So haben eigene Beobachtungen ergeben, daß bei Jugendlichen im Durchschnitt 6—8 Sekunden vergehen, Schwankungen zwischen 4 und 12 Sekunden durchaus möglich sind. Diese scheinen auch in gewissem Grade abhängig zu sein vom Hungergefühl. Im höheren Alter kann der Schluckakt wesentlich länger dauern — bis zu 20 Sekunden und mehr —, ohne daß diese Zeiten für etwas Krankhaftes sprechen.

Es ist durchaus nichts Seltenes, daß nach dem Schlucken von Kontrastbrei

Spuren an den Wänden, besonders im Brustteil, hängen bleiben. Das gilt vor allem für ältere Personen. Erst der nachfließende Speichel befreit die Wand von solchen „Beschlägen". Im Zweifelsfalle empfiehlt sich das Nachtrinkenlassen von Wasser.

β) Verlagerungen, Knickungen.

Klinisch sind Schluckbeschwerden vorhanden, die ein Carcinom vermuten lassen.

Pathologisch-anatomisch stellen Verlagerungen meist nur eine Begleiterscheinung dar, die beim Aortenaneurysma, Mediastinaltumor, bei der retrosternalen Struma, der Hernia diaphragmatica, bei Kyphoskoliosen und Ergüssen oder Schrumpfungsprozessen in der Pleurahöhle (pleuritisches Exsudat, schrumpfende Tuberkulose) gefunden werden.

Röntgenbild: Das hervorstechendste Merkmal ist die Lageveränderung, die allerdings im schrägen Durchmesser leicht übersehen werden kann. In dieser Durchleuchtungsebene fällt vielmehr eine Störung des Schluckaktes, eine Stauung oberhalb und eine Kompression im Bereich

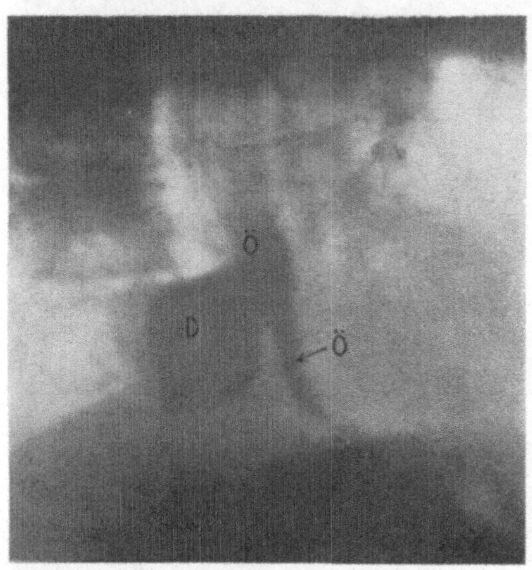

Abb. 414. Epiphrenales großes Divertikel. Nach einer Beobachtung von STIERLIN, Röntgendiagnostik des Verdauungskanals.

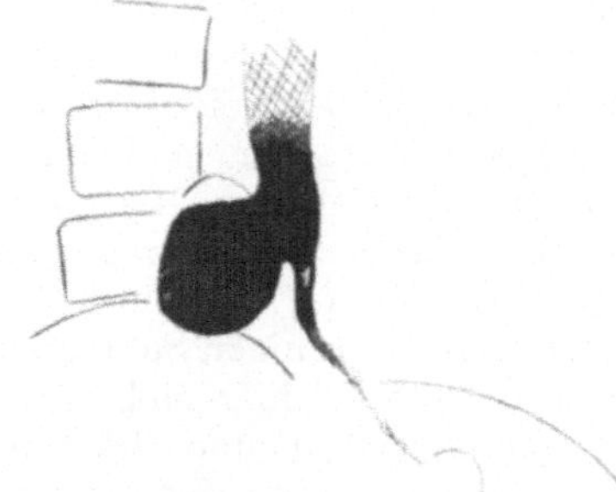

Abb. 415. Skizze zum gleichen Fall. D = Divertikel, O = Oesophagus. Nach STIERLIN, Röntgendiagnostik des Verdauungskanals.

des verlagerten Teiles auf, die, wenn sie hochgradig sind, an die Defektbilder des Carcinoms erinnern. Man sollte daher nie versäumen, auch den Oesophagus in Frontansicht zu betrachten. Ein Blick auf die Nachbarorgane — Wirbelsäule, Aorta, Mediastinum, Herz, Struma und Lungenfelder — genügt, um mit ziemlicher Sicherheit die Ursache der Stauung und Kompression festzustellen. Aber auch Carcinome vermögen das Oesophagusrohr einzuengen und zu verlagern, ohne daß das Schattenband die für Carcinom charakteristischen zackigen Defekte besitzt.

Dazu folgende Beobachtung:

Ein 63jähriger Mann (A. H.) hat seit $1^1/_4$ Jahren Schluckbeschwerden. Nur breiige Speisen gehen durch. Die Röntgendurchleuchtung läßt dicht unterhalb des Aortabogens (Abb. 413) einen weich begrenzten Defekt im Schattenbilde des Oesophagus erkennen, der ob seiner ungewöhnlichen Konturen zunächst nicht als Folge eines malignen Tumors angesprochen wird, sondern höchstwahrscheinlich als Folge einer Kompression des Oesophagusrohres. Auch die Oesophagoskopie zeigt glatte Schleimhaut. Außer einer Vorwölbung in dieser Gegend nichts, was auf Tumor verdächtig ist.

Im Verlauf eines halben Jahres zunehmende Gewichtsabnahme, Heiserkeit. Die Stenose ist nicht mehr durchgängig. — Eine Probeexcision ergibt Carcinoma oesophagi. Es wird eine WITZELsche Schrägfistel angelegt.

β) Erweiterungen.

1. Divertikel.

Klinisch weisen Schlingbeschwerden, wechselnde Durchgängigkeit der Speiseröhre, Würgen nach dem Essen und Foetor ex ore auf sackförmige Ausbuchtungen hin, die vorwiegend bei Männern (75 vH) im gereiften Alter bekannt sind. Die Anamnese reicht meist Jahre und Jahrzehnte zurück.

Pathologisch-Anatomisches: Die Divertikel können angeboren oder erworben sein, durch Zug von außen (Traktionsdivertikel) oder durch Druck vom Inneren des Oesophagus entstehen (Pulsionsdivertikel). Bei jenen wird die Oesophaguswand durch eine schrumpfende Bronchialdrüse oder andersartige Narben zeltartig nach oben verzogen (selten horizontal, fast nie nach unten). Sie sitzen mit Vorliebe im mittleren Drittel und bilden kleinste, spaltförmige Ausbuchtungen von $^1/_2$—1 cm Tiefe, die sich vereinzelt mit zunehmendem Druck von innen her sackartig erweitern können.

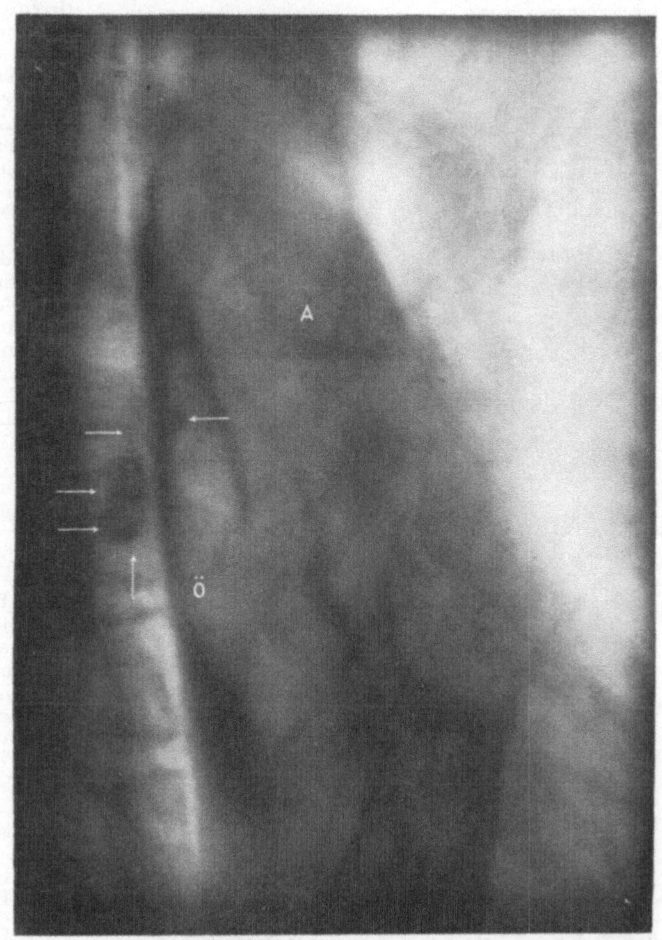

Abb. 416. Verkalkte Hilusdrüsen (Pfeile), dicht unterhalb des Aortenbogens (A), die teils in den Oesophagusschatten (ö) hineinprojiziert sind, teils an der vorderen Grenze der Wirbelsäule liegen und als Divertikel imponieren. Aufnahme im I. Schrägen (s. Text unter 417).

Ganz anders entstehen die typischen Pulsionsdivertikel (Zenker). Sie sitzen regelmäßig an der Hinterwand des Pharynx in Höhe des Ringknorpels dicht oberhalb des Oesophagusmundes, werden teils als herniöse Ausstülpungen mit und ohne Muskulatur aufgefaßt, teils auch durch einen Spasmus des Musculus fundiformis am Eingang der Speiseröhre erklärt. Als Ursachen finden sich angegeben: angeborene Spalten und mechanische Momente wie steckengebliebener Bissen, Verschlucken, Niesen, Husten und Blasen. Der Divertikelzugang kann breit und auch fistelartig klein sein. Die Größe des Divertikels schwankt zwischen einer Walnuß und großen Birne. Synonyma: Grenzdivertikel, Sackdivertikel, pharyngo-ösophageales Divertikel.

In ihrer Form ähnlich, aber viel seltener sind Ausstülpungen in Höhe des linken Stammbronchus (epibronchiale Divertikel) und am unteren Ende (epiphrenale Divertikel), die teils als Traktions-, teils als Pulsionsdivertikel aufgefaßt werden.

Röntgenbild: Ausstülpungen des Oesophagus können mittels Kontrastbreies nur dann gefüllt werden, wenn deren Öffnung weit genug und deren Grund nach unten gerichtet ist. Die meisten Traktionsdivertikel fallen deshalb für die Röntgendiagnose aus, es sei denn, daß sie sich durch Zufall oder im Liegen füllen. Mitteilungen dieser Art sowie über epibronchiale und epiphrenale Divertikel sind daher in der Röntgenliteratur spärlich geblieben, zumal auch klinische Symptome lange Zeit ausbleiben (Abb. 414, 415).

Dazu folgende Beobachtung:

Eine 40jährige Frau hat seit einigen Monaten Beschwerden beim Schlucken und ein eigentümliches Gefühl in der Brust, ohne daß das Allgemeinbefinden wesentlich beeinträchtigt ist. — Die Röntgendurchleuchtung läßt von einem raumbeengenden Prozeß im Bereich des Halses (retrosternale Struma usw.) nichts erkennen. Der Brei passiert den Oesophagus ohne Aufenthalt. Bei der Durchleuchtung im I. Schrägen bemerkt man jedoch in Höhe der Bifurkation einen Nebenschatten, der als Divertikel angesprochen wird. Die Passage des Breies wird durch diesen Befund nicht behindert.

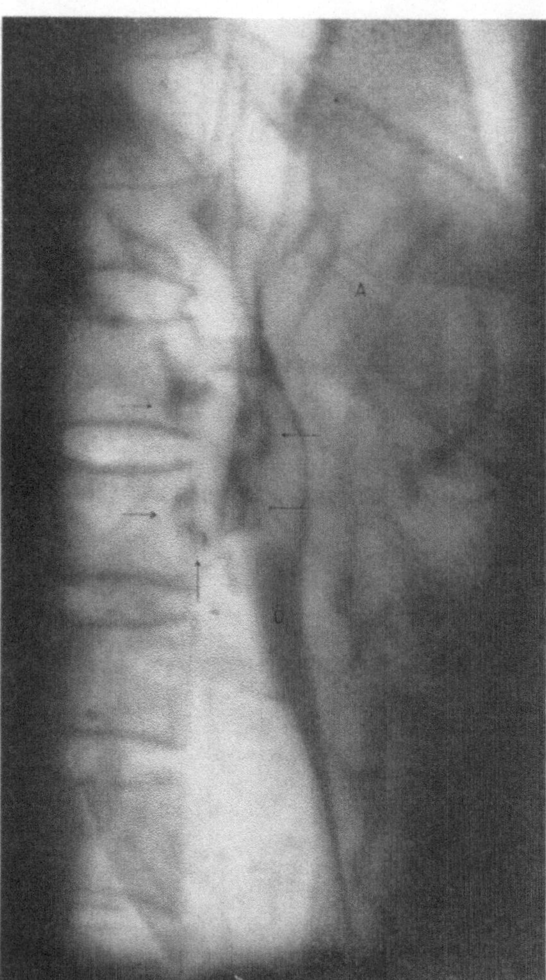

Abb. 417. Der gleiche Fall wie 416 in schrägerer Projektion. Der kalkkrümelige Schatten der Hilusdrüsen tritt deutlicher hervor.

Die hier wiedergegebene Auffassung wird jedoch als Irrtum erkannt an Hand der angefertigten Röntgenbilder. Die eigentümliche krümelige Struktur des vermeintlichen Schattens (Abb. 416 bis 417) erweckt nämlich den Verdacht, daß nicht ein Divertikel besteht, sondern daß hier verkalkte Bronchialdrüsen vorliegen, die vielleicht die Oesophaguswand in irgendeiner Weise irritieren, ohne sie aber divertikulär auszuziehen. Auf Abb. 417 erkennt man sogar, daß das vermeintliche Divertikel ganz außerhalb des Oesophagus und ohne Beziehung zu ihm steht. Daß diese Auffassung richtig ist, beweist besonders eine Kontrollaufnahme nach mehreren Tagen ohne Kontrastbrei, die den gleichen Schatten an gleicher Stelle in gleicher Umgrenzung und Struktur deutlich macht.

Eine Nachuntersuchung $^3/_4$ Jahr später ergibt den gleichen Befund.

Praktisch wichtig ist nur das Zenkersche Divertikel in Höhe des Ringknorpels. Die Sichtbarkeit hängt von der verwendeten Kontrastmasse (Brei, Paste oder wässerige Aufschwemmung) ab, die je nach Größe der „Hernie", je nach Lage und Größe des Ausmündungsganges ausgewählt werden muß. So erscheinen kleine Divertikel im Stehen als nischenartige Vorsprünge an der Hinterwand des Pharynx mit horizontalem Flüssigkeitsspiegel, die entweder mit dem nächsten Schluckakt wieder verschwinden oder tropfenartig größer werden, nach unten ragen und konstant sichtbar bleiben (Abb. 418). Von vorn kann sich die Füllung hinter dem Oesophagusschatten verbergen, höchstens seitlich links herausragen. Im schrägen oder seitlichen Durchmesser dagegen ist die Divertikelnische unverkennbar. Wird diese größer, so ragt sie bis in die Thoraxapertur hinein und komprimiert den Oesophagus, der nach rechts vorn verlagert und verschmälert aussieht (Tamponwirkung).

Naturgemäß hebt sich das Schattenbild, das mit einem liegenden Halbmond verglichen werden kann, während des Schluckaktes vermöge der innigen Verbindung zwischen Divertikel und Schlund. Die obere Grenze ist zuweilen weich, sieht wie geschichtet aus (Intermediärschicht), nämlich dann, wenn das Divertikel vor der Kontrastfüllung Flüssigkeit enthielt. Auch Defektbilder können im Schatten durch Speisereste entstehen. Die unvollkommene Entleerung des Divertikels ist ferner der Grund dafür, daß sich darin noch nach Stunden und Tagen Breirestenachweisen lassen.

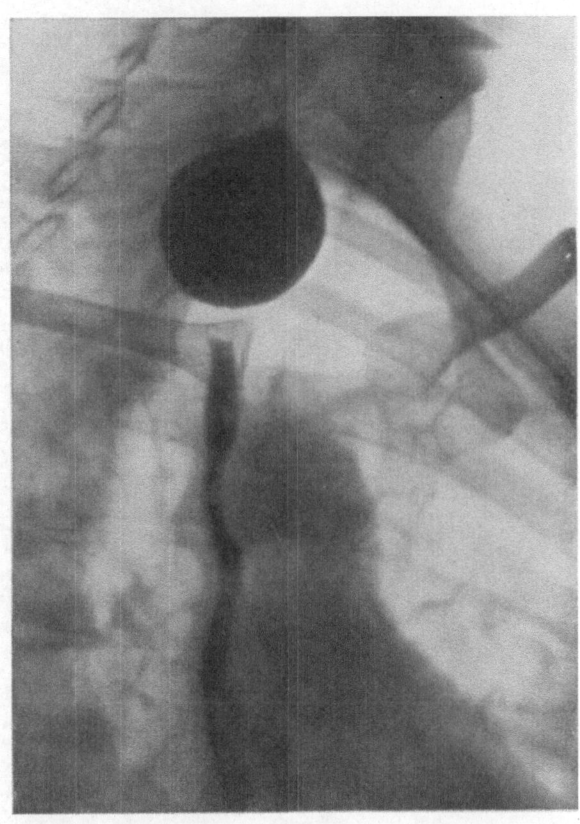

Abb. 418. ZENKERsches Divertikel im 1. Schrägen, maximal gefüllt. Unterhalb dieses Divertikels ist der Oesophagus schwach gefüllt. Links davon tritt der Aortenbogen deutlich hervor.

Differentialdiagnose: Das Bild führt die klinisch zuweilen recht unklaren Symptome zur sicheren Diagnose. Allerdings kann bei engem Ausführungsgange und Dauerfüllung des Divertikels ein Schatten ausbleiben. In solchen Fällen empfiehlt sich zur Entleerung mehrere Stunden Bauchlage, nachdem der Patient mindestens 12 Stunden nüchtern war. Der Kontrastbrei wird dagegen in Rückenlage eingenommen. Für Durchleuchtung und Aufnahme eignet sich jedoch diese Stellung weniger gut, da sie vom Divertikel andere als die beschriebenen Konturen ergeben muß. Im übrigen gibt es kaum ein Krankheitsbild, das ähnliche Schatten werfen könnte.

Runde bis tropfenförmige Verdichtungen in diesem Gebiet erinnern an Senkungsabscesse und verkalkte Tumoren. Die Schattendichte und die Betrachtung in verschiedenen Ebenen schließen aber jeden Irrtum aus.

Zuweilen kann auch ein stenosierendes Carcinom divertikuläre Erweiterungen des Oesophagus setzen (siehe Carcinom, Abb. 429).

2. Idiopathische Oesophagusdilatation mit Kardiospasmus.

Klinisches: Die Beschwerden werden meist stomachal geschildert, beginnen mit Völlegefühl, auch Schluckbeschwerden, die sich über Jahre hinziehen und zwischen dem 20. und 40. Lebensjahr beginnen. Begleiterscheinungen: starke Gewichtsabnahme, nervöse Unruhe, Erbrechen kurz nach der Nahrungsaufnahme.

Pathologisch-anatomisch handelt es sich um hochgradige Erweiterungen bis zum Drei- bis Vierfachen des Normalen, die teils mit, teils auch ohne Muskelhypertrophie einhergehen. Die Innenfläche ist infolge des als sekundär hingestellten chronischen Katarrhes mit Soorkolonien und kleinen weißen Plattenepithelinseln bedeckt oder auch ulceriert bzw. von kleinzelligen Infiltraten durchsetzt (Oesophagitis).

Über die Ursache der Krankheit gehen die Meinungen auseinander. Die einen nehmen eine primäre Atonie der Oesophagusmuskulatur, die anderen einen Hypertonus der Kardia

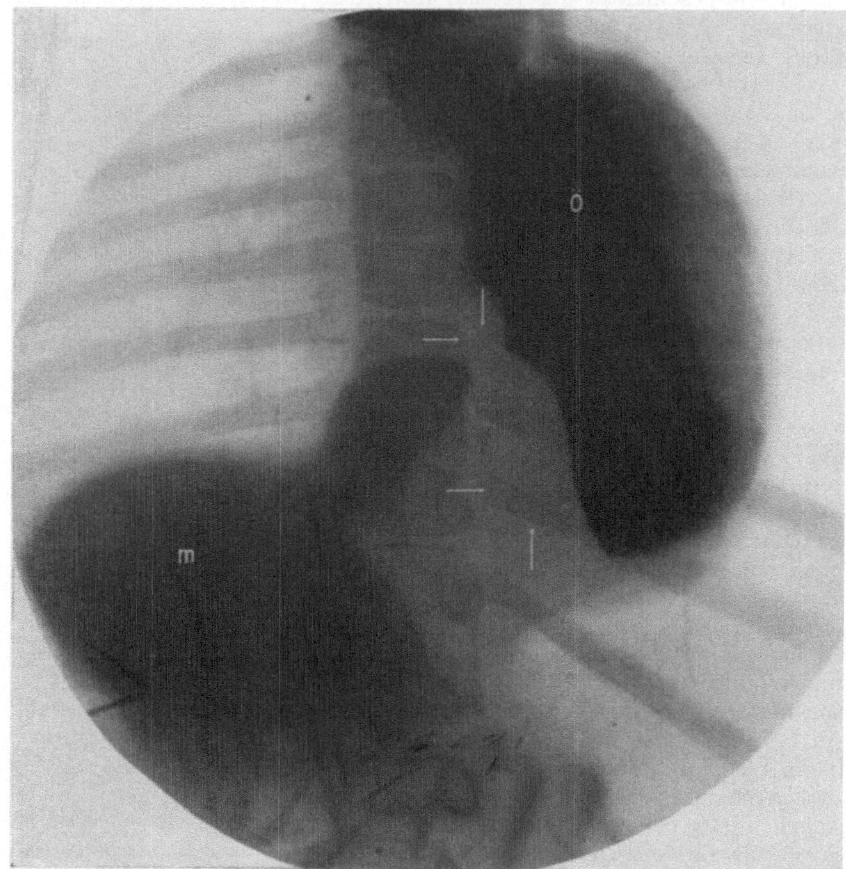

Abb. 419. Kardiospasmus bei einer 7jährigen mit maximaler Dilatation des Oesophagus (ö) im rechten Lungenfelde (Seiten verkehrt) und deutlicher Füllung des Magens (*M*) im Liegen. Zapfenförmiger Magenfortsatz in dem Brustraum. Die spastisch kontrahierte Kardia ist in Höhe der Pfeile zu suchen. — Klinischer Befund: Seit 1 Jahr leidet das Kind an unstillbarem Erbrechen und ist hochgradig abgemagert. — Die Durchleuchtung läßt eine mächtige, sackartige Erweiterung des ganzen Oesophagus bis hoch zur Thoraxapertur erkennen. — Nach 6 Stunden hat sich der Oesophagus noch nicht restlos entleert. — Laparotomie: Auffallend breiter Zwerchfellschlitz, durch den der Magen zu $^1/_3$ in den Brustraum gerutscht ist (Zwerchfellhernie?).

(Kardiospasmus) an, wobei dem inkoordinierten Zusammenwirken des Sympathicus und des Vagus ein bestimmender Einfluß zuerkannt wird.

Gegenüber diesem selten angeborenen, meist erworbenen Leiden treten die oberhalb von Strikturen auftretenden Erweiterungen in den Hintergrund.

Röntgenbild: Während beim normalen Schluckakt der Brei langsam und gleichmäßig fließt und nur an der Kardia kurz Halt macht, fällt er bei der Dilatation breit strömend schnell herab und staut sich vor dem Mageneingang. Mit zunehmender Füllung wird das parallel begrenzte Schattenband kardiawärts um das Zwei- bis Dreifache verbreitert, in vorgeschrittenen Fällen sogar deutlich geschlängelt und weitgehend rechts verlagert (Abb. 419). Allerdings gelingt die vollkommene Füllung des Oesophagus oft nicht, weil der früh einsetzende Brechreiz die Breiaufnahme verhindert.

Typisch ist aber auch in solchen Fällen die untere Begrenzung des Schattenbildes, die SCHWARZ als birnstielförmig schildert (Abb. 420). Früher oder später (5—20 Minuten) findet der Brei seinen Weg durch die Kardia, so daß ein stielförmiges Schattenband entsteht, dem der Oesophagusschatten mit überhängenden Seitenteilen zuweilen sackartig aufsitzt. Dieser schroffe Übergang und die Dilatation können auch einmal fehlen (Abb. 421), nämlich dann, wenn große Teile des Oesophagus ebenfalls spastisch kontrahiert sind. Wichtig ist aber, daß die Begrenzung immer scharf rund bleibt.

Oft löst der Spasmus Stenosenperistaltik aus, die sich besonders zu Beginn der Füllung in lebhaften, tiefen, aboral laufenden symmetrischen Wandbewegungen bemerkbar macht (MEYER). Auch Antiperistaltik wird zuweilen deutlich (besonders bei Brechreiz). Und schließlich kann im spastisch kontrahierten Teil eine kleinwellige Wandbewegung auftreten, wie sie in der Abb. 422 festgehalten ist.

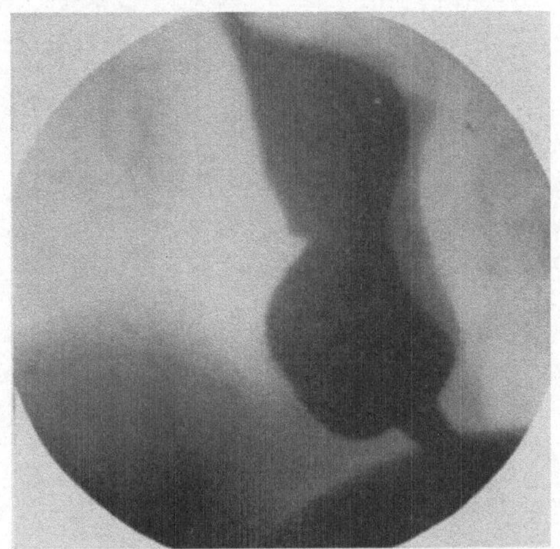

Abb. 420. Kardiospasmus bei einem 52jährigen mit überhängenden Rändern, peristaltischer Einziehung rechts und deutlichem stielförmigem Übergang zum Magen im 1. Schrägen. Der Fall ist operativ bestätigt.

Das Röntgenbild der sogenannten idiopathischen Oesophagusdilatation mit Kardiospasmus ist demnach so charakteristisch, daß es nicht wundernehmen kann, wenn die Kasuistik des früher als selten beschriebenen Krankheitsbildes mit der Röntgenära erheblich emporschnellt. Da aber Sektionsbefunde bei Spasmen sehr oft versagen müssen, so fällt dem Bilde auch ein großer Teil der pathologisch-anatomischen Deutung zu. Der Schließmuskel an der Kardia ist ring- und schleifenartig angeordnet. Seine Kontraktion müßte demnach eine spitzwinklige und tiefe Einschnürung hervorrufen und nicht den Schatten, wie beschrieben wurde, stielförmig einengen. Daraus geht schon hervor, daß nicht selten auch die Nachbarschaft (Oesophagus, Magen) an der Contractur beteiligt ist (vgl. Abb. 421). Ferner sind Form, Lage, Bewegungsänderungen am Oesophagus in erster Linie Folge der vorgeschalteten Stenose. Vor allem lehrt aber die Kasuistik, daß in der weitaus größten Zahl der Fälle der Kardiospasmus sekundär als Folgezustand der verschiedensten Leiden entsteht. In Betracht kommen das Ulcus ventriculi im kardialen Teil, das Ulcus oesophagi (selten), das Carcinoma ventriculi und oesophagi, die Lungentuberkulose, die Halsdrüsen- und Mediastinaltumoren, die Perikarditis, Gastritis, Gastroenteritis und schließlich Wanderniere und Hernien.

Die Hauptaufgabe der Röntgenuntersuchung besteht demnach darin, auf derart auslösende Ursachen hinzuweisen, nachdem der klinisch ausgesprochene Verdacht auf Carcinoma oesophagi beseitigt ist.

Differentialdiagnose: So klar die Röntgendiagnose in ausgesprochenen Fällen ist, so schwierig kann die Abgrenzung des Kardiospasmus vom Carcinom werden. Besonders gilt das für die Carcinome, die infiltrierend wachsen, die Wand zwar starrwandig machen, aber den Füllschatten nicht in charakteristischer Weise in Form zackiger, unregelmäßiger Bänder aussparen.

Dazu folgende Beobachtung:

Eine 46jährige Frau (M. P.) hat seit 17 Jahren eine Struma ohne wesentliche Beschwerden. Seit $^1/_4$ Jahr bemerkt die Patientin, daß die Speisen schlechter hinuntergehen. In letzter Zeit kann sie nur noch flüssige Nahrung zu sich nehmen.

Befund: Die klinische Untersuchung stellt eine etwas über hühnereigroße Struma beiderseits am Halse fest, die sich gut abgrenzen läßt, sich ein wenig derb anfühlt und bei Schluckbewegungen deutlich mitgeht.

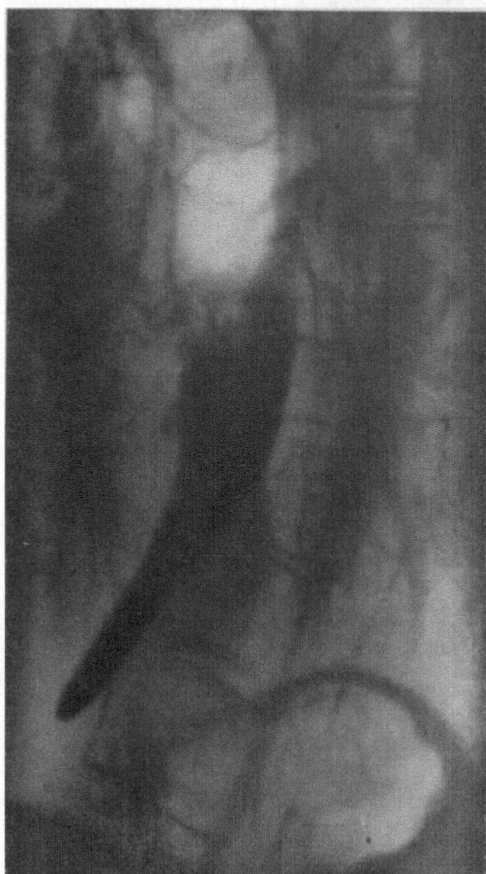

Abb. 421. Kardiospasmus bei einer 52jährigen, deren Anamnese 20 Jahre zurückreicht (Aufnahme im 2. Schrägen. Der Oesophagus läuft allmählich stielartig aus, er erreicht mit seiner unteren Spitze die Zwerchfellkuppe rechts unten noch nicht. Links wird die Oesophagusgrenze teils durch die Wirbelsäule verdeckt. Oben mächtige Luftsäule im Oesophagus, links unten Magenblase. Auf Bougieren und Papaverin bzw. Atropin Besserung. Der Befund wechselt während 5jähriger Beobachtung häufig.

Oesophagusdurchleuchtung: Der Brei staut sich an der Kardia. Der Oesophagus dehnt sich bis zu 2 Querfinger Breite aus. Nach unten verläuft er spitz, aber scharf begrenzt. Erst nach wenigen Minuten tritt ein schmaler Verbindungsstreifen mit dem Magen hervor. 10 Minuten später ist das Bild fast unverändert (Abb. 423).

Demgemäß lautet die Diagnose zunächst auf Oesophagospasmus. Eine dementsprechende Behandlung mit Sonde und Papaverin wird eingeleitet. 3 Wochen später meldet sich die Patientin zur Wiederaufnahme, da alle Sondierungsversuche fehlgeschlagen sind und sie seit der Entlassung erheblich an Gewicht abgenommen hat.

Operation (unter der Diagnose Oesophagospasmus): Im Fundusteil des Magens gut faustgroßer, derber Tumor, der die Kardia zirkulär einschnürt.

Schlußdiagnose: Kardiacarcinom.

Im allgemeinen ist die Carcinomstenose immer noch für geringe Breimengen durchgängig, während der Kardiospasmus die Passage fest verschließt und sich erst nach Minuten löst.

Notwendig ist ferner für eine sichere Diagnose die Kontrastfüllung des Magens. Diese läßt im Liegen beim Carcinom deutliche zackige Aussparungen des Fundus erkennen.

Erleichtert wird auch die Diagnose nach Papaveringaben (0,03 g subcutan, 15 Minuten vor Durchleuchtung oder 0,05 g in Tabletten zwei- bis dreimal täglich) oder nach Sondierungen, wobei sich der Spasmus so weit löst, daß der Magen ausreichend gefüllt wird. Länge und Grenzen der Striktur werden damit wesentlich klarer.

Bleiben auch dann noch Fälle unsicher (beachte Anamnese und Beschwerden), so kann nur eine Laparatomie entscheiden. Die Oesophagoskopie dagegen versagt recht oft (siehe auch Carcinoma oesophagi).

δ) Aussparungen. (Das Carcinoma oesophagi.)

Klinisches: Schnell einsetzende Schlingbeschwerden mit zunehmendem Speichelfluß, mit Würgen und Abmagerung erwecken den Verdacht auf malignen Tumor, besonders bei Männern in den 50er Jahren.

Pathologisch-Anatomisches: Meist bildet der Plattenepithelkrebs Wandinfiltrate, die sekundär geschwürig zerfallen. Zwei Hauptformen lassen sich dabei abgrenzen:

1. Das ringförmig das Oesophagusrohr umwachsende Carcinom, das sehr früh zur Stenose führt und meist klein, hart und zellarm bleibt (Scirrhus).

2. Das weiche, fungöse, in das Speiseröhrenlumen hineinragende Carcinom, das vorwiegend von der Vorderwand ausgeht.

Beide Arten können große Teile des Oesophagus einnehmen. Ihr bevorzugter Sitz fällt mit den physiologischen Engen zusammen. Am seltensten ist die untere Pharynxgrenze, am häufigsten der kardiale Teil betroffen. Im mittleren Drittel hält die Kreuzungsstelle mit dem Hauptbronchus die Wage.

Dauer der Krankheit durchschnittlich 1 Jahr. Komplikationen: Perforation nach KAUFMANN in 45,8 vH mit Mediastinitis, Lungenabsceß und Verbindungen zum Bronchialbaum.

Röntgenbild: Die Stenose ist meist das erste Zeichen, dem aber zunächst nichts für Carcinom Charakteristisches eigen ist. Die Enge kann regelmäßig und gleichmäßig wie eine dünne Spindel auslaufen, dann nämlich, wenn das Carcinom ringförmig infiltrierend wächst, ohne geschwürig zu zerfallen (scirrhöse Form, vgl. auch Abb. 413). Viel häufiger ist aber die Grenze der Stenose leicht höckerig und der eingeengte Teil auffallend starr (Abb. 424 u. 425). Erfolgt der Übergang vom Tumor zum Normalen schroffer, so wird die höckerige Einengung des Lumens mit dem zapfenförmigen Fortsatz ins Tumorgewebe deutlich.

Oberhalb der Stenose ist mitunter die Speiseröhre erweitert. An den Wänden läßt sich Stenosenperistaltik verfolgen. Selten wird aber die Dilatation so hochgradig, daß sich die Randteile nach

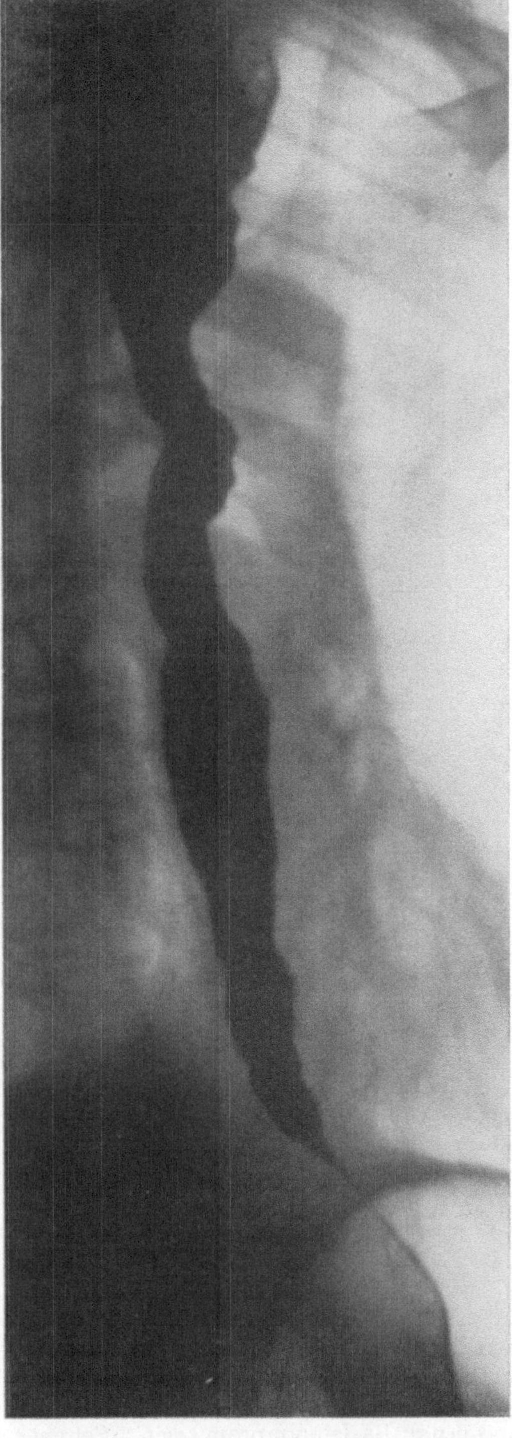

Abb. 422. Kardio- und Oesophagospasmus bei einem 59jährigen, dessen Anamnese 8 Jahre zurückreicht. Auf Papaverin- und Sondenbehandlung zunehmende Besserung. Im Bilde (Aufnahme im 1. Schrägen) ist der spitz auslaufende Oesophagus im Bereich der Kardia und die etwas zackige Begrenzung des ganzen Oesophagusrohres atypisch. Rechts Wirbelsäule, links Aortenbogen mit deutlich erkennbarer Impression am Oesophagus.

unten wulstartig vorwölben (Abb. 426) oder daß die Erweiterung auf größere Teile der Speiseröhre, etwa wie beim Kardiospasmus, übergreift.

Trotz dieser charakteristischen Unterschiede, die vor allem am Übergang des Oesophagus zum Magen beachtet werden müssen, bringt die Durchleuchtung allein selten Klarheit. Erst die Aufnahme im I. oder II. Schrägen läßt Einzelheiten an der Kardia hervortreten (Abb. 427).

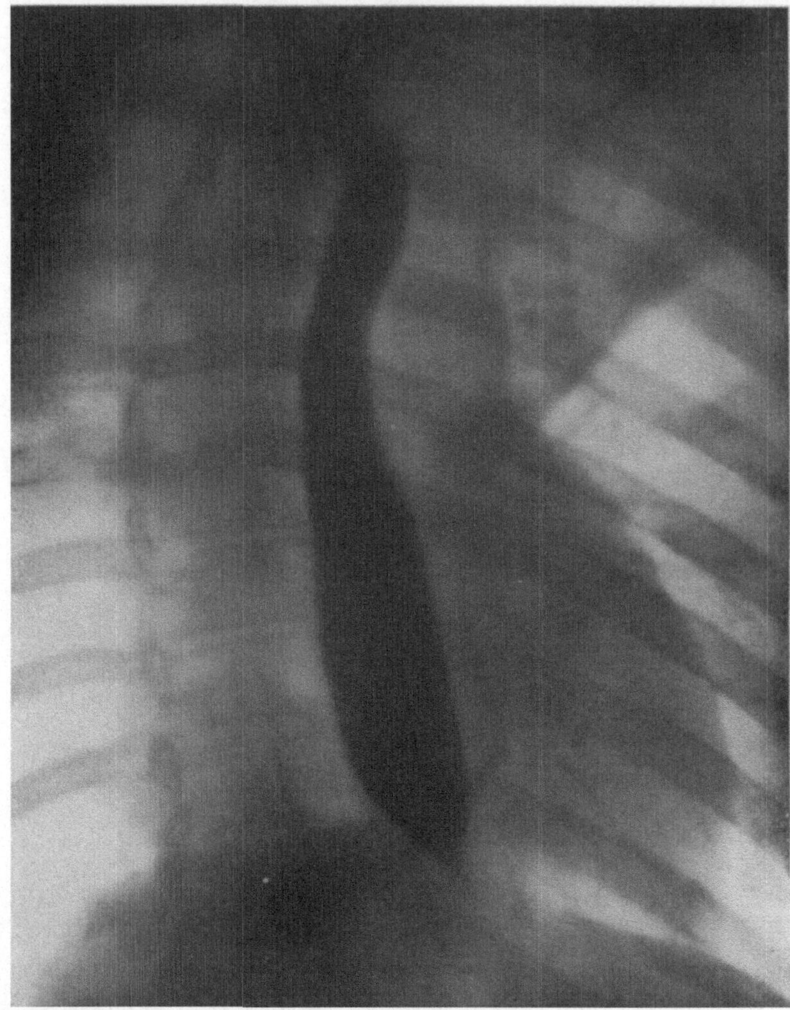

Abb. 423. Kardiacarcinom bei einer 46jährigen mit spitz auslaufenden, ziemlich scharfen Rändern und fast totaler Füllung des Oesophagusrohres. Rechts Wirbelsäule, links Herzschatten mit Aortenbogen und deutlicher Impression (siehe Text).

Die fungös wandständigen Formen dagegen engen zwar auch das Lumen ein, aber der Brei stagniert nur in geringem Maße. In Höhe des Carcinoms sieht dabei der Schatten eigentümlich zerrissen und nach vollkommener Füllung deutlich asymmetrisch ausgespart aus (Abb. 428).

Bei beiden Formen kann eine zweite Stenose in Höhe der Kardia (Kardiospasmus) Begleitsymptom sein. Seltener kommen Perforationen in den Bronchialbaum zur Darstellung (vgl. Abb. 425).

Das wichtigste Ergebnis der Röntgenuntersuchungen bleibt demnach die Feststellung einer Stenose. Um diese von den physiologischen Engen abgrenzen zu können, lasse man zu Beginn gewöhnlichen Kontrastbrei trinken. Ist eine Einengung vorhanden, so macht ein dicker Brei oder eine Kontrastpaste die Einzelheiten deutlicher. Schafft auch dieses Vorgehen keine Klarheit, so lasse man eine 12 mm dicke Kapsel (siehe Technisches) schlucken und ein Glas Wasser hinterher trinken. Die normalen Engen werden von der Kapsel in wenigen Sekunden überwunden, organische oder spastische Engen jedoch nicht.

Differentialdiagnose: Oesophagusstenosen entstehen:

1. Bei Tumoren, die von außen das Lumen zusammendrücken. Sie gehen fast immer mit Verlagerungen und Verziehungen einher (siehe diese). Die Konturen bleiben glatt.

2. Durch Tamponwirkung eines ZENKERschen Divertikels. Dessen Darstellung dürfte wohl bei entsprechender Vorbereitung nicht schwer fallen. Allerdings gehen auch hochsitzende Carcinome mit divertikelähnlichen Bildungen an gleicher Stelle einher, so daß die Entscheidung zwischen beiden zuweilen unmöglich wird. Das zeigt folgende Beobachtung:

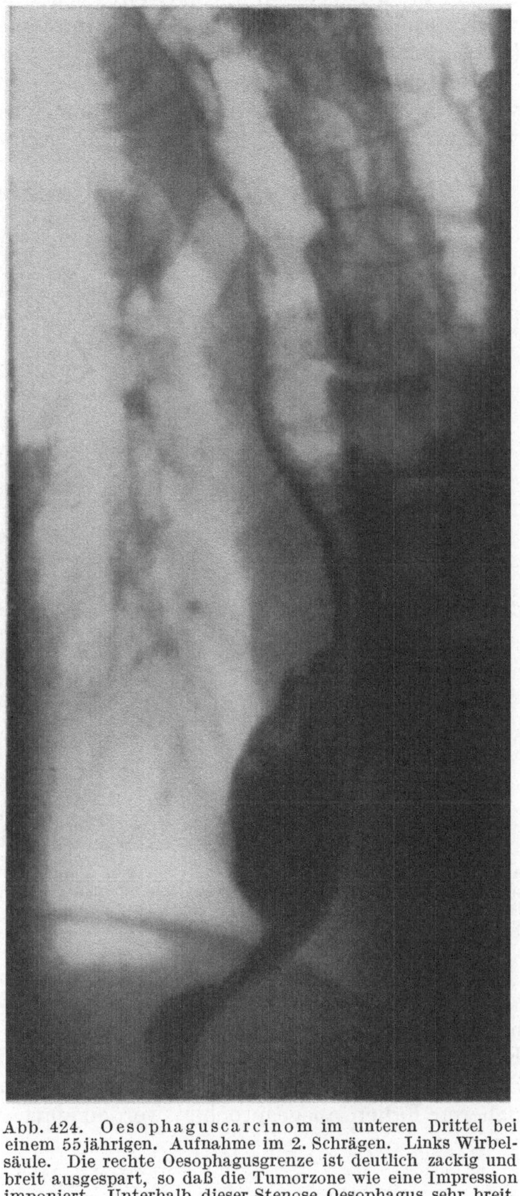

Abb. 424. Oesophaguscarcinom im unteren Drittel bei einem 55jährigen. Aufnahme im 2. Schrägen. Links Wirbelsäule. Die rechte Oesophagusgrenze ist deutlich zackig und breit ausgespart, so daß die Tumorzone wie eine Impression imponiert. Unterhalb dieser Stenose Oesophagus sehr breit, auch Kardiapassage gefüllt (geringer Kardiospasmus), oberhalb Luftsäule und Wandbeschläge. Durch Sektion bestätigt.

F. R.: 37 Jahre alt. Seit 1 Jahr Schluckbeschwerden, die in letzter Zeit stärker geworden sind. Gewichtsabnahme. Auswärts Bougierungsversuche.

Befund: Die Durchleuchtung ergibt ein fast absolutes Hindernis in Höhe der Clavicula. Hier sammelt sich der Brei mit horizontalem Flüssigkeitsspiegel divertikelähnlich an (Abb. 429). Allerdings sitzt diese Aussackung auffallend weit nach vorn. Die Durchgängigkeit des Oesophagus wechselt, zuweilen absolute Stenose, zuweilen nach längerem Würgen geringe Durchgängigkeit, dann wiederum gehen nach langem Würgen die Speisen langsam in den Magen. Es wird ein Pulsionsdivertikel angenommen.

5. IV. 1924 Operation in Lokalanästhesie: Eine richtige Aussackung des Oesophagus wie bei einem Divertikel wird vermißt. Es handelt sich um eine diffuse Erweiterung über einer starren, derben Enge. Resektion. Quere Naht des Oesophagus. Die histologische Untersuchung ergibt Adenocarcinom.

3. Als Narbenstrikturen nach Verätzungen.

4. Durch Tumoren, die in das Lumen der Speiseröhre hineinragen und auch einmal benigne sein können (Fall HAENISCH).

Vor allen Dingen muß die Grenze gegenüber Spasmen gezogen werden. Das wird durch Papaveringaben, Sondenuntersuchung und wiederholte Durchleuchtung erleichtert. Beim Carcinom bleiben die Stenosen nahezu konstant.

Da man dem Carcinom gegenüber therapeutisch machtlos ist, so dürfte es wenig bedeuten, wenn dieses für einen Spasmus angesehen wird. Verhängnisvoll aber kann umgekehrt die Diagnose Carcinom sein, wenn ein Kardiospasmus

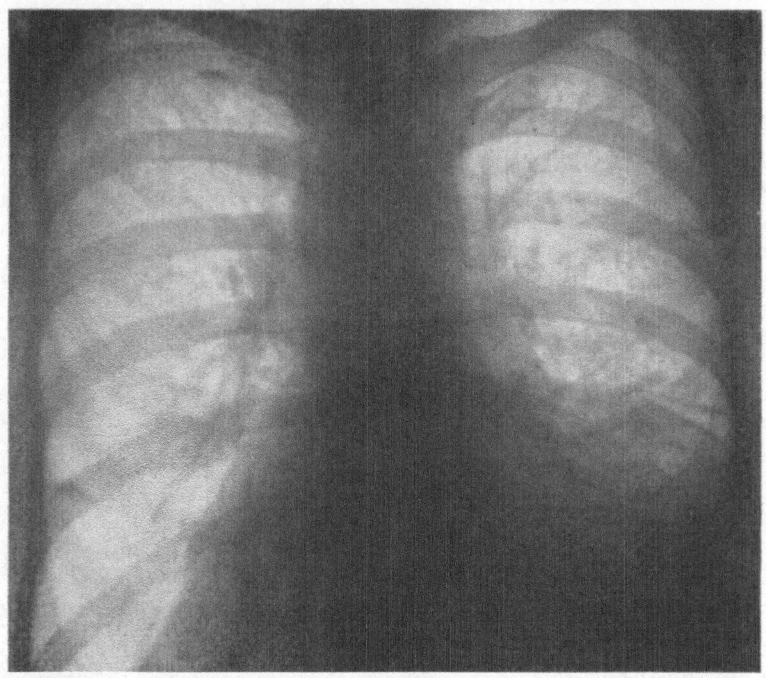

Abb. 425. Der gleiche Fall wie Abb. 424. Übersichtsaufnahme (Seiten verkehrt). Verbreiterung des Mediastinalschattens. Im rechten unteren Lungenfelde Verdichtungen von einer Perforation herrührend. Sektion: Hühnereigroße Gangränhöhle im rechten Unterlappen, die durch den Hauptbronchus mit dem Carcinom in Verbindung steht. Die Gangränhöhle ist in den mediastinalen Pleuraraum durchgebrochen, hier Pyopneumothorax.

vorliegt, denn dieser hat unbehandelt eine ernste Prognose (Inanition), richtig behandelt dagegen verläuft er durchaus gutartig. Die wichtigste Aufgabe der Röntgenuntersuchung möchte ich demnach darin erblicken, daß Spasmus und Carcinom voneinander getrennt werden, wobei die Carcinomdiagnose nur in ganz sicheren Fällen ausgesprochen werden darf.

ε) Fremdkörper.

Ihr Nachweis gelingt spielend, wenn sie im hellen Mittelfelde genügend kontrastieren (Metallteile, Gebisse). Verläuft die Durchleuchtung negativ, so kann ein weiches, kontrastreiches Bild kleinere Teile, wie Nadeln und Knochensplitter, noch zur Darstellung bringen. Vorsicht ist am Platze, wenn unsichtbare Fremdkörper (Fruchtkerne, Kautschukplatten) indirekt mit Hilfe des Kontrastbreies nachgewiesen werden sollen. Denn auch Spasmen, wie sie als

Folge schon abgegangener Fremdkörper zurückbleiben, können den Brei ganz ähnlich arretieren. Entscheiden muß der klinische Befund (Oesophagoskopie, keine Sondierung).

3. Magen.

a) Das normale Bild.

Bei der Untersuchung im Stehen ist die Magenform gegenüber der auf dem Sektionstische durchaus verschieden. Nach FAULHABER sehen wir in 80 vH den sogenannten Hakenmagen (Abb. 430), der von RIEDER zuerst beschrieben worden ist. Charakteristisch ist dessen Form durch die Incisura angularis, den an der kleinen Kurvatur erkennbaren Einschnitt, der oft spitzwinklig hervortritt, zuweilen aber auch rundbogig begrenzt ist. Er trennt das Antrum pylori vom Korpus, das kardiawärts bis an den Fundus heranreicht. In seinem Bereiche liegt die Magenblase (Abb. 427).

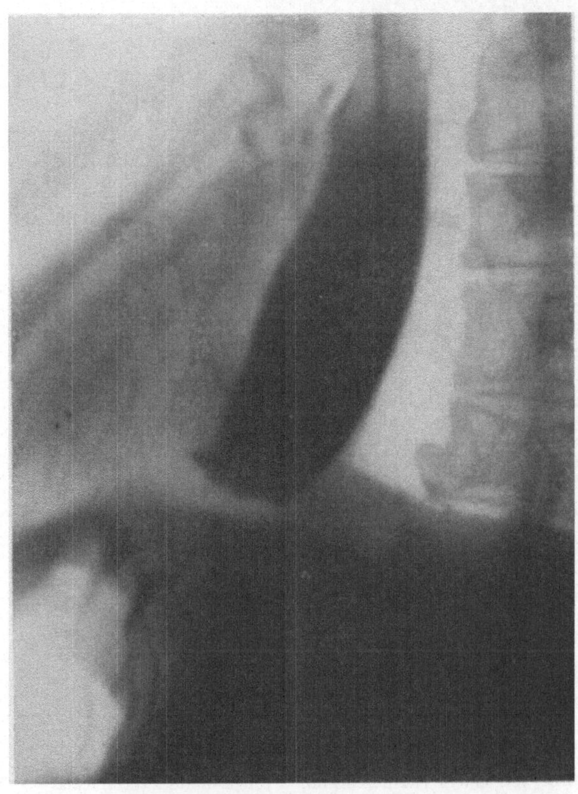

Abb. 426. Kardiacarcinom bei einem 62jährigen, dessen Anamnese $^1/_2$ Jahr zurückreicht. Aufnahme im 2. Schrägen. An der Kardia zackige, unregelmäßige Grenzen. Während der Durchleuchtung fließt dauernd in dünnem Strahl Brei in den Magen ab (im Bilde an den Wandbeschlägen unterhalb des Füllungsdefektes erkennbar). Oesophagusrohr stark dilatiert.

Die gewählte Nomenklatur ist nicht Allgemeingut. Vielfach angewandt wird auch die HOLZKNECHTsche Einteilung, nach der statt vom Fundus von der Pars cardiaca, statt vom Korpus von der Pars media und statt vom Antrum von der Pars pylorica gesprochen wird. FORSSELL wählt in ähnlicher Einteilung die Bezeichnung Fornix, Corpus und Sinus (Magentasche), dem sich pyloruswärts als Verbindungsröhre mit dem Darme der Canalis egestorius anschließt (Abb. 431 a—c).

Allen Bezeichnungen gemeinsam ist die Unterteilung in drei Abschnitte, die sich aus dem konstanten anatomischen Bau, besonders aus den Muskelverhältnissen, ergeben. Die drei Muskelschichten sind nach FORSSELL in der Weise angeordnet, daß am Magengewölbe (Fundus) die äußere Schicht gleichmäßig längs gespannt, die innere ringförmig quer gespannt ist. Ihre Kontraktion führt demnach an der Kuppel zur konzentrischen Verkleinerung. In Höhe des Korpus liegt dagegen die Längsmuskulatur an der kleinen Kurvatur (innere und äußere Schicht), ist mit der ringförmigen Quermuskulatur verbunden und an der Kardia fixiert. Demnach verengt sich das Korpus röhrenförmig asymmetrisch mit der Zugrichtung zur kleinen Kurvatur und zur Kardia hin. Auch der Sinus wird in ähnlicher Weise asymmetrisch hochgezogen, während der Kanal dank der symmetrischen Lage seiner Muskulatur und ihrer Aufhängebänder auch eine annähernd symmetrische Röhrenform beibehält.

Die Fixpunkte, an denen der Magen aufgehängt ist, befinden sich 1. an der Kardia und 2. am Angulus subhepaticus. Magenform und Lage sind in weitgehendem Maße von der Breite des Oberbauchraumes, vom Füllungszustand des Magens und des Darmes sowie vom Tonus der Bauchdecken abhängig. Je breiter der Oberbauchraum, je größer die intraabdominelle Masse (Adipositas), desto mehr geht die Hakenform in eine schräge oder quer stehende, von Holzknecht als Stierhornform (Abb. 432) bezeichnete, über. Dabei vollführt der Magen eine Drehung: die große Kurvatur schaut nach vorn, die kleine nach hinten, das Antrum pylori wird zum größten Teil im Profil betrachtet und überdeckt das Duodenum.

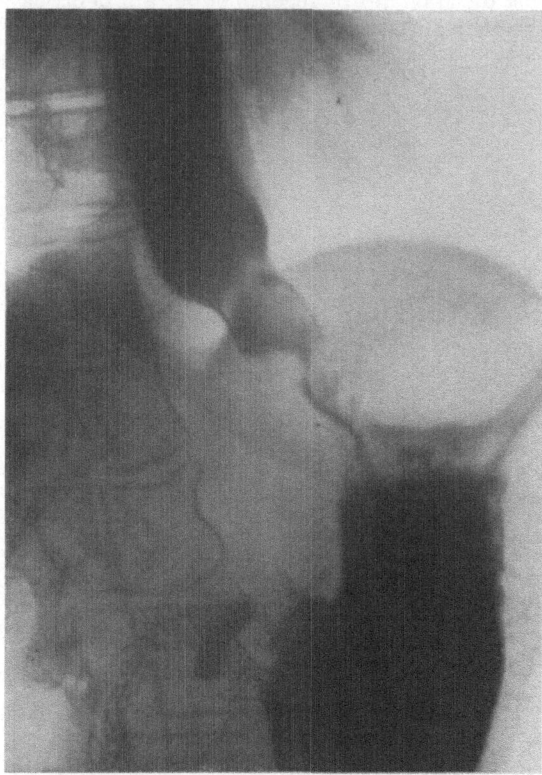

Abb. 427. Kardiacarcinom bei einem 57jährigen mit deutlichem Füllungsdefekt und unregelmäßigen Wandbeschlägen (im 1. Schrägen), die bis auf den Magen verfolgbar sind. Magen selbst stark verkleinert (Keilresektion). Fingerbreite Intermediärschicht. Verlauf: Die Beschwerden reichen $^3/_4$ Jahre zurück. Vor 3 Monaten wurde ein Magenadenom entfernt (Keilresektion). Operativ bestätigt ist das Kardiacarcinom ein halbes Jahr nach dieser Aufnahme. Tumor handtellergroß.

Der leere Magen hat im allgemeinen kein offenes Lumen. Die Magenwände liegen dicht aneinander, so daß sich der Kontrastbrei im Beginn der Füllung trichterförmig seinen Weg bahnen muß. Allerdings hängt der Entfaltungsmechanismus vorwiegend von zwei Faktoren ab: 1. vom Schwergewicht der verschluckten Masse, 2. vom Spannungszustand der Magenwand, von deren Tonus. Schon die Form des gefüllten Magens läßt einen Muskeltonus daran erkennen, daß das Füllungsbild im kardialen Teile breiter ist als im kaudalen. Auch bei Veränderungen der Körperlage verhält sich der Magen nicht wie ein schlaffer Sack, sondern wie ein sich gesetzmäßig kontrahierender Schlauch. So sammelt sich in Rückenlage dessen Inhalt im Fundus, während sich Korpus und Antrum weitgehend verkürzen und zusammenziehen (Abb. 433). Ähnlich sieht der Magen in Bauchlage aus, nur daß sich sein Inhalt gleichmäßiger verteilt und der Fundus als höchster Punkt lufthaltig bleibt. Weniger klar wird der Tonus in Seitenlage.

Ist nun der Tonus aus irgendeinem Grunde vermehrt (Hypertonie), so entfaltet sich der Magen sehr langsam. Der Brei fließt entlang der Magenstraße (Waldeyer) in das Antrum. Erst nach Minuten wird die normale Form (oben breit, unten schmal) sichtbar, wobei das ganze Bild auffallend hoch steht, verkürzt und zuweilen auch im Sinne der Stierhornform verändert ist.

Die Hypotonie dagegen hat eine Erschlaffung der Magenwände zur Folge, die sich in einer sehr schnellen Füllung, in dem Fehlen des trichterförmigen Anfangsbildes sowie nach der Füllung in einer Verbreiterung des kaudalen Abschnittes bemerkbar macht, während Fundus und Korpus eng bleiben (Abb. 434). Außerdem wird mit der Hypotonie das Magenbild länger.

Demnach ist die normale Magenform abhängig:

1. von individuellen Verhältnissen (Haken-, Stierhornform),
2. vom Füllungszustand (Breimenge),
3. vom Tonus seiner Muskulatur.

Es kommen somit außerordentlich weitgehende Verschiedenheiten in der Form vor. Auch ist es schwierig, genaue Grenzen für die normale Lage des Magens anzugeben. Ist dieser z. B. auffallend lang, steht sein kaudaler Pol ungewöhnlich tief, so haben wir noch keine Berechtigung, von einer krankhaften Magensenkung (Ptose) zu sprechen. Nur wenn gleichzeitig die Entleerung deutlich behindert ist, liegen krankhafte Verhältnisse vor.

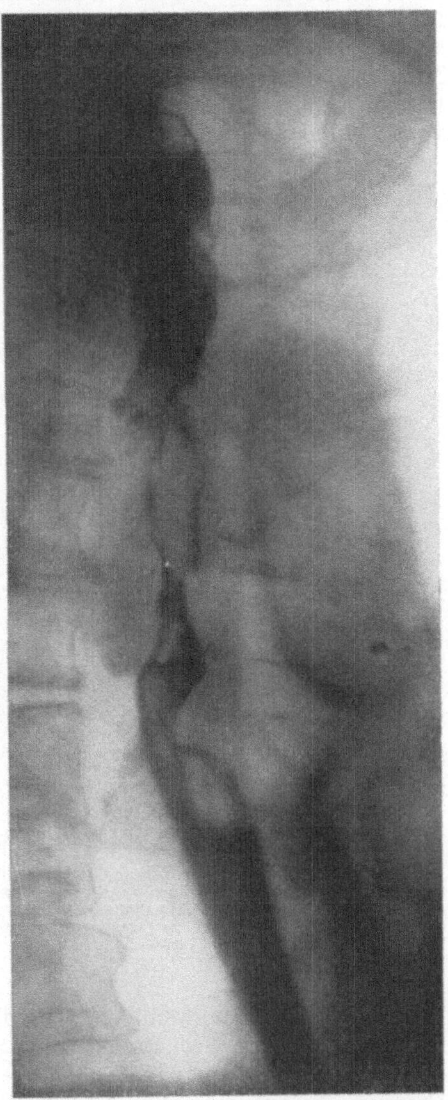

Abb. 428. Oesophaguscarcinom bei einem 58jährigen (im 1. Schrägen). Die Anamnese reicht einige Monate zurück. Gewichtsabnahme 30 Pfd. Zur Zeit der Untersuchung stark behinderte Oesophaguspassage. — Befund: Ein großer Teil des Breies wird in Höhe der Bifurkation festgehalten. In über 10 cm langer Ausdehnung sind die Grenzen des Schattenbandes stark zerrissen, zum Teil nur durch Wandbeschläge angedeutet. Rechts Wirbelsäule, links Herz- und Aortenschatten. Der Füllungsdefekt beginnt ungefähr in Höhe des Aortenbogens.

Um die Höhenlage des Magens annähernd zu fixieren, wird von vielen Röntgenologen als Höhenmarke die Darstellung des Nabels durch eine Bleimarke benutzt. Unzweifelhaft liegen Magen und Nabel in vielen Fällen in ziemlich konstantem Verhältnis zueinander. Mit verändertem Füllungszustand und veränderter Bauchdeckenspannung tauchen aber doch eine Reihe von Fehlerquellen auf, die dadurch am besten beseitigt werden, daß man zur Höhenlokalisation die Beckenkammlinie als anatomisch fixierte Linie wählt. Im allgemeinen steht beim Manne der kaudale Pol oberhalb dieser Linie. Bei der Frau reicht er zwei bis drei Querfinger tiefer. Um die Magengröße maßtechnisch auszudrücken, wird die größte Längenausdehnung zwischen kaudalem und kardialem Pol als Magenhöhe gemessen. Diese Längsachse liegt in einem bestimmten „Neigungswinkel" zur Mittellinie des Körpers.

Zur Erklärung des Magenfüllungsbildes ist auch die Schleimhautoberfläche von Wichtigkeit. An der kleinen Kurvatur herrschen Längsfalten vor. Nach der großen Kurvatur gehen die Längsfalten immer mehr in

Querfalten über, so daß der größte Teil des Mageninnern solche Querfaltung besitzt. Dies tritt nun besonders deutlich hervor, sobald der Magen nicht ausreichend gefüllt ist, und zwar am stärksten an den Stellen, die in ihrer Entfaltung behindert sind.

So gehört die Zähnelung der großen Kurvatur dort, wo diese durch die Milz eingedellt oder vom Colon transversum gedrückt wird, durchaus zum normalen Bild (Abb. 463). Abhängig ist die Stärke dieses Schleimhautreliefs von zwei Faktoren: 1. vom Tonus der Muscularis mucosae, 2. vom Schwergewicht des Mageninhaltes. Eine Zähnelung an sich gestattet demnach noch keinen Rückschluß auf eine Hypertonie. Nur dann, wenn trotz ausreichender Füllung (400 bis 500 ccm) die Zähnelung abnorm breit und tief ins Magenbild reicht, ist sie mit Vorbedacht als Zeichen eines vermehrten Tonus in der Muscularis mucosae verwertbar (s. Ulcus).

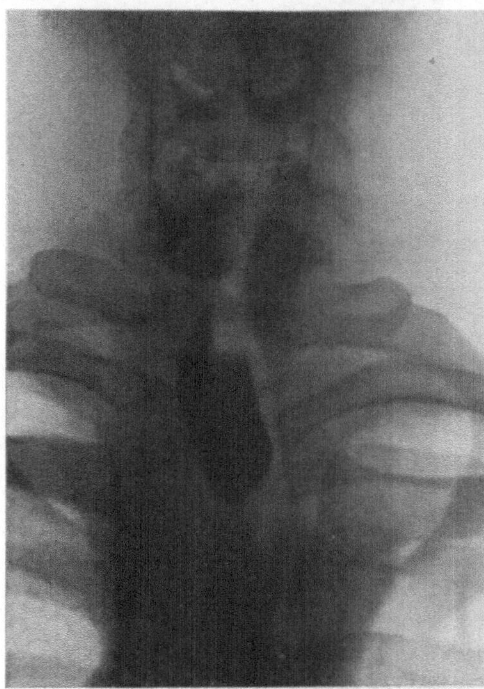

Abb. 429. Oesophaguscarcinom in Höhe des Oesophagusmundes bei einem 42jährigen, zunächst als ZENKERsches Divertikel imponierend. Im Bilde tritt die Stenose deutlich hervor. Im Bereich des Halses unregelmäßige Wandbeschläge (operativ und histologisch bestätigt, siehe Text).

Auch bei langen schlaffen Mägen wird das Korpusgebiet zuweilen vom Schleimhautrelief unterbrochen (Abb. 446). Schließlich können nach Entleerung der Kontrastmasse Reste in den Schleimhautfalten hängen bleiben und ein eigentümlich marmoriertes oder gestreiftes Bild (Beschläge) ergeben (Abb. 434).

Die stärkste Formveränderung erleidet der Magen aber zweifellos durch Eigenbewegungen, wobei Form und Größe der Peristaltik in weitgehendem Maße von der Füllung und sekretorischen Anregung abhängen. So übt eine geschmacklose Kontrastaufschwemmung nur einen geringen Reiz auf die Eigenbewegung aus, während dagegen bei der Rieder-Mahlzeit schon nach wenigen Sekunden Peristaltik vorhanden ist, die in folgender Weise verläuft: Die Pars cardiaca bleibt frei von solchen Bewegungen. Erst am Korpus, meist nicht über die Mitte hinaus, beginnen leichte Eindellungen der Grenzen, die an Tiefe allmählich zunehmen, bis sie sich am Antrum pylori zur vollkommenen Abschnürung des Kontrastbildes vertiefen. Solche peristaltischen Wellen treten in Abständen von durchschnittlich 22 Sekunden auf. Beschleunigungen bis 15 Sekunden oder Verzögerungen bis 30 Sekunden sind aber durchaus noch als normal zu bezeichnen.

Anders steht es mit der Tiefe der peristaltischen Einziehungen. So spricht man von Hypermotilität, Hyperperistaltik (Abb. 446), sobald die dem Antrum eigenen, tiefen, abschnürenden Einziehungen auch schon im unteren oder gar oberen Teil des Korpus beginnen, während sich bei der Hypoperistaltik die Wand nur flachbogig eindellt. Beide, Hyper- und Hypoperistaltik, können gleichzeitig vorhanden sein, nämlich dann, wenn eine vorgeschaltete Stenose (z. B. Narbe oder

Spasmus am Pylorus) Tiefenperistaltik auslöst, die jedoch nicht immer fortdauert, sondern bei hochgradiger Enge auch von Ruhepausen oder flachwelligen Bewegungen, ja sogar von Antiperistaltik unterbrochen wird (intermittierende Tiefenperistaltik, Stenosenperistaltik).

Die Antrumbewegung besteht nicht in einer rein fortlaufenden, sondern der Brei strömt — wenigstens in der ersten Füllungsperiode — fortdauernd in den Magen zurück. Dessen Inhalt wird somit durchmischt, ein Vorgang, der je nach dem Zustand des Pylorus verschieden lange dauert.

Die Entleerung des Magens ist nämlich nicht nur in hohem Maße von seiner Muskulatur, sondern weit mehr von dem Verhalten seines Schließmuskels abhängig. Der Magenpförtner steht weitgehend unter reflektorischem Einfluß sowohl rein chemischer Reize — indem saurer Duodenalinhalt ihn schließt, während alkalischer ihn öffnet — als auch mechanischer, sobald im vorgeschalteten Darmteil Stenosen vorhanden sind. Nicht zuletzt beeinflußt den Schließmuskel der Zustand des Breies. Eine wässerige Kontrastaufschwemmung läuft z. B. ohne längeren Aufenthalt durch die Magenstraße zum Pylorus. Der erste Teil tritt fast spontan ins Duodenum über. Alsdann schließt sich der Pylorus sehr bald, um sich erst weiterhin zu öffnen, nachdem der Duodenalinhalt alkalisch geworden ist. Festere oder breiige Kontrastmasse dagegen sinkt sehr langsam zum kaudalen Pol hinab. Es bedarf dabei minutenlanger Mischbewegungen, ehe sich der Pylorus öffnet. Eine bestimmte Zeit, wonach diese Austreibung erfolgen muß, läßt sich nicht angeben. Sie hängt von dem Zustand der Kontrastmasse, dem Grad der Darmfüllung, dem Hungergefühl, der Peristaltik und dem Pylorustonus ab. Im Durchschnitt dürfte aber innerhalb von 2—5 Minuten die erste Austreibung erkennbar werden. Immer wieder wird diese von Mischbewegungen unterbrochen, die minutenlang andauern können.

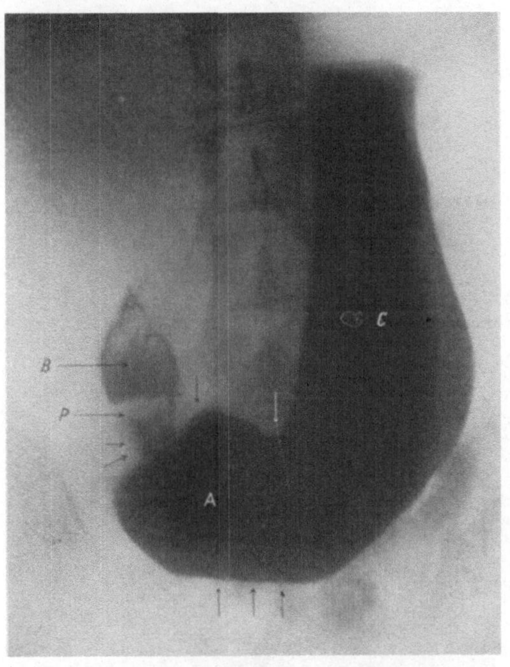

Abb. 430. Normaler Hakenmagen bei einer 27jährigen. P = Pylorus, B = Bulbus duodeni, teilweise gefüllt, bischofmützenförmig. Vor dem Pylorus peristaltische Wellen (Pfeile). A = Antrum, C = Corpus.

Auch für die Gesamtentleerung sind Kontrastmittel, Füllungszustand des Darmes, Schließmuskel und Peristaltik maßgebend, so daß Schwankungen bis zu mehreren Stunden noch nichts über krankhafte Veränderungen auszusagen vermögen. Beim Citobaryum wird für die Gesamtentleerung eine Durchschnittszeit von 3 Stunden beobachtet. Für einen krankhaften Befund gewertet werden aber erst Entleerungszeiten, die 5 Stunden überschreiten (5-Stundenrest, Residuum).

Zuweilen fehlen Mischbewegungen vor der Austreibung vollkommen. Auch macht der Inhalt nicht immer am Pylorus halt, sondern er tritt sofort ins Duodenum über. Man spricht alsdann von einer Pylorusinsuffizienz, einer Erscheinung, die einmal beobachtet wird, wenn der Patient vollkommen nüchtern zur

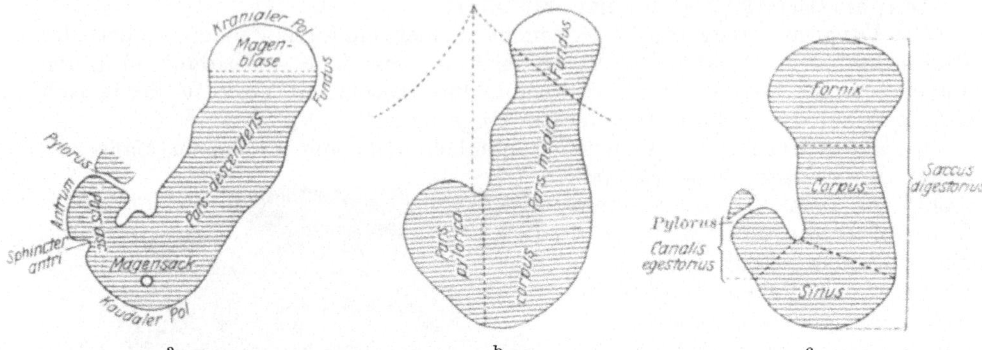

Abb. 431a—c. Röntgenologische Nomenklatur des Magens. a) GROEDEL, b) HOLZKNECHT, c) FORSSELL.

Untersuchung kommt, die aber als etwas Krankhaftes gedeutet werden darf, wenn sie Begleitsymptom der Achylie, des Carcinoms sowie des Ulcus duodeni und der Duodenalstenose ist.

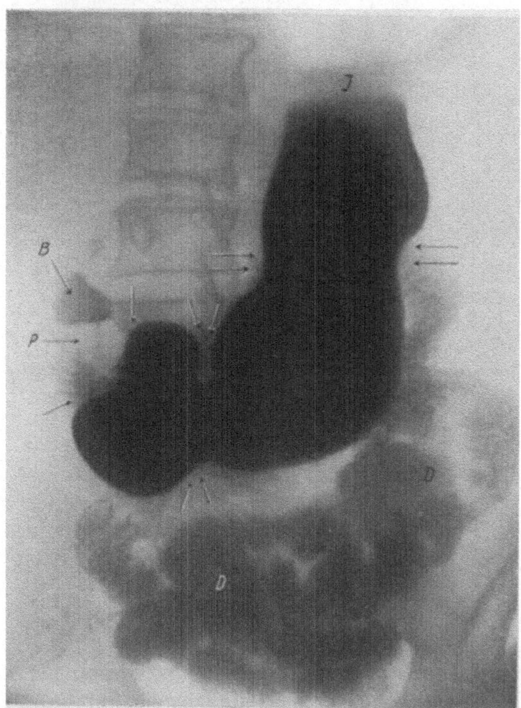

Abb. 432. Magen bei einer 30jährigen. Übergang in die Stierhornform mit fingerbreiter Intermediärschicht (*I*) und drei peristaltischen Wellen (Pfeile). Bulbus duodeni (*B*) schwach sichtbar. Zahlreiche Dünndarmschlingen mit ihrer charakteristischen Fiederung (KERKRINGsche Falten) treten gefüllt hervor (*D*). — Laparotomie: Magen, Duodenum ohne Veränderungen. Es bestehen Verwachsungen zwischen Leber, Magen und Gallenblase, in die das Kolon hineingezogen ist.

b) Verlagerungen, Verziehungen.

Verlagerungen können hervorgerufen sein entweder durch Krankheiten des Magens selbst oder indirekt dadurch, daß der Magen aus seiner Lage gedrängt wird. Jene sind am häufigsten Folge peritonealer Verklebungen (Perigastritis), diese dagegen werden bei den verschiedensten Prozessen beobachtet, die sich in der Umgebung des Magens abspielen.

So rückt er mit der Zwerchfellhernie und der Eventratio diaphragmatica bis hoch in den Brustkorb, während Inguinalhernien ihn bis ins Scrotum verziehen können. Auch extraventrikuläre Tumoren bewirken weitgehende Verlagerungen. Vor allem sind es Milztumoren (Abb. 435), Pankreascysten, Nierentumoren (Abb. 436), Tumoren der Gallenwege und des Netzes, die den Magen nicht nur verdrängen, sondern auch mehr oder weniger komprimieren, so daß eigentümlich weich begrenzte Defektbilder entstehen.

Eine besondere Form der Verlagerung haben wir im Kaskadenmagen vor uns. Wie der Name schon sagt, bildet sich eine Kaskade, und zwar dadurch, daß der hintere, mittlere Teil (meist Korpus-Fundusgrenze) des Magens gehoben oder im Korpusgebiet nach vorn verzogen und fixiert wird. Jedoch ist der Entstehungsmechanismus durchaus nicht einheitlich. So kann schon eine Kaskade zustande kommen, wenn eine gasgefüllte Darmschlinge (meist Kolon) die Pars media nach vorn und oben drückt. Auch eine Raumvermehrung im vorderen oberen Gebiet der Bauchhöhle schnürt den Magen in ähnlicher

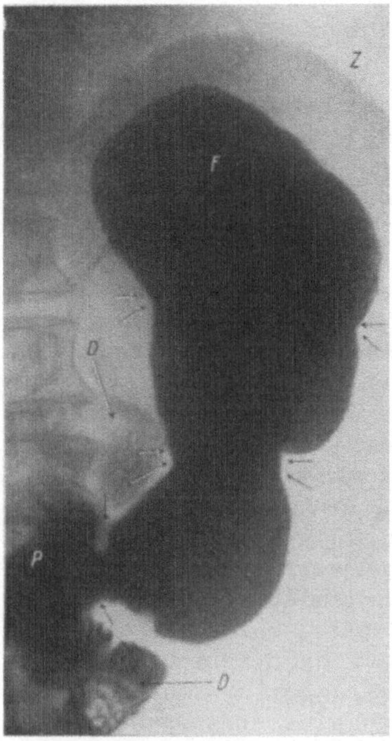

Abb. 433. Magen im Liegen bei einer 63jährigen mit den Erscheinungen eines Kardiospasmus. Die Fundusgrenzen sind durchaus scharf (*F*). Verschmälerung des Füllungsbildes im caudalen Teil. *P* = Pylorus. *D* = Dünndarm, *Z* = Zwerchfell, Peristaltik siehe Pfeile.

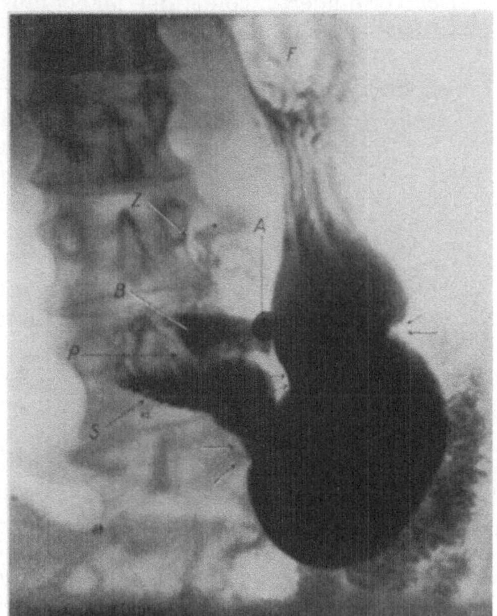

Abb. 434. Magen normal bei einer 49jährigen. Enteroptotische Elongation mit breiten Beschlägen unterhalb des Fundus (*F*). Geringe Linksverlagerung als Folge einer Kyphoskoliose und horizontaler Flüssigkeitsspiegel im Bulbus duodeni (*B*). Wandbeschläge im oberen Duodenum (*Z*), Füllung seines unteren Schenkels (*S*), Füllung der ersten Dünndarmschlingen. Peristaltische Einziehungen siehe Pfeile. *P* = Pylorus. — Die Laparotomie bestätigt den röntgenologischen Befund. Es liegt ein großer Nierentumor vor. Der scharf runde Schatten an der kleinen Kurvatur stellt die Achse der drehbaren Buckyblende dar (*A*).

Weise ab. Ebenso wirken straffe Bauchdecken beim emphysematösen Thorax. Und schließlich kann schon am normalen Hakenmagen eine Kaskade dann deutlich werden, wenn in Rückenlage mit seitlichem Strahlengang durchleuchtet wird. — Kurz, die Kaskadenform ist noch kein Zeichen für irgend etwas Krankhaftes. Vielmehr kommt sie am häufigsten bei normaler Magenform vor, entsteht allerdings auch einmal durch Stränge und Adhäsionen nach Perigastritis, besonders beim Ulcus ventriculi und bei schrumpfenden Tumoren unterhalb der Kardia.

Das Bild ist für den Anfänger immer sehr überraschend. Im Stehen bleibt der Magen in der Betrachtung von vorn nach hinten entweder kugelrund (Abb. 437, 438), oder es erscheint oberhalb des horizontalen Abschlußspiegels in der hellen Magenblase ein zweiter Spiegel mit halbmondförmigem Abschluß (Abb. 439). Erst die Seitendurchleuchtung läßt die Ursache in der Kaskade hervortreten (Abb. 438). Ob es sich dabei gegebenenfalls um einen echten Kaskadenmagen handelt oder nur um einen Zufallsbefund bei sonst normalen Verhältnissen, wird nicht die Form allein entscheiden können. Vielmehr muß weiterhin auf seitliche Ausziehungen, Fixation an der vorderen Bauchwand, auf direkte und indirekte Ulcussymptome oder auf Aussparungen, Tumoren an der kleinen Kurvatur (Durchleuchtung und Aufnahme im Liegen) geachtet werden.

c) Funktionelle Formveränderungen.

Der verminderte Tonus der Magenmuskulatur (Hypotonie), der sich bis zur Atonie steigern kann, macht sich in erster Linie in der Form des Magens bemerkbar, dessen kaudaler Pol erheblich tiefer steht. Beim Manne ragt dieser tief unter die Beckenkammlinie, bei der Frau bis ins kleine Becken hinein. Die Incisura angularis ist meist spitzwinklig, der ganze Magen erheblich verlängert.

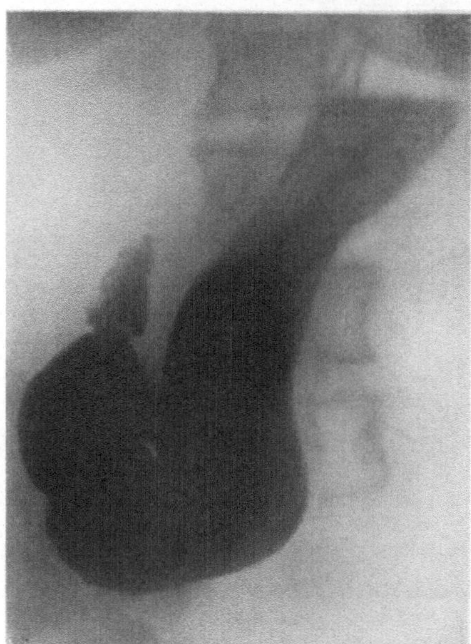

Abb. 435. Starke Magenverlagerung nach rechts als Folge eines Milzechinokokkus von Kindskopfgröße. Operativ bestätigt.

Während die Peristaltik zu Beginn der Füllung an normalen tiefen Einschnürungen hervortritt, wird sie später allmählich flacher, so daß schließlich vollkommene Ruhe herrscht und nach 5—8 Stunden noch beträchtliche Reste sichtbar bleiben.

Die abnorme Verlängerung des ganzen Magens im Verein mit der Atonie stellt ein Krankheitsbild dar, das von Schwarz als enteroptotische Elongation bezeichnet wird zum Unterschied von den Lageveränderungen, die, unter dem Begriff der Ptose zusammengefaßt, eine Gesamtsenkung auch der Fixationspunkte des Magens mit sich bringen. Nun scheint aber die echte Gastroptose ein relativ seltenes Vorkommnis zu sein. Viel häufiger ist dagegen die Verlängerung des Gesamtbildes mit Tiefstand des kaudalen Poles, während der Pylorus an normaler Stelle stehen bleibt. Das Bild kann besonders bei schlanken, mageren Patienten dadurch überraschen, daß der Mittelteil vollkommen ungefüllt bleibt oder daß höchstens Breireste in den Schleimhautfalten erkennbar sind (Abb. 434). Ein Druck auf den unteren Pol oder das Einziehenlassen des Leibes bringt auch das Korpus zur normalen Entfaltung und schließt somit Verwechslungen mit Carcinoma ventriculi oder extraventrikulären Tumoren aus.

Die Atonie wird sehr bald von der Magenerweiterung (Ektasie) gefolgt, so daß die Erscheinungen der Ptose, Elongation, Atonie, Ektasie nicht selten gleichzeitig angetroffen werden. Mit der Ektasie verbreitert sich das Gesamtbild, besonders am kaudalen Pol. Eine Kontrastmahlzeit genügt nicht zur Füllung. Aus dem Längsmagen wird ein Quermagen, der sich mit horizontalem Flüssigkeitsspiegel schüsselförmig einstellt (Abb. 440). Allerdings ist die häufigste Ursache solcher Atonien und Ektasien nicht in der Magensenkung, sondern in einer vorgeschalteten Stenose, in erster Linie in einer benignen Pylorusstenose zu suchen.

Der vermehrte Tonus (Hypertonie), auf ganze Magenteile übertragen, führt zum Gastrospasmus (Abb. 441). In rein lokaler Form macht sich dieser in der peristaltikähnlichen Einschnürung des Füllungsbildes bemerkbar (stehende Welle), wie sie als charakteristisch für das Magenulcus bekannt ist (Abb. 460). Spastische Zustände am Magen finden sich außerdem bei Nervösen, bei Nikotinabusus, bei Tabes, Migräne, Bleivergiftung, schließlich auch als Begleiterscheinung der Menses, des Klimakteriums und der Gravidität. Ferner werden solche Spasmen ausgelöst durch Entzündungsprozesse in der Umgebung. Bekannt sind totale Gastrospasmen bei sehr schmerzhaftem Ulcus duodeni, Gallensteinanfällen (Abb. 442), Nierenkoliken und als Begleiterscheinung des Kardiospasmus (Abb. 443).

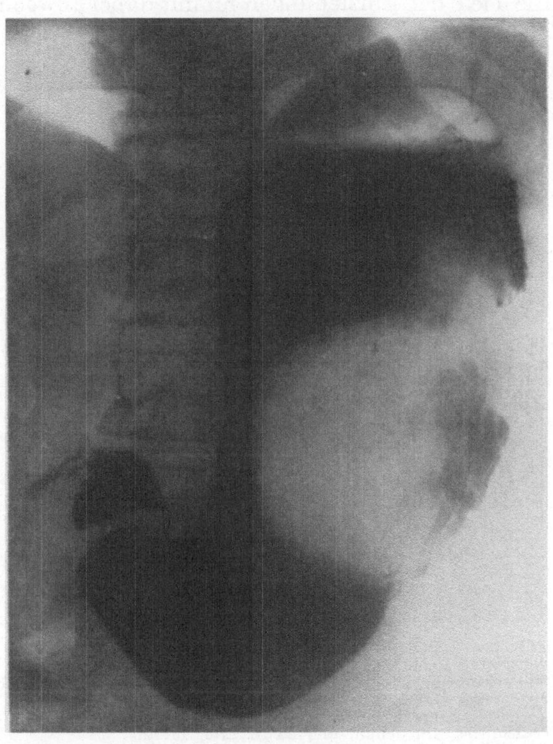

Abb. 436. Füllungsdefekt hervorgerufen durch eine intermittierende Hydronephrose bei einem 40jährigen im Stehen. Die Grenzen des Defektes sind durchaus charakteristisch, weich, unscharf.

Auch der Pylorusschließmuskel kann von solchen spastischen Zuständen ergriffen sein. Wir sprechen hier von einem Pylorospasmus, wie er als selbständiges Krankheitsbild beim Säugling (Abb. 444), viel häufiger dagegen als Begleitsymptom des Magengeschwürs zu finden ist. Als solches bewirkt der Krampf, daß der Brei zu Anfang der Untersuchung verspätet ausgetrieben wird. Der Krampf des Schließmuskels kann aber auch zunächst fehlen, ja sogar einer Insuffizienz Platz machen, und erst nach 1 bis 2 Stunden indirekt dadurch hervortreten, daß trotz der anfangs überstürzten Entleerung doch noch eine erhebliche Verzögerung der Gesamtaustreibungszeit erkennbar wird (paradoxe Retention).

Der Pylorospasmus unterscheidet sich im Bilde in nichts von einer organischen Stenose. Höchstens das paradoxe Verhalten — im Beginn Insuffizienz und trotzdem Retention — läßt den Schluß auf Spasmus zu. Wahrscheinlich liegen Spasmen auch dann vor, wenn nach Citobaryummahlzeit ein deutlicher 5-Stundenrest bleibt, wenn dagegen direkte Formveränderungen am Pylorus, Stenosen, Atonie und Ektasie fehlen.

Die Retention ist demnach ein Begleitsymptom sowohl der organischen als auch der spastischen Pylorusstenose. Schließlich kann auch ein ungenügender Entleerungsmechanismus (Hypoperistaltik, Hypotonie) die Ursache für 5-Stundenreste sein. Die Retention wird also beobachtet: 1. bei der malignen (Carcinom) und 2. bei der benignen Pylorusstenose (Ulcus), 3. beim Ulcus duodeni, 4. bei der Darmstenose, 5. bei der chronischen Appendicitis, 6. bei der Colitis, 7. bei der Cholecystitis, 8. bei der Atonie des Magens.

Eigenbewegung und Spannungszustand der Magenwandmuskulatur sind ganz unabhängig voneinander. Weder Tiefe noch Schnelligkeit der Peristaltik nehmen mit vermehrtem Tonus zu. Im Gegenteil verhindert die tonisch erstarrte Wand peristaltische Einziehungen, so daß beim Gastrospasmus im kontrahierten Gebiet jede Wandbewegung fehlt oder höchstens angedeutet ist.

Andererseits schließt die Atonie noch keine Peristaltik aus. Diese kann normal, sie kann vermehrt sein, ja sogar als Stenosenperistaltik hervortreten. Die Tiefe der Einziehungen nimmt dabei abwechselnd zu und ab (intermittierende Tiefenperistaltik).

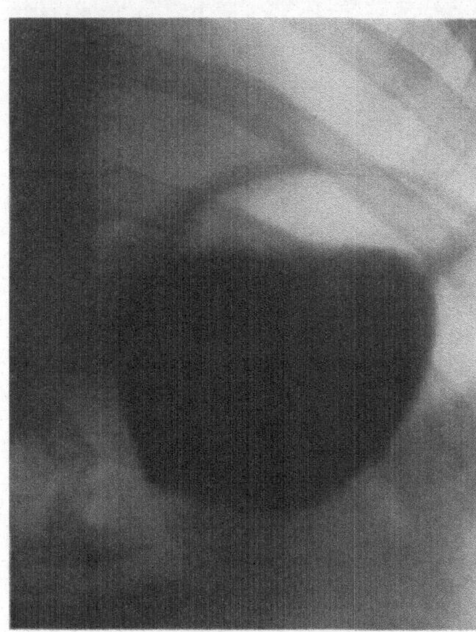

Abb. 437. Kaskadenmagen in der Ansicht von vorn bei einem 47jährigen. Anamnese: Anfallsweise 2—3mal täglich heftige Schmerzen nach dem Essen. Dabei Erbrechen. — Laparotomie: Magen ohne organische Veränderungen. Zwischen Gallenblase, Duodenum und Leber alte, breite Verwachsungen, die als Ursache des Kaskadenmagens angesprochen werden müssen (vgl. Abb. 443).

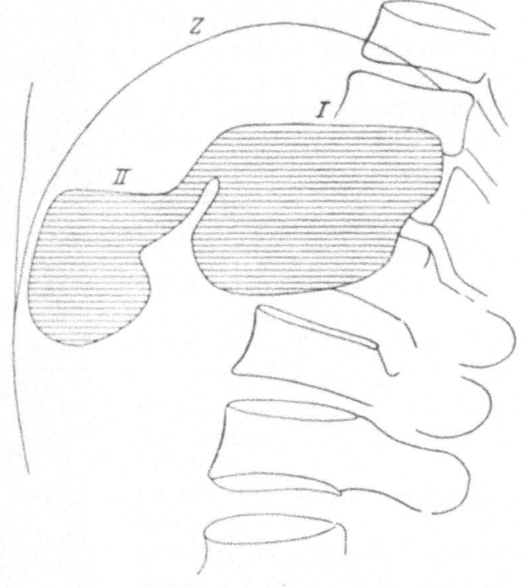

Abb. 438. Skizze zur Seitenansicht des Bildes 437. Die beiden Spiegel 1 und 2 werden hintereinander projiziert und erscheinen von vorn wie eine Kugel. Z = Zwerchfellkuppe.

Der Nahrung wird während der Durchmischung Magensaft zugesetzt. Normalerweise tritt die Sekretion im Röntgenbilde nicht hervor. Sobald aber aus irgendeinem Grunde der Saftfluß reichlicher ist, dann sieht man auch in nüchternem Zustande einen horizontalen Abschluß unterhalb der Magenblase, dessen Charakter als Flüssigkeitsspiegel mit der Füllung durch Brei deutlich wird. Nicht wie gewöhnlich keilförmig, spitz sinkt die Kontrastmasse nach unten, sondern in Form dicker Tropfen, als wenn man Sirup in Wasser gießt.

Nach wenigen Minuten hat sich der Brei der Schwere nach am kaudalen Pol abgelagert. Darüber bleibt eine zentimeterhohe Saftschicht stehen, die im Bilde als Halbschatten hervortritt (Abb. 445). Nun braucht eine solche „Intermediärschicht" durchaus nicht immer Ausdruck einer Hypersekretion zu sein. Sie kann auch durch Mahlzeitreste, schlecht ausgehebertes Probefrühstück und durch schlechte Kontrastmittel, die sedimentieren, hervorgerufen sein. Ebenso können verschluckter Speichel (bei Speichelfluß) oder vom Duodenum zurückfließender Darminhalt eine Sekretschicht vortäuschen. Derartige Intermediärschichten besitzen jedoch in den ersten 10 Minuten der Durchleuchtung selten die Höhe, wie sie bei dem digestiven Magensaftfluß erreicht wird. Ja, die ungewöhnliche Höhe der Schicht ist sogar der Grund dafür, daß sie oft ganz übersehen wird, indem man nur seine Aufmerksamkeit auf den unteren, nicht aber auf den entscheidenden oberen Spiegel richtet, über dem immer die Magenblase stehen muß (Abb. 446, 464).

Die Hypersekretion ist ein außerordentlich häufiges Begleitsymptom des Ulcus ventriculi. Ihre Beweiskraft für die Diagnose Ulcus ist demnach sehr groß, wenn obengenannte Irrtümer vermieden und nur Intermediärschichten gewertet werden, die nach 5 bis 10 Minuten mindestens drei Querfinger Höhe erreicht haben.

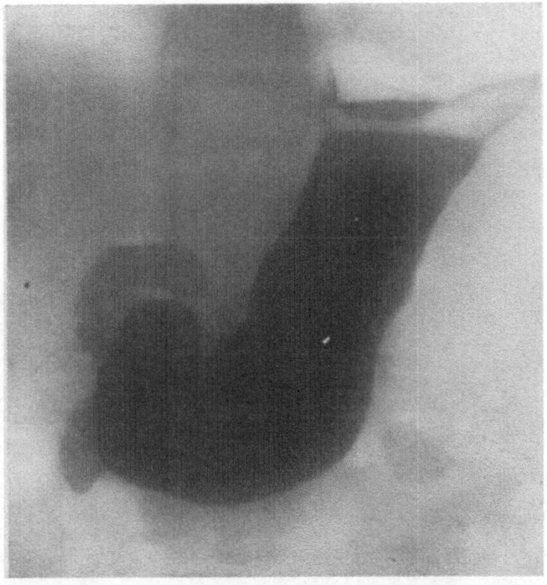

Abb. 439. Kaskadenmagen bei einem 49jährigen. — Anamnese: Magenbeschwerden und Erbrechen. — Während der Durchleuchtung entwickelt sich erst allmählich der hakenförmig erscheinende Magen. Im Gebiet der Magenblase 2. Flüssigkeitsspiegel, der in der Seitendurchleuchtung als Kaskade erkannt wird. — Schlußdiagnose: Perniziöse Anämie. Rechts von der Wirbelsäule Bulbus duodeni und Teile des Duodenums gefüllt. Gipfelblase an der Bulbusspitze.

d) Organische Veränderungen der Magenform.

Die Formveränderungen des Magens selbst lassen sich, soweit sie nicht funktionell sind, in der Hauptsache in zwei Gruppen zusammenfassen: 1. in solche, die Defekte, Aussparungen im Füllungsbilde setzen und 2. in solche, die über die normale Grenze hervorragende Zacken, Nischen erzeugen. Das wichtigste Krankheitsbild dieser Gruppe stellt das Ulcus ventriculi dar, während Aussparungen, Defektbilder in erster Linie von Tumoren der verschiedensten Art, vor allem vom Carcinoma ventriculi, herrühren.

α) Das Magencarcinom.

Die klinischen Symptome zeigen sich bei dem Magencarcinom oft zu spät, meist erst dann, wenn heftige Blutungen, konstanter Appetitmangel, Anacidität zu Abmagerung geführt haben oder ein Tumor in der Oberbauchgegend fühlbar wird. Bei der Geringfügigkeit der Anfangssymptome und der Häufigkeit der Magencarcinome in der Gesamtreihe der Carcinome (28–50vH) gebührt der Röntgenuntersuchung besonderes Interesse.

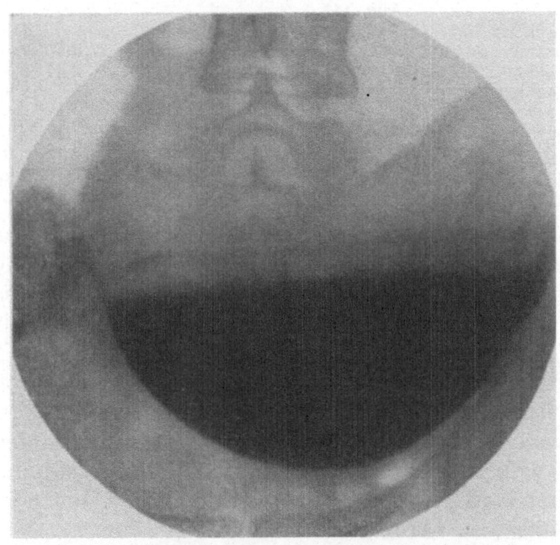

Abb. 440. Schüsselmagen bei einer 47jährigen mit organischer Pylorusstenose nach Ulcus. Fingerbreite Intermediärschicht schwach angedeutet.

Die pathologisch-anatomische Einteilung in die Formen: a) Zylinderkrebs (Adenocarcinom), b) Carcinoma solidum, Medullarkrebs, c) Gallert- oder Kolloidkrebs,

d) Scirrhus läßt sich, soweit die röntgenologische Morphologie in Betracht kommt, wesentlich vereinfachen. Im großen und ganzen handelt es sich hier um zwei Erscheinungstypen:

1. um den Scirrhus, der sich durch ein bindegewebiges Stroma auszeichnet und große Neigung zur sekundären Schrumpfung aufweist,
2. das Carcinom, das mit Bildung fungöser Massen einhergeht, die in überwiegendem Maße in das Magenlumen hineinragen.

Bemerkenswert ist die Häufigkeit des Sitzes in der Pylorusgegend, die von Mayo mit 75 vH sämtlicher Fälle angenommen wird.

Röntgenbild: Als immer wiederkehrendes Charakteristikum des Magencarcinoms im Röntgenbild kann die Aussparung, der Füllungsdefekt, hingestellt werden. Allerdings wird das Bild in entscheidendem Maße sowohl durch den pathologisch-anatomischen Charakter der Geschwulst, als auch vor allem durch deren Sitz beeinflußt. So zeichnen sich scirrhöse Formen im allgemeinen durch eine sekundäre Schrumpfung und eine erhebliche Umwandlung der Gesamtmagenform aus, ohne daß eine charakteristische Aussparung oder ein unregelmäßiger Defekt zustande kommt.

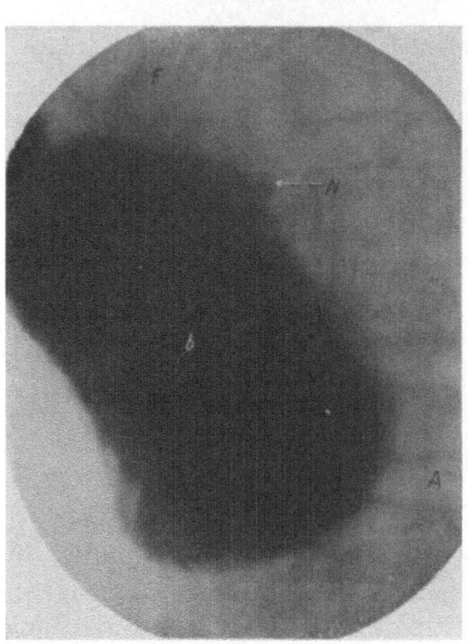

Abb. 441. 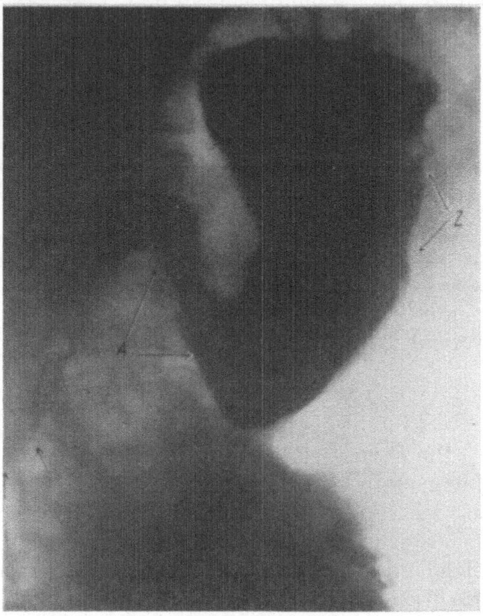 Abb. 442.

Abb. 441. Ulcus penetrans mit deutlicher Nische (*N*) an der kleinen Kurvatur und Gastrospasmus, der den Antrumteil (*A*) vollkommen verschließt und im Bereich des Corpus (*b*) die Grenzen ziemlich weich, teils aufgefasert erscheinen läßt (Seiten verkehrt). — Operativer Befund: Das Geschwür ist nach hinten ins Pankreas perforiert und liegt hart an der Fundusgrenze (*F*). Der gesamte Magen ist leicht posthornförmig aufgerollt. Unterhalb des Geschwürs ist die Magenwand bis zum Pylorus jedoch vollkommen normal.

Abb. 442. Gastrospasmus im Bereich des Antrum im Cholelithiasisanfall dargestellt. Deutlich hervortretender Leberschatten (Pfeile), *Z* = Zähnelung der großen Kurvatur; *A* = spastisch kontrahiertes Antrum. — Operativer Befund: Große Gallenblase mit vielen Steinen, Verwachsungen an der Unterfläche der Leber, zum Duodenum hinziehend. Magen normal.

Hinsichtlich des Sitzes sind die scirrhösen Tumoren im Bereich des Fundus röntgenologisch am ungünstigsten gestellt, insofern als sie der Palpation nicht zugängig sind und auch Defektbilder infolge der Nachbarschaft der Magenblase weniger deutlich zum Vorschein kommen lassen. Nur die genaue Beachtung des Kardiaspieles (Stenose, Insuffizienz) sowie die Untersuchung in Rückenlage, die bei Verdacht auf ein Carcinom dieser Gegend immer notwendig ist, sichern die Diagnose (Abb. 458).

Charakteristisch ist dagegen der Scirrhus im Bereich des Korpus, indem hier das gesamte Magenbild röhrenförmig eingeengt wird, dem nun der Fundus wie

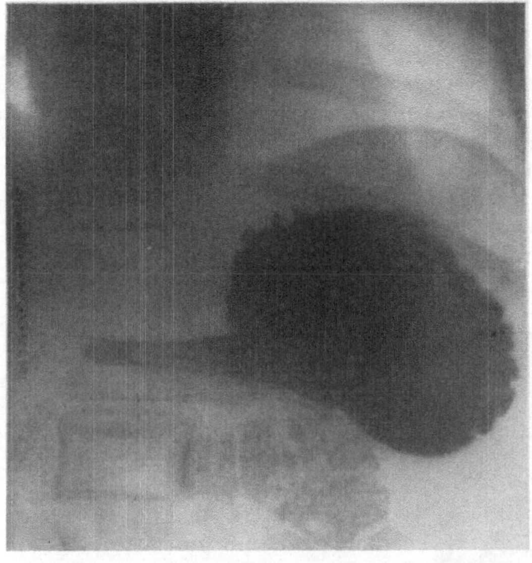

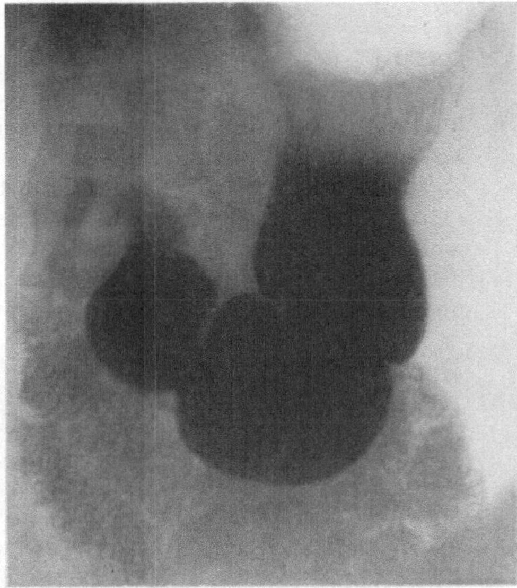

Abb. 443. Abb. 445.

Abb. 443. Gastrospasmus bei einer 56jährigen als Teilerscheinung eines hochgradigen Kardiospasmus (im Liegen). Der gesamte Magen ist kugelförmig kontrahiert. Das Antrum tritt als querziehendes schmales Schattenband hervor. Starke Zähnelung der großen Kurvatur, unterhalb schwach sichtbar einige Dünndarmschlingen.

Abb. 445. 2 querfingerbreite Intermediärschicht bei einem 42jährigen, der seit $^1/_4$ Jahr über Magenbeschwerden klagt. Während der Durchleuchtung vermehrte Peristaltik wechselnder Intensität. Normale Austreibung, unscharfer Bulbus. — Operativer Befund: Magen frei von Verwachsungen und Narben. Es läßt sich keine organische Grundlage für die Beschwerden und röntgenologischen Veränderungen gewinnen.

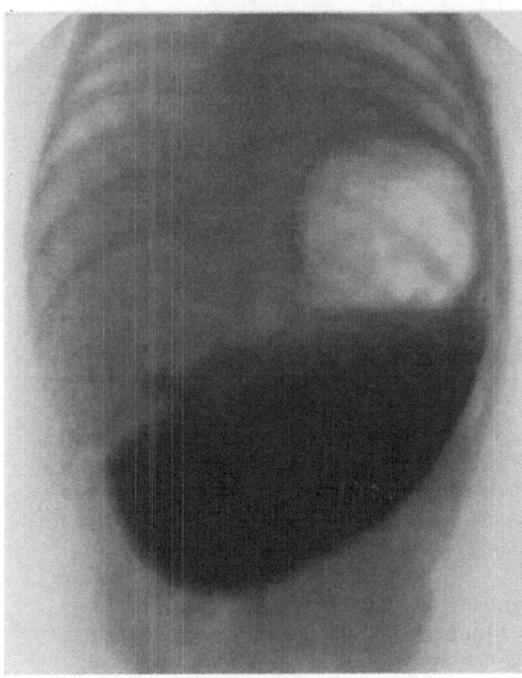

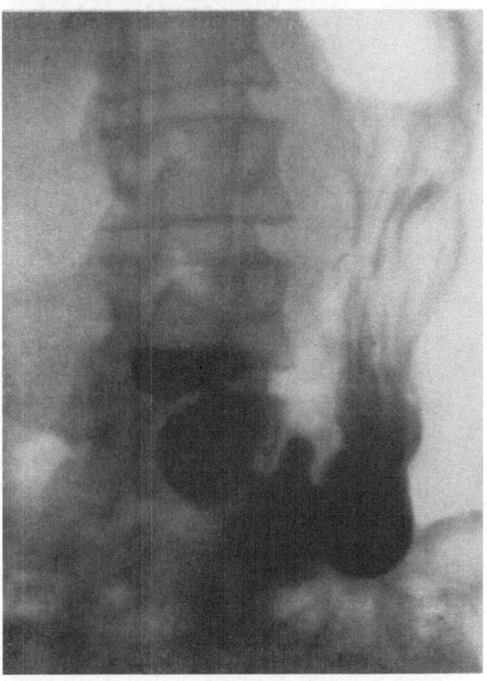

Abb. 444. Abb. 446.

Abb. 444. Spastische Pylorusstenose mit mächtig erweitertem Magen bei einem 6 Monate alten Säugling.

Abb. 446. Hypermotilität mit großer Intermediärschicht und Breibeschlägen im Bereich des Corpus bei einer 34jährigen. — Operativer Befund: Magen vollkommen normal. Zarte Adhäsionen in der Pylorusgegend und am Duodenum. Nichts was für Ulcus spricht. Dagegen an der Gallenblase Veränderungen im Sinne einer Cholecystitis chronica. Cholecystektomie. Röntgenologisch außer Hypermotilität, Intermediärschicht und diffusem Druckschmerz während der Durchleuchtung kein sicherer Anhaltspunkt für Ulcus duodeni. Der Bulbus ist scharf begrenzt, aber sehr groß, horizontale Abschlußlinie.

ein Pokal aufsitzt (Abb. 447, 448). Hat sich der Scirrhus vorwiegend an der kleinen Kurvatur entwickelt, so besteht zunächst nur eine sattelförmige Einbuchtung (STIERLIN), die sich durch eine gewisse Unregelmäßigkeit ihrer Grenzen auszeichnet und sich gegenüber den peristaltischen Wellen und der Palpation außerordentlich starr verhält (Abb. 456).

Bei der langsamen Gestaltsveränderung, die der Scirrhus setzt, können im Beginn des Leidens röntgenologische Symptome fehlen. An der kleinen Kurvatur macht der Scirrhus aber doch schon sehr früh auffallend konstante, flache und langgezogene Defekte, die, während der Durchleuchtung nicht beachtet, besonders deutlich im Bilde hervortreten (Abb. 448). Mit fortschreitendem Wachstum entlang der kleinen Kurvatur verkürzt sich auch diese und rollt sich posthornförmig ein. Der Magen erscheint schräg- oder quergestellt und geschrumpft.

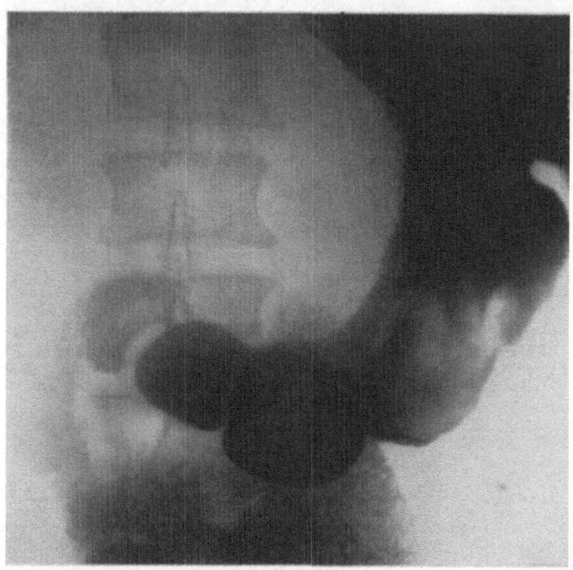

Abb. 447. Carcinoma ventriculi bei einem 50jährigen mit tiefer runder Aussparung an der kleinen Kurvatur und zerrissenem Füllungsdefekt im Bereich des Corpus. — Durchleuchtung: Handbreite Intermediärschicht, stehende Welle an der großen Kurvatur, normales Pylorusspiel. — Operation: Mächtiger, den ganzen Magen infiltrierender Tumor. Histologisch: Carcinoma solidum medullare.

In der Pars pylorica kann der Scirrhus die gesamte Wand infiltrierend durchwachsen. Die Passage des Rohres bleibt dagegen lange Zeit frei. Nur die peristaltischen Einziehungen fallen aus oder werden entgegen dem Normalen nach dem Pförtner hin immer flacher. Nicht selten fehlt der normale Pylorusverschluß (Pylorusinsuffizienz). Die Speisen verlassen den Magen sehr schnell. In anderen Fällen kommt es zu Schrumpfungsprozessen im Bereich des Pylorus, die sehr bald zu einer Stenose mit ihren Folgeerscheinungen (Hyperperistaltik, Ektasie, Atonie) führen. In den Vorstadien dieses Zustandes ist zuweilen im Pylorusbereich ein unregelmäßig begrenzter, zapfenartiger Schattenfortsatz nachweisbar (Kraterausguß Abb. 449), der in rechter Seitenlage am deutlichsten wird.

Hat das Carcinom die ganze Magenwand infiltriert, so sieht das Füllungsbild wie in ein starres Rohr verwandelt aus (Scirrhus totalis). Dabei erscheint der Magen auffallend klein, ist zuweilen posthornförmig aufgerollt, der Pylorus bleibt insuffizient, jegliche Peristaltik fehlt. Klinisch braucht ein Tumor überhaupt nicht palpabel zu sein.

Wesentlich früher ist die Röntgendiagnose bei den fungösen Carcinomformen möglich. Die in das Magenlumen hineinragenden Tumoren setzen partielle Füllungsdefekte, die mit ihren unscharfen, zackigen, beim Abtasten sich vergrößernden Aussparungen ein außerordentlich charakteristisches Gepräge annehmen.

Am leichtesten dürfte der Tumornachweis an der großen Kurvatur sein (Abb. 450), besonders wenn es gelingt, an der Stelle des Defektes den Tumor zu palpieren und das Fehlen der Peristaltik festzustellen. Dabei bewirkt die Starrheit der Magenwand in Höhe des Carcinoms, daß sich auf Druck hin der zackige Defekt erheblich vergrößert, daß auch ein isolierter Fingerdruck das Füllungsbild pelottenartig ausspart, während dabei am normalen Magen weiche, runde Füllungsdefekte entstehen würden.

Die größte Bedeutung erlangt die Röntgenuntersuchung für den frühzeitigen Nachweis der Pyloruscarcinome. Die Verhältnisse sind aber am Pylorus klein, so daß bei der Enge des Kanals Füllungsdefekte und fehlende Peristaltik übersehen werden (Abb. 451 und 452). In solchen Fällen ist nun die rechte Seitenlage außerordentlich wertvoll (Abb. 453). Die starren, zerrissenen Grenzen, die kleinsten Aussparungen zeichnen sich infolge der vermehrten Füllung stärker ab. Zuweilen läßt sich auch in dieser Lage der Tumor selbst wesentlich besser palpieren, so daß die Diagnose Carcinom damit an Wahrscheinlichkeit gewinnt.

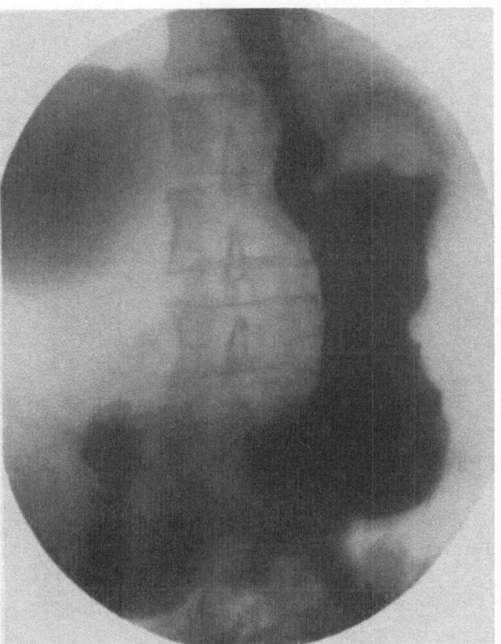

Abb. 448. Magencarcinom bei einer 63jährigen mit Pylorus- und Kardiainsuffizienz und bogenförmiger Aussparung an der kleinen Kurvatur. — Operation: Infiltrierend wachsender Tumor, der vom Pylorus bis zur Kardia reicht, mit zahlreichen Metastasen in den Lymphdrüsen.

Die Bilder mit großen Füllungsdefekten, mit starren, eigentümlich zerfetzten Rändern dürften im allgemeinen keine Schwierigkeiten bereiten (Abb. 454, 455).

Wesentlich charakteristischer sind die Bilder im Bereich des Korpus. Schon frühzeitig werden die typischen Defekte inmitten des Schattens oder nach den Rändern zu sichtbar (Abb. 457). Unbeachtet bleiben dagegen oft die Tumoren des Fundus, zu deren Nachweis auch im Liegen Aufnahme und Durchleuchtung notwendig sind (Abb. 458). Nur in der Nähe der Magenblase können Tumoren zuweilen schon im Stehen zum Vorschein kommen, wenn diese eine Aussparung von Halbschattenintensität neben der Luftblase hervorrufen. Auch künstliche Luftfüllung oder Kohlensäureaufblähung kann hier zum Ziele führen.

Eine Komplikation beim Magencarcinom muß noch besonders erwähnt werden, nämlich die Verbindung zwischen Magen und Colon transversum, die Magen-Kolonfistel. Meist sind Füllungsdefekte an der großen Kurvatur vorhanden, die einen zapfenförmigen Fortsatz zum Kolon erkennen lassen. In ausgesprochenen Fällen füllt sich das Kolon früher als Pylorus und Duodenum. Naturgemäß läßt sich eine Magen-Kolonfistel auch umgekehrt vom Dickdarm aus nachweisen (Trochoskopie, Lufteinblasung).

Differentialdiagnose: Röntgenologische Unterschiede gegenüber anders gearteten Tumoren, wie Sarkomen (sehr selten), knolligen Fibromen, Fibromyomen (meist an der kleinen Kurvatur sitzend) und leukämischen Tumoren oder Papillomen lassen sich nicht festlegen. Sie alle treten auch gegenüber dem Carcinom als dem häufigsten vollkommen zurück.

Differentialdiagnostisch wichtiger sind die extraventrikulären Tumoren, die ebenfalls mit Füllungsdefekten ähnlicher Art einhergehen. In Betracht kommen: Pankreascysten, Milz-, Nieren- und Netztumoren, die das Magenfüllungsbild auffallend regelmäßig mit weicheren Konturen aussparen, wobei mit dem Lagewechsel der Defekt ganz erhebliche Veränderungen erfahren, ja vollkommen verschwinden kann (Abb. 436). Auch mit Hilfe des Fingerdruckes läßt sich besonders deutlich die Weichheit der Defektgrenzen bei diesen Tumoren vor Augen führen.

Weiterhin können Tumoren direkt auf den Magen übergreifen, z. B. Kolon- und Netztumoren sowie Tumoren, die von den Gallenwegen ausgehen. Die genaue Abgrenzung solcher Aussparungen gegenüber denen der primären Magen-

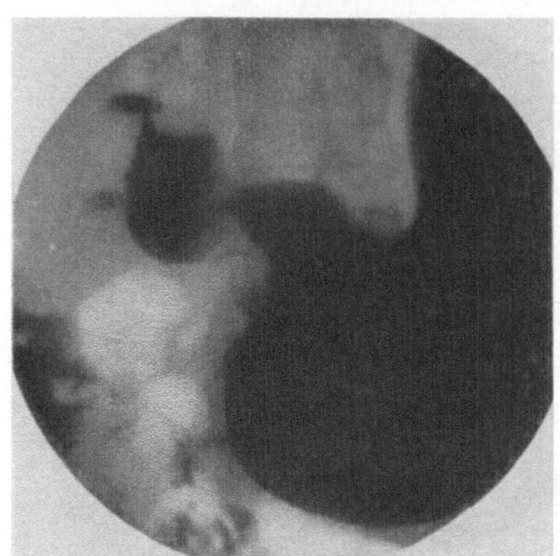

Abb. 449. Pyloruscarcinom bei einer 45jährigen mit Einengung der Pylorusgegend und charakteristischer Aussparung an der großen Kurvatur. An den Pylorus ist das Colon transversum herangezogen (siehe Gasblase). Bemerkenswert ist außerdem die basale Begrenzung des Bulbus, die unscharf, bogenförmig gestaltet ist. — Operation: Faustgroßer, weicher Tumor, der den ganzen Pylorus umschnürt und an der kleinen Kurvatur fast bis an die Kardia heranreicht. Zahlreiche Drüsenmetastasen bis zu Kastanien- und Taubeneigröße, auch im großen Netz. (Inop.)

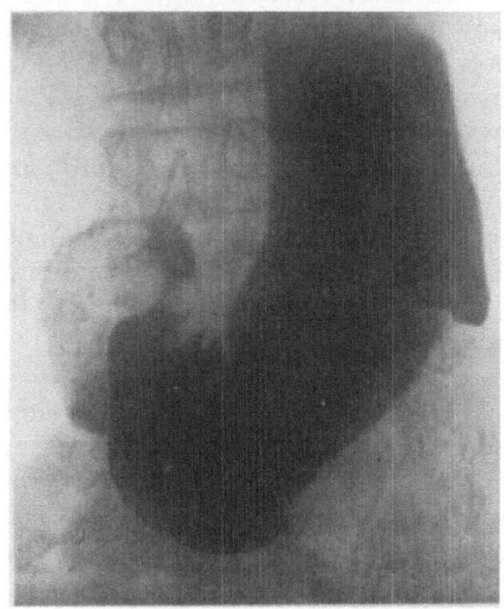

Abb. 450. Carcinoma ventriculi bei einer 62jährigen. — Durchleuchtung: Tiefe, scharfrandige, zackige Aussparung an der großen Kurvatur, einem fühlbaren Tumor entsprechend. — Operation: Pylorus und kleine Kurvatur frei. Dem Defekt entsprechend sitzt an der großen Kurvatur ein höckriger, mit dem Transversum stark verbackener Tumor von Kleinhandtellergröße, 4 cm Dicke, scharf nach unten und oben abgegrenzt. Quere Magenresektion, Kolonresektion.

tumoren ist auf Grund der Röntgenuntersuchung allein nicht immer möglich, praktisch auch unwichtig.

Defektbilder werden vorgetäuscht: 1. wenn der Magen noch Speisebrocken enthält, 2. durch starken Druck des Durchleuchtungsschirmes auf den Leib, 3. durch Anpressen des Magens gegen die Wirbelsäule, 4. beim Langmagen, bei der Ptose (Abb. 434).

Der Scirrhus kann mit spastischen Wandveränderungen verwechselt werden. Auch der Gastrospasmus engt den Magen röhrenförmig ein. Seine Grenzen verlaufen unregelmäßig wellig, peristaltische Einziehungen fehlen. Mithin besteht zwischen beiden — dem Scirrhus und dem Gastrospasmus — eine überraschende Übereinstimmung (Abb. 442, 443). Rein röntgenologisch lassen sich aber die Bilder auseinanderhalten, wenn man die Untersuchung wiederholt und die Symptome auf ihre Konstanz prüft. Beim Carcinom müssen diese übereinstimmen, beim Spasmus wechseln sie besonders nach Papaveringaben.

Der Scirrhus totalis sieht der Magenlues und der Linitis plastica ähnlich Bestimmte Charakteristika für diese oder jene Erkrankung fehlen.

Zusammenfassung: Der klinisch ausgesprochene Verdacht auf Magencarcinom läßt sich in der weitaus größten Zahl der Fälle röntgenologisch im positiven oder Negativen Sinne entscheiden. Schwierig ist nur die Erfassung der Anfangsstadien, die im Bereich des Pylorus deshalb leicht übersehen werden, weil sie verhältnismäßig spät indirekte Symptome setzen (Pylorusstenose). Trotzdem dürfte auch die Frühdiagnose wesentlich häufiger gelingen, wenn die Aufmerksamkeit während der Röntgenuntersuchung — auch bei klinisch fehlendem Verdacht — nur einmal auf das Carcinom gelenkt würde. In zweifelhaften Fällen kann die Kontrolldurchleuchtung in Abständen von einigen Wochen nicht dringend genug empfohlen werden. Immer muß der Durchleuchtung, sei sie auch noch so sorgfältig vorgenommen, eine Aufnahme folgen.

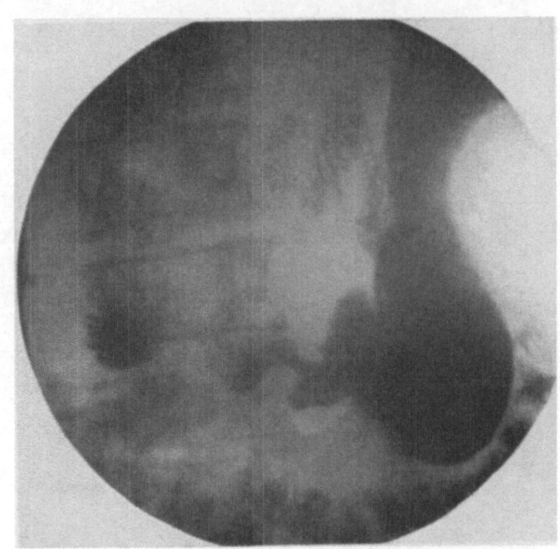

Abb. 451. Carcinoma ventriculi bei einem 62jährigen. — Durchleuchtung: Großer Füllungsdefekt, zackige Fortsätze im Bereich des Pylorus mit Pylorusinsuffizienz. — Operation: Die Pars pylorica ist in ein starres, festes Rohr verwandelt, Magen und Dünndarmmesenterium zeigen mächtige Drüsenpakete, die den Fall inoperabel machen. G. E.

Praktisch wichtig ist ferner die Abgrenzung des Carcinoms gegenüber dem Ulcus. Wenn auch, wie schon betont wurde, die röntgenologischen Symptome grundverschieden sind, so können doch die Anfangsstadien beider Krankheiten gewisse Übereinstimmungen aufweisen, die sich im Bereich des Pylorus durchaus nicht leicht trennen lassen. Beide Leiden setzen Pylorusstenosen, deren Folgen in Form der Intermediärschicht, der Hyperperistaltik, der Ektasie sowie des ausgeprägten Schüsselmagens ebenfalls beiden gemeinsam sein können. Sobald auch Füllungsdefekte der beschriebenen Art, besonders in rechter Seitenlage, als Carcinomzeichen fehlen, bleibt nur die Probelaparotomie übrig.

Sehr gern wird von Chirurgen das Röntgenbild zu Rate gezogen, wenn über die Operabilität des vorliegenden Falles entschieden werden soll. Soweit diese sich nach der Ausdehnung des Tumors am Magen selbst zu richten hat, kann mit einer gewissen Reserve die Frage höchstens im verneinenden Sinne beantwortet werden, nämlich dann, wenn der allergrößte Teil des Magens in das Defektbild einbezogen ist (vgl. Abb. 447). Andererseits ist man oft von der Ausdehnung der Magencarcinome überrascht, die im Bilde nur kleine Füllungsdefekte erkennen lassen (Abb. 448). Und über die Metastasen sagt das Bild so gut wie nichts aus.

Nach dem Röntgenbild läßt sich demnach die Operabilität eines Magencarcinoms nur mit großer Reserve entscheiden. Abgelehnt sollten nur die Carcinome werden, bei denen ein hochgradiger Füllungsdefekt die Resektion unmöglich und die Gastroenterostomie bei fehlender Pylorusstenose nicht notwendig erscheinen läßt. In allen andern Fällen ist die Probelaparotomie angezeigt.

β) Das Ulcus ventriculi.

Während klinisch profuse Blutungen, Perforationen das akute Ulcus anzeigen, aber selten zur röntgenologischen Untersuchung Anlaß geben, sind die Erscheinungen des chronischen Ulcus oft wenig ausgeprägt, so daß höchstens okkultes Blut, — nach BOAS in 58 vH der Fälle — Hyperacidität, ein epigastrischer Druckschmerz sowie die Angabe, daß Magenbeschwerden seit Jahren bestehen, auf das Vorhandensein eines Ulcusleidens hindeuten.

Pathologisch-anatomisch sind im Beginn Defekte mit scharfem, meist reaktionslosem Rande vorhanden, die sowohl Mucosa als auch Muscularis und Serosa, also die ganze Magenwand, durchsetzen können. Aus einem solchen Ulcus simplex wird das Ulcus callosum, sobald sich in dessen Umgebung schwieliges Gewebe bildet (Gastritis), wodurch die Magenwand außerordentlich verdickt wird und das Ulcus beträchtliche Tiefe annimmt. Außerdem kommt es an der Außenwand zu breiten, flächenhaften Verwachsungen, ausgedehnten perigastrischen Adhäsionen (lokale Peritonitis), deren Stärke mehr oder weniger von der Tiefe des ganzen Prozesses abhängt.

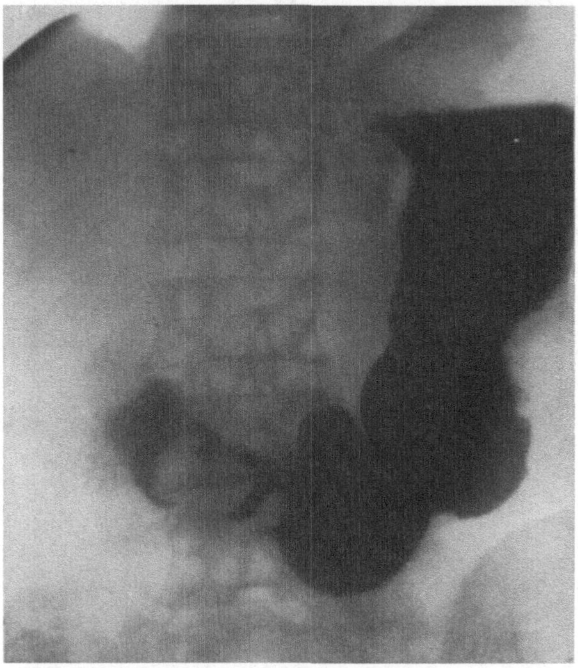

Die Perforation der Magenwand kann alsdann bis in solche Schwielen hineinreichen, gegenüber der freien Bauchhöhle nur durch Adhäsionen mit den Nachbarorganen gedeckt (Ulcus penetrans). Infolge der starken Schwielen und der mächtigen Wandverdickung verändert sich auch die Gestalt des Magens (Schrumpfung, sanduhrförmige Einziehung, Stenose, schneckenförmige Einrollung). In vorgeschrittenen Fällen entwickeln sich derbe, ausgedehnte Tumoren.

Die Ausheilung erfolgt unter Narbenbildung. Meist bleibt ein flach-rundlicher, mit Epithel bedeckter Defekt zurück, zuweilen kann auch eine geschrumpfte Schleimhautnarbe, strahlig angeordnet, auf ein früheres Ulcus hinweisen.

Abb. 452. Pyloruscarcinom bei einem 60jährigen. — Durchleuchtung: Im Bereich der Pars pylorica, entsprechend dem fühlbaren Tumor, zapfenförmige Fortsätze nach beiden Kurvaturen. Austreibung nach 2 Minuten. Peristaltik etwas vermehrt. — Operation: Gut apfelgroßer, harter Tumor, dicht hinter dem Pylorus, der vorwiegend an der kleinen Kurvatur sitzt. Tumor gut beweglich. Resektion nach BILLROTH I. — Präparat: Stark stenosierendes Carcinom vor dem Pylorus mit dem Sitz an der kleinen Kurvatur. Mikr.: Adenocarcinom — Demnach sind die Aussparungen an der großen Kurvatur in erster Linie auf die Stenose zurückzuführen.

Röntgenbild: Ähnlich wie beim Carcinom hängt auch bei der Ulcuskrankheit die Gestaltsveränderung des Magens in erster Linie von dem pathologisch-anatomischen Substrat und erst in zweiter Linie von ihrem Sitz im Magenbilde ab. So wird sich ein Ulcus simplex mit winzigen Schleimhaut- oder Magenwanddefekten sehr oft dem Nachweis entziehen. In Ausnahmefällen wird eine kleine Nische dann im Sinne eines Ulcus simplex gedeutet werden dürfen, wenn indirekte Symptome, wie wir sie als Begleiterscheinungen des chronischen Ulcus noch kennen lernen werden, unsere Aufmerksamkeit erwecken.

Beim chronischen Ulcus haben wir dagegen wesentlich leichtere Arbeit, wobei zwischen zweierlei Veränderungen zu unterscheiden ist: 1. direkten Symptomen durch den Ulcuskrater, 2. sekundären Veränderungen in der Umgebung und am ganzen Magen.

Die dem Ulcuskrater entsprechende Nische imponiert als eine Ausbuchtung des Magenschattens, die zuerst von HAUDECK im Jahre 1910 beschrieben und richtig pathologisch-anatomisch gedeutet wurde. Sie kann nun die verschiedenste Gestalt zeigen, rundlich, oval, eckig, von der Größe einer Erbse bis zu Hühnerei- und Apfelgröße (Abb. 459). Sie kann einfach als Zapfen vorspringen, mit einem schmalen Stiel in den Magenschatten übergehen oder breitbasig aufsitzen (Abb. 468). Im Stehen

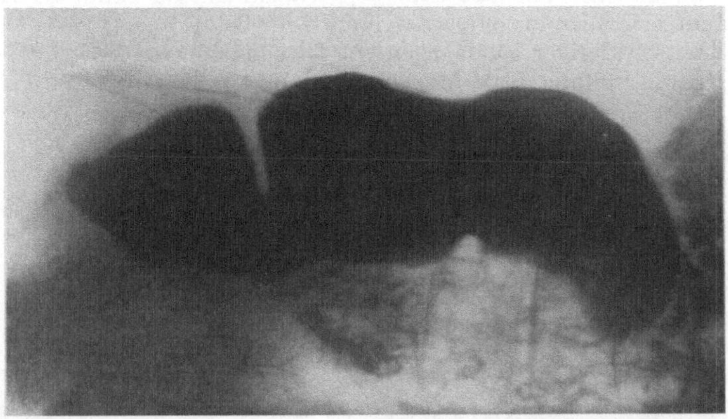

Abb. 453. Pyloruscarcinom bei einer 75jährigen in rechter Seitenlage. Unregelmäßiger Füllungsdefekt an der kleinen Kurvatur, dicht oberhalb peristaltische Welle. Eine zweite peristaltische Einziehung sitzt an der Grenze zwischen Fundus und Corpus an der großen Kurvatur. — Operation: Unmittelbar über dem Pylorus, an der kleinen Kurvatur derber, kleineigroßer Tumor. Ober- und unterhalb des Tumors Magen und Duodenum frei beweglich. — Resektion. Präparat: An der kleinen Kurvatur, auf die Vorderwand des Magens übergreifend, unregelmäßig begrenzter Tumor mit wallartigen Rändern und schmierig belegter Oberfläche. Mikroskopisch: Carcinoma solidum medullare.

wird nicht selten sogar ein horizontaler Flüssigkeitsspiegel in der Nische selbst mit Gasblase und Intermediärschicht sichtbar (Ulcus penetrans, Abb. 460).

Zu den sekundären Veränderungen gehören die auffallend steifen Umrisse in der Umgebung der Nische, die leicht wellig, unregelmäßig verlaufen und ohne peristaltische Einziehung bleiben. Mit der Perigastritis und dem sekundären Schrumpfungsprozeß verändert sich auch das gesamte Magenfüllungsbild, in dem sich in Höhe des Ulcus eine sanduhrförmige Einschnürung (Sanduhrmagen) bemerkbar macht (Abb. 460 und 461). Infolge des vorherrschenden Sitzes aller Ulcera im Bereich der kleinen Kurvatur und deren nächster Nähe bewirkt ferner der Schrumpfungsprozeß eine Aufrollung des Magens (schneckenförmige Einrollung, Posthornform), die naturgemäß zum Hochstand des Antrum pylori und zur hochgradigen Verkürzung des ganzen Füllungsbildes führen muß. Sie wird vom Anfänger leicht übersehen.

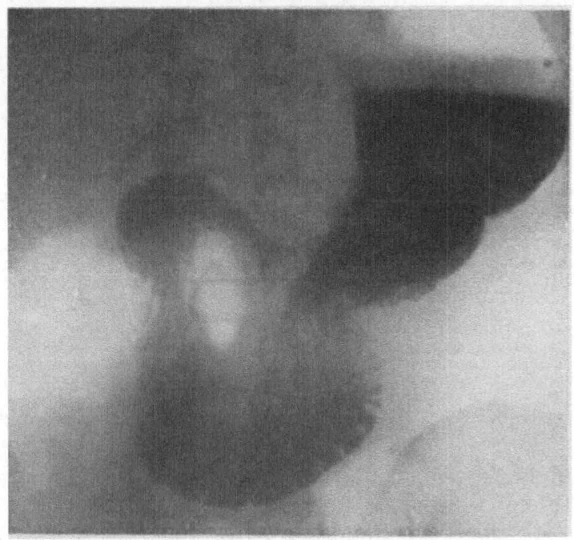

Abb. 454. Carcinomrezidiv bei einem 55jährigen, der vor 1 Jahr wegen eines Carcinoma ventriculi operiert worden war. Magenresektion nach BILLROTH I. — Im Bilde operativ verkürzter Magen. Fingerbreite Intermediärschicht. In Höhe der Resektionsstelle unregelmäßige, zerrissene Ränder, die einem fühlbaren Tumor entsprechen (Rezidiv). Das Duodenum bleibt konstant gefüllt, ist nach der Resektion hin verzogen und zweifellos hier stenosiert. An ihm treten die KERKRINGschen Falten, besonders im unteren Schenkel deutlich hervor.

Am deutlichsten werden alle diese Symptome im Bereich der Pars media

(Abb. 462). Ein Ulcus in diesem Bezirk, das vom Röntgenologen übersehen wird, geht auf sein Konto (SCHINZ). Gerade am Korpus ist das sicherste Ulcussymptom, die Nische, am deutlichsten, und auch die sanduhrförmige Einziehung bildet sich hier am stärksten und schnellsten aus.

Wesentlich schwieriger ist dagegen der Ulcusnachweis im Fundus 1. wegen der mangelhaften Füllung dieses Magenteils, dann aber auch 2., weil Täuschungen

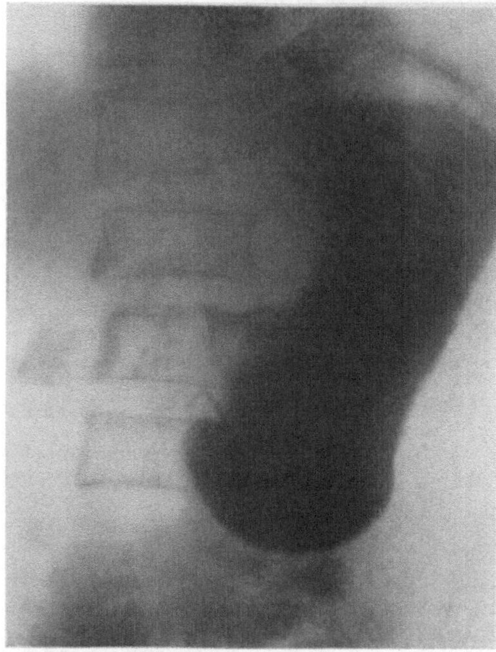

Abb. 455.

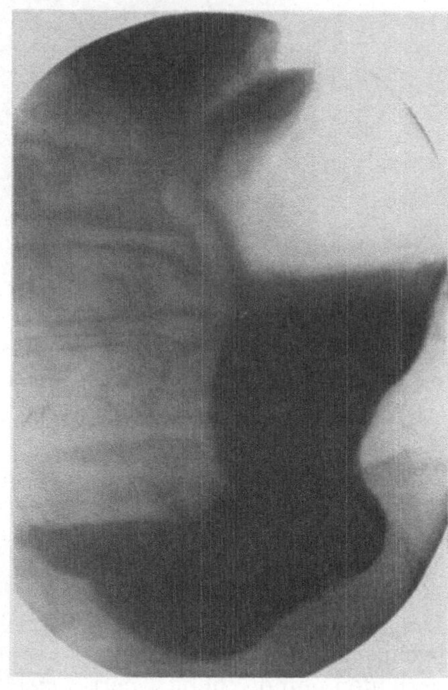

Abb. 456.

Abb. 455. Carcinoma pylori bei einem 68jährigen mit charakteristischem, zerrissenem, ausgedehntem Füllungsdefekt, der sich weit auf die kleine Kurvatur verfolgen läßt. — Durchleuchtung: Pylorusstenose, verspätete Austreibung, intermittierende tiefe Peristaltik. 3 Querfinger breite Intermediärschicht. Im Bereich des Füllungsdefektes keine peristaltischen Wellen erkennbar. — Operation: Handtellergroßer, derber, knolliger Tumor am Pylorus und an der kleinen Kurvatur. Außer diesem isolierten Tumor keine Metastasen. Deshalb Magenresektion nach BILLROTH I. Duodenum und Magen frei beweglich. — Präparat: Stark ulcerierter, höckriger Tumor des Pylorus, von 8 cm Durchmesser. Mikroskopisch: Adenocarcinom.

Abb. 456. Carcinoma ventriculi bei einem 76jährigen. — Durchleuchtung: Im präpylorischen Teil unregelmäßige Konturen. Durch Druck auf diese Gegend vergrößert sich der Defekt pelottenartig. Hier Druckschmerz. Austreibung nach 7 Minuten. Nach $4^1/_2$ Stunden 4 Querfinger breiter Rest. Im Bilde daumenbreite Intermediärschicht. Unregelmäßig, aber weich begrenzter Defekt in der Mitte der kleinen Kurvatur. Horizontale Abschlußlinie am Pylorus. Vermehrte Peristaltik. Der Befund wird bakteriologisch bestätigt (Colibakterien). Operation abgelehnt. Außerdem Spondylitis deformans.

durch einen vorspringenden Magenteil möglich sind, der medial hinten am Fundus zu liegen pflegt (Antrum cardiacum).

Große Schwierigkeiten kann auch der Nachweis des präpylorischen oder juxtapylorischen Ulcus bereiten. Das Nischensymptom ist selten ausgeprägt. Schon sehr früh führt die Schrumpfung zur Stenose des Magenausganges, die sekundär Stenosenperistaltik, Dilatation und Atonie auslöst, so daß in ausgeprägten Fällen eine quergestellte Magenform entsteht mit schüsselförmiger Einstellung des ganzen Inhaltes und hochgradiger Retention bis zu 24 Stunden und mehr (Abb. 440 und 464). Auf jeden Fall sollten ein unscharfes Pylorusbild — dessen Einzelheiten in rechter Seitenlage besonders deutlich werden —, die Stenosenperistaltik, die tief abschnürend schon am Fundus beginnt, sowie der Quermagen wohl zu beachtende Hinweise auf das präpylorische Ulcus sein.

Damit sind außer dem direkten Nischensymptom auch schon indirekte Ulcussymptome erwähnt, die an Beweiskraft zwar der Nische wesentlich nachstehen, die aber für die Gesamtdiagnose eine wertvolle Ergänzung bilden.

Eine fast ständige Begleiterscheinung des Ulcus ist die Erhöhung des Muskeltonus. So zeigen sich gegenüber dem Ulcus spastische Einziehungen (Abb. 460), die den Magen bandartig einschnüren, oder auch manschettenförmig breit, sanduhrförmig einengen und somit Bilder erzeugen, die mit dem organischen Sanduhrmagen weitgehende Ähnlichkeit besitzen. Rein röntgenologisch lassen sich zwischen den beiden Formen Unterschiede kaum ziehen, höchstens wäre für eine organische Stenose die Stenosenperistaltik oberhalb der Enge sowie die Retention im oberen Sack verwertbar. Zuweilen sind solche spastischen Einziehungen beim Ulcus simplex das einzige nachweisbare Röntgensymptom.

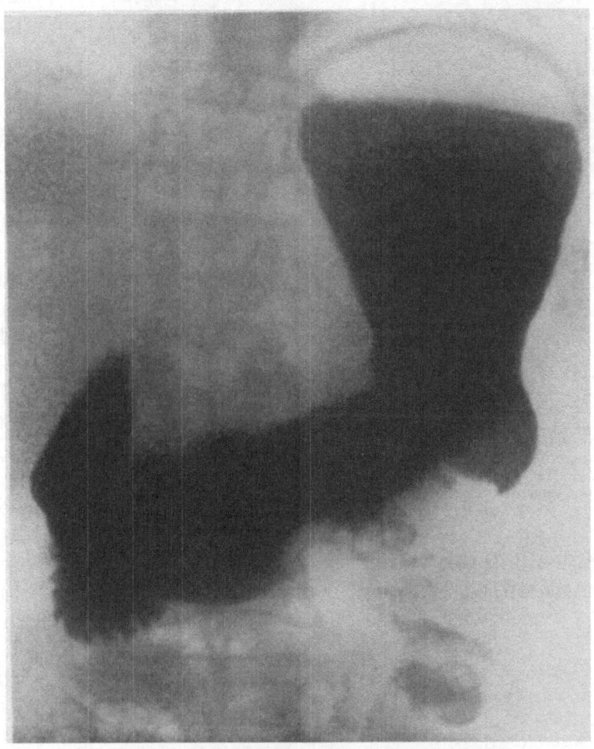

Abb. 457. Ausgedehntes Carcinom der Pars media, große und kleine Kurvatur umgreifend, mit unregelmäßig zerrissenen, zackigen Rändern bei einem 42jährigen. Der Pylorus ist frei, wird aber von dem senkrecht auf- und absteigenden Duodenum (KERKRINGsche Falten) verdeckt. (Beobachtung der Med. Klinik Göttingen.)

Spasmen finden sich aber auch als Fernsymptom an den Schließmuskeln, vor allem im Bereich des Pylorus, dessen Verschluß im Endzustand den Mageninhalt über die Fünfstundenzeit hinaus zurückhalten kann (siehe auch paradoxe Retention).

Auch ein Kardiospasmus kann durch ein Magenulcus ausgelöst werden. Schließlich wäre noch der Antrumkrampf als spastische Erscheinung zu erwähnen, der den gesamten pylorischen Teil einnimmt und das Schattenbild einengt, als ob ein Carcinom vorhanden wäre (Abb. 441).

Eine spasmogene Bedeutung wird auch der Zähnelung der großen Kurvatur beigemessen. Die Beziehungen zum Ulcus sind jedoch nicht sicher erwiesen. Als indirektes Ulcussymptom dürfen wir die Zähnelung nur verwerten, wenn extraventrikuläre Entfaltungshindernisse ausgeschlossen sind und die Zähnelung trotz vollkommenster Magenfüllung (400—500 ccm) ausgesprochen hochgradig bleibt (Abb. 463).

Ein Symptom von großer Beweiskraft ist die Hypersekretion, die Intermediärschicht (vgl. S. 348). Nahezu regelmäßig findet sie sich beim pylorusnahen Ulcus (Abb. 464 und 465).

Sehr wichtig ist auch die Lokalisation des klinisch deutlichen Druckschmerzes. Mit ihm wird der Untersucher zuweilen am schnellsten auf Wandveränderungen und Nischen aufmerksam.

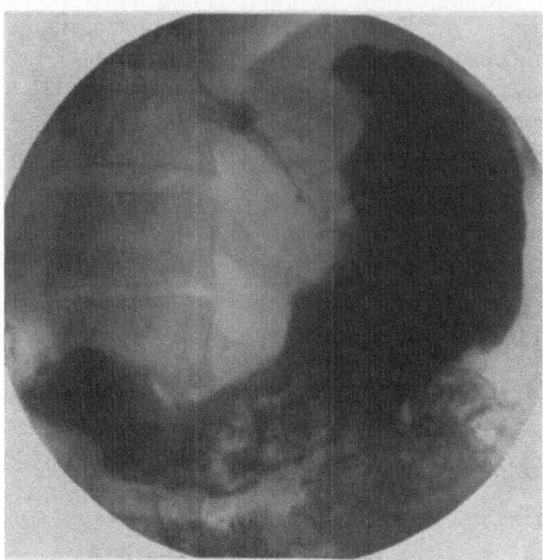

Abb. 458. Ausgedehntes Magencarcinom bei einem 49jährigen (in Rückenlage). — Durchleuchtung: Großer Füllungsdefekt an der kleinen Kurvatur, der bis zur Kardia reicht. Pylorusinsuffizienz. Kardiastenose. — Operation: Magen stark nach links verzogen. Die kleine Kurvatur wird von einem derben, infiltrierend wachsenden Tumor eingenommen, der von der Kardia bis zum Pylorus reicht. Die Kardia war nicht durch den Tumor verlegt, sondern spastisch kontrahiert. Mikroskopisch: Gallertcarcinom.

Zu achten ist auf Adhäsionen durch perigastritische Verwachsungen, die das Gesamtfüllungsbild hochgradig seitlich verlagern, und auf Komplikationen, wie sie mit einer Perforation, mit dem Auftreten eines subphrenischen Abszesses (Gasblase) beobachtet worden sind. Die Perforationshöhlen füllen sich mit Brei und sind daran erkennbar, daß sie weit außerhalb der Normalgrenzen (Pankreas, Leber) hervorragen, unscharfe Konturen besitzen und nach 5 Stunden oft noch erhebliche Reste enthalten (Abb. 461 und 466).

Differentialdiagnose: Die Geschwürsnische ist der sicherste Hinweis auf ein Ulcus ventriculi. Vorgetäuscht wird sie besonders an der Pars media durch Teilfüllungen des Duodenums und des Dünndarms, die zipfelförmig über die kleine Kurvatur hervorragen (Abb. 467). Eine Unterscheidung ist zwar im Bilde nicht immer, während der Durchleuchtung aber sicher möglich, wenn der Patient gedreht wird. Die Nische bleibt konstant in Verbindung mit dem Magen. Der Darmschatten verändert seine Gestalt und projiziert sich in irgendeiner Ebene frei.

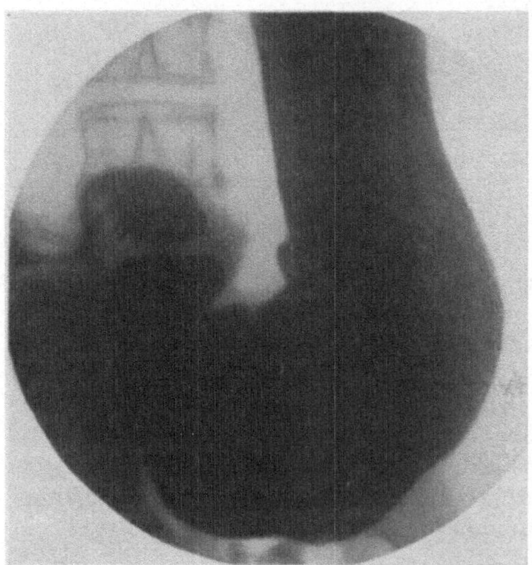

Abb. 459. Ulcus ventriculi bei einer 38jährigen. — Operation: pfenniggroßer Krater in der Mitte der kleinen Kurvatur, der Nische im Bilde entsprechend. Pylorus und Duodenum frei. BILLROTH I.

Entfernte Ähnlichkeit mit einer Nische haben auch die seltenen zipfelförmigen Ausziehungen der Magenwand, die nach Perigastritis durch Verwachsungen mit der Umgebung entstehen und deren häufigste Ursache allerdings ebenfalls das Ulcus ist.

Durchaus sicher kann die Diagnose Ulcus ausgesprochen werden, wenn gegenüber der Nische eine stehende Welle sichtbar wird und in gleicher Höhe mit dem Geschwür ein Druckschmerz besteht. Sobald aber der Sanduhrmagen breitere Einziehungen besitzt, sobald die kleine Kurvatur sehr starrwandig und leicht ausgehöhlt hervortritt (Abb. 468), ja neben der Nische richtige Defektbilder vorhanden sind, dann lautet zwar immer die Wahrscheinlichkeitsdiagnose auf Ulcus, ein Carcinom kann aber einmal ähnliche Veränderungen setzen.

Nun braucht eine Geschwürsnische nicht unbedingt vorhanden oder sichtbar zu sein, auch nicht an der Pars media. Denn 1. kann die Nische bei ungünstiger Lage oder engem Hals wie das Oesophagusdivertikel ungefüllt bleiben und 2. kann sie statt an der kleinen Kurvatur auch einmal an der Hinterwand — seltener der Vorderwand — liegen. Am sichersten schützt man sich gegen diesen Irrtum, indem der Magen in den verschiedensten Ebenen durchleuchtet und sorgfältig abgetastet wird.

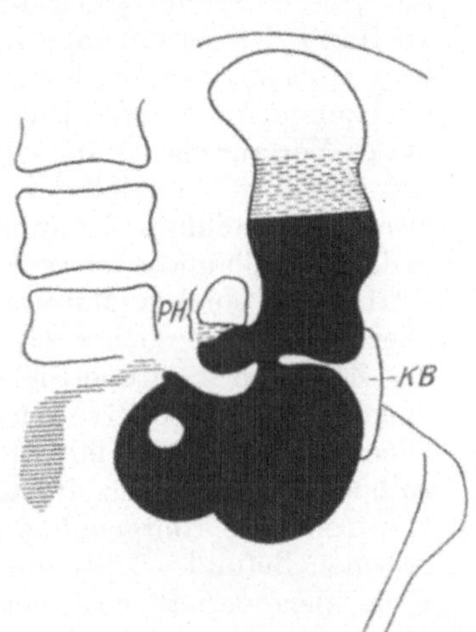

Abb. 460. Skizze von einem Ulcus, das in die Leber perforiert ist, mit sanduhrförmiger Einziehung an der großen Kurvatur, mit Nische, Intermediärschicht und Gasblase.

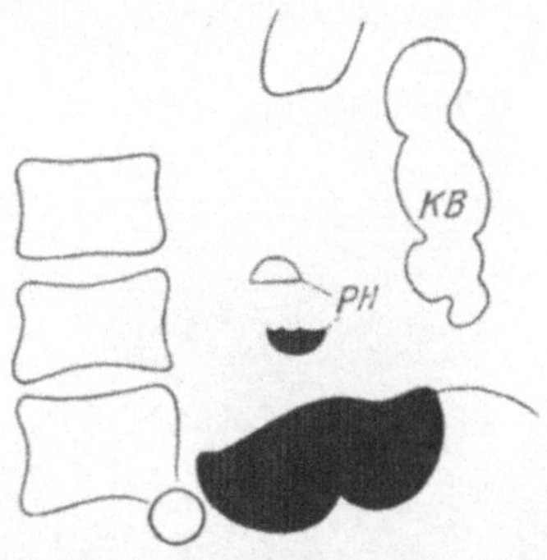

Abb. 461. Skizze vom gleichen Fall wie 460 nach 10 Stunden. *KB* = Kolonblase; *PH* = Penetrationshöhle mit Nischenfleck und Gasblase. Nach SCHLESINGER: Röntgendiagnostik der Magen- und Darmkrankheiten. 2. Aufl.

Bleibt trotzdem der Geschwürskrater unsichtbar, so muß sich die Ulcusdiagnose auf indirekte Symptome stützen, deren Wertigkeit verschieden beurteilt wird. Wohl nie reicht ein Symptom allein zur Diagnose aus. Je mehr Symptome aber vorhanden sind, desto größer ist die Wahrscheinlichkeit. Es kommen in Betracht:

1. die stehende Welle in Höhe des Druckschmerzes,
2. der Gastropasmus und die Zähnelung der großen Kurvatur,
3. die Hypermotilität (siehe auch Ulcus duodeni),
4. die Intermediärschicht,
5. die Pylorusinsuffizienz mit
6. der paradoxen Retention,
7. die Retention nach 5 Stunden auch im Geschwürskrater (Nischenfleck (Abb. 465),
8. die Ektasie mit Stenosenperistaltik,
9. der Quermagen. Die beiden letzten gelten in erster Linie für das präpylorische Ulcus.

Weniger bedeutungsvoll ist die Tatsache, daß auch beim Ulcus duodeni eine Reihe dieser Symptome bekannt sind. So würde die Hypermotilität, die Intermediärschicht und die Retention beide Diagnosen, Ulcus ventriculi und Ulcus duodeni, zulassen, wenn nicht lokale Veränderungen am Pylorus oder Bulbus duodeni in diesem oder jenem Sinne sprechen.

Hinsichtlich des Carcinoms wird auf den vorhergehenden Abschnitt verwiesen.

Zusammenfassung: Die röntgenologischen Ulcussymptome direkter und indirekter Natur sind so außerordentlich vielgestaltig, daß zu ihrer sicheren Beurteilung der Untersucher erst eine gewisse Erfahrung sammeln muß. In zweifelhaften Fällen kann die Diagnose mühsam sein und mehrere Kontrolluntersuchungen notwendig machen. Der Chirurg ist insofern glücklich daran, als er imstande ist, fast alle Symptome autoptisch, durch Operation und an Hand der gewonnenen Resektionspräparate bis ins kleinste nachzukontrollieren. Die Folge dieses Verfahrens ist im allgemeinen zunächst die, daß der chirurgisch vorgebildete Röntgenologe in der Ulcusdiagnose sehr vorsichtig wird. Ein solches Material gibt aber dem Untersucher im Laufe der Zeit eine so große Sicherheit, daß die Zahl der positiven richtigen Ulcusdiagnosen mit 90 vH nicht zu hoch gegriffen sein dürfte. Die Kontrolle des röntgenologisch erhobenen Befundes sollte in keinem Falle, der operiert wird, versäumt werden.

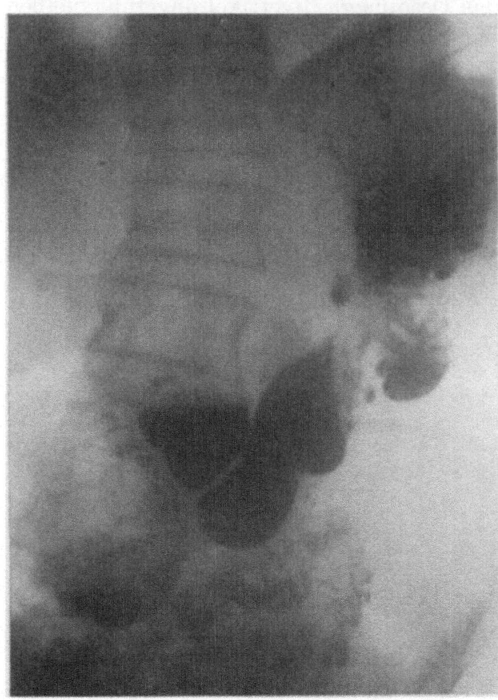

Abb. 462. Ulcus perforans ventriculi bei einem 57jährigen mit deutlichem Sanduhrmagen, zweifacher Einschnürung der großen Kurvatur, starker Zähnelung und gut erkennbarer Nische. — Durchleuchtung: Der Magen füllt sich in zwei Säcken, die durch einen großen Füllungsdefekt (doppelte Einschnürung) getrennt sind. Ihnen gegenüber Nische. Im oberen Sack 3 Querfinger breite Intermediärschicht, im unteren tiefe, lebhafte Peristaltik. Horizontale Abschlußlinie am Pylorus. — Operation: Ziemlich hoch sitzender, für eine Fingerkuppe eingängiger Geschwürskrater mit zweifacher Einschnürung der großen Kurvatur. Aufrollung des ganzen Magens ohne starke Verwachsungen in der Umgebung. Resektion nach BILLROTH I.

Wertvoll kann das Röntgenbild auch sein, wenn der Chirurg Auskunft über die Operabilität des Ulcus gewinnen will. So wird im allgemeinen eine Nische hoch oben im Fundus eine Radikaloperation im Sinne einer Resektion ausschließen. Dagegen dürften Verlagerungen des ganzen Magenfüllungsbildes, schneckenförmige Einrollungen oder starke Sanduhreinziehungen nur mit Vorbehalt auf zu erwartende Schwierigkeiten hindeuten, denn diese entstehen weniger durch Verwachsungen an sich als dadurch, daß benachbarte Organe (Gallengänge, Gefäße usw.) in die Verwachsungen einbezogen sind. Wesentlich ist der Nachweis der Größe und der Lage einer Perforationshöhle, die immer eine ernst zu nehmende technische Komplikation für die Resektion bedeutet.

Anhang.

Der operierte Magen.

Resektionen verkürzen den Magen bis zur Hälfte und mehr, so daß im Bilde ein hochstehender, schräg nach abwärts verlaufender Schatten sichtbar wird. An ihm tritt die Resektionsstelle zuweilen in Form leichter Einziehungen oder im Bereich des Pylorus auch als querziehende Aussparung (Abb. 469) hervor, die einer spastischen Einziehung ähnlich ist (Abb. 472).

Wichtiger als solche Formveränderungen ist die Prüfung der Magenfunktion im Röntgenbilde. Als ausreichend wird diese dann angesehen, wenn die Entleerung einer Mahlzeit innerhalb 3 Stunden erfolgt. Man spricht von Sturzentleerung, wenn der Brei im Magen kaum haltmacht oder in wenigen Minuten im Dünndarm angelangt ist. Auch Retentionen kommen vor. Ihnen brauchen keine organischen Stenosen zugrunde zu liegen, da Spasmen am Pylorus oder Wandspasmen in Höhe der Resektion die Entleerung — besonders wenige Wochen nach der Operation (Abb. 470) — in gleicher Weise behindern.

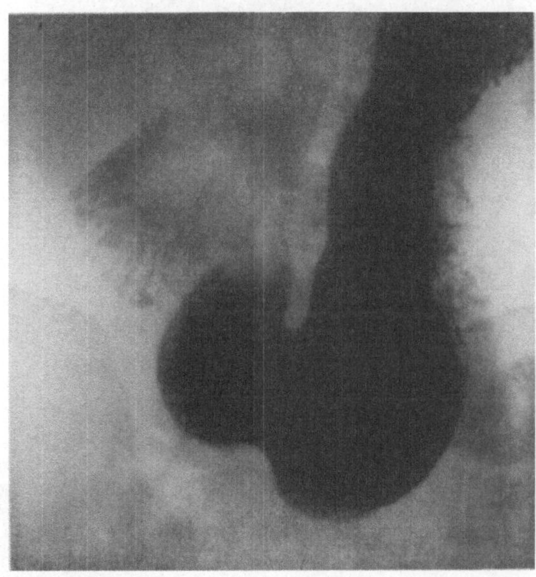

Abb. 463. Ulcus ventriculi bei einem 48jährigen. Durchleuchtung: Handbreite Sekretionsschicht. Druckschmerz am Pylorus. Zähnelung der großen Kurvatur. Fingerbreiter Rest nach $4^1/_2$ Stunden. Klinisch mehrfaches Blutbrechen. Charakteristische Anamnese. Blutprobe im Stuhl und Magensaft stark positiv.

Gastroenterostomien: Ihre Lage läßt sich in seitlicher Betrachtung sehr bald ermitteln. Ganz im Beginn füllen sich zunächst beide Schlingen, die zuführende und die abführende. Funktioniert die Anastomose gut, so erscheinen auch sehr bald zahlreiche Dünndarmschlingen, noch bevor der Pylorusteil hervorgetreten ist (Abb. 471 u. 473). In anderen Fällen vergehen Minuten, ehe die Anastomose arbeitet. Und schließlich kann bei ausgesprochener Enge auch ein erheblicher Fünfstundenrest bleiben.

In den ersten Wochen nach der Operation wird eine solche Retention auch durch Spasmen ausgelöst. Späterhin muß aber auf Ulcus pepticum jejuni gefahndet werden, dessen direkter Nachweis mit Hilfe einer Geschwürsnische selten gelingt. Die Diagnose wird aber wahrscheinlich bei ausgesprochenem Druckschmerz, bei Sturzentleerung im Beginn und Retention oder Nischenfleck nach fünf Stunden (siehe auch Dünndarm).

Schwierig ist die Beurteilung von Defektbildern. Sie können entstanden sein allein als Folge von Verwachsungen, die wohl nach keiner Laparotomie vermißt werden, besonders nicht nach der Gastroenterostomie. Defekte können ferner entstehen durch Druck benachbarter Organe und schließlich auch durch ein lokales Rezidiv nach Carcinomresektionen (Abb. 454).

Dazu folgende Beobachtung:

Ein 48jähriger Mann mit Ulcusanamnese weist röntgenologisch eine unscharfe Begrenzung im Bereich des Pylorus-Duodenum auf. Das Duodenum ist konstant gefüllt. — Eine Probelaparotomie läßt zwar äußerlich keine Veränderungen im Sinne eines Ulcus erkennen. Trotzdem Resektion nach Billroth I, da Beschwerden und klinischer Befund hinreichende Anhaltspunkte für das Vorliegen einer Gastritis chronica gewähren. Das Präparat bestätigt diese Annahme.

3 Monate später kommt der Patient wiederum in die Klinik. Die Beschwerden sind nach der Resektion nicht gebessert. — Durchleuchtung: Operativ verkleinerter Magen

(Abb. 472). An der Resektionsstelle sitzt eine konstante Einschnürung, oberhalb dieser aber außerdem ein teils weich begrenzter, teils zackiger Füllungsdefekt (*A*), dessen Ursache vorläufig unklar bleibt, der aber mit den Beschwerden in Zusammenhang gebracht wird.

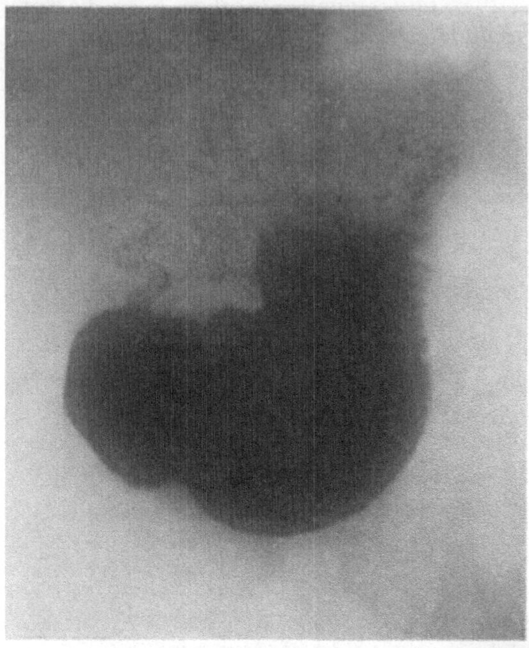

Abb. 464. Präpylorisches Ulcus bei einem 34jährigen mit deutlichem Pyloruszapfen und quergestelltem Magen. — Durchleuchtung: Der Magen entwickelt sich quer. Austreibung verzögert. Peristaltik tief, intermittierend. 4 Querfinger breite Intermediärschicht. Am Pylorus unregelmäßig zackige Begrenzung. Bulbus kommt nicht zum Vorschein. — Operation: In Höhe des Pylorusringes an der kleinen Kurvatur kirschgroßes Geschwür, das mit der Umgebung, besonders mit dem Pankreas derbe, schwielige Verwachsungen aufweist. Pylorus deutlich verengt. Resektion nach BILLROTH II. Präparat: Fingerkuppengroßes, in Abheilung begriffenes Ulcus direkt auf dem Pylorusring mit wulstigen, aufgeworfenen Rändern. Magenwand im Bereich des Antrum pylori stark hypertrophisch.

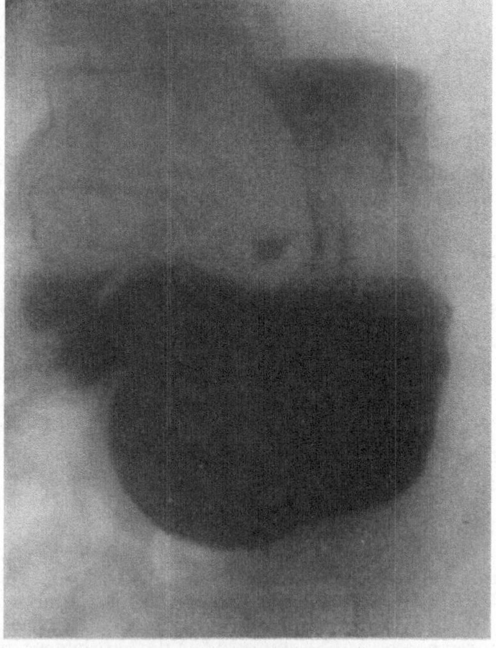

Abb. 465. Ulcus perforans an der kleinen Kurvatur bei einem 41jährigen mit persistierender Nische, handbreiter Intermediärschicht und quergestelltem Magen. — Durchleuchtung: Nische füllt sich von Anbeginn. Magen stark ektatisch, aufgerollt. Peristaltik tief, einschnürend. Austreibung nach 7 Minuten. Charakteristischer Druckschmerz in Höhe der sichtbaren Nische. Nach 5 Stunden 2 Querfinger breites Residuum und persistierender Nischenfleck. — Operation: Kleine Kurvatur zusammengerollt, schwielig, narbig verdickt. In der Mitte kraterförmiges, für eine Fingerkuppe eingängiges Ulcus, das ins Pankreas perforiert ist. Breite Adhäsionen an der Hinterwand sowie an der kleinen Kurvatur. BILLROTH I.

Relaparotomie: Zwischen Leber und kleiner Kurvatur sind mächtige, derbe Verwachsungen vorhanden, desgleichen im Bereich der Bursa omentalis. Der Pankreaskopf fühlt sich hart an, ist stark nach dem Magen vorgedrängt und vergrößert. Diesem

Pankreaskopf entspricht der im Bilde sichtbare Füllungsdefekt, der in dieser charakteristischen Weise nur durch die starren Verwachsungen der Umgebung zustande kommt.

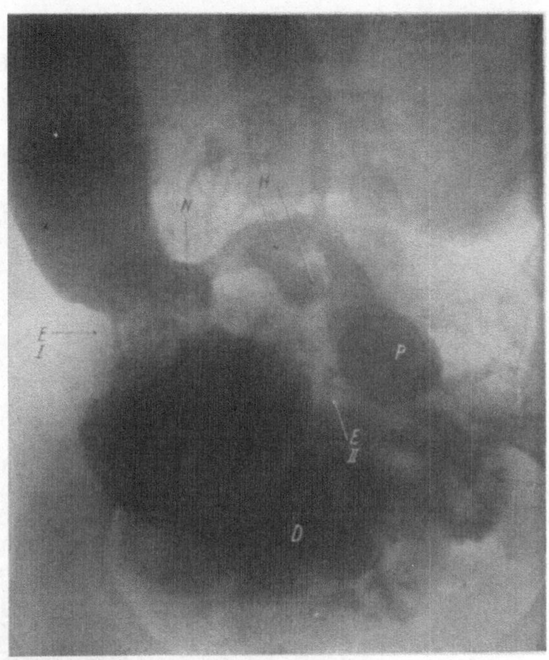

Abb. 466. Ulcus ventriculi penetrans bei einer 36jährigen mit Sanduhrmagen, Seiten verkehrt. — Durchleuchtung: Leichte Stenose im Bereich der sanduhrförmigen Einschnürung (*E*). Nische an der kleinen Kurvatur mit unregelmäßigem Fortsatz nach rechts (*N*). — Operation: Magen an der kleinen Kurvatur stark verkürzt, im pylorischen Teil mit den Gallenwegen verwachsen. Die große Kurvatur ist an zwei Stellen tief sanduhrförmig eingeschnürt (*E*I + *E*II), die erste in Höhe des markstückgroßen, kraterförmigen Ulcus (siehe Nische), die zweite dicht vor dem Pylorus (*P*). Die Perforationshöhle (*H*) hat sich nach dem Pankreas hin entwickelt. Billroth I. — Im Bilde deckt sich ein Teil der Perforationshöhle mit dem gefüllten Antrum pylori. *D* = Dünndarm.

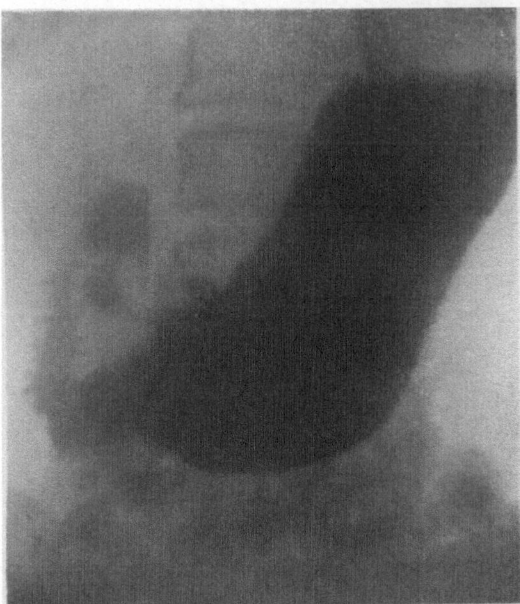

Abb. 467. Vorgetäuschte Ulcusnische an der kleinen Kurvatur, dicht vor dem Pylorus bei einem 36jährigen. — Durchleuchtung: Schrägmagen mit glatter Austreibung, guter Peristaltik. | Konstanter Druckschmerz präpylorisch an der kleinen Kurvatur. Hier unscharfe Konturen. Kein Residuum, aber 2 Querfinger breite Intermediärschicht. — Operation: In der Pylorusgegend alte Adhäsionen zwischen Gallenblase, Magen und Leber. Da präpylorisch ein Narbenbezirk auf Ulcus verdächtig ist, Resektion nach Billroth I. Im Präparat nur kleine Erosioen n an der kleinen Kurvatur ohne sichtbares Ulcus. Mikroskopisch Gastritis chronica. Der nischenartige Fleck war durch die Adhäsionen vorgetäuscht.

Schlußdiagnose: Füllungsdefekt an der kleinen Kurvatur, der auf ein Carcinom verdächtig ist. Die Aussparung kommt durch den Druck des Pankreaskopfes und durch die Verwachsungen der Resektionsstelle mit der Umgebung zustande.

Gar oft dürfte die Entscheidung darüber, welche Veränderungen solchen Defekten zugrunde liegen, an Hand des Bildes allein unmöglich sein.

4. Duodenum.

a) Das normale Bild.

Im allgemeinen hat das Duodenum eine U-förmige Gestalt, dessen Bogen sich nach links öffnet. Je nach Körperstellung und individueller Anlage kann dieser Bogen aber den verschiedensten Verlauf nehmen. An diesem wird unterschieden

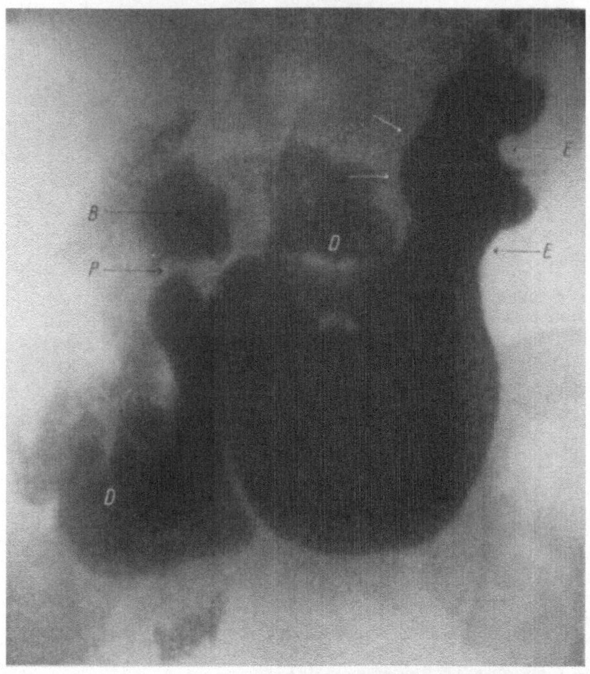

Abb. 468. Ulcus callosum in der Mitte der kleinen Kurvatur bei einem 42jährigen. — Durchleuchtung: In Höhe der Pfeile flachbogige Nische mit doppelter Einziehung der großen Kurvatur, die konstant bleibt (*E*). 3 Querfinger breite Intermediärschicht. Leichte Ektasie am caudalen Pol. Bulbus duodeni (*B*) konstant und gleichmäßig gefüllt. P = Pylorus, D = Dünndarm. — Operation: 12 cm oberhalb des Pylorus großer, für 2 Querfinger gut eingängiger Krater mit derb infiltrierter Umgebung und breiten Verwachsungen an der Unterfläche nach der Leber zu. BILLROTH I. Präparat: Kleinhandtellergroßes Ulcus, dessen Ränder und Grund sich sehr hart, wallartig anfühlen, so daß makroskopisch der Eindruck eines Carcinoms besteht. Mikroskopisch: Ulcus callosum, nichts von Carcinom.— Das Bild ist für Carcinom wenig charakteristisch. Die Gesamtveränderungen riennern etwas an die AKERLUNDsche Deformität des Bulbus duodeni (siehe diese).

eine Pars superior, descendens und inferior. Die Pars superior steigt meist von links unten nach rechts oben an, liegt rechts von der Mittellinie in Höhe des 3.—4. Lendenwirbels und entspricht etwa der Nabelhöhe. Die Pars descendens verläuft mehr vertikal, während die Pars inferior wiederum mehr horizontal gerichtet ist.

Der Anfangsteil des Duodenums gehört sowohl hinsichtlich seiner Funktion als auch seines anatomischen Baues weit mehr zum Magen als zum Darm. Er wird daher als eine Art Nachmagen (SCHWARZ) bezeichnet, hat die gleiche Schleimhautstruktur, trägt BRUNNERsche Drüsen, während KERKRINGsche Falten in diesem Teile fehlen (Abb. 474). Der Darm beginnt demnach erst kurz vor der Einmündung des Ductus choledochus in den absteigenden Schenkel, dort wo die Pars superior am Angulus subhepaticus in die Pars descendens übergeht.

Die funktionelle Sonderstellung der Pars superior macht sich schon im Beginn der Füllung bemerkbar. Die Kontrastmasse bleibt längere Zeit liegen und sieht im Profilbild dreieckig, kegelschnittförmig aus. Auch mit einer Zwiebel, Birne, Bischofsmütze hat man das Bild verglichen (Abb. 475, vgl. auch Abb. 430, 432, 435, 436).

Die scharfe anatomische und physiologische Sonderung des Duodenum vom Nachmagen hat diesem auch einen besonderen Namen eingetragen. HOLZKNECHT spricht vom Bulbus duodeni, STIERLIN von der Ampulla, andere wiederum

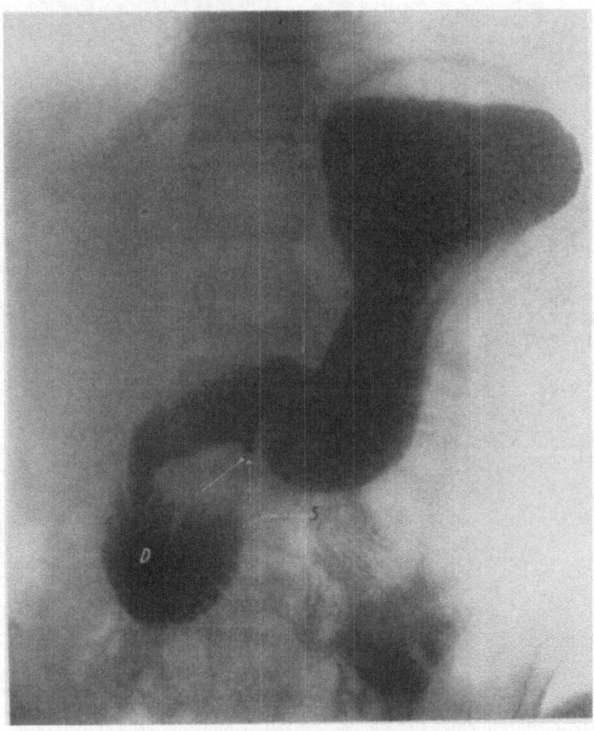

Abb. 469. Magen und Duodenum vor 1 Jahr operativ nach BILLROTH I verkleinert. Die Resektionsstelle ist an den Einschnürungen (Pfeile) erkennbar. Das Duodenum (*D*) ist in seiner ganzen Ausdehnung gefüllt (KERKRINGsche Falten). — Durchleuchtung: Stenose (*S*) am Übergang des Duodenums in den Dünndarm (Flexura duodeno jejunalis). Das Duodenum bleibt konstant gefüllt, bläht sich mächtig auf und entleert sich erst nach 8 Minuten sehr langsam. Nach 5 Stunden: 3 Querfinger breites Residuum im Magen und Duodenum. — Schlußdiagnose: Duodenalstenose, wahrscheinlich infolge von Verwachsungen an der Magenresektionsstelle. — Operation: Das Duodenum ist stark hypertropisch. Kein direktes Hindernis nachweisbar, auch keine Adhäsionen. Es wird eine Abknickung durch die Mesenterialgefäße angenommen. Duodenojejunostomie.

bezeichnen ihn als Haube oder Kappe. Zur Orientierung wird unterschieden zwischen der kleinen und der großen Kurvaturseite. Ferner spricht man von der vorderen und der hinteren Wand, die sich hinsichtlich ihres Peritonealüberzuges wesentlich verschieden verhalten.

Die Form des Bulbus duodeni ist rein anatomisch betrachtet ziemlich übereinstimmend kegelartig, mit der Bulbusspitze am Angulus subhepaticus, mit dem Bulbusbogen oder der Basis nach dem Magenpförtner hin. Im Röntgenbild kommen die schon erwähnten Formvarianten dadurch zustande, daß der Bulbus nicht genau im Profil, sondern in Schräglage getroffen wird. Schließlich kann er sogar kreisrund sein, wenn seine Spitze im Bogenschatten verschwindet.

Nicht nur die Projektion ist für die Bulbusform maßgebend. Der Bulbus ändert seine Gestalt unter den verschiedensten Einflüssen:

1. Der Körperbau. Wir finden den langgezogenen, nahezu senkrecht stehenden Bulbus beim Astheniker, während ein gedrungener Rumpf mit breitem Oberbauchraum auch den Bulbus kurz und breit erscheinen läßt.

2. Ähnliche Einflüsse machen sich geltend bei Druckveränderungen im Oberbauchraum. Diese sind gegeben durch den Füllungszustand des Magens und dessen Zug, durch den Zustand der benachbarten Organe (Leber, Gallenblase,

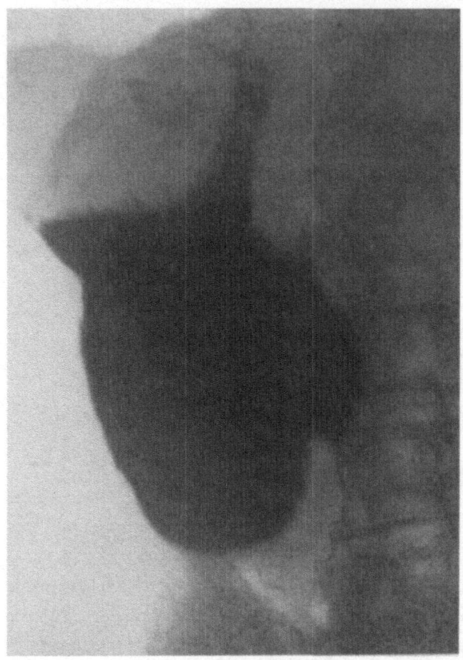

Abb. 470. Quere Magenresektion, 13 Tage p. o. (Seiten verkehrt). Durchleuchtung: Vor der Resektionsstelle hängt der Magen sackartig nach unten. 3 Querfinger breite Intermediärschicht. Unregelmäßig zackige Begrenzung an der kleinen Kurvatur. Langsam einsetzende oberflächliche Peristaltik ohne sichtbare Austreibung. Nach 5 Stunden nur ganz geringe Entleerung. — 4 Wochen später: Lebhafte Peristaltik. Austreibung nach 15 Minuten. Nach 5 Stunden handbreites Residuum.

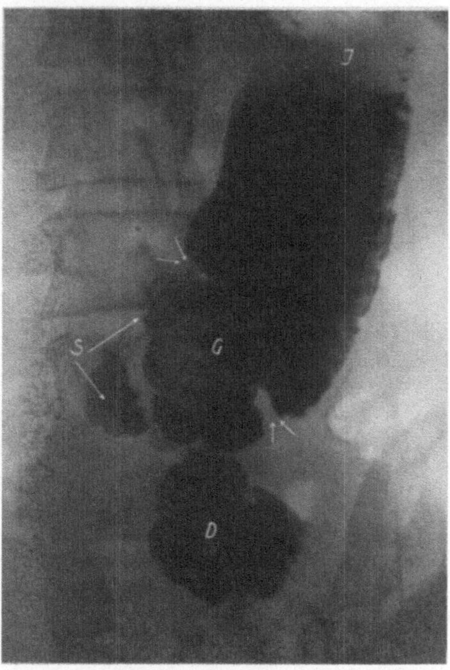

Abb. 471. Resektion nach BILLROTH II bei einem 28jährigen wegen eines perforierten Magenulcus. 2 Querfinger breite Intermediärschicht (*I*). Starke Zähnelung der großen Kurvatur. Die ersten Dünndarmschlingen (*D*) sind gefüllt. Die zuführende Schlinge (*S*) wird deutlich. Die *G.E.* ist bei *G* anzunehmen.

Pankreas) und durch die Spannung der Bauchdecken. Unter ihrem Einfluß kommt es zu Verlagerungen, Verziehungen des Bulbus, die in erster Linie dadurch möglich sind, daß der Bulbus bis zum Angulus als seinem Drehpunkt angedeutet ein freies Mesenterium besitzt.

3. Das Wichtigste aber ist der Grad der Bulbusfüllung. Sie läßt zuweilen lange auf sich warten und erfolgt frühestens nach der ersten Austreibung des Magens, dabei zu Anfang nur flüchtig und unvollkommen.

Mit besonderer Technik gelingt aber die Füllung des Bulbus duodeni eigentlich in jedem Falle, solange nicht Magenausgangsstenosen den Durchtritt des Breies verhindern. Beschleunigt wird die Füllung in halbrechter Seiten- oder Bauchlage, dann durch Benutzung einer Kontrastwasseraufschwemmung und schließlich durch eine manuelle Expression des Antrums im Stehen, ein Verfahren, das von AKERLUND und BERG weit gefördert worden ist. Schneller füllt sich der Bulbus auch, wenn man eine künstliche Stenose im abführenden Schenkel erzeugt, wie das in der verschiedensten Weise geschieht und AKERLUND z. B. mit Hilfe einer Bruchbandpelotte durchführt.

Die morphologischen Einzelheiten am Bulbus haben in den letzten 10 Jahren eine außerordentliche Bedeutung angenommen. Will man Formveränderungen nachweisen, so müssen die verschiedensten Durchleuchtungsrichtungen für die Untersuchung herangezogen werden: 1. von vorn, 2. im ersten Schrägen, 3. im zweiten Schrägen. Die beiden letzten Ebenen, die aufeinander senkrecht stehen, ergänzen das flächenhafte Bild erst zum räumlichen. Weit wichtiger ist aber, daß verdächtige oder unklare Bilder sofort auf dem Film festgehalten werden (gezielte Momentaufnahme BERGS). Zu diesem Zweck muß eine Einrichtung vorhanden sein (nach BERG oder AKERLUND), die den umgehenden Wechsel zwischen Aufnahme und Durchleuchtung gestattet. Zufallsbefunde und lebhafte Eigenbewegung des Bulbus würden trotzdem Täuschungen hervorrufen, wenn nicht an Hand mehrerer Aufnahmen (Serien von vier) die Symptome auf ihre Konstanz geprüft würden.

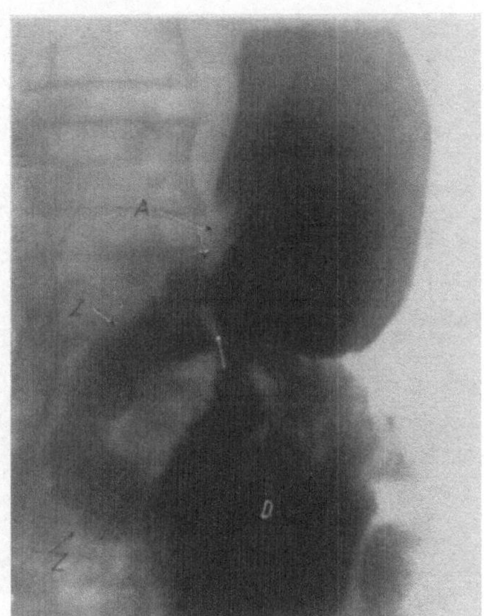

Abb. 472. Operativ verkleinerter Magen. Resektion nach BILLROTH I. Einschnürung in Höhe der Resektionsstelle (Pfeile). Oberhalb an der kleinen Kurvatur zackige Aussparung (A), die von einem vergrößerten, verhärteten Pankreaskopf und von mächtigen Verwachsungen in der Umgebung herrührt. Z = Duodenum, D = Dünndarm. Operativ bestätigt (siehe Text).

Nicht vergessen darf man nämlich, daß Peristaltik und Tonus der Wandmuskulatur die Bulbusform in hohem Maße bestimmt und schließlich, daß bei dem engen Rohr weit mehr als am Magen auch das Schleimhautrelief Einfluß auf die Form gewinnt. Zwar sind die Schleimhautfalten sehr variabel; während bei starker Füllung des Bulbus die Längsfalten vorherrschen, besteht bei geringerer Wanddehnung ein Gewirr von Querfalten. Im mittleren und unteren Duodenalschenkel dagegen nimmt mit dem Auftreten der KERKRINGschen Falten das Bild ein gefiedertes Aussehen an (Abb. 478 und 454, 486).

Auch die Eigenbewegung des Duodenums unterscheidet sich von der des Magens in wesentlichen Punkten:

1. Eine rhythmische, in regelmäßigen Zeitabständen einsetzende Peristaltik fehlt. Der Bulbus entleert sich vielmehr entweder in direkter Fortsetzung der Magenperistaltik oder auch ohne diese durch eine Gesamtkontraktion.

2. Nur flüchtig läßt sich der Brei im mittleren und unteren Schenkel verfolgen. Dann verschwindet der Inhalt hinter dem Magenbilde und kommt in Einzelportionen im oberen Dünndarm wieder zum Vorschein.

3. Obgleich eigentlich ein Schließmuskel an der Flexura duodenojejunalis fehlt, macht zuweilen der Brei hier halt, wobei im Duodenum auch unter ganz normalen Verhältnissen eigentümliche Mischbewegungen sichtbar werden, die sehr an das Pendeln im Dünndarm erinnern. Gleichzeitig staut sich die Kontrastmasse an der Flexur für Sekunden und Minuten an, bis der

Inhalt in den Dünndarm abfließt oder aber von plötzlichen Rückbewegungen erfaßt wird (Antiperistaltik).

Somit können Art und Dauer der Entleerung außerordentlich stark variieren. Von einer Dauerfüllung des Duodenums darf erst dann gesprochen werden, wenn dessen Inhalt mehrere Minuten verweilt und dessen restlose Entleerung ausbleibt. Auch die konstante Füllung des Anfangsteiles, der Dauerbulbus, ist an sich noch nichts Krankhaftes. So ist ein Dauerbulbus sehr oft Begleitsymptom oder besser Folge einer Pylorusinsuffizienz (siehe diese und Duodenalstenose).

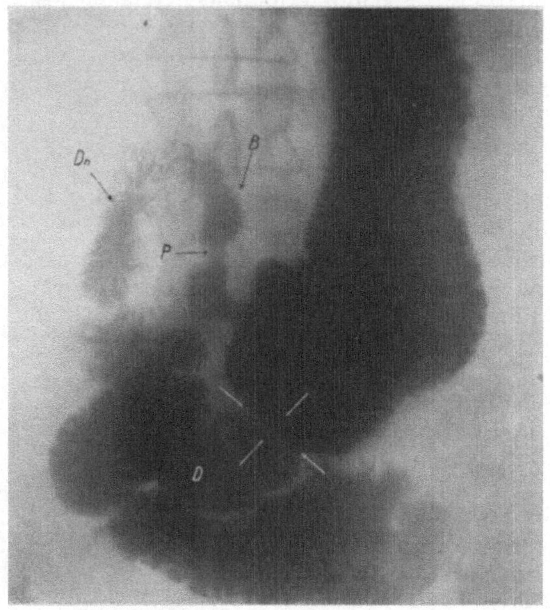

Abb. 473. Vordere G. E. bei einem 45 jährigen, der 5 Jahre vorher angeblich wegen eines Geschwürs am Magenausgang und am Zwölffingerdarm operiert worden war. — Durchleuchtung: Starke Zähnelung an der großen Kurvatur. Die G. E. (Pfeile) ist im Seitenbilde sofort als vordere erkennbar. Sie funktioniert gut, so daß nach wenigen Minuten zahlreiche Dünndarmschlingen (*D*) gefüllt sind. Nach $2^1/_2$ Minuten ist auch der Pylorus durchgängig (*P*). Das Duodenum (*Dn*) bleibt dauernd gefüllt. *B* = Bulbus.

b) Verlagerungen, Verziehungen.

Sie treten seltener hervor, da das Duodenum größtenteils sehr geschützt intraperitoneal liegt und kein freies Mesenterium besitzt. Trotzdem wird das locker eingebettete Organ recht oft breit flächenhaft oder lokal in Schrumpfungsprozesse oder Verwachsungen einbezogen, die sich in der Umgebung abspielen. In Betracht kommen: Cholecystitis, Cholangitis, Pankreatitis und die Entzündungen retroperitonealer, mesenterialer und Netzdrüsen. Auch Tumoren dieser Gebilde beziehen das Duodenum ein oder verdrängen es.

Am stärksten und schnellsten folgt der Bulbus duodeni solchen Druck- und Zugwirkungen. Eingeschlossen von Magen, Pankreas und Gallenblase, nimmt er an Erkrankungen dieser Organe nahezu regelmäßig teil. Schon die normale Gallenblase kann einmal die Vorder- und Seitenwand leicht konkav eindellen. Die krankhaft vergrößerte macht eigentümlich regelmäßige Impressionen an gleicher Stelle oder am Bulbusgipfel (Abb. 476), wobei auf die steingefüllte Blase im konkaven Bogen oder auf Schrumpfungsprozesse mit Rechtsverziehungen des Bulbus zu achten ist.

Um solche Zustände vom Ulcus duodeni zu unterscheiden, ist die Untersuchung auch im zweiten schrägen Durchmesser erforderlich.

Weitgehende Linksverziehungen sind Folge pylorusnaher Magenleiden. Insbesondere kommen hier das pylorusnahe Ulcus und das Carcinoma pylori in Frage. Beide setzen gleichzeitig starke Formveränderungen des Bulbus. Auch Schrumpfungen an der kleinen Kurvatur als Folge des Scirrhus oder Ulcus der Pars media ziehen den Bulbus nach links (Abb. 447, 449 und 450).

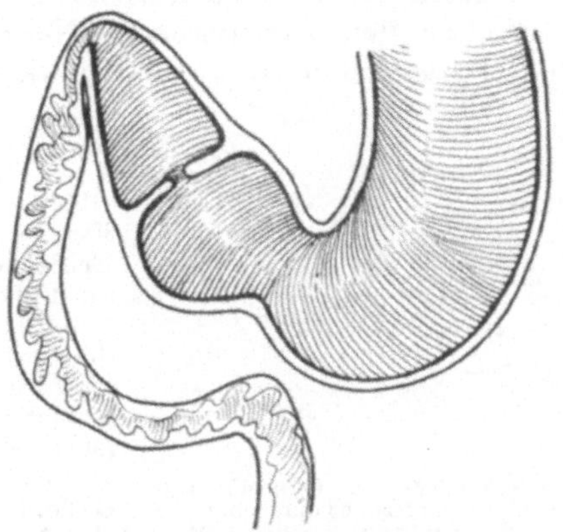

Abb. 474. Schematischer Querschnitt durch Magen und Duodenum, die Sonderstellung der Pars superior demonstrierend. Nach SCHWARZ, aus SCHITTENHELM: Lehrbuch der Röntgendiagnostik Bd. 2.

c) Erweiterungen.

Zu unterscheiden ist zwischen den lokalen Erweiterungen (Divertikel) und den allgemeinen (Dilatationen).

α) Divertikel.

Klinisch treten keine besonderen Symptome hervor. Sie fehlen sogar meist vollkommen (Zufallsbefunde).

Pathologisch-Anatomisches: Echte Divertikel als Ausbuchtungen der Darmwand sind entweder angeboren oder erworben, d. h. durch Traktion entstanden. Sie pflegen vorwiegend im absteigenden Schenkel, vor allem im Bereich der Choledochusmündung, zu liegen und sind bohnen- bis haselnußgroß. Zuweilen erreichen sie auch Tauben- bis Hühnereigröße.

Als Divertikel werden ferner die Taschen und Abschnürungen normaler Duodenalwand bezeichnet, die nach Einengung benachbarter Teile nischen- oder divertikelartig vorspringen. Sie werden beim Ulcus duodeni berücksichtigt.

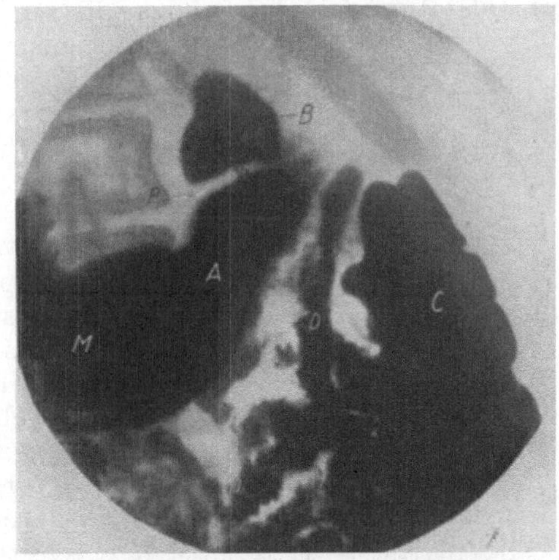

Abb. 475. Darstellung des Bulbus duodeni in halbrechter Seitenlage bei gleichzeitiger Dickdarmfüllung auf dem CHAOULschen Radioskop. Der Bulbus ist scharf begrenzt (*B*), der Magen (*M*) und das Antrum pylori (*A*) sichtbar, der Pylorus (*P*) tritt als konstante Einschnürung hervor. Gleichzeitig sind gefüllt das Colon transversum (*C*) und mehrere Dünndarmschlingen (*D*). — Operation: Am Magen und Duodenum keine pathologischen Veränderungen, geringe Gastroptose. Appendix frei.

Röntgenbild: Fast immer beobachtet man das Divertikel als Zufallsbefund, an Hand dessen es jedoch unmöglich ist, zwischen erworbenen oder angeborenen Divertikeln zu unterscheiden. Außerhalb des gefüllten Duodenums, etwa in der Mitte vom absteigenden Schenkel und an seiner medialen Grenze, fällt ein scharfrandiger, oben horizontal begrenzter Breifleck auf, über dem eine Luftblase, zuweilen sogar eine Sekretschicht steht (Intermediärschicht, Abb. 477). Die Durchleuchtung in den verschiedenen Ebenen gestattet eine sichere Isolierung vom Bulbus, womit das Divertikel im ersten Augenblick verwechselt werden könnte. Schwieriger ist dagegen die Abgrenzung gegenüber der Perforation eines Ulcus duodeni. Im allgemeinen fehlen dieser die scharfen Konturen und die runde Gestalt. Auch wird häufig deren Verbindung mit dem Bulbus duodeni als dem typischen Sitz des Ulcus nachweisbar sein.

Die Passage des Duodenums kann bei den echten Divertikeln, die auch multipel auftreten und meist bei Leuten über 50 Jahren beobachtet sind (FORSELL 83 vH), ungestört sein. Dagegen entleeren sich diese sehr langsam, so daß Restschatten noch nach 24—48 Stunden hervortreten. Bleiben die Reste klein, so sind sie den persistierenden Nischen des Ulcus sehr ähnlich. Nur Sitz (fern vom Bulbus) und Größe bilden wichtige Unterscheidungsmerkmale.

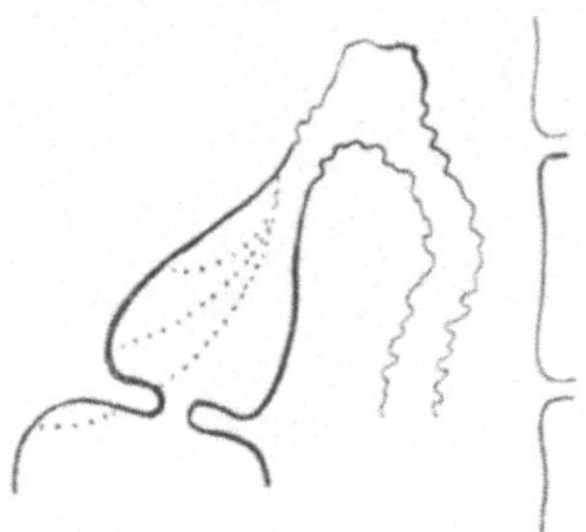

Abb. 476. Typen der Bulbusimpression an der Vorderwand durch die Gallenblase. Aus BERG: Ergebn. der Medizinischen Strahlenforschung Bd. 2, S. 330.

β) Die chronische Duodenalstenose.

Klinisch bestehen unbestimmte Schmerzen in der Oberbauchgegend mit Druckpunkt am Nabel. Nach dem Essen werden sie krampfartig und sind von Aufstoßen und Erbrechen begleitet. Zur Röntgenuntersuchung gelangen die Fälle oft als Pylorusstenose.

Pathologisch-anatomisch wird der Zustand auf die verschiedensten Veränderungen zurückgeführt. Am häufigsten ist das Ulcus duodeni oder dessen Ausheilung Ursache einer Stenose, die alsdann im oberen Drittel (sehr selten im mittleren) sitzen muß. Seltener kommen Tumoren der Nachbarorgane in Betracht (Pankreas, Gallenblase). Entzündungen (Cholecystitis, Cholelithiasis), Adhäsionen nach Laparotomien machen kaum ausgesprochene Abschnürungen des Darmlumens, dagegen gibt es angeborene Stenosen im oberen bis mittleren Drittel, die mit der embryonalen Leberanlage in Verbindung gebracht werden (TANDLER). In seltenen Fällen kann auch einmal eine TREITZsche Hernie oder ein Situs inversus Duodenalstenosen hervorrufen. Außerdem sind Beobachtungen bekannt geworden, nach denen der Druck der Radix mesenterii auf die Flexura duodeno-jejunalis den Abfluß des Inhaltes verhindert.

Röntgenbild: Die vorgeschaltete Stenose verursacht eine Stauung des Breies mit Dilatation des Duodenums, die sehr oft mit einer Pylorusinsuffizienz einhergeht. Gleichzeitig ist eine vermehrte Eigenbewegung auch im Sinne der Antiperistaltik vorhanden, so daß der Inhalt aus dem Duodenum durch den offenen Pylorus in den Magen zurückflutet.

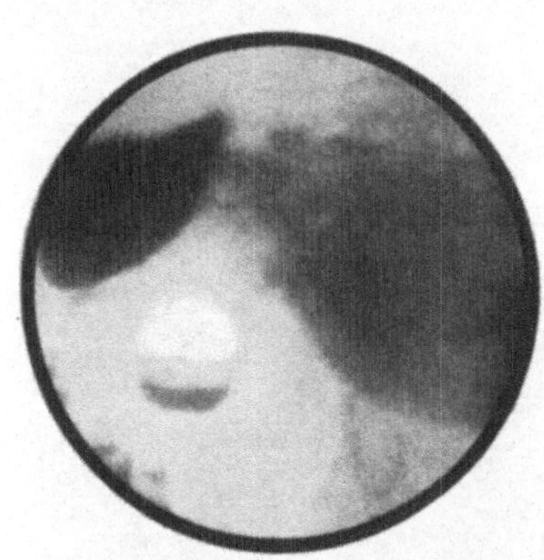

Abb. 477. Duodenaldivertikel mit Dreischichtung des Inhaltes (Luftblase, Sekret [Intermediärschicht] und horizontaler Baryumspiegel). Oberhalb gefüllter Bulbus. Rechts Antrum pylori. Typischer Sitz des Divertikels am medialen Rande des absteigenden Duodenalschenkels. Klinisch bestand Pankreatitis. Nach BERG: Ergebn. der Medizinischen Strahlenforschung Bd. 2, S. 328.

Die Art der Stenose läßt sich zuweilen aus Wandveränderungen (bei einfacher Kompression glatte, bei Tumoren und Verwachsungen unregelmäßig zackige Grenzen) oder aus typischen Ulcussymptomen (Nische) schließen. Ist die Passage stark behindert, so vergehen 10—20 Minuten, ehe sichtbare Breimengen in den Darm gelangen (Abb. 478, 454). Naturgemäß verzögert sich auch die Magenentleerung (5-Stundenrest), ja in vorgeschrittenen Fällen führt die Rückstauung zur Dilatation und Stenosenperistaltik des Magens, Symptome, die den Unerfahrenen zur Diagnose Pylorusstenose verleiten, während in Wirklichkeit der Pylorus weit offen ist.

Eine Sonderstellung nimmt die Kompression der Flexura duodenojejunalis durch die Radix ein. Schon unter normalen Verhältnissen macht der Brei an dieser Stelle halt, zuweilen sogar mehrere Minuten lang, wobei es zu lebhaften Pendelbewegungen des Duodenalinhaltes kommt. Teile der Kontrastmasse treten aber auch schon während dieser Zeit in den Darm über. Bei der chronischen Duodenalstenose (auch chronischer Duodenalileus, chronischer arterio-mesenterialer Duodenalverschluß genannt) hingegen hält die komplette Abknickung bis zu 20 Minuten und mehr an (Abb. 479). Das Duodenum ist mächtig dilatiert (bis zu Dickdarmbreite), zeigt lebhafte Eigenbewegungen, die in 2—3 Sekunden über das ganze Duodenum hinwegziehen, und denen schnelle antiperistaltische Kontraktionen folgen. Die Wirkung derartiger Rückstauung auf Pylorus und Magen ist die gleiche wie bei der hochsitzenden Stenose (Pylorusinsuffizienz, Stenosenperistaltik, Ektasie des Magens).

Die Ursache solcher Stauungen wird in der Kompression durch die Radix mesenterii gesucht. Demnach müßte es in ausgesprochenen Fällen durch Lagewechsel (Knie-Ellenbogenlage) gelingen, die Kompressionen aufzuheben (vgl. ZOEPFEL, MEYER). In der Tat ist dieses Verfahren angezeigt, wenn rein röntgenologisch eine Grenze gegenüber den echten Stenosen gezogen werden soll, die nach Drüsentuberkulose, TREITZscher Hernie (WAGNER) oder nach einem Pankreastumor an der gleichen Stelle beschrieben worden sind.

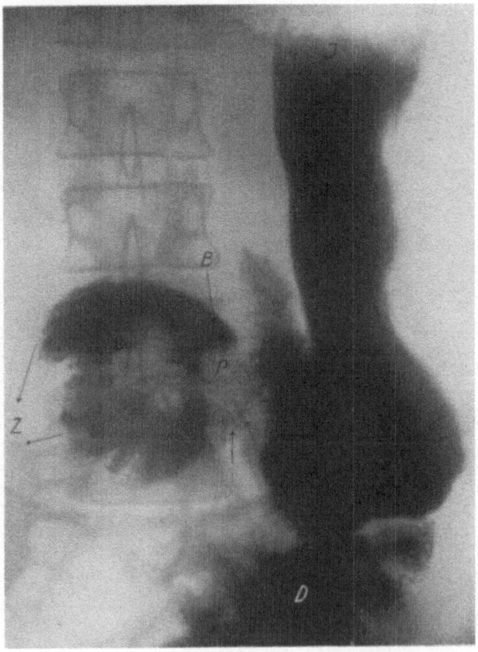

Abb. 478. Duodenalstenose mit Bulbusdefekt nach Cholecystektomie vor 2 Jahren. — Durchleuchtung: Am Pylorus (*P*) dauernder Füllungsdefekt, der sich auf den Bulbus (*B*) erstreckt. Das Duodenum (*Z*) bleibt konstant sichtbar. Lebhafte Pendelbewegung. Verzögerter Übertritt des Breies durch die Flexura duodeno-jejunalis (Pfeile). Fingerbreite Intermediärschicht (*I*). Nach 10 Minuten sind die ersten Dünndarmschlingen gefüllt (*D*). — Operation: Am Magen und Pylorus keinerlei Veränderungen. Duodenum und Gallenblasengegend sind in flächenhafte Adhäsionen eingebettet, die sich nur scharf lösen lassen.

d) Bulbusveränderungen auf organischer Grundlage. Das Ulcus duodeni.

Die klinischen Symptome dieser Krankheit sind äußerst spärlich. Der Nachweis okkulten Blutes, das Vorhandensein eines Druckschmerzes rechts oberhalb des Nabels bilden zuweilen die einzigen Hinweise auf das Bestehen eines Geschwüres, so daß MOYNIHAN den Satz prägte: „Die Anamnese ist alles, die physikalische Untersuchung verhältnismäßig nichts."

Als charakteristisch für die Anamnese gilt der sogenannte Hungerschmerz, 2 bis 4 Stunden nach der Nahrungsaufnahme, der mit der Mahlzeit gemildert oder beseitigt wird, der nächtliche Schmerz sowie die periodische Wiederkehr solcher Schmerzattacken, die meist in die Seite oder in den Rücken ausstrahlen.

Pathologisch-anatomisch besteht hinsichtlich der Entstehung und des Baues zwischen Ulcus ventriculi und duodeni kein wesentlicher Unterschied. Genau wie am Magen sehen wir ein Ulcus simplex, das sich später mit zunehmender Narbenbildung zum indurierten callösen Geschwür entwickelt. Das Geschwür durchsetzt die verschiedenen Schichten der Darmwand treppenförmig, hat leicht gewulstete Ränder, glatte Basis, tritt oft multipel auf und findet sich nach der Anschauung von HART und ASCHOFF vorwiegend an der Hinterwand des Bulbus duodeni.

Der grundlegende Unterschied gegenüber dem Magengeschwür ist nun der, daß sich der ganze Geschwürsprozeß und Callustumor mit sekundärer Narbe auf einen verhältnismäßig kleinen Raum beschränkt. Das Mißverhältnis zwischen dem großen Narbenbezirk und dem kleinen normalen Rest macht sich demgemäß in hochgradigen Formveränderungen und Einschnürungen des Darmlumens bemerkbar. Damit in Zusammenhang stehen die sogenannten Divertikel. Das sind Abschnürungen normaler Wandteile, die zwischen dem narbig veränderten Gebiet und den normalen Einschnürungen (Angulus und Pylorus) taschenartige Vorsprünge, Rezesse, bilden.

Der Geschwürsgrund kann sehr tief sein, bleibt aber im allgemeinen klein. Perforationen in das Pankreas- oder Leberbett kommen vor, sie lassen breite Adhäsionen mit der Nachbarschaft, Aufrollung und Verlagerung des ganzen Duodenums entstehen.

Für rein röntgenologische Zwecke hat Akerlund die pathologisch-anatomische Einteilung in drei Typen vorgenommen: 1. das nicht indurierte Geschwür, 2. das einfach indurierte, bei dem zwar deutliche Infiltration und Narbenbildung, jedoch noch keine callöse Bindegewebsneubildung vorhanden ist, 3. das callöse Geschwür mit mächtiger entzündlicher Gewebswucherung.

Röntgenbild: Weit mehr noch als am Magen treten beim Ulcus duodeni die direkten Geschwürssymptome in den Vordergrund des Interesses, allerdings erst, nachdem in den letzten Jahren durch die Arbeiten eines Akerlund und Berg die Grundlagen zu ihrer Kenntnis gegeben waren. Das wichtigste direkte, wenn auch nicht regelmäßige Symptom, der Ausguß des Geschwürskraters, die Nische, ist schon seit Haudecks Beschreibung im Jahre 1911 bekannt. Allerdings darf nicht in Anlehnung an die Magenbilder ein runder Vorsprung an der kleinen Kurvatur bei erhaltener Bulbusform erwartet werden. Vielmehr zieht der Geschwürsprozeß sehr bald die ganze Seite der kleinen Kurvatur in Mitleidenschaft. Ist demnach die Nische erst einmal vorhanden, so fehlt auch nicht der Schrumpfungsprozeß, der zur Konkavität des umgebenden Profils (Abb. 480b) führt.

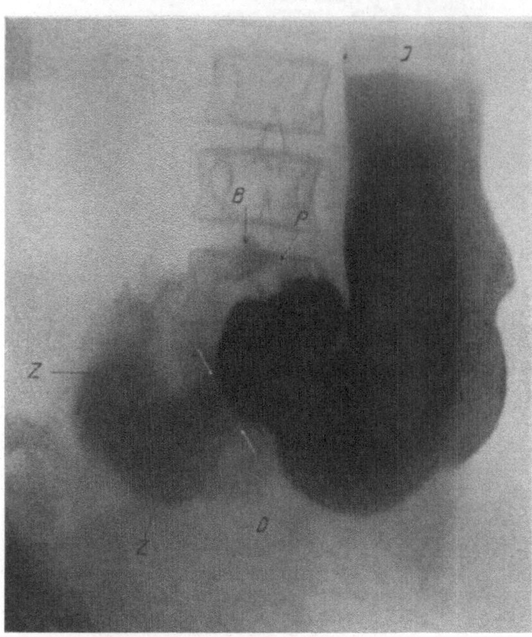

Abb. 479. Chronische Duodenalstenose bei einer 26jährigen. Die Anamnese reicht bis ins 14. Lebensjahr zurück. Mehrfache Operationen wegen Ovarialcyste, Appendicitis usw. — Durchleuchtung: Pylorusinsuffizienz (*P*) bei lebhafter Peristaltik. Der Brei dringt im Duodenum (*Z*) über den Bulbus in gut 2 Querfinger Breite bis zur Flexura duodeno-jejunalis (Pfeile) vor. Lebhafte Pendelbewegungen. Antiperistaltik. Erst nach 20 Minuten füllen sich die ersten Dünndarmschlingen (*D*). Fingerbreite Intermediärschicht (*I*). Wiederholung der Durchleuchtung nach 3 Tagen ergibt konstante Verhältnisse. — Operation: Feste Verwachsungen im Bereich der Appendektomienarbe. Keine Adhäsionen nach dem Duodenum und Magen hin, so daß eine Stenose durch den Druck der Radix mesenterii sehr wahrscheinlich gemacht wird. Duodenojejunostomie. — Mehrfache Kontrolldurchleuchtungen lassen einen wesentlich besseren Abfluß aus dem Duodenum erkennen. Dieses bleibt aber in auffallender Breite minutenlang sichtbar.

Auch bei subtilster Technik läßt sich nicht jeder Geschwürskrater tangential erfassen. Er wird somit in den Bulbus hineinprojiziert, worin er aber trotzdem an einem intensiven Fleck (durchschimmernde Nische) sichtbar bleibt. Schließlich weist auch der starre, radiär zum Geschwür gestellte Faltenverlauf der Schleimhaut auf ein Ulcus hin.

Schon mit der konkaven Aussparung der benachbarten Ränder setzt die Deformierung des Bulbus ein, die mit der Schrumpfung und dem Auftreten von Spasmen weiter fortschreitet. So bildet sich die sanduhrförmige Einziehung aus. Diese kann, wie beim Magen, auf organischer Grundlage, d. h. durch Narbenzug in Höhe des Ulcus entstehen (Abb. 480a und c), kann aber auch rein spastisch (Abb. 481, 482) als band- oder manschettenförmige Einbuchtung an der Seite der großen Kurvatur hervortreten, ohne daß es auf Grund des Bildes möglich wäre, einen Unterschied zwischen dieser oder jener Form zu treffen.

Meist befindet sich allerdings gegenüber der sanduhrförmigen Einziehung die eingangs beschriebene Ulcusnische.

Greifen Narbe und Schrumpfung noch weiter um sich, so entstehen Bulbusretraktionen (Straffungen, Schrumpfungen der Wand in Längsrichtung) Asym-

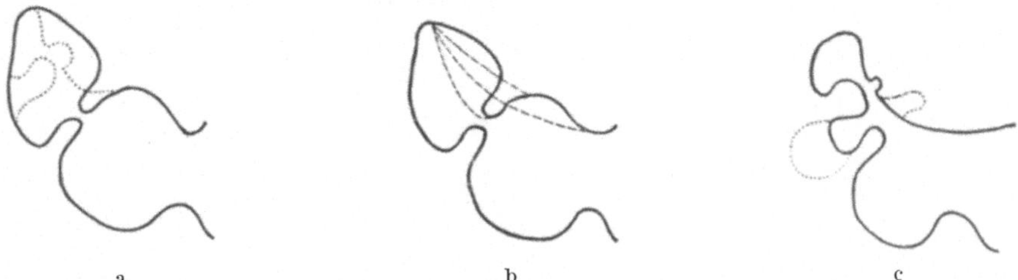

Abb. 480a—c: Typische Bulbusdeformierung durch Ulcus. a) Mit eingezeichneter Ulcusnische an der kleinen und deformierender Einziehung an der großen Kurvatur. b) Retraktion an der kleinen Kurvatur, zunächst gestreckt, alsdann konkav ausgehölt. c) Ulcusdivertikel, wie sie durch Nische plus Einziehung zustande kommen. Nach AKERLUND: Röntgenologische Studien über den Bulbus duodeni. Berlin 1921.

metrien und röhrenförmige Einziehungen (Abb. 483, 484) die je nach dem Sitz des Ulcus entweder den ganzen Bulbus oder nur dessen eine Seite einengen (Pylorusfortsatz STIERLINS, Duodenalzapfen BIERS), schließlich auch bei aboralem Sitz des Ulcus die Spitze zapfenförmig gestalten (Abb. 483).

Beide, die Sanduhr- und die Zapfenform, gehen fast immer mit der Bildung von Taschen (falschen Divertikeln) einher. Sie sind die dritte Art von Bulbusveränderungen und haben rein morphologisch weitgehende Ähnlichkeit mit einer Ulcusnische, nur daß deren Sitz nicht immer für ein Ulcus paßt (Abb. 485 und 486). Vielmehr haben wir gehört, daß Rezesse oder Taschen Überreste des normalen Bulbus, von normaler Wand ausgekleidet, sind und ihre Entstehung der hochgradigen narbigen Schrumpfung der erkrankten Teile verdanken. Infolgedessen pflegen die Divertikel asymmetrisch vor allem am Bulbusboden, seltener an der Spitze zu sitzen. Auch die Pylorushörner STIERLINS, jene weit ausgezogenen, meist symmetrischen „Divertikel“ an der Basis des Bulbus, sind Folge einer röhrenartigen Einziehung an der Spitze.

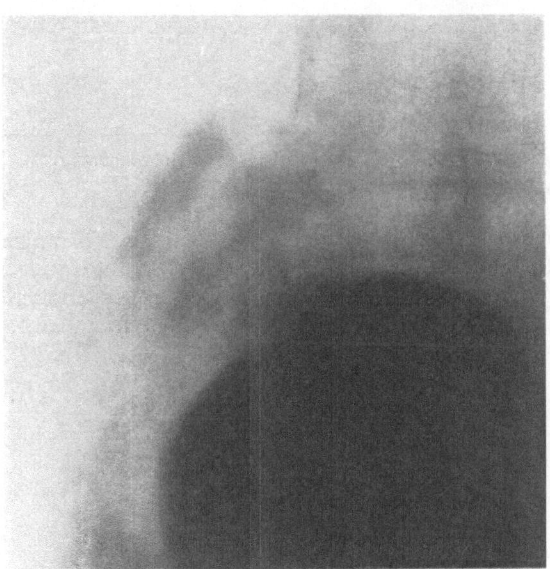

Abb. 481. Sanduhrbulbus beim Ulcus duodeni eines 27 jährigen. — Durchleuchtung: 3 Querfinger hohe Intermediärschicht. Hoch oben beginnende, tiefe Peristaltik (Hypermotilität), angedeuteter Quermagen, Druckschmerz am zerrissenen Bulbus. Austreibung nach 5 Minuten. Querfingerbreites Residuum nach 4 Stunden. — Operation: Breite Verwachsungen an der Vorderseite des Bulbus, die zur Gallenblase ziehen. BILLROTH I. Präparat: Pfenniggroßes Ulcus an der Vorderwand mit starker Verdickung der ganzen Duodenalwand. An der Hinterwand sitzt ein zehnpfennigstückgroßer Defekt dem ersten gegenüber, dessen Ränder ebenfalls ulcerös verändert sind.

Der nächst höhere Grad der Retraktion führt zur Stenose, so daß je nach dem Sitz des Ulcus entweder jede Bulbusfüllung ausbleibt oder die oralen Teile stark dilatiert sind (siehe Duodenalstenosen).

So einfach sich an Hand des pathologisch-anatomischen Geschehens die Bulbusdeformitäten entwickeln und deuten lassen, so schwierig kann umgekehrt im gegebenen Falle deren Analyse sein; denn erstens verändert auch eine ungenügende Füllung das Bild (siehe Normales) und zweitens spielen sich die formenden Prozesse auf so kleinem Raume ab, daß die vielseitigsten Übergänge von der einen zur anderen Art möglich sind. In Abb. 480 und 488 sind die Haupttypen schematisch wiedergegeben.

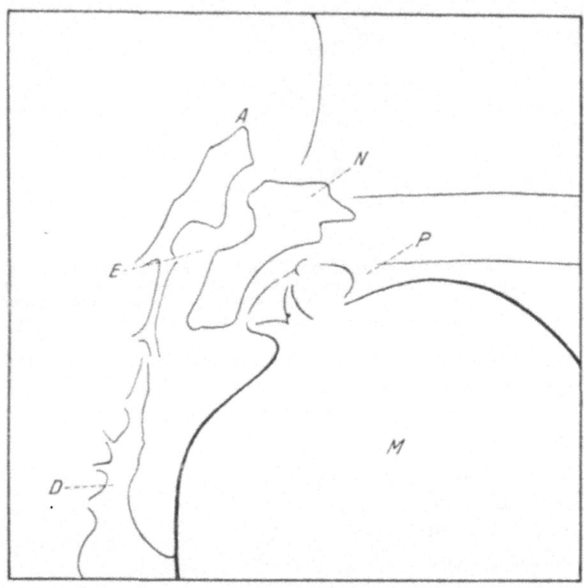

Abb. 482. Skizze zu Abb. 481. M = Magen, P = Pylorus, A = Angulus, D = Duodenum, N = Nische, E = Einziehung.

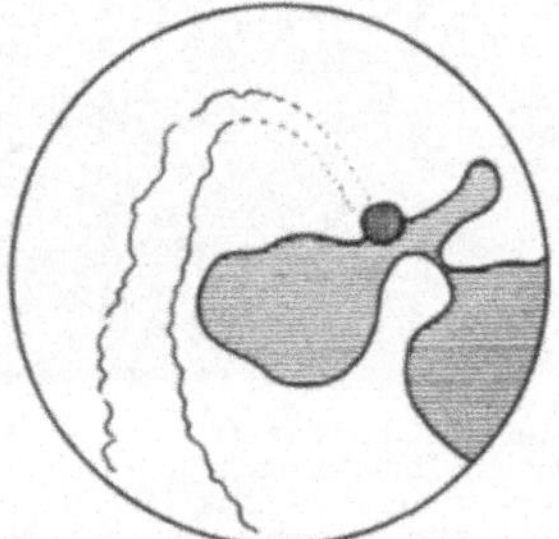

Abb. 483. En face Nische (Vorderwand) mit divertikelartiger prästenotischer Ausstülpung der kleinen und großen Kurvatur (Pylorushörner).

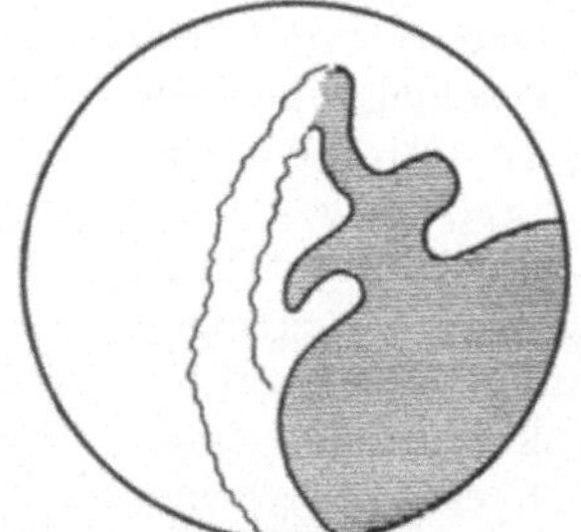

Abb. 484. Beginnende divertikelartige Ausstülpung vor narbiger Stenose im mittleren Bulbusabschnitt. Pylorus weit offen. Nach BERG, Klin. Wochenschrift 1923, S. 679.

Die Beschreibung der Konturen, der Vergleich des ganzen Bulbus mit bekannten, geläufigen Bildern, wie sie in der Literatur noch üblich sind, bringen den Lernenden nicht viel weiter. So spricht man von zernagten, verwischten, inselförmigen, röhren- und sanduhrförmigen Bulbi. DE QUERVAIN betrachtet den hakenförmig nach hinten gekrümmten Bulbus als typisch. HOLZKNECHT hat die

Kleeblattform, CARMAN die Korallen- und Pinienbaumform beschrieben. Alle diese Vergleiche sind treffend gewählt. Sie verführen aber dazu, daß Übergangsformen nicht erkannt und die Diagnosen nicht zu Ende geführt werden. In der Schlußdiagnose (siehe Einleitung) muß das Bild auch pathologisch-anatomisch ausgewertet werden. Das geschieht am besten, indem man sich die Fragen vorlegt:

1. Wo ist die Ulcusnische? (Meist kleine Kurvatur.)
2. Welche Defekte sind als Einziehungen spastischer oder organischer Natur aufzufassen? (Große Kurvatur).
3. Was ist vom normalen Bulbus als Tasche oder Divertikel stehen geblieben?
4. Inwieweit ist das Gesamtlumen als verkürzt und eingeengt zu betrachten? und
5. Sind alle Symptome konstant nachweisbar? (Serienaufnahmen, Kontrolldurchleuchtung.)

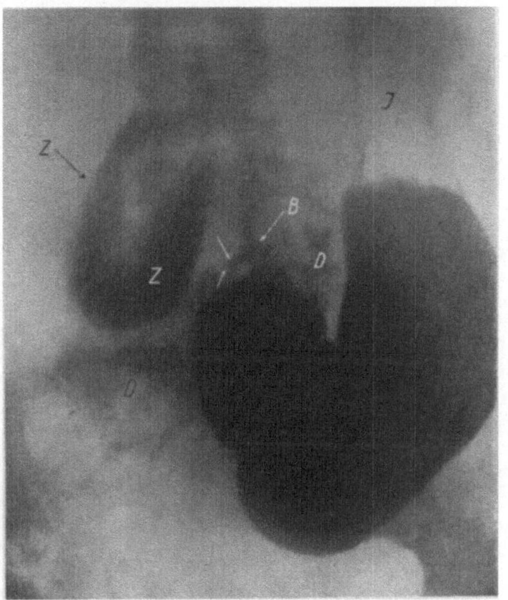

Abb. 485. Ulcus duodeni bei einer 26jährigen mit stark stenosiertem Bulbus und deutlichem Divertikel an der großen Kurvatur (Pfeile). — Durchleuchtung: Handbreite Intermediärschicht (*I*), tiefstehender Magen mit intermittierender Stenosenperistaltik. Scharf lokalisierter Druckschmerz mit verändertem Bulbus (*B*). Dauerfüllung des Duodenums (*Z*). *D* = Dünndarm. — Operation: An der Vorderwand des Duodenums ausgedehnte Adhäsionen, narbige Veränderungen der Serosa. Auch die Hinterwand ist in Adhäsionen eingebettet. BILLROTH II. Präparat: 1 cm hinter dem Pylorus sitzt ein kleinfingernagelgroßes, frisches Ulcus an der Vorderwand des Duodenums. An der kleinen Kurvatur nach der Hinterwand zu findet sich ein zweites, in Abheilung begriffenes, erbsengroßes Ulcus dicht neben dem Pylorus gelegen.

Eine Bulbusform von nahezu absoluter Beweiskraft muß noch erwähnt werden, die sich zwar in ihren Einzelheiten schon beschriebenen Bildern anreiht, deren richtige Deutung aber AKERLUND vorbehalten blieb (Abb. 487). Die Nische mit gegenüberliegender Einziehung an der großen Kurvatur und die Pylorushörner (Divertikel) treten charakteristisch hervor (Abb. 489, vgl. auch Abb. 486). Heute wird diese Form allgemein als typische Bulbusdeformität nach AKERLUND oder kurz AKERLUNDscher Bulbus duodeni bezeichnet. Sie berechtigt den Röntgenologen, auch ohne andere Symptome die Diagnose Ulcus duodeni mit allergrößter Wahrscheinlichkeit auszusprechen. Das beweist folgende Beobachtung:

Eine 36jährige Frau kommt 1913 zur Behandlung mit einer Magenanamnese, die über 20 Jahre reicht. Die Diagnose lautet auf Ulcus ventriculi, Sanduhrmagen. Die Operation ergibt ein walnußgroßes Ulcus an der kleinen Kurvatur, das dem Pankreas fest aufsitzt. Quere Magenresektion.

12 Jahre später stellt sich die Patientin wieder vor mit der Angabe, seit dem letzten Sommer wieder Magenbeschwerden zu haben. Die Verdauung soll schlecht sein. Gewichtsverlust. Außer einem geringen Druckschmerz rechts oberhalb des Nabels bietet sich klinisch nichts Belastendes. Die Röntgenuntersuchung läßt erkennen, daß eine ausgesprochene Bulbusfüllung nicht zustande kommt. Es besteht Pylorusinsuffizienz, kein Residuum. Einzelheiten am Bulbus treten erst auf dem Bilde hervor (Abb. 490), auf Grund dessen die Diagnose leicht fällt.

Der typische AKERLUNDsche Bulbus läßt trotz vorhergegangener Magenresektion, trotz fehlender klinischer Erscheinungen, aber im Hinblick auf die sehr belastende Anamnese die sichere Diagnose Ulcus duodeni zu.

Die Operation bestätigt den Befund. Im Präparat sitzt das Ulcus an der kleinen Kurvatur und stellt ein $^3/_4$ cm breites, kraterförmiges Geschwür dar, das in der Nähe des Pylorusringes sitzt. Neben dem Ulcus nach dem Pylorus hin divertikelähnliche Ausstülpung der Schleimhaut.

Wesentlich seltener als Defektbilder des Bulbus sind dessen Erweiterungen (Megabulbus). Sie kommen in erster Linie bei der Pylorusinsuffizienz zustande, wenn gleichzeitig ein Ulcus simplex besteht oder narbige Schrumpfungen beim callösen Ulcus noch ausstehen. Außerdem bewirkt auch ein Ulcus an der Bulbusspitze oder am Angulus gelegentlich organische oder spastische Stenosen, die eine Bulbusdilatation nach sich ziehen.

Indirekte Symptome: Ihre weitaus größte Zahl ist außerhalb des Duodenums vor allem am vorgeschalteten Organ, am Magen, zu suchen. Allerdings kann auch die Dünn- und die Dickdarmpassage Hinweise geben. Am Duodenum selbst dagegen sind nur drei Symptome von beschränkter Beweiskraft anzuführen:

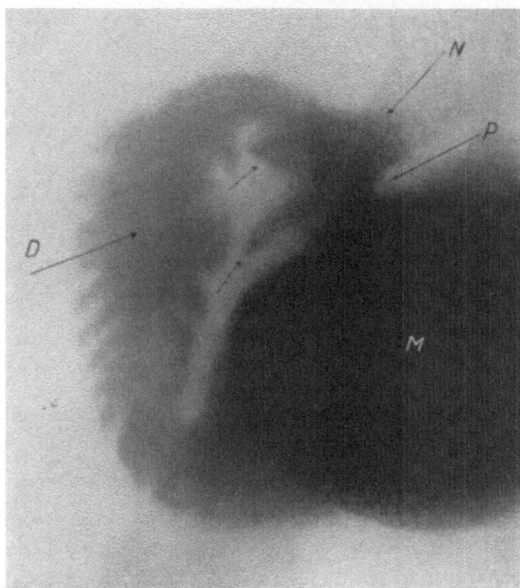

Abb. 486. Ulcus perforans duodeni bei einem 45jährigen mit breiter Nische (N) an der kleinen Kurvatur, gegenüberstehender Einziehung an der großen und Divertikelbildung (Pfeile) zu beiden Seiten. — Durchleuchtung: Intermediärschicht. Lebhafte tiefe Peristaltik. Bulbus und Duodenum dauernd gefüllt. Pylorusinsuffizienz (breit gefüllt, P). Bulbusdeformität mit charakteristischem Druckschmerz. Nach 5 Stunden Magen leer, Duodenum gefüllt (Stenose an der Flexura duodeno-jejunalis). — Operation: Breite Adhäsionen an der Vorder- und Hinterwand des Duodenums und im Bereich des Pylorus. Kraterförmiges, tiefes Ulcus dicht hinter dem Pylorus an der kleinen Kurvatur, das ins Pankreas perforiert ist. Präparat: Das Ulcus sitzt $^1/_2$ cm hinter dem Pylorus. Perforation reicht tief ins Pankreas hinein. Perforationsöffnung markstückgroß.

1. Spastische Einziehungen vorwiegend an der großen Kurvatur. Sie können sowohl Folge eines Ulcus als auch strangförmiger Verwachsungen sein (Pericholecystitis, Pankreatitis).

2. Der persistierende Bulbusfleck: Er stellt, wie beim Magen, einen noch nach Stunden gefüllten Geschwürskrater dar, kann aber ebenso häufig durch nicht entleerte falsche Divertikel, besonders an der Bulbusbasis, hervorgerufen werden. Letztere sind zwar ein vielfach erwähntes Begleitsymptom des Ulcus duodeni, kommen aber auch nach Adhäsionen und Strangbildungen der Umgebung zustande. Ein 5-Stundenrest im normalen Bulbus dürfte wohl nur den Unkundigen zur Diagnose einer persistierenden Nische verführen (Abb. 491).

3. Der Druckschmerz: Er gehört zu den Feststellungen, die zu sehr vom subjektiven Empfinden des Patienten und der subjektiven Art ihrer Prüfung abhängig sind. Infolgedessen wird der Druckschmerz nicht konstant vermerkt. So berichtet Akerlund über 106 Fälle, unter denen 60mal der Druckschmerz an typischer Stelle (Bulbus) sitzt und auch bei Lagewechsel oder Einziehen des Bauches mitwandert. 21mal besteht diffuse Druckempfindlichkeit, 20mal fehlt beides.

Am Magen tritt als charakteristisch für Ulcus duodeni hervor:

1. seine Hypermotilität (auch duodenale Magenmotilität nach Kreuzfuchs). Sie imponiert im ersten Augenblick der Durchleuchtung als Stenosenperistaltik (Abb. 485, 446) mit tiefen, hoch am Korpus beginnenden Einschnürungen, die pyloruswärts das Füllungsbild in mehrere ballenartig-runde oder kartenherzförmige

Stücke zerteilen. Nur fehlt bei dieser Hyperperistaltik die Erweiterung des Magens, die bei der eigentlichen Stenosenperistaltik (Abb. 464) ständig anzutreffen ist. Ähnlich sind sich beide Bilder wieder hinsichtlich des alternierenden Auftretens solch hypertonisch-hyperperistaltischer Zustände und atonisch-hyperperistaltischer. Zum Bilde der Hypermotilität gesellt sich oft das

2. indirekte Symptom, die Hypersekretion in Gestalt der 3—4 Querfinger hohen Intermediärschicht. Beide, Hyperperistaltik und Hypersekretion, sind wohl seltener Folge einer vorgeschalteten Stenose. Im Gegenteil, zuweilen kommt es beim Ulcus zu einer sehr schnellen Magenentleerung (Pylorusinsuffizienz), der später atonische Zustände mit verzögerter Austreibung und 5-Stundenrest folgen (paradoxe Retention, s. auch Magen). Wir haben demnach allen Grund, für Hypersekretion und Retention in gleichem Maße reflektorisch vom Ulcus gesetzte funktionelle Einflüsse geltend zu machen. — Die Intermediärschicht ist oft auch ohne Hyperperistaltik nachweisbar, ja wohl eins der konstantesten indirekten Ulcussymptome überhaupt.

3. Die Retention. Die Magenentleerung ist teils stark beschleunigt (innerhalb von 1—2 Stunden), teils hochgradig verzögert. Der 5-Stundenrest kann beträchtliche Werte annehmen, wenn sich am Bulbus Stenosen ausgebildet haben. Ihrer Natur nach werden beide, sowohl die organischen als auch die spastischen Stenosen, eine Retention auszulösen vermögen.

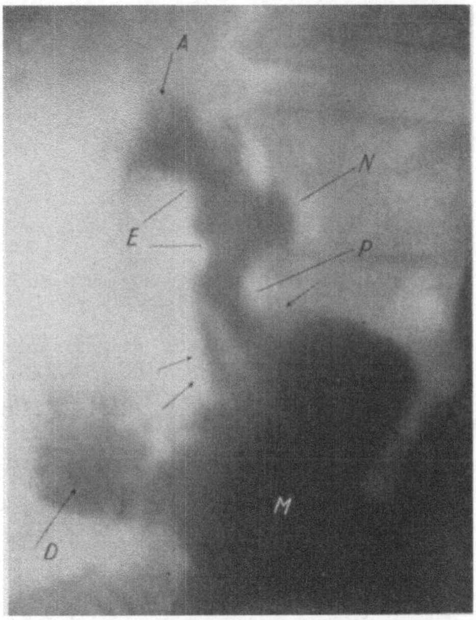

4. Die Störung des normalen Pylorusspieles erfolgt nach beiden Richtungen. Sehr oft haben wir eine Pylorusinsuffizienz (teils als Folge vorhandener Duodenalstenosen, teils wohl infolge von Zerstörungen der Pylorusnerven durch das Ulcus) mit schneller, ja Sturzentleerung im Beginn. Zuweilen haben wir einen Pylorospasmus bei anfangs verzögerter Austreibung mit und ohne 5-Stundenrest.

Abb. 487. Ulcus perforans duodeni bei einem 50jährigen mit typischer Bulbusdeformität im Sinne AKERLUNDS. A = Angulus, D = Duodenum, N = Nische, E = Einziehung an der großen Kurvatur. Bei P (Pylorus), vor dem eine peristaltische Welle steht (Pfeile). — Durchleuchtung: 3 Querfinger breite Intermediärschicht. Im Fundus einsetzende tiefe Peristaltik mit Querstellung des Magens, zerrissener Bulbus mit ausgesprochenem Druckschmerz bei gleichzeitig vorhandener Pylorusinsuffizienz (siehe zahlreiche Dünndarmschlingen). — Operation: Im Bereich des Pylorus breite Verwachsungen nach dem Duodenum hin, narbige Verdickung mit deutlich fühlbarem Ulcuskrater. Präparat: Kallöses Ulcus an der kleinen Kurvatur unmittelbar hinter dem Pylorusring. Infiltration und Verdickung der Duodenalwand.

Die Darmpassage ist weniger verändert, weist aber auf Verwachsungen am Bulbus duodeni hin, wenn Ileocoecum oder Colon transversum dorthin verzogen sind.

Komplikationen: Perforationen entwickeln sich am Duodenum verhältnismäßig häufiger als am Magen (Wanddicke entscheidet). Eine gedeckte Perforation nach hinten ins Pankreas wird nachweisbar, wenn sich die Höhle mit Kontrastbrei füllt. Kleinere, auch große, unregelmäßig geformte, unscharf begrenzte Aussackungen im Bereich des oberen Duodenalschenkels lassen an solche Perforationen denken. Sie dürfen nicht mit den echten Duodenaldivertikeln verwechselt werden (s. diese). Selten entwickeln sich nach Perforationen subphrenische Abscesse, die alsdann das klinische Bild derart beherrschen, daß auf Lokalsymptome zunächst nicht gefahndet wird.

Differentialdiagnose: Die klinische Symptomatologie macht die Abgrenzung des Ulcus duodeni gegenüber dem Ulcus ventriculi, der Cholelithiasis, Cholecystitis, der Pankreatitis, dem Duodenaldivertikel und der Duodenalstenose zuweilen schwer.

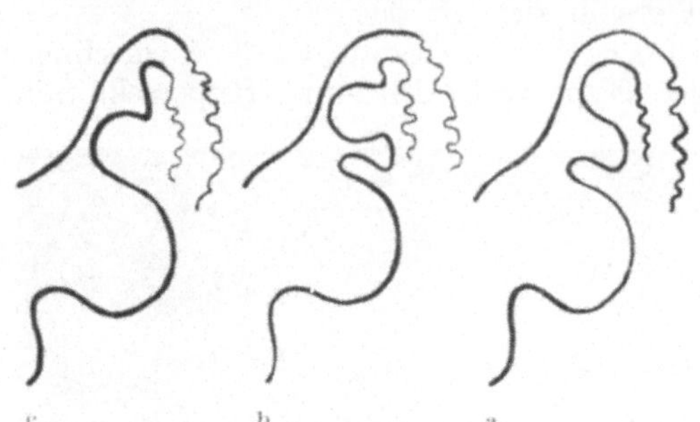

Abb. 488 a—c. Schema der Bulbusdefekte nach Retraktion der kleinen Kurvatur. Die Einziehung an der großen Kurvatur kann sitzen: a) im aboralen, b) im mittleren, c) im pylorischen Teil des Bulbus. Nach AKERLUND: Röntgenologische Studien über den Bulbus duodeni. Berlin 1921.

Auch röntgenologisch können Krankheiten benachbarter Organe vereinzelt Ulcussymptome hervorrufen. So werden Nischen vorgetäuscht:

1. durch Taschen, Rezesse (falsche Divertikel), die zwar in erster Linie Folge des Ulcusleidens, aber nicht mit dem anatomischen Beweis eines Geschwürkraters identisch sind,

2. durch Gallensteine und verkalkte Drüsen, die in den Bulbusschatten hineinprojiziert werden. Sie sind auch ohne Kontrastfüllung vorhanden,

3. durch echte Divertikel. Sie liegen sehr selten im oberen Schenkel, sondern fast immer unterhalb und rechts vom Bulbus,

4. als persistierender Bulbusfleck, wenn am normalen Bulbusboden im Rezeß Breireste zurückbleiben. Diese besitzen einen horizontalen Flüssigkeitsspiegel, während die echten Rückstände im Geschwürskrater unregelmäßig rund aussehen.

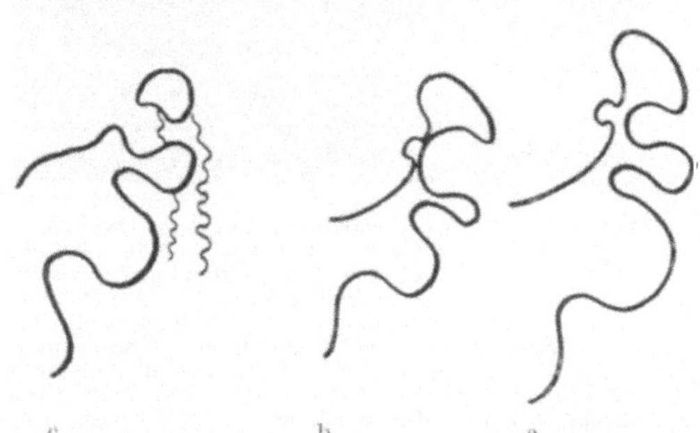

Abb. 489 a—c. AKERLUNDscher Bulbus durch Peristaltik verändert: a) zu Beginn, b) zu Ende der Bulbusentleerung, c) vollständig abschnürender Bulbusdefekt (Sanduhrbulbus). Nach AKERLUND.

Bulbusdefekte entstehen:

1. als flachkonkave, typische Eindellung des rechten Konturs durch die normale Gallenblase (s. normales Bild Abb. 476),

2. als Zähnelung der Ränder mit hervortretenden Schleimhautfalten (Längs- und Querfalten) bei pathologisch vergrößerter Gallenblase,

3. als intrabulbäre Einziehungen, symmetrische und asymmetrische Verschmälerungen mit und ohne Taschen nach Adhäsionen mit der Umgebung (Pericholecystitis, Pankreatitis),

4. als röhrenförmige Einengungen bei Tumoren (Carcinom äußerst selten) des Duodenums, der Gallenwege oder des Pankreas.

Immer ist es notwendig, die für die Diagnose entscheidenden direkten Symptome auf ihre Konstanz zu prüfen. Das geschieht am besten gelegentlich einer Kontrolldurchleuchtung, indem man etwas Brei nachtrinken läßt und den Bulbus noch einmal füllt.

Die indirekten Symptome besitzen im einzelnen nur geringe Beweiskraft. Zu mehreren vereint können sie ein Ulcus wahrscheinlich machen, in Begleitung direkter Bulbusveränderungen aber die Diagnose wesentlich sichern helfen.

In Betracht kommen:

1. der Druckschmerz: Er fehlt in 19 vH der Fälle und braucht nicht vom Bulbus ausgelöst zu werden (Pankreas, Gallenblase).

2. Die Hypermotilität wird auch bei der Bleivergiftung, bei Tabes, Duodenalstenose, bei Cholecystitis, Appendicitis, bei der Achylie und beim Vagotoniker gefunden, allerdings wohl selten mit gleichzeitig bestehender Intermediärschicht.

3. Die Retention ist bei den zur Abhandlung stehenden Erscheinungen fast immer Folge vorgeschalteter Stenosen organischer oder spastischer Natur. Demgemäß kann die Retention Ausdruck einer echten Duodenalstenose (s. diese) oder

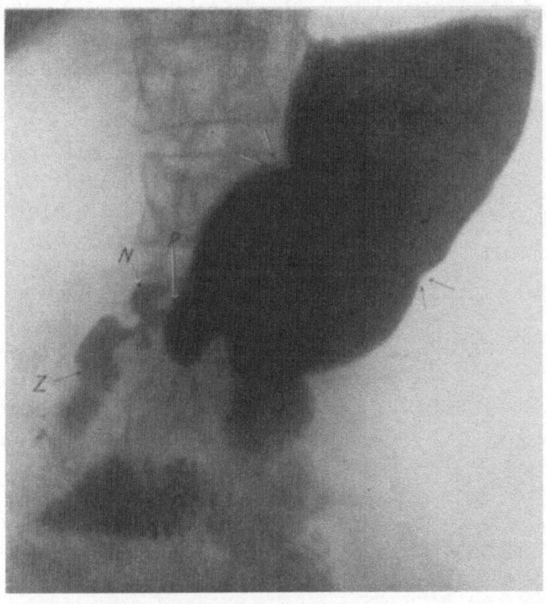

Abb. 490. AKERLUNDsche Bulbusdeformität durch kraterförmiges Ulcus an der kleinen Kurvatur (N) von $^3/_4$ cm Durchmesser. Der Magen war vorher operativ verkürzt (Querresektion [Pfeile] wegen Ulcus ventriculi). P = Pylorus (weit offen), i = Pars inf. duodeni, Z = Duodenum, D = Dünndarm. Näheres siehe Text.

Folge eines gestörten Pylorusspieles sein. Ob spastisch, ob organisch, die Ursache der Retention wird am häufigsten in Magenleiden selbst zu suchen sein (Carcinoma ventriculi, Ulcus ventriculi). Im übrigen bestehen in $^1/_4$ der Fälle neben den Duodenal- auch Magengeschwüre.

Zusammenfassung: Noch mehr als beim Ulcus ventriculi setzt die Diagnostik des Duodenums technische Sondereinrichtungen für Serienaufnahmen und eine sorgfältige Durchleuchtung voraus. Zunächst wird der Anfänger auch einwandfreie Bilder mit großer Vorsicht bewerten, ja der Chirurg, wenn er gewohnt ist, seine röntgenologischen Befunde operativ zu kontrollieren, sogar unterbewerten. Die zunehmende Erfahrung bringt aber bald eine Sicherheit mit sich, die schätzungsweise in 80 vH eine zutreffende Diagnose ergeben dürfte. Nie versäume man, auch in sicheren Fällen nicht, den Röntgenbefund durch Sektionspräparat oder operativ gewonnene Befunde bis in seine Einzelheiten nachzuprüfen.

Über die Operabilität des Ulcus duodeni vermag das Bild wenig auszusagen. Operative Schwierigkeiten werden sich an Perforationshöhlen oder daran bemerkbar machen, daß die Ulcuseinschnürung oder die Nische hoch oben an der Bulbusspitze sitzt und dadurch höchstwahrscheinlich die Gallenwege in Adhäsionen einschließt. Ausschließen lassen sich solche Komplikationen bei einfachen oder tief sitzenden Nischen jedoch nicht.

e) Fremdkörper.

Sie fangen sich zunächst in der präpylorischen Region. Nach Überwindung des Pylorus bleiben die Fremdkörper auch in Höhe des spitzwinkligen Angulus subhepaticus stecken. Seltener findet man sie vor der Flexura duodenojejunalis. Der Nachweis gelingt mühelos mit der Darreichung von Kontrastbrei und der Durchleuchtung in verschiedenen Ebenen.

5. Dünndarm.

Die röntgenologische Untersuchung des Dünndarms wird selten vorgenommen. Die tiefere Ursache liegt darin, daß der Kontrastbrei diesen langen Abschnitt des Darmkanals in verhältnismäßig kurzer Zeit (4—6 Stunden) passiert, daß schon nach $1^1/_2$—2 Stunden der Übertritt in den Dickdarm beginnt und bei dem Wirrwarr von Schlingen Einzelbeobachtungen, besonders beim Menschen, erschwert werden.

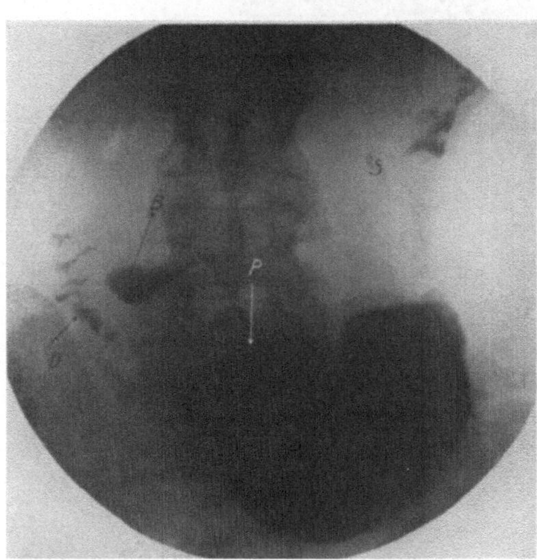

Abb. 491. Ulcera ventriculi bei einer 43jährigen. Aufnahme 6 Stunden nachMagenfüllung. Horizontale Abschlußlinie am Pylorus (*P*). Hoch hinaufragende Intermediärschicht (*S*). Horizontaler Flüssigkeitsspiegel am Bulbus (*B*). Bei *D* Beschläge im Duodenum.

Anders im Tierexperiment! Hier hat die Röntgenologie zur Erkennung des physiologischen Verhaltens des Dünndarmes Gutes geleistet; ist doch die Beobachtung der verschiedensten Bewegungsformen am Dünndarm unter wirklich physiologischen Verhältnissen, d. h. ohne operative Eröffnung der Bauchhöhle, erst vor dem Röntgenschirm möglich gewesen. Geradezu überraschend schön treten im Tierexperiment an den Darmschlingen Einzelheiten unter Anwendung des Pneumoperitoneums hervor (Abb. 492).

a) Das normale Bild.

Form und Lage: Nachdem der Brei das Duodenum verlassen hat, durcheilt er flüchtig das Jejunum, ohne daß Einzelheiten in Form und Abgrenzung erkennbar werden. Allerdings hängt die Art der Passage in hohem Maße von der Entleerung der vorgeschalteten Organe (besonders Magen) und von der Aufnahmefähigkeit der aboralen (Dickdarm) ab. So sieht man bei schneller Magenentleerung auch einen schnellen Jejunumdurchgang, der dem ganzen Bilde etwas Weich-Flockiges verleiht. Bei verzögerter Austreibung oder bei Retention im Magen hingegen bleiben die Breimassen geschlossener, sowohl in Form abgeteilter länglicher Stücke — mit einer hin- und hereilenden Maus vergleichbar — als auch in ganzen Schlingen zusammenliegend (Abb. 493, 494). Ihre Breite wechselt zwischen der eines kleinen Fingers und eines Daumens.

Für eine Jejunalschlinge charakteristisch ist deren Lage in der Umgebung des Nabels oder links von der Mittellinie sowie deren eigentümliche Fiederung

(Abb. 432 und 473), die als Folge der Schleimhautfaltung aufgefaßt wird. Die Mucosa besitzt nämlich bis zu 5 cm lange, quer zum Darmlumen ziehende Dauerfalten, auch Plicae circulares Kerkringi genannt, die sich zwar über den ganzen Dünndarm einschließlich Duodenum verteilt finden, jedoch gehäuft nur im oberen Jejunum und unteren Duodenum hervortreten, während sie im unteren Ileum fast ganz verschwinden (vgl. auch Duodenum).

Somit wird im Ileum der Darmschatten bandartig glattwandig, wobei zwar eine leichte Fiederung nicht ausgeschlossen ist. Zum Unterschiede vom Jejunum liegt aber das Ileum weit tiefer und mehr rechts von der Mittellinie, so daß das Hauptkonvolut oberhalb und in Höhe der Symphyse zu suchen ist (Abb. 513).

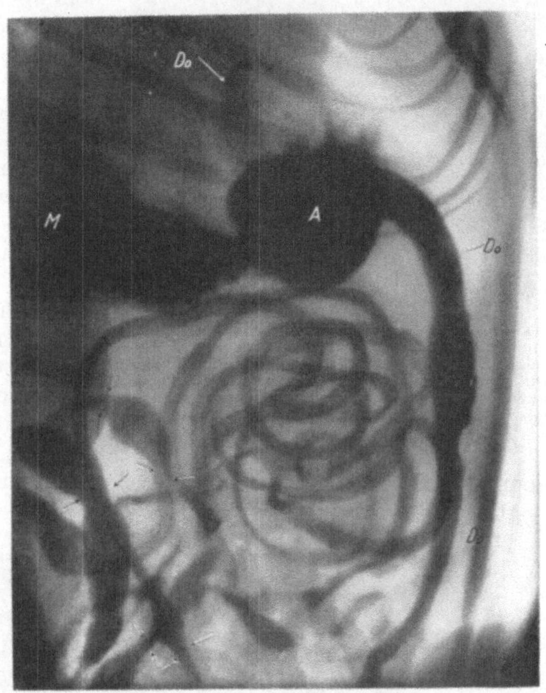

Abb. 492. Dünndarm eines Hundes in Seitenlage. (Pneumoperitoneum.) M = Magen, A = Antrum pylori, Do = Duodenum. Im Dünndarm selbst spindelförmige Einziehungen (Pfeile) als Zeichen der Segmentation erkennbar.

Eigenbewegungen: Ihre Kenntnis verdanken wir dem Tierexperiment. Dessen Ergebnisse dürfen zwar nicht ohne Vorbehalt auf den Menschen übertragen werden, da schon bei den einzelnen Tiergattungen Unterschiede festgestellt worden sind (Trendelenburg). Im großen und ganzen stimmen aber Tierexperiment und Beobachtung am Menschen wenigstens in den Haupttypen der Bewegung überein. Nach Cannon unterscheidet man am Dünndarm zunächst einmal die rhythmische Segmentation, auch Pendelbewegung genannt. Sie steht eigentlich in Parallele zu den regelmäßig ablaufenden Magenwellen, und dient vor allem zur Mischung und Durchknetung des Inhaltes. Dabei wird die bandförmige Füllung eines Dünndarmabschnittes in mehrere Teile abgeschnürt, dann fließen die einzelnen Chymusbrocken wieder zusammen. Das Spiel wiederholt sich in gleichbleibendem Rhythmus alle Sekunden und dauert in den einzelnen Darmschlingen verschieden lange (15—20 mal), jedoch ohne daß deren Inhalt wesentlich fortbewegt wird. Die Einschnürungen erfolgen nicht immer an der gleichen Stelle. Ihre Umrisse sind teils kugelig, teils bandförmig, biskuitartig (Abb. 492).

Der eigentlichen Fortbewegung dient eine andere Art von Peristaltik, die sogenannte Rollbewegung im Sinne von Braam-Houckgeest. Kurz nach den Pendelbewegungen rollt der Darminhalt ziemlich schnell über mehrere Schlingen dahin, wobei es sich nicht um ein einfaches Weiterfließen der Schwere nach handelt, sondern auch um eine aktive Kontraktion der oralen Darmabschnitte, also peristaltikähnlich.

Im Tierexperiment ist eine dritte Form der Darmbewegung beschrieben worden, die blitzschnelle Peristaltik, wobei besonders im Beginn der Füllung in den oberen Darmabschnitten deren Inhalt durch mehrere Schlingen in Bruchteilen von Sekunden vorgedrängt wird. Dort angekommen, setzt bald darauf die rhythmische Segmentation im Sinne CANNONs ein.

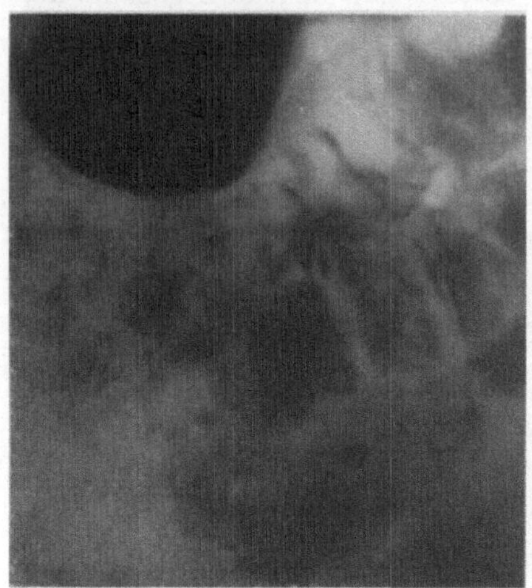

Abb. 493. Dünndarm bei einem 51 jährigen wenige Minuten nach Magenfüllung, die wegen eines Ulcus ventriculi (7 cm oberhalb des Pylorus) vorgenommen wurde. An einzelnen Stellen KERKRINGsche Falten. Im allgemeinen kein kontinuierliches Schattenband, sondern vorherrschend einzelne Portionen. Oben Magen.

Alle diese Bewegungsformen spielen sich am deutlichsten im Jejunum ab. In diesem Abschnitt können sie auch am Menschen zufällig zur Beobachtung gelangen. Wesentlich verschieden verhält sich jedoch das Ileum, besonders in seinem aboralen Teile. Dieses steht nämlich unter dem mechanischen Einfluß der BAUHINschen Klappe, der wohl die physiologische Bedeutung eines muskulär regulierbaren Abschlusses zum Coecum zukommt. Zwar ist die Klappe selbst muskellos. Regulierend wirkt aber die Ringmuskulatur des angrenzenden Ileums. Parallelen mit dem Verhalten des Magens vor dem Pylorus und des Duodenums vor der Flexura duodeno-jejunalis sind demnach am Ileum sehr wahrscheinlich. So erfolgt denn auch nach SCHWARZ der Übertritt von Kontrastbrei in den Dickdarm nicht kontinuierlich, sondern schubweise, indem an der letzten Schlinge außer den Pendelbewegungen tiefere Kontraktionen auftreten, die den Inhalt rhythmisch, wie bei der Magenperistaltik, gegen das Coecum vortreiben.

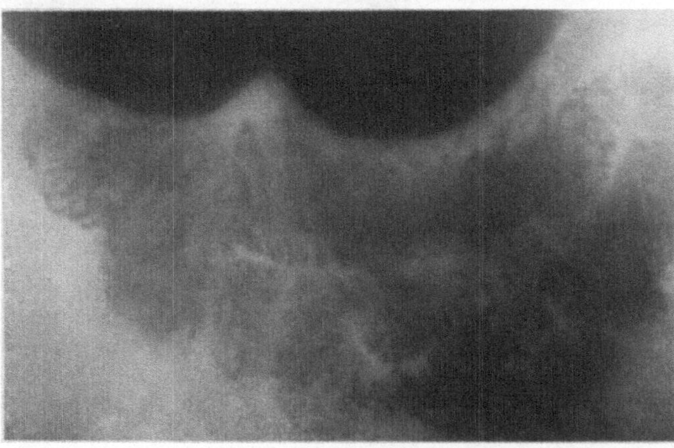

Abb. 494. Gleichmäßige Füllung der ersten Dünndarmschlingen wenige Minuten nach Kontrastmahlzeit bei einem 41 jährigen, bei dem ein stenosierendes Ulcus am Bulbusgipfel mit Verwachsungen zwischen Duodenum, Gallenblase und Pankreas vorlag.

b) Erweiterungen.

Klinisch sind rein lokale Aussackungen des Darmlumens oft symptomlos. Die diffusen Erweiterungen hingegen lassen selten Erscheinungen eines Darmverschlusses oder einer Darmlähmung vermissen (Darmsteifung, vermehrte Peristaltik mit metallischem Beiklang, Stuhlverhaltung, Erbrechen). Während nun im akuten Anfall der Chirurg auf Grund dieser ihm wohlbekannten Symptome sehr bald zur sicheren Diagnose gelangt, werden ihm bei dem chronischen oder inkompletten Ileus Zweifel auftauchen, die sich mit einer Röntgenuntersuchung oft überraschend schnell beseitigen lassen.

Pathologisch-anatomisch werden lokal erworbene, hernienähnliche Ausstülpungen der Darmwand beschrieben, die multipel auftreten, seitlich vom Ansatz des Mesenteriums sitzen und Bohnen- bis Taubeneigröße erreichen. Praktisch röntgenologisch spielen sie ebensowenig eine Rolle wie die MECKELschen Divertikel, die als angeborene Ausstülpungen (Rest des Ductus omphalo-mesentericus) gegenüber dem Mesenterialansatz etwa 1 m oberhalb der BAUHINschen Klappe sitzen, bis zu 30 cm Länge erreichen und nach KAUFMANN in etwa 2 vH aller Fälle vorkommen.

Die diffusen Erweiterungen entwickeln sich am häufigsten vor Stenosen, deren Ursache der verschiedensten Natur sein kann. In Betracht kommen Fremdkörper, Gallen-

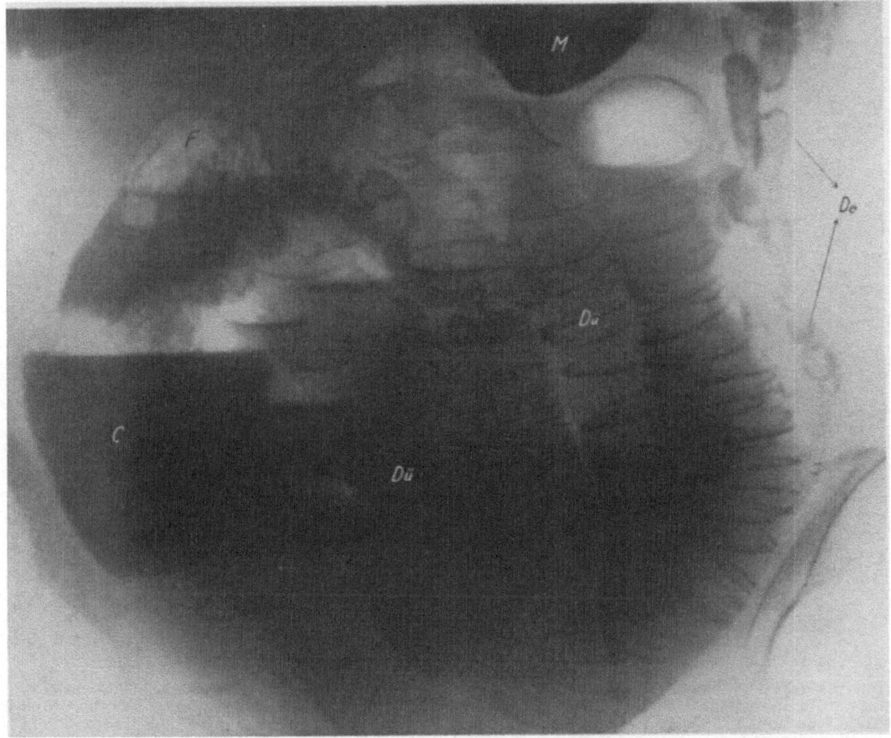

Abb. 495. Multiple Flüssigkeitsspiegel im Dünn- und Dickdarm bei einer 72jährigen, 5 Stunden nach Kontrast mahlzeit. Klinisch geringfügiger Ascites, starker Meteorismus. — Diagnose: Peritonitis adhaesiva tbc. Im Bilde M = Magenrest, C = Coecum, $Dü$ = Dünndarmschlingen mit eigentümlicher Spirale und zahlreichen Gasblasen. De = Teilfüllung im Descendens, F = Flexura hepatica. (Beobachtung der Med. Klinik Göttingen.)

steine, Darmparasiten, ferner Strangulationen, Knickungen durch Narbenstränge, Adhäsionen nach Laparotomien und Peritonitis und schließlich, wenn auch weit seltener, Strikturen des Darmes selbst als Folge schrumpfender Geschwüre und Tumoren oder eines MECKEL. Auch lokale Lähmungen, Kompression des Darmrohres von außen sowie innere Einklemmungen können Ileussymptome auslösen.

Röntgenbild: Über Divertikel des Dünndarmes sind nur ganz spärliche Beobachtungen bekannt geworden. Auffallend ist dabei, daß das MECKELsche Divertikel so wenig von sich reden macht, zumal mit dessen Füllung Darmabschnitte von ganz respektabler Länge hervortreten müßten. Unsichtbar bleibt es wohl, 1. weil es mit der üblichen Gesamtfüllung der Dünndarmschlingen überdeckt wird, 2. weil anscheinend Rückstände über die normale Entleerungszeit hinaus ausbleiben.

Diffuse Erweiterungen hingegen machen sich in folgender Weise bemerkbar:

1. Das Hindernis löst vermehrte Peristaltik, wahrscheinlich Rollbewegungen aus. Gleichzeitig damit erweitert sich das Darmlumen, die Rippung durch die KERKRINGschen Falten tritt deutlich hervor (Abb. 496). Dabei bleiben die Symptome nicht nur auf eine Schlinge vor der Stenose beschränkt, sondern beginnen schon weit oberhalb, so daß eine Reihe von breiten, isolierten, aber nur kurz gefüllten und etwas aufgerollten Schlingen mit lebhafter Fortbewegung ihres Inhaltes sichtbar werden.

2. Der Darminhalt staut und zersetzt sich. Es bilden sich Gase, die im Dünndarm normalerweise nicht entstehen. Sie imponieren während der Unter-

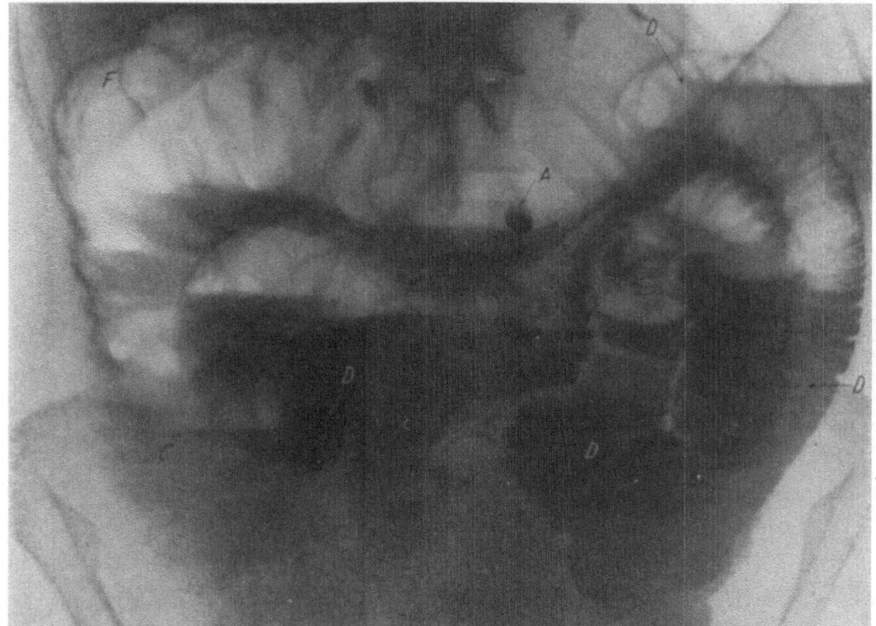

Abb. 496. Stenosierender Dickdarmtumor am Colon descendens (im Bilde nicht sichtbar) bei einem 43jährigen. Füllung des Dünn- und Dickdarmes, 5 Stunden nach Kontrastmahlzeit. Im Dünndarm (*D*) zahlreiche Gasblasen (KERKRINGsche Falten). Der Dickdarm ist zum geringen Teil mit Brei, zum größten Teil mit Gas gefüllt. *C* = Coecum, *F* = Flexura hepatica. In der Mitte des Bildes Achse der drehbaren Buckyblende (*A*) (siehe auch Abb. 522).

suchung im Stehen als intensive Aufhellungen über horizontalem Flüssigkeitsspiegel (Abb. 495), die nach oben vom Schleimhautprofil der Darmwand begrenzt sind.

3. Das Schattenband nimmt bei ausgesprochener Stenose zwei- bis dreifache Breite an, verliert seine Faltung und bleibt im Lähmungsstadium ohne wesentliche Eigenbewegung.

Die Erscheinungen können diffus über den ganzen Dünndarm verteilt sein oder sich auch auf wenige Schlingen beschränken. Trotzdem vermag die Röntgenuntersuchung nichts über Sitz und Art der Stenose auszusagen. Höchstens gestattet sie nach der Lage der gefüllten Schlingen oder nach ihrer Umgrenzung in groben Zügen eine Unterscheidung zwischen Jejunum und Ileum oder zwischen Dünn- und Dickdarm. Dabei darf nicht übersehen werden, daß Stenosen des Dickdarmes rückwirkend auch den Inhalt des Dünndarmes anstauen (Abb. 496).

Sehr oft ist in allen Stadien des Ileus die Gesamtentleerung des Dünndarmes wesentlich verzögert (normal 8 Stunden). Mithin ist mit dem Röntgenverfahren am Dünndarm nur die Stenose als solche feststellbar, nicht aber deren Art und Sitz.

c) Verlagerungen.

Die hochgradige Senkung des Bauchinhaltes (Ptose) macht sich auch am Dünndarm, besonders am Ileum (Ileoptose), bemerkbar. Dieses sinkt tief ins kleine Becken und bleibt über die Normalzeit, d. h. 10—12 Stunden nach der Magenfüllung, sichtbar.

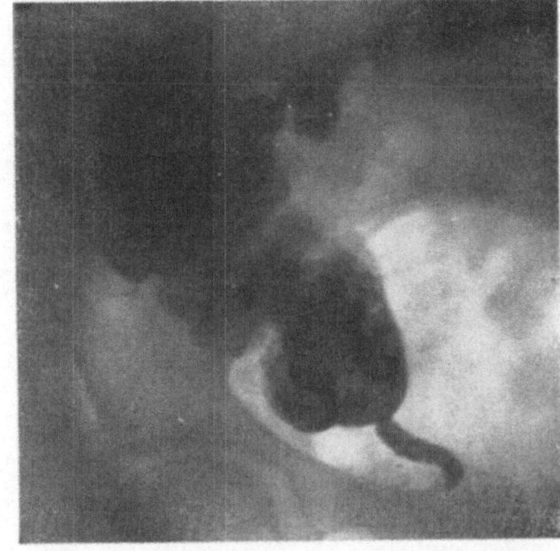

Abb. 497. Appendix und Coecum gefüllt, normal. Nach SCHWARZ, aus SCHITTENHELM: Lehrbuch der Röntgendiagnostik Bd. 2.

Die Wertung solcher Befunde ist nicht ganz einfach. Übergänge zum Normalen sind durchaus fließend, die angeführte Abgrenzung dagegen willkürlich (vgl. Magen). Wie dort, so gibt allein die Funktion des gesenkten Darmes den Ausschlag, so daß also nur Verlagerungen mit erheblicher Retention des Inhaltes im Sinne einer Ileoptose gewertet werden dürfen.

Verlagerungen sind ferner möglich bei den verschiedenen Hernien (inguinalis, diaphragmatica, obturatoria), bei der Eventratio diaphragmatica und schließlich bei operativer Fixation des Dünndarmes am Magen (s. auch Gastroenterostomie). Alle diese Zustände sind im gegebenen Falle auch klinisch wieder durch Einzelsymptome der Darmstenose ausgezeichnet.

Die Röntgenuntersuchung kann oft früh und eindeutig auf einen Zustand hin-

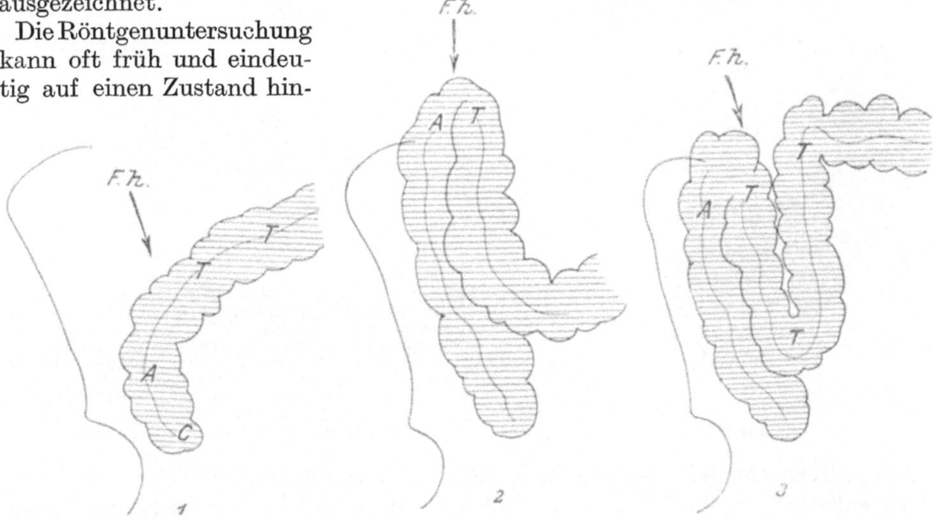

Abb. 498. Abb. 499. Abb. 500.

Abb. 498—500. Die Varianten der Flexura hepatica. 1 = abgeflacht, 2 = spitz auslaufend, 3 = Schlingenbildung. *F.h.* = Flexura hepatica; *C* = Coecum; *A* = Ascendens; *T* = Transversum. Nach SCHWARZ, aus SCHITTENHELM: Lehrbuch der Röntgendiagnostik Bd. 2.

weisen, der als Circulus vitiosus im Anschluß an falsch angelegte Gastroenterostomien, besonders an die vordere Gastroenterostomie ohne BRAUNsche

Anastomose, entsteht. Dabei bläht sich die zuführende Darmschlinge einschließlich Duodenum bis zu Dickdarmbreite, während die abführende unsichtbar bleibt.

d) Defekte und Nischen.

Direkte Aussparungen durch Tumoren, Ausbuchtungen infolge von Ulcera werden, abgesehen von ihrer Seltenheit, auch im Röntgenbild selten beobachtet. Dort aber, wo Ulcera häufiger vorkommen, nämlich bei künstlich gesetzter Anastomose zwischen Magen und oberem Jejunum, kann die Dünndarmuntersuchung nicht entbehrt werden. Nur ist sie infolge von Überschattungen (Magen) und Teilfüllungen der abführenden Anastomosenschlinge schwierig besonders auch dadurch, daß gerade der Anfangsteil des Dünndarmes sich nach solchen Anastomosen oft sehr flüchtig füllt.

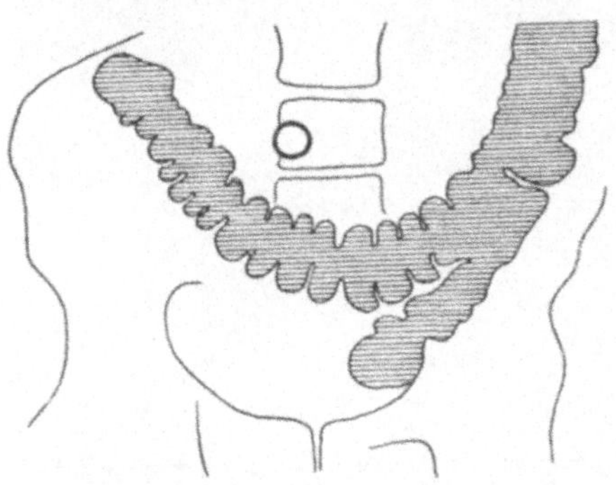

Abb. 501.

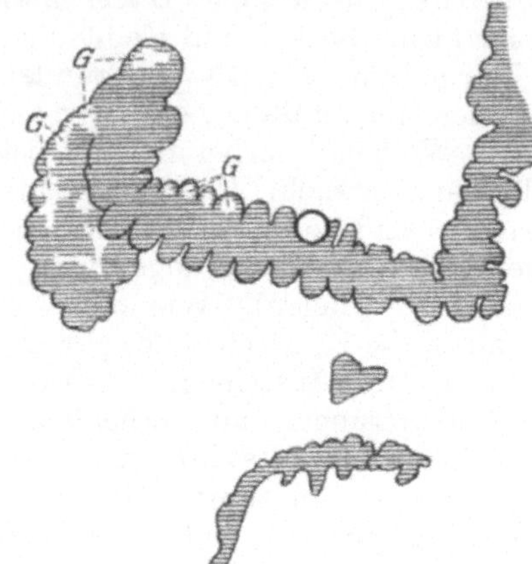

Abb. 502.

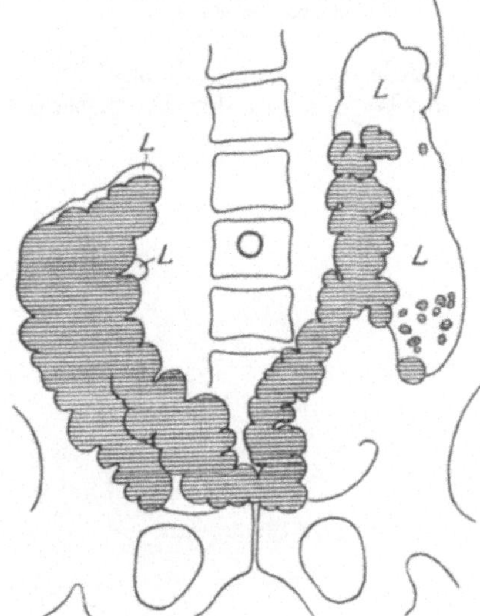

Abb. 503.

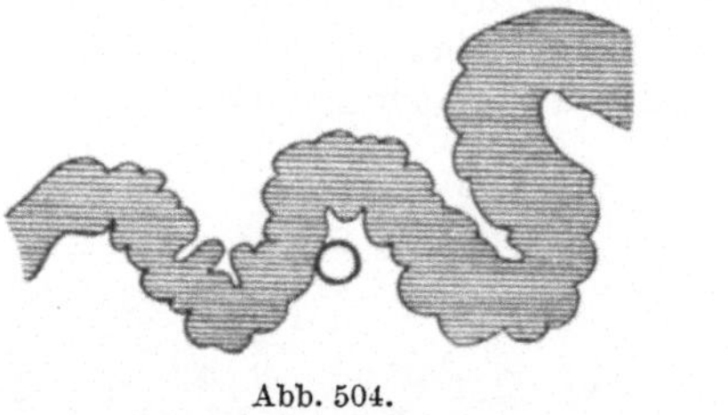

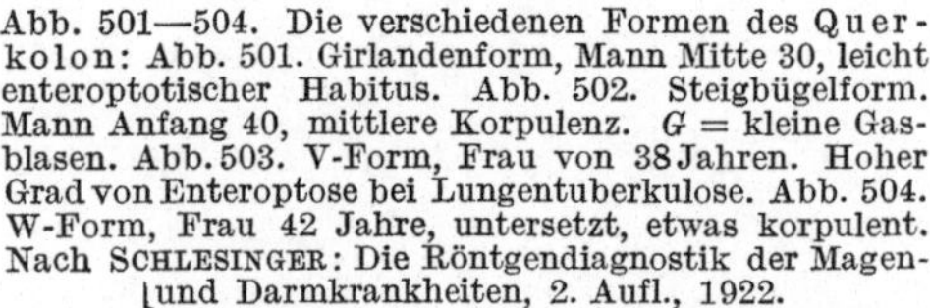

Abb. 504.

Abb. 501—504. Die verschiedenen Formen des Querkolon: Abb. 501. Girlandenform, Mann Mitte 30, leicht enteroptotischer Habitus. Abb. 502. Steigbügelform. Mann Anfang 40, mittlere Korpulenz. G = kleine Gasblasen. Abb. 503. V-Form, Frau von 38 Jahren. Hoher Grad von Enteroptose bei Lungentuberkulose. Abb. 504. W-Form, Frau 42 Jahre, untersetzt, etwas korpulent. Nach SCHLESINGER: Die Röntgendiagnostik der Magen- und Darmkrankheiten, 2. Aufl., 1922.

Als Symptome des Ulcus pepticum jejuni finden sich erwähnt (PALUGYAY)

1. die Ulcusnische,
2. die Magen-Kolon- oder Jejunum-Kolonfistel,

3. der Druckpunkt,
4. die verminderte oder die aufgehobene Anastomosenfunktion,
5. der 5-Stundenrest im Magen,
6. die spastische Einziehung der Magenwand in Höhe der Anastomose,
7. die flüchtige Füllung und das Fehlen der KERKRINGschen Falten an der abführenden Schlinge.

Nischen, Divertikel oder gar Defektbilder sind im Bereiche der Anastomose nur mit großer Vorsicht verwertbar, da es sich um Patienten handelt, die eine Laparotomie hinter sich haben und infolgedessen mehr oder weniger starken Verwachsungen im Operationsgebiet unterworfen sind. Demnach wird man gegenüber nischenähnlichen Flecken, auch wenn diese typische Nischengestalt besitzen und bei der Kontrolldurchleuchtung als persistierende Flecken hervortreten, nie eine gewisse Unsicherheit los. Jedoch läßt das Röntgenbild bei entsprechendem Druckschmerz und sonstigen indirekten Symptomen, wie flüchtige Füllung der ersten Jejunalschlingen und Versagen der Anastomose im Beginn der Untersuchung, wohl eine Wahrscheinlichkeitsdiagnose zu.

Beschränkt für die Ulcusdiagnose verwertbar sind außerdem konstante Verziehungen und Aussparungen an anderen Darmteilen, besonders am Querkolon. Nicht gar zu selten bestehen fistulöse Verbindungen dieses Darmteiles mit der Anastomose oder dem Magen, so daß auch die rektale Füllung des Dickdarmes auf ein Ulcus pepticum jejuni hinzuweisen vermag (s. auch Gastroenterostomie).

6. Dickdarm.

Technik: Der Dickdarm kann röntgenologisch in der verschiedensten Weise zur Darstellung gebracht werden. Mit der oralen Breigabe gelingt dessen Füllung nicht immer vollständig. Unbequem ist auch die Kontrolle in mehrstündigen Abständen nach 6, 9, 12 und 24 Stunden. Die Doppelmahlzeit, d. h. Wiederholung der Kontrastmahlzeit 3 Stunden nach der ersten, beseitigt diese Mängel, indem nach weiteren 5 Stunden meist der vollständig gefüllte Dickdarm sichtbar wird.

Ebenso wichtig wie die Beobachtung der Breipassage auf natürlichem Wege ist der Kontrasteinlauf (s. Methodik). Beide kombiniert ergeben wertvolle Hinweise auf Stenosen und deren Ausdehnung. Niemals sollte man versäumen, das Einfließen der Kontrastmasse vor dem Schirm zu beobachten. Auch wird oft der Fehler begangen, daß die Nachdurchleuchtung im Anschluß an die natürliche Entleerung des Einlaufes unterlassen wird.

Kompliziertere Bilder entstehen mit der Darreichung eines kleineren Einlaufes (1 l) und dem nachträglichen Einblasen von Luft (1 l), eine Methode, die A. W. FISCHER erdacht und für die Dickdarmdiagnostik erfolgreich angewandt hat (Abb. 321).

a) Das normale Bild.

Gegenüber dem Dünndarm ist die Lage des Dickdarmes wesentlich fixierter. Seine Fixationspunkte liegen 1. an der Flexura hepatica, 2. an der Flexura lienalis und 3. am Übergang des Sigmoids ins Rektum. Die dazwischenliegenden Teile besitzen ein mehr oder weniger langes Mesenterium, das zum Teil weitgehende Verlagerungen des Kolon gestattet.

Orale Breipassage: Hinsichtlich der Lage und der Form des Dickdarmes gelten bei der Untersuchung im Stehen folgende Richtlinien:

1. Das Coecum liegt etwa 2 Querfinger über dem Zentrum der Hüftgelenkspfanne (SCHWARZ) und ist palpatorisch um mehrere Zentimeter nach medial ver-

schieblich (Abb. 318 u. 515). Der Wurmfortsatz ist in 70—80 vH (nach STRÖM) darstellbar, erscheint komma- oder S-förmig in einer Länge bis 10 cm und mehr. Seine Füllung dauert durchschnittlich 1—2 Tage an (Abb. 497).

2. Das Colonascendens erreicht 2—3 Querfinger Breite und zieht senkrecht hinauf zur Flexur. Es kann verkürzt sein (angeboren), sobald die fötale Coecum-

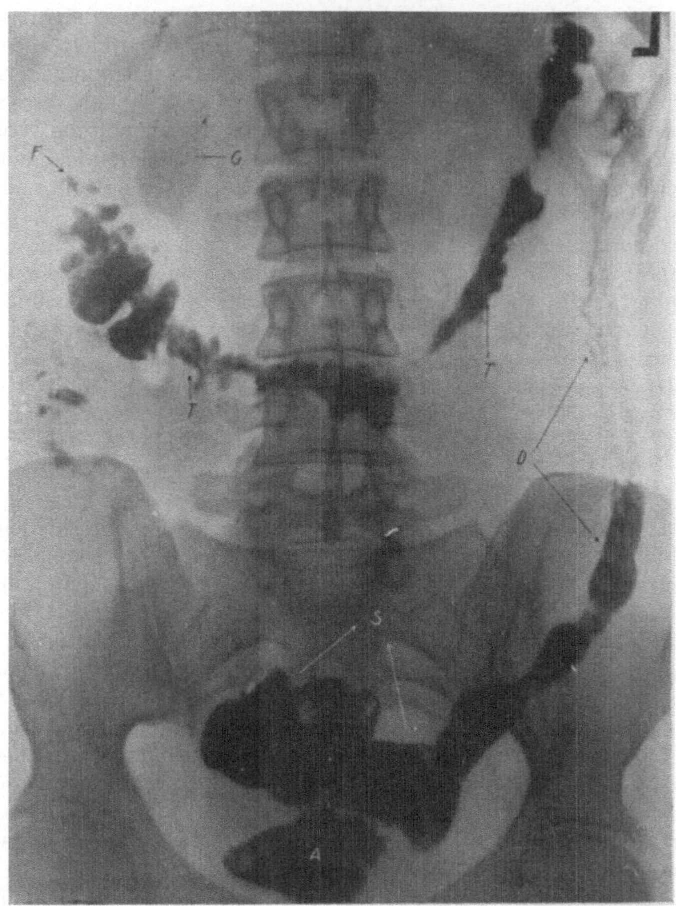

Abb. 505. Dickdarmfüllung 58 Stunden nach Kontrastmahlzeit bei einer 45jährigen mit gleichzeitiger Darstellung der Gallenblase nach Darreichung von Tetrajodphenolphthalein (im Liegen). F = Flexura hepatica, zerrissen, marmoriert durch nachdrängenden Darminhalt. Gaszylinder. T = Transversum, Teilfüllung; L = Flexura lienalis mit Gipfelblase; D = Descendens (Füllungsdefekt); S = Sigma, A = Ampulla recti; G = Gallenblase.

rotation ausbleibt. Gleichzeitig mit dieser Verkürzung besteht alsdann eine Verdrehung und Medianverlagerung des Coecums.

3. Die Flexura hepatica ist hinsichtlich Lage und Form sehr variabel. Teils fehlt jede Knickung, so daß das Ascendens in flachem Bogen in das Transversum übergeht. Teils ragt die Flexur in spitzem oder nahezu rechtem Winkel hervor (Abb. 498—500). Ihre Spitze enthält oft Gasblasen. Am Übergang zum Transversum kann die Übersichtlichkeit des Bildes durch eine dem Ascendens parallel gelagerte Schlinge gestört werden, die erst auseinander gedrängt werden muß, wenn man Flexur und Ascendens klar haben will (Abb. 514).

4. Das lange Mesenterium gestattet dem Querkolon einen weitgehenden Lagewechsel. Dieser ist teils vom Füllungszustand des Magens und teils von dem des Dünndarmes abhängig. Im allgemeinen zieht das Colon transversum unterhalb des Nabels in Girlandenform zum Milzbogen, kann aber auch rechteckig, steigbügelartig oder spitzwinklig verlaufen (Abb. 501—504). Das Kolon ist dank seiner oberflächlichen Lage gut palpabel und dabei auf Druck auffallend frei verschieblich. In Rückenlage nimmt das Transversum einen gestreckteren Verlauf, wobei in Höhe der vorspringenden Wirbelsäule Aussparungen auftreten.

5. Die Flexura linealis liegt hoch oben unter dem Zwerchfell im TRAUBEschen Raum, tritt spitzwinklig hervor und behält ihre Lage konstant bei. Auch

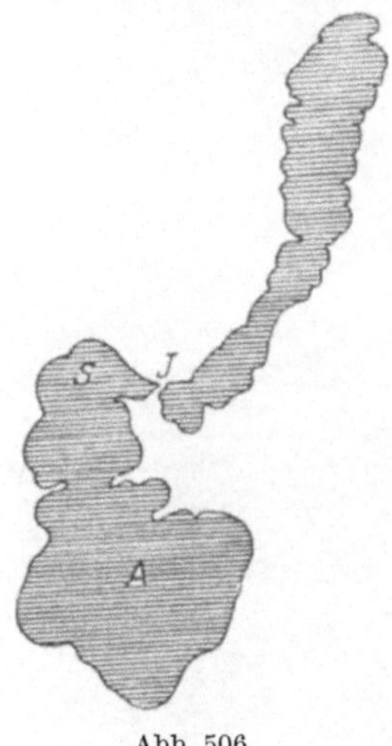

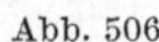
Abb. 506.

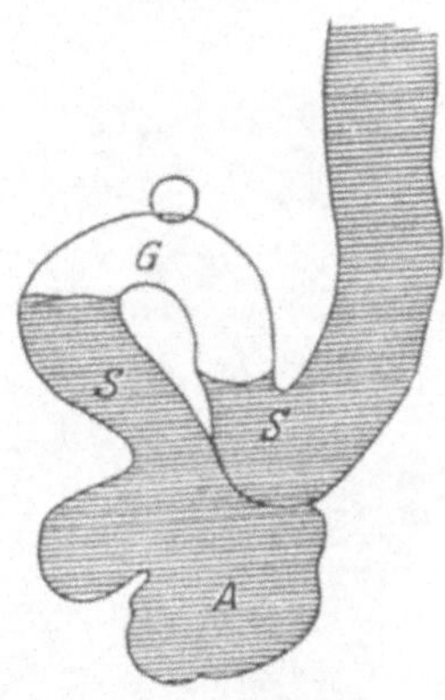

Abb. 507.

Abb. 506, 507. Varianten der Sigmaschlinge. Abb. 506. Sehr kurzes Sigma. Abb. 507. Mittellanges Sigma mit Gipfelblase. *A* = Ampulla recti; *I* = Intermission; *S* = Sigma; *G* = Gipfelblase. Nach SCHLESINGER: Die Röntgendiagnostik der Magen- und Darmkrankheiten, 2. Aufl., 1922.

diese Flexur markiert sich oft durch eine Gasblase (Abb. 318, 505, 509). Einzelheiten der sich in der Ansicht von vorn überdeckenden Partien des Transversum und des Descendens werden erst in schrägem Durchmesser oder in reiner Seitenbetrachtung deutlich. Auch am Milzbogen werden Schlingenbildungen beobachtet, deren Differenzierung aber sehr erschwert wird, da sich die Gegend der Flexur nicht palpieren läßt (Abb. 508).

6. Das Colon descendens verläuft außerordentlich konstant senkrecht nach unten, ist aber bei oraler Breipassage oft leer (Abb. 505).

7. Schwierig ist die Beurteilung des Colon sigmoideum, dessen durchschnittliche Länge 45 cm beträgt, die aber zwischen 15—67 cm variieren kann (CORNING). Sein gut ausgebildetes Mesenterium gestattet weitgehende Verlagerungen (Abb. 508, 509 u. 527), so daß unter ganz normalen Verhältnissen das S Romanum sowohl von links (am häufigsten) als auch von rechts oder von der Mitte her ins Rektum einmünden kann. Zuweilen umkreist die Schlinge die Ampullenspitze oder lagert sich ihr richtig S-förmig an (Abb. 506, 507).

8. Die Ampulla recti liegt in der Mittellinie, besitzt nach oben eine rundbogige Abgrenzung und läuft nach unten schmal aus (birnenförmig).

Kontrasteinlauf: Beim Kontrasteinlauf verhält sich der Dickdarm in wesentlichen Punkten anders als während der oralen Breipassage. Zunächst füllt sich die Rektumampulle bis über die Symphyse mit scharf kugeliger Abgrenzung

(Abb. 508). Es vergehen Sekunden, ehe der Brei den Weg ins Sigmoid gefunden hat (bald rechts, bald in der Mitte, bald links). Nach der Füllung des S Romanum stoppt der Schatten abermals am Übergang zum Descendens. In anderen Fällen dringt die Schattensäule an dieser Stelle auffallend langsam vor (teils weil sie bis zum Descendens bergauf fließt, teils weil hier Wandspasmen eine schnelle Entfaltung verhindern).

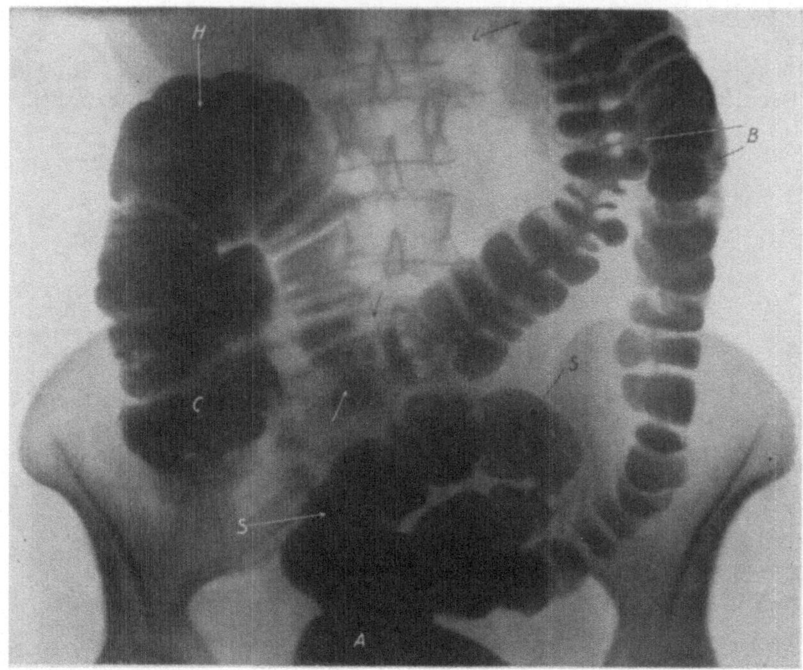

Abb. 508. Normaler Dickdarm, durch Kontrasteinlauf gefüllt. S = Sigmaschlinge; L = Flexura lienalis; H = Flexura hepatica; C = Coecum. Charakteristisch ist das Vorherrschen der Haustrenzeichnung am Transversum mit vorgetäuschtem Füllungsdefekt in Höhe der Wirbelsäule (Pfeile). Charakteristisch ist die rundliche Begrenzung der Haustren am Descendens. An der Flexura lienalis Schlingenbildung (B). Die Schlingen sind übereinander gelagert.

Schneller füllt sich wieder das Descendens bis zur Flexur. Auch hier stoppt der Brei längere Zeit aus zwei Gründen:

1. Schon unter normalen Verhältnissen geht die Bildung der Flexur unter spitzem Winkel vor sich, wobei der innere Bogen mehr oder weniger spornartig vorspringt. Ehe der Inhalt dieses Hindernis überwunden und seine Richtung geändert hat, sind einige Sekunden verflossen.

2. Der Schenkel des Descendens liegt nach hinten (dorsal), der des Transversum nach vorn (ventral). Infolgedessen muß der Einlauf zum Transversum zunächst bergauf fließen. Hinzu kommt, daß sich beide Schenkel der Flexur (Transversum und Descendens) auf längere Strecke überdecken, so daß erst in Schräglage die langsam fortschreitende Füllung erkannt wird.

Im Querkolon angelangt, verzögert sich das Vordringen der Kontrastmasse abermals in Höhe der Wirbelsäule, die balkenartig vorspringt und sogar konstante Defektbilder veranlassen kann. Besonders ist das bei starker Raumbeengung im Abdomen der Fall (Adipositas).

Auch der Übergang zur Flexura hepatica ist nahezu konstant durch eine nach unten ziehende Schlinge erschwert (Abb. 500 und 514), so daß der Unerfahrene die Flexura hepatica zunächst in Höhe der nach unten abgehenden Schlinge annimmt, dann aber erstaunt ist, wenn die Schattensäule nochmals zurückkehrt und in gleicher Höhe oder etwas oberhalb ins Ascendens abbiegt.

Im Ascendens fließt der Einlauf schnell nach unten zum Coecum, das sich langsam etwa bis zur doppelten Breite des Ascendens entwickelt. Die vollkommene Füllung des Coecums erfordert meist eine ausreichende Kontrastmenge von $1^1/_2$ l, außerdem zuweilen einen erhöhten Irrigatordruck (bis 1 m).

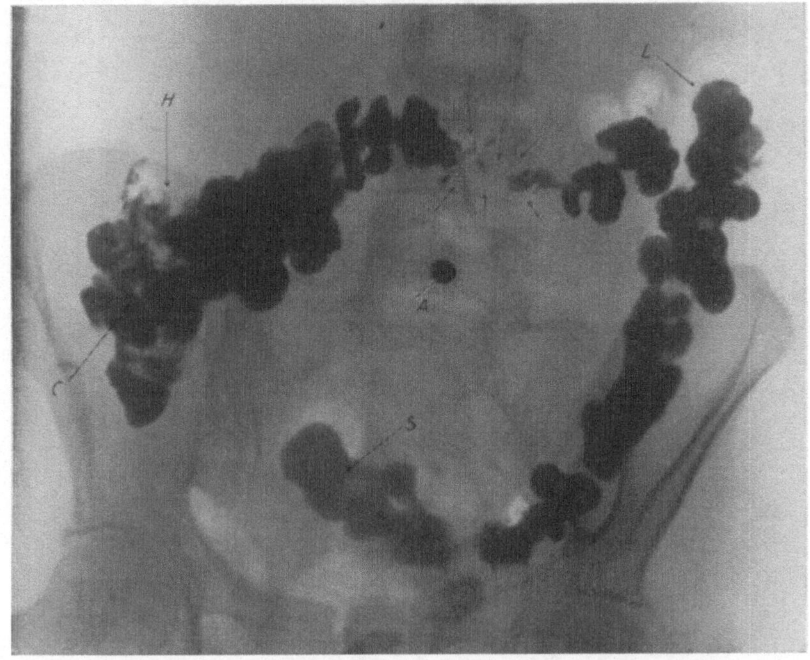

Abb. 509. Dickdarmfüllung bei einem 40jährigen, 5 Stunden nach Kontrastmahlzeit (im Stehen). Teilfüllung im Coecum (*C*) und Sigma (*S*) mit Marmorierung der Schattensäule. Defekt im Transversum (Pfeile), der entstanden ist durch Verwachsungen — vielleicht Tumor —, nachdem $1^1/_2$ Monate vorher eine Magenresektion nach BILLROTH II wegen eines carcinomatösen Ulcus an der kleinen Kurvatur vorgenommen worden war. Das Transversum ist hoch gezogen. Die Haustrenzeichnung ist nur im Anfang- und Endteil deutlich. An beiden Flexuren (*H* und *L*) Gipfelblasen. In der Mitte runder Schatten (*A*) durch die Achse der drehbaren Buckyblende.

Der Wurmfortsatz tritt beim Kontrasteinlauf selten hervor (Abb. 497, 512). Wohl aber kann die BAUHINsche Klappe insuffizient sein. Der Nachweis einer Insuffizienz dieses Ventils ist vor dem Durchleuchtungsschirm nicht schwer. Nur ganz im Beginn könnte man bei dem Sichtbarwerden des ersten medialen Ileumfortsatzes an eine Füllung des Proc. vermiformis denken. Sehr bald werden aber besonders mit der Palpation und der Sichtbarkeit weiterer Ileumschlingen die Verhältnisse klar.

Die Ursache der Klappeninsuffizienz braucht nicht in einer Erkrankung zu liegen. Je nach der Länge der Klappen und ihrer bindegewebigen Fixation am Ileum, je nach der Art seiner Einmündung wird sich der Verschlußmechanismus ändern, wobei des weiteren angenommen wird (SCHWARZ), daß auch die Kontraktion eines muskulären Ringes am Ileum (Sphinkter ileocoecalis) zum Verschluß beiträgt. Hungerzustand und Darminhalt dürften ebenfalls auf diesen nicht ohne Einfluß sein. Kurz, in etwa 16 vH aller Beobachtungen besteht eine Ileocoecalklappeninsuffizienz. Sehr oft wird der Verschluß auch dadurch gesprengt, daß die Breimenge sehr groß (über 1 l) und der Irrigatordruck zu hoch gewählt wird (über 1 m). Ferner lösen palpatorische Manöver während der Coecumfüllung eine Insuffizienz der Valvula Bauhini aus.

Eigenbewegungen: Die Peristaltik spielt im Dickdarm eine untergeordnete Rolle. Es hat lange Zeit gedauert, ehe überhaupt peristaltische Bewegungen am Menschen beobachtet wurden. Meist handelt es sich dabei um

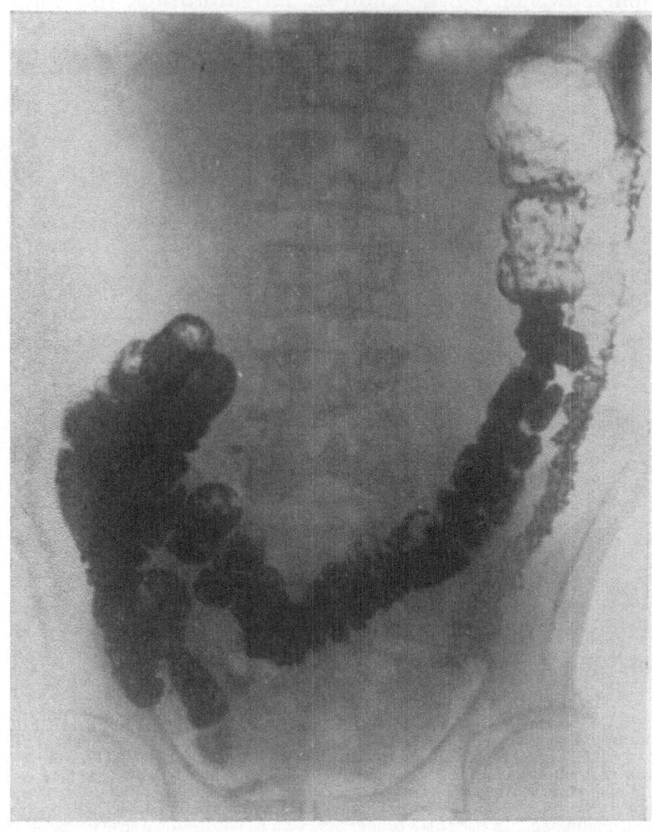

Abb. 510. Dickdarmfüllung bei einem 53jährigen, 7 Stunden nach Kontrastmahlzeit. Im Bereich der Flexura lienalis Wandbeschläge. Das Descendens ist stark kontrahiert, marmoriert wie bei einer Colitis. Mit dieser Diagnose stimmen einzelne klinische Symptome sowie die Anamnese überein. (Beobachtung der Med. Klinik Göttingen.)

isolierte Wandveränderungen, kleinste, kontinuierliche, über Minuten sich hinziehende Bewegungen, die als sogenanntes Haustrenspiel bezeichnet werden. Diese sind vor allem als Ursache für die außerordentlich veränderliche Haustrenzeichnung anzusprechen. Rhythmik, System ist in diesen Bewegungen nicht erkennbar.

Zur Fortbewegung des Darminhaltes dienen die großen Kolonbewegungen. Sie erfolgen aperiodisch mit stundenlangen Pausen und sind meist von kleinen, verstärkten Kolonbewegungen in den anderen Teilen des gefüllten Dickdarmes begleitet. Die großen Kolonbewegungen brauchen nicht immer aboral zu verlaufen, sie nehmen auch antiperistaltischen Charakter, besonders im Coecum-Ascendens an, worin antiperistaltische Bewegungen — jedenfalls soweit Tierversuche in Betracht kommen — mit großer Regelmäßigkeit nachweisbar sind.

Formveränderungen: Die Form des Dickdarmes ist in erster Linie von seinen Eigenbewegungen abhängig. Am normalen Bilde kann außerdem die Art der Füllung die Umrisse weitgehend gestalten. Während nämlich mit dem Kontrasteinlauf der Dickdarm gleichmäßig breit und bandförmig hervortritt (Abb. 508) — höchstens an einzelnen Stellen haustrenartig eingezogen —, entstehen bei der oralen Breipassage außerordentlich wechselvolle Bilder. Schon $1^1/_2$ Stunden nach der Kontrastmahlzeit beginnt die Füllung des Coecums,

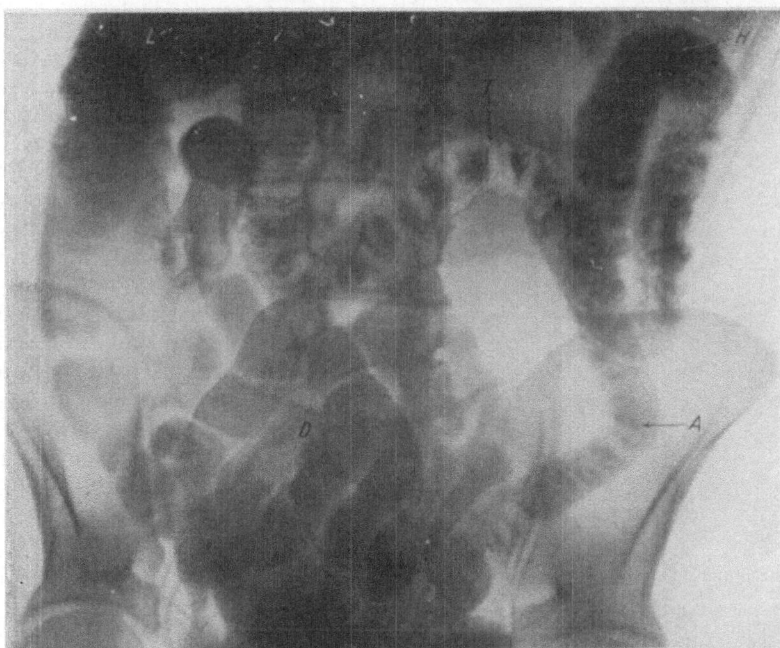

Abb. 511. Dickdarmfüllung nach Kontrasteinlauf bei einem 47 jährigen mit den charakteristischen Erscheinungen einer Colitis ulcerosa (Seiten verkehrt). — Durchleuchtung: Der Dickdarm füllt sich auffallend schnell, besitzt einen sehr geringen Durchmesser, tritt nur als Halbschatten mit eigentümlicher Marmorierung, besonders im Bereich des Transversum (*T*), der Flexura hepatica (*H*) und des Ascendens (*A*) hervor. Insuffizienz der BAUHINschen Klappe. Füllung zahlreicher Dünndarmschlingen (*D*).

das an seiner Breite und seiner flachbogig haustralen Begrenzung erkennbar ist. Innerhalb von 10—12 Stunden hat der Brei das Sigma erreicht (Abb. 509 und 513). Dabei zeichnet sich das Querkolon durch seine tiefen haustralen Einziehungen aus, die hantelartige oder feigenkranzähnliche Bilder ergeben, während sich diese Formen nach der Flexura lienalis hin immer mehr abflachen und kreisrund werden. Im Descendens verschwindet die Füllung meist ganz. Dagegen reihen sich im Sigma die haustralen Segmente zu wurstähnlichen Gebilden aneinander. Sigma und Ampulle bleiben bis zur Defäkation im Durchschnitt bis zu 24 Stunden nach der Mahlzeit gefüllt.

Im allgemeinen verteilt sich die Kontrastmahlzeit innerhalb von 8—10 Stunden über den ganzen Dickdarm. Teilfüllungen oder ein vollkommenes Fehlen jedes Schattens finden sich oft im Bereiche des Querkolon und des Descendens, wobei tiefe haustrale Einziehungen oder rundliche Abschnürungen fälschlich gern als Spasmen gedeutet werden (Abb. 509). Solche Einziehungen unterscheiden sich aber in wesentlichen Punkten von den spastischen Formveränderungen (siehe Kolitis).

b) Funktionelle Formveränderungen.

α) Enteritis, Kolitis.

Klinisches: Die akuten und chronischen Entzündungen des Darmes gehen mit Diarrhöen und krampfhaften Leibschmerzen einher, die pathologisch-anatomisch die verschiedensten Ursachen haben können: Stauungen bei Herz- und Leberleiden, Folgezustände spezifischer Infektionskrankheiten, chemische und mechanische Reizwirkungen des Inhaltes (Kotstauung, Parasiten, Vergiftungen). Praktisch kommen in erster Linie die Tuberkulose als häufigste spezifische Infektionskrankheit des Darmes und Folgezustände der heimischen und tropischen Dysenterie in Betracht.

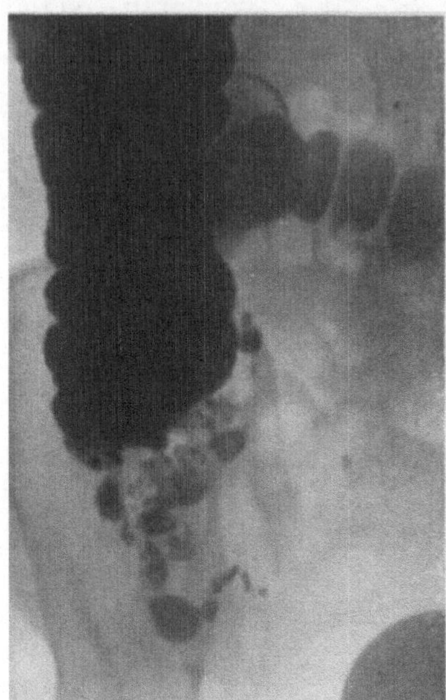

Abb. 512. Eigentümlich marmorierter Coecumdefekt mit Teilfüllung der Appendix (unten links). Der Defekt blieb bei rektaler Füllung konstant, änderte sich nur wenig nach oraler Breigabe und wurde als Tumor aufgefaßt. Operation: Coecumwand vollkommen normal. Appendix nach innen medial verzogen, adhärent, so daß der untere Teil des Coecums um seine Achse rotiert war. Appendektomie wegen Appendicitis chronica.

Röntgenbild: Die Füllung des Dickdarmes per os ergibt eigentümlich marmorierte, wie getüpfelt aussehende Schattenbilder, — vorwiegend im Bereich des Sigma-Descendens —, die auch mit Flechtbändern (Schwarz) verglichen worden sind (Abb. 510). Diese kommen teils dadurch zustande, daß das Darmlumen infolge der verdickten Schleimhaut eingeengt wird, teils dadurch daß der entzündliche Prozeß Reize auf die Wandmuskulatur auslöst und zur Kontraktion bringt (Colitis spastica.) Weit stärker macht sich dieser Reizzustand beim Kontrasteinlauf bemerkbar. Sigma und Descendens bilden ein enges, nahezu gestrecktes Rohr ohne Haustren, worin sich der Inhalt auffallend schnell verteilt (Abb. 511). In kurzer Zeit ist der ganze Dickdarm gefüllt, wobei die selten beobachteten großen Kontraktionen und antiperistaltischen Bewegungen deutlicher werden, Zustände, wie sie nach Schwarz auch im Anschluß an Reizeinläufe (Seife oder Salz) bekannt geworden sind.

Die Einzelheiten eines solchen Darmbildes unterscheiden sich wesentlich von dem bei der oralen Breipassage beschriebenen. Die intensive Schwärzung der Schattensäule fehlt, das Lumen ist deutlich schmäler. Im Halbschatten zeichnen sich kleinste Stippchen und Streifchen ab, die sich baumartig verzweigen (Abb. 513). Einzelpartien mit besonders starken Spasmen sind entweder gar nicht gefüllt — wie ausgelöscht — oder nur an derartigen Verzweigungen erkennbar (ohne Halbschatten).

Demnach kommen für die Kolitis im wesentlichen 3 Symptome in Betracht:

1. die zuletzt erwähnten verzweigten Streifchen und Flecken als Restfüllung noch vorhandener Schleimhautfalten oder Ausgüsse von Ulcera,
2. der Halbschatten als Folge vermehrter Durchsichtigkeit des eingeengten starren Kolonrohres, an dem die Haustrenzeichnung gering ist, und
3. das Ausgelöschtsein ganzer Darmpartien (Schattenleere).

Differentialdiagnose: Die Diagnose Kolitis läßt sich röntgenologisch mit großer Sicherheit stellen, wenn man sich nicht auf Augenblicksbilder verläßt, sondern die oral gegebene Mahlzeit nach 3, 6, 9, 12 und 24 Stunden vor dem

Schirm kontrolliert und mit Hilfe der rektalen Darmfüllung nachprüft. Dabei bleiben die Kolitissymptome nicht immer gleichmäßig konstant. So kann z. B. das Kolon zunächst nahezu normal aussehen, und wenige Minuten später erscheint es flechtbandförmig, mithin ein Hinweis darauf, daß ein nicht geringer Teil der Formveränderungen rein spasmogen ist.

Konstant werden die charakteristischen röhrenförmigen Einengungen erst in älteren Stadien, wobei Narben und weitreichende Ulcera die Darmwand auch organisch weitgehend umgewandelt haben.

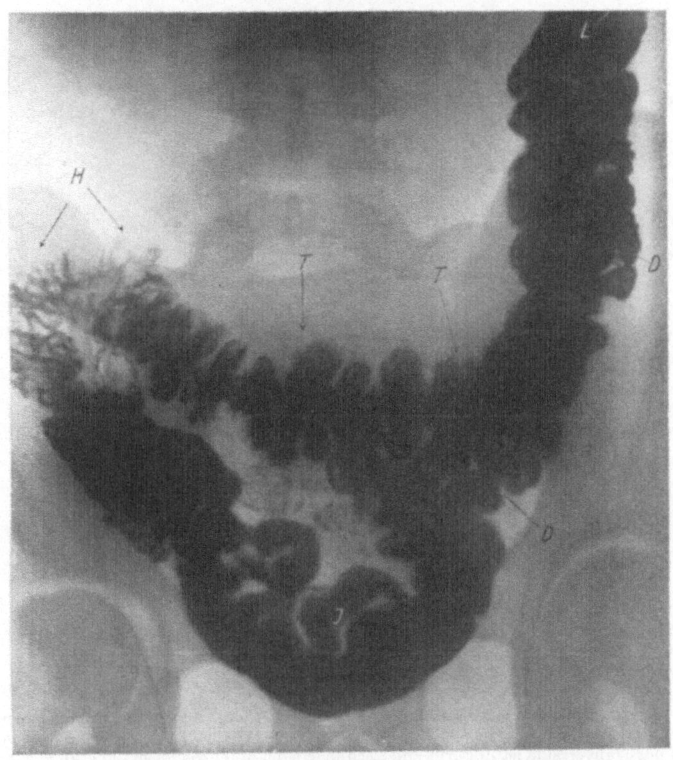

Abb. 513. Dickdarmfüllung bei einem 22jährigen, 5 Stunden nach Kontrastmahlzeit. Die unteren Ileumschlingen sind gefüllt (*I*). An der Flexura hepatica (*H*) Darmspasmen mit eigentümlicher Verzweigung der Schattensäule. Die Wandveränderungen ziehen sich bis zur Mitte des Transversum (*T*). *L* = Flexura lienalis; *D* = beginnende Füllung des Colon descendens. — Klinischer Befund: Magen Duodenum o. B. Die Anamnese spricht für eine Cholelithiasis.

Naturgemäß gestatten die aufgeführten Symptome nur die Diagnose Kolitis. Sie sagen aber noch nichts über die Ursache des Prozesses aus — ob Tuberkulose, Dysenterie oder Colitis ulcerosa.

Täuschungen sind möglich:

1. bei unvollkommener Entleerung des Darmes. Auch sie kann eigentümlich marmorierte Bilder ergeben (Abb. 512 u. 505);

2. bei Kotnachschub, der 10—12 Stunden später der Breimahlzeit folgt, sich mit ihr vermischt und das Coecum-Ascendens ähnlich fleckig-marmoriert hervortreten läßt (Abb. 526);

3. bei Tumoren außerhalb des Darmlumens, die dessen freie Entfaltung verhindern und auch Schattenleere und streifig-fleckige Bilder erzeugen (siehe Verlagerungen, Abb. 514). Palpation und Lagewechsel klären die Diagnose sehr bald;

4. bei Darmspasmen aus anderer Ursache. Sie nehmen auch das eigentümlich gefleckte, dendritisch verzweigte Aussehen an. Ferner kann streckenweise das Lumen stark röhrenförmig eingeengt sein oder auch eine vermehrte, tiefe Haustrenzeichnung aufweisen (Abb. 513).

Die Diagnose Spasmus ist jedoch nur statthaft, wenn bei mehrfacher Kontrolle solche Formen an gleicher Stelle konstant sichtbar bleiben oder während der Beobachtung Wandbewegungen (Haustrenspiel) deutlich werden. Wertvoll ist ferner eine Kontrolle nach mehrtägiger Atropindarreichung. Sie bewirkt

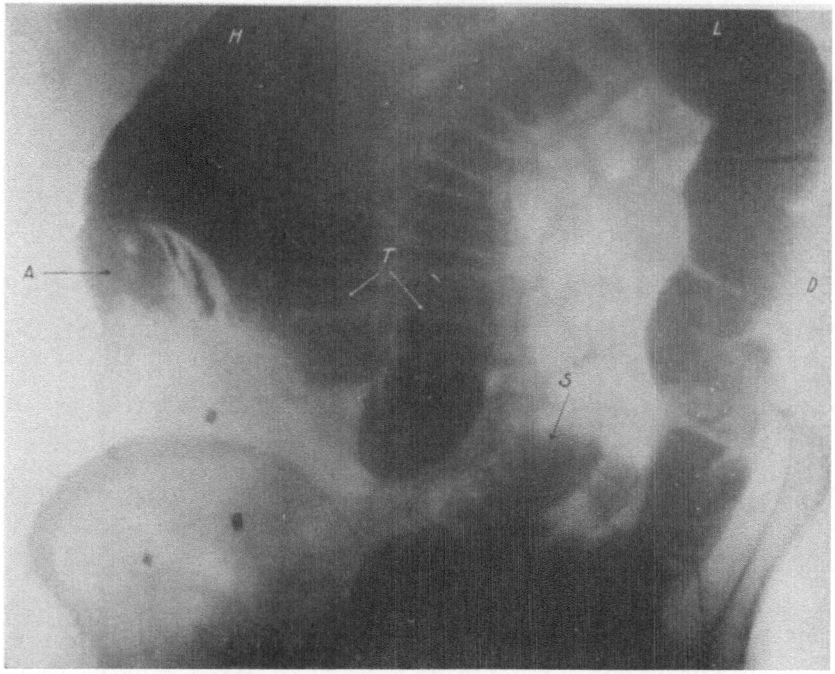

Abb. 514. Großer Coecumdefekt bei einer 34jährigen (vier Bleimarken), hervorgerufen durch einen mächtigen kalten Abszeß, der als Nierentumor imponierte. Zu beachten ist die streifige Füllung des Ascendens (*A*). Der absteigende Schenkel des Transversum ist in Form einer Schlinge nach unten verzogen (*T*). *H* = Flexura hepatica, *L* = lienalis, *D* = Descendens, *S* = Sigma.

eine Lösung der kontrahierten Kolongebilde und schützt somit vor Verwechslung solch spastischer Stenosen mit organischen (siehe Carcinom) oder Wandveränderungen nach Kolitis.

Die Unterscheidung zwischen gewöhnlichen Darmspasmen und Kolitis ist röntgenologisch demnach durchaus nicht einfach. Leicht gelingt deren Trennung, sobald sich in älteren Fällen schwere Wandveränderungen, Schrumpfungen des gesamten Darmrohres durch die Schmalheit des Schattens und dessen geringe Intensität verraten. Schwer, ja unmöglich kann die Diagnose sein, wenn nur die eigentümlich dendritisch verzweigten Bilder vorliegen. Hinzu kommt, daß in Anfangsstadien der Kolitis ein großer Teil der Wandveränderungen auch rein spasmogen ist. Weit häufiger noch sind diese Spasmen aber nur Begleiterscheinung der verschiedensten Leiden, z. B. des Magens, des Duodenums, der Appendix der Nieren- und Gallenwege (vgl. Magenspasmen). In zweifelhaften Fällen entscheidet zwischen Kolitis und einfachen Spasmen der klinische Befund.

β) Die Obstipation.

Hinsichtlich Art und Sitz der chronischen Obstipation hat uns erst das Röntgenbild Aufklärung gebracht. Am deutlichsten wird die Verstopfung mit oraler Breipassage, wobei als Ursache entweder atonische oder hypertonische Zustände der Wandmuskulatur hervortreten. Je nach dem Sitz der Kotstauung unterscheidet STIERLIN einen Ascendens- und einen Transversumtyp. Bei diesem ist das Querkolon tagelang stark gefüllt, haustriert, hängt tief girlandenartig herab und ist an den Flexuren stark geknickt. Bei jenem halten sich die Kotmassen abnorm lange im Coecum-Ascendens auf, während im Transversum die Füllung ganz fehlt oder mit starken und tiefen segmentären Einziehungen einhergeht. Auch im Endteil des Kolon (Sigma und Rektum) staut sich zuweilen der Inhalt tagelang (Dyschezie, proktogene Obstipation). Übergänge von der einen zur anderen Form kommen vor. Diese Störungen im Bewegungsmechanismus des Dickdarmes sind ihrer Natur nach noch nicht restlos aufgeklärt (siehe auch Verlagerungen, Knickungen).

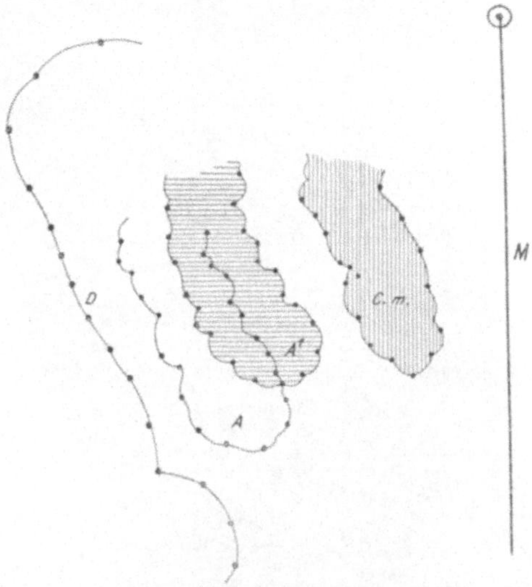

Abb. 515. Skizze zum Orthodiagramm für den Nachweis eines Coecum mobile. M = Mittellinie; D = Darmbeinkamm; A = Ascendens im Stehen. A_1 = normales Ascendens in linker Seitenlage; $C.m.$ = Coecum mobile in linker Seitenlage. Nach SCHWARZ, aus SCHITTENHELM: Lehrbuch der Röntgendiagnostik Bd. 2.

c) Verlagerungen, Knickungen.

Klinisch sind unbestimmte, ziehende, auch krampfartig auftretende Leibschmerzen mit und ohne Obstipation vorhanden, zuweilen alternierend mit Diarrhöen und Schleimstühlen.

Pathologisch-anatomisch liegen den Lageveränderungen die verschiedensten Vorgänge zugrunde. So kann das Kolon rein passiv durch Tumoren und Abscesse der Nachbarschaft verdrängt sein. Verziehungen sind Folge von herniösen Ausstülpungen der Bauchwand oder von Adhäsionen und Schrumpfungen benachbarter Entzündungsgebiete, in erster Linie im Bereich der Appendix, des Magens, des Duodenums und der Gallenblase. Und schließlich kann auch ein abnorm langes Mesenterium (Coecum mobile) oder eine übermäßig große Schlinge, besonders am Sigma, die Ursache von Verlagerungen und Knickungen abgeben.

Röntgenbild: Lageveränderungen des Dickdarmes lassen sich röntgenologisch verhältnismäßig bequem nachweisen. Sowohl die orale als auch die rektale Breigabe führen zum Ziel, wenn man sich folgender Tatsachen bewußt ist:

1. Abknickungen und Verlagerungen werden durch die Art der Füllung, durch die Untersuchungslage oder die abnorme Füllung benachbarter Organe leicht vorgetäuscht. Sie sind demnach mittelst Palpation und Kontrolle stets auf ihre Konstanz zu prüfen.

2. Auch bei konstanten Verhältnissen soll man sich des normalen Bildes und seiner Varianten erinnern, ehe Abknickungen angenommen werden.

Naturgemäß wird auch ein Lagewechsel während der Untersuchung (Stehen, Liegen auf dem Rücken, auf der rechten oder der linken Seite) die Diagnose klären helfen.

Raumbeengende Prozesse im Abdomen drücken das Kolon platt, so daß ein weichrandiger Füllungsdefekt entsteht, der in der Übergangszone stellenweise längsgestreift erscheint (Abb. 514). Jedoch vermag der Dickdarm dank seines langen Mesenteriums dem Druck lange Zeit auszuweichen, wird aber nach der druckfreien Seite verdrängt, wobei unregelmäßige, wandständige Defektbilder hervortreten. Palpatorisch sind deren Grenzen weitgehend veränderlich, so daß die Konturen mit dem Druck der palpierenden Hand oder mit Hilfe eines Lagewechsels zum Normalbilde ergänzt werden können.

Als raumbeengende Prozesse kommen in Betracht: Nieren-, Leber-, Gallenblasen-, Milz-, Pankreastumoren, retroperitoneale und Netztumoren sowie Senkungsabscesse. (Differentialdiagnose: siehe Defekte und Stenosen).

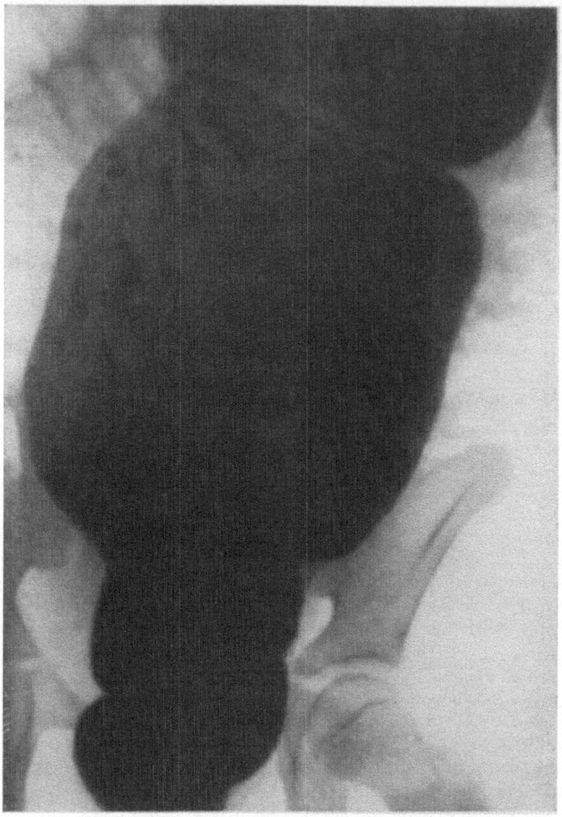

Abb. 516. Mächtige Erweiterung des Sigmoids oberhalb der Ampulla recti bei einem $11^3/_4$jährigen Mädchen mit HIRSCHSPRUNGscher Krankheit.

Knickungen und spitzwinklige Ausziehungen sind seltener Folge einer Kolonkrankheit als einer direkten oder indirekten Zugwirkung auf den Dickdarm. Verziehungen werden am häufigsten an der Sigmaschlinge und am Colon transversum beobachtet. Besonders das letztere ist vermöge seines langen freien Mesenteriums und seiner großen Netzschürze recht oft nach unten in die Gegend der Leisten- und Schenkelbruchpforten oder nach oben als Folge der Hernia und Eventratio diaphragmatica verzogen und verläuft dabei spitz- oder rechtwinklig mit gestreckten Schenkeln zum Ausfallstor. Auch die Anheftung des Anfangsteiles vom Querkolon in Form einer kurzen Schlinge an Magenpförtner-, Duodenum- oder Gallenblasengegend ist bei den üblichen Magenkontrolldurchleuchtungen ein oft erhobener Befund, der als ein wichtiges Begleitsymptom ihrer Erkrankungen (Abb. 449, 509) Beachtung verdient.

Allgemeine Anerkennung bleibt den Symptomen des Coecum mobile versagt. Klinisch treten diese nicht klar hervor. Röntgenologisch ist dadurch große Zurückhaltung geboten, daß schon dem normalen Coecum bei Lagewechsel und Palpation eine weitgehende Verschieblichkeit zuerkannt werden muß. Somit erscheint auf den ersten Blick die in der Literatur niedergelegte Abgrenzung zwischen dem krankhaften und dem normalen „Coecum mobile" durchaus willkürlich. SCHWARZ gibt an, daß sich normalerweise das Coecum-Ascendens palpatorisch um 2—3 cm nach der Mitte hinschieben läßt, ein Maß, das jedoch mit der Bauchdeckenspannung und dem Füllungszustand benachbarter Organe wechseln wird. Deshalb ist es für die Diagnose Coecum mobile notwendig, den Kranken sowohl im Stehen als auch in linker Seitenlage zu durchleuchten und die Bilder des Coecum und des Beckenkammes orthodiagraphisch aufzuzeichnen (Abb. 515). Nur Medianverlagerungen über 3 cm nach der Mittellinie hin werden im Sinne des Coecum mobile gedeutet. Verlagerungen bis zur Mittellinie und tief bis ins kleine Becken kommen dabei vor.

Ähnlich steht es um den Begriff der Koloptosis. Die girlandenförmige Anordnung des Colon transversum gehört im Stehen durchaus zum normalen Bild. Sobald aber die Girlande bis tief ins Becken reicht, so daß die Flexuren spitzwinklig abgeknickt werden, soll dieser Befund Obstipation oder unbestimmte Leibschmerzen zu erklären vermögen, wenn gleichzeitig die Entleerung des Querkolon nachweisbar verzögert ist.

Als Verlagerung oder Knickung imponiert auch die abnorme Schlingenbildung am Sigmoid. Schon das normale Bild läßt außerordentlich weite Grenzen

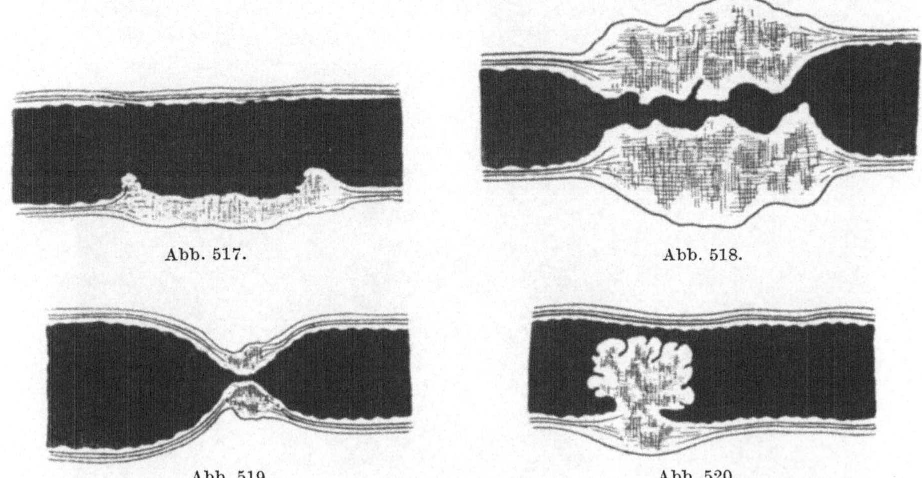

Abb. 517. Abb. 518.

Abb. 519. Abb. 520.

Abb. 517—520. Schema der Einengung des Darmlumens durch das Carcinom. Abb. 517. Tellerförmiges, nicht stenosierendes Carcinom. Abb. 518. Zirkuläres Carcinom. Abb. 519. Kleines scirrhöses Carcinom mit zentraler Dilatation des Darmes. Abb. 520. Polypöser Tumor mit Wandinfiltration am Tumorstiel. Nach A. W. FISCHER: Ergebn. d. med. Strahlenforschung Bd. 1, S. 22.

hinsichtlich Lage und Länge des S Romanum zu, so daß nur erhebliche Überschreitungen dieser Werte als Ursache von Beschwerden in Betracht kommen.

Als Makrosigma wird dabei ein Bild bezeichnet, das eine lange, haarnadelförmig gebogene, meist kongenital angelegte Schlinge erkennen läßt, deren einer Schenkel beim Einlauf zunächst als Descendens imponiert, nach weiterer Füllung aber auf palpierenden Druck hin leicht von diesem isoliert werden kann. In ausgesprochenen Fällen liegen demnach drei nahezu parallel zur Körperachse gerichtete Schattensäulen im linken Unterbauchraum. Auch Rechtsverlagerungen und Verdrehungen (Volvulus) solcher Schlingen werden beobachtet. Sie brauchen nicht immer Beschwerden zu setzen.

Zum HIRSCHSPRUNGschen Symptomenkomplex gelangen wir, wenn die Sigmaschlinge nicht nur abnorm lang, sondern auch übermäßig weit wird (Megasigma, Abb. 516).

d) Defekte und Stenosen.

Defektbilder können nur unter Einengung des Darmlumens entstehen. Demgemäß sind sie in erster Linie Folge all der Veränderungen des Darmes, die mit Tumorbildung einhergehen. Das sind nicht nur die gut- und die bösartigen echten Neubildungen, sondern auch die entzündlichen Granulationsgeschwülste (Tuberkulose, Lues, Aktinomykose), die Appendicitis fibroplastica, die Invagination und die Divertikulitis, die alle auch als Pseudotumoren zusammengefaßt werden.

α. Das Koloncarcinom.

Klinisch treten die ersten Erscheinungen sehr spät und wenig charakteristisch hervor. Blut- und Schleimstühle, ziehende Schmerzen, Bauchgrimmen oder Symptome des inkompletten Ileus (Stuhlverhaltung, Brechreiz, Darmsteifung) führen den Kranken zum Arzt. Selten ist ein Tumor zu palpieren.

Pathologisch-anatomisch ist für vorliegende Zwecke nur das Verhalten des Carcinoms gegenüber dem Darmlumen verwertbar. Makroskopisch ist demnach zu unter-

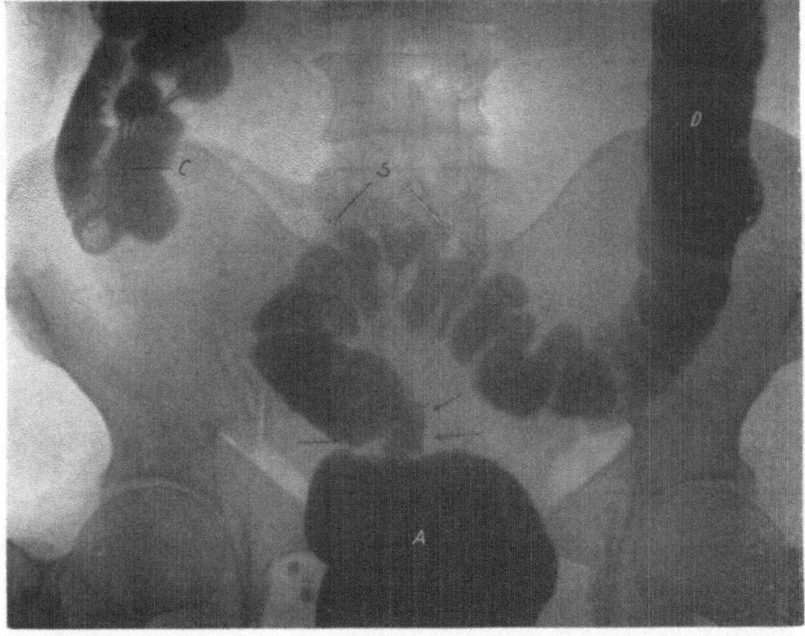

Abb. 521. Stenosierendes Dickdarmcarcinom an der Einmündung der Sigmaschlinge (Pfeile), durch Kontrasteinlauf dargestellt. Ampulla recti (*A*) mächtig erweitert. Sigmaschlinge (*S*) und Descendens (*D*) normal gefüllt. Teilfüllung des Coecums (*C*). Im Bereich des Tumors bestand Druckschmerz. — Operation: Gut faustgroßer Tumor am Übergang des Sigmas zur Ampulle, der mit Blase und Promotorium fest verbacken ist. (Inoperabel.)

scheiden zwischen den ins Darmlumen tumorartig vorspringenden und denen, die sich flach zur Darmoberfläche mit und ohne geschwürigen Zerfall ausbreiten. Bei letzteren ist der Tumor zunächst klein und wandständig, zeigt aber Neigung zum ringförmigen Wachstum, wobei das Darmlumen stark eingeengt wird, als hätte man einen Faden herumgeschlungen oder einen Serviettenring angelegt (scirrhöse Form). Bei jenen hingegen sitzen die knolligen Tumormassen der Darmwand breitbasig auf (fungöse Form), oder sie wachsen mit kurzem, aber deutlichem Stiel polypös angeordnet, seltener zottig papillär.

Mit fortschreitendem Wachstum können auch die fungös-polypösen Carcinome geschwürig zerfallen, narbig schrumpfen und somit den flach wachsenden Tumoren makroskopisch ähnlich werden.

Männer im 4.—5. Jahrzehnt sind von dem Leiden bevorzugt. In der Gesamtreihe der Carcinome machen die Dickdarmcarcinome nur 1,1 vH aus. Sie verteilen sich nach A. W. Fischer vorwiegend auf den Descendensfußpunkt mit 43,8 vH, auf das Coecum ascendens mit 32,6 vH und auf die beiden Flexuren mit 14,1 vH.

Röntgenbild: Beim Verdacht auf einen Dickdarmtumor wird zunächst die Untersuchung auf dem Trochoskop am Platze sein. Dabei ist besonders auf Defekte im Schattenbild zu achten, die je nach dem Wachstum des Carcinoms das Lumen einseitig flach oder ringförmig zirkulär einengen, so daß der Geschwulstkanal mit unregelmäßig zackigen Rändern hervortritt (Abb. 517, 518). Die fungös-polypösen Carcinome hingegen müssen schon eine gewisse Größe erreicht haben, ehe sie das Darmrohr verlegen. Am besten gelingt deren Nachweis bei dickem Stiel und geringer Darmfüllung, die notwendig ist, damit der Tumor nicht durch Kontrastschatten überlagert wird (Abb. 520).

Einfacher wird die Diagnose, wenn sich mit zunehmender Schrumpfung im Tumorbereich ein Hindernis ausgebildet hat. Da nun die Mehrzahl der Kolon-

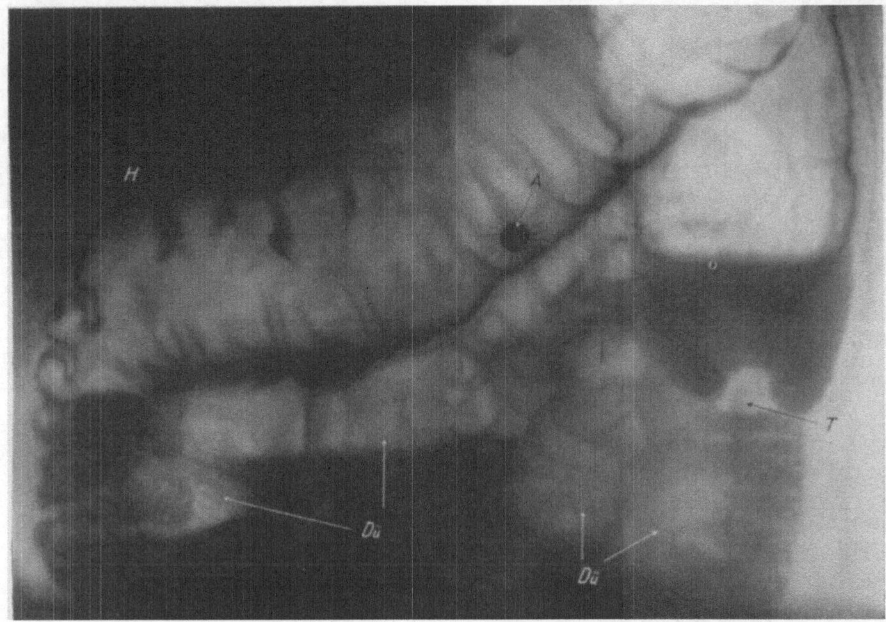

Abb. 522. Stenosierendes Carcinom in der Mitte des Descendens, 24 Stunden nach Kontrastmahlzeit bei einem 43jährigen (vgl. auch Abb. 496). Der größte Teil des mächtig erweiterten Dickdarmes ist luftgefüllt, in einzelnen Haustren Flüssigkeitsspiegel. *H* = Flexura hepatica. Breireste mit horizontalem Flüssigkeitsspiegel und Gasblase im Bereich des Dünndarmes (*Dü*). Oberhalb der Stenose 2 Querfinger hohe Kontrastsäule mit Flüssigkeitsspiegel und überhängenden Seitenrändern (*T*). In der Mitte des Transversum Achse der drehbaren Buckyblende (*A*). Operation: Kleines, gut bewegliches, aber stark stenosierendes Carcinom am Descendens.

carcinome sehr früh zur Stenose neigt, noch bevor stärkere Blutungen oder Gewichtsabnahme den Kranken auf sein Leiden aufmerksam machen, so beansprucht der Stenosennachweis die größte Aufmerksamkeit der Röntgenologen. Stenosen entstehen aber auch aus anderer Ursache. Gegenüber den bisher besprochenen besitzt die Tumorstenose die Eigentümlichkeit, daß sie konstant bleibt und in Höhe der Einengung Wanddefekte erkennen läßt (Abb. 519).

Für einen Tumor spricht demnach die Stenose dann, wenn sie sich palpatorisch, durch Massage und Zuwarten nicht beseitigen läßt, und wenn sie außerdem bei der Kontrolluntersuchung konstant bleibt, wobei zweckmäßig nicht nur das Einlaufsbild, sondern auch die orale Breipassage verfolgt werden soll. Mit dieser Art des Stenosennachweises von zwei Seiten erhält man einen wertvollen Überblick über die Ausdehnung der veränderten Wandteile (Geschwulstkanal, Abb. 518, 521), deren zackige Grenzen erst im Bilde deutlich werden. Beide

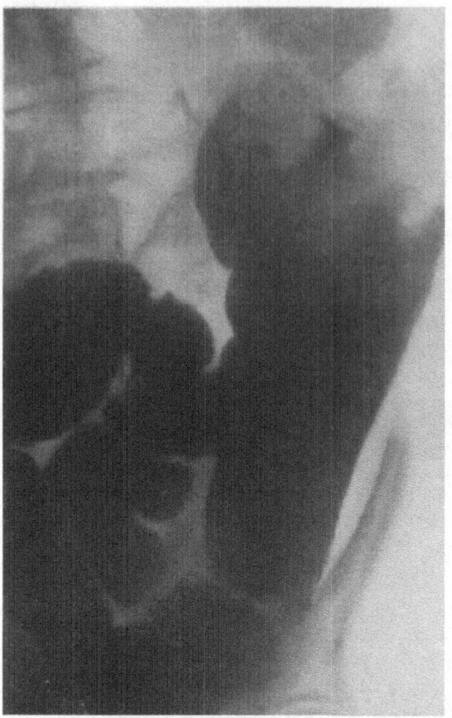

Abb. 523. Carcinom an der Flexura lienalis bei einem 64jährigen mit charakteristischer zerrissener Aussparung am Gipfel. Kontrasteinlauf. Rechts große Sigmaschlinge und Transversum.

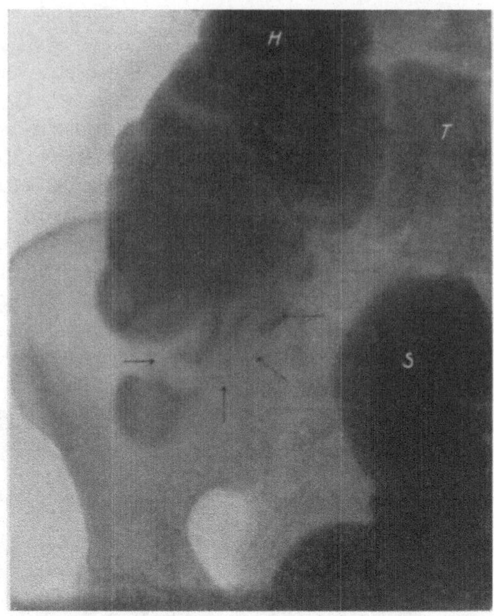

Abb. 525. Coecumcarcinom bei einem 56jährigen mit breitem Füllungsdefekt (Pfeile). Die charakteristische Wandbegrenzung in Form der zackigen, scharfrandigen Aussparungen wird vermißt. Der Tumor war palbabel. H = Flexura hepatica, T = Transversum, S = Sigma. — Operation: Apfelgroßer, höckriger, frei beweglicher Tumor des Ileocoecums mit Drüsenmetastasen im Mesocolon. — Ileocoecalresektion. — Präparat: Unmittelbar hinter der Ileocoecalklappe fünfmarkstückgroßes, derbes, höckriges Carcinom, das das Darmlumen stark stenosiert.

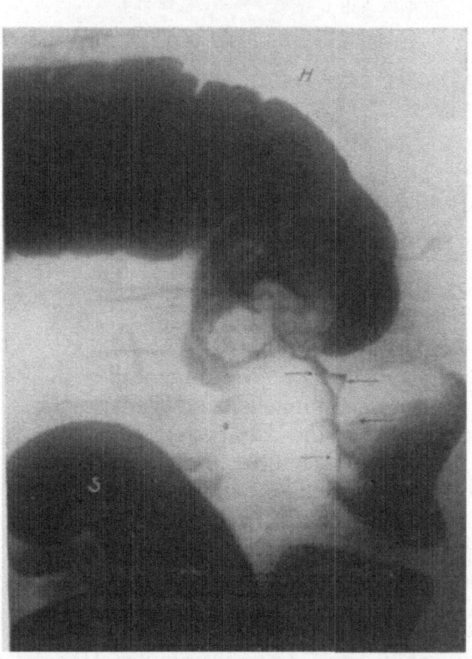

Abb. 524. Tumor am Colon ascendens (Seiten verkehrt) bei einem 59jährigen mit charakteristischer Aussparung und Tumorkanal (Pfeile). H = Flexura hepatica, S = Sigma. (Beobachtung der Med. Klinik, Göttingen).

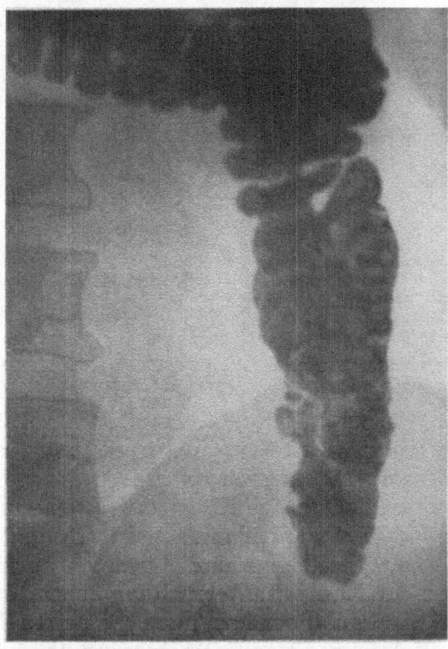

Abb. 526. Marmorierung des Coecums (Kontrasteinlauf) bei einem 55jährigen mit Verdacht auf Dickdarmcarcinom (Seiten verkehrt). — Operation: Ileocoecum intakt, das Ileum ist zeltartig im kleinen Becken fixiert. Das Bild kommt durch Mischung des Einlaufs mit Stuhl zustande.

Untersuchungsmethoden ergänzen sich auch insofern glücklich, als ein Hindernis, das bei dem Einlauf durch Spasmen, Klappenbildungen, Knickungen vorgetäuscht wird, mit der Füllung auf natürlichem Wege spurlos verschwindet.

Häufiger jedoch wird die Stenose mit der Breimahlzeit dadurch besser sichtbar, daß die Folgen der länger dauernden Stenose in Form einer starken Verbreiterung und vermehrten Eigenbewegung am vorgeschalteten Darm hervortreten. Auch staut sich der Inhalt je nach dem Grad der Einengung stunden- und tagelang vor dem Hindernis (Retention, Gasblasen, Abb. 522).

Im allgemeinen dürfte demnach die Diagnose Tumor nicht schwer sein, wenn mit Hilfe der Einlaufs- und der oralen Breipassage konstante, zackig-fransige

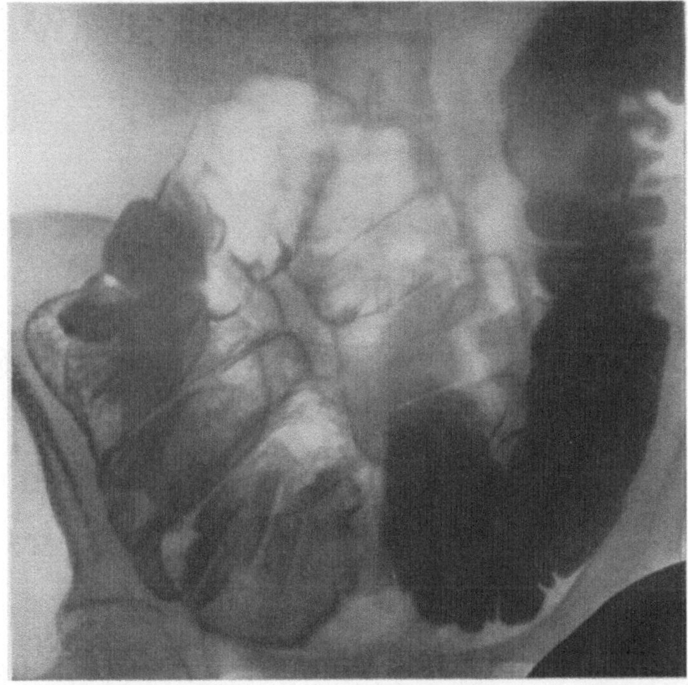

Abb. 527. Stenose am Übergang des Sigmas zur Ampulle bei einer 39jährigen. Aufnahme 6 Stunden nach Kontrasteinlauf. — Operation: Sigma, Descendens vollkommen normal. Über den unteren Teil der Sigmaschlinge hinweg zieht ein Netzstrang zur inneren Bruchpforte einer Schenkelhernie. — Im Bilde tritt die mächtig geblähte Sigmaschlinge mit starker Gasansammlung hervor. Auch das Descendens links scheint deutlich erweitert.

Füllungsdefekte, Geschwulstkanäle und Stenosen mit ihren Folgen nachweisbar sind. Nur will es der Zufall, daß im besonderen das Carcinom in den Darmabschnitten sitzt, die schon normalerweise der Füllung Widerstand entgegensetzen (Fußpunkt des Sigma, beide Flexuren und Ileocoecum), mithin beginnende Stenosen nur allzu leicht der Aufmerksamkeit entgehen. So ist man für die immer wieder zu fordernde Frühdiagnose in erster Linie auf die konstanten, charakteristischen Aussparungen angewiesen (Abb. 523 u. 524).

Massierende Palpation vor dem Schirm, Lagewechsel (im Stehen, in Rücken- und Seitenlage), die nie zu versäumende Kontrolle nach mehreren Tagen sowie die bildliche Darstellung verdächtiger Partien schützen vor den gröbsten Irrtümern (Abb. 525 und 512, 514).

Differentialdiagnose: Pseudodefekte entstehen durch Druck außerhalb des Darmes sitzender Tumoren (siehe Verlagerung). Auf Defektbilder im Transversum als Folge der vorspringenden Wirbelsäule ist beim normalen Bilde hingewiesen worden.

Seltener rufen Kotballen nach schlechter Vorbereitung (Abb. 526) oder Fremdkörper (Gallensteine) Aussparungen hervor (Kontrolle).

Organische Stenosen können auch Folge einer Kolitis und Perikolitis nach Typhus oder Ruhr sein. Ebenso schnüren strangförmige Adhäsionen nach

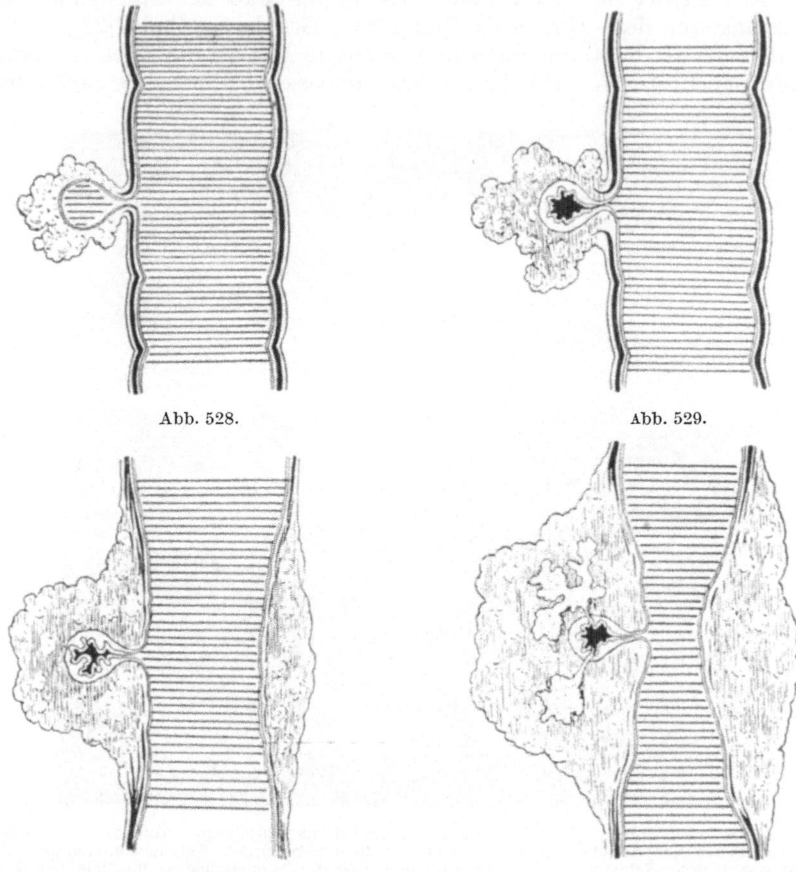

Abb. 528. Abb. 529.

Abb. 530. Abb. 531.

Abb. 528—531. Schematische Darstellung der Entstehung von Diverticulitistumoren. Abb. 528. Ein Darmdivertikel stülpt sich in einen Fettanhang aus. Abb. 529. Im Divertikel stagniert Darminhalt. Die Schleimhaut schwillt, in der Umgebung entzündliches Ödem. Abb. 530. Bindegewebsproliferation im Fettgewebe und in der Darmwand mit narbiger Schrumpfung und Einengung des Darmlumens. Abb. 531. Bindegewebsneubildung und Schrumpfung haben weiter zugenommen. Der Darm wird stark stenosiert. Die Mucosa des Divertikels ist geschwürig zerstört. Der Eiter dringt durch die Divertikelwand in die Umgebung. Nach A. W. Fischer: Ergebn. d. med. Strahlenforschung Bd. 1, S. 29.

lokaler Peritonitis, Appendicitis, Pericholecystitis oder Netzstränge bei Hernien den Dickdarm ringartig ab (Abb. 527). Im Sinne eines Tumors ist dabei nur die scharfrandig zackige Art des begleitenden Füllungsdefektes verwertbar. Und schließlich können die Pseudotumoren das röntgenologische Bild des Dickdarmcarcinoms hinsichtlich Aussparung und Hindernis nachahmen.

Kurz erwähnt seien auch noch die gutartigen Tumoren, von denen praktisch am Dickdarm nur die Lipome, Hämangiome und die polypös oder zottig wachsenden Adenome in Betracht kommen. Bei starker Einengung des Lumens können auch die beiden erstgenannten Arten dem Carcinom ähnliche Füllungsdefekte setzen. Im übrigen sind Charakteristika für die gutartigen Darmtumoren nicht bekannt geworden.

Zusammenfassung: Bei weit fortgeschrittenem Carcinom mit Geschwulstkanal, Stenose und ausgesprochenen Defektbildern ist die Diagnose leicht, wenn auch nicht mit absoluter Sicherheit auf ein Carcinom zu stellen.

Über die Operabilität eines solchen Tumors sagt das Bild nichts aus, denn diese hängt weniger von der Größe der Geschwulst als vielmehr von den Metastasen, von seiner Verschieblichkeit und von Verwachsungen mit der Umgebung ab. So können kleine Defektbilder durch inoperable Tumoren, große durch sehr gut resezierbare Geschwülste hervorgerufen sein.

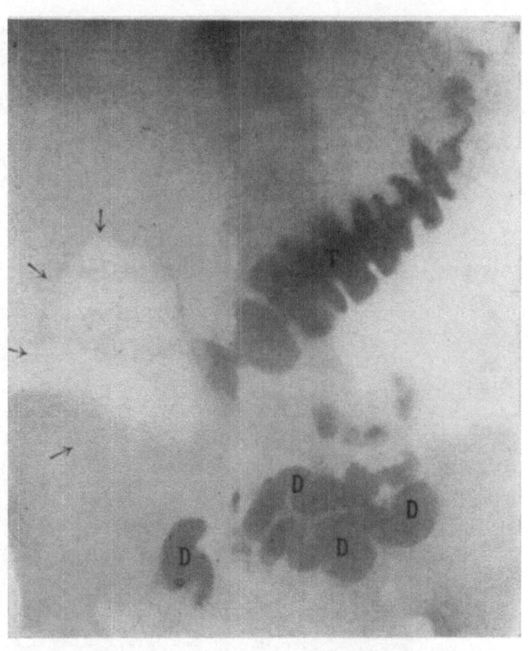

Abb. 532. Ileocoecaltuberkulose. Aufnahme $4^1/_2$ Stunden nach Kontrastmahlzeit. Pfeile = kranker Darmabschnitt; T = Colon transversum; D = Dünndarm. Nach STIERLIN: Klinische Röntgendiagnostik des Verdauungskanals.

Unentbehrlich ist dem Chirurgen das Bild auch in fortgeschrittenen Fällen für die Tumorlokalisation und für den einzuschlagenden operativen Weg.

Wertvoll wird aber die Röntgenuntersuchung erst mit der Frühdiagnose, die in allen den Fällen versucht werden sollte, die klinisch nur vereinzelte Symptome eines Dickdarmcarcinoms (Blutungen, krampfartige Schmerzen) hervortreten lassen. Den sichersten Erfolg versprechen hier die kombinierten Untersuchungsmethoden — orale und rektale Breipassage — sowie die mehrfache Wiederholung in mehrmonatlichen Abständen.

Zuweilen findet sich in den Durchleuchtungsprotokollen der Druckschmerz als Symptom eines Dickdarmcarcinoms angegeben. In der Tat wird er in den palpablen Gebieten des Dickdarmes selten vermißt, gestattet jedoch keineswegs eine Unterscheidung gegenüber den Pseudotumoren (siehe diese).

β) Pseudotumoren.

Die klinischen Merkmale sind denen des Dickdarmcarcinoms sehr ähnlich.

Pathologisch-anatomisch beteiligt sich in erster Linie die Tuberkulose an derartiger Tumorbildung. Das Coecum-Ascendens ist dabei in 85 vH der Fälle betroffen (A. W. FISCHER). Die vorherrschende Produktion von Bindegewebe läßt die meist fühlbaren derben Knollen entstehen, die mit der sekundären Schrumpfung auch hochgradige Stenosen zu setzen vermögen.

Ähnlich verhält sich hinsichtlich Sitz und Tumor die wesentlich seltenere Aktinomykose, während die Lues mehr am Rectum und Descendens anzutreffen ist.

Am Coecum können auch tumorähnliche Bildungen Folge einer Appendicitis (fibroplastica) sein. Selten bilden sich nach divertikelähnlichen Ausstülpungen, insbesondere der Sigmaschlinge — Diverticulitis, Sigmoiditis diverticulosa — entzündliche Tumoren aus (Abb. 528—531).

Röntgenbild: Bei der Dickdarmtuberkulose wird im allgemeinen der zackige, scharfrandige Defekt des Carcinoms vermißt. Statt dessen sieht das

Schattenbild weich, rund begrenzt aus, eine Beobachtung, die dadurch ihre Erklärung findet, daß die Schleimhaut nicht selten intakt bleibt.

Jedoch versagen diese Merkmale nur allzu oft, weil auch die Tuberkulose des Dickdarmes einmal nach dem Lumen hin ulceriert, besonders aber deshalb, weil sich der erkrankte Bezirk häufig gar nicht mit Kontrastmasse anfüllt. Auf das Ileocoecum als den Hauptsitz der Dickdarmtuberkulose übertragen, würde das bedeuten, daß im Gesamtfüllungsbilde mit oraler Breipassage das Coecum-Ascendens einschließlich der angrenzenden Transversum- und Ileumteile wie aus-

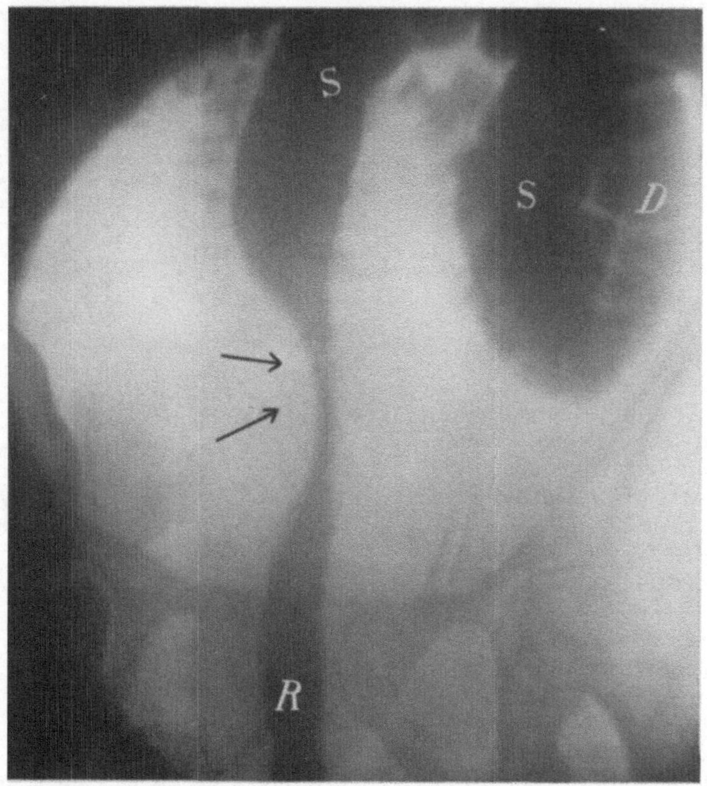

Abb. 533. Proctitis gravis. Einlaufsbild. R = Rectum; S = Sigma; D = Descendens. Pfeile deuten die Stenose an. Nach SCHWARZ, aus SCHITTENHELM: Lehrbuch der Röntgendiagnostik Bd. 2.

gelöscht sind (Abb. 532) und sich auch nicht durch Restflecken oder Wandbeschläge bemerkbar machen. Von STIERLIN ist dieser Symptomenkomplex zuerst beschrieben und damit erklärt worden, daß vom Entzündungsherd ausgelöst eine Hypermotilität in dessen Bezirk vorhanden ist. Nach anderen Autoren sollen Darmspasmen die Entfaltung des Darmrohres verhindern. Trotzdem bleibt der Abschnitt durchgängig, ja im allgemeinen stellt er kein wesentliches Hindernis für die Breipassage dar.

Das STIERLINsche Zeichen ist durchaus nicht nur ein Begleitsymptom der Ileocoecaltuberkulose, sondern kann gelegentlich auch Folge anderer Entzündungen oder Tumoren im Coecum-Ascendensgebiet (Aktinomykose, Lues, Appendicitis, Carcinom, Colitis ulcerosa) oder auch Zufallsbefund sein. Das Zeichen gestattet demnach nur eine Wahrscheinlichkeitsdiagnose auf Ileocoecaltuberkulose, vorausgesetzt daß die Kontrolluntersuchung den gleichen Defekt ergibt. Ebensogut kann das STIERLINsche Zeichen bei der Tuberkulose ganz fehlen oder unvollkommen ausgebildet sein, indem das Ileocoecum und das Ascendens als streifig-fleckige, helle Schatten hervortreten.

In anderen Fällen prägt sich am Übergang vom Ileum zum Coecum als frühestes Symptom der Tuberkulose eine Stenose aus, die sich im Füllungscharakter des Dünndarmes, in dessen Eigenbewegung und Gasgehalt bei oraler Breipassage bemerkbar macht.

Auch der Kontrasteinlauf läßt nicht selten den Füllungsdefekt im Ileo-Coecum und angrenzenden Ascendens hervortreten. Oder es gelingt mit dieser Untersuchungsmethode, Einzelheiten der krankhaft veränderten Darmpartien zur Darstellung zu bringen, die von STIERLIN als streifig marmoriert geschildert werden.

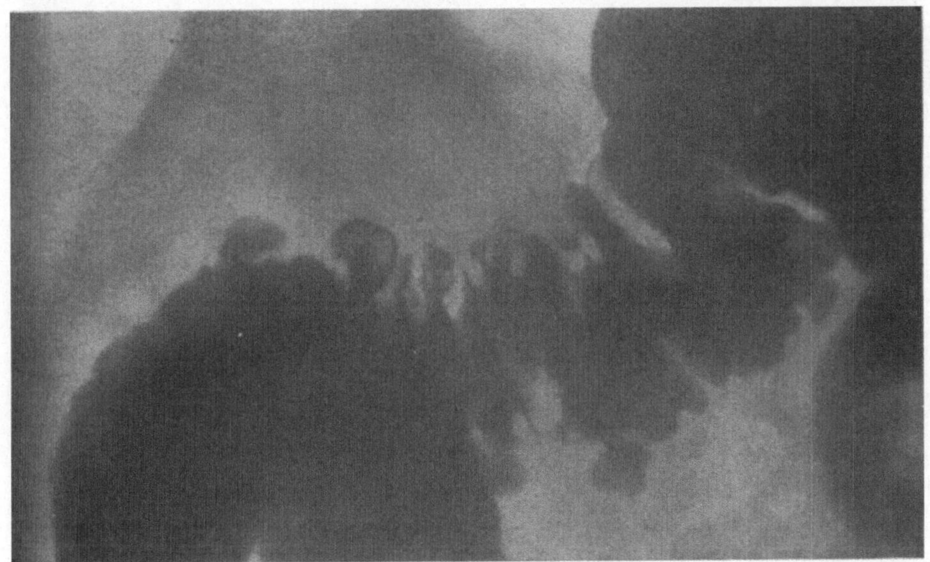

Abb. 534. Sigmoiditis diverticulosa. Einlaufsfüllung mit divertikulären Ausstülpungen an der Darmwand und zackigen Einschnürungen. Nach SCHWARZ, aus SCHITTENHELM: Lehrbuch d. Röntgendiagnostik Bd. 2.

Die Aktinomykose und die Appendixtumoren besitzen röntgenologisch keine besonderen Merkmale. Hier gilt im allgemeinen als Regel, daß die Stenosen, die sich auf entzündlicher Basis entwickeln, meist langgestreckt, scharfrandig sind und allmählich in das normale Schattenbild übergehen. So bringt SCHWARZ das Bild einer Darmlues, dessen Form als charakteristisch für entzündliche Stenosen angesehen werden kann (Abb. 533).

Bei Diverticulitistumoren gelangt man zur richtigen Diagnose, wenn das Darmbild aufmerksam betrachtet und analysiert wird. Nach E. WOLF sitzen dem Füllungsschatten kleinste Zacken oder schmalgestielte Nischen in großer Zahl auf, die auch nach der Darmentleerung längere Zeit gefüllt bleiben (Abb. 534, vgl. auch Abb. 513).

γ) Chronische Invagination.

Klinisches: Es ist bisher nur in wenigen Fällen gelungen, die Invaginatio ileocoecalis im Röntgenbild festzuhalten. Meist drängen die akut bedrohlichen klinischen Symptome zum schnellen operativen Eingreifen. Zuweilen aber verläuft die Invagination schleichend, mit kolikartigen Schmerzen, Obstipation oder Durchfällen, so daß zur Klärung der Diagnose die Kontrastfüllung des Magen-Darmkanals wohl am Platze ist.

Pathologisch-Anatomisches: Die Invagination wird am häufigsten am Ileocoecum angetroffen (Flesch-Thebesius 64 vH). Sie kommt dadurch zustande, daß kontrahierte, peristaltisch tätige Darmabschnitte in ein peristaltisch erschlafftes oder normalerweise größeres Darmlumen (Coecum) hineingeschoben werden, wobei polypöse Tumoren, ringförmige Carcinome oder Fremdkörper günstige Angriffsflächen für den peristaltischen Zug abgeben.

Röntgenbild: Die meisten Invaginationsfälle sind unter der Diagnose Dickdarmtumor zur Röntgenuntersuchung gelangt. Bei oraler Breipassage ist eine Stenose im unteren Ileum vorhanden, die sich dort durch eine vermehrte Eigenbewegung, Breite der Schlinge, eventuell Gas mit Flüssigkeitsniveau und Retention zu erkennen gibt (siehe Dünndarm).

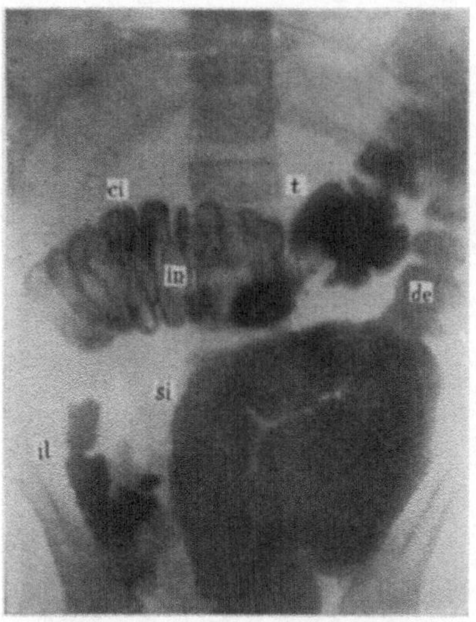

Abb. 535. Invaginatio ileocoecalis nach Regnier: Fortschr. a. d. Gebiete d. Röntgenstrahlen Bd. 31, 1923/24. *il* = letztes Ileum, *si* = Sigma, *de* = Descendens, *t* = Transversum, *in* = luftgefülltes Invaginat, *ci* = bandartige Kolonzeichnung.

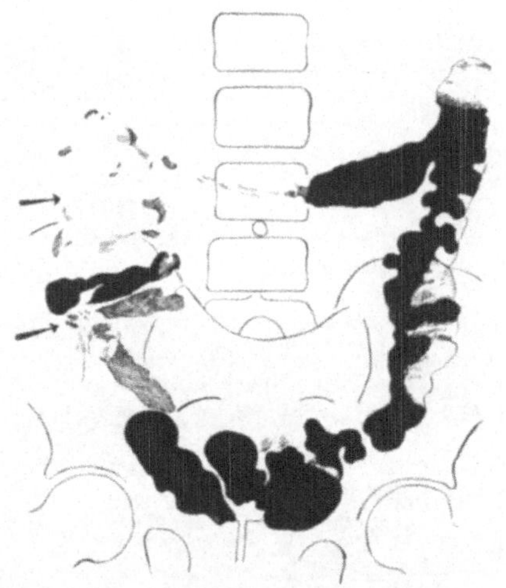

Abb. 536. Invaginatio ileocoecalis. Aufnahme 8 Stunden nach Kontrastmahlzeit. Im Bereich der Pfeile Füllungsdefekt mit Wandbeschlägen. Der Defekt reicht bis zur Mitte des Transversum. Nach Stierlin: Klinische Röntgendiagnostik des Verdauungskanals.

Zuweilen ist aber im chronischen Stadium die Passage des invaginierten Teiles vollkommen frei, so daß im Gebiete des Coecum-Ascendens nur die starke Einengung des Darmrohres, die fehlende Haustrenzeichnung den Verdacht auf Invagination erweckt.

Wesentlich sicherer gelingt der Nachweis der Invagination mit Hilfe des Kontrasteinlaufes. Mit diesem treten nach Regnier drei charakteristische Symptome hervor:

1. Die Gabelung der Schattensäule. Infolge der Invagination werden drei Darmrohre ineinander geschoben (Abb. 535). Es füllt sich mit dem Einlauf nicht nur das innere Rohr, sondern auch der Zwischenraum zwischen mittlerem und äußerem, jedenfalls in den Fällen, wo noch keine Verklebung zwischen diesen beiden Rohren erfolgt ist. Aber auch dann ist die Gabelung in Form feinster, seitlich auslaufender Spitzen erkennbar (Abb. 536).

2. Die Kolonzeichnung ist nach Muff wesentlich verändert. Dem Zuge des Mesenteriums folgend, ist das Kolon zusammengefaltet. Dabei bilden sich breite, um dessen ganze Zirkumferenz herumlaufende Streifen, die infolge der mangelhaften Füllung im invaginierten Teile glasig, durchsichtig hervortreten (Abb. 535).

3. Im invaginierten Gebiet zeichnet sich das kaum gefüllte Invaginatum von dem lufthaltigen Haustrenmantel deutlich ab.

Während die Gabelung ein ziemlich konstantes Symptom ist, machen sich die beiden folgenden nur dann bemerkbar, wenn die Füllung des invaginierten Teiles gelingt. Fehlt aber die Füllung, so lenkt auf eine Invagination der Unterschied im Kaliber und die fehlende Haustrenzeichnung hin, die in derart glasiger und intensiver Weise eigentlich nur noch bei Spasmen möglich ist.

Zuweilen versagt aber auch der Kontrasteinlauf, besonders wenn mit zu hohem Druck die Invagination zurückgebracht wird, ein Ereignis, das bekanntlich auch heute noch besonders in der Kinderpraxis zur Behandlungsmethode erhoben wird.

Differentialdiagnose: Bei oraler Passage kommt in erster Linie die Ileocoecaltuberkulose mit den STIERLINschen Zeichen in Betracht. Vor Verwechslungen schützt nur eine genauestens aufgenommene Anamnese sowie beim Vorhandensein von Teilfüllungen im Gebiet des Coecum-Ascendens die genaueste Beachtung ihrer Einzelheiten.

Ergänzt werden solche Befunde zur richtigen Diagnose meist erst durch den Kontrasteinlauf. Sobald nur Füllungsdefekte vorhanden sind, muß man auch an eine Colitis ulcerosa mit begleitenden Darmspasmen, an eine Aktinomykose, eine Lues und an ein ausgedehntes Carcinom denken. Schließlich kann bei oraler Breipassage das Fehlen der Füllung Zufallsbefund sein.

Der klinisch ausgesprochene Verdacht wird aber röntgenologisch gesichert, wenn mittelst des Kontrasteinlaufes die oben erwähnten drei Symptome in Erscheinung treten.

d) Kontrastfüllung des Urogenitalsystems.

Die Versuche, in ähnlicher Weise wie am Magen-Darmkanal auch die Hohlräume des Urogenitalsystems mit Kontrastsubstanzen auszufüllen, setzten schon sehr früh ein. Vor allem waren es der Harnleiter und das Nierenbecken, die man mit den verschiedensten schattengebenden Substanzen sichtbar zu machen versuchte. Erhalten haben sich von den zahlreichen Methoden nur noch wenige, so die schattengebende Sonde, die Füllung der Blase und des Nierenbeckens mit Gas und die Einführung von Kontrastflüssigkeiten in Nierenbecken, Harnleiter und Blase (Pyelographie, Cystographie).

Als schattengebende Katheter werden entweder der gewöhnliche Ureterkatheter mit Silber- oder Stahldrahtarmierung, der quecksilbergefüllte Katheter ohne Lumen oder, wie wohl heute allgemein üblich, der Wismutkatheter benutzt, dessen Lacküberzug schattengebend ist (GOEBEL).

Den größten Fortschritt in der Diagnostik des Urogenitalsystems hat wohl die Pyelographie gebracht, ein Verfahren, das sich nach dem Vorschlage von VOELKER und LICHTENBERG als Füllmittel für Harnleiter und Nierenbecken zunächst des Kollargols in 10proz. Lösung bediente. Allgemeinstörungen, Kollaps, Fieber, ja Todesfälle durch Nierenbeckenruptur und Silbervergiftung (Argyrie) haben alsdann diese Methode in Mißkredit gebracht. Jedoch sind nach dem übereinstimmenden Urteil erfahrener Urologen (JOSEPH, BRAASCH, KÜMMELL, ZUCKERKANDL) solche Zwischenfälle in erster Linie einer mangelhaften Technik zuzuschreiben und erst in zweiter Linie dem nicht ungefährlichen Kollargol. Man hat nach Ersatzmitteln gesucht, das Ideal jedoch, das eine absolute Reizlosigkeit und Ungiftigkeit mit einer guten Kontrastwirkung verbindet, bis heute noch nicht gefunden. Unter den vorgeschlagenen erfreut sich die 25proz. wässerige Bromnatriumlösung der größten Beliebtheit. FABRICIUS berichtet über sehr gute Erfolge mit einer 10proz. Jodkalilösung. JOSEPH zieht das Umbrenal, eine 25proz. Jodlithiumlösung vor. In den letzten Jahren wird auch das Jodipin, 20proz., empfohlen.

1. Pyelographie.

a) Technik.

Wir lehnen uns an das Vorgehen von JOSEPH an, der kürzlich über seine Erfahrungen an 1100 Pyelographien berichtet hat.

Die Vorbereitung des Patienten empfiehlt sich in gleicher Weise, wie sie zur Darstellung der Nierensteine angegeben worden ist, d. h. Abführen mit Ricinusöl, am Tage der Untersuchung selbst Reinigungseinlauf. JOSEPH verabreicht außerdem zur Entleerung der Darmgase Hypophysin.

Die Einführung des Cystoskops und der Katheter hat selbstverständlich unter den strengsten aseptischen Kautelen zu erfolgen. Der Wismutkatheter mit farbiger Ringeinteilung soll im Harnleiter so viel Spielraum lassen, daß die unter zu großem Druck eingespritzte oder von einem zu engen Nierenbecken nicht faßbare Flüssigkeit an ihm vorbei in die Blase zurückfließen kann. JOSEPH geht nie über die Katheterstärke Nr. 5 hinaus, ja bei Kindern und Grazilen ist diese Nummer schon zu groß.

Schmerzlos und ohne Blutung wird der Katheter bis zum 25.—28. Ringe vorgeschoben. Alsdann tropft der Urin aus dem Nierenbecken deutlich ab. Im Gegensatz zu manchen anderen Urologen entfernt nun JOSEPH das Cystoskop vorsichtig, ohne den liegenden Uretherkatheter zu verschieben, wobei kleinere Verziehungen um wenige Zentimeter nicht allzu viel zu besagen haben. Der Katheter bleibt in seiner Lage und wird mit Hilfe eines Heftpflasterstreifens am Oberschenkel fixiert. Die Kontrastflüssigkeit spritzt man am besten im Röntgenzimmer selbst, und zwar erst dann ein, wenn alles zur Röntgenaufnahme vorbereitet ist.

Der Füllakt wird verschieden gehandhabt. Während JOSEPH mittelst einer Spritze die körperwarme Kontrastflüssigkeit vorsichtig in geringen Mengen von höchstens 5 ccm injiziert — selten 12—14, ausnahmsweise 20 ccm —, empfiehlt WILDBOLZ statt der Spritze eine Bürette, die etwa aus 1 m Höhe das Füllmittel einfließen läßt.

Das Wichtigste an beiden Verfahren ist jedenfalls, daß sich das Nierenbecken — es darf vorher kein Morphium gegeben werden — ohne wesentliche Schmerzen füllt. Aus diesem Grunde soll nicht unbedingt die angegebene Menge von 5 ccm injiziert werden, zuweilen, besonders bei der lineären Form, faßt das Becken höchstens 1—$1^1/_2$ ccm. Auch sprechen die bisher beobachteten Nierenbeckenrupturen mit großem Nachdruck in dem Sinne, daß — ob mit Spritze oder Bürette — jedes brüske Vorgehen streng zu vermeiden ist.

Einige Autoren pflegen, nachdem sofort im Anschluß an die Füllung die Röntgenaufnahme ohne Kompression gemacht worden ist, die Kontrastflüssigkeit abtropfen zu lassen und das Nierenbecken mit physiologischer Kochsalzlösung nachzuspülen. JOSEPH zieht mit der Spritze einen Teil der Flüssigkeit wieder ab, verzichtet im übrigen aber auf jede Spülung, entfernt jedoch sofort den Ureterkatheter und läßt den Patienten aufstehen.

Für eine einwandfreie pyelographische Technik ist demnach Voraussetzung:

1. die Verwendung dünnster Katheter,
2. die leichte, mühelose Einführung des Katheters selbst — es darf keine Blutung eintreten —,
3. die Injektion körperwarmer kleinster Mengen von Kontrastflüssigkeit (5 ccm).

Kontraindiziert ist die Pyelographie bei der geringsten Blutung sowie dann, wenn während des Füllaktes ein stärkerer Druck zu überwinden ist.

Fieber, Nierenbeckenkoliken werden trotz aller Vorsichtsmaßregeln hier und da beobachtet. Bei gut durchgebildeter Technik scheinen aber ernstere Zwischenfälle nicht mehr vorzukommen. Immerhin ist eine gewisse Zurückhaltung gegenüber der Pyelographie nicht ganz unberechtigt.

b) Das normale Bild.

α) Die Niere.

Anatomisches: Uns interessiert für vorliegende Zwecke weniger die Form als hauptsächlich die Größe und die Lage der Niere im Vergleich zum Skelettsystem. Wir folgen den Angaben von RAUBER-KOPSCH:

Die Niere hat im anatomischen Präparat eine bohnenförmige Gestalt, ist im Durchschnitt 11,5 cm lang und 5 cm breit und liegt mit ihrem oberen Pol am oberen Rand des 12., seltener in Höhe des 11. Brustwirbels. Der untere Pol reicht bis zum Querfortsatz des 3., seltener des 4. Lendenwirbels. Der Nierenhilus ist als flache Einbuchtung des konkav begrenzten, medialen Randes erkennbar und würde etwa in der Mitte zwischen den angegebenen Höhenmaßen zu suchen sein; der Hilus wechselt demnach in der Höhe zwischen 1. und 2. Lendenwirbel. In $^{2}/_{3}$ der Fälle liegt die rechte Niere tiefer als die linke. Ihre Längsachse nimmt gegenüber der Wirbelsäule einen von oben innen nach unten außen divergierenden Verlauf und schneidet die 12. Rippe in einem spitzen Winkel. Die unteren Nierenpole sind durchschnittlich 5—6 cm von der Seitenwand der Wirbelkörper entfernt.

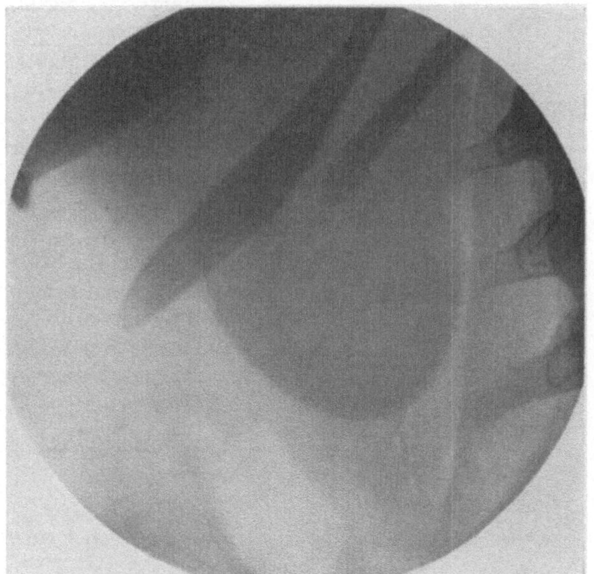

Abb. 537. Rechter Nierenschatten, normal, bei einer 23jährigen. Der untere Nierenpol ist scharf begrenzt, der obere nicht erkennbar. Medial vom Nierenschatten tritt der Psoasrand hervor.

Röntgenbild: In besonderer Technik (siehe Nierensteine) gelingt mit Hilfe der Kompressionsblendenaufnahmen die Darstellung der normalen Niere auch ohne Kontrastmittel. Als Kriterium einer gut gelungenen Nierenaufnahme gilt dabei das kontrastreiche Hervortreten der Knochenschatten (Abb. 537) und die Sichtbarkeit des lateralen Psoasrandes, der mit der medialen Nierengrenze und dem unteren Pol einen schmalen, hellen Streifen abschließt (Abb. 399). Die Art der Aufnahme (Einstellung des Zentralstrahles, Kompression, zentrale Projektion) läßt es jedoch nicht zu, daß die sichtbaren Weichteilschatten mit den wirklichen anatomischen Verhältnissen in Parallele gesetzt werden (Abb. 538). Alle Versuche jedenfalls, exakte Lage- und Größenbestimmungen der Niere aus dem Röntgenbilde zu gewinnen, sind bisher fehlgeschlagen. Demnach widersprechen sich auch die in der Literatur niedergelegten Angaben. So führt z. B. HAENISCH als Durchschnittsbreite der Niere 6,7 cm, STRAETER 6,2 cm an. Die größte Länge des Schattenbildes ist dadurch nicht feststellbar, daß der obere Pol meist von Leber- und Milzschatten überdeckt wird.

Hinzu kommt, daß infolge störender Weichteil- und Darmschatten, daß mit der Verschiebung durch die Atmung und infolge mangelnder Kontraste die Nierengrenzen nur in einem gewissen Prozentsatze aller Fälle übersichtlich erkennbar sind, ja zuweilen ganz fehlen. Ein negatives Röntgenbild kann demnach nicht das Fehlen einer Niere beweisen, sondern höchstens nur in dem Sinne gedeutet werden, daß aus einem der genannten Gründe, die vorwiegend auf rein technischem Gebiete liegen, die Nierendarstellung nicht gelungen ist.

Weit wichtiger dagegen ist das positive Bild. Es läßt zunächst einwandfrei erkennen, daß eine Niere vorhanden ist — wichtig bei der Erkrankung der anderen Seite —, sagt aber noch nichts über die Beschaffenheit dieser Niere aus. Sie kann krank sein und normale Lage und Größe besitzen und andererseits gesund sein und im Bilde vergrößert oder verlagert erscheinen. Demnach dürfen nur wesentliche Vergrößerungen oder Verkleinerungen im Sinne einer krankhaften Veränderung ausgewertet werden.

Vorgetäuscht wird ein Nierenschatten auf der rechten Seite sehr leicht durch einen schmalen, nach unten reichenden Leberlappen. Eine abnorm gefüllte große Gallenblase kann das Gleiche tun.

Während man früher die ganze Kunst der Darstellung dem normalen Nierenbilde ohne Kontrastfüllung zuwandte, ist man heute dahin gelangt, in zweifelhaften Fällen immer die Pyelographie für die Beurteilung von Lage und Form der Niere zu Rate zu ziehen.

β) Nierenbecken und Harnleiter.

Anatomisches: An der Basis der Papilla renalis setzen mit einer ringförmigen Einschnürung die Nierenkelche (Calyces renales) an. Diese umschließen im allgemeinen eine Papille, zuweilen auch 2—3. Die kleinen Nierenkelche (Calyces minores), deren Zahl dementsprechend wechselt, vereinigen sich zu zwei größeren (Calyces majores), diese wiederum zu einer sackartigen Erweiterung, dem Nierenbecken (Pelvis renalis). Das Nierenbecken geht in einem Winkel von etwa 45° nach unten in den sich stark verjüngenden Harnleiter über.

Im allgemeinen sind demnach zwei große Kelche (erster Ordnung) vorhanden. Manchmal fehlen diese aber ganz, so daß die kleinen direkt in das Nierenbecken übergehen und ein weiter Sack mit kurzen, lateral aufsitzenden Kelchen entsteht. Umgekehrt kann auch das Becken fehlen. Statt dessen sind zwei Hauptkelche vorhanden, die direkt in den zunächst noch geteilten Harnleiter münden.

Damit ist jedoch die Morphologie des Nierenbeckens keineswegs erschöpft. HYRTL, auf dessen anatomische Studien die meisten urologischen Angaben über Form und Lage des Nierenbeckens zurückgreifen, erwähnt noch das halbe Nierenbecken, bei dem sich nur einer der großen Nierenkelche beckenartig erweitert (meist der hintere Ast), während der vordere große Kelch isoliert bestehen bleibt und direkt in den Harnleiter übergeht.

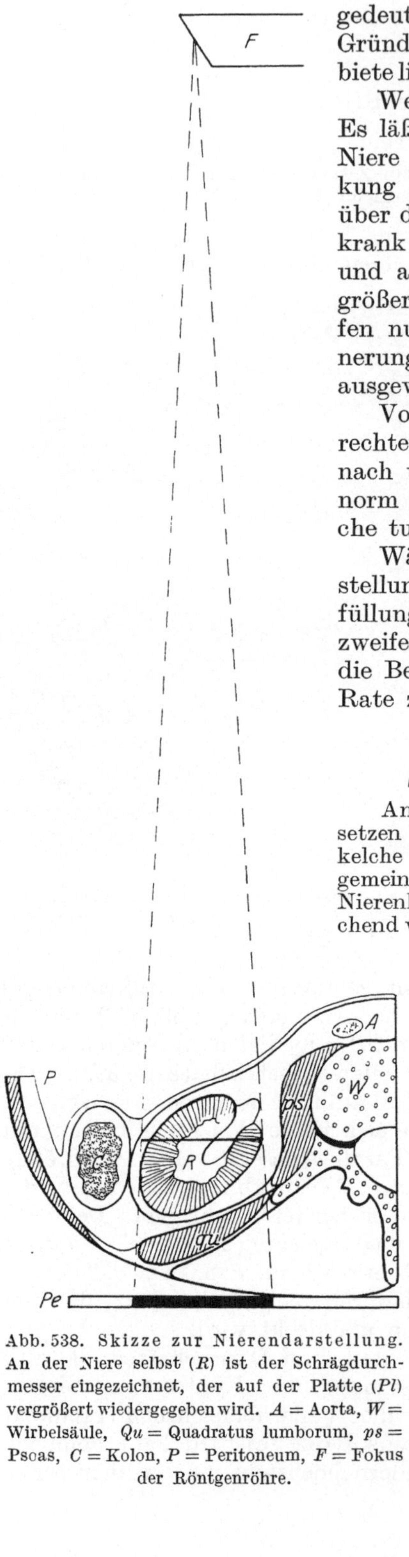

Abb. 538. Skizze zur Nierendarstellung. An der Niere selbst (*R*) ist der Schrägdurchmesser eingezeichnet, der auf der Platte (*Pl*) vergrößert wiedergegeben wird. *A* = Aorta, *W* = Wirbelsäule, *Qu* = Quadratus lumborum, *ps* = Psoas, *C* = Kolon, *P* = Peritoneum, *F* = Fokus der Röntgenröhre.

Die Länge des Harnleiters wechselt. RAUBER-KOPSCH geben für die rechte Seite eine Durchschnittslänge von 290, für die linke von 303 mm an. Die Breite beträgt 4—7 mm. 7 cm vom Nierenhilus entfernt sitzt die erste Enge, auch Isthmus genannt. Alsdann erweitert sich der Harnleiter zur Haupt- oder Lumbalspindel (Pars abdominalis). Eine zweite Erweiterung sitzt im Becken (Beckenspindel, Pars pelvina), die sich in der Blasenwand zur zweiten Hauptenge verschmälert. Die weiterhin angegebene Enge im Bereiche der Gefäßkreuzung (Arteria iliaca) tritt anatomisch weniger deutlich hervor.

Röntgenbild: Nierenbecken und Harnleiter werden erst mit der Kontrastfüllung sichtbar. Nach den anatomischen Vorbemerkungen wird das Pyelogramm ohne weiteres verständlich. Den kleinen Nierenkelchen sitzen eigentümliche Aushöhlungen entsprechend den Nierenpapillen auf. An den Umschlagstellen der Calyces sind diese immer erweitert (Abb. 539 u. 540). Kelche und Becken sind in ihrer Gestalt sehr variabel. So unterscheidet JOSEPH bezüglich des Fassungsvermögens zwischen dem ampullären Becken mit großem Fassungsvermögen und kleinen, kurzen Nierenkelchen und dem lineären, bei dem von einem Nierenbecken kaum die Rede sein kann. Demzufolge wechselt nach

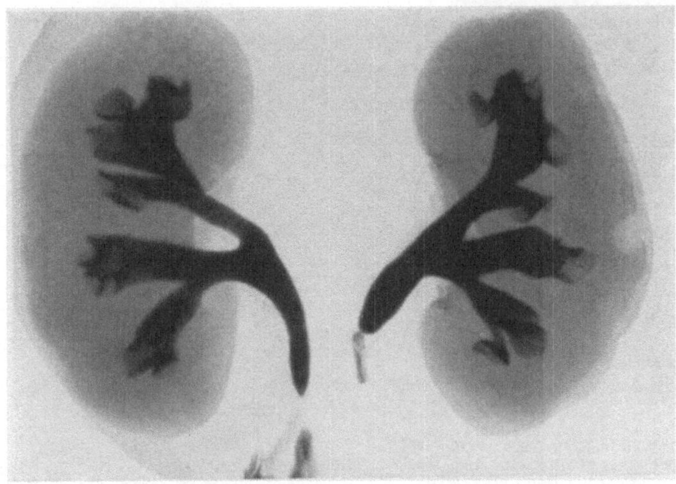

Abb. 539. Normales Nierenbecken mit 25proz. Bromnatriumlösung gefüllt. Ansicht im Präparat. Deutlich werden die sich tiegelartig öffnenden Kelchspitzen. Auf beiden Seiten sind sechs Nierenkelche 1. Ordnung und zwei 2. Ordnung sichtbar. Nierenbecken beiderseits auffallend schmal.

ERDMANN auch der Beckeninhalt zwischen 0 und 12 ccm, eine Angabe, die für die pyelographische Technik außerordentlich wichtig ist.

Will man über Lage und Größe der Niere Anhaltspunkte gewinnen, so ist es notwendig, daß man sich das pyelographische Bild zur normalen Nierenform ergänzt denkt. Zu einer solchen Form gelangt man durch parallele Umrandung der Kelchenden und durch eine Verbindungslinie, die den oberen und unteren Hauptkelch schneidet.

Hin und wieder kommt es auch zur direkten Verbindung unter den einzelnen Kelchen, so daß kontrastleere Partien, die aus Nierenparenchym bestehen, wie abgeschnürt dazwischen liegen und Ähnlichkeit mit einem durchlässigen Nierenstein annehmen. Nur sind die kontrastleeren Partien meist größer und außerdem eigentümlich kegelförmig abgerundet, zuweilen auch ei- oder herzförmig.

Der Ureter verläuft zur Sagittalebene in ganz charakteristischen Windungen, deren obere am Nierenbecken schon beschrieben worden ist. Diese steht konvex zur Wirbelsäule, kann in seltenen Fällen ganz fehlen und wird als adrenale Windung bezeichnet. Im Gegensatz dazu ist die Beckenwindung, auch paravesikale genannt, immer vorhanden und verläuft konvex zur Beckenschaufel (Abb. 541).

Die beiden im anatomischen Teil beschriebenen *Hauptengen* treten meist deutlich hervor, die eine unterhalb des Nierenbeckens, die andere in der Blasenwand.

Wichtig ist auch die Lage des Ureters zur frontalen Ebene (Abb. 403). Vom Becken aus zieht er in einem nach vorn konvexen Bogen zur Niere und wird vom Wirbelsäulenschatten überdeckt.

Allerdings hängt die pyelographische Darstellung des Nierenbeckens und des Harnleiters noch von zwei Dingen ab, die kurz erwähnt werden müssen:

1. *Die Niere bewegt sich* mit der Atmung, bei der Inspiration nach abwärts, bei der Exspiration zur Zwerchfellkuppe. Es kommt infolgedessen bei

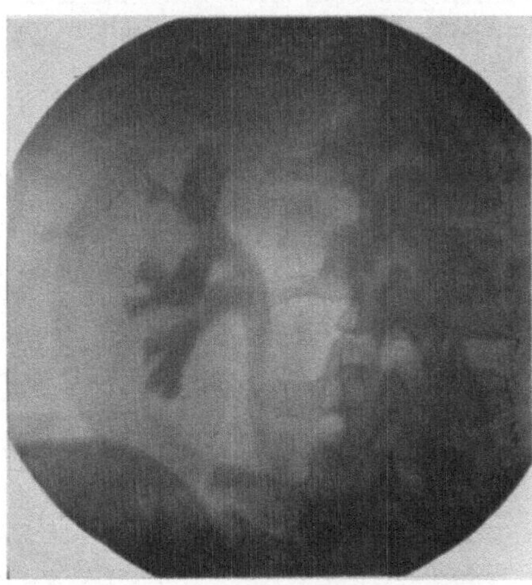

Abb. 540. *Pyelogramm* einer sehr tief stehenden Niere (der untere Pol steht in Höhe des V. Lendenwirbels rechts). Außer den gefüllten Kelchen ist nahezu die ganze Umrandung der Niere erkennbar. Zwischen ihr und dem Psoas strichförmige Aufhellung. Klinisch bestand bei einer 27jährigen eine *Wanderniere* mit intermittierender *Hydronephrose.*

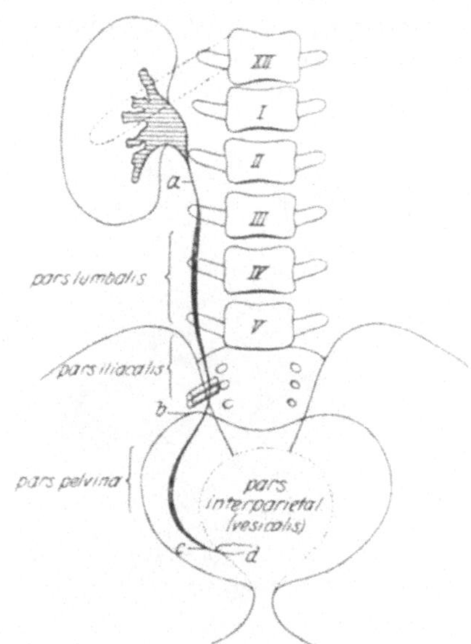

Abb. 541. *Schematische Darstellung des Nierenbeckens und des Ureterverlaufs.* Nach SCHLECHT, aus SCHITTENHELM: Lehrbuch der Röntgendiagnostik.

Aufnahmen, die nicht in Atemstillstand gemacht werden, zur Verschiebung der ganzen Niere und demgemäß zur allgemeinen Unschärfe des pyelographischen Bildes.

2. Auch die *Eigenbewegung* (Peristaltik), die sowohl den Kelchen als auch Becken und Ureter innewohnt, verändert deren Grenzen zwar nicht erheblich, es kann aber gerade am Ureter nicht gar zu selten zu schärferer Unterbrechung des Schattens kommen, die meist den genannten natürlichen Engen entspricht und der man es nun nicht ansehen kann, ob sie hervorgerufen ist durch eine peristaltische Bewegung oder durch organische Stenosen. Auch Erweiterungen des Lumens infolge eines herabgesetzten Muskeltonus sind für den Ureter an *den* Stellen charakteristisch, die normalerweise eine größere Ausdehnung annehmen. In Betracht kommt hier vor allem die Hauptspindel (Pars abdominalis) und die Beckenspindel (Pars pelvina). Eine vollkommene Erschlaffung mit breiter Ureterfüllung ist dann vorhanden, wenn eine Insuffizienz des Ureterostiums in der Blase vorliegt. Die Kontrastflüssigkeit steigt infolgedessen im Ureter aus der Blase hoch, sobald diese unter Druck gesetzt wird. (Miktion bei gleichzeitigem Verschluß der Harnröhre.)

c) Klinische Auswertung.

α) Mißbildungen.

Form, Größe und Lage der Niere sind außerordentlich variabel. So kann die Niere samt dem Harnleiter auf einer Seite vollkommen fehlen. In anderen Fällen ist zwar ihr Harnleiter ausgebildet, die Niere selbst jedoch völlig rudimentär angelegt. Schließlich können beide Nieren in eine verwandelt sein (Hufeisenniere).

Seltener ist das Vorhandensein überzähliger Nieren oder hochgradiger Lageveränderungen (Dystopie), so daß auf der einen Seite die Niere tief im kleinen Becken liegt (Beckenniere), auf der anderen Seite in Höhe der unteren Brustwirbelsäule.

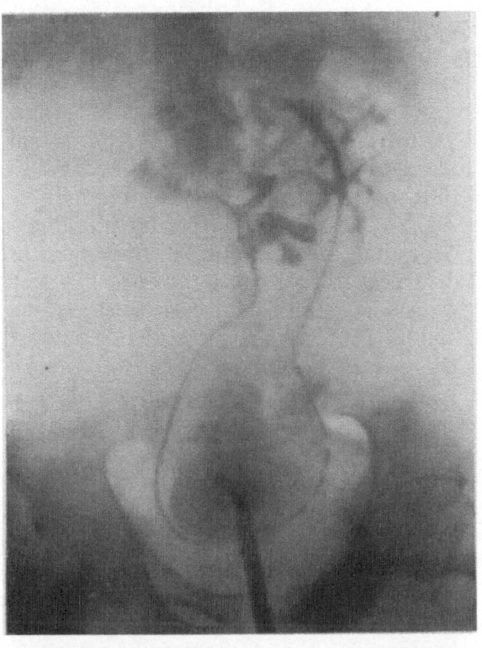

Abb. 542. Doppelseitiges Pyelogramm einer Hufeisenniere nach BAETZNER, Chirurgische Nierendiagnostik. Charakteristisch ist am linken Pyelogramm das Vorhandensein von Kelchen zu beiden Seiten des Nierenbeckens, charakteristisch auch die Verlagerung des rechten Nierenbeckens in Höhe der Wirbelsäule mit medial stehenden Kelchen.

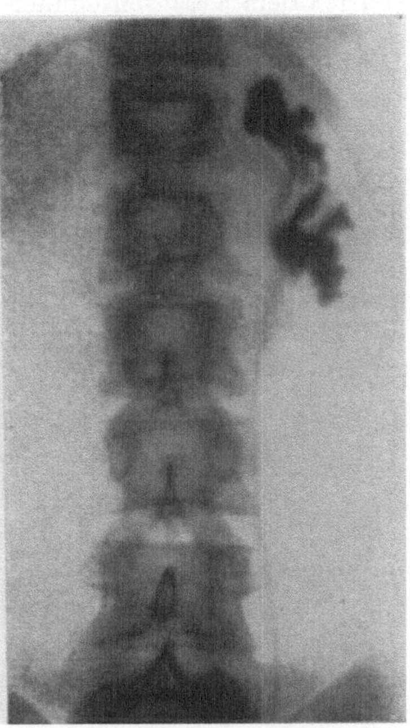

Abb. 543. Pyelogramm einer Doppelniere. Nach JOSEPH: Die Harnorgane im Röntgenbild. Georg Thieme 1926. Die Niere arbeitet vollkommen normal. Die beiden Nierenbecken stehen übereinander. Das obere steht durch ein ureterartiges Verbindungsstück mit dem unteren in Zusammenhang.

Die Mißbildungen können klinisch vollkommen symptomlos sein. Sie treten aber dadurch häufiger hervor, daß dabei eine außerordentlich starke Disposition zur Erkrankung besteht (Hydro-, Pyonephrose, Steinkrankheit, Tuberkulose).

Röntgenbild: Die häufigste Mißbildung ist die Hufeisenniere, die ROVSING unter 500 Sektionen einmal gefunden hat. Das Verbindungsstück der beiden Nieren liegt meist in Nabelhöhe und ist hier über der Wirbelsäule oft klinisch palpabel. Während Urin- und cystoskopischer Befund durchaus normal sein können, zeigt das Pyelogramm sofort mit Sicherheit eine Hufeisenniere an. Deren Schatten liegt näher der Mittellinie, steht tiefer als normal und trägt oft zu beiden Seiten des Nierenbeckens Kelche. Zuweilen liegen die Nierenbecken auch asymmetrisch zur Mittellinie (Abb. 542).

Seltener ist die Nierendoppelung. Bei ihr sind die inneren Hohlräume getrennt. Dabei kann das Nierenparenchym entweder vereint oder durch eine Membran abgegrenzt oder aber vollkommen in zwei Teile getrennt sein.

Ebenso verschieden ist das Verhalten der Harnleiter. Zuweilen sind diese schon hoch oben miteinander verschmolzen. Zuweilen laufen sie auch einander parallel oder kreuzen sich (Abb. 542). Immer gilt das WEIGERT-MEYERsche Gesetz (JOSEPH): Der obere Harnleiter mündet medial und kaudal, der untere lateral und kranial. Beide Öffnungen können in der Blase liegen. Nicht selten mündet eine davon außerhalb in Rectum, Harnröhre oder Vagina.

Der anatomische Nachweis solcher Mißbildungen und besonders ihrer Begleiterscheinungen in Form der Hydronephrose, Tuberkulose usw. lassen sich durch nichts so schön vor Augen führen wie durch ein Pyelogramm. Seine Deutung ist nach dem Gesagten einfach.

Auch das einseitige Fehlen der Niere kommt angeboren vor. Auf einen solchen Befund wird der Verdacht gelenkt, sobald es cystoskopisch nicht gelingt, eine der Uretermündungen zu Gesicht zu bringen oder zu sondieren. Alsdann kann allerdings auch die Pyelographie nichts helfen, da sie technisch nicht ausführbar ist (Harnleiter kann auch in Vagina, Ureter oder Rectum münden). Trotzdem soll die Röntgenuntersuchung in solchen Fällen nicht unterbleiben. Zuweilen gelingt es mit Hilfe eines einfachen Bildes, den normal begrenzten Nierenschatten an normaler Stelle nachzuweisen, wobei zwar noch nicht ausgeschlossen ist, daß diese normal erscheinende Niere nicht doch weitgehend krank ist (vgl. normales Bild). Fehlt auch bei dieser Aufnahmetechnik der Nierenschatten, so darf darin nicht eine Bestätigung des cystoskopischen Befundes erblickt werden. Man muß vielmehr an eine Verschiebung des Organes, an ein Untertauchen seines Schattens in einen anderen dichteren benachbarter Organe oder auch an technische Fehler denken. Sehr oft kann das Pyelogramm der anderen Seite, durch den Nachweis von zwei Nierenbecken oder von Verlagerungen die Diagnose klären.

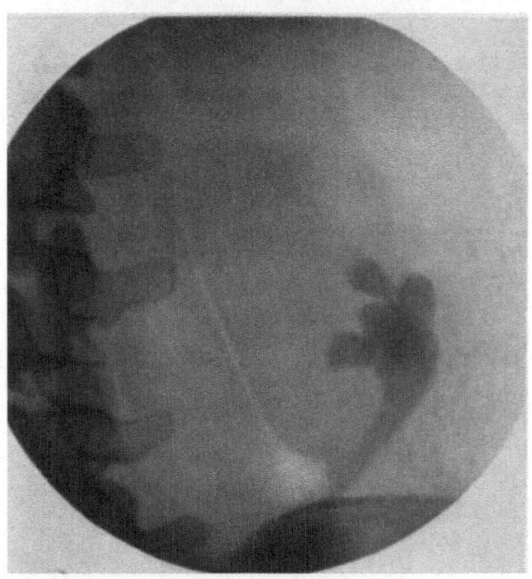

Abb. 544. Pyelogramm einer Wanderniere bei einer 43jährigen. Das Nierenbecken steht lateral, die Kelche sind medial gerichtet. Außerdem ist die Nierengrenze medial deutlich erkennbar. Zwischen ihr und dem Psoas strichartige Aufhellung. Die Niere steht tiefer.

Unter den angeborenen Verlagerungen gibt die Beckenniere den wichtigsten Symptomenkomplex ab. Diese verläuft klinisch unter den Symptomen eines Beckentumors mit unklaren Beschwerden und wird daran erkannt, daß eine eingeführte schattengebende Uretersonde sich im Becken aufrollt. Im Pyelogramm lassen sich meist außer dieser Umbiegung sackartige Erweiterungen des Nierenbeckens nachweisen.

Zusammenfassend kann gesagt werden, daß mit der Röntgenära die Diagnose der Mißbildungen des Urogenitalsystems wesentlich häufiger und besonders sicherer gestellt wird. Man muß nur an die Möglichkeit einer Mißbildung denken. Das Pyelogramm hat an den diagnostischen Erfolgen hervorragenden Anteil.

β) Erworbene Verlagerungen, Wanderniere.

Während sich die dystopische Niere meist in charakteristischer Weise nach innen und unten oder über die Aorta hinweg bis ins Becken hineinlagert, und mit erheblicher Verkürzung des Harnleiters einhergeht, kann die erworbene Verlagerung nach allen Richtungen hin erfolgen. Dabei ist wohl immer die normale Länge des Ureters vorhanden. Nur nimmt dieser je nach der Lage der Niere eine verschiedenartige Krümmung an. So können Tumoren der Nachbarschaft, Abscesse und Cysten die Niere mitsamt ihrem Bett nach oben, unten und seitlich verdrängen. Im allgemeinen werden solche Tumoren zwar klinisch palpabel sein. Die Entscheidung aber, welchem Organ oder Organteil die tastbare Anschwellung angehört, ist durchaus nicht leicht. Das Röntgenbild hilft insofern klären, als es mit eingeführten, schattengebenden Sonden und an Hand einer Nierenbeckenfüllung zunächst einmal über die Niere selbst (Lage, Größe, Form) unterrichtet, dann aber auch Begleiterscheinungen derartiger Verlagerungen in Form der Hydronephrose und Ureterabknickungen deutlich macht (im übrigen siehe Hydronephrose, Nierentumor).

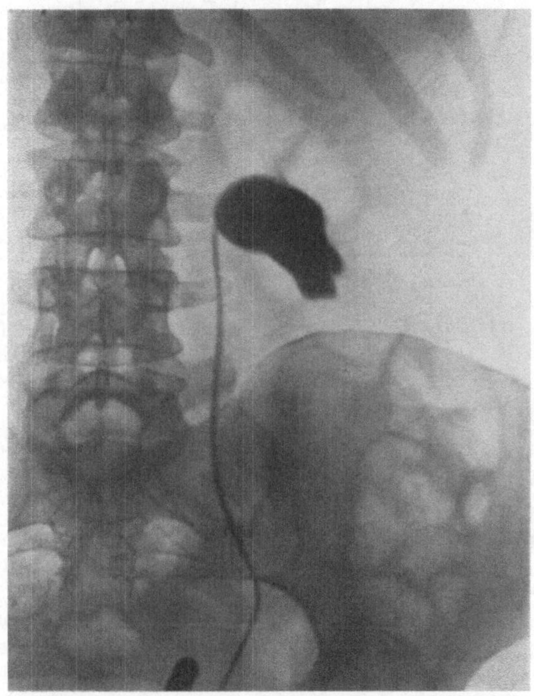

Abb. 545. Pyelogramm einer Hydronephrose mit charakteristischer Anamnese. Sichtbar ist nur das erweiterte Nierenbecken und ein Teil der Nierenkelche in der unteren Hälfte.

Die häufigste erworbene Verlagerung haben wir in der Wanderniere vor uns. Die Diagnose läßt sich klinisch an Hand des Palpationsbefundes (der unter den Händen weggleitenden, losen Niere) wesentlich sicherer stellen als mit Hilfe eines einfachen Röntgenbildes.

Eine Zeitlang war für alle möglichen Beschwerden die Diagnose Wanderniere sehr beliebt. Heute ist man bedeutend zurückhaltender und betrachtet sie nur als Begleitsymptom der allgemeinen Enteroptose, wobei eine urologische Untersuchung nur dann notwendig wird, wenn Verdacht auf Abflußstörungen vorliegt. Diese machen sich in kolikartigen, nach unten ziehenden Schmerzen bemerkbar.

Der Nachweis einer Wanderniere mit Hilfe des normalen Bildes ohne schattengebende Sonde oder Flüssigkeit ist außerordentlich kompliziert. Zu diesem Zweck muß die Niere in verschiedenen Körperlagen (in Expiration, im Stehen und Liegen) dargestellt werden. Dabei läßt die Methode nur dann einen bindenden Schluß zu, wenn in allen Fällen der Nierenschatten deutlich umgrenzbar ist.

Wie schon ausgeführt, kommt es aber weniger auf die Diagnose Wanderniere als vorwiegend auf den Nachweis prähydronephrotischer Zustände an, wofür das Pyelogramm (Abb. 544) allein den anatomisch sicheren Beweis abgeben kann (s. Hydronephrose).

γ) Hydronephrose.

Klinisch kann die Sackniere schmerzlos verlaufen und erst an einer zunehmenden und fühlbaren Schwellung der Nierengegend dem Träger bemerkbar werden. In anderen Fällen tritt ein dumpfer oder kolikartiger Nierenschmerz hervor, begleitet von Harnflut, zuweilen auch Hämaturie. Objektiv nachweisbar ist in solchen Fällen eine glattwandige, elastische, fluktuierende Schwellung in der Nierengegend, die als Hauptsymptom der Hydronephrose zu gelten hat.

Pathologisch-Anatomisches: Unter dem Einfluß dauernder renaler Stauung entsteht eine Retentionsgeschwulst, die sekundär die Nierensubstanz zum Schwinden bringt, so daß in hochgradigen Fällen nur noch Septen aus Resten der Columna Bertini oder der Gefäße die sackartigen Erweiterungen trennen.

Die Ursache der Retention liegt in einem Hindernis, das entweder in der Niere selbst, — in einem gestörten Lageverhältnis der Niere zum Harnleiter, in einem Klappenmechanismus — oder in einem Hindernis im Ureter (Stein) oder am Übergang zur Blase liegen kann.

Demgemäß unterscheidet man zwischen angeborenen oder erworbenen Hydronephrosen. Letztere lassen als Ursache der Retention am häufigsten Steine, seltener eine Kompression des Ureters durch Tumoren, Abknickung, Stenosen oder durch Lageveränderungen der Niere bei abnormer, Beweglichkeit (Wanderniere) erkennen.

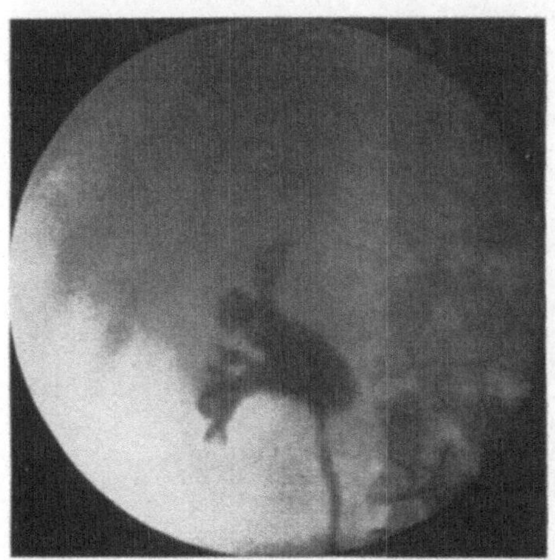

Abb. 546. Prähydronephrose mit kolikartigen Stauungsbeschwerden bei abnormer Anlage des Nierenbeckens und der Uretermündung. Nach JOSEPH: Die Harnorgane im Röntgenbild. Georg Thieme 1926. Erweitert sind die Kelchspitzen, erweitert ist das Nierenbecken mit den Kelchen 2. Ordnung, während die Kelche 1. Ordnung noch schmal erscheinen.

Die mechanischen Hindernisse der angeborenen Hydronephrose sind ähnlich (Fehlen des Ureters, angeborene Stenosen, Abknickung durch angeborene Nierenverlagerung [Dystopie], durch eine abnorme Nierenarterie, Schleifen- und Achsenknickung im Ureter, Mißbildung der Harnröhre). Hydronephrosen im Kindesalter sind selten, meist entwickeln sie sich erst, — auch bei angeborenen Hindernissen —, im reiferen Alter (20—40 Jahre).

Man spricht von offenen und geschlossenen Hydronephrosen. Bei den offenen ist das Hindernis nicht vollkommen. Es kommt hin und wieder zu Entleerungen des prall gefüllten Sackes. Kehrt dieser zum normalen Umfang des Nierenbeckens zurück, so liegt eine intermittierende Hydronephrose vor, bleibt aber ein Restharn bestehen, wird die Hydronephrose als remittierend bezeichnet.

Röntgenbild: Klinisch kann die Diagnose am Fehlen der Funktion, an Hand des tastbaren und fluktuierenden Tumors sehr leicht sein. Sobald aber der charakteristische Urinbefund, die Anamnese in ihren Hauptzügen fehlt, sobald die Hydronephrose noch klein und die Nierenfunktion wenig gestört ist, treten erhebliche Schwierigkeiten auf, die mit Hilfe der Röntgenuntersuchung spielend gelöst werden.

Schon das normale Bild ohne schattengebende Substanzen weist zuweilen auf eine allgemeine Vergrößerung des Nierenschattens hin. Als Besonderheit für die Hydronephrose findet sich dabei die Angabe, daß die Begrenzung des unteren Poles eine eigentümliche Doppelung der Konturen besitzt, dadurch hervorgerufen, daß sich der hydronephrotisch erweiterte Beckensack über die untere Grenze des Nierenparenchyms hinweglegt. Als einen Beweis für das Vorliegen einer Hydronephrose möchte ich jedoch dieses Symptom nicht hinstellen, da auch eine kompensatorisch vergrößerte Niere, ein Nierentumor oder eine cystische Entartung solche Doppelkonturen herbeiführen können. Höchstens wird ein solcher Befund den Verdacht auf die Hydronephrose lenken.

Wesentlich sicherer macht die schattengebende Sonde auf eine Sackniere aufmerksam. Die Sonde läßt sich 40 und 50 cm hochschieben und erscheint dabei im Röntgenbilde in Höhe des Nierenbeckens mehrfach aufgerollt, ein sicherer Beweis dafür, daß das Nierenbecken außerordentlich stark erweitert sein muß.

Anschaulicher und anatomisch überzeugender dagegen ist das Pyelogramm (Abb. 545). Die Kelche sitzen wie weite Röhren dem stark erweiterten Becken auf oder verschwinden ganz in einem mächtigen, scharf begrenzten Schatten (Abb. 548). Bei beginnender Hydronephrose erweitern sich zunächst die Kelchspitzen kugelartig, so daß sie nach einem Vergleich von JOSEPH (Abb. 546) wie Kragenknöpfe dem verschmälerten Hals aufsitzen.

Nicht nur die sackartige Erweiterung tritt im Bilde charakteristisch hervor, das Pyelogramm kann uns auch recht oft über Ort und Art des Hindernisses weitgehende Auskunft geben. Zu achten ist dabei auf eine Verlagerung der Niere und auf Schleifen, Strikturen, Verkürzungen oder Verlängerungen des Ureters.

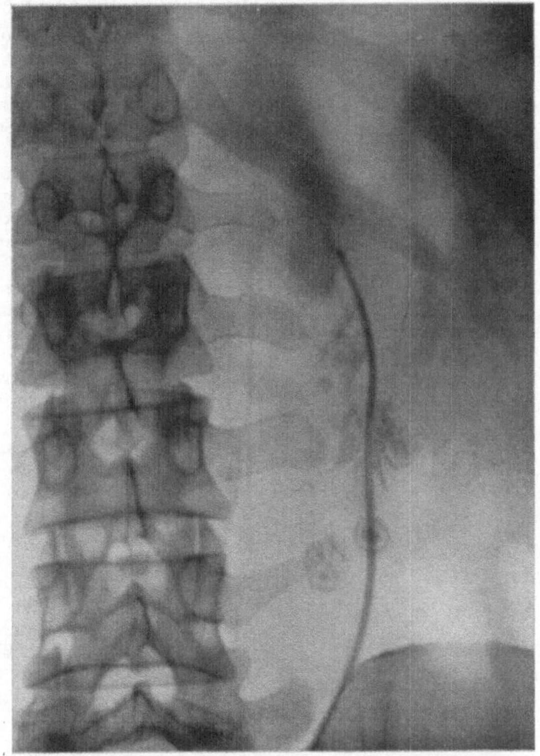

Abb. 547. Infizierte Steinniere mit zahlreichen Kalkschatten in der Umgebung der eingeführten Sonde bei einer 36jährigen (vgl. Abb. 548).

Handelt es sich um eine geschlossene Hydronephrose, so muß naturgemäß die Füllung des Nierenbeckens ausbleiben. In solchen Fällen sollte man nicht versäumen, den Ureterkatheter bis zum Hindernis vorzuschieben und eine Kontrastfüllung zu versuchen. Zuweilen fließt doch noch die schattenspendende Masse am Hindernis vorbei — besonders wenn ein Steinverschluß vorliegt — und füllt die hydronephrotisch erweiterten Nierenkelche und Ureterteile. Aber auch bei vollständigem Verschluß läßt der peripher gefüllte Ureter Höhe und Art der Striktur so weit erkennen, daß der Chirurg ausreichende Anhaltspunkte für sein operatives Eingreifen gewinnt.

Die Frühdiagnose prähydronephrotischer Zustände gelingt nicht immer so einwandfrei, wie das mit Hilfe des Pyelogramms wünschenswert wäre. Im allgemeinen erkennt man nämlich die Erweiterung der Kelchsysteme, den „Kragenknopf" an ihrer Spitze erst dann, wenn die Papillen atrophisch geworden und eingeschmolzen sind, wobei als charakteristisch zu gelten hat, daß die Kelchgrenzen durchaus scharf bleiben.

Differentialdiagnose: Die Sackniere ist ein mechanisches Produkt der verschiedensten Krankheiten. Nicht immer läßt sich Art und Sitz des Hindernisses aus dem Röntgenbild ersehen. Wesentlich klarer werden die Verhältnisse bei sorgfältigstem Vergleich des Pyelogramms mit der Funktionsprüfung der Niere, der Harnuntersuchung und dem klinischen Befund.

Für das operative Handeln ist schließlich weniger der Nachweis einer sackförmigen Erweiterung als in erster Linie die Feststellung der Ursache ausschlaggebend. Die Röntgenuntersuchung soll sich demnach nicht nur mit der

Diagnose Hydronephrose begnügen, sondern gerade dem soeben betonten wichtigsten Punkt das Hauptinteresse entgegenbringen. Für bestimmte Leiden gelingt in der Tat auf Grund pathologisch-anatomischer Überlegungen die Schlußdiagnose einwandfrei. Das gilt vor allem für die Steinniere, die Verlagerungen, in manchen Fällen ebenso für den Tumor (s. diese). Nie darf man aber versäumen, das Ergebnis des Röntgenbildes in das Gesamtbild der klinischen Untersuchung einzureihen.

δ) Entzündungen.

Pyelitis, Pyelonephritis.

Klinisches: Für die Röntgenuntersuchung kommt nur die chronische Pyelitis in Betracht. Diese geht mit Erscheinungen einher, wie sie ähnlich bei der Appendicitis und Cholecystitis bekannt sind. Charakteristisch für die Pyelitis sind: 1. die Pyurie, 2. Schmerzen, 3. Fieber.

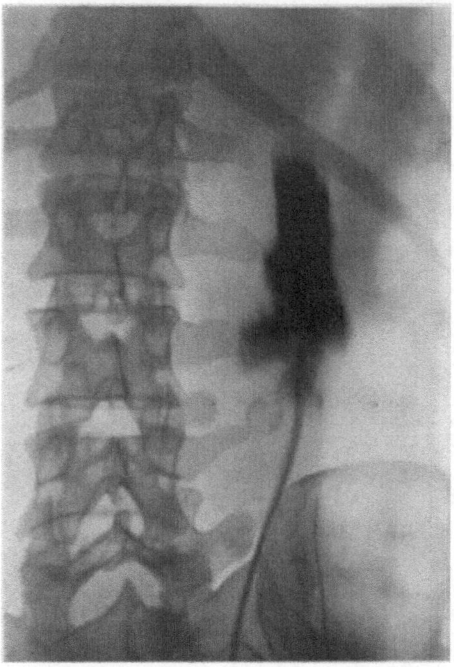

Abb. 548. Der gleiche Fall wie Abb. 547 mit Nierenbeckenfüllung (20 ccm). Nierenbecken hochgradig erweitert. Die Füllmasse umfließt einen großen Teil der auf dem vorigen Bilde sichtbaren Steinschatten.

Pathologisch-Anatomisches: Die chronischen, eitrigen Entzündungen der Niere entstehen meist ascendierend. Bakterien, besonders aus der Coligruppe, gelangen durch den stagnierenden Harn in das Nierenbecken, erzeugen hier zunächst eine Pyelitis, dringen in die Mündungen der Sammelröhrchen und in die Harnkanäle ein und setzen Nekrosen und kleinste Abscesse. Die Markkegel werden in verschieden schwerer Weise geschädigt. Oft sind nur wenige Kegel befallen, zuweilen sämtliche.

So geht die Pyelitis langsam in eine chronisch-eitrige Nephritis über. Die Eiterherde konfluieren, bis das Nierenparenchym weitgehend geschwunden und die ganze Niere in einen Eitersack umgewandelt ist (Pyonephrose).

Den länger dauernden, eitrigen Entzündungen folgen fast immer Verlagerungen der ganzen Niere. Nicht selten kommt es auch zur Peri- oder Paranephritis mit Absceßbildung.

In der Ausheilung bilden sich Narben, die den Hohlraum einengen und verziehen.

Röntgenbild: Im gewöhnlichen Bilde (d. h. ohne Kontrastfüllung) wird nach dem Gesagten höchstens eine unscharfe Nierengrenze zu erwarten sein, ein Symptom, das für eine exakte Diagnose nicht ausreicht. Abnorme Vergrößerungen der Niere als Folgezustand der Pyelitis brauchen nicht vorzuliegen. Diese treten nur auf, wenn eine geschlossene Pyonephrose vorhanden ist.

Schattengebende Sonden bringen uns in der Diagnose ebenfalls nicht weiter. Es bleibt demnach nur das Pyelogramm, vor dessen Anwendung aber eine Reihe von Urologen gerade bei den eitrigen Infektionen dringend warnen. Das Nierenbecken ist sehr wenig widerstandsfähig und kann infolgedessen leicht überdehnt werden. Auch ist das Fortschreiten einer Pyelitis nach Füllung des Nierenbeckens (Reizung und Überdehnung) nicht ganz von der Hand zu weisen. Nach der anderen Seite hingegen steht uns kein diagnostisches Mittel zur Verfügung, mit Hilfe dessen wir imstande wären, Aufschluß über die Frage zu gewinnen, wann nun eine Pyelitis konservativ, wann operativ behandelt werden soll. Allerdings taucht diese Frage erst nach monatelang durchgeführter konservativer Behandlung auf. Bleibt aber auch dann noch ein Erfolg aus, nimmt das Allgemeinbefinden immer mehr ab, so wird man sich um so eher zur radikalen Entfernung des kranken Organes entschließen, je früher mit Hilfe des Pyelogramms weitgehende parenchymatöse Veränderungen nachgewiesen worden sind.

Solche Spätzustände haben im Pyelogramm Ähnlichkeit mit der beginnenden Hydronephrose. Becken und Kelche sind erweitert, ihre Spitzen sitzen wie breite Knöpfe dem schmalen Halsteil auf. Das Bild kann aber erst zustande kommen, wenn mit dem eitrigen Zerfall der Markzylinder die Kelchspitzen zerstört sind, und wird der Hydronephrose um so ähnlicher, je weiter die Einschmelzung des Nierenparenchyms vorgeschritten ist (Pyonephrose, Abb. 547, 548).

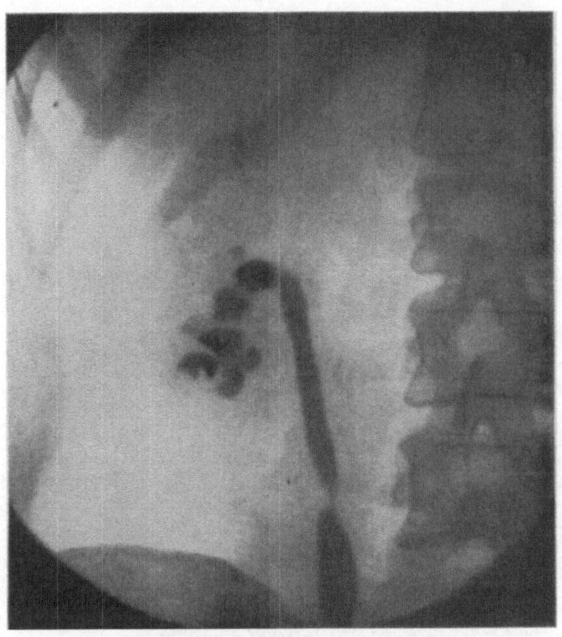

Abb. 549. Kavernöse Nierenbeckentuberkulose. Die Kelche der unteren Nierenhälfte sind erweitert, die obere Nierenhälfte ist schwielig verödet. Die Niere steht tiefer als normal. Am Ureter fehlt die adrenale Windung. In Höhe des 4. Lendenwirbelquerfortsatzes Ureterstenose. Nach JOSEPH: Harnorgane im Röntgenbild. Georg Thieme 1926.

Differentialdiagnostisch sind zu erwägen: Hydronephrose, Tuberkulose, Nierentumor, alles Leiden, die zwar an dem operativen Vorgehen nichts zu ändern vermögen, die sich aber hinsichtlich der Einzelheiten des klinischen Befundes in manchen wichtigen Punkten unterscheiden (s. die betreffenden Abschnitte).

In frischen Fällen versagt die Röntgenuntersuchung.

Tuberkulose.

Klinisches: Die Tuberkulose ist eine der häufigsten Krankheiten der Niere. In 2—5 vH aller Sektionen lassen sich Reste nachweisen. Diese Tatsache steht in gewissem Gegensatz zu den klinischen Erfahrungen und erklärt sich nur daraus, daß die Nierentuberkulose oft überhaupt keine örtlichen Beschwerden setzt, vielmehr die Blasenaffektion stark in den Vordergrund treten läßt.

Zuweilen sind ziehende Schmerzen, mitunter von kolikartigem Charakter, in der Lumbalgegend vorhanden. Oft besteht im Bereich der erkrankten Niere ein deutlicher Druckschmerz. Im allgemeinen ist sie nicht größer an Volumen. Im Gegenteil läßt sich nicht gar zu selten auf der gesunden Seite eine geschwulstartige Vergrößerung (kompensatorische Vergrößerung) nachweisen.

Bei Jugendlichen gilt als wichtigstes Symptom die Blutung. Der Harnbefund fehlt nie. Das Allgemeinbefinden ist meist stark beeinträchtigt.

Pathologisch-Anatomisches: Nach heute allgemein gültiger Anschauung gelangen die Tuberkelbazillen auf dem Blutwege in die Niere. Es entsteht damit die lokale chronische Nierentuberkulose, die im Gegensatz zu der akuten Nierentuberkulose steht, wie sie im Rahmen einer Miliartuberkulose sekundär metastatisch auftritt. Nachdem Tuberkelknötchen im Bereich des infizierten Teiles entstanden sind, bleibt die sekundäre Verkäsung, der Zusammenfluß der verkästen Partien zur Kaverne nicht lange aus. Die Infektion greift immer mehr um sich. Eitererreger aus dem Blut oder ascendierend aus dem Harn treten hinzu. Die Niere schmilzt weitgehend ein, oder sie wird in eine schwielige, schrumpfende und teils verkalkende Masse verwandelt.

Endzustand: Vollkommener Schwund des Nierenparenchyms mit Bildung großer, cystischer, mit Eiter, verkästen Brocken oder Kalk gefüllter Hohlräume (Kavernen), die teils mit dem Nierenbecken in Verbindung stehen, teils geschlossen bleiben. In 20 vH der Fälle sind beide Seiten erkrankt. Mit dem Eiter werden massenhaft Tuberkelbazillen ausgeschieden.

Die sekundäre Infektion der abführenden Harnwege bleibt nicht aus. Auch im Ureter bilden sich Tuberkelknötchen, die sekundär käsig, geschwürig zerfallen. Das gleiche gilt für die Blase, besonders in der Umgebung der Uretermündung. Eine Cystitis ist die weitere Folge und häufig das erste und einzige klinische Symptom. Dabei kann der Urin vollkommen steril sein.

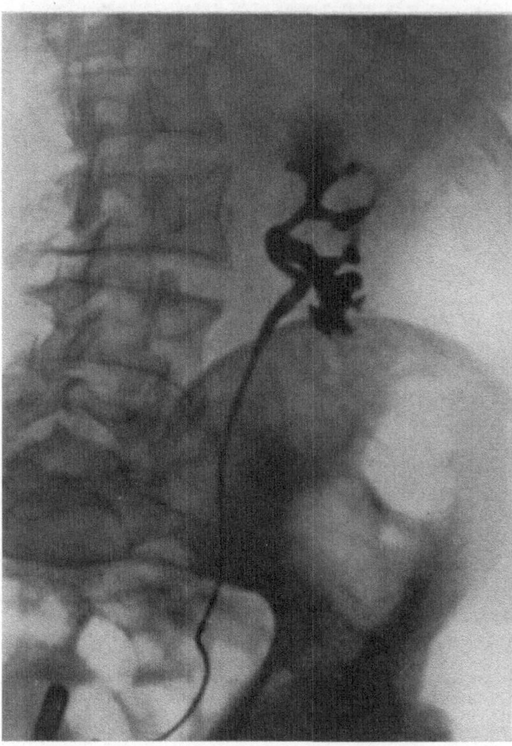

Abb. 550. Pyelogramm, das mit seinem unteren Pol den Beckenkamm berührt, am oberen auffallend breite Kelche besitzt und dessen Übergang zum Ureter deutlich geschlängelt ist. Das Bild konnte nur durch eine hochgradige Verdrängung des Pyelogramms nach unten zustande kommen. Cystoskopisch fehlten Zeichen eines Nierenbeckentumors. — Operation: Kindskopfgroßer Tumor, der von der Nebenniere ausgeht und die vollkommen normale Niere stark nach unten drängt.

Röntgenbild: Auch ohne Benutzung schattengebender Substanzen kann der scharf umrissene Nierenschatten dadurch auffallen, daß in der sonst homogenen Schattendichte eigentümlich rundbogig begrenzte, cystische Aufhellungen hervortreten, die den kavernösen Räumen entsprechen dürften (vgl. Baetzner). Ein solches Bild ist jedoch selten. Auch wird es hinsichtlich der schwerwiegenden Diagnose Nierentuberkulose nie eine Entscheidung zulassen, denn die Hydronephrose oder überlagernde Darmschatten können ähnliche Bilder erzeugen.

Weit wichtiger ist der Nachweis von Kalkbeschlägen in den Kavernen, deren sekundäre Verkalkung bei der Nierentuberkulose so hochgradig sein kann, daß die Bilder andererseits leicht mit einer Steinniere verwechselt werden (Abb. 547 und 548).

Besonders schwierig ist zuweilen die Erkennung der kranken Seite. In $^1/_5$ der Fälle sind nämlich beide Nieren ergriffen. Außerdem lassen auch in anderen Fällen Funktionsprüfung und Urinbefund mit Sicherheit eine Entscheidung zwischen rechter und linker Seite nicht immer zu. Desto wichtiger wird das Röntgenbild.

Die Einführung schattengebender Sonden bringt uns weiter, wenn hochgradige Aussackungen des Nierenbeckens im Sinne einer Pyonephrose bestehen. Die Sonde läßt sich abnorm weit hochschieben. Sie rollt sich auf.

Das Pyelogramm ist in den letzten Jahren in seiner Wichtigkeit für die Diagnose Tuberkulose immer mehr hervorgetreten. Aus den gleichen Gründen, wie sie bei den eitrigen Infektionen genannt sind, wird aber die Pyelographie von einer Reihe namhafter Urologen (Wildbolz) streng abgelehnt. Zugeben muß man, daß ein tuberkulös verändertes Nierenbecken mit ulcerösem Zerfall weit eher überdehnt, lädiert wird (Perforationsgefahr). Nicht anerkennen kann man jedoch den Einwand, daß nach der Füllung mit Kontrastsubstanz die Tuberkulose progressiv werden könnte, zumal wohl heute allgemein mit dem sicheren Nachweis der Nierentuberkulose die Therapie darin besteht, daß das kranke Organ entfernt wird. Mit der entsprechenden Vorsicht ausgeführt, birgt nach JOSEPH die Pyelographie bei der Nierentuberkulose ebenso wenig Gefahren wie bei den übrigen Nierenleiden.

Das Charakteristikum des Pyelogramms besteht darin, daß die Achse des Nierenbeckens nicht wie normal schräg (Abb. 540) zur Wirbelsäule verläuft, sondern parallel (Abb. 549). Gleichzeitig sind infolge der sekundären Schrumpfung, die ja ein sehr häufiges Begleitsymptom länger bestehender Nieren-Uretertuberkulose ist, Nierenbecken und Ureter stark verkürzt. Demnach verschwinden die charakteristischen Windungen dicht unterhalb der Niere (adrenale Windung) und dicht oberhalb der Blase (paravesikale Windung). Der Ureter verläuft nahezu gestreckt, seine Grenzen werden unregelmäßig, sie umschließen ein breit gefülltes, plumpes Schattenband. Die Niere steht tiefer.

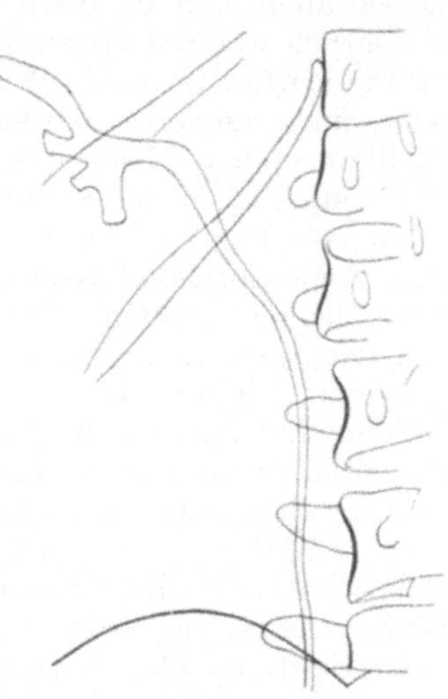

Abb. 551. Nach außen oben verdrängtes Pyelogramm bei einem Nierentumor. (Nach JOSEPH.)

Ganz im Beginn der Tuberkulose werden naturgemäß solche Bilder vermißt. Die Symptome nähern sich den bei der Pyelitis geschilderten. Sobald aber die eitrige Einschmelzung zur Bildung von Kavernen geführt hat, die mit dem Nierenbecken verbunden sind, nimmt das Pyelogramm eine ganz charakteristische Gestalt an (Abb. 549).

Differentialdiagnose: Das Pyelogramm der Nierentuberkulose weist die kavernösen Räume (im Nierenschatten) und die Kalkbeschläge nach, die sich dadurch von der Steinniere unterscheiden, daß deren Grenzen wesentlich regelmäßiger und schärfer verlaufen (s. Nierensteine).

In Frühfällen wird das Pyelogramm ähnliche Bilder aufweisen, wie sie bei der Pyelitis und bei der Hydronephrose beschrieben worden sind.

Sobald Schrumpfungsprozesse eingesetzt haben, gestattet die Stellung der Nierenbeckenachse, der Verlauf des Ureters und der Tiefstand der Niere eine Wahrscheinlichkeitsdiagnose, die jedoch nur berechtigt ist, wenn auch die klinischen Symptome im Sinne einer Tuberkulose verwertet werden dürfen.

ε) Tumoren.

Klinisches: An einen Nierentumor wird zuerst gedacht, wenn im Bereich der Niere eine Geschwulst fühlbar ist. Im Anfang jedoch können die Beschwerden sehr gering sein. Höchstens lassen plötzliches Blutharnen oder kolikartige Schmerzen, die dadurch entstehen, daß der Harnabfluß durch regenwurmartige Gerinnsel versperrt wird, einen Verdacht auf Nierentumor aufkommen.

Pathologisch-Anatomisches: Die gutartigen Nierentumoren spielen für die klinische Diagnostik eine untergeordnete Rolle. Unser Interesse ist vielmehr auf die malignen gerichtet, die schon bei Kindern in abnormer Größe auftreten (Sarkom oder Hypernephrom), häufiger jedoch im höheren Alter beobachtet werden.

Die Tumoren gehen aus vom Nierenparenchym. Sie wachsen entweder infiltrierend, ohne daß es zu wesentlichen Vergrößerungen der Niere kommt (sehr selten), oder knotig (häufigste Form). Es bildet sich der Hauptknoten an einem der beiden Pole, auch wohl in der Nierenmitte. Unter Verdrängung normalen Nierengewebes wächst der Tumor allmählich und bildet schließlich auch zahlreiche Nebenknoten.

Infolge des knotigen, expansiven Wachstums erfährt die ganze Niere eine mächtige Vergrößerung und nimmt eine knollig höckrige Gestalt an. Weiterhin folgt diesem Vordringen der hochgradige Schwund des Nierenparenchyms. Schon früh bricht der Tumor auch ins Nierenbecken ein und neigt zu geschwürigem Zerfall und zur Blutung.

Röntgenbild: Sobald klinisch eine höckrige Geschwulst in der Nierengegend mit übereinstimmendem Urinbefund vorhanden ist, wird die Diagnose Nierentumor nicht schwer sein. Im Anfang jedoch kann beides fehlen, auch erstreckt sich die Entwicklung eines kleinen Tumors zuweilen über Jahre. Da dessen erfolgreiche Therapie aber in erster Linie von einer Frühdiagnose abhängt, so muß unser ganzes Bestreben darauf gerichtet sein, auch bei fehlender Geschwulst mit allen diagnostischen Hilfsmitteln die tumorkranke Niere nachzuweisen. Das Blutharnen allein läßt im Stich. Die Anamnese sagt uns nicht allzu viel Positives. Wesentlich weiter bringt uns das Röntgenbild.

Die einfache Aufnahme ohne schattengebende Substanzen kann im positiven Sinne verwertet werden, wenn sich eine abnorm vergrößerte, eigentümlich knollig begrenzte Niere nachweisen läßt. — Allerdings dürfen solche Bilder nicht mit kompensatorisch vergrößerten Nieren, die als solche gesund sind, verwechselt werden. — Das Fehlen des Nierenschattens an gewohnter Stelle sagt nichts aus. Seine normale Größe auf beiden Seiten macht jedoch einen Tumor wenig wahrscheinlich, wenngleich eine Geschwulst im Beginn, besonders solange sie sich nach dem Nierenbecken entwickelt, keine wesentlichen Umfangsdifferenzen hervorzurufen braucht.

Von Stierlin ist die Darstellung des Dickdarmes für den Nachweis von Tumoren im Bereich der Nierengegend verwertet worden. Bei oraler Breipassage wird im allgemeinen nach 5—8 Stunden der Dickdarm gefüllt hervortreten und dann verdrängt sein, wenn sich der Nierentumor nach vorn entwickelt hat (Abb. 514). Allerdings lassen sich Geschwülste derartigen Umfanges meist auch klinisch palpieren. Immerhin wird mit der Füllung des Dickdarmes, die auch durch Kontrasteinlauf vorgenommen werden kann, ein fühlbarer Tumor zunächst einmal grob anatomisch lokalisiert. Als charakteristisch für die Kolonlage ist von Stierlin die Verdrängung der auf- und absteigenden Darmteile nach der Mitte angegeben worden. Ein sicheres Unterscheidungsmerkmal gegenüber anderen Tumoren dürfte das jedoch nicht sein. Ebensogut kann sich der Nierentumor direkt unterhalb des Kolons entwickeln und den Dickdarm nach vorn, nach der Seite oder nach oben hin verdrängen.

Die Durchleuchtung mit schattengebender Sonde bringt uns in der Tumordiagnose nicht weiter. Hinweise kann die Sonde höchstens auf Folgezustände von Tumoren im Sinne von Ureterknickungen, besonders aber von Nierenverlagerungen geben. Auch die weitere Folge solcher Knickungen und Verlagerungen, die Hydronephrose, ist mit der schattengebenden Sonde, die sich charakteristisch aufrollt, nachweisbar.

Umstritten ist der Wert der Pyelographie. Joseph gibt als Hauptsymptome im Pyelogramm an: 1. Die gewaltsame Verschiebung der Niere aus ihrem Lager, und zwar meistens nach abwärts, da der Tumor sehr häufig von der Nebenniere ausgeht oder sich im oberen Pol entwickelt, 2. Füllungsdefekte im Nierenbecken, 3. exzentrische Erweiterung des Nierenbeckens.

Zu 1: Nicht jeder Nierentumor geht mit einer Verschiebung des Nierenschattens einher. Das Pyelogramm an normaler Stelle schließt deswegen noch keinen Tumor aus. Auch die Verdrängung ist nur mit dem Vorbehalt verwertbar, daß in gleicher Weise Geschwülste der Nachbarorgane, retroperitoneale Tumoren,

Senkungsabscesse den Schatten zu verdrängen vermögen, wenngleich die charakteristische Verschiebung, d. h. die Abdrängung von der Wirbelsäule nach unten außen, wohl in erster Linie dem Nierentumor zukommt (Abb. 550). Beim primären Nierencarcinom kann das Pyelogramm auch nach oben verdrängt sein (Abb. 551). Wichtig ist dabei noch, auf das Verhalten des Ureters zu achten, dessen adrenale Windung ganz verschwindet, und der statt dessen nahezu horizontal verläuft oder zuweilen auffallend lang erscheint.

Zu 2: Besser verwertbar sind die Füllungsdefekte im Pyelogramm. Allerdings wird man bei kleineren Defekten dadurch Täuschungen verfallen, daß vorhandene Steine, kleinste Narben und hydronephrotische Zustände ebenfalls Teile der Nierenkelche 1. und 2. Ordnung ungefüllt lassen. Schließlich muß man auch an die Möglichkeit denken, daß Blutgerinnsel oder käsiger Eiter eine vollkommene Füllung verhindern. Eindeutiger sind jedoch größere Füllungsdefekte (Abb. 552). Sie gestatten mit ziemlicher Sicherheit die Diagnose Tumor, wenn die klinischen Symptome im gleichen Sinne sprechen.

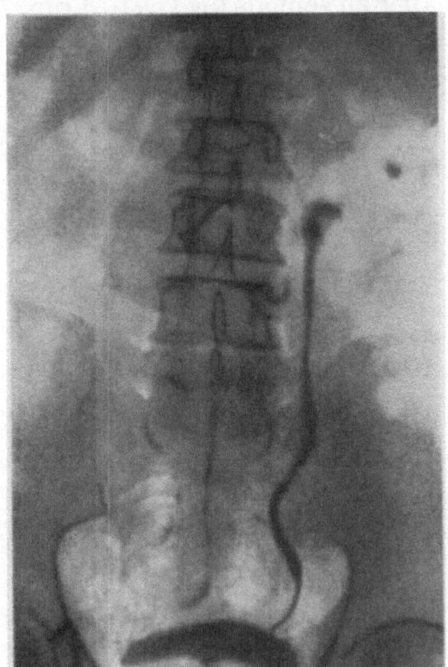

Abb. 552. Pyelogramm eines Hypernephroms, das zapfenartig ins kleine Becken eingewachsen war. Breiter Füllungsdefekt an Becken und Kelchen, von denen nur die Spitzen gefüllt sind. Nach JOSEPH: Die Harnorgane im Röntgenbild. Georg Thieme 1926.

Zu 3: Nierenbeckengeschwülste können außer exzentrischen Defekten auch Erweiterungen auslösen, die aber nur in Übereinstimmung mit den klinischen Befunden verwertbar sind. Auf Grund des Pyelogramms allein sollte die Diagnose Nierentumor nicht gestellt werden.

Differentialdiagnose: Klinisch sind in unklaren Fällen die Hydronephrose, die Pyonephrose und die Cystenniere in Betracht zu ziehen, besonders wenn eine Geschwulst palpabel ist. Das Röntgenbild trägt zur Entscheidung bei, falls das Pyelogramm verlagert ist oder Füllungsdefekte in stärkerem Maße hervortreten. Bei der wesentlich selteneren Cystenniere sind brauchbare Röntgenuntersuchungen kaum bekannt geworden. JOSEPH erwähnt als charakteristisch für diese fast immer doppelseitig auftretende Erkrankung: Entsprechend der Größe des Nierenkörpers ist das Nierenbecken spinnenartig ausgezogen, bis ins Gigantische vergrößert, ohne daß die Kelche wesentlich erweitert sind.

Solange eine tastbare Geschwulst fehlt, wird mitunter die Entscheidung zwischen beginnendem Tumor, Lithiasis, Tuberkulose oder Nephritis außerordentlich schwer sein, so daß die Mehrzahl der Urologen in unklaren Fällen heute immer noch zur operativen Probefreilegung rät. Man sollte dabei nie eine Röntgenuntersuchung unterlassen, eventuell Wiederholung nach mehreren Tagen und Wochen. Diese kann, besonders mit Hilfe des Pyelogramms, zwischen den verschiedenen Leiden differentialdiagnostisch wichtige Entscheidungen treffen, einen Stein erkennen, die charakteristischen Erscheinungen der Tuberkulose hervortreten lassen oder in positivem Sinne durch Verlagerung oder Füllungsdefekte auf einen Nierentumor hinweisen. Fehlen die genannten Symptome, so muß letzten Endes auch das Röntgenbild versagen.

2. Cystographie.

Die Röntgenuntersuchung der Harnblase tritt gegenüber der Untersuchung der Niere in den Hintergrund. Das erklärt sich zwanglos aus den überraschenden, weit überzeugenderen Ergebnissen, die die Cystoskopie mit sich bringt. So wird im allgemeinen die Röntgenuntersuchung der Harnblase nur als eine Hilfsmethode neben der Cystoskopie oder als eine Ergänzung cystoskopischer Befunde betrachtet. Das erklärt uns, weshalb in manchen urologischen Lehrbüchern von dem Radiogramm der Harnblase kaum die Rede ist (vgl. WILDBOLZ).

Trotzdem vermag ein Harnblasenbild weit überzeugender und anatomisch genauer zu sein als die Cystoskopie (vgl. Divertikel). Unerreicht ist die diagnostische Ausbeute, wenn die Cystoskopie versagt oder unmöglich ist, z. B. bei Schrumpfblasen, die ein nicht ausreichendes Gesichtsfeld bieten, ferner bei stark blutenden oder eiternden Blasen, bei Verengerungen der Harnröhre, die das Einführen des Cystoskops unmöglich machen, und schließlich bei Kindern, die sich nicht cystoskopieren lassen.

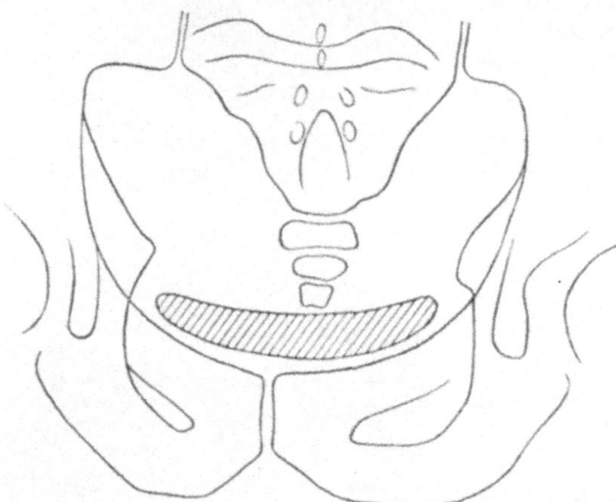

Abb. 553. Skizze von einer normalen Blase im Beginn der Füllung. Die Blase liegt schüsselförmig dicht oberhalb der Symphyse.

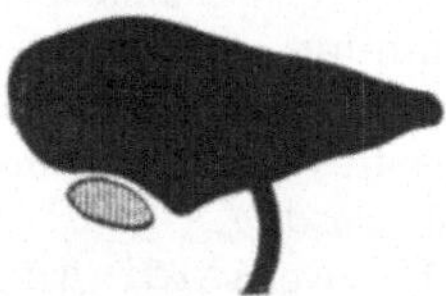

Abb. 554. Normale Blase in Seitenansicht. Nach SGALITZER: Zeitschr. f. Urol. Bd. 15.

Auf die Technik des Harnblasenradiogramms wurde zu Beginn dieses Hauptabschnittes kurz eingegangen. Ohne jedes Hilfsmittel bleibt die Darstellung der uringefüllten Blase Zufallsbefund. Übersichtliche Bilder erhält man durch Einführen von Gas mittelst eines weichen Katheters (Luft, Sauerstoff) in einer Menge von 100—200 ccm. Einzelheiten der Blasenwände zeichnen sich aber in der Luftkugel wenig ab, besonders nicht, wenn sie in benachbarte Schatten des Beckenringes oder der Weichteile hineinprojiziert werden, so daß letzten Endes die Luftfüllung nur noch für bestimmte Krankheiten, z. B. Prostatahypertrophie, in größerem Maßstabe angewandt wird.

Weit mehr leisten die Kontrastfüllungen des Blasenraumes. Wie bei dem Nierenbecken so wird auch hier in überwiegendem Maße Bromnatrium in 25proz. wässeriger Lösung gebraucht, die in einer Menge von 100—150 ccm körperwarm langsam injiziert wird, vorausgesetzt daß die Kapazität der Blase eine solche Menge zuläßt.

a) Das normale Bild.

Die Blasenform im lebenden Körper bietet ein außerordentlich wechselvolles Bild, das von den verschiedensten Faktoren abhängt.

Ausschlaggebend ist zunächst der Füllungszustand. Im Beginn der Füllung stellt sich die Blase schüsselförmig, muldenartig in Höhe der Symphyse ein

(Abb. 553), wird mit zunehmender Füllung oval und schließlich bei stärkster Füllung (d. h. über 200 ccm) unregelmäßig, kugelförmig.

Mitbestimmend für die im Bilde erkennbare Blasenform ist ferner die Aufnahmetechnik. Je nach der Einstellung des Zentralstrahles muß sich eine verschiedene Blasenperipherie auf dem Bilde abzeichnen. In der gewöhnlichen Ansicht mit dem Strahlengang von vorn nach hinten, bei leicht schräg geneigtem Zentralstrahl kopfwärts sind die Seitenteile stärker konvex als die oberen und unteren Grenzen. Eine ähnliche Form stellt sich nach einer Füllung mit 100 bis 125 ccm bei axialem Strahlengang ein. Zu dieser Aufnahme sitzt der Patient auf der Platte, lehnt sich mit seinem Oberkörper etwas zurück, während der Zentralstrahl schräg von oben nach unten auf die Blase eingestellt wird. Auf dieser Aufnahme, die nahezu um 90° gegenüber der ersten gedreht ist, zeichnet sich vorwiegend die hintere und vordere Blasenwand ab.

Ganz überraschend ist das Seitenbild der Blase, auf das SGALITZER besonders aufmerksam gemacht hat (Abb. 554). Im großen und ganzen behält der Kontrastschatten Dreieckform bei. Die obere Grenze, von SGALITZER Blasendach genannt, bildet eine schiefe Ebene mit sehr variablem Verlauf, die nach hinten abfällt. Die hintere oder rektale Wand verläuft ziemlich gradlinig; an der Grenze vom unteren zum mittleren Drittel geht die Urethra ab. Die vordere oder Symphysenwand steht stumpfwinklig zu der rektalen Wand und läuft in einem flachen Bogen zum Blasendach zurück. Demnach bildet nicht das Orificium urethrae inferior den tiefsten Punkt, sondern die vordere Partie der rektalen Wand, die von SGALITZER auch mit Sinus vesicae bezeichnet wird. Mit zunehmender Füllung geht im Seitenbilde die Dreiecksform verloren, alle Grenzen runden sich ab.

Die bisher beschriebenen Formen entsprechen dem Ruhezustand der Blase (Diastole).

Mit der Kontraktion der Blasenwand (Miktion, Systole) verliert das Schattenbild die ovale Form, es wird kreisrund. Auch tritt zuweilen eine leichte Zähnelung der Schattengrenze auf (ist in Parallele zu setzen mit der Zähnelung der Magenkurvatur). Die Verkleinerung nimmt konzentrisch ab. Dabei ist der Abschluß gegen Ureteren und Harnröhre stets vollkommen.

Nicht nur Füllung, Aufnahmetechnik und der soeben erläuterte Spannungszustand bestimmen die Gestalt der Blase, in Rechnung setzen muß man beim normalen Bild auch den Druck der auf ihr lastenden Organe (intraabdominellen Druck) sowie das Geschlecht und das Alter des Patienten.

Die Kapazität der Blase ist im Durchschnitt zwischen 250 und 400 ccm anzunehmen. Die Einmündung der Harnleiter im Bereich des Trigonums bleibt während der Füllung ziemlich konstant liegen, die Verschiebung der beiden Öffnungen gegeneinander beträgt etwa ein Drittel ihrer verhältnismäßig geringen Distanz.

b) Das Blasendivertikel.

Klinisches: Divertikel machen sich im allgemeinen erst im höheren Alter bemerkbar. Als charakteristisch für die Krankheit wird angegeben die Miktion in zwei Portionen, wobei die erste unter kräftigem, die zweite unter geringem Druck erfolgt. Die Folge der Divertikelbildung zeigt sich in der Harnretention, in Entzündungen der Blasenschleimhaut (Cystitis) und schließlich auch in Hämaturie.

Pathologisch-Anatomisches: Es wird unterschieden zwischen den angeborenen und den erworbenen Blasendivertikeln. Die angeborenen Formen treten meist in der Einzahl, die erworbenen in der Mehrzahl auf. Lieblingssitz: Umgebung der Uretereinmündung (Uretermündungsdivertikel), Blasenscheitel (Urachusdivertikel), seltener die Seitenwand. Das Trigonum beteiligt sich nie an der Divertikelbildung.

Die Divertikel stellen Ausstülpungen der Blasenschleimhaut mit und ohne Beteiligung der Muskulatur dar, die bis zu Faustgröße erreichen können und durch einen muskulärabschnürbaren Hals mit dem Blasencavum verbunden sind. Die Neigung zur Retention im Divertikelraum hat Infektionen, Konkrementbildungen zur Folge.

Ursache: Druckerhöhung im Blasenraum bei den verschiedensten Retentionen nach Tumor, Prostatahypertrophie, Harnröhrenstrikturen usw.

Röntgenbild: Im allgemeinen wird es dem Erfahrenen nicht schwer sein, aus dem cystoskopischen Bilde die Diagnose Divertikel zu stellen. Damit weiß er jedoch noch nichts über Sitz und Ausdehnung dieses Divertikels, zwei Dinge, die für den operativen Eingriff von größter Wichtigkeit sind.

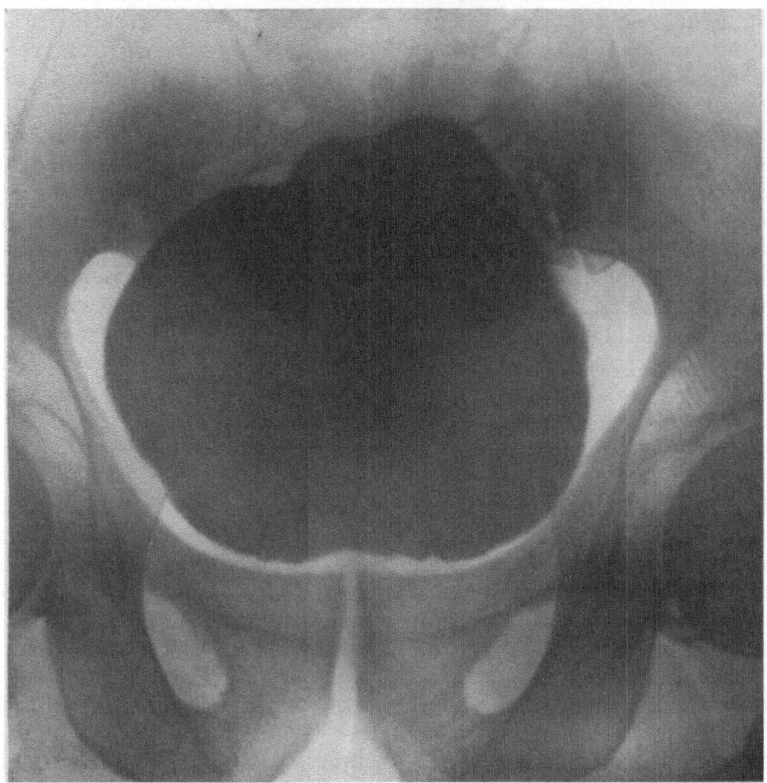

Abb. 555. Großes Blasendivertikel bei einem 57jährigen in der Ansicht von vorn nach hinten. An dem Blasenscheitel sitzt hinten links eine unregelmäßig begrenzte, flach bogenförmig verlaufende Kuppe. Die Blasengrenzen sind an einigen Stellen unregelmäßig (Balkenblase, operativ bestätigt, vgl. Abb. 556).

Ein Divertikel läßt sich darstellen:

1. Mit Hilfe der eingeführten Uretersonde. Sie rollt sich wie beim vergrößerten Nierenbecken auf. Ihre Lage im Röntgenbild läßt Wahrscheinlichkeitsschlüsse auf Sitz und Ausdehnung des Divertikels zu.

2. Weit überzeugender sind die Schattenbilder nach Bromnatriumfüllung. Diese gelingt sowohl von der Blase aus mit einem gewöhnlichen Katheter als auch dadurch (und zwar sicherer), daß man mit Hilfe eines Cystoskops und eines Ureterenkatheters den Sack durch die sichtbare Öffnung direkt füllt. Je nachdem, wo ein solcher Nebenraum der Blasenhöhle sitzt, wird es notwendig sein, die gefüllte Blase in den verschiedensten Ebenen auf dem Bilde festzuhalten, am besten in allen dreien, da sonst der Seitenraum einmal in den Schattenbereich der normalen Blase fallen kann und so der Beobachtung entgeht (Abb. 555 und 556).

Sehr wertvoll ist zuweilen auch das von SCHÖNFELD und KRAFT empfohlene Vorgehen. Sie füllen die Blase mit 150 ccm und lassen alsdann die Hälfte ab. Dabei bleiben die Divertikelräume noch gefüllt, während das eigentliche Blasencavum wesentlich kleiner wird und somit die Divertikel hervortreten läßt.

Die Ränder der Divertikel treten nicht immer, wie man erwarten sollte, glattrandig hervor. Eine Divertikelblase besitzt im allgemeinen hypertrophische Muskelwülste und Balkenstrukturen, so daß sich die Schattengrenze leicht gezähnelt abzeichnet.

Differentialdiagnose: Im allgemeinen dürfte die Röntgenuntersuchung die souveräne Methode für die Feststellung von Blasendivertikeln hinsichtlich ihrer Lage und Größe sein. Eine Täuschung ist bei größeren Säcken mit scharfen Rändern eigentlich unmöglich. Nur wenn bei den erworbenen Divertikeln kleinste Ausstülpungen der Blasenwand aufsitzen, können Phlebolithen oder sonstige Konkremente eine Fehldiagnose zulassen.

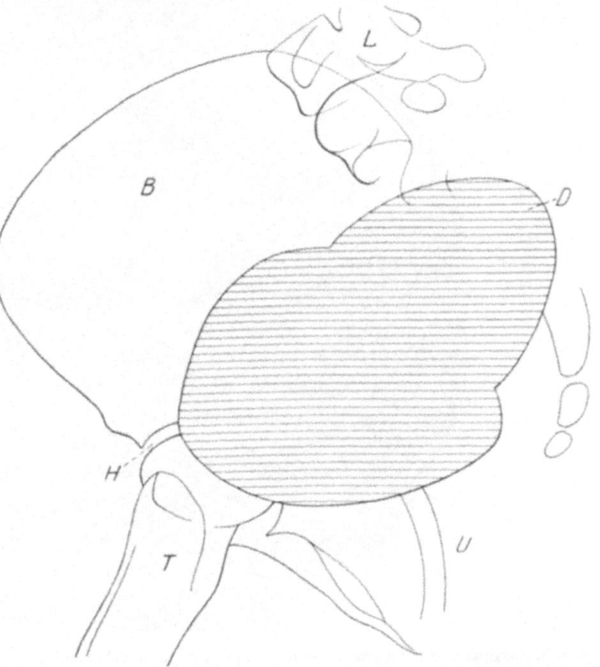

Abb. 556. Skizze eines Blasendivertikels in Seitenansicht. Der gleiche Fall wie 555. B = Beckenschaufel, H = Hüftgelenk, T = Trochanter, U = Urethra, L = Lendenwirbelsäule, D = Divertikel.

Schließlich wäre noch an die Möglichkeit zu denken, daß ein Hohlraum der Nachbarschaft durch eine Fistel mit dem Blasencavum in Verbindung steht, ein Zustand, der äußerst selten und als solcher z. B. nach Durchbruch einer Ovarialcyste beschrieben worden ist (BROUGERSENA). Nicht ganz unmöglich ist ferner, daß sich Kalkkonkremente der Umgebung dem Cavum anlagern. Sie werden aber sehr bald erkannt, wenn man nicht versäumt, vorher ein Normalbild ohne jedes Füllungsmittel aufzunehmen.

c) Blasentumoren.

Klinisches: Das hervorstechendste Merkmal besteht in der heftigen profusen Blutung, die plötzlich auftreten und zeitweilig fehlen kann. Mit zunehmendem Wachstum der Geschwulst kommt hinzu Harndrang, Retention, eventuell Albuminurie.

Pathologisch-Anatomisches: Röntgenologisch wichtig ist das Verhalten der Tumoren gegenüber der Blasenhöhle. Sie stammen fast ausnahmslos vom Blasenepithel ab, zeigen entweder ein infiltratives, die Blasenwand wenig veränderndes Wachstum oder bilden papilläre, tumoröse Wucherungen (Zottenkrebs, papilläres Carcinom), die in das Cavum hineinragen, hier geschwürig zerfallen und bluten. Der häufigste Sitz der Blasentumoren ist das Trigonum, seltener die Hinterwand, zuweilen die Seitenwände.

Röntgenbild: Das allgemeine Charakteristikum des fungös wachsenden Tumors zeigt sich, — ähnlich wie wir es am Oesophagus und am Magen-Darmkanal schon kennen gelernt haben —, auch im Blasenfüllungsbilde an unscharfen, angenagten Konturen, an Füllungsdefekten, die jedoch erst dann deutlich werden, wenn der Tumor entsprechende Größe erreicht hat (Abb. 557). Kleinere langgestielte, im Verhältnis zur gesamten Blase wenig raumeinengende Papillome entgehen der röntgenologischen Darstellung, größere kann das gleiche Schicksal ereilen, wenn versäumt wird, das Füllungsbild von verschiedenen Seiten zu fassen (Abb. 558 und 559). Aus diesem Grunde verdient besonders das Trigonum unsere erhöhte Aufmerksamkeit.

Zuckerkandl hat außerdem ein Verfahren angegeben, daß eine Fehldiagnose verhüten hilft. Er füllt zunächst die Blase mit Kontrastflüssigkeit (10 proz. Kollargol), läßt diese nach Anfertigung eines Röntgenbildes ab und füllt nun Luft

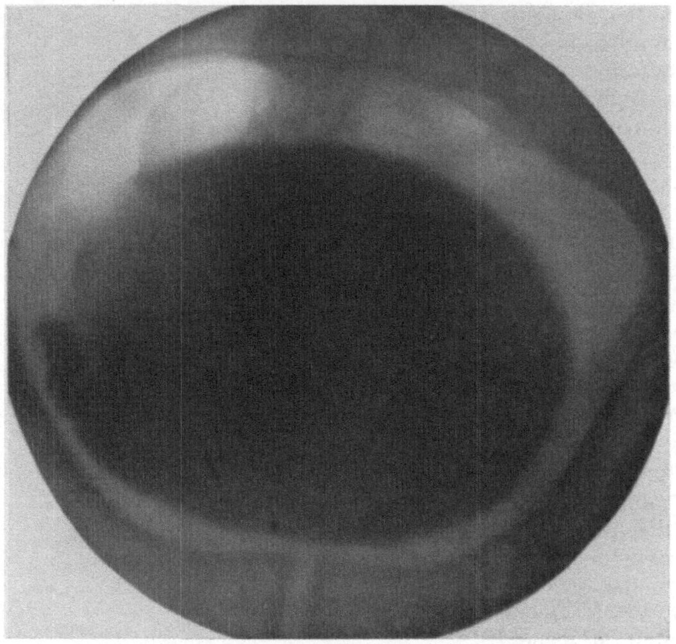

Abb. 557. Blasencarcinom bei einem 75jährigen in der Ansicht von vorn nach hinten. In der rechten Seitenwand große Aussparung, die teils scharfzackig begrenzt ist, teils allmählich in den normalen Blasenschatten übergeht. Cystoskopisch fand sich oberhalb des rechten Ureters ein zottiger, breitbasiger, stark zerklüfteter Tumor.

oder Sauerstoff nach (Aufnahme). Während die erste Aufnahme ein Negativ des Tumors zeigt, bleibt bei der zweiten so viel Kontrastflüssigkeit im Bereich des Tumors hängen, daß gegenüber der Luftsäule sein Positiv deutlich in Erscheinung tritt.

An Hand des Röntgenbildes läßt sich nicht entscheiden, welcher Art der nachgewiesene Tumor ist, ob benigne, ob maligne, ob er primär von der Blase ausgeht oder sekundär auf diese übergreift. So kann ein Rectumcarcinom in der Nähe des Trigonums auch Füllungsdefekte setzen (Abb. 558 u. 559).

Die infiltrierend wachsenden Blasentumoren verhalten sich ähnlich wie die des Magen-Darmkanals. Sie verursachen zunächst entsprechend der Infiltration starre Wände, die leicht höckrig, uneben sind und deshalb die normalen Blasenbewegungen (Ausdehnung, Kontraktion) nicht mitmachen. Das Schattenbild verliert die scharfe und gleichmäßige Umrandung. Jedoch wird aus solchen Symptomen die Diagnose Tumor nur bei wiederholter Untersuchung und dann auch nur mit Wahrscheinlichkeit zu stellen sein. Kleinere Infiltrationen müssen dem Röntgenologen entgehen.

Was über die papillären Carcinome der Blase gesagt worden ist, gilt auch für die infiltrierend wachsenden. Aus dem Röntgenbild allein läßt sich nichts über die Art des infiltrierenden Prozesses sagen. Er kann entzündlich sein, kann nach operativen Eingriffen zustande gekommen, aus der Nachbarschaft fortgeleitet sein (Perimetritis usw.) und sich schließlich im Verlauf des Geschwulstwachstums selbst entwickeln.

Differentialdiagnose: Im allgemeinen wird dem Röntgenbild nur die Rolle der Bestätigung des cystoskopischen Bildes zukommen. Muß die Cystoskopie unterbleiben, so stellt der Röntgenologe an Hand der Schattenumrisse eine Diagnose, die an Sicherheit grenzt, sobald charakteristisch ausgefranste Defektbilder

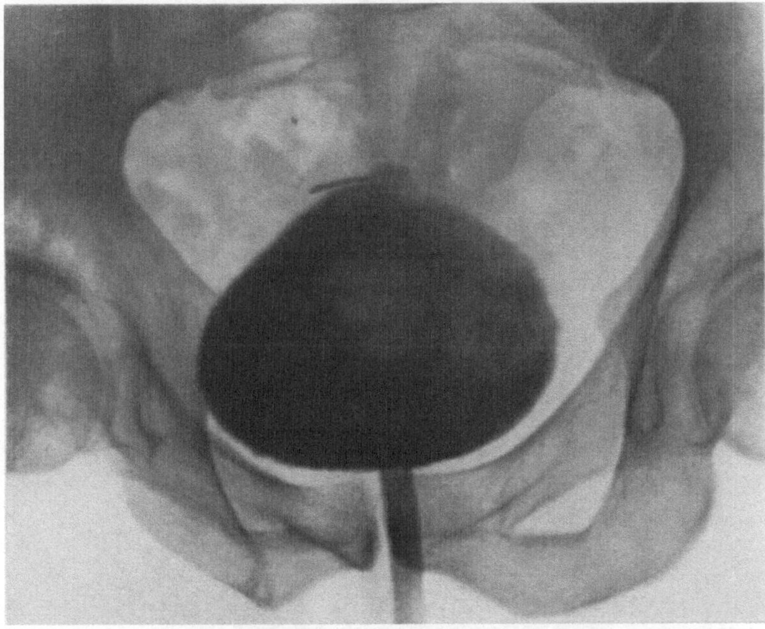

Abb. 558. Mächtiger Blasentumor der linken Hinter- und Seitenwand, der im Bild eine deutlich erkennbare Aussparung hervorruft. Ausgang: Rectumcarcinom, das auf die Hinterwand der Blase übergegriffen hat (siehe Abb. 559).

vorhanden sind, die aber auf sehr schwanken Füßen steht, wenn es sich nur um eine atypische, abgeflachte oder eingedellte Blasenform bei infiltrierend wachsendem Tumor handelt.

Von anderen Krankheitsbildern kommen noch in Betracht:

1. Die allgemeine Prostatavergrößerung. Sie dellt auch das Trigonum eigentümlich flachbogig vor (Abb. 560), läßt aber scharfe Bogenränder erkennen, die nur dann leicht unregelmäßig-zackigen Verlauf nehmen, wenn die Prostata durch ein Carcinom vergrößert ist.

2. Sekundär auf die Blase übergreifende Geschwülste. Mit Sicherheit sind diese von den primären Blasengeschwülsten an Hand des Bildes nicht zu trennen.

3. Auch ein Blasenstein oder ein Blasenfremdkörper kann einmal einen Füllungsdefekt ähnlicher Natur setzen. Die Konturen verlaufen aber wesentlich glatter. Zudem wird der Irrtum bald erkannt, wenn die Kontrastflüssigkeit durch Gas ersetzt worden ist (Verfahren nach ZUCKERKANDL).

d) Blasenentzündungen.

Sie können sich röntgenologisch nur dann bemerkbar machen, wenn sekundär die Blasenwände in Mitleidenschaft gezogen sind. Eine einfache Cystitis muß demnach der röntgenologischen Darstellung entgehen.

Die stärksten Wandveränderungen sehen wir bei der Blasentuberkulose, die aber als solche wohl nie primär, sondern fast immer sekundär ascendierend oder descendierend aus dem Urogenitalsystem fortgeleitet ist.

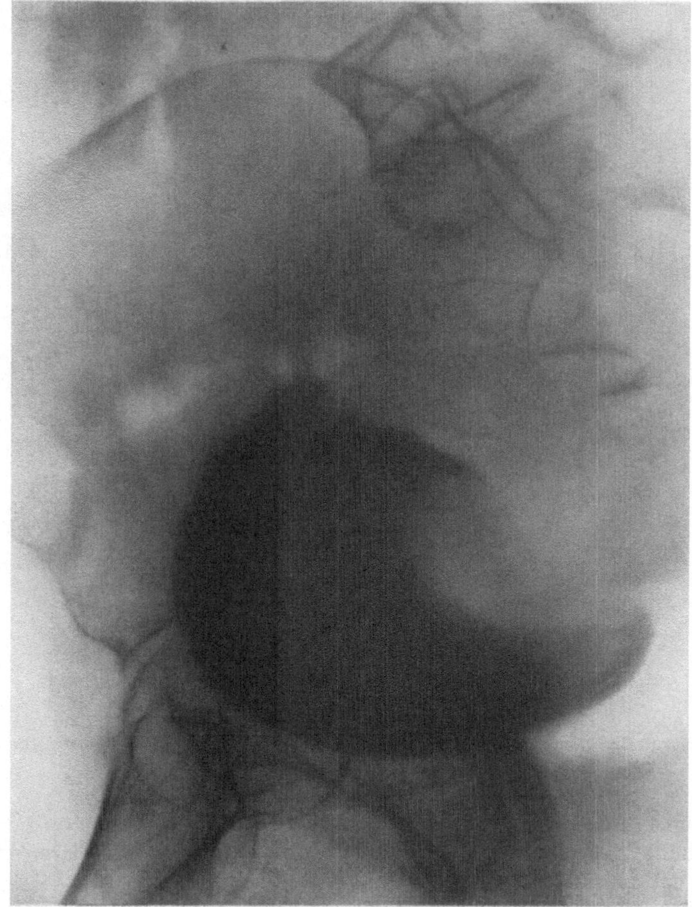

Abb. 559. Der gleiche Fall wie 558 in Seitenansicht. Mächtige Aussparung an der Hinterwand der Blase infolge eines auf die Blasenwand übergreifenden Rectumcarcinoms.

Das Röntgenbild der Blasentuberkulose bietet nichts Charakteristisches. Es kommt zu Verziehungen der Blasenform, zu hochgradigen Veränderungen, sobald der Schrumpfungsprozeß an der Wand eingesetzt hat. Ferner machen sich spastische Begleitsymptome bemerkbar, indem die Schattengrenzen eine charakteristische Zähnelung erfahren oder indem sich die ganze Blasenhöhle bis auf Kleinapfelgröße zusammenzieht. Dieser als Schrumpfblase bezeichnete Zustand wird zwar am häufigsten bei der Blasentuberkulose gefunden, kann sich jedoch auch als Folge einer schweren Cystitis einstellen. Damit einher geht nicht selten eine Ureterinsuffizienz, die sich im Füllungsbild dadurch bemerkbar macht, daß die Anfangsteile des Ureters als bandförmige, nach oben ziehende Schatten hervortreten.

Erwähnt werden müssen außerdem noch die Kalkinkrustationen bei der Blasentuberkulose, die eigentümlich unregelmäßig in der verschiedensten Intensität hervortreten und leicht mit Blasensteinen verwechselt werden können (vgl. auch Abb. 404).

e) Die Prostata im Röntgenbild.

Alle Prozesse, die mit einer Vergrößerung der Prostata einhergehen, drängen die Blasenwand in der Mittellinie von der Symphyse ab. Die Blasenhöhle erhält somit eine charakteristische Nieren- oder Kartenherzform (Abb. 560), die besonders deutlich hervortritt, wenn man statt der schattengebenden Kontrastmittel Luft einführt, da nämlich die Vorderwand der Blase solche Eindellungen im Kontrastschatten leicht überdeckt.

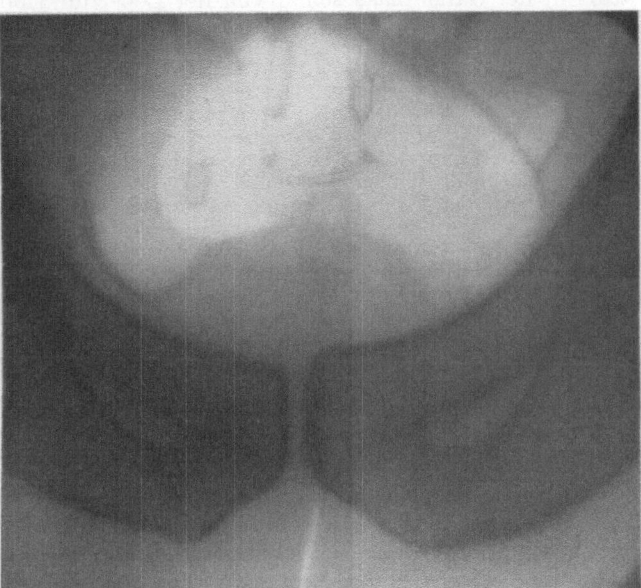

Abb. 560. Prostatahypertrophie bei einem 59jährigen in der Ansicht von vorn nach hinten. Die Blase ist mit Luft gefüllt und zeigt charakteristische Nierenform, die nur in der rechten Hälfte durch eine Luftansammlung im Rectum nochmals aufgehellt wird. Der Fall ist operativ bestätigt.

Ein solches Bild gestattet jedoch noch keine bindenden Schlüsse auf den vorliegenden Prozeß. In Betracht kommen:

1. als das häufigste wohl die Prostatahypertrophie, wobei die charakteristische Vergrößerung des Mittellappens ausschlaggebend für die Nierenform des Bildes ist.

2. Die gleiche Form kann aber auch das Prostatacarcinom und -sarkom haben, das nur dann eine eigentümliche Zähnelung der Schattenkonturen setzen wird, wenn es auf die Blasenwand übergegriffen hat.

3. Schließlich muß an die verhältnismäßig seltenen Prostatasteine gedacht werden, die sich jedoch im Röntgenbild an den charakteristischen Verdichtungen im Prostataschatten verraten.

Die häufigste Ursache der Abdrängung der Blase von der Symphyse wird demnach in der Prostatahypertrophie zu suchen sein, wobeieine Vergrößerung des Mittellappens die kartenherzförmige Einengung der Blasenhöhle entstehen läßt, eine Vergrößerung der Seitenlappen hingegen die Blasenwand mehr im flachen Bogen vorbuchtet.

Nebenbei sei auf die Begleitsymptome der Prostatahypertrophie aufmerksam gemacht. Sie äußern sich an der Blase in einer eigentümlichen, grobzackigen Grenze, hervorgerufen durch hypertrophische Muskelwülste, die wir im Gesamtbilde als Balkenblase bezeichnen. Ferner können Divertikel in der Prostatablase entstehen, und schließlich finden sich nicht selten Konkremente im Recessus retroprostaticus, in jenem Teil, der cystoskopisch außerordentlich schwer zu überblicken ist.

e) Cholecystographie.

1. Technik.

In der Gallenblasendiagnostik ist ein entscheidender Schritt getan, nachdem auch die Gallenwege durch Kontrastmittel sichtbar gemacht worden sind. Zwar hat sich das zunächst von BURCKHARDT und MÜLLER experimentell erprobte Vorgehen der direkten Kollargolinjektion in die Gallenblase nicht durchsetzen können. Heute wird vielmehr wohl allgemein der Weg beschritten, den GRAHAM und COOLE als brauchbar erwiesen haben. Sie benutzten Halogenphthaleine, deren Konzentration in der Gallenblase schon von der Leberfunktionsprüfung her (Tetraphenolphthalein) bekannt war und gelangten zum gut sichtbaren Schattenbild.

Das Kontrastmittel — heute wohl allgemein Tetrajodphenolphthalein — läßt sich sowohl intravenös als auch per os verabreichen, wobei auf folgendes zu achten ist:

1. Die Menge des in die Cubitalvene zu injizierenden Mittels richtet sich nach dem Körpergewicht. Die Angaben schwanken zwischen 0,04—0,06 g pro Kilogramm, so daß im Endergebnis 3—5 g in etwa 50 ccm sterilen, destillierten Wassers einfließen müssen. Die Injektion selbst soll sehr langsam in etwa 20—30 Minuten vorgenommen werden. Dem Jodtetragnost der Firma Merk sind bestimmte Lösungs- und Anwendungsvorschriften beigegeben.

Schon nach 4—5 Stunden wird ein Gallenblasenschatten sichtbar. Seine größte Dichte erreicht er 8 Stunden nach der Injektion. Dieses Maximum hält weitere 5—6 Stunden an. Bis zur Gesamtentleerung vergehen 24—30 Stunden.

Da bis zur guten Sichtbarkeit der Gallenblase der Patient nüchtern bleiben muß, empfiehlt sich die Injektion am Abend (8 Uhr). Ihr geht 1 Stunde vorher ein fettreiches Nachtmahl voran. Abführmittel dürfen nur am Tage vorher, nicht aber kurz vor der Einspritzung gegeben werden.

Die erste Röntgenaufnahme ist morgens um 8 Uhr (12 Stunden nach der Injektion) erforderlich. Wiederholt werden die Aufnahmen um 11 und um 2 Uhr. 24 Stunden nach der Injektion ist die normale Gallenblase wieder leer (Aufnahmetechnik s. unter 2).

Gefahren: Sie berühren zunächst einmal die intravenöse Injektion selbst. Nicht gar zu selten ist im Anschluß an die erste Injektion eine Venenthrombose eingetreten. Um diese zu vermeiden, wird von verschiedenen Autoren das Nachspülen mit Kochsalzlösung empfohlen. Im Anschluß an die Injektion sind Übelkeit, Erbrechen, Pulsbeschleunigung, Blutdrucksenkung, ja Kollaps beobachtet.

2. Das Tetrajodphenolphthalein darf bei der oralen Gabe mit dem Magensaft nicht in Berührung kommen. Notwendig ist daher die Darreichung in Gelatinekapseln, die sich erst im Dünndarm auflösen. Die Vorbereitung des Patienten ist die gleiche wie bei der intravenösen Methode. Am Tage vorher empfiehlt sich ein leichtes Abführmittel und am Untersuchungstag selbst morgens ein Reinigungseinlauf. Nachmittags um 5 Uhr erhalten die Patienten ein fettreiches Mahl: Rahmsuppe, Huhn, Milch, Butter. 1 Stunde später werden die Kapseln unzerkaut innerhalb 20 Minuten mit soviel Wasser oder dünnem Tee gereicht, wie zum Herunterspülen notwendig ist. Die Menge der Kapseln richtet sich nach dem Körpergewicht. Da nicht das ganze oral gegebene Tetrajodphenolphthalein in die Gallenblase gelangt, so sind etwas größere Dosen als bei der Injektion erforderlich. Man rechnet 0,06—0,07 g auf 1 kg Körpergewicht, so daß im allgemeinen 4—6 g, d. h. also — bei Kapseln à 0,5 g Jodtetragnost — 8 bis 12 Kapseln genommen werden müssen. Für diese Zeit hält der Patient die rechte Seitenlage inne, damit die Kapseln den Pylorus leichter und schneller passieren.

Sichtbar wird der Schatten schon nach 12 Stunden. Seine größte Dichte erreicht er nach 14—18 Stunden. Demnach ist die erste Aufnahme am anderen Morgen um 8 Uhr als Übersichtsaufnahme fällig. Ihr wird zweckmäßig eine Blendenaufnahme (13 cm) des auf dem ersten Bilde sichtbaren Gallenblasenbereiches angeschlossen. 3 Stunden später (11 Uhr) ist die Blendenaufnahme zu wiederholen. Fehlt der Blasenschatten auf allen Bildern, so kann ein letzter Versuch 20 Stunden nach der Einnahme des Kontrastmittels (also um 2 Uhr) oder am nächsten Morgen um 8 Uhr (38 Stunden nachher) unternommen werden. Ein normaler Blasenschatten soll nach dieser Zeit verschwunden sein. Die Aufnahmezeiten lassen sich selbstverständlich je nach den Dienststunden um ein Geringes variieren. Auf keinen Fall darf man sich aber mit einer Aufnahme allein begnügen.

Die einwandfreie Darstellung der Gallenblase erfordert eine hoch entwickelte Röntgentechnik. Ohne Buckyblende wird in den seltensten Fällen ein positives Ergebnis erzielt. Wichtig ist auch, daß die Aufnahmen möglichst kurzzeitig gemacht werden (höchstens einige Sekunden Belichtung), und daß während der Aufnahme vollkommener Atemstillstand in Ausatmung bewahrt wird. Selbstverständlich hat der Pat. Bauchlage inne und ist durch einen Gurt fixiert. Der Zentralstrahl kommt etwas schräg von der Seite. Die Röhre wird bei Verwendung von 2 Verstärkungsschirmen und doppelseitigem Film mit 50 kv und 60 mA belastet.

Gefahren: Gegenüber der intravenösen Methode treten diese bei der oralen Technik in den Hintergrund. Unangenehm ist zuweilen das Erbrechen, die geringe Übelkeit, unangenehm sind auch leichte Durchfälle. Aber diese Erscheinungen lassen sich wesentlich einschränken, wenn auf ein einwandfreies Präparat, besonders auch, wenn auf gute Keratin- oder Gelatinekapseln geachtet wird, die wirklich erst im Darm, hier aber auch sicher, aufgelöst werden. Bleiben die Kapseln ungelöst, so verraten sie sich im Bilde als unregelmäßige Schattenflecken im Dickdarm (Abb. 561, 564).

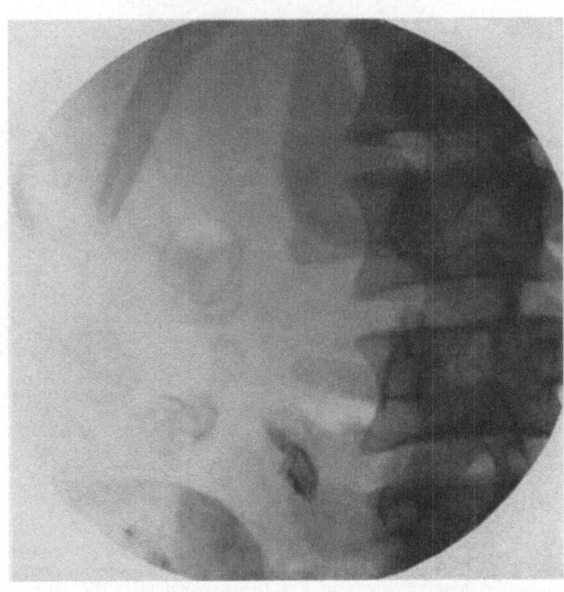

Abb. 561. Normale Gallenblase, kontrastgefüllt, bei einer 23jährigen. Die Gallenblasenspitze verschwindet im Schatten des 2. Lendenwirbels. Unterhalb fleckige Verdichtungen, die als Reste von Kapseln angesprochen werden (orale Technik).

Die Kontrastfüllung auf dem oralen Wege gelingt demnach nicht mit der wünschenswerten Sicherheit, wenngleich einzelne Autoren (Stewart und Ryan) über 98 vH positive Ergebnisse berichten.

Nach allem ist mit der Verabreichung des Tetrajodphenolphthaleins Vorsicht geboten. Eine Gegenanzeige besteht bei höherem Alter und niedrigem Blutdruck.

2. Physiologie der Gallenblase.

Die normale Galle wird in der Gallenblase durch Wasserentziehung auf den 6.—10. Teil eingedickt. Dieser Eigenschaft verdanken wir die Cholecystographie. Voraussetzung für ein normales Konzentrationsvermögen ist dabei, daß normale Galle produziert wird (Leberfunktion), daß die Gallengänge offen sind und daß das Blasencavum genügend Galle zu fassen vermag.

Die Konzentration geht in der Blasenschleimhaut vor sich. Ihren Erkrankungen liegen die häufigsten Störungen im Konzentrationsvermögen zugrunde, wobei aber nicht etwa beide in Parallele zu setzen sind, denn einerseits kann in Ausnahmefällen die Konzentrationsfähigkeit bei deutlicher Entzündung erhalten bleiben und andererseits bei äußerlich normaler Blase fehlen. Friedrich spricht in diesem Falle von der konzentrationsschwachen Gallenblase, als deren Ursache er eine Funktionsschwäche der Blasenschleimhaut hinstellt. Histologisch fand sich lediglich „subchronische Entzündung“.

Es kann demnach die röntgenologische Darstellung nur gelingen, wenn Leber, Gallengänge, Blasencavum und besonders wenn die Schleimhaut normal sind, allerdings unter der stillschweigenden Voraussetzung, daß die Kontrastmittel unter ähnlichen oder gleichen Bedingungen konzentriert werden wie die Galle selbst.

Naturgemäß muß auch die Menge der sezernierten Galle auf den Ablauf der Konzentration von Einfluß sein. Messungen an Gallenfistelkranken haben sehr verschiedene Werte ergeben, die während 24 Stunden zwischen 16 und 1122 ccm schwanken (BRAND). Abhängig ist die Sekretion von der Menge des die Leber durchströmenden Blutes, die wiederum vom Gefäßtonus entscheidend beeinflußt wird, abhängig auch von der Nahrung. So sezerniert die Leber zwar dauernd Galle, am wenigsten aber des Nachts, am stärksten mittags und abends, besonders bei eiweißreicher Kost.

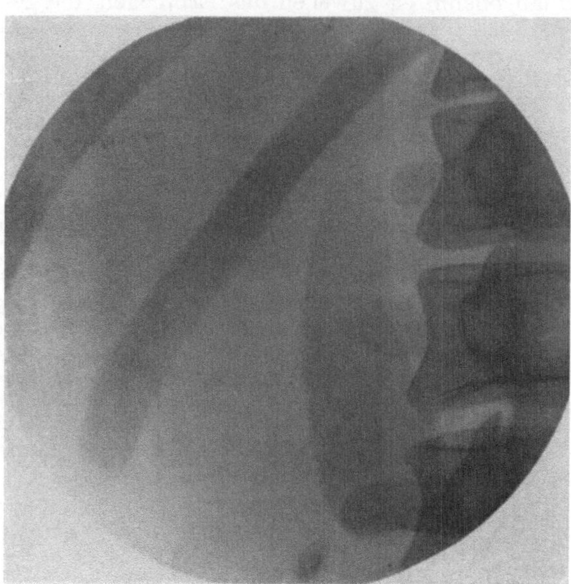

Abb. 562. Normale Gallenblase bei einem 30jährigen (orale Technik). Es bestand Verdacht auf Ulcus ventriculi. Die Operation konnte die Annahme einer normalen Gallenblase bestätigen.

Ebenso wichtig wie der Zufluß ist für die Konzentration auch der Gallenabfluß in den Darm. Der Abfluß steht in erster Linie unter der Einwirkung von Speisen, die das Duodenum passieren. Vor allem sind es wieder die Abbauprodukte des Eiweißes (Albumosen, Peptone) und nach ROST auch die des Fettes, die in stärkerem Maße Galle in den Darm übertreten lassen. Der Entleerungsmechanismus wird aber auch geregelt durch die Muskulatur der Gallenblase, der Gallengänge und des Sphinkter der Papilla Vateri. Nur ist vorläufig unbekannt, inwieweit außer der Nahrung auch die Nervengeflechte und Ganglien dieses Gebietes den Reflexmechanismus zu beeinflussen vermögen. Nach SCHÖNDUBE soll das Hypophysin zur Kontraktion der Gallenblase und zur Öffnung des Sphinkter Oddi anregen.

Im Hungerzustande tritt keine Galle über. Jedoch kommt es beim Hunde alle Stunden etwa 10 Minuten lang zur sogenannten Leertätigkeit, wobei einige Kubikzentimeter Galle in den Darm übertreten.

Nach allem sieht es so aus, als ob man mit Hilfe der Nahrung sowohl den Zufluß von Galle aus der Leber als auch deren Abfluß in den Darm entscheidend beeinflussen könne. Im Tierexperiment tritt aber die Steigerung der Sekretion nach Eiweißnahrung nicht regelmäßig hervor. Das gleiche gilt für den Abfluß, wobei außerdem zu berücksichtigen ist, daß sich die Gallenblase nie vollkommen, sondern höchstens um ein Viertel bis ein Drittel ihres Inhaltes entleert, der mit durchschnittlich 30—50 ccm angegeben wird. Körperliche Arbeit, Wasserzufuhr oder Kohlehydratnahrung üben im Tierexperiment keinen erkennbaren Einfluß auf die Art der Entleerung aus.

3. Das normale Bild.

Eine normale Gallenblase ist bei einwandfreier Röntgentechnik scharf begrenzt erkennbar (Abb. 562). Der Schatten besitzt meist Birnen- oder ovale Gestalt, die sich in ihrer Lage zur Wirbelsäule verschieden verhält. Die Höhenlage entspricht dem Raum zwischen 12. Brust- und 4. Lendenwirbel. Teils ragt die Blasenkuppe (Abb. 561) in den Wirbelsäulenschatten hinein (Verdacht auf Verwachsungen mit dem Magen-Darmkanal), teils ist sie mehr im lateralen Teil der Blendenöffnung zu finden.

Der Schatten selbst soll durchaus homogen sein. Seine Länge schwankt zwischen 3,5—9 cm, seine Breite zwischen 1,5 und 4 cm. Je nach Fülltechnik und Belichtung kann die Intensität des Schattens verschieden ausfallen. Der Begriff der Schattendichte ist demnach nur relativ in Beziehung zu den Weichteilen der Umgebung und zum Knochen. Der Blasenschatten hält zwischen beiden die Wage.

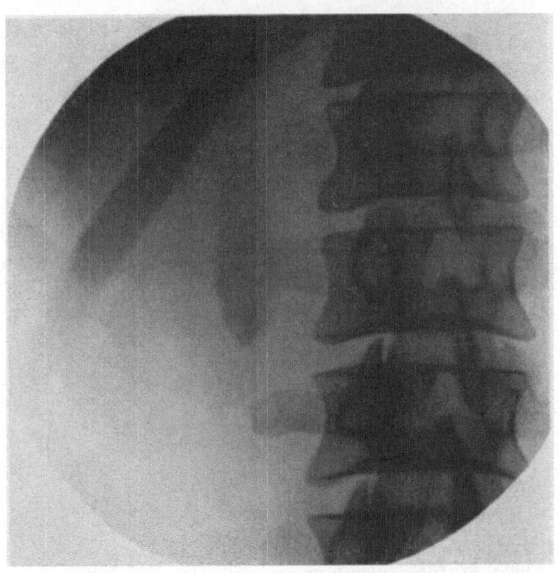

Abb. 563. Der gleiche Fall wie 562, 5 Stunden später nach Fettmahlzeit. Auffallend ist die mächtige Verkleinerung der Blase.

Unter normalen Verhältnissen verschiebt sich die Gallenblase nicht nur mit der Atmung, sondern auch bei veränderter Körperlage (Bauch-, Rücken-, Seitenlage, Stehen). Da außerdem während der Aufnahme in Bauchlage die Gallenblase durchschnittlich 10—12 cm von der Platte entfernt liegen dürfte, so muß auch die Art der Projektion, mit anderen Worten die Lage der Blase zum Zentralstrahl, ausschlaggebend für deren Lage im Bilde sein. Aus den soeben angeführten Gründen wird demnach beim gleichen Fall zu verschiedenen Zeiten die Lage des Blasenschattens ziemlich erheblich wechseln können.

4. Der fehlende Blasenschatten.

Bei einwandfreier Technik ist ein Fehlen des Gallenblasenschattens nur möglich

1. wenn der Gallenzufluß ungenügend ist. Am häufigsten liegt die Urache in einer rein mechanischen Abschnürung des Blasenhalses durch Steine oder Narben auch der Umgebung. Denken muß man ferner an eine zu geringe Gallensekretion bei Leberleiden (Fettleber, Leberatrophie);

2. wenn die Konzentrationsfähigkeit der Gallenblase gelitten hat. In erster Linie kommen hier Krankheiten der Blasenwand selbst in Frage, als da sind: Cholecystitis, Cholelithiasis und Tumor mit ihrer sekundären Folge der Schrumpfung. Weiterhin kann auch ohne äußerlich sichtbare Entzündung die sogenannte konzentrationsschwache Gallenblase das gleiche tun.

An eine 3. Möglichkeit muß besonders bei der oralen Methode gedacht werden. Sind die eingenommenen Kapseln zu alt oder sonst nicht einwandfrei, so lösen sie sich nur teilweise auf. Das resorbierte Kontrastmittel reicht demnach zur Konzentration in der Gallenblase nicht aus, die ungelösten oder teilweise gelösten Kapseln finden sich auf dem Übersichtsbild im Dickdarm.

Gerade diese Unsicherheit der oralen Methode hat viele Autoren veranlaßt, für die intravenöse Injektion einzutreten. Mit dieser ist das Kontrastmittel weit besser dosierbar, dessen Konzentration erfolgt nicht nur sicherer und schneller, sondern auch weit intensiver. Trotzdem wird heute wohl allgemein wegen der wesentlich geringeren Gefahren der oralen Methode der Vorzug gegeben und erst dann die intravenöse angewandt, wenn trotz aller genannten Kautelen kein Gallenblasenbild zu erzielen ist.

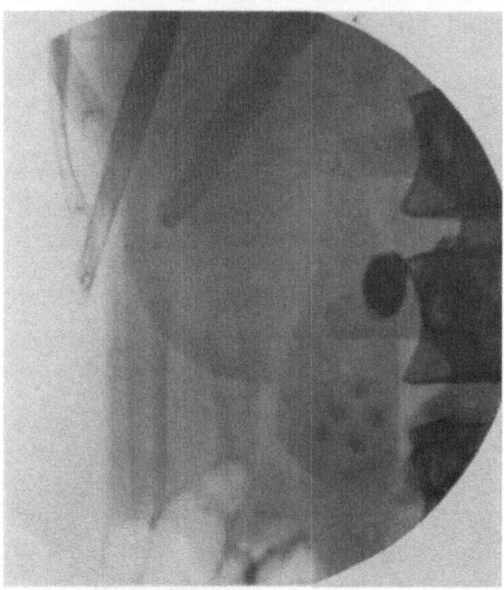

Abb. 564. Gut sichtbarer Gallenblasenschatten (orale Technik) bei einer 43jährigen. Im Schatten dicht neben der Wirbelsäule liegen am unteren Pol fünf Verdichtungen, die als Steine angesprochen werden. In Höhe des Querfortsatzes vom 2. Lendenwirbel liegt eine ungelöste Tetrajodphenolphthaleinpille im Darm. Nach lateral schließt sich dem Gallenblasenschatten der deutlich abgrenzbare Nierenschatten an. Der Fall ist operativ bestätigt. Präparat: Wand stark verdickt. Andeutung von Balkenblase. Schleimhaut injiziert. Inhalt: Leicht getrübte Galle mit Niederschlägen und fünf Pigmentcholesterinsteinen.

Bisher hat sich mit der intravenösen Methode wohl jede Gallenblase darstellen lassen, es sei denn, daß durch Verwachsungen in der Umgebung, durch eine atypische Körperlage, durch Druck stark gefüllter benachbarter Organe oder durch Tumoren der Gallenzufluß verlegt ist.

5. Form- und Funktionsveränderungen.

Die Cholecystographie ist die einzige Untersuchungsmethode, die uns direkt, d. h. dem Auge sichtbar, etwas über die Funktion der Gallenblase und deren Störungen vermittelt. Allerdings liegt es in der Natur des Verfahrens begründet, daß zunächst einmal nur eine ihrer bekanntesten Funktionen, nämlich ihre Konzentrationsfähigkeit, augenscheinlich wird. Erst in zweiter Linie lassen Serienaufnahmen Rückschlüsse über den Gallenzufluß und den Entleerungsvorgang der Blase zu.

Die Fähigkeit der Gallenblase, Galle auf den 6.—10. Teil einzudicken, kann beschleunigt oder verzögert sein. Frühestens ist der Blasenschatten bei intravenöser Injektion nach 4 Stunden, bei oraler Gabe nach 12 Stunden sichtbar.

Als eine verzögerte Konzentrationsfähigkeit kann man den Zustand ansprechen, wenn die Gallenblase erst jenseits der ersten 10 (intravenös) oder 24 Stunden (oral) in Erscheinung tritt.

Um den Entleerungsmechanismus zu prüfen, hat man in den Gang der Untersuchung eine Fettmahlzeit eingereiht (am besten zwischen erster und zweiter Aufnahme, falls jene einwandfrei gelungen ist). Alsdann soll sich die Gallenblase konzentrisch verkleinern. Die Verkleinerung bleibt aus, sobald Wandveränderungen oder mangelhafte Kontraktionsfähigkeit vorliegen.

Wie stellt man solche Verkleinerungen fest? Zunächst sei daran erinnert, daß sich die Gallenblase nie stärker entleert als um ein Drittel bis ein Viertel ihres Inhaltes, ferner darauf aufmerksam gemacht, daß eine Entleerung nach eiweiß- und fettreicher Kost zwar die Regel ist, jedoch auch bei normaler Blasenwand und ungestörtem Abfluß nicht unbedingt erfolgen muß (vgl. Physiologie und Abb. 562 u. 563).

Aus der Verkleinerung des Schattenbildes sind demnach nur Rückschlüsse auf den Zustand der Blasenwand gestattet, wenn Größenunterschiede von mindestens $^1/_2$—1 cm im Breiten- und Längenmaß hervortreten, und zwar auch nur dann, wenn die Aufnahmetechnik (Körperlage, Plattenabstand) konstant gehalten wird.

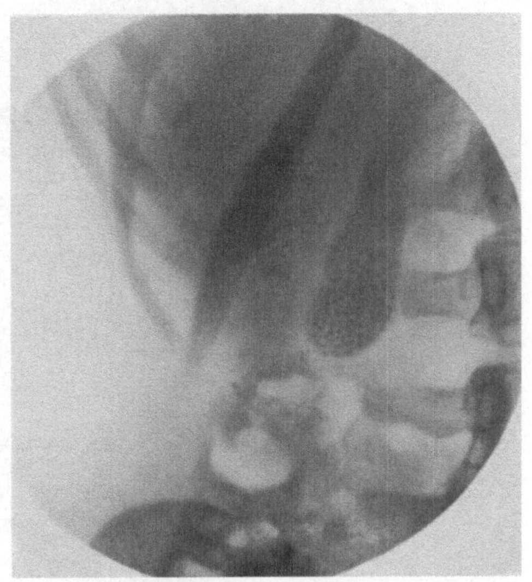

Abb. 565. Gut sichtbare Gallenblase (orale Technik) bei einer 26jährigen. Im Schatten sieht man zahlreiche punktförmige Verdichtungen, die als Steine angesprochen werden. Der Fall ist operativ bestätigt. Es fand sich eine leicht verdickte, langgestreckte Gallenblase mit zahlreichen kleinsten Steinen gefüllt.

Aus einer geringeren Kontrastwirkung der Gallenblase Schlüsse auf die Konzentrationsfähigkeit zu ziehen, erscheint mir sehr gewagt. Die Kontrastlosigkeit kann am schlechten Material (mangelhafte Resorption vom Darm aus), kann an einer nicht einwandfreien Röntgentechnik liegen. Ist beides mit Sicherheit auszuschließen, so dürften trotzdem nur deutliche, stark sichtbare Unterschiede im positiven Sinne gedeutet werden.

Nicht leicht sind Formveränderungen zu beurteilen. Sobald die Konturen an dieser oder jener Seite eingedellt, ausgezackt sind, muß man an einen Druck benachbarter Organe, an Verwachsungen oder Verklebungen denken. Aus solchen Formveränderungen würde ich jedoch auch bei gut sichtbarer Gallenblase keine allzu weitgehenden Schlüsse zu ziehen wagen, es sei denn, daß sich im Schatten selbst Veränderungen im Sinne einer Cholelithiasis bemerkbar machen.

Für den Chirurgen ist die Steinkrankheit wohl das wichtigste Indikationsgebiet der Cholecystographie. Cholesterinsteine zeigen dank ihrer besseren Durchlässigkeit gegenüber den Röntgenstrahlen eine charakteristische, teils geschichtete Aussparung. Cholesterinsteine können aber auch besonders in größeren Gallenblasen ganz und gar verschwinden. Immerhin heißt es, den Schatten auf solche Veränderungen absuchen (Abb. 564 u. 565, 566). Auch anders zusammengesetzte Gallensteine, Biliburinkalk- und Pigmentsteine treten zuweilen als Aussparungen hervor.

Zusammenfassung: Für den Chirurgen ergeben sich aus der Darstellung der Gallenblase folgende Fragen:

1. Ist bei gelungener Darstellung mit Sicherheit ein krankhafter Prozeß an den Gallenwegen auszuschließen, vorausgesetzt daß weder im Schatten noch in der Umgrenzung Veränderungen in dem schon erwähnten Sinne nachweisbar sind? Es ist durchaus möglich, daß sich Steine, vor allem die nicht schattengebenden Cholesterinsteine in konzentriertem Farbstoff verbergen. Nach eigenen Erfahrungen scheint jedoch diese Möglichkeit sehr selten zu sein. Unter 32 Fällen

der chirurgischen Klinik, bei denen eine normale Gallenblase angenommen wurde, lag nur zweimal eine Lithiasis vor. In den übrigen 30 Fällen war in der Tat bei der operativen Kontrolle die Gallenblase normal.

Daß aber mit Hilfe der Cholecystographie der Nachweis von Steinen, auch der Cholesterinsteine, wesentliche Fortschritte gemacht hat, muß noch besonders erwähnt werden. Die Steine sparen den Kontrastschatten charakteristisch rund begrenzt und geschichtet aus (Abb. 566).

Die 2. ebenso wichtige Frage ist die: Ist es statthaft, aus dem Nichtgefülltsein der Gallenblase pathologische Schlüsse zu ziehen? Bedient man sich der oralen Methode, so muß man aus rein technischen und dem Untersucher nicht zugängigen Gründen mit der Möglichkeit eines Versagers rechnen. Allerdings lauten größere Statistiken der letzten Zeit so günstig, daß man höchstens wenige Prozent Versager erwarten darf. Trotzdem gelingt bei der intravenösen Methode die Füllung sicherer, wenngleich auch hier mit einer Verlagerung der Gallenblase, mit einer Abknickung ihres Halses durch Tumoren der Umgebung, Verwachsungen usw., also bei rein mechanischen Hindernissen ebenfalls Schattenbilder ausbleiben müssen. Die überwiegend häufigste Ursache des Nichtgefülltseins ist sicherlich bei beiden Methoden in krankhaften Prozessen, wie Abknickungen, Verschlußsteinen, pericholecystischen Verwachsungen, Schrumpfungsprozessen zu suchen, die sich in der Gallenblase und ihren Ausführungsgängen selbst abspielen.

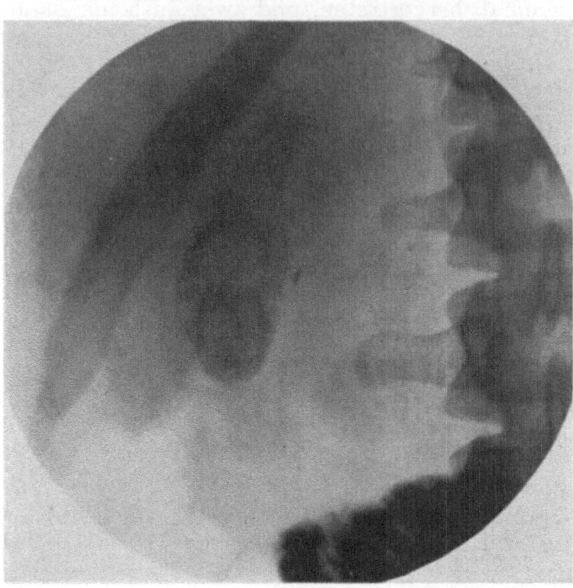

Abb. 566. Gut sichtbare Gallenblase (orale Technik) bei einer 24jährigen. Im Blasenschatten am unteren Pol zwei eigentümlich rundbogig begrenzte Aussparungen mit ringförmigen, verdichteten Rändern. Ferner ist die Gallenblase medial unregelmäßig zackig. Diagnose: Cholelithiasis mit zwei großen Cholesterinsteinen und ausgedehnten Wandveränderungen.

f) Myelographie.

Die erfolgreiche operative Behandlung von Rückenmarksleiden hängt weitgehend von einer genauen Diagnose ab. Zwar sind die neurologischen Untersuchungsmethoden für diese Zwecke vielseitig ausgebaut worden und haben in der Hand erfahrener und geübter Autoren eine große Treffsicherheit bewiesen, sie gestatten jedoch auch heute noch nicht, in jedem Falle echte Herdsymptome von Fernwirkungen zu trennen.

Die Röntgenuntersuchung kann in der verschiedensten Weise klären helfen. Zunächst kommt die einfache Darstellung der Wirbelsäule ohne besondere Hilfsmittel in Betracht. Sie vermag jedoch z. B. eine Tumordiagnose nur dann zu stützen, wenn die Geschwulst Druckusuren oder lokalen Knochenschwund gesetzt hat, ein Zustand, der nach größeren Statistiken, z. B. nach Carma und Davis unter 119 Rückenmarkstumoren der Mayo-Klinik nur dreimal beobachtet werden konnte.

Kurz erwähnt seien auch die Versuche, durch Einblasen von Luft zu einer genaueren Segmentdiagnose zu gelangen. Bei der Lage des Rückenmarks jedoch im dicht beschatteten Knochenkanal mußten diese Versuche als unsicher bald verlassen werden.

Erfolgversprechender sind schattengebende Flüssigkeiten zur Darstellung des Rückenmarkskanals. P. KRAUSE hat zu diesem Zweck das Kollargol benutzt, ohne daß er jedoch zu brauchbaren Ergebnissen gelangt ist. Erst im Jahre 1921 werden durch SICARD dadurch Erfolge erzielt, daß er das Jodöl (Lipiodol) als Kontrastmittel benutzt.

Das französische Lipiodol stellt eine feste Addition des Jods an die Fettsäuren des Mohnöls dar und steht dem deutschen Jodipin (40 vH der Firma Merck) sehr nahe (Jod an Sesamöl gebunden). Ja nach den ausgedehnten Untersuchungen von PEIPER, der über 49 Fälle berichtet, verdient dieses Präparat vom spezifischen Gewicht 1,35—1,37 sogar unbedingt den Vorzug.

1. Anatomisches.

Der Lumbalsack ist kein Hohlraum, in dem der Liquor frei fließt. Er ist vielmehr durch zahlreiche Stränge und Verbindungen mit der Außenwand in viele Taschen und Buchten geteilt. An ihrer Bildung beteiligen sich in hervorragendem Maße die Rückenmarkshäute. Die Pia mater spinalis schmiegt sich als Gefäßhaut der Oberfläche des Rückenmarks innig an. Die Arachnoidea besteht aus zwei Blättern, deren inneres, weitmaschiger, als Schleier das ganze Rückenmark überzieht, mit zahlreichen Bälkchen und Häutchen in die Pia übergeht, und deren äußeres mit der Dura einen spaltförmigen Lymphsammelraum, das Spatium subdurale, begrenzt. Die Dura ist innen glatt, setzt am Foramen magnum an und reicht nach untenbis zum 2. Sacralwirbel herab. Eine Fortsetzung erstreckt sich als enge Vagina terminalis, die das Filum terminale umschließt, bis zum Steißbein. Somit ist der ganze Lumbalsack in ein System von Kammern eingeteilt, die noch trichterförmige Ausstülpungen zum Abgang der vorderen und hinteren Wurzeln senden. Hinzu kommt, daß die Arachnoidea an der vorderen und hinteren Schließungslinie des Rückenmarks fester anhaftet und besonders hinten eine Art Septum bildet, das sich ungefähr in der Mittellinie nach unten zieht. Auch das eigentliche Tragband des Marks mit lineärer Basis, das Ligamentum denticulatum der Arachnoidea, teilt septenartig den Liquorraum und legt sich seitlich dem Rückenmark an.

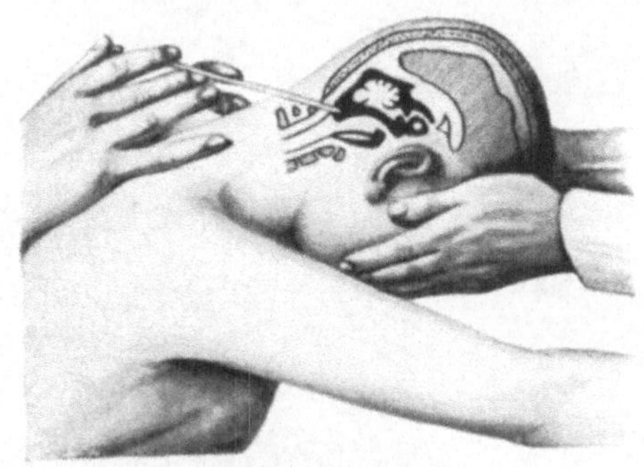

Abb. 567. Körperhaltung bei der Myelographie. Suboccipitalstich. Nach PEIPER: Ergebn. d. med. Strahlenforschung Bd. 2.

Der Liquorraum ist der gesamte Raum zwischen Pia mater und dem äußeren Blatt der Arachnoidea, deren breiteste Stelle im Caudagebiet liegt und deren engste Stelle der Höhe des 4.—7. Dorsalwirbels entspricht.

Außerhalb der Dura liegt Fettgewebe, liegen Venengeflechte und Lymphbahnen im epiduralen Raum.

2. Technik.

Von den verschiedenen Versuchen, das Jod in den Lumbalsack auf ungefährliche Art und Weise einzuführen, hat sich am besten die Punktion der Cisterna cerebellomedullaris bewährt. Zu diesem Zweck palpiert man sich im Sitzen bei vorwärts geneigtem Kopf den stark vorspringenden 1. Wirbeldorn, der dem Epistropheus entspricht. Die Nadel, die keine zu schräg ausgezogene Spitze haben darf, wird in schräger Richtung nach oben auf die Hinterhauptschuppe vorgeführt. Alsdann tastet man mit der Nadelspitze den Rand des Foramen magnum ab und fühlt nun beim Tieferstechen deutlich den Widerstand der Membrana tectoria und des Ligamentum cruciatum (Abb. 567). Die Tiefe, wo diese Membran zu liegen pflegt, beträgt beim Manne im Durchschnitt 4—5 cm, bei der Frau etwas weniger, beim Kinde etwa die Hälfte. Sichere Angaben über die erforderliche Tiefe lassen sich jedoch nicht machen. Fettpolster, Höhe des Einstichpunktes und Schrägneigung der Nadel ergeben Tiefen bis zu 6, 7 und 8 cm. Das sicherste Kriterium ist das Gefühl des Widerstandes, das sich mit dem Durchstechen der Membran bemerkbar macht. Sobald diese durchstochen ist, fließt meist auch sehr bald Liquor ab, besonders wenn man die Nadel etwas dreht, ein wenig zuwartet oder versuchsweise mit der Spritze aspiriert. Vermieden

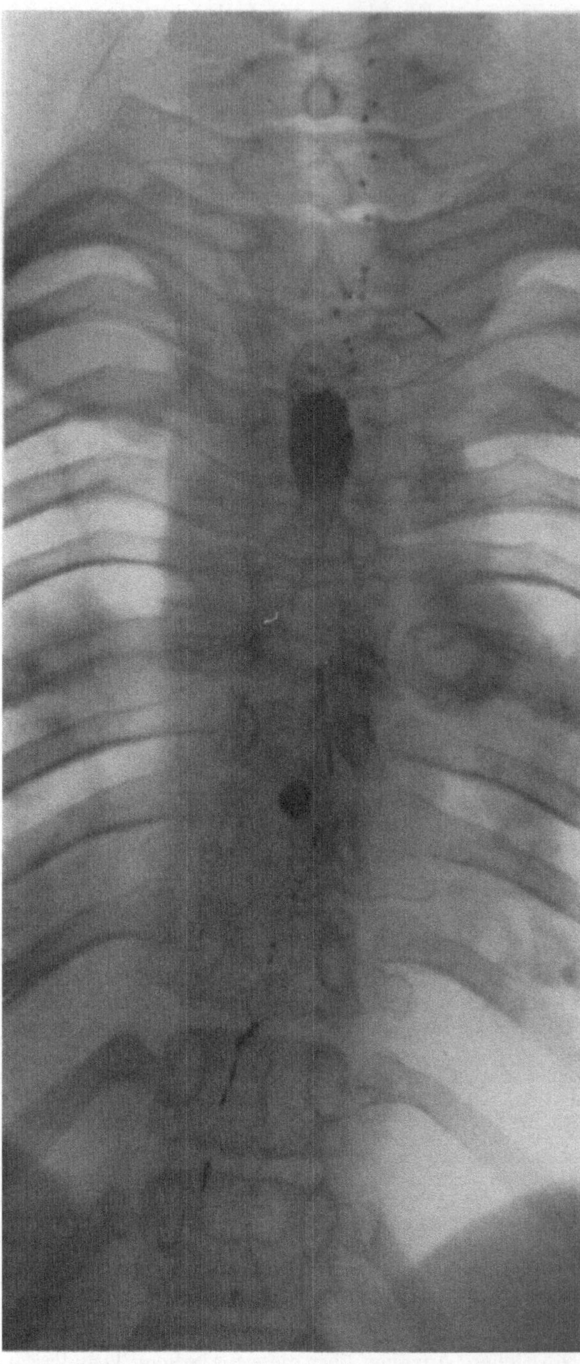

Abb. 568. Myelographie bei Spondylitis tuberculosa in Höhe des 4.—7. Brustwirbelkörpers. Deutlicher Stopp oberhalb wie beim Tumor mit weichen unteren Grenzen. Jodipinreste in Form von kreisrunden kleinen Verdichtungen (Wurzeltaschen entsprechend) sowohl ober- als auch unterhalb des Krankheitsherdes.

werden muß aber das Vor- und Zurückziehen, da hierbei zu leicht mehrfache Durchlöcherungen der Membran zustande kommen, die eine einwandfreie Füllung mit dem Kontrastmittel zunichte machen können.

Alsdann werden 2 ccm Liquor abgelassen und die gleiche Menge Jodipin (40 vH) unter langsamem, stetigem Druck injiziert. Die Menge von 2 ccm ist als Maximum anzusehen. Bei Kindern genügen schon 1—1,5 ccm. Man kann nach dem Vorschlage WEIGELDTS etwas physiologische Kochsalzlösung nachspritzen. Die Nadel wird einen kurzen Augenblick liegen gelassen und dann entfernt. Der Patient bleibt 5 Minuten lang sitzen. Während dieser Zeit wird durch Hustenlassen, durch Beklopfen der Wirbelsäule für ein gleichmäßiges Herabfallen des injizierten Jodöls gesorgt.

Jetzt wird das erste Bild aufgenommen. Zu diesem Zweck ist es nicht notwendig, die gleiche Körperlage innezuhalten. Vielmehr genügt nach PEIPER eine Schrägneigung des Körpers um 30° gegenüber der Horizontalen.

Unter normalen Verhältnissen sinkt das Öl sehr schnell nach unten, so daß schon bei der ersten Aufnahme das Jodipin im Endsack angetroffen wird. Deshalb ist es in unklaren Fällen notwendig, eine Übersichtsaufnahme der Hals-, Brust- und Lendenwirbelsäule anzufertigen. Diese wird ergänzt durch 1. Aufnahmen des verdächtigen Herdes, 2. des duralen Endsackes, 3. eine Seitenaufnahme, sobald ein Stopp vorhanden ist. Die Aufnahme ist nach 1—2 Stunden, eventuell früher, ferner nach 24—48 Stunden und schließlich in besonderen Fällen auch nach Tagen und Wochen zu wiederholen.

Bei fehlerhafter Injektion wird man durch folgende Befunde überrascht:

1. Das Jodöl ist in den Subarachnoidealraum der Hirnbasis abgeirrt. Ursache: Injektion im Liegen, zu frühe Aufgabe der sitzenden Stellung, zu hohe und zu schnelle Injektion.

2. Das Jodöl bleibt unregelmäßig begrenzt in Höhe der Injektionsstelle liegen. Ursache: Ein großer Teil des injizierten Jodipins ist aus einer Nebenöffnung oder bei vorzeitig zurückgezogener Nadel durch die Punktionsöffnung selbst in die Nackenmuskulatur zurückgeflossen. Eine Seitenaufnahme läßt diesen Fehler sehr bald erkennen.

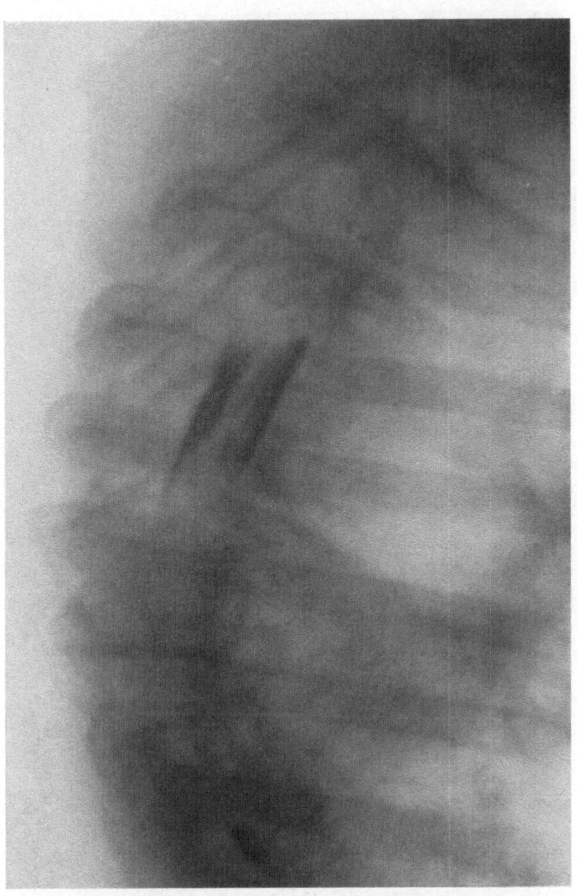

Abb. 569. Der gleiche Fall wie 568 in Seitenansicht. Der in der Ansicht von vorn scheinbar zusammenhängende Tropfen löst sich hier streifig auf. Jodipin umfließt das ganze Rückenmark.

Will man sich vor Überraschungen im Röntgenbild schützen, so tut man gut, der Myelographie zwei Normalaufnahmen der Wirbelsäule voranzuschikken, die zunächst einmal über die knöchernen Verhältnisse genau orientieren. Empfehlenswert ist ferner eine ordnungsgemäße Vorbereitung des Patienten. Man läßt ihn 2 Tage vorher abführen. Der Patient kommt nüchtern zur Untersuchung.

Die Gefahren der Methode liegen teilweise in dem Suboccipitalstich begründet. Die Tiefe der Cisterne wird von den verschiedenen Autoren nicht übereinstimmend angegeben. Wir finden bei Eskuchen, Nonne, Sicard eine Tiefe von 1,5 cm, bei Elsberg nur 0,25—0,5 cm. Der Widerspruch in diesen Angaben ist nur scheinbar. In Wirklichkeit kommt es wohl auf den Füllungszustand, auf die Größe der Cisterne und schließlich auch auf die Höhe der Punktionsstelle an. Praktisch wichtig ist jedenfalls, daß man nie weiß, wie weit man mit seiner Nadelspitze von der Medulla entfernt ist. Direkte Tiefenmessungen nutzen wenig. Das sicherste Mittel zur Verhütung von Bulbusverletzungen ist das Gefühl des Widerstandes, das man bei dem Durchstoßen der Membran deutlich empfindet.

Bulbärsymptome, Nystagmus, Facialislähmung, Aussetzen der Atmung werden gelegentlich beobachtet.

Auch ist das Jodöl auf das Rückenmark und seine Häute nicht so absolut reizlos, wie ihm nachgerühmt wird. Recht häufig treten Temperaturerhöhungen bis zu 39° am 2. und 3. Tage auf und halten mehrere Tage an. Zuweilen klagen die Patienten über ein dumpfes Gefühl im Kopf, jedoch nie über ausgesprochene Kopfschmerzen. Übereinstimmend sind die Angaben über ziehende, ischiasähnliche Beschwerden in den Beinen, ebenfalls für die ersten Tage nach der Injektion, die von PEIPER mit Aspirin und Pyramidon āā 0,3 g bekämpft werden.

Das Jodöl gelangt im Rückenmarkskanal nur sehr langsam zur Resorption. Vom Lipiodol weiß man, daß 5—6 mg pro die resorbiert werden, eine Menge, die auch bei jodempfindlichen Patienten wohl kaum Gefahren mit sich bringt. Andererseits bleibt das Jodöl im Endsack monate- und jahrelang liegen und verankert sich dort derartig fest, daß es auch durch Lagewechsel nicht mehr bewegt werden kann. Obgleich die ersten Lipiodolinjektionen immerhin 6 Jahre zurückliegen, ist über nachteilige Folgen oder eine Dauerwirkung des Präparats auf das Rückenmark und seine Wurzeln nichts bekannt geworden. Auch Berichte über Todesfälle als Folgeerscheinungen der Myelographie liegen trotz hundertfältiger Erfahrung nicht vor.

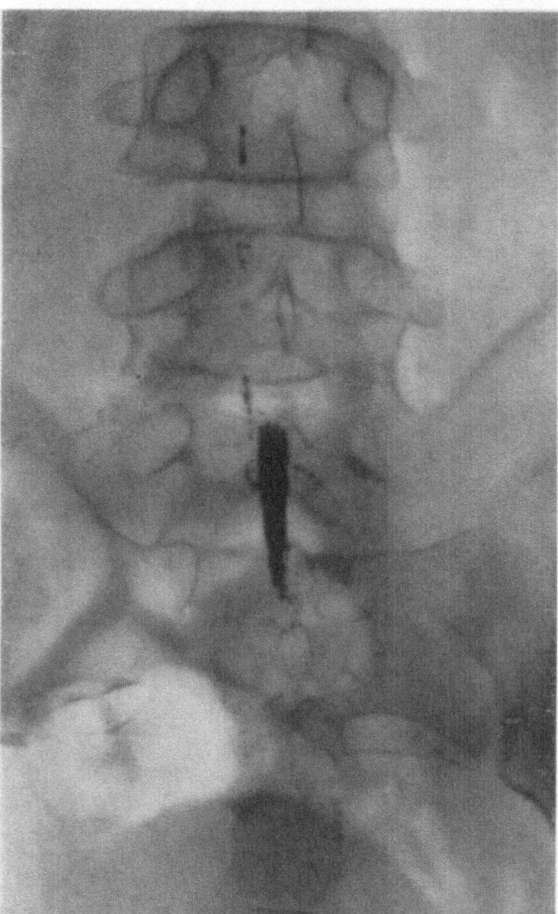

Abb. 570. Der gleiche Fall wie 568. Darstellung des duralen Endsackes, 8 Tage nach der Injektion. Er erscheint unregelmäßig begrenzt. Wurzelausläufer sind nicht erkennbar.

3. Das normale Bild.

Das Jodipin passiert den Lumbalsack in der Mehrzahl der Fälle auffallend rasch. Schon bei der ersten Aufnahme nach 5 Minuten findet sich der größte Teil im Endsack. Zu einem kurzen Aufenthalt kann es in Höhe des 4. Brustwirbels als der anatomisch engsten Stelle des Lumbalsackes kommen. Länger als 1—2 Minuten bleibt jedoch das Jodipin hier nicht liegen. Es läuft alsdann auf der Rückseite des Markes in der beschriebenen Körperlage entweder als dicker hängender Tropfen oder in zwei seitlichen Tropfenreihen nach unten. In Höhe der schon erwähnten Enge kann das Bild streifenförmig aussehen. Es teilt sich dabei in zwei, drei und mehr Streifen ab, schließt sich jedoch in Höhe des 7. Brustwirbels wieder zum vollkommenen Tropfen.

Auch im normalen Liquorraum bleiben Jodipintropfen in den verschiedensten Taschen und Ausbuchtungen als rundlich ovale oder seitlich spitz ausgezogene Streifen hängen (Abb. 568, 569 und 570).

In Höhe der Cauda verfängt sich das Jodipin in den verschiedensten Fasern, sodaß sogar die Wurzellinien der Cauda im Bilde zutage treten können (meist erst nach Tagen und Wochen).

Der durale Endsack weist ein sehr veränderliches Bild auf. Von PEIPER wird er mit einer Rübe mit kopfwärts abgerundeter Kuppe verglichen. Der Wurzelverlauf läßt Bilder entstehen, bei denen der Vagina terminalis die gefüllten Zwischenräume büschelartig aufsitzen.

Im allgemeinen liegt der durale Endsack in Höhe des 2. und 3. Sakralwirbels (Abb. 570), erscheint jedoch im Röntgenbilde wesentlich höher, da er schräg von unten getroffen wird. Wenn das Jodipin sich nicht in zusammenhängender Masse nach unten senkt, sondern durch Stopp oder sonstige Ursachen wie Lageveränderung usw. in mehreren Abteilungen nachfließt, so kann das Bild des duralen Endsackes wie zerrissen aussehen. Die einzelnen Jodipinabteilungen fließen nicht homogen zusammen.

Langsame Passagen des Kontrastmittels im Duralsack sagen noch nichts über krankhafte Veränderungen aus. Die Fallgeschwindigkeiten sind mehr oder weniger abhängig von der Liquormenge und von der Enge des Sackes. Schließlich spielt auch die Körperlage, die der Patient zwischen den einzelnen Aufnahmen innehält, eine entscheidende Rolle. So kommen Verzögerungen des Jodipinfalles um 24—48 Stunden vor. Solche Befunde lassen sich gegenüber krankhaften Veränderungen nur dann abgrenzen, wenn mit Hilfe von Serienaufnahmen in regelmäßigen Zeitabständen der Jodipinfall genau kontrolliert wird, wobei in den Zwischenpausen auf eine gleichmäßige, halbsitzende Körperlage geachtet werden muß.

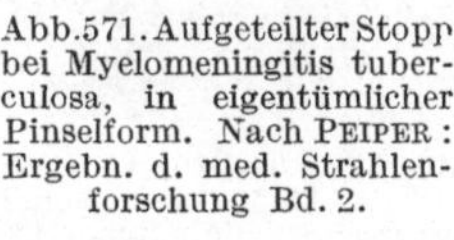

Abb. 571. Aufgeteilter Stopp bei Myelomeningitis tuberculosa, in eigentümlicher Pinselform. Nach PEIPER: Ergebn. d. med. Strahlenforschung Bd. 2.

4. Verwachsungen.

Nach den anatomischen Vorbemerkungen und dem, was uns das Normalbild gezeigt hat, möchte es scheinen, als ob sich mit Hilfe der Myelographie Verwachsungen der Rückenmarkshäute oder Verdrängungen im Lumbalsack mit Sicherheit nachweisen ließen. So müßten Verwachsungen den charakteristisch hinabfallenden Jodipintropfen nicht nur aufhalten, sondern auch entsprechend den Verklebungen und Strängen eigentümlich zerteilen. Es müßten Bilder erwartet werden, die aussehen, als ob das ganze Kontrastmittel zersprengt wäre (Abb. 571). PEIPER vergleicht das Bild mit einem Pinsel, mit Stalaktiten, wobei die multiplen Abschnürungen eigentümliche Taschen und Tropfen zutage treten lassen, die wochenlang sichtbar bleiben. Ein solches Bild entsteht jedoch nur, wenn die Arachnoiditis einen größeren Teil der Rückenmarkshäute betrifft, und wenn sie auch auf die hintere Wand übergegriffen hat, denn hier fließt in der bewußten Körperlage das Jodipin nach unten.

Höhere Grade der Arachnoiditis bringen den Lumbalsack zur Verödung. Es kommt infolgedessen zum totalen Stopp des Kontrastmittels, das in der charakteristischen auseinandergesprengten Form hervortritt und wochenlang sichtbar bleibt. Ein vollkommener Abschluß des Lumbalsackes ist jedoch bei der Arachnoiditis immerhin selten. Viel häufiger wird dagegen dessen Lumen nur eingeengt, was weiterhin eine langsame Bahnung des Jodipins zur Folge hat.

Zusammenfassung: Entzündungen und Verwachsungen an den Rückenmarkshäuten lassen sich mit der Myelographie darstellen:

1. an Hand der langsamen Bahnung,
2. an Hand der charakteristischen Formveränderung des Kontrastmittels (Pinsel-, Stalaktitenform).

Nicht beweisend sind jedoch einzelne Tropfen. Eine normale Jodipinpassage vermag Verwachsungen der Rückenmarkshäute nicht auszuschließen.

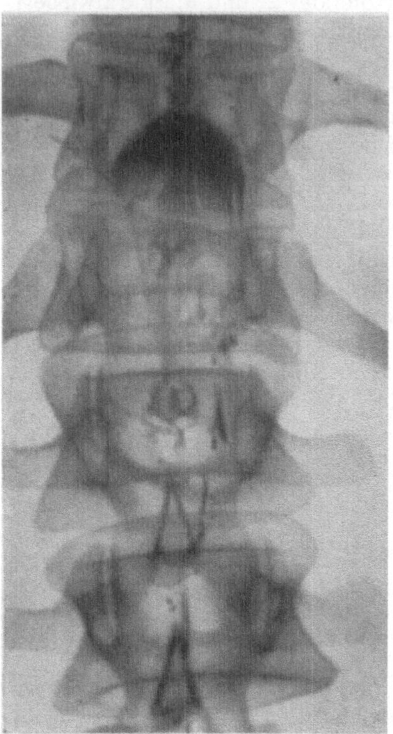

Abb. 572. Teilstopp bei einem Caudakonustumor, 20 Minuten nach Injektion. Charakteristisch ist die reitende Silhouette, an der die weiche untere Begrenzung auffällt. Operation: Zentrales Lipom.

Die Differentialdiagnose gegenüber Tumoren ist oft sehr schwer, da Tumoroberfläche oder Verwachsungen in deren Umgebung ähnliche Bilder hervorrufen können:

Für den Chirurgen ist mit dem Nachweis von Verwachsungen allein noch nicht viel gewonnen. Bekannt ist, daß auch die nicht operativen Rückenmarksleiden mit adhäsiven Prozessen einherzugehen pflegen. Das Myelogramm allein versagt demnach, wenn multiple Sklerose, Tabes, Syringomyelie oder spastische Spinalparalyse von operativen Rückenmarksleiden zu trennen sind. Entscheiden muß in solchen Fällen der klinische und neurologische Befund.

5. Rückenmarkstumoren.

Entscheidend für das Bild ist das Verhalten der Tumoren gegenüber dem Lumbalsack. Das, was mit Hilfe der Myelographie sicher nachgewiesen werden kann, ist zunächst einmal der raumbeengende Prozeß. Wo dieser sitzt, ob extra- oder intramedullär, ob extra- oder intradural, läßt sich jedoch aus dem Bilde nur in den seltensten Fällen herauslesen.

Der raumbeengende Prozeß arretiert das herabfallende Jodipin in Form der reitenden Silhouette (Abb. 572 und 573). Sperrt der Prozeß den Lumbalsack vollkommen ab, so haben wir einen totalen Stopp auf Dauer. Dieser kann im Bilde höher sitzen als der Tumor selbst, z. B. wenn der Tumor an der Vorderseite des Markes sitzt und dieses nach hinten drängt oder wenn die Markschwellung als Begleiterscheinung des Tumors schon höher beginnt.

Beim Teilverschluß bleibt der größte Teil der Kontrastmasse wenigstens für die ersten Tage oberhalb des Tumors liegen. Der Rest tritt durch und sammelt sich im Endsack. Aber nicht nur der Stopp auf länger als 2—3 Tage ist für Tumor verdächtig, sondern auch der kürzer dauernde Aufenthalt für wenige Stunden, ja für Zeiten auch unter 1 Stunde, wenn mit Hilfe von Serienaufnahmen in regelmäßigen Zeitabständen eine reitende Silhouette in bestimmter Höhe nachweisbar ist.

Die Grenze, die der reitende Jodipintropfen im Negativ wiedergibt, besitzt für die Art des Tumors nichts Charakteristisches (Abb. 568). Im allgemeinen spricht nur die weiche Begrenzung für eine glatte Oberfläche, eventuell für einen extraduralen Sitz der Geschwulst.

Die neurologischen Symptome brauchen durchaus nicht mit dem Grad der Einengung parallel zu gehen, ja es sind sogar Fälle bekannt geworden, wo schon vor der neurologisch möglichen Diagnose an Hand des nachgewiesenen Stopps im Myelogramm der Verdacht auf den Tumor gelenkt wurde.

Für den Chirurgen wichtig ist nun folgendes: Zunächst handelt es sich um die Frage: Vermag eine freie Passage des Jodipins einen Rückenmarkstumor auszuschließen? Unter den angeführten Kautelen dürfen wir mit verschwindend geringen Ausnahmen diese Frage wohl bejahen. Jedenfalls läßt sich die Indikation zum operativen Vorgehen nur aus dem positiven Myelogramm gewinnen. Jedoch ist dieses allein in keinem Falle verwertbar, es hat sich immer der klinischen, neurologischen Untersuchung einzureihen, vermag aber zuweilen weit früher als diese auf die Höhe des befallenen Segmentes hinzuweisen.

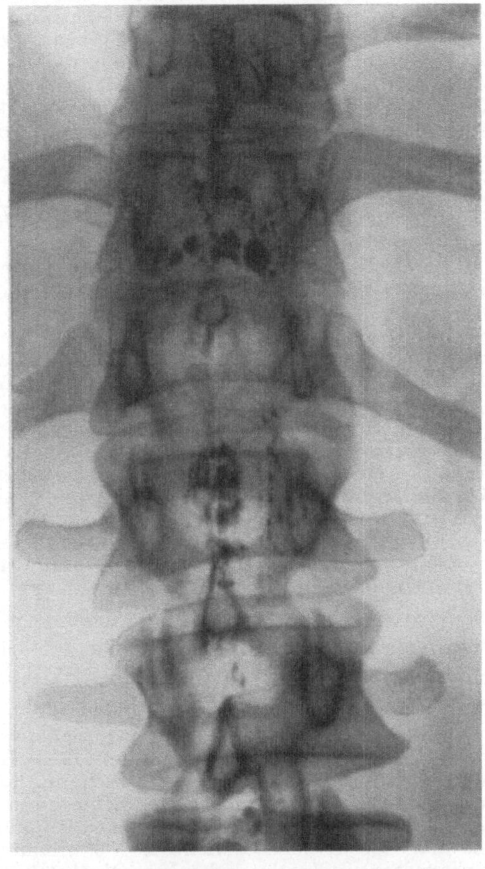

Abb. 573. Der gleiche Fall wie 572 nach 4 Stunden. Im Tumorbereich deutlicher Defekt. Die Silhouette ist noch fleckig erkennbar.

Die Darstellung der unteren Tumorgrenze kann man entbehren. Zu diesem Zweck wird das Jodipin lumbal injiziert und nun versucht, dieses in TRENDELENBURGscher Lage auf dem umgekehrten Wege zum raumbeengenden Prozeß fließen zu lassen. Das Verfahren ist recht umständlich, entbehrt nicht zahlreicher Fehlerquellen und ist in seinem Endergebnis bedeutungslos. In der gleichen Weise dürfte das aufsteigende Jodipin (8,8 vH) zu beurteilen sein, das ebenfalls lumbal injiziert zur Darstellung der unteren Grenze empfohlen wird. Das Mittel steigt auch ohne Lageveränderung im Lumbalsack hoch.

V. Der Fremdkörper und seine Lokalisation.

1. Allgemeines Verhalten.

Klinisches: Das Eindringen eines Fremdkörpers auf natürlichem Wege oder durch die Haut kommt im allgemeinen dem Träger zum Bewußtsein. Die Vorgeschichte weist demnach am häufigsten den Untersucher auf ein Corpus alienum hin. Sie kann aber auch sehr leicht irreführen, indem bestimmte Symptome, mit ängstlichen Vorstellungen des Trägers verknüpft, diesen einen Fremdkörper annehmen lassen, und sie kann auch versagen, wenn aus Unachtsamkeit das Eindringen des Fremdkörpers nicht beobachtet oder dieser Akt mit Absicht verschwiegen wird. Die klinischen Symptome sind bei oberflächlicher Lage des Fremdkörpers und in frischen Fällen die des Wundschmerzes, der Schwellung und der fühlbaren harten Resistenz. In tieferen Gewebsschichten müssen diese Erscheinungen zur Lokalisation des Fremdkörpers versagen. Die Sondierung des Fremdkörperweges, wie sie früher sehr beliebt war, ist heute streng verpönt. Das schonendste und sicherste Verfahren besitzen wir in der Röntgenuntersuchung.

Besondere Bedeutung hat die Fremdkörperdiagnostik im Kriege erlangt. Zahllose Beobachtungen haben die Richtigkeit folgender Sätze ergeben:

1. Das Vorhandensein eines Einschusses oder allgemeiner gesagt einer Wunde beweist

noch nicht das tatsächliche Vorhandensein eines Fremdkörpers, auch bei scheinbar einwandfreier Anamnese nicht.

2. Ein Fremdkörper braucht nicht unbedingt gewandert zu sein, wenn er bei der Röntgenuntersuchung nicht gefunden wird.

In beiden Fällen kann das Fehlen des vermuteten Fremdkörpers durch dessen Verschwinden auf natürlichem Wege, im Blut- und Eiterstrom der Wunde, über den Darm oder die Harnorgane oder durch einen Prellschuß erklärt werden. Eine weitere Möglichkeit ist die, daß es sich um röntgenologisch nicht darstellbare Fremdkörper handelt.

Pathologisch-Anatomisches: Ein Fremdkörper kann auch bei infizierter Wunde einheilen. Es bildet sich eine derbe, fibröse Kapsel um ihn herum, die zunächst jeden weiteren Lagewechsel verhindert. Nicht selten liegt aber der Fremdkörper in einem Absceß, der, von einer derben, bindegewebigen Membran abgeschlossen, jahrelang ohne klinische Symptome in der Tiefe schlummern kann. In solchen Fällen ändert der Fremdkörper je nach Größe des Abscesses und nach der Untersuchungsstellung seine Lage, er wandert. Zu größeren Ortsveränderungen kommt es aber nur dann, wenn sich der Eiter, seiner Eigenschwere folgend, auf anatomisch präformierten Wegen nach unten senkt. Besonders neigen die Steckschüsse dazu, die ähnlich dem Sitz der Senkungsabscesse bei der Tuberkulose prävertebral abscedieren und nun den Weg nach unten finden. Jedoch ist im allgemeinen das in früheren Jahren so gefürchtete Wandern des Geschosses, das auch heute noch gern zur Erklärung abnormer Befunde und Beschwerden herangezogen wird, ein recht seltenes Ereignis.

Die Giftwirkung metallischer Fremdkörper ist durch die Arbeiten Lewins und Medingers aufgeklärt worden. Demnach können die klinischen Erscheinungen einer Intoxikation — vorwiegend durch Blei — äußerst gering sein, obgleich Blei im Harn oder Speichel in 11,5 vH der bleihaltigen Steckschüsse vorhanden ist. Im Körper muß also das metallische Blei dauernd in Lösung übergehen, und zwar tritt das beim Mantelgeschoß am allerstärksten hervor, da die beiden Metalle im Gewebssaft eine Art galvanischen Elementes bilden.

Wanderung, Giftwirkung, im Verein mit der Tatsache, daß im Falle einer Infektion die eitererregenden Keime mit einheilen können und schließlich nach jahrelangem Intervall erneut Veranlassung zu schwerer Eiterung geben (ruhende Infektion), haben nach den Kriegserfahrungen die Anzeige zur Fremdkörperentfernung wesentlich erweitert. Man steht heute auf dem Standpunkt, daß auch bei tieferer Lage ein Fremdkörper dann entfernt werden soll, wenn der operative Eingriff nach menschlichem Ermessen ohne nennenswerte Lebensgefahr möglich ist. Besondere Beachtung verdienen die bleihaltigen Geschosse (Küttner).

Röntgenbild: Ein Fremdkörper läßt sich mit Röntgenstrahlen feststellen, wenn sein spezifisches Gewicht das des Wassers (dem des Körpergewebes ungefähr gleichgesetzt) wesentlich überschreitet und wenn er eine noch zu erörternde, ausreichende Größe besitzt.

Nach diesen Gesichtspunkten wurden zwar nicht sämtliche Körper durchprobiert, wir wissen aber Genaueres über die Glassplitter. v. Saar rechnet zur Gruppe 1 die vom spezifischen Gewicht 2—2,5 (Steingut, Porzellan), die selbst bei größeren Splittern unerkannt bleiben können, wenn nicht durch bleihaltige Glasur oder bei sehr dünnen Körperteilen oder mit Hilfe sehr weicher Aufnahmen ihr Nachweis gelingt. In die Gruppe 2 mit dem spezifischen Gewicht 2,5—3 nimmt v. Saar die Gebrauchsgläser (Flaschen-, Fenster-, Spiegelglas, Deckgläschen, Objektträger, photographische Platten) auf. Ihr Nachweis gelingt noch bis zu den kleinsten Partikelchen (v. Saar: 0,0003 g, Loeffler: 0,0001 g). Die Gruppe 3 enthält praktisch weniger wichtige Gläser (Chrom-, Flint-, Thalliumglas, Halbkristall vom spezifischen Gewicht 3—3,5). Sie lassen sich in dickeren Gewebsschichten fast so leicht wie Metalle darstellen.

Über die verschiedenen Gummiarten sind Untersuchungen durch Schinz und Preiss bekannt geworden. Reiner Gummi ist demnach schon in dünnster Muskelschicht nicht mehr erkennbar; dagegen verschwindet das gewöhnliche, mit Metalloxyd beschwerte Gummidrain erst in dickeren Gewebsschichten. Der billigste schwarze Gummischlauch verrät sich durch Bleibeimengungen immer, wird aber medizinisch äußerst selten verwendet.

Metallische Fremdkörper dürften wohl auch in den kleinsten Teilen dem Röntgenbild nicht entgehen.

Im übrigen richtet sich der Nachweis von Fremdkörpern weniger nach ihrem spez. Gewicht als nach ihrem Gehalt an den Elementen, die auf Grund ihrer Stellung im periodischen System Röntgenstrahlen besonders stark absorbieren.

Ihnen teilen wir zu: Chlor, Brom, Jod, Phosphor, Calcium, Schwefel, Arsen, Antimon usw. So gelingt der Nachweis von Steinsplittern, Kiesel, Schiefer, Horn und Elfenbein bei einwandfreier Technik auch in dickeren Gewebsschichten.

2. Lagebestimmung.

a) Zweiplattenmethode.

Es gibt viele Chirurgen, die nach ihren ersten mißglückten Lokalisationsversuchen auf jede genauere Lagebestimmung des Fremdkörpers verzichten. Sie begnügen sich mit der Anfertigung von zwei Platten in aufeinander senkrecht stehenden Ebenen, wie wir sie prinzipiell für die Röntgendiagnostik jeder Krankheit fordern. Die Lage des Fremdkörpers wird aus diesen beiden Ebenen schätzungsweise rekonstruiert. Daß dieses Verfahren unliebsame Überraschungen zeitigen kann, wird durch die Abb. 574 erläutert, wo es sich um einen in der Nähe des Knochen sliegenden Fremdkörper handelt. In beiden Ebenen wird dieser

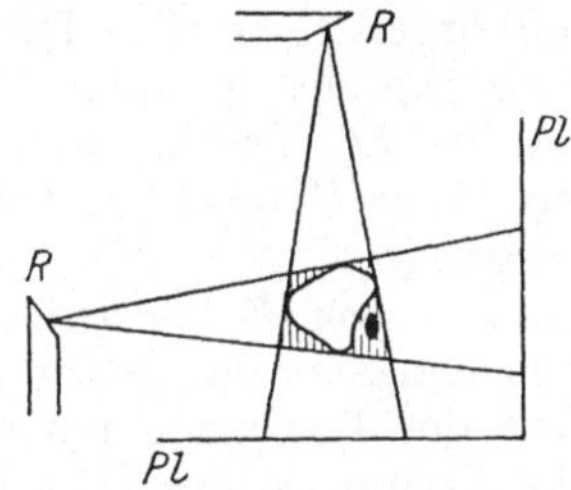

Abb. 574. Skizze zur Zweiplattenmethode. Im Zentrum Knochenquerschnitt. Rechts von ihm kleiner Fremdkörper, der, solange er im schraffierten Raum liegt, in beiden Ebenen in den Knochen hineinprojiziert werden muß. R = Röntgenröhre, Pl = Platte.

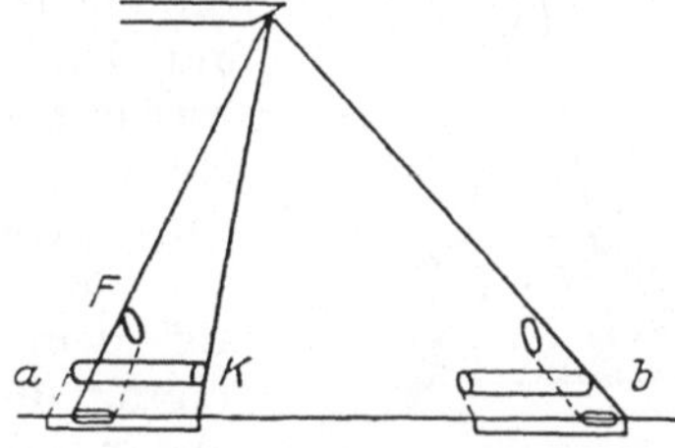

Abb. 575. Skizze zum Verhalten des Schattens bei seitlichen Bewegungen. In Stellung a fällt Schatten und Fremdkörper F nach links vom Beschauer in die linke Hälfte des Körpers K, in Stellung b wandert der Schatten weit in die rechte Hälfte hinein.

solange vom Knochen überschattet, wie er in den schraffierten Räumen liegt. Man würde demnach den Fremdkörper im Knochen selbst suchen, ein Irrtum, der mitunter verhängnisvoll werden kann. Die Erklärung findet dieses Verhalten in der Zentralprojektion (s. Einleitung), wodurch alle Körperteile nicht nur vergrößert, sondern auch in ihrer räumlichen Anordnung verzeichnet wiedergegeben werden. Durchaus brauchbar kann aber die Lagebestimmung bei dünnen Körperteilen, z. B. Hand und Fuß, sein, wenn die Aufnahmen mit großem Röhrenabstand gemacht und wenn gleichzeitig Erkennungsmarken auf die Haut geklebt werden, die als Orientierungsmarken dienen und deren Lage bis zur Operation erhalten bleiben muß.

b) Durchleuchtungsmethoden.

Für jedwede Fremdkörperlokalisation sollte man sich die Vordurchleuchtung zum Prinzip machen. Sie dient zur Orientierung über Lage, Größe und Zahl der Fremdkörper, über die Möglichkeit und Art ihrer Entfernung sowie über die weiterhin notwendigen Lagebestimmungen. Diese Vordurchleuchtung muß der Chirurg, der die Absicht hat, den Fremdkörper zu entfernen, wenn irgendmöglich selbst vornehmen.

Die Lage eines Fremdkörpers wird dabei räumlich schnell erfaßt, wenn man am Objekt Seitenbewegungen und Drehungen vornimmt. Verschiebt man dieses z. B. nach rechts (Abb. 575), so wird der Fremdkörperschatten auf dem Schirm im Verhältnis zu allen vor ihm liegenden Teilen (nach dem Schirm zu) wesentlich schnellere Bewegungen in der gleichen Richtung machen. Abb. 575 läßt dieses ohne weiteres erkennen. *F* sei der Fremdkörper, *K* der vor ihm liegende Knochen. In der Stellung *a* wird der Fremdkörper in den linken Knochenrand hineinprojiziert, in der Stellung *b* dagegen fällt er an den rechten Rand des Knochenschattens. Auf die Bewegungen des Fremdkörpers gegenüber gut sichtbaren Knochenteilen muß also vor allem geachtet werden.

Auch aus Drehungen des Objektes gewinnen wir ein Merkmal für die Fremdkörperlage. Nehmen wir z. B. eine Drehung des Rumpfes um seine Mittellinie im Sinne des Uhrzeigers vor (Abb. 576), so wird der Fremdkörperschatten auf dem Schirm eine Bewegung von links nach rechts machen, wenn der Fremdkörper in der hinteren Hälfte des Rumpfes liegt. Bei einer Drehung im umgekehrten Sinne des Uhrzeigers wandert der Schatten von rechts nach links (auf den Beobachter bezogen). Je näher der Fremdkörper der Mittellinie liegt, desto geringer ist der Ausschlag, je weiter er nach der Peripherie hin zu suchen ist, desto schneller erfolgt seine Bewegung. Der ganze Vorgang wird durch die Abb. 576 klar. Aus ihr geht hervor, daß der hinten liegende Fremdkörper *F* bei der Drehung *I* auf den Schirm in Richtung des geraden Pfeiles *I* wandert und sinngemäß bei *II*. Der in der vorderen Hälfte sitzende Fremdkörper *F* macht naturgemäß entgegengesetzte Bewegungen.

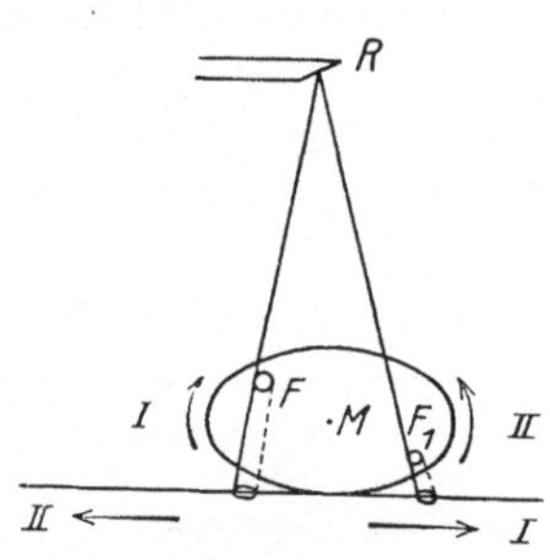

Abb. 576. Skizze zum Verhalten des Fremdkörperschattens bei Drehbewegungen. Fremdkörper = *F* wandert bei der Drehung des Körpers in der Richtung des gebogenen Pfeiles *I* nach rechts, entsprechend dem geraden Pfeile *I*. Fremdkörper F_2 führt die entgegengesetzte Bewegung in der Richtung des geraden Pfeiles *II* aus. Umgekehrt verhalten sich die beiden Fremdkörper in der Drehrichtung *II*. *M* = Mittelpunkt des Körpers, um den gedreht wird, *R* = Röhre.

Wandert der Schatten von *F* bei Drehung *II* auf dem Schirm nach links vom Beschauer, so nimmt die Schnelligkeit der Bewegung um so mehr ab, je weiter *F* an die Peripherie des Bildes rückt. Ja, der Schatten bleibt stehen, sobald das Objekt so weit gedreht ist, daß sich der Fremdkörper auf den Beschauer zu bewegt, mit anderen Worten, daß die Röntgenstrahlen die Haut in der nächsten Nähe von *F* tangential treffen. Perthes hat diese Tatsache zur Nahpunktbestimmung benutzt. Er versteht unter dem Nahpunkt den Punkt der Haut, der von der kürzesten senkrechten Verbindung Fremdkörper-Haut getroffen wird. Dieser Punkt ist als der nächstliegende für das operative Vorgehen wichtig, er wird durch Bleistreifen markiert. Das Verfahren von Perthes ist noch vielfach üblich. Bei größerer Fremdkörpertiefe und dicken Körperteilen nimmt die Methode an Zuverlässigkeit merklich ab. Brauchbar ist sie nur bei oberflächlich gelegenen Fremdkörpern. Die Genauigkeit der Methode kann dadurch gesteigert werden, daß man den Abstand zwischen Schirm und Röhre vergrößert und den Schirm möglichst dicht an den zu untersuchenden Körperteil heranbringt. Auch empfiehlt es sich, den gefundenen Nahpunkt durch eine auf der gegenüberliegenden Körperseite anzubringende Marke genauer zu fixieren.

Mit diesem Vorgehen nähern wir uns einem Verfahren, das als Markenmethode bezeichnet wird und deren Prinzip darin besteht, daß vor dem Durchleuchtungsschirm der Fremdkörperschatten mit Bleimarken zur Deckung gebracht wird. Die Verbindungslinien dieser Marken schneiden sich im gesuchten Punkt. Es gibt eine ganze Reihe solcher Markenmethoden. Die bekannteste ist wohl die von Levy Dorn, der sich an das Vorgehen Exners anlehnt.

Technik: Als Marke dient ein Stückchen Blei von $^1/_2$ cm Breite, das auf einen Heftpflasterstreifen geklebt ist. Vor dem Durchleuchtungsschirm wird je eine Marke auf der Vorder- und der Rückseite des betreffenden Körperteiles derart befestigt, daß sich beide Marken in der gleichen Ebene mit dem Fremdkörperschatten decken. Man sieht also statt der drei nur einen Schatten. Das gleiche wird wiederholt, nachdem der Körper etwa bis 90° um seine Längsachse gedreht ist. Wir haben somit vier Punkte auf der Haut fixiert, deren diagonale Verbindungslinien sich im gesuchten Punkte schneiden. Zweckmäßig wird die Nahpunktbestimmung nach PERTHES mit diesem Vorgehen verbunden, indem die erste Marke, als die dem Fremdkörper am nächsten liegende, durch ein Kreuz oder einen Ring besonders bezeichnet wird. Die Tiefenlage läßt sich alsdann in folgender Weise ermitteln. Der Umfang des Gliedes wird in der festgelegten Ebene durch einen biegsamen Bleidraht nachgebildet. Nachdem auf diesem die Lage der Marken angezeichnet ist, muß er behutsam abgenommen und auf ein Blatt Papier gelegt werden (Abb. 577). Nachzeichnung des Umrisses und der Markenpunkte! Je zwei gegenüberliegende Punkte werden miteinander verbunden. Am Schnittpunkt liegt der Fremdkörper.

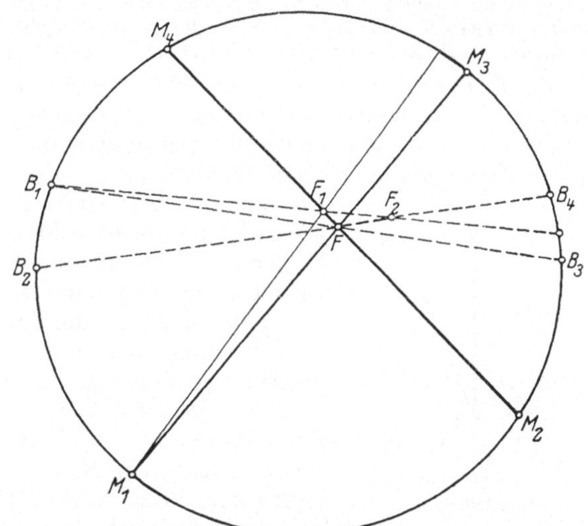

Abb. 577. Schema zur Erläuterung der Viermarkenmethode. Die Marken liegen bei M_1, M_2, M_3, M_4, schneiden sich im Punkte F, der nach F_1 rückt, sobald M_3 fehlerhaft nach links verschoben wird. — Wenn sich die Diagonalen spitzwinklig von B_1, B_2, B_3, B_4 aus in F schneiden, läßt der gleiche Meßfehler bei B_3 den Schnittpunkt von F nach F_2 wandern. FF_2 ist fast doppelt so groß wie FF_1.

Der Fehler dieser Methode gibt es eine ganze Reihe. Zunächst lassen sich die Marken an der Körperoberfläche nicht auf den Millimeter genau zur Dekkung bringen. Auch verschieben sie sich nachträglich auf der Haut, und schließlich sind bei der Übertragung mit Hilfe eines Bleidrahtes und bei der Aufzeichnung auf ein Blatt Papier Fehlerquellen gegeben, die sich im Minimum für jeden Punkt auf $+-\frac{1}{2}$ cm belaufen. Um den gleichen Betrag wird der Schnittpunkt der Diagonalen seine Lage ändern, wenigstens so lange sich diese ungefähr rechtwinklig schneiden (Abb. 577). Ist aber aus irgendeinem Grunde das Anlegen der Marken nicht in zwei aufeinander senkrecht stehenden Ebenen möglich, z. B. nur in B_1—B_4, mit anderen Worten, liegen die Marken auf der Peripherie des Querschnittes nicht mehr in etwa gleichen Abständen, sondern in verschiedenen, so schneiden sich die Diagonalen spitzwinklig. Ihr Schnittpunkt verschiebt sich weit stärker (um FF_2). Es resultieren Fehler, die für die Fremdkörpertiefe bis zu 2, ja 3 cm betragen können.

c) Verschiebungsmethoden.

Das Grundprinzip aller dieser Methoden liegt darin, daß der Fremdkörper von zwei verschiedenen Röhrenstellungen aus — Verschiebung um ein bekanntes Maß — zur Darstellung gebracht und daß aus den Verschiebungsmaßen auf Schirm oder Platte die Tiefenlage geometrisch konstruiert oder nach einer gegebenen Formel berechnet wird (Abb. 578).

Eines der bekanntesten und ältesten Verfahren ist das von MORITZ:

Technik: Während der Durchleuchtung stellt man den Normalstrahl auf den Fremdkörper ein, markiert dessen Schatten auf dem Durchleuchtungsschirm und verschiebt nun die Röhre parallel zum Schirm um ein bekanntes Maß, um aus dieser zweiten Röhrenstellung den Fremdkörperschatten ebenfalls auf dem Durchleuchtungsschirm aufzuzeichnen. Abb. 578 würde schematisch diesen Verhältnissen entsprechen. Gegeben sind Röhrenschirmabstand und Röhrenverschiebung, gefunden ist der Abstand der Fremdkörperschatten auf dem Schirm. Aus der Ähnlichkeit der so entstehenden Dreiecke läßt sich für x (Entfernung des Fremdkörpers von der Schirmoberfläche) folgende Formel ableiten:

$$x = \frac{\text{Röhrenschirmabstand} \cdot \text{Fremdkörperschattendistanz}}{\text{Fremdkörperschattendistanz} + \text{Röhrenverschiebung}}.$$

Alle Größen müssen selbstverständlich in gleichen Maßen, entweder in Zenti- oder Millimetern ausgedrückt werden. Mit der Anbringung einer Hautmarke (bei M) sind für diesen Punkt die gleichen Voraussetzungen gegeben wie für den Fremdkörper F. Nach der gleichen Formel wie oben läßt sich auch für M der Abstand vom Schirm ermitteln, wobei nur statt der Fremdkörperschattendistanz die Markenschattendistanz eingesetzt werden muß. Die Differenz aus x und der soeben gefundenen Größe ergibt die Fremdkörpertiefe FM.

Damit aber die Richtung, in der F von M aus zu suchen ist, festgelegt wird, empfiehlt sich, zunächst schon vor der Lokalisation für die Hautmarke M eine Nahpunktbestimmung nach PERTHES vorzunehmen. Falls dieses nicht möglich ist, hilft eine zweite Hautmarke im Normalstrahl auf der Rückseite des Gliedes bei M' weiter. Sie legt die Richtung FM fest.

Die Fehler dieser Methode liegen begründet in Meßfehlern, wie sie gegeben sind bei der Röhrenverschiebung, bei dem Röhrenschirmabstand und vor allem bei der Feststellung der Fremdkörperschattendistanz auf dem Schirm. Fehler von 0,3 cm machen hier schon nach FREUND und PRAETORIUS Differenzen bis zu 1,8 cm für die Tiefenlage, besonders dann, wenn der Fremdkörper oberflächlich liegt. Ferner schleichen sich Fehler ein durch die nicht exakte Einstellung des Normalstrahles, die ungenaue Verschiebung der Röhre parallel zum Schirm sowie die Anzeichnung des falschen Konturs vom Fremdkörperschatten. (Es muß immer der innere Kontur genommen werden.)

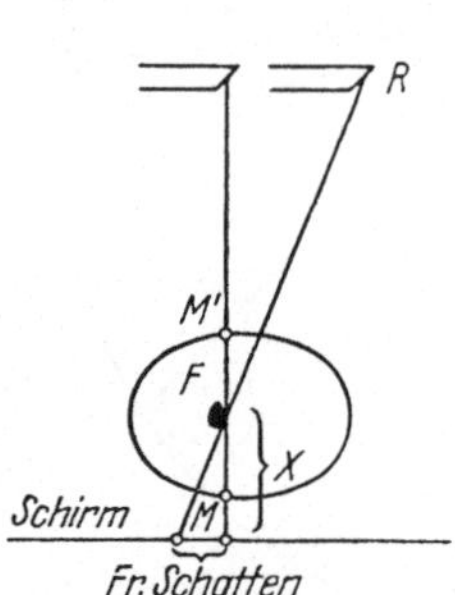

Abb. 578. Skizze, die das Verfahren nach MORITZ erläutert. Im Objekt liegt bei F ein Fremdkörper. M und M_1 stellen Hautmarken dar. R = Röhre (siehe Text).

Dem MORITZschen Verfahren ähnlich sind die von TRENDELENBURG und SCHMIDT angegebenen, nur daß dieser Autor den Kranken statt der Röhre verschiebt. TRENDELENBURG verbindet die photographische Darstellung mit der orthodiagraphischen Durchleuchtung.

Auch die Methode nach FÜRSTENAU, die seit 1907 wohl die am meisten geübte zur Bestimmung der Fremdkörperlage geworden ist, leitet sich von der MORITZschen ab. Jedoch gestaltet FÜRSTENAU die wichtigsten Operationen durch Verwendung der Röntgenplatte statt des Durchleuchtungsschirmes objektiver. Außerdem hat der Autor mit der Konstruktion des sogenannten FÜRSTENAU-Zirkels das ganze Verfahren wesentlich vereinfacht.

Technik: Die orientierende Vordurchleuchtung, am besten im Liegen, gibt Auskunft über Zahl, Lage und Form der gesuchten Fremdkörper, besonders auch darüber, welche Körpergegend nach anatomisch-praktischen Gesichtspunkten für die Anlegung des Operationsschnittes die geeignetste ist. Von dieser Gegend aus muß die Lokalisation vorgenommen werden. Sie wird durch ein Bleikreuz markiert (Abb. 579), dessen Zentrum durchlocht ist und auf der Haut angezeichnet wird. Gleichzeitig findet sich an diesem Bleikreuz ein Bleistab, der als Orientierungslinie für seitliche Abweichungen ebenfalls auf der Haut markiert werden muß. Alsdann wird der Normalstrahl mit Hilfe eines Lotes bei einem gegebenen Abstand von 60 cm zwischen Röhre und Platte auf die Mitte des Bleikreuzes eingestellt und eine Aufnahme gemacht.

Nach einer Röhrenverschiebung um 6,5 cm wird aus dieser zweiten Stellung bei unveränderter Körper- und Plattenlage eine zweite Aufnahme unter den gleichen Belichtungszeiten angeschlossen. Es tritt nur insofern eine Veränderung ein, als für diese Aufnahme der Bleistab aus dem Kreuz entfernt wird. Somit sind auf der gleichen Platte Bleikreuz und Fremdkörper zweimal abgebildet, dabei das Kreuz einmal ohne Stab (Abb. 579). Nachdem die Platte vollkommen trocken ist, müssen darauf bestimmt werden: 1. der Abstand zwischen den Bleikreuzmittelpunkten, 2. der Abstand zwischen zwei korrespondierenden Punkten des Fremdkörperschattens, 3. der Abstand zwischen dem ersten Bleikreuz und dem ersten Fremdkörper, 4. der Winkel, den diese Verbindungslinie mit dem Bleistab bildet. Was mit diesen Größen geschieht, geht aus der Abb. 580 hervor. Bei A ist der Röhrenfokus angenommen, bei H das Bleikreuz, bei F der Fremdkörper. Nachdem die Röhre um 6,5 cm verschoben ist, liegt der Fokus bei A', die vier in Betracht kommenden Schattenpunkte sind durch CC' (Kreuz) und BB' (Fremdkörper) markiert.

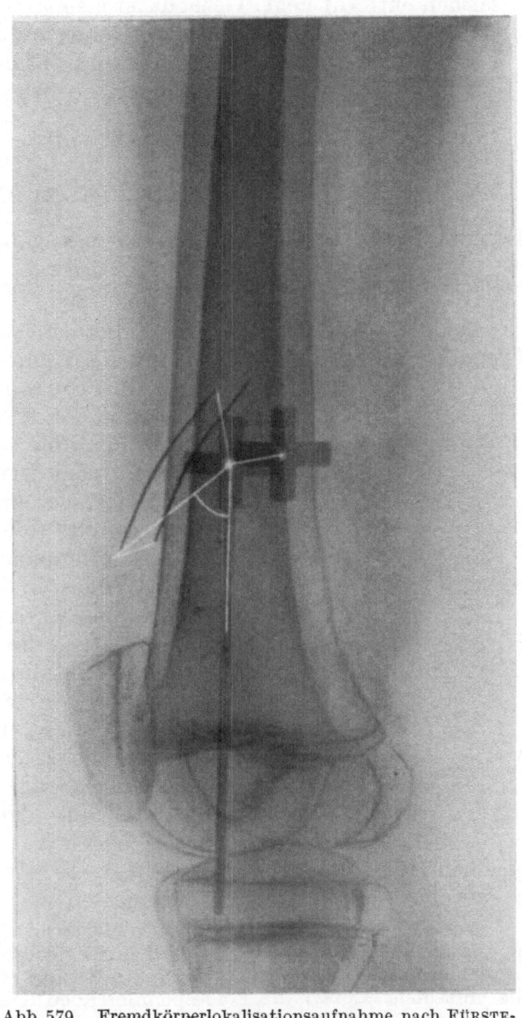

Abb. 579. Fremdkörperlokalisationsaufnahme nach FÜRSTENAU mit dem Doppelschatten des Bleikreuzes, des Fremdkörpers (Nadel) und mit den eingezeichneten Orientierungslinien (weiß).

Wir suchen zunächst den Bleikreuzplattenabstand $HC = x$. Aus den ähnlichen Dreiecken HCC_1 und HAA_1 ergibt sich die Proportion $HC : HA = CC_1 : AA_1$ oder (die gesuchte Größe) Bleikreuz-Plattenabstand: (60 — dieser Größe) = dem auf der Platte ausgemessenen Abstand der beiden Bleikreuze: Röhrenverschiebung. Wenn wir HC mit x benennen und CC_1 mit d, so ergibt sich:

$$x = \frac{60 \cdot d}{6{,}5 - d}.$$

Die gleiche Berechnung unter den gleichen Voraussetzungen wird für den Fremdkörper F vorgenommen, nur daß die CC_1 entsprechende Größe $BB_1 = a$ (Fremdkörperabstand auf der Platte) eingesetzt wird. Wir haben somit aus der ersten Formel den senkrechten Abstand des Bleikreuzes (x), aus der zweiten den des Fremdkörpers von der Platte (x_1) berechnet und können nun aus deren Differenz die senkrechte Tiefenlage HH_1 des Fremdkörpers vom Bleikreuz ermitteln.

Praktisch vollzieht sich das sehr einfach mit Hilfe des von FÜRSTENAU konstruierten Zirkels (Abb. 581). Auf der unteren Skala mit der Bezeichnung Tiefenlage läßt sich direkt ohne jede Umrechnung der Fremdkörperplatten (x_1) und Bleikreuzplattenabstand (x) ablesen, wenn die Schattenmaße in die Zirkelspitzen genommen werden.

Es finden sich aber noch zwei Skalen an diesem Zirkel, die mit Zirkelöffnung und seitlicher Konstante bezeichnet sind. Die Zirkelöffnung ist weiter nichts als die Übertragung des Spitzenabstandes auf das Zentimetermaß. Mit der Zirkelöffnung wird auf der Platte die Entfernung des ersten Bleikreuzmittelpunktes vom ersten Fremdkörper gemessen.

Die seitliche Konstante ist eine sehr kleine Größe, die durch Multiplikation mit der Zirkelöffnung (Bleikreuz-Fremdkörperabstand auf der Platte) diesen auf das reelle Maß reduziert. Erläutert werden diese Vorgänge ebenfalls durch die Abb. 580. Wir kennen zwar den senkrechten Abstand, den die Bleikreuzebene von der Ebene des Fremdkörpers hat (HH_1), wissen aber noch nicht, wie weit F seitlich entfernt liegt. Gesucht ist also $y = FH_1$. Die ähnlichen Dreiecke AH_1F und ACB lassen folgende Proportionen aufstellen: $y : BC = AH_1 : AC$ oder

Y : Bleikreuz-Fremdkörperabstand auf der Platte $= (60 - x_1) : 60$.

Wenn wir BC mit e bezeichnen, so bekommen wir als Endergebnis:

$$y = e\left(1 - \frac{x_1}{60}\right).$$

Nach dieser Formel wird also e, d. h. der Abstand, den Bleikreuzschatten I und Fremdkörperschatten I auf der Platte zeigen, durch die Klammer $\left(1 - \frac{x_1}{60}\right)$ verkleinert auf y. Demnach muß $\left(1 - \frac{x_1}{60}\right)$ immer kleiner als 1 sein.

Abhängig ist die Differenz außerdem von x_1, also von der Tiefenlage des Fremdkörpers. FÜRSTENAU nennt die Klammer seitliche Konstante, die mit der Tiefenlage des Fremdkörpers abgelesen und mit der Zirkelöffnung multipliziert werden muß, um die seitliche Abweichung y des Fremdkörpers vom Orientierungspunkt zu erhalten.

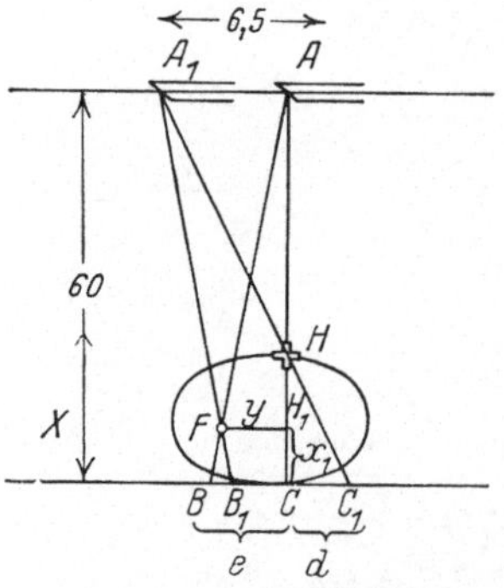

Abb. 580. Schema zur Darstellung des Verfahrens nach FÜRSTENAU. Bei A, A_1 Röhre, bei H Bleikreuz, bei F Fremdkörper (siehe Text).

Die Lage eines Fremdkörpers im Raume wird erst durch drei Ebenen bestimmt. Die erste schon gefundene ist die parallel zur Platte verlaufende Ebene in der Entfernung x_1, die zweite wird durch diese eben gefundene seitliche Abweichung y festgelegt, die dritte liefert der meßbare Winkel zwischen Bleistab und Kreuz-Fremdkörperverbindung (Abb. 579). Er wird nach der Seite des Fremdkörpers von der Orientierungslinie aus angelegt. Auf seinen freien Schenkel trägt man vom Orientierungspunkt aus y ab. Senkrecht unter dem gefundenen Hautpunkte muß der Fremdkörper in einer Tiefe von $x - x_1$ liegen, vorausgesetzt, daß dieser Punkt in der gleichen Höhe wie das Bleikreuz liegt. Ergeben sich zwischen beiden Differenzen, so werden diese sorgfältig ausgemessen und abgezogen.

Wer sich den FÜRSTENAU-Zirkel nicht anschaffen will, kann sich entweder auf Grund einmal angefertigter geometrischer Figuren jedesmal die Werte einsetzen oder, was noch bequemer ist, die von GRUENHAGEN und RUNGE veröffentlichten Skalen verwerten, die für die einzelnen Größen die korrespondierenden Tiefen- und Abweichungszahlen angeben.

Notwendig für eine exakte Durchführung des Verfahrens ist eine genaue Rekonstruktion am Körper selbst in der gleichen Lage wie während der Aufnahme. Hierzu hat WESKI den sogenannten Indikator konstruiert, ein Instrument, womit man vorwiegend Höhen- und Winkelbestimmungen vornimmt. Man kann sich selbstverständlich auch weit einfacherer Höhenmarken bedienen.

Auf der Haut sind Orientierungspunkt und Orientierungslinie angezeichnet. Zunächst überträgt man mit einem Winkelmesser den auf der Platte bestimmten Winkel nach der Seite und Richtung, wo der Fremdkörper liegt. Jetzt wird y auf dem so gefundenen Schenkel abgetragen. Senkrecht unter dem Endpunkt liegt der Fremdkörper.

Zweckmäßig wird nach beendeter Lagebestimmung eine Kontrollaufnahme gemacht. Das geschieht am besten, indem man den senkrecht über dem Fremdkörper gefundenen Punkt mit einem kleinen Bleiquadrat umgibt und den Normalstrahl darauf einstellt. Auf der Platte muß alsdann der Fremdkörper in dem Bleifenster liegen.

Die Fehlerquellen des Verfahrens beruhen wie bei dem vorhergehenden zunächst im rein Technischen: Röhrenverschiebung, Röhrenplattenabstand, Ausmessung der Platte. Hier kommt es besonders darauf an, homologe Schattenpunkte sowohl am Bleikreuz als auch am Fremdkörper zu ermitteln, — zuweilen eine außerordentlich schwierige Aufgabe. Wie notwendig aber diese Forderung ist, ergibt sich wiederum aus den Ausführungen von FREUND und PRAETORIUS. Bei Annahme bestimmter Meßfehler, z. B. Röhrenabstand 1 cm, Fokusplatte 1 cm, Fremdkörperschatten 0,3 cm, immerhin Größen, die durchaus im Bereich der Möglichkeit liegen, stellt sich heraus, daß der Fokusplattenabstand — kurz als Fa-Fehler bezeichnet — die geringsten Irrtümer hervorruft, jeder Fehler in der Röhrenverschiebung aber das Sieben- bis Achtfache des Fa-Fehlers ausmacht, der nun bei der Fremdkörperschattendistanz sogar das 18—60fache betragen kann. Der gröbste Ausfall in der Tiefenlage wird bei den drei angenommenen Maßen mit 3,53 cm berechnet.

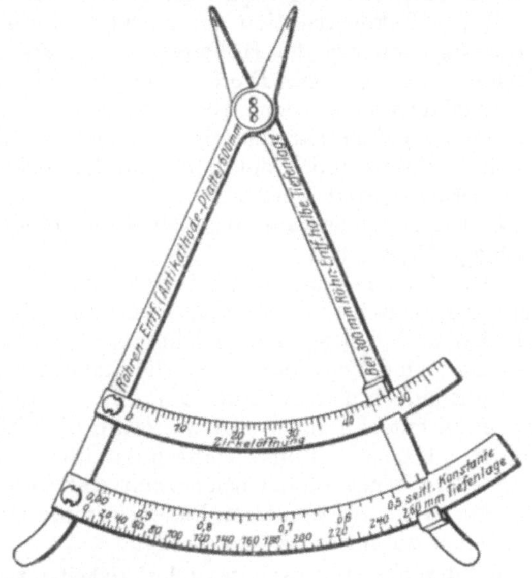

Abb. 581. FÜRSTENAU-Zirkel zur Fremdkörperlokalisation.

Demnach hat das Fremdkörperschattenmaß einen überragenden Einfluß auf die endgültig ermittelte Tiefenlage. Auch Winkelfehler können mitbestimmend für das Endergebnis sein. So macht ein Mehr oder Weniger von 5° eine fehlerhafte Seitenverschiebung um 0,9 cm aus, wenn die seitliche Abweichung groß ist (z. B. 10 cm).

Zusammenfassung: Die FÜRSTENAUsche Lokalisationsmethode gestattet in jedem Falle die genaue Ortsbestimmung eines röntgenologisch sichtbaren Fremdkörpers.

Das Verfahren ist einfach, soweit es sich nur um die Feststellung der Tiefenlage des Fremdkörpers handelt. Kompliziert wird die Methode dadurch, daß man den senkrecht über den Fremdkörper liegenden Hautpunkt zu ermitteln sucht. Somit sind eine Reihe von Einzeloperationen notwendig, die ebenso viel Fehlerquellen in sich schließen.

Will man solche mit Vorbedacht verhüten, so ist auf folgendes zu achten:

1. Vor der Aufnahme muß die Röhre im Stativ genau zentriert werden. Fokusplattenabstand = 60 cm einschließlich der Dicke des Kassettendeckels. Ein Lot stellt den Normalstrahl auf die Mitte des Bleikreuzes ein, dessen Lage ebenso wie die des Orientierungsstabes mit Tintenstift nachgezeichnet wird. Seitlich angebrachte Höhenmarken sorgen für eine genau wiederzugebende Körperlage.

2. Während der Aufnahme ist die Körperlage genau innezuhalten. Die Röhre wird quer zur Orientierungslinie um 6,5 cm parallel verschoben. Vor der zweiten Aufnahme Entfernung des Bleistabes.

3. Auswertung der Platte: Nur deutlich und scharf hervortretende Fremdkörperschatten lassen sich ausmessen. Auf der Schichtseite werden mit einem Bleistiftstrich verbunden: 1. die Bleikreuzmittelpunkte, 2. entsprechende Punkte des Fremdkörperschattens, 3. erster Bleikreuz- mit erstem Fremdkörperschatten, 4. Orientierungslinie. Für die beiden ersten wird auf dem FÜRSTENAU-Zirkel die Tiefenlage abgelesen, gleichzeitig bei 2 die seitliche Konstante notiert. Für 3 gibt die Zirkelöffnung das Maß in Millimetern an. Die letzte Größe, die bestimmt wird, ist der Winkel zwischen 3 und 4. Die Multiplikation der seitlichen Konstante mit der Zirkelöffnung ergibt die seitliche Abweichung.

4. Die Rekonstruktion am Körper erfordert die Wiederherstellung der Aufnahmelage mittelst der Höhenmarken. Zunächst wird der Winkel an die Orientierungslinie angelegt. Die Seite ergibt sich aus der Aufnahme. Auf dem freien Schenkel darf die seitliche Abweichung y nur in einer Hautebene abgetragen werden, die ungefähr parallel zur Plattenebene liegt. Sind Niveauunterschiede zwischen Bleikreuz und Fremdkörperpunkt vorhanden, müssen diese bei der Tiefenlage berücksichtigt werden.

5. Die Tiefenbestimmung soll durch eine Kontrollaufnahme mit Bleifenster nachgeprüft werden.

Der Chirurg erlebt auch bei exaktester Lokalisation immer noch Überraschungen. Mit Durchtrennung von Haut und Fascie verliert das elastische Gewebe (Muskel und Fascie) den gleichmäßigen Spannungszustand, es kommt zu Verziehungen und Verschiebungen, die manchmal bis zu 2 cm betragen können. Das darf uns jedoch nicht veranlassen, mit diesem Verhalten eine mangelhafte Lokalisation zu entschuldigen und weiterhin die näher erläuterten und nicht geringen Fehler im Lokalisationsverfahren zu übersehen. Vor allem sollte uns diese im Körperbau begründete Unsicherheit während der Operation eine Mahnung sein, daß bei praktisch wichtigen Lagebestimmungen noch andersartige Lokalisationsmethoden zu Rate gezogen werden.

Um diesen soeben erwähnten Schwierigkeiten zu begegnen, sind noch andere Vorschläge gemacht worden, die sich auf Hilfsgeräte für die Operation selbst erstrecken. So haben HOLZKNECHT und WACHTEL das Fremdkörpertelephon konstruiert: ein in die Wunde gelegter Platinstreifen stellt das eine Metall des Elementes und das Operationsinstrument das andere Metall dar, die notwendige Salzlösung ist der menschliche Körper selbst. Durch Einschalten eines Mikrophons in den Stromkreis werden schnarrende Töne erzeugt, sobald das Instrument den Metallkern des Fremdkörpers berührt. Von ähnlichen Überlegungen sind JOEDICKE und COHEN ausgegangen, indem sie eine Taschenlampe oder ein Galvanoskop mit fremder Stromquelle benutzen. Der Stromkreis ist zunächst geöffnet. Nadelförmige Elektroden an den Enden werden mit dem Fremdkörper in Berührung gebracht, der Stromkreis ist geschlossen. WESKIS Vorschlag, den senkrechten Weg vom Hautpunkt aus mit einem Farbstoff vorzuzeichnen (1 ccm 10 proz. Methylviolett-Kochsalzlösung) mag ebenfalls als Operationshilfe angeführt werden.

Eine Sonderstellung nimmt die Lagebestimmung von Fremdkörpern in der Orbita ein. Entscheidend ist hierbei immer die Frage: Sitzt der Splitter im Bulbus oder außerhalb? Bei der ungeheuren Bedeutung, die der Antwort auf diese Frage zukommt, hat die Lokalisation ganz besonders exakt vor sich zu gehen. Bei den Aufnahmen muß mit möglichst kleiner Blende und scharf zeichnender Röhre gearbeitet werden, damit eine ausreichende Bildschärfe erzielt wird.

Sehr beliebt ist das Verfahren von KÖHLER. Er bedient sich der Beweglichkeit des Bulbus in verschiedener Blickrichtung, um gleichzeitig mit der Verschiebung des Fremdkörperschattens seine Zugehörigkeit zum Bulbus darzutun.

Technik: Es werden zwei Aufnahmen auf ein und derselben Platte in verschiedener Blickrichtung gemacht. Der Patient fixiert während der ersten Hälfte der Belichtungszeit einen Punkt oberhalb der Horizontalstellung des Auges, einen anderen Punkt unterhalb während der zweiten Hälfte. Ein Doppelschatten spricht für den Sitz des Fremdkörpers im Bulbus. Allerdings muß berücksichtigt werden, daß sich auch die Muskeln und schließlich Lid und TENONsche Kapsel bei stark veränderter Blickrichtung verschieben. Das Verfahren allein reicht demnach nicht zur Lokalisation aus, auch nicht, wenn man eine Kontrollaufnahme in Sagittalrichtung angefügt hat. Dem Verfahren haftet zudem der gleiche Fehler an wie der Zweiplattenmethode.

Zur Markierung des Bulbus hat WESSELY eine Bleiglasprothese konstruiert, die unter Oberflächenanästhesie in entsprechender Größe eingesetzt wird. Auf dem Bilde wird dadurch die vordere Bulbusoberfläche sichtbar, die man sich zum ganzen Bulbus ergänzt denken kann. Für die Lagebestimmung eines Fremdkörpers wird zweckmäßig das KÖHLERsche Verfahren hinzugenommen. Aber auch wenn in beiden Blickrichtungen der Fremdkörperschatten mit dieser Prothese zusammenfallen würde, darf der Fremdkörper im Bulbus nur dann als gesichert gelten, wenn auf einer dritten Aufnahme in der Sagittalrichtung der Fremdkörperschatten ebenfalls auf den Blendenschatten fällt.

Das am besten durchgebildete Verfahren scheint das von SWEET zu sein. Es findet sich genauer beschrieben von ihm selbst im Arch. f. Augenheilkd. Bd. 66 und von LIEBERMANN ebenda, Bd. 76. Im Rahmen dieses Buches kann ich darauf nicht näher eingehen. Die Rekonstruktion im Bulbus geschieht mit Hilfe eines Apparates an Hand von Augenhöhlenschemata. Im übrigen ist auch das SWEETsche Verfahren eine Art Verschiebungsmethode.

Schwierig wird bei allen Methoden die Lokalisation von Orbitafremdkörpern, wenn es sich um mehrere Splitter handelt. Für die Orbita gilt ganz besonders die Forderung, zur Kontrolle eines exakten Verfahrens immer ein zweites heranzuziehen. Mir hat sich im Laufe der Jahre das stereoskopische Verfahren als äußerst wertvoll bewährt.

d) Das Stereoverfahren.

Es lag nahe, die wundervolle Plastik der stereoskopischen Photographie auch dem Röntgenverfahren dienstbar zu machen. Die ersten Versuche fallen in die Zeit kurz nach der Entdeckung der Röntgenstrahlen. Um ihren Ausbau haben sich besonders ALBERS-SCHÖNBERG, WALTER, DRÜNER, LAMBERTZ und EIJKMAN verdient gemacht. Heute gelingt es mit den einfachsten Mitteln, stereoskopische Röntgenaufnahmen von außerordentlich plastischer Wirkung herzustellen, und man darf das stereoskopische Verfahren als das für die Fremdkörperlokalisation gegebene schlechthin bezeichnen. Allerdings muß man auch hier die Fehlerquellen kennen, um sich nicht schwerwiegenden Trugschlüssen hinzugeben.

Zur Herstellung stereoskopischer Aufnahmen ist notwendig eine Wechselkassettentasche und eine der Dicke des Körperteiles entsprechende Röhrenverschiebung quer zur Längsachse. Dabei braucht der Abstand von 6,5 cm nicht innegehalten zu werden. Die Plastik erhöht sich erheblich bei größerer Verschiebung, besonders wenn der Fokusplattenabstand ebenfalls erhöht wird. Notwendig ist diese größere Verschiebung bei dünneren Körperteilen.

Für das stereoskopische Sehen ist immer normale Sehschärfe oder die volle Korrektur der Refraktion Voraussetzung. Im allgemeinen sind Hilfsgeräte im Gebrauch. Ein beliebtes Verfahren besteht in der Verkleinerung der Bilder zu Diapositivgröße und in der Betrachtung dieser Diapositive mit einem einfachen BARTHOLDY-Stereoskop. Das Verfahren läßt viele Feinheiten der Struktur und Plastik verschwinden und erfordert eine gewisse Mehrarbeit und mehr Material.

Einfacher, aber kostspieliger ist die Betrachtung der Originalien mit Hilfe von Stereoskopen. Heutzutage gibt es für diese Zwecke eine ganze Anzahl von Konstruktionen, aus denen die gebräuchlichsten herausgehoben seien.

Verhältnismäßig einfach ist das WHEATSTONEsche Spiegelstereoskop konstruiert, bei dem es nur darauf ankommt, daß die Originalplatten in dem gleichen Abstand vom Spiegel aufgestellt werden, wie der Röhrenfokus während der Aufnahme entfernt stand. Das Spiegelpaar ist unter 45° Neigung zur Blickrichtung angebracht und auf einer quer zum ganzen Apparat gestellten Bank verschieblich. Eine Stirnblende aus Blech ohne Optik verhütet störende Nebenreflexe. Die Fremdkörperlage läßt sich dadurch noch besser abschätzen, daß die Haut mittels Heftpflaster, Metallmarken, Drahtgitter kenntlich gemacht wird.

Wesentlich plastischer und vielseitiger ist die Ausmessung des Röntgenstereogramms und die Rekonstruktion des dargestellten Objektes. Man bringt in das Stereogramm — für den Betrachter in das Körperbild selbst hinein — einen beliebigen Maßstab. Um dieses Verfahren haben sich besonders verdient gemacht EIJKMAN, TRENDELENBURG, vor allem aber HASSELWANDER. Sein Stereoskiagraph besteht im wesentlichen in einem Spiegelstereoskop und einem Meßtisch. Ein verschieblicher, leuchtender Punkt dient zur Markierung des Fremdkörpers, der nun in seiner Lage nach Breite und Tiefe auf den Meßtisch aufgezeichnet und in seiner Entfernung von hervortretenden Knochen oder Hautmarken festgelegt wird. HASSELWANDER selbst berichtet über 338 durch Operation exakt bestätigte Fälle. Für die Lagebestimmung von Fremdkörpern scheint dieses Verfahren dadurch vor allem geeignet zu sein, daß es an Hand der angefertigten Meßtischskizzen dem Chirurgen auch während und kurz vor der Operation ein sehr beliebtes und anschauliches, räumliches Bild vermittelt.

e) Röntgenoperation.

Bestrebungen, alle bisher geschilderten Verfahren dadurch überflüssig zu machen, daß in direktem Röntgenlicht der Fremdkörper aufgesucht wird, setzen schon sehr bald nach der diagnostischen Ausnutzung der Röntgenstrahlen überhaupt ein. Eigens hierzu konstruierte Tische sind von HOLZKNECHT 1903 und PERTHES 1904 angegeben worden. Auf den ersten Blick erscheint die röntgenoskopische Betrachtungsweise mit einer Operationssaalasepsis nicht vereinbar. Das Ideal ist wohl ein eigens dazu geschaffener Raum. Provisorisch herrichten läßt sich aber auch das Röntgenzimmer für diese Zwecke, wenn die Beobachtung am Schirm von einem adaptierten Assistenten, die Operation von anderer Hand vorgenommen wird. Daß man zu einem solchen Provisorium bei häufiger vorkommenden Fremdkörperextraktionen gezwungen sein kann, wird wohl jeder Chirurg bestätigen, wenn man sich nicht der unangenehmen Situation durch Abbrechen der Operation und Verzicht auf die Entfernung des Fremdkörpers entziehen will.

Zur Röntgenoperation möchte ich auch die Verfahren rechnen, die darauf ausgehen, während der Durchleuchtung Wegweiser in Form von Nadeln in den verschiedensten Modifikationen anzubringen. Bekannt ist die Nadelmethode von PERTHES. Vor dem Durchleuchtungsschirm wird auf den Fremdkörper unter aseptischen Kautelen eine Nadel eingeführt. Das Verfahren läßt sich nur in den Gebieten anwenden, wo das Einführen der Nadel keine Nerven und Gefäße schädigt.

In das gleiche Gebiet gehört die Fremdkörperharpunierung von GRÜNFELD und HOLZKNECHT, ebenso die Modifikation FRÜNDS, der zwei Nadeln im Winkel unter dem Fremdkörper vereinigt. Ergänzend sei erwähnt, daß HARTERT mit seiner Nadelkissenmethode den Nadelwegweiser mit einer stereoskopischen Aufnahme kombiniert.

Spezieller Teil.

Die Röntgendiagnostik in der Chirurgie beschäftigt sich vorwiegend mit dem Skelettsystem. Die bisher geübte Darstellungsweise geht dabei von der fertigen Krankheit aus, deren richtige Erkennung voraussetzt, daß dem Untersucher die angeführten Erwägungen aus der Klinik, der Pathologie und der Differentialdiagnose geläufig sind. In der Praxis wird jedoch meist der umgekehrte Weg eingeschlagen. Liegt z. B. das Bild irgendeines Skeletteiles vor, so knüpfen sich die ersten Überlegungen an diesen selbst an, indem man seine technische Darstellung, seine Form und Größe, seine Varietäten festzustellen sucht. Und schließlich analysiert man das Bild nach Gestaltsveränderungen, wie sie vor allem durch angeborene und erworbene Deformitäten gegeben sind, nach Schattendichte und Verlauf der Knochenbälkchen sowie nach Unterschieden in den Weichteilzonen, immer aber unter Berücksichtigung dessen, was dem vorliegenden Skeletteil eigentümlich ist. Damit ist die Einteilung des Stoffes durchaus gegeben, wenn sie sich in erster Linie den praktischen Gepflogenheiten anpassen soll.

A. Kopf.

I. Das normale Bild.

a) Technik: Das Seitenbild als sogenannte Profilaufnahme wird am besten im Liegen in der Weise angefertigt, daß die Medianebene des Schädels der Plattenebene parallel liegt und der Zentralstrahl durch den oberen Ohrmuschelansatz trifft (Abb. 582). Zur Ergänzung dieses Bildes ist meistens eine zweite Aufnahme, die Sagittalaufnahme, notwendig. Dabei liegen entweder Stirn-Nasenspitze oder Kinn-Nasenspitze der Platte auf, wobei mit jener Aufnahmetechnik hauptsächlich der Hirnschädel, mit dieser der Gesichtsschädel und seine pneumatischen Höhlen wiedergegeben wird (Abb. 584). In beiden Fällen muß der Zentralstrahl etwa durch die Protuberantia occipitalis externa gehen oder ein wenig scheitelwärts geneigt sein. Eine Aufnahme mit umgekehrtem, also antero-posteriorem Strahlengang wird selten notwendig (Darstellung der Hinterhauptschuppe, Ventrikulographie). Schräg- und Tangentialaufnahmen der verschiedensten Richtung müssen in zweifelhaften Fällen die beiden Hauptebenen ergänzen.

Unentbehrlich ist gerade für den Kopf die *stereoskopische* Technik geworden, denn nicht auf jedem Bilde gelingt die einwandfreie Darstellung bestimmter Einzelheiten, die besonders dadurch schwierig zu deuten sind, daß sowohl in der Seitenansicht als auch in der Projektion von hinten nach vorn *zwei* Knochenschalen — die der Platte aufliegende und die abgewandte — übereinander projiziert werden, daß zahlreiche Vorsprünge, besonders an der Schädelbasis, teils verdeckt, teils beieinanderliegend erscheinen und so der Ungeübte zunächst nicht weiß, wo er mit der Analyse des Bildes beginnen soll. Ein stereoskopisches Bild unterrichtet besonders unter Zuhilfenahme eines Skelettes sehr schnell über alle Einzelheiten, vorausgesetzt daß es ebenso wie das einfache Bild nach einem System betrachtet wird.

b) Schädeldach: (Abb. 582, 45 u. 390.) An ihm ist auf die Dicke der Schädelkapsel und ihre normalen Ausbuchtungen, die den Schädelgruben (vordere, mittlere, hintere) entsprechen, sowie auf Nahtlinien zu achten, wie wir sie im Seitenbild an der Grenze zwischen Stirn- und Scheitelbein, an der Hinterhauptschuppe und am Schläfen-Scheitelbein beobachten. Der Knochen selbst besitzt keine Netzzeichnung, wie sie uns von den Knochenbälkchen der Extremitätenknochen her geläufig ist. Vielmehr tritt je nach der Schärfe des Bildes ein strukturloser bis körniger Schatten hervor, der unterbrochen wird von einem Netz feinster Linien und Verdichtungen. Sie entsprechen Gefäßfurchen, -kanälen und Nähten. Unter diesen haben wir zu unterscheiden:

1. Die meist breit hervortretenden Halbkanäle für die Sinus venosi durae matris in Form des Sinus longitudinalis, sphenoparietalis, sigmoideus und transversus.

2. Die Kanäle für die Diploëvenen, die sich netzförmig in einer Breite von 2—5 cm verzweigen und vor allem in der Gegend der Tubera des Scheitelbeins deutlich hervortreten (Abb. 583).

3. Den Diploëvenen ähnliche Eindrücke hinterläßt die Arteria meningea media, die daran erkennbar ist, daß sie immer am vorderen Rande der mittleren

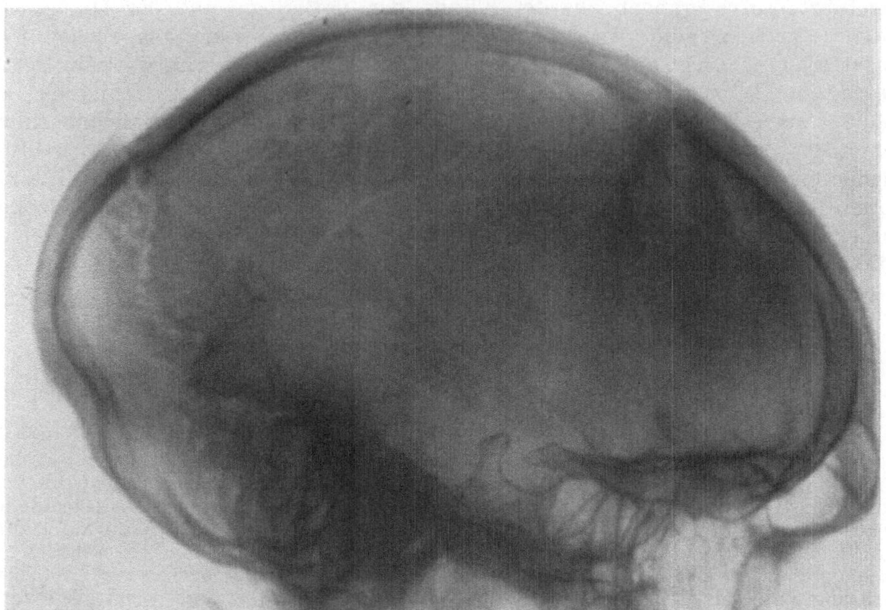

Abb. 582. Schädel (seitlich, normal) mit deutlichen Gefäßeindrücken am Scheitelbein, mit starker Aufhellung im Bereich der PACCHIONIschen Granulationen und deutlich hervortretender Lambdanaht. Die Hinterhauptschuppe wölbt sich hier stufenartig vor (vgl. Skizze).

Schädelgrube beginnt und daß ihr Durchmesser scheitelwärts gleichmäßig abnimmt.

4. Seltener sind seichte Furchen an der Außenseite des Schädeldaches im Bereiche des Stirnbeins vorhanden (größere Hautvenen).

5. In ganz anderer Form machen sich die Emissaria (Santorini) bemerkbar, jene kurzen Kanäle, die aus dem Schädelinnern an die Außenfläche führen und je nach der Projektion entweder als kurze, runde Aufhellung oder als wenige Millimeter breiter Spalt imponieren (E. parietale, mastoideum, occipitale und condyloideum).

6. Die PACCHIONIschen Gruben, die bei jugendlichen Individuen bis zum 8. Lebensjahr fehlen, im höheren Alter aber und unter pathologischen Bedingungen beträchtlich an Ausdehnung zunehmen, werden in Höhe des Scheitelbeins hinter der vorderen Quernaht sehr leicht für einen Knochenprozeß gehalten. Ihnen gleichzuachten sind die Zottenlacunen, die man gelegentlich an verschiedenen Stellen der Schädelinnenfläche antreffen kann (siehe NISHIKAWA).

7. Die Nähte zeichnen sich je nach Projektion und Alter verschiedenartig ab. Beim Neugeborenen verlaufen sie mehr geradlinig als scharf begrenzte Spalten und helle Streifen, an denen etwa vom 2. Lebensjahr an Zacken I. Ordnung

auftreten (Abb. 586). Diesen gliedern sich mit fortschreitendem Alter (10. bis 25. Lebensjahr) solche II. und III. Ordnung an, so daß schließlich der charakteristische, vom anatomischen Bild her bekannte Nahtverlauf zustande kommt. Fast immer sind die Koronar- und die Lambdanaht sichtbar. Die erstere beginnt mit dem 40. Jahre, die letztere etwas später zu ossifizieren.

Pathologische Verhältnisse sind vorhanden, sobald die Nähte über diese Zeit hinaus offen bleiben oder vorzeitig verknöchern, so daß vom Nahtverlauf nichts

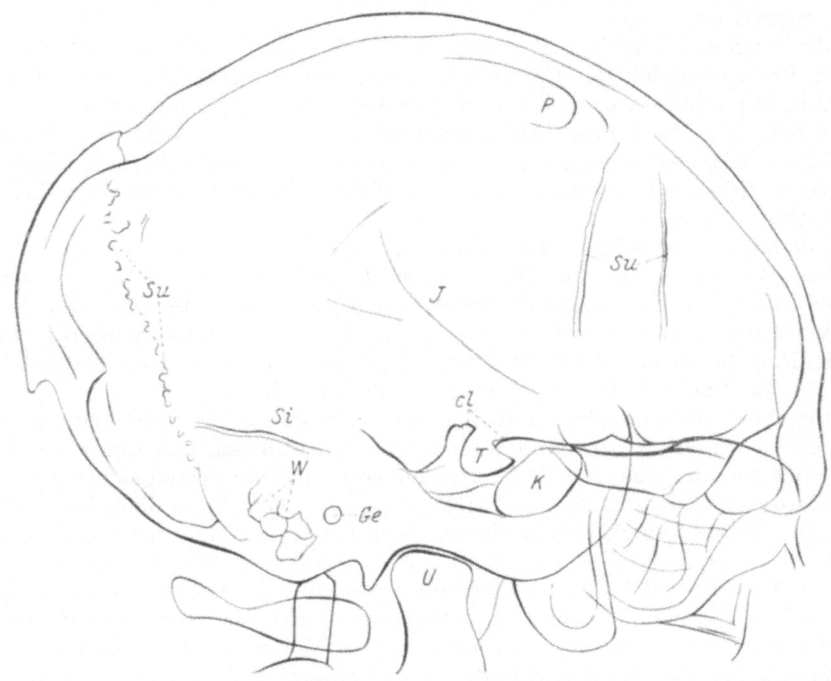

Abb. 583. Skizze zum normalen Schädel Abb. 582. I = Halbkanäle der Diploevenen am Scheitelbein, P = Aufhellung durch PACCHIONIsche Granulationen, Su = Suturen, Si = Sinus transversus, W = Warzenfortsatzzellen, Ge = äußerer Gehörgang, U = Unterkiefergelenkkopf, T = Türkensattel, cl = Proc. clinoidei, K = Keilbeinhöhle.

mehr zu sehen ist (vgl. Turmschädel). Frühzeitige Verknöcherung ist am häufigsten an der Kranznaht feststellbar.

8. Die Impressiones digitatae entsprechen den Abdrücken der Hirnwindungen. Zwischen ihnen bleiben die Jochleisten (Juga cerebralia) stehen. Beide sind im Normalbilde kaum angedeutet (Abb. 586), wobei jene den leichten Aufhellungen, diese den leistenartigen Verdichtungen entsprechen dürften. Deutlich werden sie aber bei lange anhaltendem Hirndruck (Abb. 585).

9. Die Ohrmuschel setzt sich in weichen Profilaufnahmen als runde oder ovale Verdichtung ab, wobei nicht selten der Muschelrand in Form eines dichten, parallel begrenzten Streifens besonders stark hervortritt (Abb. 45). Als Verkalkung darf dieser Befund nicht gedeutet werden, da er sich nahezu in jedem Alter findet. Echte Kalkknochenherde sind erst im höheren Alter jenseits des 60. Lebensjahres in einem Viertel aller Fälle vorhanden (E. FRAENKEL). Sie sitzen vorwiegend im Helix, im Anthelix und in der Concha.

Über Unterschiede zwischen Naht, Gefäßfurchen und traumatischen Fissuren siehe auch unter Verletzungen.

c) Die **Schädelbasis** wird in der Profilaufnahme am übersichtlichsten (Abb. 45, 582). Auf dieser gliedert sich die Basis in ihre drei Teile, die der vorderen, mittleren und hinteren Schädelgrube entsprechen. Der Boden der vorderen wird von den Orbitaldächern gebildet, deren Schatten je nach der Projektion in ein- oder zweifacher Schicht nach der Stirnhöhle hin divergierend auseinanderlaufen. Dadurch, daß diesem Liniennetz nach vorn unten das Dach der Lamina cribrosa anliegt und hirnwärts an der Grenze zur mittleren Schädelgrube die Ausläufer der kleinen Keilbeinflügel (Ala minor) aufsitzen, erscheint das Bild zunächst schwer entwirrbar.

In der mittleren Schädelgrube treten als wichtigste Gebilde die Sella turcica mit den Proc. clinoidei, der Clivus und unter diesen die Keilbeinhöhle hervor (vgl. Abb. 240—242). Außerdem ragt von hinten die Pyramidenspitze an die mittlere Schädelgrube heran. Meist zeichnet sich auch ihr Boden in der Weise ab, daß zwei kräftigere Linien von den kleinen Keilbeinflügeln oberhalb des Orbitaldaches in flachem Bogen durch die helle Keilbeinhöhle zum massiven Felsenbeinschatten ziehen.

Am Boden der hinteren Schädelgrube liegt dem Felsenbein der Warzenfortsatz mit seiner Wabenstruktur an. Die scharfrunde Aufhellung im Felsenbein selbst entspricht dem Porus acusticus externus. Quer durch die hintere Grube verläuft der Sinus transversus und mehr lateral schräg die Lambdanaht. Hinten grenzen sich die Protuberantia occipitalis interna und externa ab, der an der äußeren Grenzlinie als Varietät der Occiputsporn aufsitzt (Abb. 45).

Unterschiede zwischen der kindlichen Schädelbasis und der eines Erwachsenen sind gegeben durch das Vorhandensein von Synchondrosen und durch die Ausbildung der pneumatischen Höhlen. Am längsten und häufigsten sichtbar ist die Synchondrosis spheno-occipitalis, jener senkrechte Spalt dicht hinter dem Clivus, der Hinterhauptsbein und hinteres Keilbein trennt, dessen Verknöcherung mit dem 13.—14. Lebensjahr beginnt und etwa mit dem 20. abgeschlossen ist.

d) Am **Gesichtsschädel** sind reine Seitenaufnahmen wenig brauchbar. Einzelheiten im komplizierten knöchernen Aufbau treten erst hervor, wenn statt dessen Schrägprojektionen angewandt werden. Für den Unterkiefer hat sich die Aufnahme am hängenden Kopf, am besten mit abgespreiztem Kinn und geöffnetem Munde, bewährt (vgl. Abb. 151). Für die Zähne und Alveolarfortsätze sind Aufnahmen mit dem im Munde liegendem Film unentbehrlich geworden.

Am Unterkiefer durchsetzt der Canalis mandibularis — für den Nerven des gleichen Namens — als mehrere Millimeter breiter Spalt den horizontalen und aufsteigenden Ast (Abb. 151, 168 u. 169). Der Kanal reicht nach vorn bis zum Foramen mentale, das zuweilen wie ausgestanzt erscheint. Am Unterkieferwinkel treten Aufhellungen hervor, die oft als Herde gedeutet werden, in Wirklichkeit aber von dem Luftraum des Rachens herrühren, der hinter dem Kieferwinkel vorhanden ist. Man hüte sich auch, bei ungenügend abgespreiztem Kinn die Überdeckungen des Winkels mit dem ersten Halswirbel, mit dem Proc. styloideus oder mit dem Zungenbein für Verdichtungen, für Knochprozesse zu halten.

An Zähnen enthalten die Kiefer im 6. Lebensjahr außer dem vollkommenen Milchgebiß (20) die verknöcherten 28 bleibenden Zähne in den Zahnsäckchen. Die vier Weisheitszähne sind zu dieser Zeit noch häutig angelegt.

Am einzelnen Zahn des Erwachsenen ist folgendes zu beachten: Die Zahnwurzel grenzt sich von der Alveole durch einen gleichmäßig schmalen, scharf umrissenen Spalt ab (vgl. Abb. 168—170). Die Alveolarspongiosa ist gleichmäßig dicht, von maschiger Knochennetzzeichnung. Sie hebt sich von der wesentlich dichteren Wurzel deutlich ab. Deren Spitze läuft rundbogig aus und läßt sich scharf von ihrer Umgebung abgrenzen. Unschärfe, Ausfransung, Kalkarmut usw.

deuten auf eine frühere oder eine akute Erkrankung hin. Kleinste, aber scharf begrenzte Aufhellungen finden sich oft an der Wurzelspitze plombierter Zähne. Haben Wurzeln ohne Krone längere Zeit im Kiefer gesessen, so werden sie allmählich atrophisch. Auch nimmt dabei der Spalt zwischen Alveolarspongiosa und Wurzel an Breite zu. Die Wurzelkanäle selbst sind unter normalen Verhältnissen als schmale, zentral sitzende Aufhellungen im dichten Dentin kenntlich.

Schwierig wird zuweilen die Beantwortung der Frage, ob eine Zahnwurzel mit einer infizierten Oberkieferhöhle kommuniziert. Hierzu sind eine Reihe von Aufnahmen notwendig, die erstens klarzustellen haben, ob die Wurzel in die deutlich erkennbare Höhe hineinragt, und zweitens, ob die verdächtige Wurzel krank ist. Denn eine normal begrenzte Wurzel mit dichtmaschiger Alveolarspongiosa in der Umgebung ist im allgemeinen nicht geeignet, für ein Kieferhöhlenempyem angeschuldigt zu werden. Mit Sicherheit läßt sich die erste Frage nicht immer beantworten, da die Wurzel auch in die Kieferhöhle hineinprojiziert sein kann, ohne selbst hineinzuragen.

Zur Darstellung der Nasenhöhle liegen Stirn und Nasenspitze der Platte auf. Der Zentralstrahl wird unterhalb der Schädelbasis auf die Nasenspitze gerichtet. Die Bilder lassen das Nasenseptum in der Mittellinie erkennen, das bekanntlich sehr häufig verbogen ist. Zu beiden Seiten ragen in den lufthaltigen Raum mittlere und untere Muschel hinein, während die obere verdeckt bleibt. Von der Kieferhöhle wird die Nasenhöhle durch ein schmales Knochenseptum abgegrenzt (Abb. 584).

Kieferhöhle: Voraussetzung für ein gut gelungenes Bild ist 1., daß die Schädelbasis nicht gerade in die Höhle hineinprojiziert wird, 2. daß der Zentralstrahl genau auf die Pfeilnaht trifft und in ihrer Richtung verläuft. Trotzdem kommen leichte Schatten an der einen oder anderen Seite vor, wenn der Schädel asymmetrisch gebaut ist oder die Knochen der einen Seite stärker entwickelt sind als die der anderen. Dichtere Schatten erwecken immer Verdacht auf eine krankhafte Veränderung der Kieferhöhle. Dabei bedenke man aber, daß der Schatten durch die Verdrängung der Luft zustande kommt, daß also in der überwiegenden Mehrzahl der Fälle nicht Eiter, sondern Narben oder die angeschwollene Schleimhaut dessen pathologisch-anatomische Grundlage bilden. Die Gestalt der Kieferhöhle ist die eines abgerundeten Dreiecks, desssen Basis der Nasenhöhle anliegt und dessen Spitze dem Jochbein zugewandt ist. Ausgebildet ist die Kieferhöhle erst mit dem 3. Lebensjahr.

Beim Kinde ist die Augenhöhle im Verhältnis zu den anderen Gesichtshöhlen ziemlich groß. Am deutlichsten und besten vergleichbar sind die Bilder, die so aufgenommen werden, daß Kinn und Nasenspitze die Platte berühren und der Fokus oberhalb der Schädelbasis auf die Nasenspitze gerichtet ist. Auf fein strukturierten Bildern tritt die Fissura orbitalis inferior deutlich hervor, während das Foramen opticum meist nur angedeutet erscheint. Zu seiner Darstellung ist eine besondere Technik erforderlich (siehe GOALWIN). Frakturen der Orbitaränder sind durch die Unterbrechung der feinen Grenzlinien erkennbar, Krankheiten der dünnen Orbitalwandungen jedoch erst dann, wenn sie so ausgedehnt sind, daß die bekannten, in die Augenhöhle projizierten Linien der Fissuren und Foramina fehlen oder undeutlich werden.

An der Stirnhöhle wechseln Form und Umrisse je nach Alter und Individuum außerordentlich stark. Die Stirnhöhle erscheint etwa mit dem 6.—7. Lebensjahr in Bohnengröße, nimmt von Jahr zu Jahr an Umfang zu und hat ihre volle Ausbildung mit dem 20. Lebensjahr erreicht. Daß sich die eine Seite schneller entwickelt als die andere, ist keine Seltenheit ebensowenig wie das Fehlen einer Seite oder auch beider. Die Schattendichte wechselt ebenfalls stark, denn 1. kommen Verschiedenheiten in Größe und Tiefenausdehnung vor und 2. wechselt auch die Wanddicke sowohl zwischen den Seiten als auch zwischen den Individuen. Sind beide Seiten gleichmäßig beschattet, so wird im Falle einer Erkrankung auch die Profilaufnahme eine deutliche Trübung aufweisen. Mächtig vergrößert ist die Stirnhöhle bei der Akromegalie (Abb. 238).

Die Siebbeinzellen liegen in der Sagittalaufnahme zwischen den beiden Augenhöhlen. Leichte Asymmetrien, Verschleierungen einer Seite können dadurch entstehen, daß der Kopf nicht genau symmetrisch zum Zentralstrahl ge-

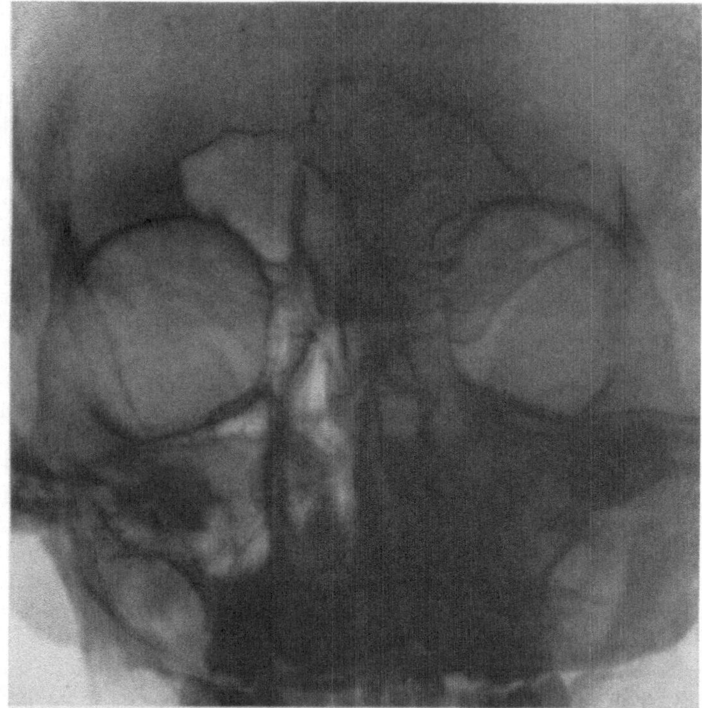

Abb. 584. Übersicht über die pneumatischen Höhlen bei einer 21jährigen (Kinn-Nasenspitze). Rechts lassen sich Stirn-, Augen-, Oberkiefer-, Nasenhöhle und Siebbeinzellen gut abgrenzen; links sind diese Teile mehr oder weniger beschattet. Ursache: eitrige Infektion der Siebbeinzellen mit Durchbruch in Stirn- und Oberkieferhöhle.

legen hat. Im Seitenbilde liegen die Siebbeinzellen unterhalb des Daches der vorderen Schädelgrube. Stärkere Schatten auf einer Seite als Folge einer Siebbeinerkrankung gehen häufiger einher mit einer gleichzeitigen Beschattung der benachbarten Höhlen, besonders der Kieferhöhle (Abb. 584).

Die Keilbeinhöhlen entwickeln sich erst mit dem 3. oder 4. Lebensjahr (Abb. 586 u. 240). Übersichtlich werden sie in Profilaufnahmen, wobei der unter der Sella turcica liegende helle Raum von beiden übereinander projizierten Keilbeinhöhlen gebildet wird. Höhe und Ausdehnung dieses Raumes schwanken in weiten Grenzen. An den Veränderungen der Sella turcica nehmen auch die Keilbeinhöhlen in hohem Maße teil (s. Hypophysentumoren und Abb. 243, 244, 246).

Zur übersichtlichen Darstellung des Warzenfortsatzes eignet sich am besten die sagittale Aufnahme mit aufgelegtem Gesicht oder aufgelegtem Hinterkopf. Die Zellen nehmen von der Mitte des Warzenfortsatzes (Antrumgegend) nach der Peripherie allmählich an Größe zu. Die Längswände sind meist radiär angeordnet. Der

Grad der Aufhellungen durch die Zellen wechselt sehr. So fehlt bei den kompakten Fortsätzen überhaupt jede Aufhellung (normal). Bei den gemischtkompakten sitzen die aufgehellten Partien im Zentrum, die kompakten peripher. An erkrankten Zellen, zu deren Nachweis im Röntgenbild der Vergleich der gesunden Seite notwendig ist, verschwindet die scharfe Grenze und der Luftgehalt. Auf Cholesteatom verdächtig sind die Fortsätze mit strukturlosen Bezirken. Die Differentialdiagnose gegenüber Abszeß läßt sich nur klinisch stellen.

e) **Der Schädelinhalt** ist nur in beschränktem Maße darstellbar. Er bestimmt aber insofern die Schattenverteilung im seitlichen Übersichtsbilde, als die dünneren Randpartien heller erscheinen — so auch an der Schädelbasis in der Gegend des Türkensattels —, während das Gebiet der Zentralganglien dunkler hervortritt (starke Streustrahlung, Abb. 586). Die unter normalen Verhältnissen vorkommenden Verkalkungen (in der Glandula pinealis, an der Falx cerebri, im Plexus chorioideus und in den PACCHIONIschen Granulationen Abb. 582) dürfen nicht für Knochenherde gehalten werden (vgl. auch Abb. 245 u. Verkalkungen).

II. Mißbildungen, Deformitäten.

Die angeborenen Spalten mit Übergängen bis zu großen Schädeldefekten gehen meist mit Ausstülpungen des Schädelinhaltes einher (Encephalocele). Dabei weisen die Bruchpforten der Hirnhernien regelmäßige und scharfe Grenzen auf, deren Lage in der Mittellinie des Hinterhauptes, an der Nasenwurzel, am Augenwinkel oder an der Sella turcica charakteristisch ist.

Eine besondere Form der Spalten tritt uns am Schädeldach in dem sogenannten Lückenschädel entgegen, bei dem die Ossification der einzelnen Knochen weit hinter der Norm zurückbleibt und die Rippen am Schädelinnern stark hervorspringen. Die zwischen ihnen liegenden häutigen Stellen sind tief eingesunken, das Schädeldach ist nachgiebig (Dysostosis cleidocranialis).

Mißbildungen, die den gesamten Schädel betreffen, äußern sich vor allem in dessen Größe und Form. So ist bei der Mikrocephalie die Basis normal angelegt, das Schädeldach jedoch platt und klein geblieben. Der Gesamteindruck ist der eines Kurzschädels mit fliehender Stirn und flachem Hinterhaupt.

Klinisch wichtiger als die Mikrocephalie ist die Kraniostenose. Unter diesem Sammelbegriff werden heute alle die vorzeitigen Nahtverknöcherungen zusammengefaßt, die entweder angeboren oder später erworben sind und die zur Folge haben, daß der Schädel sich in der auf der Naht senkrecht stehenden Richtung nicht auszudehnen vermag. Somit entsteht ein Mißverhältnis zwischen dem zu großen Inhalt und der zu engen Kapsel, so daß im weiteren Verlauf die nachgiebigen Teile des Schädels ballonartig vorgetrieben werden. Der gleiche Vorgang wiederholt sich im kleinen an den Fingereindrücken (Impressiones digitatae) und Jochleisten (Juga cerebralia). Jene erscheinen deutlich vertieft, diese bleiben als Pfeiler stehen. Infolgedessen sieht das Bild eigentümlich gekräuselt, wellenartig aus (Abb. 585).

Je nach der Form des Schädels werden bei der Kraniostenose folgende Unterabteilungen gemacht: 1. Turmschädel (Turricephalie), 2. Kahnschädel (Skaphocephalie), 3. Schiefkopf (Plagiocephalie).

Beim Turmschädel (Abb. 585) ist die Stirn hoch. Sie steigt steil an. Die Augen ragen durch die Vorbuchtung der mittleren Schädelgrube hervor. Die Sella turcica ist normal, zuweilen mäßig vergrößert. Die Nahtsynostose betrifft die Kranznaht. Diese kann zunächst von normaler Beschaffenheit sein, bleibt alsdann auffallend zackenarm, bis sie mit eintretender Synostose ganz verschwindet. Das Schädeldach ist beim Turmschädel im allgemeinen dünner als normal, zuweilen aber auch, besonders an Stirn- und Scheitelbein, durch Hyperostosen verdickt.

Klinisch können mit der Kraniostenose außerordentlich schwere cerebrale Symptome wie Kopfschmerzen, Epilepsie, Augensymptome bis zur Erblindung und psychische Veränderungen einhergehen.

Während am Turmschädel die prämature Synostose die Kranznaht betrifft, sehen wir beim Kahnschädel als Ursache der eigentümlich langgestreckten Schädelform eine Obliteration der Pfeilnaht. Diese löst klinisch seltener Symptome aus. Auch sind die Impressiones digitatae meist weniger ausgeprägt. Nur wölbt sich das Dach — um den engen Raum auszugleichen — vorn und hinten an der Pfeilnahtgrenze zuweilen stufenartig vor (Abb. 582).

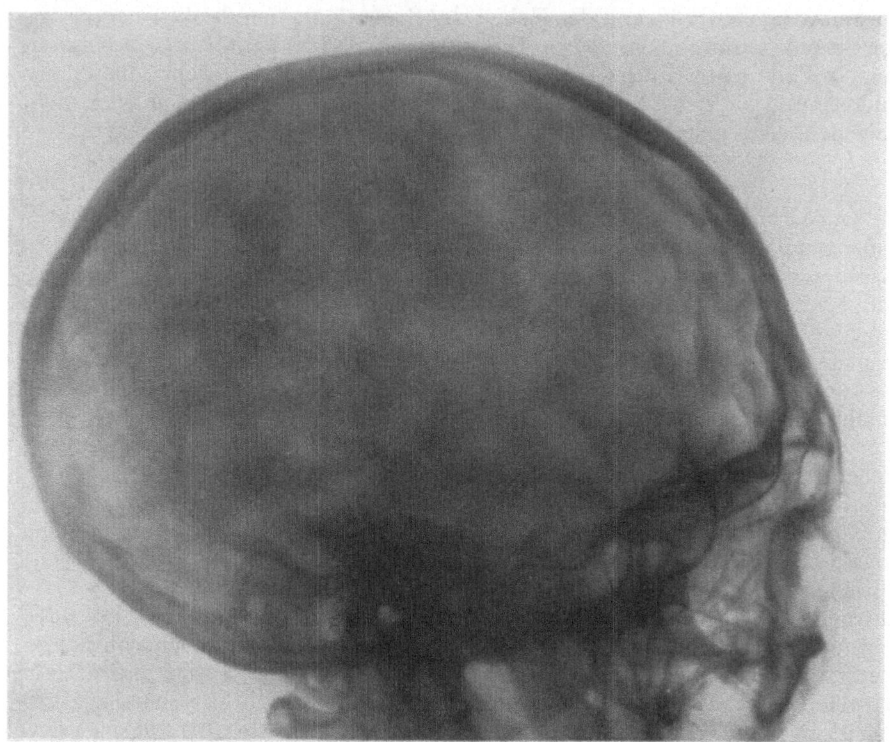

Abb. 585. Turmschädel bei einer 21jährigen. Die Schädelbasis erscheint im ganzen verkürzt. Das gesamte Schädeldach ist eigentümlich wellig beschattet. Die vordere Quernaht fehlt (verknöchert). Die Lambdanaht ist zart angedeutet. — Klinisch: Seit dem 14. Lebensjahr fast täglich Krampfanfälle.

Beim Schiefkopf liegt der Asymmetrie eine einseitige Synostose, vor allem der Kranznaht, zugrunde. Diese läßt sich im Bilde nur nachweisen, indem man je zwei Seitenbilder — einmal rechte Seite, einmal linke Seite aufliegend — miteinander vergleicht.

Kurz erwähnt sei auch noch die Hydrocephalie, wobei der Schädel eine abnorme Größe annimmt, das Schädeldach erheblich dünner wird als normal und die Sella sich abflachen und erweitern kann. Seltener prägen sich die Impressiones digitatae aus, meist nur dann, wenn gleichzeitig eine Nahtsynostose eingetreten ist, die eine weitere Ausdehnung des Schädels verhindert. Die Schaltknochen an den Nahtgrenzen, auch Wormsche Knochen genannt, werden im Sinne einer Ausheilung gedeutet. Diese finden sich vorwiegend an der Lambdanaht, in der auch normalerweise Schaltknochen vorzukommen pflegen.

Demnach ist bei allen Mißbildungen im Röntgenbild auf folgendes zu achten:

1. auf die Form des Schädeldaches (rund, langgestreckt, oval),
2. auf die Beschaffenheit der Nähte (Obliteration, Erweiterung, Schaltknochen),
3. auf die Innenfläche des Daches (Impressiones digitatae, Juga cerebralia, Sinus, Emissarien, Eindrücke der Diploëvenen),
4. auf die Dicke und Dichte des Knochens im allgemeinen und auf Verschiedenheiten zwischen den beiden Schädelhälften im besonderen,
5. auf die Schädelbasis, besonders auf die Gegend der Sella turcica (Abflachung, Vergrößerung).

Das Mißverhältnis zwischen Fassungsvermögen und Inhalt der Schädelkapsel, wie es des näheren gekennzeichnet und als Merkmal eines verstärkten Hirndruckes beschrieben worden ist, läßt die Indikation zur palliativen Trepanation stellen.

Differentialdiagnostisch sind gegenüber all diesen Veränderungen jene Prozesse in Betracht zu ziehen, die ebenfalls mit Hirndrucksteigerungen einhergehen (vgl. Hirntumoren).

III. Strukturveränderungen.

Ihnen liegen Knochenan- und -abbauprozesse zugrunde, die sich in Verdichtungen und Aufhellungen der Knochenschatten bemerkbar machen.

Verdichtungen der Schädeldachstruktur, die mit einer allgemeinen Vergrößerung der Stirnhöhle und einer Verdickung des Schädeldaches einhergehen, sind bei der Akromegalie bekannt (siehe diese und Abb. 238). Ihre Veränderungen sind durchaus charakteristisch. Die Hypophysengegend kann ausnahmsweise normal sein.

Ähnliche Bilder entstehen bei der Ostitis deformans. Auch hier ist das Schädelwandprofil verdickt (Hyperostosen, Abb. 99) und in der Aufsicht verdichtet. Gleichzeitig bestehen Formveränderungen an der Schädelbasis (Leontiasis ossea). Die Ostitis fibrosa circumscripta hingegen tritt nicht so regelmäßig auf (Abb. 100). Sie beschränkt sich meist asymmetrisch auf einen bestimmten Teil des Schädels, mit Vorliebe auf das Stirnbein und läßt neben isolierten Verdichtungen auch aufgehellte Partien erkennen, die anderen entzündlichen Veränderungen durchaus ähnlich sehen.

An Geschwülsten kommen im Bereiche der Kapsel in erster Linie Osteome und Sarkome in Betracht. Lieblingssitz der Osteome sind das Schädeldach und die Wände der pneumatischen Höhlen (Abb. 140, Höhlenosteom), wo sie als dichte, runde Schatten ohne Struktur und mit weichen Grenzen hervortreten. Am Schädeldach kann das Osteom als Ex- oder Enostose mit verschiedenartiger, jedoch immer sehr dichter Struktur ausgebildet sein. Das Sarkom hingegen bringt das Grundgewebe zum Schwinden, so daß teils scharf, teils weich begrenzte Aufhellungen ohne Knochennetzzeichnung entstehen (Abb. 150). Zwischen beiden, dem Osteom und dem Sarkom, sind fließende Übergänge vorhanden, die als Osteosarkome zuweilen tumorartigen, diffusen, entzündlichen Hyperostosen sehr ähnlich sehen.

Somit können Schädelhyperostosen verschiedene Ursachen haben. Sie sind bei der Akromegalie, der Ostitis deformans, dem Osteosarkom, der ausheilenden Rachitis, dem Turmschädel, der Hydrocephalie und anderen Mißbildungen vorhanden und werden als isolierte Hyperostosen auch nach Entzündungen des Knochens festgestellt (Lues, Trauma, Erysipel). Dem Röntgenbild fällt dabei vor allem die Aufgabe zu, klinische Erscheinungen wie Epilepsie, Hirndruck, Kopfschmerzen und Sehstörungen an Hand solcher Hyperostosen zu klären.

Myelome, Lymphsarkome und metastatische Tumoren (Carcinom, Struma maligna, Hypernephrom) sind am Kopf seltener. Bei ihnen kommt es in der Hauptsache zur Zerstörung von Knochengewebe, dem im Bilde multiple Aufhellungen und atrophische Partien entsprechen. Man muß bei solchen Bildern auch das Körperskelett absuchen, da das Myelom nie am Kopf beginnt, das Lymphosarkom äußerst selten. Cholesteatome sitzen mit Vorliebe am Schläfenbein und zerstören dieses. An der Schädelbasis sind außerdem noch die Chordome zu erwähnen, die bis linsengroß an Clivus und Sella sitzen, sich von Überresten der Chorda dorsalis ableiten und ausnahmsweise auch maligne werden (Knochenusur).

Die Weichteilgeschwülste zerstören sekundär den Knochen, dem sie aufsitzen. Am häufigsten findet man Aufhellungen oder gar Defekte bei Atheromen und Dermoidcysten. Ferner rufen auch Hämangiome und Aneurysmen solche Usuren hervor.

Allgemeine Knochenatrophie betrifft in erster Linie das Schädeldach und erst in zweiter Linie die weit widerstandsfähigere Schädelbasis. Soweit die Atrophie Folge eines gesteigerten Hirndruckes ist, wurde sie schon unter den Mißbildungen (Turmschädel) erwähnt.

Bei der senilen Atrophie wird der Schädel meist im großen und ganzen oder an besonders disponierten Stellen dünner und abnorm brüchig (Scheitelbein und Kiefer). Auch eine Erweiterung der Sella turcica und Usuren an der Schädelbasis sind bei der senilen Atrophie beobachtet worden. Ferner nehmen Stirn- und Keilbeinhöhle an Ausdehnung zu.

An der Osteomalacie ist der Schädel meist nicht beteiligt, wenigstens nicht an der puerperalen Form. Immerhin macht sich der Kalksalzschwund bei schwerer Osteomalacie (senile und juvenile) im Laufe der Zeit bemerkbar. Auch auf Formveränderungen, wie sie sich durch die Erweichung des Knochens an der Schädelbasis ergeben, ist zu achten. Weil die Basis nachgiebig ist, tritt diese infolge der drückenden Last des Kopfes kyphotisch hervor. Es entsteht eine Belastungsdeformität, die auch als basilare Impression bezeichnet wird und sich ebenfalls nach Rachitis, Hydrocephalie, Ostitis deformans und Dysostosis cleidocranialis einstellt.

An Entzündungen und entzündlichen Granulationen nehmen die Schädelknochen in der verschiedensten Weise teil. So wird zwar die akute und chronische Osteomyelitis am Schädeldach sehr selten und meist nur unter dem Bilde von Metastasen, am Gesichtsschädel hingegen, fortgeleitet von den Zähnen häufiger beobachtet. Sie verläuft alsdann unter ähnlichem Bilde, wie es uns von den langen Röhrenknochen her bekannt ist, indem in den ersten 3 Wochen zunächst nichts auf die Krankheit hindeutet, dann aber die lokale Atrophie und die Periostitis ossificans den Herd verraten. Nach 6—8 Wochen herrscht der Knochenaufbau vor. Man achte auf Sequester.

Auch die Tuberkulose ist am Schädeldach sehr selten, häufiger noch in den Knochen, die pneumatische Höhlen umschließen. Dabei erkrankt der Knochen meist fortgeleitet von der tuberkulösen Schleimhaut her oder an der Schädelbasis, nachdem die benachbarten Halswirbel ergriffen sind. Es entstehen dabei unscharf begrenzte, zernagte Herde in einer atrophischen, wenig Knochenbildung verratenden Umgebung. In Ausheilungsstadien wird der Knochen wieder klar. Dichte Narben bleiben als Reste noch jahrelang bestehen.

Ein ähnliches Bild ergibt die Lues. Sie ist im Bereich der Schädelbasis sehr selten, höchstens noch am Keilbein beobachtet, am Gesichtsschädel und am Schädeldach dagegen häufiger. Die Gummen erzeugen unregelmäßige, lochförmige Defekte, die zum Teil von Nekrosen und Sequestern ausgefüllt sind. Die reparatorischen Vorgänge veranlassen Osteophytenansatz und Sklerose, die dem Bilde ein eigentümlich fleckiges Aussehen verleihen (Aufhellungen mit Inseln sklerotisch-verdichteten Knochens). Dieses Bild ist für Lues durchaus charakteristisch. Gewisse Ähnlichkeiten bestehen mit der Ostitis fibrosa, mit metastatischen Tumoren und mit Myelomen.

Am Gesichtsschädel ist sowohl bei Geschwülsten als auch bei entzündlichen Veränderungen auf die pneumatischen Höhlen zu achten. Verdichtungen dieser oder jener Höhle können dabei entweder durch eine Beteiligung der Höhle selbst oder durch aufgelagerte Tumormassen und periostale Wandverdickungen entstanden sein (Abb. 584). Das Bild allein entscheidet diese Fragen nicht, sondern nur der klinische Befund und die Vorgeschichte (vgl. das normale Bild).

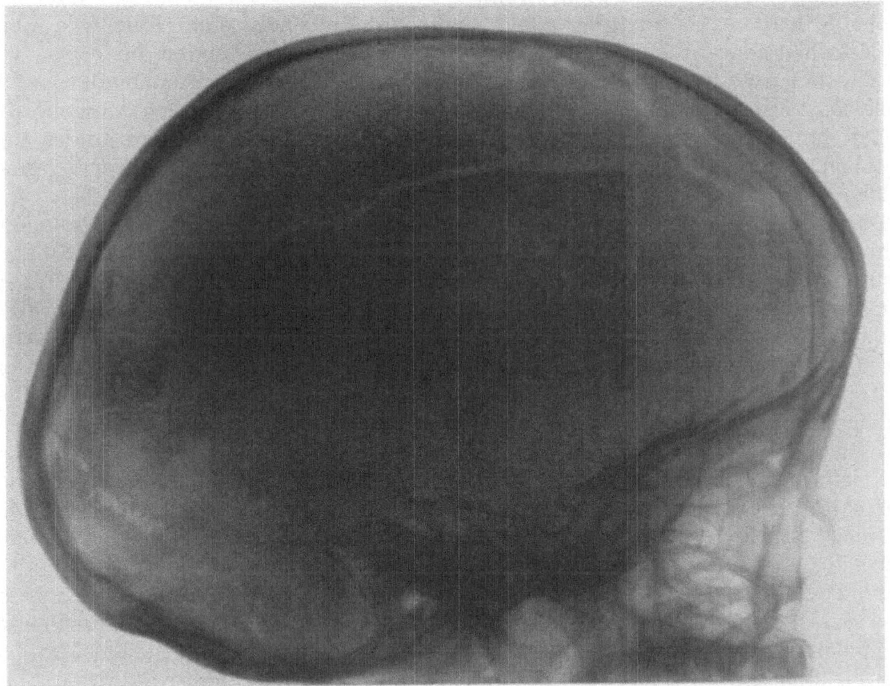

Abb. 586. Schädelfraktur bei einem 4jährigen. Die Frakturlinie läuft quer zur Nahtrichtung durch die Scheitelbeine bis zum Stirnbein. Die Aufhellung an der Grenze vom Scheitel- zum Stirnbein rührt nicht von der Fraktur, sondern von der normalen vorderen Quernaht her.

IV. Verletzungen.

Je nach der Breite der einwirkenden Gewalt (stumpf oder spitz) hinterlassen Traumen, die das Schädeldach treffen, entweder lochförmige Defekte mit Depressionen und Impressionen, oder es treten Berstungsfrakturen auf, die in Höhe der einwirkenden Gewalt breiter sind als an der Peripherie (Abb. 586). Gerade auf diese Art des Verlaufes ist besonders zu achten, wenn man Fissuren sicher von den normalen Nähten, Halbkanälen und Gefäßeindrücken unterscheiden lernen will (siehe auch das normale Bild und Abb. 582).

Ob eine Depression nach Schädelfraktur vorliegt oder nicht, ist klinisch beim Anblick der Wunde oder beim Betasten des Knochens mit der Sonde weit eher zu entscheiden als röntgenologisch; durch das Röntgenbild jedenfalls nur dann, wenn man das verletzte Gebiet tangential wiederzugeben vermag oder stereoskopische Aufnahmen anfertigt.

Die Diagnose Schädelbasisfraktur kann das Röntgenbild nur in einem kleinen Prozentsatz der Fälle bestätigen, denn 1. liegt die Basis für eine übersichtliche Darstellung zu ungünstig und 2. verbergen sich spaltförmige Fissuren zu leicht hinter den zahlreichen Vorsprüngen und Verdichtungen. Trotzdem empfiehlt sich in jedem Falle von Schädelbasisfraktur, auch wenn diese klinisch nicht sicher erkannt wird, eine Röntgenaufnahme (am besten stereoskopisch), da sich oft Ausläufer der Frakturen im seitlichen Schädeldach durch scharf begrenzte Fissuren kundtun. Ja, auch ohne daß ein Trauma in der Vorgeschichte angegeben wird, sollten Fälle mit unklaren Spasmen, Kopfschmerzen, Neurosen oder schmerzhaften Schwellungen der Kopfschwarte immer der Röntgenuntersuchung zugeführt werden, da der Kopfverletzte durch die retrograde Amnesie zuweilen von einem Trauma nichts mehr weiß.

Bei Schußverletzungen spielt nicht nur die Frage eine Rolle, wie weit der Knochen zerstört oder geborsten ist, sondern noch viel mehr die Frage, wo das Geschoß sitzt und wie der Schußkanal verläuft. Nicht selten bleiben auch feinste Metallspritzer und Knochenstückchen an den Kanalwänden hängen. In solchen Fällen sind die räumlichen Eindrücke des stereoskopischen Bildes unersetzlich, zumal die geschlossene Schädelkapsel eine sichere Orientierung und zugleich eine genaue Lagebestimmung des Geschosses gestattet.

Die Heilung von Schädelfrakturen erfolgt bekanntlich mit sehr geringem Callus, so daß man immer wieder überrascht ist, wie lange sich (über Monate) Fissuren und kleine Defekte im Bilde nachweisen lassen. Eine Ausnahme machen höchstens ausgedehnte Splitterbrüche. Größere Defekte (von Daumennagelgröße) werden selten überbrückt. Auch sind die Ränder solcher Defekte weit eher atrophisch als verdickt. Zuweilen bleibt bei den Fissuren jede knöcherne Heilung aus. Ja die Spalten vergrößern sich, wenn das Gehirn pathologisch verändert ist und sich ausdehnt (Cysten, Meningocele, Porencephalie), besonders am wachsenden Schädel (traumatische Schädelspalten).

Leicht verwechselt werden Schädeldefekte (Abb. 342) mit Luftblasen im Gehirn, die zustandekommen, wenn bei Frakturen gleichzeitig pneumatische Höhlen (meist Stirnhöhle) eröffnet werden und Gehirnteile zertrümmert sind (Pneumatocele).

Am Gesichtsschädel bereitet der Nachweis von Frakturen im allgemeinen keine Schwierigkeiten. Dabei werden für die Kiefer die Schrägaufnahmen am hängenden Kopf zweckmäßig durch typische Zahnaufnahmen (Film im Munde) ergänzt. Das gilt vor allem für die Kinngegend, die in der zuerst erwähnten Aufnahmetechnik der Darstellung entgeht.

Für bestimmte Oberkieferfrakturen (Le Fort II und III) ist die sagittale Aufnahme (Kinn-Nasenspitze) am besten geeignet. Sie läßt die Frakturlinien an den Stirn- und Nasenfortsätzen oder quer durch die Kieferhöhlen deutlich erkennen.

Sehr schwierig kann der Nachweis von Frakturen im Bereich des Unterkieferköpfchens sein, das, wie im normalen Bilde schon ausgeführt wurde, nicht leicht übersichtlich darstellbar ist. In zweifelhaften Fällen tut man gut, in der gleichen Technik beide Unterkieferhälften für sich auf je einem Bilde festzuhalten und nun alle einzelnen Vorsprünge genauestens zu vergleichen. Da es sich vorwiegend um Kompressionsbrüche des Gelenkfortsatzes handelt, so erscheint der Proc. condyloideus meist verkürzt, der Hals ist verbreitert und in seinem Cortialisgebiet deutlich unterbrochen.

Luxationen im Unterkiefergelenk werden zweckmäßig bei geschlossenem Munde (hängender Kopf in Schrägprojektion) abgebildet. Alsdann steht das normale Köpfchen tief in der Fossa mandibularis vor dem Tuberculum articulare.

In zweifelhaften Fällen empfiehlt KÖHLER die perkraniale Projektion des Kiefergelenks, d. h. der Schädel liegt wie zur gewöhnlichen Profilaufnahme, die Röhre steht aber 15 cm oberhalb des Scheitels, und ihr Fokus ist auf die Kranznaht in Höhe des Scheitelbeins gerichtet.

Nasenbeinfrakturen sind in Profilaufnahmen nur auf weichen Bildern erkennbar und auch nur dann, wenn gleichzeitig eine Depression vorhanden ist.

Einbrüche der Orbitalränder werden in Sagittalaufnahmen selten übersehen. Man hüte sich jedoch, im Seitenbild die normale Nahtlinie zwischen Jochbein und Stirnbein (Sutura zygomatico-frontalis) für eine Fraktur zu halten. Das gleiche gilt für die schräge Nahtlinie am Arcus zygomaticus.

V. Intrakranielle Erkrankungen.

Direkt darstellbar sind diese nur dann, wenn sie mit Kalkeinlagerung einhergehen. Die normalerweise vorkommende Verkalkung in der Glandula pinealis, in der Falx cerebri und im Plexus chorioideus werden als bekannt vorausgesetzt (vgl. Abschnitt Verkalkungen und Abb. 391). Zu deren Lagebestimmung empfiehlt sich immer die Anfertigung stereoskopischer Bilder, wodurch alsdann die Anwesenheit pathologischer Kalkschatten einwandfrei festzustellen ist. Zu achten ist besonders auch auf die mittlere Schädelgrube, wo Psammome charakteristische Kalkschatten zurücklassen (vgl. Abb. 389).

Im übrigen machen sich intrakranielle Erkrankungen auch durch den Hirndruck bemerkbar. Vermehrter und länger dauernder Hirndruck erzeugt im jugendlichen Alter ein Klaffen der Nähte, eine zunehmende Verdünnung des Schädeldaches und eine Usur der stark vorspringenden Teile an der Schädelbasis (Sellagegend). Im Erwachsenenalter vergeht meist eine geraume Zeit bis zur vollkommenen Ausbildung dieser Symptome, die sich alsdann weniger an den Nähten als vielmehr vorwiegend an den Venenkanälen, an den PACCHIONIschen Gruben, besonders aber an der Sellagegend ausprägen. Auf die Usur der Proc. clinoidei, auf die Abflachung der Sella selbst und die Depression der Keilbeinhöhle, wie sie bei den Hypophysentumoren (Abb. 240—246) bekannt sind, sei dabei hingewiesen. Nach dem Bilde allein läßt sich jedoch nicht immer entscheiden, ob es sich im gegebenen Falle um die Folgen eines Hypophysentumors oder eines allgemein gesteigerten Hirndrucks handelt. Dieser beschränkt sich selten auf die Gegend des Türkensattels, jener läßt im allgemeinen das Schädeldach frei. Immerhin heißt es nach Hirndruckfolgen am Schädeldach suchen. Sie sind beim Erwachsenen selten derart ausgeprägt, daß etwa die Impressiones digitatae mit den dazwischenliegenden Juga cerebralia deutlich werden und wie sie als charakteristisch für den Turmschädel beschrieben worden sind (Abb. 585).

Bei Epileptikern fördert das Bild selten Positives zutage. Nach SABAT ist auf folgende Veränderungen zu achten:

1. auf basale Hyperostosen, besonders in der vorderen Schädelgrube,
2. auf hydrocephalische Schädelveränderungen mit vertieften PACCHIONIschen Gruben, Impressiones digitatae und erweiterten Diploevenen,
3. auf Verdünnungen des Schädeldaches in der Parietalgegend, besonders im Alter von 24—30 Jahren,
4. auf prämature Nahtsynostosen, besonders der Pfeil- und Kranznaht.

Siehe außerdem Encephalographie.

B. Wirbelsäule.

I. Das normale Bild.

a) Allgemeines. Technik: Seitdem die Buckyblende im Gebrauch ist, bereiten Wirbelsäulenaufnahmen keine Schwierigkeiten mehr. Dort, wo sie fehlt, sind Aufnahmen mit kleiner Blende (13 cm) und Kompression immer noch ratsam. Es ist heute durchaus selbstverständlich, daß der Patient zur Aufnahme vorbereitet wird, 2 Tage abgeführt hat und nach einem Reinigungseinlauf und nüchtern zur Untersuchung kommt, wenn die Wirbelsäule vom unteren Brustteil abwärts dargestellt werden soll, ferner selbstverständlich, daß die Aufnahmen von vorn nach hinten durch eine reine Seitenaufnahme (Profil) ergänzt werden. Schwierig wird diese nur im unteren Hals- und oberen Brustteil infolge des deckenden Schultergürtels und der normalen Kyphose sowie im unteren Lendenteil durch die vorspringende Beckenschaufel. Man wende deshalb auch Schrägprojektionen oder noch besser stereoskopische Aufnahmen an, die gerade für die Wirbelsäule mit ihren zahlreichen Vorsprüngen und Krümmungen nicht dringend genug empfohlen werden können.

Begnügt man sich mit den einfachen Aufnahmen in zwei Ebenen, so soll sich die Beurteilung des Bildes nur auf die Teile erstrecken, deren genaue Wiedergabe ohne starke Überdeckungen und Überschneidungen gelungen ist. Dabei gelten als allgemeine Richtlinien:

1. Jeder Wirbel muß für sich betrachtet werden. Man suche zunächst die Umrisse seines Körpers, die Quer- und Dornfortsätze und verfolge den Wirbelbogen von dem charakteristischen, kreisförmig umgrenzten Querprofil bis zum oberen und unteren Gelenkfortsatz des benachbarten Wirbels (Abb. 599 u. 600). Geht man derart systematisch vor und vergleicht einen Wirbel mit dem anderen, so wird man selten krankhafte Veränderungen übersehen.

2. Die Wirbelkörper nehmen vom 3. Halswirbel bis zum 4. Lendenwirbel kontinuierlich an Höhe zu. Wenn auch die Körperhöhe im Röntgenbilde nicht mit der wirklichen übereinstimmt, so läßt sich doch das auf Millimeter genau festgelegte Plattenmaß sicher verwerten, wenn nur die Körper verglichen werden, die in gleicher Weise projiziert sind und wenn deren Höhe an anatomisch gleichen Punkten gemessen wird. Eine Ausnahme von dieser Regel macht der 5. Lendenwirbel, der in seiner Höhe außerordentlich stark wechselt (siehe auch Sakralisation).

3. Die Zwischenwirbelspalte, die vom Zentralstrahl im Profil getroffen wird, besitzt vier Grenzlinien. Die scharf sich abzeichnenden entsprechen dem hinteren Rande des Körpers und sind je nach dem Alter um ein Halb bis ein Viertel der Körperhöhe voneinander entfernt (Abb. 599). Die zarten, in den Spalt hineinfallenden Linien stellen die vordere Körpergrenze dar.

4. Der Dornfortsatz eines jeden Wirbels liegt meist im Schatten des nächstfolgenden Körpers. In der oberen Lendenwirbelsäule rückt der Dorn höher bis zum Zwischenspalt und vom 3.—4. Lendenwirbel ab in den Schatten seines eigenen Körpers. Mit der Einstellung des Zentralstrahles auf die Mittellinie soll die Dornfortsatzreihe auch im Bilde dieser Linie entsprechen. Leichte Seitenverbiegungen kommen allein durch ungleichmäßige, willkürliche Körperlage (während der Aufnahme) zustande. Außerdem wechselt auch normalerweise die Form, Lage und Richtung der Dornfortsätze, so daß nur Verschiebungen über $^1/_2$ cm verwertbar sind.

Die Wirbelsäulenverknöcherung spielt für die praktische Röntgenologie eine untergeordnete Rolle. Mit der Geburt sind Körper, Bögen und Querfortsätze soweit verknöchert, daß man ihre Umrisse erkennen kann. Allerdings unterscheiden sich solche Bilder in wesentlichen Punkten von denen Erwachsener. Den Körpern fehlen auch in den ersten Lebensjahren (bis zum 7.—8.) die scharfen Kanten. Die Querfortsätze laufen spitz aus und sind zunächst kürzer. Die Dornfortsätze werden erst mit dem 2.—3. Lebensjahr deutlich. In den Übergangsgebieten (Hals-Brust, Brust-Lenden und Lenden-Kreuzbein) fehlen sie oft auch dann noch. Das erkennt man an einem schmalen, senkrecht-symmetrischen und scharf begrenzten Spalt in der Mittellinie. Zuletzt schließen sich die Bögen im Lenden-Kreuzbeingebiet (12. Lebensjahr).

Im 11. Jahr erscheinen an den vorderen Wirbelecken Kalkkrümel, die im 12. bis 13. zu Kalkplatten verschmelzen (Abb. 26 und Abb. 595). Diese normalen

Epiphysenscheiben, die leicht mit Absprengungen verwechselt werden, gehen mit dem 20.—22. Lebensjahr in den Körper über.

b) Halswirbelsäule: Ein Übersichtsbild liefert nur die reine Seitenaufnahme, während in der Aufnahme von vorn nach hinten die oberen 3—4 Körper durch Kinn oder Hinterhaupt verdeckt werden (Abb. 301). Deren Wiedergabe gelingt nur durch den weit geöffneten Mund (Abb. 16). In zweifelhaften Fällen sind stereoskopische Aufnahmen in Seitenlage am Platze.

Dem Halswirbelkörper eigentümlich ist das breit ausladende Querfortsatzmassiv mit seinem Tuberculum anterius und posterius und seinem Foramen transversarium (Abb. 587). Dieses Massiv liegt in der Ansicht von vorn nach hinten

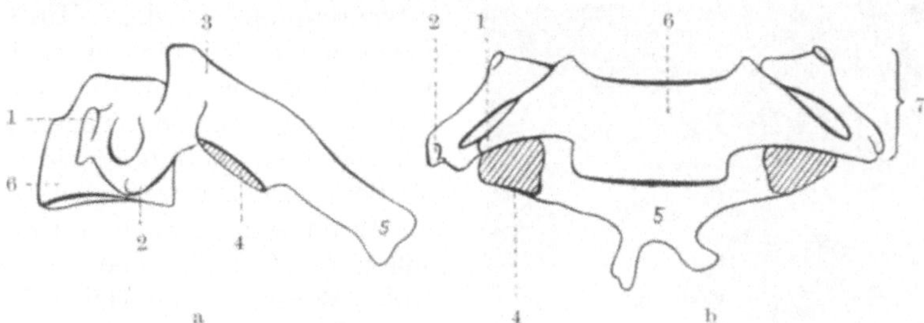

den Körpern breit an, so daß deren Seitengrenzen wenig scharf hervortreten. Das, was das Halswirbelskelett im Bilde seitlich abschließt, ist nicht der Körper, sondern der wellig verlaufende Querfortsatzrand. Kompliziert wird das Bild ferner dadurch,

1. daß der Körperschatten nicht wie bei den anderen Wirbelkörpern wagerecht, sondern infolge der ihn überragenden Seitenteile in einem nach oben offenen Bogen begrenzt ist,

2. daß die Dornfortsätze 2—5 fast immer in zwei nach unten gerichtete Hörner auslaufen, die auf den ersten Blick aussehen, als ob der Bogen gespalten wäre, und die nun meist in den unteren Körperrand oder in die nächstfolgende Zwischenwirbelscheibe projiziert werden. Auch der Proc. spinosus VI ist oft doppelt angelegt;

Abb. 587a—c. Skizze vom 5. Halswirbel. a) Ansicht von der Seite, b) Ansicht von vorn, c) Ansicht von oben. 1 = Tuberculum anterius, 2 = Tuberculum posterius des Proc. costarius, 3 = Proc. articularis sup., 4 = Proc. articularis inf., 5 = Proc. spinosi, 6 = Wirbelkörper, 7 = Proc. transversus.

3. daß über die Mitte der Körperschatten die normale Aufhellung der Trachea nach unten zieht, die in Höhe des Kehlkopfes deutlich eingeengt ist (Abb. 388),

4. daß schon vom 15. Lebensjahr an im Kehlkopfknorpel unregelmäßige Kalkschatten auftreten, die mit dem 5. Lebensjahrzehnt nie vermißt werden und vor allem den Schildknorpel betreffen. Diese Schatten verteilen sich wahllos über die Knochenumrisse und führen den weniger Geübten außerordentlich leicht irre. Dort, wo der Schildknorpel im Profil getroffen wird, nämlich in den Seitenteilen, entsteht eine ziemlich gerade verlaufende, etwas schräg gestellte (nach oben außen, Abb. 388) Kalkspange, die gern für eine Gefäßverkalkung (Carotis) gehalten wird;

5. daß der Seitengrenze in Höhe des 6. Halswirbels eine Exostose mit breiter Basis und stumpfer Spitze aufsitzt, die dem Tuberculum posterius des Querfortsatzes, nicht aber dem Tuberculum caroticum entsprechen dürfte. Ähnlich vergrößert ist auch das Tuberculum des 7. Halswirbels, nur daß es noch breiter und länger hervorragt (siehe auch Halsrippe).

Wesentlich einfacher baut sich das Seitenbild auf. Die vordere Körpergrenze (Abb. 588) verläuft am 2. und 3. Halswirbel in leicht konvexem Bogen, am 4. meist gestreckt, um vom 5. an immer mehr in eine konkave Linie überzugehen, so daß die untere Kante spornartig vorspringt. Die Zwischenwirbelscheibe neigt sich etwas nach vorn unten. Ihre obere Grenze wölbt sich kuppelartig vor. Unscharf werden ihre hinteren Grenzen dadurch, daß das Querfortsatzmassiv diese und auch den hinteren Körperabschnitt überlagert. Ja die Querfortsätze mit ihren Tubercula können sogar die vorderen Körpergrenzen überragen und somit Randwülste und Exostosen vortäuschen, wenn der Hals versehentlich statt in reiner Seitenlage in schräger Richtung aufgenommen wurde. Hinter den Körpern liegt eine unregelmäßige Aufhellung (Foramen intervertebrale), die jeweils von den Bogenansätzen unterbrochen ist und der nach hinten die dicht beschatteten Gelenkfortsätze mit ihren schräg nach hinten unten ziehenden Gelenkflächen angelagert sind. Während die Gelenkfortsätze ihren Körper etwas überragen, liegen die entsprechenden Dornfortsätze in gleicher Höhe damit. Am kräftigsten ist Dornfortsatz 2, am schwächsten 4 und 5 entwickelt. Deren Ende verjüngt sich schräg nach unten, ist zuweilen umgebogen, auch in Seitenansicht zweigeteilt und besitzt immer eine scharf begrenzte Aufhellung mit weitmaschiger Struktur, die dem zweigeteilten Gebiet entsprechen dürfte.

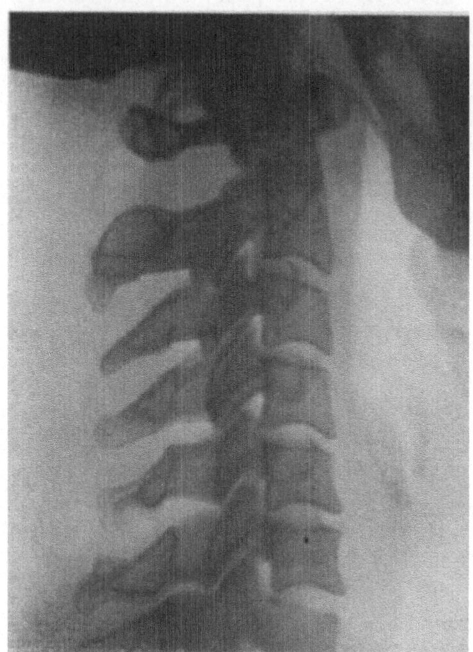

Abb. 588. Halswirbelsäule (normal) bei einem 30jährigen (Seitenbild). Besonders klar treten 1. und 2. Halswirbel hervor.

Schwierig ist die Beurteilung der beiden ersten Halswirbel. Je nach der Projektion kann das Bild verschieden aussehen. In reiner Profilaufnahme (Abb. 588 u. 391) erscheint der Atlas als wagerechter, 4—7 mm breiter Schattenbogen, der mit seinem vorderen Rande die verlängert gedachte Körpergrenze des 2. Halswirbels halbkreisförmig überragt und nach hinten in das rauh begrenzte, verbreiterte und zentral aufgehellte Tuberculum posterius ausläuft. Der Zahn des Epistropheus ist in der vorderen Hälfte des Atlasbogens zu suchen. Die obere Grenze verschwindet meist im Schädelschatten und wird erst bei der Aufnahme durch den Mund deutlicher (Abb. 16).

c) Brustwirbelsäule: Von den ersten 3—4 Brustwirbeln erhält man eine übersichtliche Darstellung durch die obere Thoraxapertur. Reine Seitenbilder versagen im oberen Brustabschnitt sehr oft (Kyphose und Überdeckung durch die Schulterblätter und die Arme). Mit der Buckyblende gelingen auch Übersichtsaufnahmen von vorn nach hinten trotz Brustbein-, Aorten- und Herzschattens. Schräg- und Stereoskopaufnahmen sind in zweifelhaften Fällen anzuraten.

Den ersten Brustwirbel erkennt man daran, daß an ihm die 1. Rippe artikuliert, vorausgesetzt daß nicht eine unvollkommene oder vollkommene Halsrippe vorliegt, die naturgemäß mit dem 7. Halswirbel in Artikulation steht. Das nächstfolgende Wirbelrippengelenk sitzt schon an der Grenze vom 2. zum

3. Körper. Das gleiche gilt für den 3.—9. Brustwirbel, so daß also die Ordnungszahl des in seiner Höhe zu bestimmenden Körpers der Rippenzahl entspricht, die man darüber abzählen kann. Beim 10.—12. Brustwirbel artikuliert jede Rippe wieder an ihrem eigenen Körper.

Die Querfortsätze sind bis zum 5. Wirbel durch Rippen verdeckt. Alsdann rückt die Rippe nach oben, bis sie in Höhe des 8.—10. Wirbels dem Querfortsatz aufliegt und mit diesem deutlich sichtbar artikuliert. Dieser Gelenkspalt ist mehrere Millimeter breit, bogenförmig, aber scharf begrenzt und biegt am freien

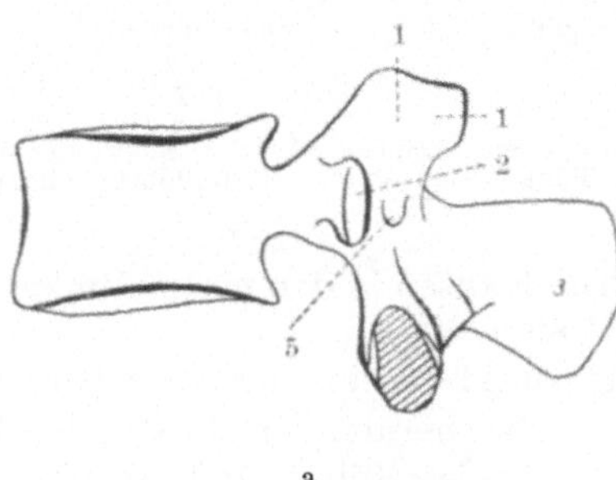

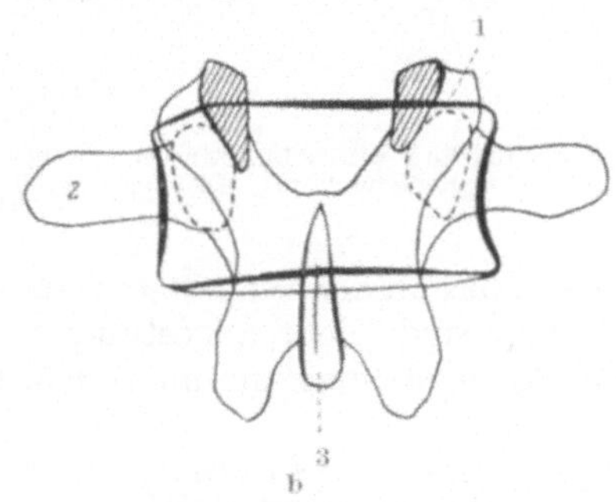

Ende nahezu rechtwinklig um. Ihre größte Länge erreichen die Querfortsätze in Höhe des 5.—8. Wirbels.

Die Dornfortsätze 4—9 liegen ziegelpfannenartig übereinander. Demgemäß erscheinen sie im Sagittalbilde nicht einzeln, sondern als kontinuierliches, leicht wellig verlaufendes Schattenband in der Mittellinie, das sich ober- und unterhalb allmählich in die charakteristischen, scharf begrenzten Querprofile der folgenden Processus spinosi auflöst. An der Lage dieser Schatten und an den Querprofilen des Bogenansatzes zu beiden Seiten erkennt man leichte Seitenverbiegungen (Skoliosen) und asymmetrische Lagerungen während der Aufnahme.

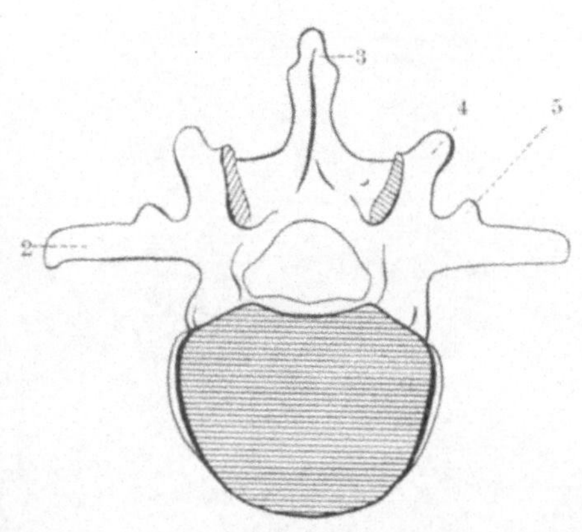

Abb. 589a—c. Skizze zum 3. Lendenwirbel a) in der Seitenansicht, b) in der Ansicht von vorn, c) in der Ansicht von oben. 1 = Proc. articularis sup., 2 = Proc. transversus, 3 = Proc. spinosus, 4 = Proc. mammillaris, 5 = Proc. accessorius.

Schrägprojektionen erscheinen auf den ersten Blick schwer entwirrbar. Das, was hauptsächlich beurteilt werden soll, nämlich der Wirbelkörper, hebt sich jedoch klar vom hellen Mittelfelde ab. In den Körperschatten hinein projiziert sind die plattennahe Rippe und der Querfortsatz, während sich der fast senkrecht nach unten verlaufende Dornfortsatz sowie Rippe und Querfortsatz der abgewandten Seite (bezogen auf die Platte) dem Körper hinten anlagern.

In reiner Seitenaufnahme sind die Wirbelkörper meist klar abzugrenzen (Abb. 595 u. 596). Jedoch werden Einzelheiten am Bogen sowie an den Quer- und den Dornfortsätzen durch die Rippenschatten verdeckt.

d) Lendenwirbelsäule: Der einzelne Wirbel ist mit der Buckyblende in zwei Ebenen so übersichtlich darstellbar, daß krankhafte Veränderungen dem Bilde kaum entgehen dürften (Abb. 599 u. 600). Die Querfortsätze nehmen bis zum 4. an Länge zu. Sobald deren Spitze über den Psoasrand reicht, kann die hier sichtbare Aufhellung eine Fraktur vortäuschen. An den Gelenkfortsätzen wird der vertikal gestellte Spalt am besten in leichter Schrägneigung sichtbar (z. B. bei einseitiger Nierenaufnahme). Der Wirbelkörper hat ungefähr die Form eines

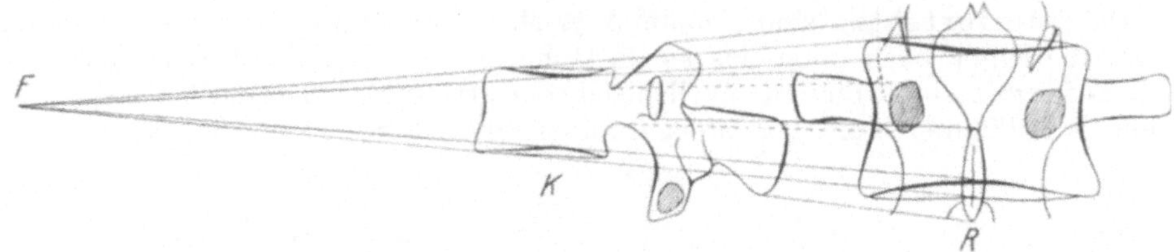

Abb. 590. Projektion eines Lendenwirbels bei ventro-dorsalem Strahlengang. F = Fokus der Röhre K = Körper, R = Röntgenplatte. Die korrespondierenden Punkte sind durch feinste Linien miteinander verbunden.

Rechtecks mit ausgehöhlten Seitenrändern. Die Kanten bilden einen Winkel von 60—80° und sind leicht abgestumpft (Abb. 589 u. 590).

Eine Sonderstellung nimmt der 5. Lendenwirbel ein, der als Übergangswirbel die verschiedensten Umrisse, Höhen und Ausbuchtungen aufweisen kann, besonders dann, wenn er nicht genau symmetrisch abgebildet ist (Abb. 12, 19, 591 u. 592). In der Röntgenliteratur sind über den 5. Lendenwirbel eine Unmenge von Beobachtungen zu finden, die teils im Sinne einer posttraumatischen Veränderung, teils als krankhaft beschrieben worden sind, die aber zweifellos durchaus normale Verhältnisse darstellen. Auch der Geübteste kann nicht in jedem Fall die sichere Entscheidung fällen, wenn ihm nicht eine Reihe von Aufnahmen der verschiedensten Art zur Verfügung stehen.

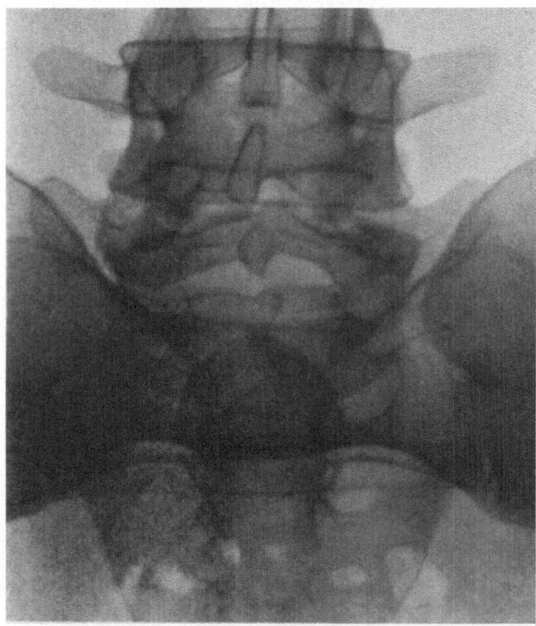

Abb. 591. Untere Lendenwirbelsäule und Kreuzbein von vorn bei einem 25jährigen, der über ausstrahlende Schmerzen in der rechten Seite klagte. Der 5. Lendenwirbel ist auffallend niedrig. Seine Querfortsätze sind flügelförmig verbreitert. Der 1. Kreuzbeinbogen ist nicht geschlossen. Seine beiden Spitzen decken sich zum Teil. Das Kreuzbein ist stark gewölbt und wird zum größten Teil (obere Hälfte) im Profil von proximal nach distal getroffen. Dadurch entsteht die zentral liegende Verdichtung, die wie ein romanischer Fensterbogen aussieht und an etwas Krankhaftes denken läßt. Der untere Teil des Kreuzbeins ist durch Darmgase fleckig aufgehellt. Schlußdiagnose: Sakralisation, keine Fraktur.

Selten ist der Körper von gleicher Höhe wie der 4. Aus dem Bilde läßt sich die wirkliche Höhe häufig nicht bestimmen, nämlich dann nicht, wenn der Wirbel statt im Profil einmal schräg von vorn oben nach hinten unten getroffen worden ist und dessen Grenzen im Kreuzbeinschatten verschwinden (Abb. 591). Leichte Asymmetrien zwischen rechts und links kommen vor. Sie prägen sich im Sinne der Skoliose auch am Kreuzbein und an den nächsthöheren Lendenwirbeln aus.

Das, was auf allen Bildern am deutlichsten hervortritt, sind Bogen und Fortsätze (Abb. 593). Die Querfortsätze können symmetrisch oder asymmetrisch flügelartig verbreitert und auch mit dem Kreuzbein verschmolzen sein (vgl. Sakralisation). Zum Teil werden sie vom Schatten der Beckenschaufel überdeckt. Dem Bogen fehlt meist die Symmetrie, besonders bei der Vereinigung zum Dornfortsatz, der breit und plump ist.

Mit der Verbreiterung der Querfortsätze verschwindet auch das scharfe Seitenprofil des Körpers. Statt dessen lassen sich weiche, unregelmäßige Schattenflächen nachweisen, denen bei geringer Schrägprojektion außerdem noch höckerige Vorsprünge (Proc. mamillaris und accessorius, Abb. 589) aufsitzen, ein Bild, das nur

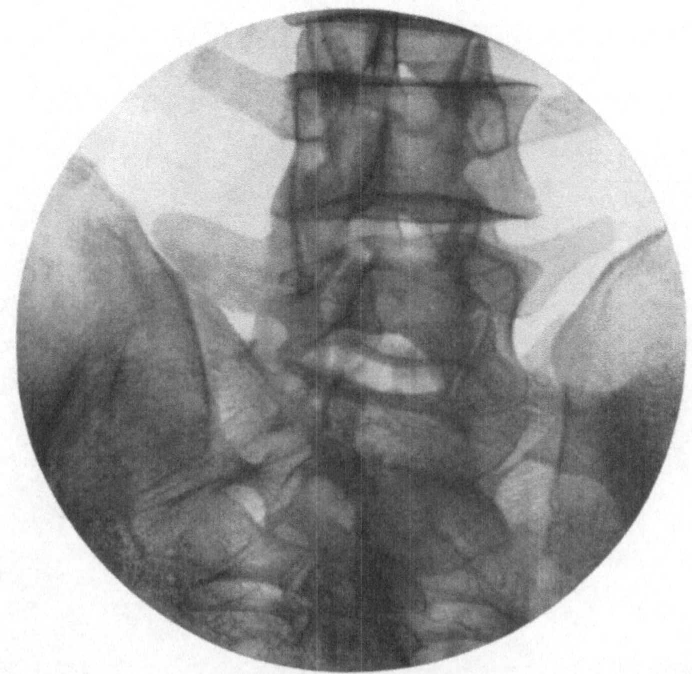

Abb. 592. Untere Lendenwirbelsäule, oberes Kreuzbein von vorn. Der Körper des 5. Lendenwirbels ist asymmetrisch, rechts niedriger als links. Auch dessen Querfortsatz ist rechts flügelförmig verbreitert. Ferner zieht vom linken unteren Teil schräg zur Beckenschaufel ein gut fingerbreiter Knochenschatten, der nur durch eine stereoskopische Aufnahme seine Erklärung gefunden hat. Es handelt sich um eine Knochenspange, die hinter dem Kreuzbein vom 5. Lendenwirbelkörper zur Beckenschaufel zieht und als angeborene Variante (Rippenrudiment) angesprochen wird. — Mit dieser Auffassung stimmen die klinisch erkennbare Skoliose, die Asymmetrie am 5. Lendenwirbel und am Kreuzbein überein. Sicher handelt es sich nicht um die Folgen eines Traumas, sondern um einen Übergangswirbel.

allzuoft im Sinne einer Fraktur gedeutet wird. Daß hier aber nur ein Übergangswirbel in atypischer Projektion vorliegt (Abb. 591 u. 592), beweisen sofort Aufnahmen, die den Körper bei ausgeglichener Lordose in schräger Richtung von unten nach oben treffen, oder noch besser die stereoskopischen. Asymmetrien am Wirbelbogen, verbreiterte Querfortsätze und Spalten im 1. Sakralbogen sollten immer den Verdacht auf einen Übergangswirbel lenken.

Sehr beliebt ist auch die Diagnose Fraktur für die senkrechten Spalten zwischen den benachbarten Gelenkfortsätzen, die in den Körperschatten hineinprojiziert werden (Abb. 592 u. 599).

e) **Kreuzbein:** Seltener als die Sakralisation ist die Lumbalisation des 1. Kreuzbeinwirbels, der alsdann morphologisch dem 5. Lendenwirbel ähnlich wird. Im allgemeinen besitzt das Kreuzbein fünf, seltener sechs Wirbelkörper. Ihnen entsprechen vier oder fünf Sakrallöcher, die ganz verschieden groß sein können

(Abb. 593). Am letzten Foramen fehlt zuweilen ein- oder beidseitig der laterale Abschluß. An der Grenze zwischen den einzelnen Körpern bleibt bis zum abgeschlossenen Wachstum eine schmale Aufhellung, die Linea transversa, sichtbar. Senkrechte Spalten im Kreuzbeinbogen und Asymmetrien beider Bogenhälften sind als Ausdruck einer Spina bifida occulta (siehe diese und Abb. 18, 591) zu beachten. Die Dornfortsätze sind meist rudimentär angelegt und selten in Fünfzahl vorhanden (viel häufiger nur 3—4). Sie fehlen immer in Höhe des 4. und 5. Bogens, oft auch noch am 3., so daß hier im Bereich des Hiatus sacralis

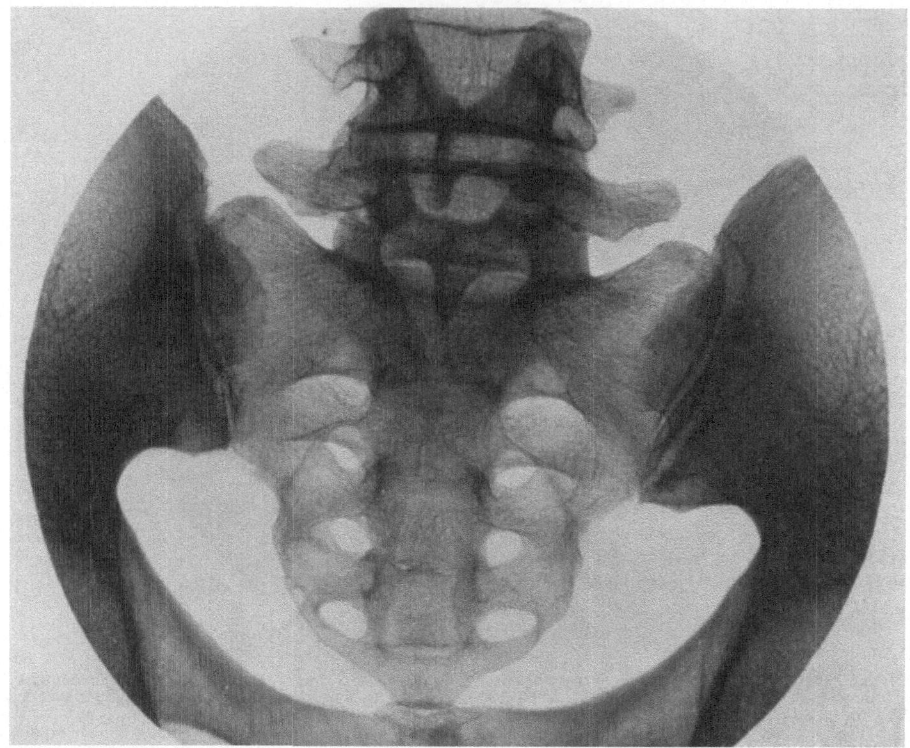

Abb. 593. Kreuzbein und 5. Lendenwirbel. (Skelettaufnahme von einem 20jährigen). Der hintere Bogenschluß fehlt vollständig (Hiatus sacralis totalis). Der Dornfortsatz von L. 5 ragt tief in den Hiatus hinein. Die Linea transversa ist zwischen dem 3., 4. und 5. Körper angedeutet.

der Knochenschatten heller erscheint. Regellos verteilte Aufhellungen mit weichen Grenzen deuten auf Darmgase hin. Asymmetrien zwischen beiden Kreuzbeinhälften kommen bei Skoliosen und falscher Aufnahmelage vor.

Den besten Überblick über das Kreuzbein erhält man in der Ansicht von vorn unten.

Auch Seitenaufnahmen sind heute technisch möglich, aber bei dem dicken Knochen meist ohne größere Ausbeute.

f) Steißbein: Die beste Übersicht ergeben Aufnahmen, bei denen der Zentralstrahl schräg von oben in das Becken gerichtet wird. In der Regel lassen sich vier bis fünf, selten drei oder sechs Wirbel nachweisen. Während der erste Wirbel noch Bogenreste und auch Proc. transversi, angedeutet in den dichten Cornua occygea, besitzt, verkümmern die caudalen immer mehr und verschmelzen im mittleren Lebensalter miteinander. Vom Kreuzbein läßt sich der 1. Wirbel gut abgrenzen, wenn er nicht Übergangswirbel wird (6. Kreuzbeinwirbel) und knöchern verschmilzt.

g) Rippen und Sternum: Die Seitenteile der Rippen kommen nur in Schrägaufnahmen zu Gesicht. Zu wenig bedacht wird, daß der vordere Rippenbogen größtenteils knorpelig angelegt ist und infolgedessen auf dem Bilde fehlt. Am Übergang vom knöchernen zum knorpeligen Teil verläuft die vertikale Knochengrenze unregelmäßig, rauh. Die Verknöcherung des Rippenknorpels beginnt an der 1. Rippe schon im Anfang des 3. Lebensjahrzehntes, an den anderen etwas später, und zwar in umgekehrter Reihenfolge, also am 12. früher als am 6. und zuletzt am 2. Das Bild der Knorpelverkalkung ist ein recht ungewohntes (Abb. 302 u. 324). Teils treten die Kalkherde in senkrechten, teils in wagerechten Platten auf, wobei die Enden und Ränder bevorzugt zu sein scheinen. Nach dem Brustbein und dem knöchernen Rippenende hin bleibt lange Zeit ein senkrechter Spalt bestehen.

Will man bei Blendenaufnahmen die Ordnungszahl der Rippe feststellen, so achte man auf deren Wirbelansatz (siehe Brustwirbelsäule).

Den dorsalen Rippenhälften liegen an ihrem unteren Rande, besonders in Höhe der 6.—10. Rippe, strukturreiche, in den Zwischenrippenraum auslaufende Schatten auf, die dem weit ausgezogenen unteren Rippenrand bei stark entwickeltem Sulcus costalis entsprechen (Abb. 366 u. 400). Der Anfänger läßt sich hier leicht eine Periostitis ossificans vortäuschen.

Mit einem Nierenstein wird der seltene Knochenkern an der Spitze der 12. Rippe verwechselt.

Das Sternum läßt sich gut in Schrägaufnahmen wiedergeben, wobei der Strahlenkegel in Atemstillstand schräg von rechts hinten nach links vorn eingestellt ist (Abb. 165). Bleibt der linke Rand unscharf (Aortenbogen, Herzschatten), so füge man als Ergänzung zur ersten auch noch die Aufnahme von links hinten nach rechts vorn hinzu. Zweckmäßig ist ferner in unklaren Fällen die reine Profilaufnahme.

Das Brustbein entwickelt sich aus den paarigen Sternalleisten der 1. bis 7. Rippe. Das erklärt die zahlreichen Knochenkerne (6—13) beim Neugeborenen, erklärt ferner die — seltenen — Spalten und Löcher im Sternum (Fissura sterni congenita), die bei unvollkommener Vereinigung der Sternalleisten entstehen. Der segmentale Aufbau des Sternums läßt sich noch bis zum 12. Lebensjahr nachweisen. Während dieser Zeit ist das Manubrium durch eine breite Knorpelspalte (Synchondrosis sterni sup.) vom Korpus getrennt. Dieses besteht aus 4—7 Knochenkernen, die bis zum Wachstumsabschluß miteinander zu verschmelzen pflegen. Der Schwertfortsatz verknöchert vom 6. Lebensjahr ab, bleibt zuweilen entsprechend den Sternalleisten zweigeteilt und verschmilzt erst in den mittleren Lebensjahren mit dem Korpus. Am längsten erhält sich die Synchondrosis sup. am Angulus sterni (Ludovici) in Höhe des 2. Rippenknorpels. Solche Knorpelspalten werden oft mit Frakturen verwechselt, zumal auch die Brustbeinfrakturen durch den Schutz der breiten Bändermassen nur mit geringer Verschiebung einherzugehen pflegen. Selten jedoch verlaufen Frakturen so ausgesprochen horizontal oder median wie die Knorpelspalten.

Die Incisurae costales des Brustbeines sind nur in Höhe der 2.—5. Rippe als scharf begrenzte, konkave Aushöhlungen erkennbar.

Über das 25. Lebensjahr hinaus wird die Deutung der Profilbilder durch die in das Sternum hineinprojizierten Knorpelverkalkungen schwierig.

II. Mißbildungen, Deformitäten.

Angeborene Formveränderungen werden hauptsächlich in den Übergangsregionen und an den Enden der Wirbelsäule beobachtet. Im allgemeinen

Teil ist unter den Varietäten schon ausgeführt, daß, ebenso wie die Übergänge vom Normalen zur Varietät durchaus fließend sind, sich auch der Begriff der Mißbildung nicht sicher von dem der Varietät abtrennen läßt.

Klinisch treten Haltungsfehler, Formveränderungen im Sinne der Kyphose, der Skoliose und des Schiefhalses hervor. Die röntgenologische Untersuchung klärt meist restlos über die Ursache solchen Fehlwuchses auf. Im Bereiche der Halswirbelsäule ist auf die numerische Variation, auf das Fehlen oder die Verschmelzung der Wirkelkörper, auf Spalten in den Bögen und auf Rippenrudimente zu achten. Diese finden sich vorwiegend als sogenannte Halsrippen in Höhe des 7., selten in Höhe des 6. Querfortsatzes (Abb. 13 und 14). Dabei vermag die Länge des knöchernen Rippenstumpfes noch nichts Bindendes darüber auszusagen, ob ein Druck der Spitze auf den Plexus brachialis stattfindet, denn die Rippenspitze pflegt sich knorpelig fortzusetzen. Außerdem können an ihrem Ende fibröse Stränge die gleichen klinischen Symptome auslösen.

Eine Verminderung der Rippenzahl entsteht durch Rückbildung der 1. oder auch der 2. Brustrippe. Es kommt dabei zu verschiedenen Rippenanomalien, wie sie sich auch an den übrigen Rippen als Begleitsymptome von Mißbildungen der Wirbelsäule einzustellen pflegen. So sind zwei benachbarte Rippen teilweise oder vollkommen verschmolzen und bilden am vorderen Ende eine breite Knochenplatte (SRBsche Sternum-Rippenanomalie). Die gabelige Teilung der Rippe in der LUSCHKAschen Form ist ebenfalls am vorderen Ende zu suchen (Abb. 594). Vollkommenes Fehlen einer Rippe ist selten allein vorhanden, meist bestehen gleichzeitig Defekte der Interkostal- und Brustmuskulatur.

Treffen viele Mißbildungen der bisher erwähnten Art wie Aplasie, Dysplasie, Synostose der Wirbelkörper, rudimentäre Rippen, Rippenteilungen und -defekte sowie Rippensynostosen zusammen und sind, wie so oft, gleichzeitig Wirbelbögen und auch Körper gespalten, so kann das Röntgenbild außerordentlich schwierig deutbar sein (Abb. 594). Klinisch dürfte dieser Symptomenkomplex selten übersehen werden. An der Halswirbelsäule z. B. bleibt der Abstand zwischen Kopf und Schulter eigentümlich kurz (Frosch- oder Kurzhals, KLIPPEL-FEILsche Krankheit). Oft ist die Aufnahme in den verschiedensten Ebenen notwendig, am besten bewährt sich hierbei das stereoskopische Röntgenverfahren.

Auch die SPRENGELsche Deformität (Abb. 594), deren Hauptsymptom klinisch in dem Hochstand des Schulterblattes, ein- oder beidseitig, besteht, hängt in der Mehrzahl der Fälle mit derartigen angeborenen Wirbelsäulenveränderungen zusammen. Infolgedessen findet man fast immer als Begleitsymptom kyphotisch-skoliotische Verbiegungen, als deren Ursache Keilwirbel, Rippendefekte oder Anomalien, Wirbelsynostosen, Aplasien und Halsrippen in Betracht kommen. Als Besonderheit ist noch ein Schaltknochen zwischen dem medialen Schulterblattrande und der Wirbelsäule (Proc. transversus) beschrieben worden, der als costiformes Element den Rippen ähnlich verläuft, dorsal von ihnen liegt und entweder an beiden Enden knöchern verwachsen ist oder zum Schulterblattrande einen gelenkähnlichen Spalt freiläßt (siehe auch Abb. 592).

Auf die Varietäten am unteren Ende der Wirbelsäule, auf die veränderliche Form des 5. Lendenwirbels, auf die Sakralisation und die Spina bifida occulta ist unter den Varietäten und dem normalen Bilde ausführlich hingewiesen worden. Die Sakralisation ist röntgenologisch vor allem an der flügelförmigen Verbreiterung der Querfortsätze erkennbar, die sich auch einseitig, und zwar vorwiegend links, findet und bis zur knöchernen Verwachsung mit dem Kreuzbein unter Bildung eines sakralen Loches fortschreiten kann. Die klinischen Symptome, die mit dem Begriff der Sakralisation verbunden sind, äußern sich erst mit dem Abschluß der Ossifikation dieses Wirbelsäulenteiles, d. h. zwischen dem 18.—22. Lebensjahre.

Umgekehrt kann auch der Querfortsatz des 1. Kreuzwirbels teilweise oder vollkommen fehlen, so daß eine auffallende Asymmetrie im Bereich der unteren Lenden- und oberen Kreuzbeingegend hervortritt. Demzufolge haben wir eine starke Lendenskoliose mit eigentümlichem Schiefstand des 5. Lendenwirbels und mit einer Asymmetrie der Beckeneingangsebene, ein Befund, den die Geburtshelfer als KUNDRATsches Becken bezeichnen.

Fehlen größere Teile des Kreuzbeins, so weist auch die Lendenwirbelsäule meist Defekte auf, die außer in Keilwirbeln und unvollkommenem Bogenschluß

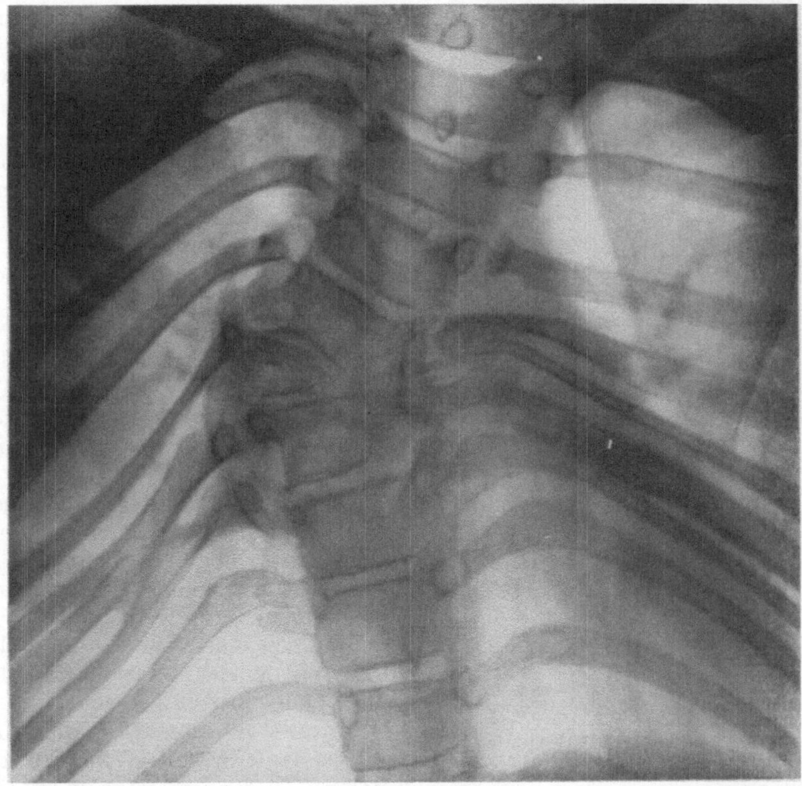

Abb. 594. Angeborene Skoliose bei einer 7jährigen mit deutlichem Keilwirbel am konvexen Bogen, mit zahlreichen Rippensynostosen, Rippenteilungen, mit Spaltung der Wirbelbögen im Kyphosenbereich und Schulterblatthochstand.

noch in senkrechten Spalten am Körper selbst bestehen können (Spina bifida anterior).

Eine eigentümliche Varietät liegt der Abb. 592 zugrunde. Klinisch war der Verdacht auf eine Fraktur nach Unfall ausgesprochen. Das stereoskopische Bild läßt aber sicher erkennen, daß am 5. Lendenwirbel eine Asymmetrie besteht, deren Ursache in einer einseitigen (rechten) Sakralisation zu suchen ist. — Hier ist der Querfortsatz flügelartig verbreitert, der Körper deutlich niedriger. Außerdem ist der linke Kreuzbeinflügel sehr klein und eigenartig geteilt, d. h. ein schmaler Fortsatz reicht nach schräg vorn oben an die Articulatio sacro-iliaca heran, ein zweiter liegt quer zu diesem und zieht vom unteren Gelenkfortsatz des 5. Lendenwirbels nach unten zur Hinterfläche der Beckenschaufel, in die er breitbasig übergeht. — Diese zweite Spange, die scharf begrenzt ist und im Bilde als dichter Querschatten links hervortritt, dürfte wohl im gleichen Sinne aufzufassen sein wie der Schaltknochen beim Schulterblatthochstand, nämlich als costiformes Element.

Auch bei dem charakteristischen Krankheitsbilde des Wirbelgleitens (Spondylolisthesis) sind meist angeborene Veränderungen an der lumbosakralen Grenze vorhanden. Schon normalerweise besteht rein mechanisch eine Anlage des 5. Lendenwirbels zum Herabgleiten nach vorn, das zur Tatsache wird, sobald sich die Zwischenwirbelscheibe lockert. Klinisch fällt dementsprechend ein Mißverhältnis zwischen Bein- und Rumpflänge auf. Der Rumpf erscheint kürzer, die Lendenlordose ist vermehrt. Es wird über unklare Kreuzschmerzen geklagt. — Röntgenbild: In der Ansicht von vorn wird der 5. Lendenwirbel in den 1. Sakralwirbel hineinprojiziert, auch wenn die Lendenlordose ausgeglichen war (ähnlich der Abb. 591). Außerdem ist die Zwischenwirbelspalte verschmälert und oft an ihrer vorderen Grenze durch eine Knochenspange überbrückt. Den Ausschlag gibt aber erst das Seitenbild, auf dem man durch die Beckenschaufel hindurch die in Frage stehende Luxation des 5. Lendenwirbels nach vorn deutlich erkennen kann.

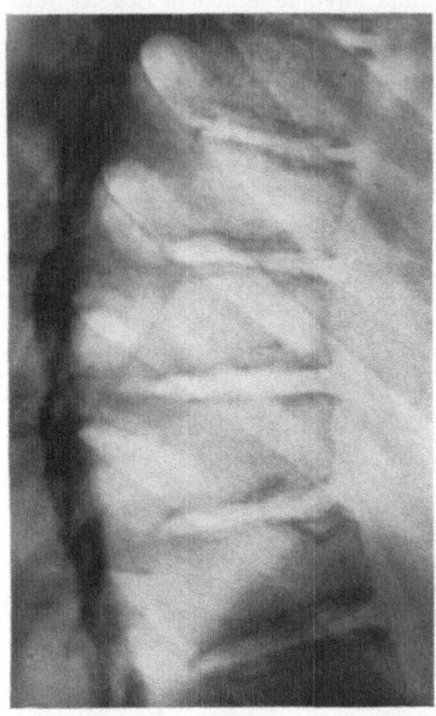

Abb. 595. Kyphosis dorsalis juvenilis bei einem 20jährigen (Seitenbild). Die Wirbelkörper sind gleichmäßig zusammengedrückt. Die Grenzen der Zwischenwirbelscheiben verlaufen eigentümlich unregelmäßig. Teilweise sind hier noch Reste der Epiphysenscheiben sichtbar. Die Veränderungen nehmen nach der vorderen Körpergrenze zu. Hier an einigen Stellen deutliche Aushöhlungen und Verdichtungen, die wie Knochenherde imponieren. Die beiden unteren Wirbel sind teilweise vom Zwerchfell verdeckt.

Angeborene Kyphosen sind eine seltene Mißbildung. Sie werden vorwiegend im unteren Lendenteil angetroffen und zeichnen sich gegenüber den erworbenen Kyphosen dadurch aus, daß sie mit hochgradigen Knochendefekten und fast immer mit einer Luxation des oberen Teiles nach vorn einhergehen.

Die erworbenen Deformitäten sind ein dankbares Feld für den Röntgenologen, besonders, wenn es gilt, rückläufig den Ursachen solcher Deformitäten nachzuforschen. Soweit Traumen, Arthritis und Entzündungen in Betracht kommen, wird auf diese verwiesen. Die meisten Kyphosen, Skoliosen und Lordosen entstehen jedoch als Haltungsfehler in den Wachstumsjahren.

Im allgemeinen läßt die seitliche Verbiegung (Skoliose) auf der soeben erwähnten Grundlage keine charakteristischen Knochenveränderungen hervortreten. Man sieht zwar eine Verschmälerung der Wirbelkörper am konkaven und eine scheinbare Verbreiterung am konvexen Bogen. Im höheren Alter legen sich den Wirbelkanten, vorwiegend der konkaven Seite, auch Zacken und Randwülste an, die sich zu Spangen vereinigen. Ferner läßt die Torsion (Drehung der Wirbelsäule um ihre Längsachse) als ein regelmäßiges Begleitsymptom jeder Skoliose sowohl die Wirbelkörper als auch die Quer-, Dornfortsätze und Rippen in der verschiedensten Projektion hervortreten (auf Übersichtsbildern durchaus klar, auf Blendenausschnitten jedoch weniger deutlich). Daraus ergibt sich von selbst, daß man nur durch die Übersichtsaufnahme Zweifel beseitigen kann, wenn das Röntgenbild seinen Hauptzweck erfüllen soll, nämlich den, angeborene Mißbildungen, Frakturen und Knochenherde bei Haltungsfehlern auszuschließen.

Mit der Kyphosis dorsalis juvenilis (Kyphosis osteochondropathica oder Lehrlingskyphose) umreißt SCHEUERMANN einen Symptomenkomplex, der vorwiegend im 15.—18. Lebensjahr, hauptsächlich beim männlichen Geschlecht auftritt und sich in einer zunehmenden Kyphose der Brustwirbelsäule bemerkbar macht (Abb. 595 u. 596). Die Röntgenuntersuchung läßt besonders im Seitenbild die gleichmäßige Verschmälerung der vorderen Wirbelhöhe und hier und da eigentümliche Strukturveränderungen an den Epiphysenscheiben erkennen, die daran denken lassen, diese Kyphose mit der Osteochondritis deformans coxae juvenilis (PERTHES) in Parallele zu setzen (Abb. 595).

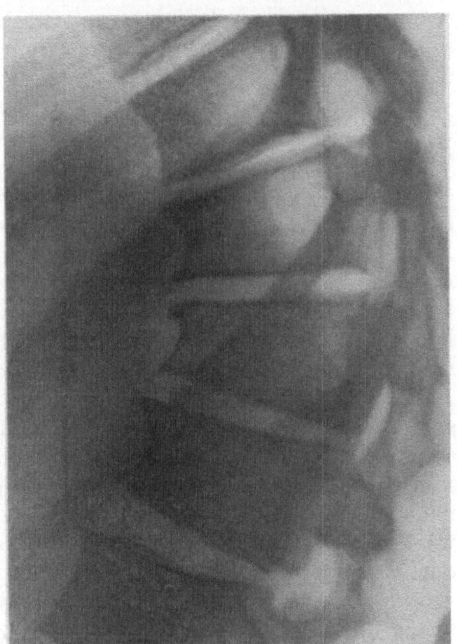

Abb. 596.. Kyphosis dorsalis juvenilis in Seitenansicht bei einem 26jährigen. Die Wirbelkörper sind an ihrer vorderen Grenze gleichmäßig verschmälert. Hier kommen an den Körperkanten leichte Randwülste zum Vorschein (vgl. Abb. 595). Der Prozeß ist als ausgeheilt zu betrachten.

Will man sich des Röntgenverfahrens zur Messung der Kyphoskoliose bedienen, so ist es notwendig, daß man die Aufnahmen im Sitzen macht und einen möglichst großen Fokus-Hautabstand von 150—200 cm wählt. Im allgemeinen hat sich jedoch das Röntgenverfahren für die Messung der Skoliose als zu umständlich erwiesen.

III. Strukturveränderungen.

Ihre Darstellung kann bei der versteckten Lage der Wirbelsäule schwierig, ja bei kleinsten Herden unter Bohnengröße unmöglich sein, wenn diese tief in der Körperspongiosa liegen. Sobald jedoch Randteile mit ihren charakteristischen Linien durch Herde unterbrochen sind, verraten diese sich eher. Sie sind das Produkt von Einschmelzungsprozessen, die sich gar nicht so selten im Anschluß an Infektionskrankeiten (Typhus, Masern, Pneumonie) oder als akute Osteomyelitis entwickeln. Klinisch verläuft die akute Spondylitis meist unter Rückenschmerzen, Schwellung, Bewegungsstörungen und Lähmungen. Trotzdem wird die akute Spondylitis leicht übersehen, weil sie rein örtlich zu wenig hervortritt. Erst spätere Formfehler der Wirbelsäule machen wieder auf den Herd aufmerksam. So häufen sich in letzter Zeit die Beobachtungen über Spätzustände, die als Folge von Dysenterie (DIEHL), von Paratyphus (METROSOFF) oder von lokaler Osteomyelitis (ÖHLECKER, ROSENBERG) aufgefaßt werden, wobei wir mit der Anschauung aufzuräumen haben, daß die Osteomyelitis der Wirbelsäule klinisch immer einen ernsten Verlauf nehmen muß. Es gibt sicher Übergänge von den schweren zu den Fällen, bei denen es zwar zu einer Invasion von Bakterien kommt, klinisch jedoch keine eindeutigen Symptome bestehen und nach der Ausheilung auch keine Defekte zurückbleiben. Heute sind wir bei dem Vorherrschen der Tuberkulose nur allzu leicht geneigt, alles, was nach Verlauf und bestehendem Herd dazu paßt, auch gleich als Tuberkulose anzusprechen. Die genaue Vorgeschichte und die sachgemäße Bildanalyse helfen uns hier weiter. — Die Spondylitis tuberculosa z. B. äußert sich in Dichtigkeitsunterschieden, die durch die lakunäre Resorption normalen Knochens (Atrophie) und durch Caries entstehen. Das erste Zeichen einer solchen Caries ist die unscharf begrenzte, unregelmäßige Aufhellung, das zweite der Zusammenbruch des zerstörten Gewebes, die Deformität der Wirbelsäule (Gibbus). Diese findet sich als Begleitsymptom der Tuberkulose im Kindesalter nahezu ständig, im Erwachsenenalter dagegen bleibt sie in zwei Dritteln der Fälle aus.

Die Atrophie kann sehr leicht übersehen werden. Unscharf verwaschene Teile und das Fehlen normaler Gelenk- und Umrißlinien deuten darauf hin. Immer ist es notwendig, dem Bilde von vorn ein Seitenbild anzufügen. Der floride Herd mit seinen verwaschenen Grenzen wird dabei eigentlich erst sichtbar (Abb. 120 u. 122).

Charakteristisch für die Tuberkulose ist, daß sie sehr langsam ausheilt (3 bis 7 Jahre). Der ehemalige Herd grenzt sich scharf von der Umgebung ab und wird langsam durch dichten Knochen mit wirr durcheinandergehender Struktur ersetzt. Im höheren Alter jenseits der 20er Jahre können dabei benachbarte Wirbelkörper, die erkrankt waren, zu einem Block verschmelzen (Ausheilung im Block, Abb. 121 u. 126) oder durch Spangen verbunden sein (Abb. 125). Die Ansicht, daß diese Spangen gegen die Diagnose Tuberkulose sprechen, ist sicher nicht richtig. Allerdings fehlen sie ausnahmslos in der Jugend und auch im höheren Alter recht oft, ganz im Gegensatz zu den Spätzuständen der Osteomyelitis und der Fraktur, wo sie meist regelmäßig anzutreffen sind.

Ein sehr wichtiges Symptom der Tuberkulose ist der Senkungsabszeß, der sich auf dem gut durchgezeichneten Röntgenbilde in Form eines spindelartigen, die Wirbelsäule gleichmäßig umgebenden Schattens abzeichnet (Abb. 409). Klinisch ist dieser Senkungsabszeß nach großen Statistiken nur in 25 vH der Fälle nachweisbar, pathologisch-anatomisch in 80 vH. Der röntgenologische Nachweis nähert sich dem pathologisch-anatomischen weitgehend, wenn im Bereich der Brustwirbelsäule Fernaufnahmen (1,50—2 m) angewandt werden, die den Unterschied zwischen Abszeß- und Gefäßschatten deutlich werden lassen wenn ferner auf Verkalkungen in der Abszeßwand geachtet wird (Abb. 123) und wenn bei unklarer Herkunft versucht wird, die Abszesse mit Jodipin zu füllen, um den Knochenherd aufzudecken (siehe Senkungsabszesse).

Luetische Wirbelveränderungen machen sich entweder durch Bildung von Gummen oder in Form von Hyperostosen bemerkbar. Lieblingssitz: Halswirbelsäule (ZIESCHÉ unter 88 Fällen 61mal). Die Röntgenbilder lassen bei der kongenitalen Form in verhältnismäßig jungen Jahren (1—10) eigentümlich fleckig-sklerotische Verdichtungen in den Wirbelgebieten hervortreten, die der Lues der Extremitätenknochen sehr ähnlich sehen (Abb. 134 u. 285). Es fehlt jede Atrophie. Bei der erworbenen Lues erkrankt der Wirbel vorwiegend im 3. Stadium im Alter von 31—40 Jahren. Abszesse fehlen fast immer. Besonders achte man auf die Auslösung oder Verschlimmerung von klinischen Symptomen durch ein belangloses Trauma, das nach dem röntgenologischen Befunde unmöglich Ursache derartiger „Zerstörungen“ sein kann. Sehr ähnlich sieht zuweilen die Carcinommetastase aus.

Die Tabes der Wirbelsäule läßt zwei Hauptformen erkennen. Die eine — und das ist die häufigste und wichtigste Form (Arthropathie) — geht mit Frakturen, hochgradigen Deformierungen und mächtigen Knochenwucherungen einher. Sie entwickelt sich meist im Anschluß an ein nichtiges Trauma oder auch ohne dieses und verläuft ziemlich schmerzlos. In den Anfangsstadien bestehen Übergänge zur schon beschriebenen Lues. — Die andere Gruppe wird gebildet durch einfache Verbiegungen ohne streng lokalisierte Herde, die der Kyphoskoliose bei der FRIEDREICHschen Krankheit und bei der Syringomyelie ähnlich sehen. — Lieblingssitz der Wirbeltabes ist die Lendenwirbelsäule, also der Teil, der den stärksten mechanischen Einflüssen unterworfen ist. Auch die Knochenneubildung verhält sich ähnlich wie die der Gelenktabes an den Extremitäten (Abb. 287). Zuweilen umgeben phantastische Knochenformen die ganze Wirbelsäule und ragen weit in die benachbarte Muskulatur hinein. Sehr oft sind Skoliosen und seitliche Luxationen vorhanden, während reine Kyphosen so gut wie ganz fehlen. Charakteristisch für die Arthropathie ist ferner, daß sie in sehr frühen Stadien der Tabes auftritt, zuweilen schon bevor die Pupillenstarre oder das Fehlen der Patellarreflexe auf die Grundkrankheit hinweist.

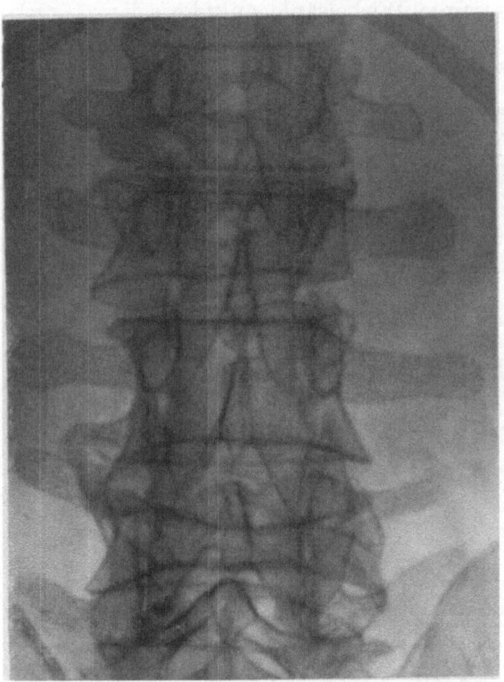

Abb. 597. Spondylitis deformans bei einem 58jährigen, der vor 25 Jahren zum erstenmal an einem akuten Gelenkrheumatismus litt und seit dieser Zeit häufiger über Gelenkschwellungen und zunehmende Steifigkeit der Glieder geklagt hat. — Fast sämtliche Wirbelkörper sind stark deformiert. Vor allem fällt die hochgradige Verschmälerung des 2. und 4. Lendenwirbelkörpers auf. An den Wirbelkanten ausgesprochene Randwülste, die sich rechts zwischen 3. und 4. Körper zur Spange vereinigt haben. Das Gesamtbild schließt wohl mit Sicherheit Veränderungen im Sinne der Wirbelfraktur aus, obwohl in der Vorgeschichte ein Trauma angegeben wurde.

Primäre Wirbeltumoren sind äußerst selten, meist handelt es sich um Metastasen, für die als Primärtumor hauptsächlich das Prostata- und das Mammacarcinom, seltener das Magencarcinom in Frage kommen. Auch die Struma maligna und das Hypernephrom können gelegentlich Metastasen setzen. Charakteristisch für das Röntgenbild der osteolytischen Metastasen ist die eigentümlich marmorierte Aufhellung (Abb. 164), die im Anfangsstadium zunächst herdförmig ist, sich später jedoch über ein und mehrere Wirbelkörper erstreckt und auch auf diese beschränkt bleibt, ohne auf die Bandscheiben überzugreifen. Die osteoplastischen Metastasen hingegen lassen den Knochen herdförmig dichter erscheinen.

Läßt sich der Primärtumor nicht nachweisen, so wird es schwer sein, mit der Bilddiagnose allein zu überzeugen. Auszuschließen sind die Tuberkulose, die Lues und die Osteomyelitis. Die Tuberkulose ergreift eigentlich nie den Wirbelkörper in so gleichmäßiger Form, wie das für die osteolytische Carcinommetastase charakteristisch ist. Auch beschränkt sich die Tuberkulose nicht auf den Wirbelkörper, sondern zieht sehr bald die Zwischenwirbelscheibe in Mitleidenschaft. Das gleiche dürfte bei der Lues und Osteomyelitis der Fall sein. Zu denken ist ferner an die multiplen Myelome und an das Chlorom (siehe diese).

Bei Carcinommetastasen ohne klinisch sicheren Primärtumor versäume man nicht, das übrige Skelettsystem, besonders die Prälektionsstellen für Metastasen (oberes, unteres Femurende und Tibiakopf), röntgenologisch zu untersuchen.

IV. Arthritis.

Die Spondylitis deformans (auch ankylosierende Spondylitis genannt) ist eine außerordentlich häufige Krankheit, die besonders Ende der 50er Jahre und speziell bei Männern auftritt. Klinisch sind meist Kyphose, Versteifung und Schmerzen vorhanden, die sich zunächst auf bestimmte Wirbelsäulengebiete beschränken. Die Krankheit kann isoliert an der Wirbelsäule oder in Verbindung mit anderen arthritischen Veränderungen auftreten. Im Endzustand wird die gesamte Wirbelsäule ankylotisch.

Diesem Befunde entsprechen im Bilde folgende Erscheinungen: Die Bandscheibe bleibt lange Zeit in toto erhalten. Sie wird aber an den Rändern, besonders vorn, durch kleinste Exostosen, durch Wülste und Spangen allmählich überbrückt, bis diese je zwei benachbarte Wirbelkörper verbinden (Abb. 261). In hochgradigen Fällen ist die gesamte Wirbelsäule von Knochenmasse wie mit einem Zuckerguß überzogen. Gleichzeitig besteht an diesem und jenem Körper eine Abflachung mit Atrophie, die nahezu bis zum vollkommenen Schwunde des Körpers führen kann (Abb. 597).

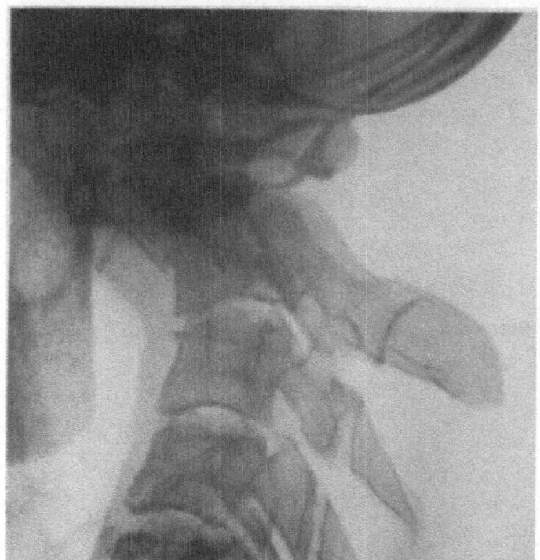

Abb. 598. Fraktur am 2. und 3. Halswirbel bei einer 24jährigen (Seitenansicht) 4 Jahre nach der Verletzung. Der Wirbelkörper III ist deutlich komprimiert, der Wirbelkörper II ebenfalls stark verändert. Zwischen beiden tritt die Zwischenwirbelscheibe nicht klar hervor. An den Körperecken Randwülste. Wirbel I ist außerdem stark nach vorn verschoben (Luxation) und mit ihm der abgebrochene Zahn des Epistropheus.

Einige Symptome der Spondylitis deformans finden sich auch als Begleiterscheinung anderer Krankheiten. So sieht man z. B. nach Wirbelfrakturen, nach Tuberkulose, Osteomyelitis und Lues ebenfalls Spangen (Abb. 125). Sie allein sichern daher noch nicht die Diagnose Spondylitis deformans, ja die Anfangsstadien solcher Spangen in Form kleinster Zacken und Randwülste sind jenseits des 50. Lebensjahres außerordentlich häufig Folge des Alters schlechthin. Erst wenn die Exostosen und Spangen ausgeprägt sind und sich über größere Teile der Wirbelsäule erstrecken, ist die Annahme einer Spondylitis deformans gesichert.

Vor der Fehlannahme, es handele sich beim Körperschwund mit Randspangen um die Folge einer Kompressionsfraktur, schützt man sich am besten, indem man auch an den übrigen Teilen der Wirbelsäule solche oder ähnliche Veränderungen nachzuweisen versucht, die unmöglich alle Frakturfolge sein können.

V. Frakturen und Luxationen.

Eine Kompressionsfraktur mit charakteristischen, klinischen Symptomen wird im Röntgenbild wohl selten übersehen, besonders dann nicht, wenn dem Bilde von vorn eine Seitenaufnahme hinzugefügt wird (Abb. 599 u. 600). Strittig sind eigentlich immer nur die Grenzfälle, denen zwar ein hinreichendes Trauma zugrunde liegt, ohne daß aber Formabweichungen, Lähmungen usw. auf eine Fraktur der Wirbelsäule hindeuten. Man achte im Bilde zunächst auf die Wirbelkörperhöhe, die mit dem Zentimetermaß gemessen und mit den Nachbarwirbeln verglichen wird. Dabei ist zu bedenken, daß die Körperhöhe vom 3. Hals- bis zum 4. Lendenwirbel allmählich, aber konstant zunimmt (vgl. normales Bild). Ferner läßt ein Kompressionsbruch Veränderungen an den Grenzflächen (besonders vorn) erwarten (Spalt, Vorsprung), wobei der symmetrisch in der Mitte liegende Spalt für die Arteria nutritia nicht als Fraktur gedeutet werden darf (Abb. 26).

Im Bereich der mittleren und oberen Brustwirbelsäule bleiben Kompressionsfrakturen oft unklar, wenn nicht Schrägaufnahmen angewandt werden.

Luxationen findet man vorwiegend an der Halswirbelsäule. Sie entgehen dem Seitenbilde niemals (Abb. 301). Eine typische Verletzung ist die Luxation des Atlas mit Abbruch des Epistropheuszahnes, eine Verletzung, die zwar selten am Lebenden beobachtet wird, deren Röntgenbild aber die Einzelheiten überzeugend wiedergibt (Abb. 598.)

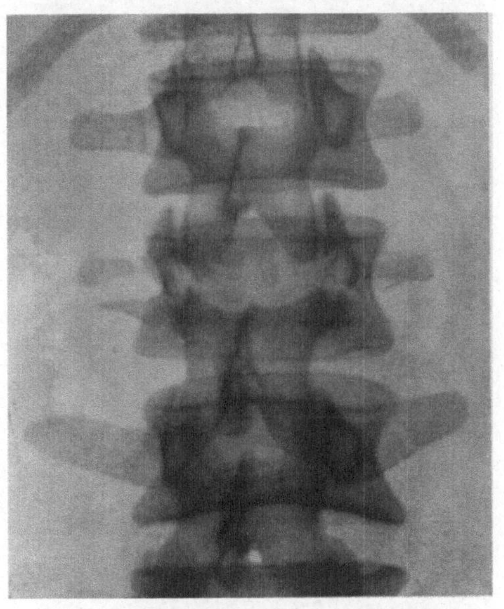

Abb. 599. Fraktur des 2. Lendenwirbels von vorn (der gleiche Fall wie 600). Die Bruchlinie durchsetzt den Körper in querer Richtung und reicht über den rechten Querfortsatz hinaus. Rechts ist außerdem der Körper deutlich komprimiert (niedriger als links).

Der klinische Verdacht verleitet oft dazu, ganz normale Verhältnisse als Frakturfolgen zu erklären. Das gilt für die Epiphysenscheiben (siehe Varietäten Abb. 26 und 595) und auch für die Fälle, wo die Wirbelsäule durch leichte Drehung des Rumpfes in Schrägprojektion getroffen worden ist. Somit werden Asymmetrien der Wirbelkörper oder gar Exostosen und Periostitis an Stellen vorgetäuscht, die zufällig mit den klinisch verdächtigen übereinstimmen. Solche Fehldeutungen finden sich in der Literatur in besonders hohem Maße am 5. Lendenwirbel, der auch heute noch — auch von geübten Unfallärzten — gern als frakturiert bezeichnet wird, wenn er z. B. das charakteristische Bild des Übergangswirbels darbietet (siehe normales Bild und Abb. 591, 592).

Die Spätfolgen der Wirbelfrakturen äußern sich in einer Kompression mit Verdichtung des Knochens, die entweder an dem Vorderteil des Körpers (Kyphose) erfolgt oder nur eine Seite betrifft (Skoliose).

Umgekehrt muß nicht jeder komprimierte Wirbel Frakturfolge sein. Auch der tuberkulös, luetisch, tabisch oder osteomyelitisch erkrankte Wirbel bricht zusammen. Bei diesem ist aber die Kompression — auch nachdem die Krankheit ausgeheilt ist — nicht so gleichmäßig dicht wie nach einer Fraktur, ein Unterschied, der, abgesehen von der Vorgeschichte, auch gegenüber dem Wirbelkörperschwund (Spondylitis deformans) hervorzuheben ist.

Nach Quetschung der Bandscheiben schwinden diese in späteren Monaten und Jahren immer mehr und mehr. Zu gleicher Zeit werden deren Ränder von Wülsten und Spangen überbrückt. Solange dieser Prozeß, der der Arthritis chronica der Extremitätengelenke gleich zu achten ist, auf bestimmte Bandscheiben lokalisiert bleibt und mit der Höhe des einwirkenden Traumas übereinstimmt, ist man wohl berechtigt, einen Zusammenhang zwischen Trauma und röntgenologischen Veränderungen anzunehmen. Man versäume jedoch niemals, auch die übrigen Teile der Wirbelsäule nach solchen Spangen abzusuchen (siehe Spondylitis deformans).

Als posttraumatische Wirbelveränderung hat eine Zeitlang die sogenannte KÜMMELLsche Kyphose eine Rolle gespielt. Die einmalige Kompression der Wirbelkörper über ihre Elastizitätsgrenze hinaus soll genügen, um ein langsames Zusammensinken des Körpers zu veranlassen. Direkt im Anschluß an die Verletzung ist demnach auf dem Röntgenbilde nichts zu sehen, höchstens daß hier und da die Zwischenwirbelscheibe verschmälert ist. Allmählich stellt sich aber nach Monaten und Jahren eine kyphotische Umbiegung der Wirbelsäule ein, die in ihrem röntgenologischen Verhalten der Lehrlingskyphose außerordentlich ähnlich sieht (Abb. 596). Das Krankheitsbild ist pathologisch-anatomisch wenig geklärt und immer noch umstritten.

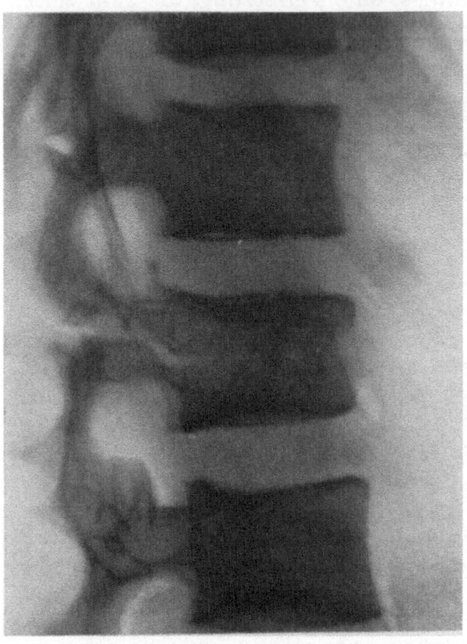

Abb. 600. Frische Fraktur des 2. Lendenwirbels (Seitenansicht zu Abb. 599). Der Wirbelkörper ist niedriger als die benachbarten. Die Frakturlinie verläuft parallel zur Zwischenscheibe und läßt sich nach hinten durch den ganzen Querfortsatz und Bogen verfolgen.

Frakturen der Wirbelbögen, Dorn- und Querfortsätze sind selten. Darauf ist beim klinischen Verdacht besonders dann zu achten, wenn die Wirbelkörper einen normalen Befund ergeben. Am häufigsten finden sich die Querfortsatzfrakturen im Bereich der Lendenwirbelsäule nach plötzlichen Drehungen und Zerrungen (Abrißfrakturen durch Muskelzug). Demnach sind die Fortsätze auch meist serienweise abgerissen, selten einzeln. Die rudimentär entwickelte Lendenrippe, die als Stumpf dem verkürzt erscheinenden Querfortsatz von L_1 aufsitzt, kann die Abgrenzung gegenüber dessen Fraktur kaum erschweren (Abb. 15), besonders dann nicht, wenn die Lendenrippe auch auf der normalen Seite vorhanden ist. Außerdem pflegen Querfortsatzfrakturen mit einer erheblichen Verschiebung des distalen Fragmentes einherzugehen, die bei der Lendenrippe naturgemäß fehlt (siehe auch Varietäten). Eine ähnliche Pseudofraktur am Lendenquerfortsatz entsteht dadurch, daß sich dessen Spitze mit dem Psoasrande überdeckt (Abb. 400 u. 537), ferner auch einmal durch verkalkte Mesenterialdrüsen, Nieren- und Uretersteine.

Kreuzbeinfrakturen verlaufen als direkte Horizontalfrakturen unterhalb der Darmbeinfuge, wobei das periphere Bruchstück sich meist nach vorn umlegt. Die Bruchlinie fällt durch die unterbrochenen Bogenlinien der Sakrallöcher und durch das stark nach vorn gekippte Kreuzbeinende sofort auf. Vertikalfrakturen sind in erster Linie Teilerscheinung des Beckenringbruches (MALGAIGNE). Sie verlaufen mit Vorliebe entlang den Foramina sacralia, deren scharfe Grenzbögen unscharf, verkürzt oder ineinander geschoben sind.

Steißbeinfrakturen sind sehr selten, da das Steißbein dank seiner Gelenkverbindung mit dem Kreuzbein der Gewalt auszuweichen vermag. Ist dieses Gelenk im höheren Alter verknöchert, so sind die Vorbedingungen für eine Fraktur schon eher gegeben, die zwar im einwandfreien Bilde besonders nach Luftfüllung des Rectums deutlich hervortritt, die sich jedoch klinisch viel einfacher durch die Rektaluntersuchung nachweisen läßt.

Weniger gut gelingt der Nachweis von Rippen- und Sternumfrakturen. Übersichtsaufnahmen des ganzen Brustkorbes (im Atemstillstand) lassen zwar Rippenbrüche im dorsalen und ventralen Gebiet erkennen, verdecken aber die weit häufigeren der Seitenteile. Für deren Wiedergabe sind Schrägaufnahmen notwendig, wobei Infraktionen ohne Verschiebung auch dann noch leicht zu übersehen sind. Diese verraten sich weit eher am Callus nach 6—8 Wochen. Mit Sternalfrakturen werden oft die normalen Synchondrosen des Sternums verwechselt (siehe Normalbild). Selbstverständlich können auch sie einmal früher verknöchern, traumatisch geschädigt sein und sich gelockert haben, so daß man in gewissem Sinne berechtigt ist, von einer Fraktur zu sprechen, auch wenn die Synchondrose als gleichmäßig breiter Spalt an normaler Stelle sitzt. In solchen Fällen entscheidet der klinische Befund.

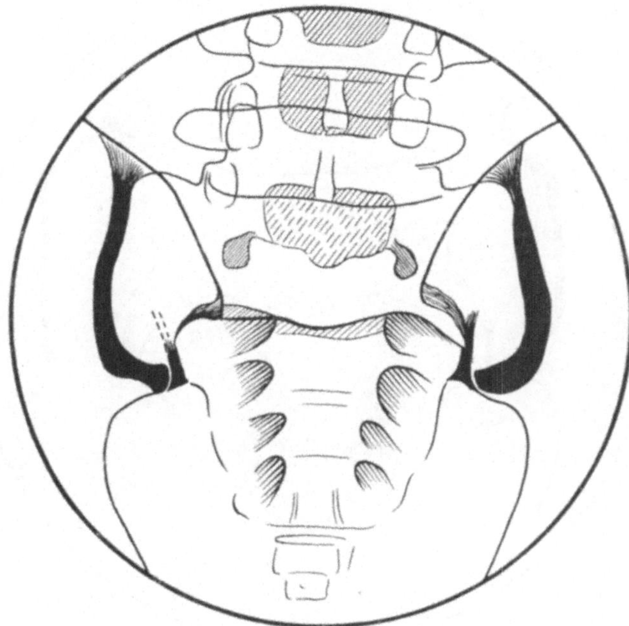

Abb. 601. Kreuzbein eines 13jährigen mit breiter Kreuzbein-Darmbeinfuge und unvollkommen ausgebildetem Kreuzbeinflügel (nach HAPPEL).

C. Becken.

I. Das normale Bild.

Technik: Das Übersichtsbild, dessen Herstellung mit Hilfe der BUCKY-Blende wesentlich erleichtert wird, reicht im allgemeinen zur Beurteilung aus. Tauchen über die Beschaffenheit bestimmter Gebiete Zweifel auf (z. B. Articulatio sacro-iliaca), so sind deren Blendenaufnahmen notwendig. Je nach der Neigung des Zentralstrahles zur Beckeneingangsebene, je nach der Lage des Kranken (Ausgleich der Lendenlordose, Hüftbeugung) werden die einzelnen Teile des Beckenringes verschiedenartig übereinander projiziert, so daß dessen natürlichen Öffnungen (Beckeneingang und Foramen obturatum) in Größe und Begrenzung einem starken Wechsel unterliegen. Selbstverständlich muß der Patient ebenso wie zur Wirbelsäulenaufnahme genügend vorbereitet sein.

Besondere Beachtung verdient zunächst die Articulatio sacro-iliaca. In ihr berühren sich breite, höckrige, gelenkartige Flächen, die je nach Projektion, Alter und Geschlecht außerordentlich verschiedenartig hervortreten (Abb. 601 u. 602). So beginnt zwischen dem 3. und 5. Lebensjahr der Querfortsatz des 1. Kreuzbeinwirbels größer zu werden, so daß er von dieser Zeit an den Hauptteil der medialen Gelenkfläche ausmacht. Der Gelenkspalt ist in früher Jugend von breiten Knorpelflächen eingesäumt, die sich im Bilde als parallel begrenzte, aber größtenteils in die Beckenschaufel hinein projizierte, $^1/_2$—1 cm breite Aufhellung abzeichnen. Im höheren Alter deutet nur noch ein schmaler Streifen auf den Gelenkspalt hin (Abb. 602), der aber in seinem Verlauf nicht ganz einfach zu erkennen ist. Zunächst muß man zwischen dem vorderen und hinteren Gelenkspalt unterscheiden (Abb. 593). Während jener lateral mit auswärts konvexem Bogen das Kreuzbein begrenzt, liegt dieser medial, geht vom unteren, meist senkrecht stehenden Teil des vorderen Spaltes aus und verläuft in außen konkavem

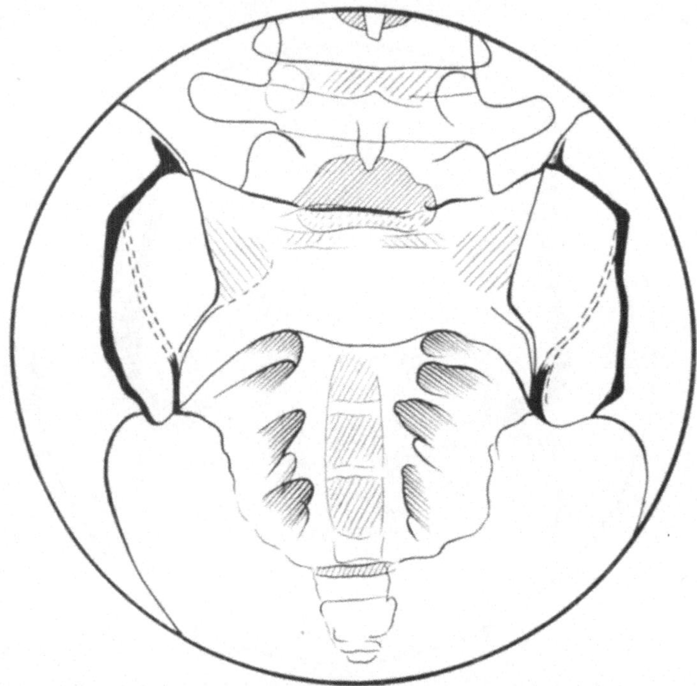

Abb. 602. Zeichnung eines Kreuzbeins von einem 51jährigen. Die Kreuzbein-Darmbeinfugen sind schwarz angelegt, soweit sie zum Beckeninneren hin gerichtet sind, und gestrichelt, soweit sie vom Kreuzbeinflügel verdeckt werden. In die Gelenklinie mündet oben und unten die hintere Umrandung der Beckenschaufel ein (nach HAPPEL).

Bogen bis zur Mitte des Kreuzbeinquerfortsatzes. Zuweilen verschwindet der Spalt hier ganz. Zuweilen biegt er in den vorderen Spalt ein. Das, was meist als die Fortsetzung des hinteren Spaltes angesprochen wird, ist die mediale Grenze der Darmbeinschaufel (näheres siehe HAPPEL). Man vergleiche auf Übersichtsbildern auch die andere Seite und versäume in unklaren Fällen nicht die stereoskopische Betrachtung. Am unteren Gelenkspalt ist im höheren Alter ein dornartiger Vorsprung eine recht häufige Erscheinung, die klinisch ohne Bedeutung zu sein scheint, und die man wohl im Sinne eines Randwulstes nach Arthritis zu deuten hat (Abb. 603).

Das Os ilium trägt an seinem freien Rande in der Adoleszenz eine eigene Epiphyse (Epiphysis marginalis WALDEYER), die man nicht als Frakturfolge oder Periostitis ansprechen darf (Abb. 7 u. 20). Die Epiphysis marginalis entwickelt sich durchschnittlich im 12. und verschwindet mit dem 20. Lebensjahr.

Im übrigen besitzt das Darmbein gleichmäßig dichte Spongiosa, die hier und da aufgehellt erscheint, wenn sie von Darmgasen überlagert wird. Eine schmale, kommaförmige Aufhellung in der Mitte des Beckenkammes entspricht dem Foramen nutritium in zufälliger Projektion. Auch Compactainseln sind in der Bekkenschaufel beobachtet und ohne Bedeutung. Einen ähnlichen Schatten können Uretersteine oder Mesenterialdrüsenverkalkungen hervorrufen, der alsdann unscharf, krümelig oder strukturlos ist. Auf weichen Aufnahmen liegt der Innenbegrenzung des Darmbeines (Beckeneingang) ein weicher, mehrere Millimeter breiter Schatten an, der allmählich nach oben und unten ausläuft und wie neugebildeter Knochen aussieht, jedoch normalen Weichteilen entspricht (Abb. 306). Am medialen oberen Rande beobachtet man häufig einen exostosenartigen Vorsprung, der leicht mit Uretersteinen, Absprengungen oder Frakturen verwechselt wird und zum Normalbilde gehört.

Das Os pubis liegt bei den Übersichtsaufnahmen weit von der Platte ab und läßt infolgedessen wenig Struktur erkennen. Die Symphysengrenze ist im allgemeinen höckrig, rauh. In zufälliger Projektion können hier isolierte Knochenkerne auftreten (siehe Varietäten). Der Symphysenspalt steht normalerweise etwas schief und kann bis $1^1/_2$ cm breit sein. Zu achten ist auf Verschiebungen im Symphysenspalt nach oben und unten (siehe Frakturen). Der absteigende Ast weist an seiner medialen Grenze unregelmäßig rauhe Konturen auf, die den Muskelansätzen entsprechen. Am Übergang zum Sitzbein ist mit der Geburt eine fingerbreite Epiphysenfuge vorhanden, die sich meist mit dem 3.—5. Lebensjahr zu schließen beginnt (Abb. 305—308). In den folgenden Jahren bleibt die Gegend der Fuge leicht verbreitert und etwas unregelmäßig begrenzt, ein Befund, der im allgemeinen als normal anzusprechen ist. In letzter Zeit werden jedoch klinische Symptome beobachtet, die in Schmerzen und lokaler Druckempfindlichkeit bestehen: ihnen entspricht im Röntgenbild an der Epiphysennarbe eine cystische Aufhellung, eine Auftreibung des Knochens, die dem Normalen ähnlich ist, jedoch von verschiedenen Autoren in das Krankheitsbild der Osteochondritis PERTHES eingereiht wird (siehe WÜLFING).

Am Sitzbein entsprechen die Rauhigkeiten am Tuber ischii den Muskelansätzen (Abb. 606 u. 616). Der zum Hüftgelenk aufsteigende Ramus superior wird allmählich breiter, bleibt in den Wachstumsjahren an der Außenkante weich begrenzt (vorgetäuschte Periostitis, Abb. 306), während sich dessen innere Kante immer schärfer abzeichnet. In Höhe des Hüftgelenks teilt sich diese Linie (Abb. 180), indem der äußere Schenkel in die Tränenfigur, der innere in die Spina ischiadica übergeht. Diese kommt je nach der Projektion in verschiedener Weise zur Darstellung. Meist besteht in der Jugend nur eine flache, weich begrenzte Vorwölbung in Höhe des Pfannenbodens, medial der Y-Fuge, während im höheren Alter die Spina scharf ins Beckeninnere vorspringt. An deren Spitze wird ein Knochenkern beobachtet (siehe Varietäten).

Veränderungen der Weichteile, die von Verkalkungen, Steinen, Beckenflecken und Darminhalt herrühren, können sich mit dem Knochenschatten decken (Abb. 259). Jedoch läßt sich ihre Zugehörigkeit zu den Weichteilen leicht durch Kontrollaufnahmen nachweisen. Bei Übersichtsaufnahmen tritt in der Mittellinie oft eine schmale, spaltförmige Aufhellung hervor, die der Rima ani entspricht.

II. Mißbildungen, Deformitäten.

Der Beckenring weist als Zentrale des tragenden Skelettes die verschiedensten Bildungsfehler auf, von denen schon einige beim Kreuzbein — als dem Bindeglied mit der Wirbelsäule — besprochen worden sind. Bedeutungsvoll sind diese Deformitäten für den Gynäkologen, weniger für den Chirurgen. Jedoch muß man besonders bei der Beurteilung von Verletzungsfolgen mit den pathologischen Beckenformen ausreichend vertraut sein. So liegt die Ursache des Mißbildungsbeckens teils in kongenitalen Ossifikationsdefekten am Sacrum (Fehlen eines Proc. transversus, KUNDRATsches Becken), dann aber auch in keilförmigen Wirbelrudimenten. Beim Spaltbecken bleibt der Symphysenspalt sehr breit. Es ist uns klinisch als Begleiterscheinung der angeborenen Blasenspalte bestens bekannt.

Nicht nur bei dem echten Zwergwuchs, sondern auch bei der Chondrodystrophie (Abb. 216), beim Kretinismus und bei der Rachitis bleibt das Becken im Wachstum zurück (Zwergbecken).

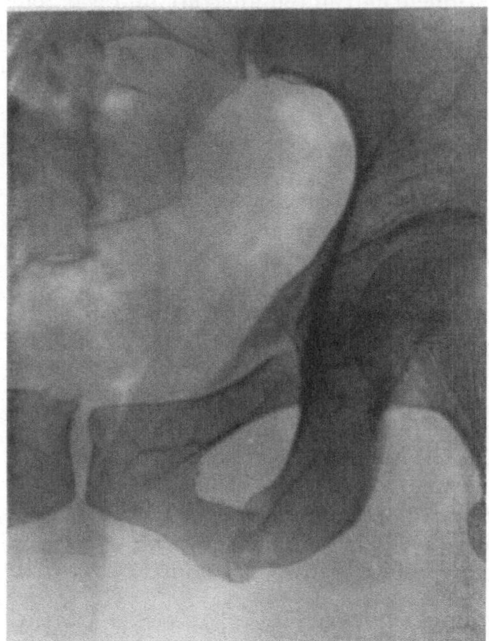

Abb. 603. Frische Beckenfraktur bei einer 40jährigen. Gebrochen sind aufsteigender Sitz- und horizontaler Schambeinast. Außerdem ist an der rechten Symphysengrenze eine senkrecht verlaufende Frakturlinie erkennbar.

Die Belastungsverhältnisse bringen es mit sich, daß sowohl anatomische Veränderungen im Gefüge der Wirbelsäule als auch der unteren Extremität sehr bald die Beckenform in Mitleidenschaft ziehen. So trifft bei einer tief sitzenden und frühzeitig erworbenen Kyphose der ganze Einfluß der Last zunächst das Kreuzbein. Dieses dreht sich um eine frontale Achse, so daß es stärker gestreckt erscheint. Außerdem wird das Kreuzbein sichtbar nach hinten verlagert.

Die Skoliose läßt zweierlei Beziehungen zum Becken erkennen. Zunächst nimmt das Kreuzbein als Bestandteil der Wirbelsäule an der skoliotischen Verbiegung selbst teil, vorausgesetzt daß die Skoliose in früher Jugend erworben ist und auch die Lendenwirbelsäule betrifft. Demzufolge besteht eine Asymmetrie zwischen beiden Kreuzbeinhälften, die noch durch die Torsion (um die Vertikalachse) — bekanntlich eine Begleiterscheinung jeder Skoliose — verstärkt wird. Weit stärker fällt aber die Asymmetrie des ganzen Beckenringes auf, der sich ähnlich auf Torsion und Gleichgewicht einzustellen pflegt wie der Rippenring bei Dorsalskoliosen.

Die vermehrte Lordose der Lendenwirbelsäule ist oft Folge von Anomalien der unteren Extremität (Hüftbeugecontractur). Dementsprechend ist das Kreuzbein stärker gekrümmt. Sein unteres Ende nähert sich der vorderen Beckenwand (Claudikationsbecken), ein Befund, der sowohl bei der Luxatio coxae congenita als auch bei der Coxitis tuberculosa erhoben wird, die mit Contracturen zur Ausheilung gelangt. Außerdem stellt sich bei beiden die Beckenasymmetrie als Folge des gestörten Gleichgewichts ein (Abb. 305).

Auch Ankylosen des Kniegelenks können einen Einfluß auf die Beckenform gewinnen.

Weit wichtiger als die sekundären Beckendeformitäten sind jedoch diejenigen, die nach einer Erkrankung des Beckens selbst hervortreten. So zeigt das osteomalacische Becken infolge der Belastung eine ausgeprägte Kartenherzform.

Ähnlich sieht das Becken bei der Ostitis deformans, der Ostitis fibrosa generalisata und der Rachitis aus (platt rachitisches Becken, Abb. 224). Charakteristisch ist auch die Beckenform, die nach der Ankylose einer Darmbein-Kreuzbeinfuge (NAEGELE-Becken) beobachtet wird. Infolge der Ankylose lädt sich die gesunde Seite kompensatorisch weit aus. Es entsteht eine Beckenasymmetrie.

Erwähnt sei noch das sogenannte Stachelbecken, bei dem an der Innenseite kleinste, dornförmige Exostosen hervortreten, die sowohl im Rahmen der multiplen cartilaginären Exostosen als auch isoliert ohne derart erkennbare Systemerkrankung vorkommen können.

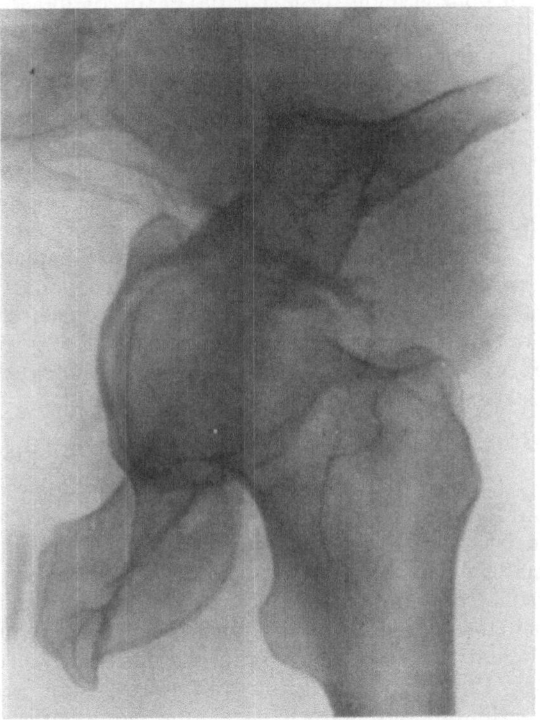

Abb. 604. Beckenfraktur mit zentraler Luxation bei einem 35jährigen 4 Jahre nach der Verletzung. Der Hüftkopf ist von einem Knochenwall ummauert, die Pfannengegend stark in das Becken hineingedrückt (Protrusio). Die alte Frakturlinie ist außerdem an dichten Schattenzügen erkennbar, die schräg durch die Beckenschaufel nach oben ziehen.

III. Strukturveränderungen.

Die primäre Beckenosteomyelitis läßt in den ersten 3—4 Wochen die klinischen Symptome derartig in den Vordergrund treten, daß an eine Röntgenuntersuchung kaum gedacht wird. Diese muß auch während dieser Zeit negativ ausfallen. Später sind die Veränderungen den bekannten Osteomyelitissymptomen durchaus ähnlich, nur daß die Periostitis-Ostitis, wie an allen platten Knochen, schwächer hervortritt.

Auch sekundär metastatisch finden sich im spongiösen Beckenring nicht selten osteomyelitische Herde, vor allem im Bereich des Sitz- und Schambeines, weniger im Darmbein. Das Bild weist zu Anfang vorübergehende Atrophie, später Aufhellungen neben fleckigen Verdichtungen nach, so daß die ganze Knochenstruktur wie marmoriert aussieht (Abb. 303 u. 304). Sequester und stärkere Knochenneubildung bleiben oft aus. In gleicher Weise tun sich die Metastasen nach Infektionskrankheiten (Typhus, Masern, Scharlach, Ruhr usw.) kund.

Die Tuberkulose am Beckenring verläuft meist unter dem Bilde eines isolierten, mehr oder weniger scharf abgesetzten Herdes, in dessen Zentrum zuweilen ein spongiöser Sequester als deutlich erkennbare Verdichtung liegt. Ganz anders sieht die Tuberkulose der Articulatio sacro-iliaca aus. Im Beginn des Leidens herrscht die Atrophie vor. Später kommt es zu ausgedehnter Knochenzerstörung in der Nachbarschaft, die sich mit beginnender Ausheilung von dem normalen Knochen durch verdichtete Wälle absetzt. Da schon das normale Bild wenig übersichtlich ist, kann zu Anfang die Diagnose schwierig sein. Der genaue Vergleich der gesunden mit der erkrankten Seite, oder stereoskopische Aufnahmen und die Punktion von Senkungsabszessen mit Kontrastfüllung helfen weiter.

Das primäre Beckensarkom sitzt mit Vorliebe an der Beckenschaufel und erzeugt ganz charakteristische Bilder. Im Knochen sind besonders an den Rändern breite Defekte vorhanden, denen jede Struktur fehlt und die unregelmäßig zackig begrenzt sind.

Das Myelom, das oft am Becken beginnt, erzeugt multiple Aufhellungen, die den Knochen in großer Ausdehnung durchsetzen.

Von sekundären Geschwülsten wird das Becken häufiger befallen. Ähnlich dem Myelom löst sich dabei die Struktur in viele kleine Herde auf, die unscharf begrenzt bleiben (Abb. 164) und dazwischen nur angenagte Reste der alten Spongiosa stehen lassen.

Von allen Skeletteilen erkrankt das Becken am häufigsten am Echinococcus. Meist tritt dieser klinisch durch fühlbare Tumoren weit eher in Erscheinung als durch Veränderungen des knöchernen Ringes. Besonders die Beckenschaufel wird dabei usuriert, teils cystisch aufgehellt, teils rücksichtlos zerstört. In anderen Fällen fehlt jede Aufhellung. Mit einer sekundären Infektion (Fistel) herrscht die Knochenverdichtung im Sinne der Osteomyelitis immer mehr vor.

Die Ostitis fibrosa generalisata spielt sich häufig auch am Becken ab. Das Bild sieht den Veränderungen an den Extremitätenknochen außerordentlich ähnlich. Cystische Aufhellungen durchsetzen den Knochen, bis schließlich der ganze Beckenring unregelmäßige Konturen und eine wabenartige Struktur aufweist. Niemals beschränkt sich jedoch die Ostitis fibrosa allein auf den Beckenring.

IV. Verletzungen.

Durch direkt einwirkende Traumen sind vor allem die Beckenschaufeln und die Symphysengegend gefährdet. An der Beckenschaufel liegen die Bruchstücke meist etwas übereinander, so daß außer der unterbrochenen Grenzlinie unregelmäßige Streifen von doppelter Dichte im Knochenbilde erscheinen (Abb. 604). Isolierte Traumen im Bereiche der Symphyse führen zum Abbruch der Schambeinäste, meist beider Seiten (Abb. 603). Auch die Pfannengegend kann isoliert eingedrückt sein, wenn Traumen das Trochantergebiet treffen und der Hüftkopf den Pfannenboden durchstößt (Protrusio, Luxatio centralis, Abb. 604).

Röntgenologisch wichtiger sind Beckenringbrüche. Sie werden nach unfallärztlicher Erfahrung oft übersehen. Man achte besonders auf isolierte Abbrüche der Scham- und Sitzbeinäste und denke daran, daß die zweite Bruchlinie am Kreuzbein, in der Nähe der Sakrallöcher, an der Articulatio sacro-iliaca oder an der Beckenschaufel (MALGAIGNE) zu suchen ist. Ja sogar in den Fällen, wo hochgradige Verschiebungen der einen Beckenseite vorhanden sind, können Ringbrüche unerkannt bleiben. Notwendig ist zur Vermeidung der eben genannten Fehler, daß man Übersichtsaufnahmen des ganzen Beckenringes herstellt und bei unklaren Bildern selbstverständlich auch durch isolierte Blendenaufnahmen oder Wiederholung in anderer Projektion das erste Bild ergänzt. Bei der fortgeschrittenen Röntgentechnik dürfte heute wohl kaum ein Beckenbruch, und sei er noch so geringfügig, den Röntgenstrahlen entgehen.

Die Luxationen des Beckens spielen eine untergeordnete Rolle. Symphysenlockerungen, Verschiebungen in Höhe der Symphyse kommen vor. Man könnte alsdann von einer Halbseitenluxation sprechen, besonders wenn sich das Becken in oder an der Articulatio sacro-iliaca ebenfalls gelöst hat. Totale Beckenluxationen setzen eine Verschiebung zwischen Wirbelsäule und Kreuzbein voraus. Das Bild des Wirbelgleitens (siehe dieses) sieht ähnlich aus.

D. Hüfte.

I. Das normale Bild.

Technik: Das Hüftgelenk liegt unter der Mitte des Leistenbandes. Damit sich Schenkelhals und Trochanter gleichmäßig abbilden, wird für die Normalaufnahme der Zentralstrahl zwei Querfinger seitlich von der Mitte eingestellt. Die Kniescheibe des gestreckten Beines schaut nach vorn und etwas nach innen. Ein solches Bild (Abb. 605), das außer dem Gelenkspalt auch die Pfanne, den Kopf, den Hals und die Trochanteren wiedergibt, wird in entsprechenden Fällen durch die axiale Hüftaufnahme nach Lilienfeld ergänzt. Schenkelhalsherde werden in der Lauensteinschen Lage deutlicher (Oberschenkel in der Hüfte stark gebeugt, außengedreht und abgespreizt).

Das Caput femoris besitzt im allgemeinen kugelige Gestalt. Am Übergang vom Kopf zum Hals verjüngt sich der Knochen um $^1/_4$ bis $^1/_3$ seiner Gesamtbreite. Hier sind die oberen und unteren Randbezirke meist aufgehellt, ein Befund, der dadurch zustande kommt, daß die vom Trochantermassiv ausstrahlenden, dichten Stützbälkchen sich in der Halsmitte kreuzen, während die Ränder frei bleiben.

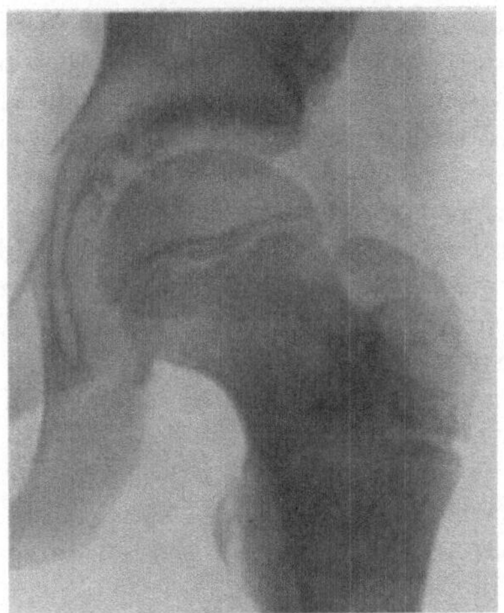

Abb. 605. Normale Hüfte eines 13jährigen. Deutlich erkennbar sind die Kerne des Trochanter major und minor, des Hüftkopfes sowie die Verknöcherung des Pfannengrundes.

Der Gelenkspalt ist beim Erwachsenen durchschnittlich 4—7 mm breit. In Höhe der Fovea capitis, jener napfartigen Eindellung am Kopf, die dem Ansatz des Lig. teres entspricht, springt der Gelenkspalt im flachen Bogen vor. Dort, wo die Tränenfigur (siehe diese) unten aufhört, wird der Spalt breiter. Er verliert sich schließlich ganz im Sitzbeinschatten. Die Pfannenpartie umgreift den Kopf und überdeckt ihn in früher Jugend zunächst nur in dessen Randteilen. Mit zunehmender Verknöcherung des hinteren Pfannenrandes, der in diesem Zustande unregelmäßig und leichtwellig begrenzt ist und der von der Y-Fuge, jener Wachstumszone zwischen Darm-, Scham- und Sitzbein, unterbrochen wird, verschwindet der Kopf immer mehr im Pfannengrunde. Es kommen dadurch Bilder zustande, die den Kopf entweder unregelmäßig fleckig (Jugend) oder segmentartig verdichtet erscheinen lassen (Abb. 21—23). Verwechslungen mit Knochenherden sind möglich, aber leicht zu vermeiden, wenn man auf die hintere Pfannenpartie und deren Grenzlinien achtet.

Das Pfannendach sendet normalerweise einen mehrere Millimeter breiten Dorn seitwärts, der sich bei chronisch deformierenden Entzündungen des Hüftgelenks spangenartig vergrößern kann. Aber auch im normalen Bilde überragt der obere Rand die Beckenschaufel, die dicht oberhalb des Spornes mit auffallend weicher und leicht welliger Grenze hervortritt (Abb. 61). Das eigentliche Pfannendach zeichnet sich als dichte, breite Linie ab, die rundbogig in die Tränenfigur einmündet und gegenüber der weitmaschigen, hellen Grenzpartie der Beckenschaufel deutliche Kontraste setzt.

Der Schenkelhals verläuft in gleichmäßiger Breite schräg nach abwärts und geht, allmählich breiter werdend, in das Trochantermassiv über. Oberschenkel- und Halsachse stehen in einem konstanten Winkel von 125—129° zueinander. Will man diesen Neigungswinkel für die Erkennung von Deformitäten messen, so muß während der Aufnahme auf eine gute Innendrehung des Beines mit nach vorn und innen gerichteter Kniescheibe geachtet werden. Das beste Merkmal für eine richtige Aufnahmetechnik bildet dabei der Trochanter minor, der bei stärkster Innendrehung hinter dem Trochantermassiv verschwindet, bei Außendrehung dagegen in seinem ganzen Profil hervortritt (Abb. 606). Mit der Außen- und Innendrehung des Beines wird auch ein Teil des Trochanter major in den Schenkelhals hineinprojiziert. Dieser erscheint verkürzt. Auch zeichnet sich die Knochenleiste zwischen beiden Trochanteren, die Crista intertrochanterica, als schmaler, welliger und dichter Streifen deutlicher ab.

Ossifikation: Der Knochenkern des Caput femoris erscheint im 1. Lebensjahr. Nach 3 Jahren hat dieser im allgemeinen halbkugelige Gestalt angenommen. Die Knorpelfuge, die den Kopf vom Schenkelhals trennt, verläuft von lateral oben nach medial unten. Je nach der Projektion dieser Fuge wird in frühester Jugend ein lichter Streifen sichtbar, der von unregelmäßig dichten Linien eingesäumt wird und entweder ziemlich gerade gestreckt mit umgebogenen Enden oder in flachem, zum Kopf konvexen Bogen verläuft. Schwieriger wird die Deutung der Fuge, wenn diese statt im Profil mehr flächenhaft getroffen ist, wobei der lichte Streifen verschwindet und statt dessen mehrere unregelmäßige Schatten und Aufhellungen auch im benachbarten Halsteil erscheinen (Abb. 605). In den Pubertätsjahren deutet nur noch eine dichte Linie auf die Fuge hin, die mit dem 17.—18. Lebensjahr schließlich ganz verschwindet.

Die Ossifikation des Pfannengrundes geht vom Darm-, Sitz- und Schambein aus. Es entsteht dadurch die sogenannte Y-Fuge, von der im Röntgenbild eigentlich nur ein Schenkel, nämlich der zwischen Darm- und Schambein, sichtbar ist. Diese Fuge ist schon mit der Geburt vorhanden, zunächst etwa 1 cm breit und verschwindet mit dem 16.—17. Lebensjahr. Die Verknöcherung der Pfannenperipherie wird erst mit dem 6.—8. Lebensjahr deutlich. Röntgenologisch wichtig ist dabei vorwiegend die Verknöcherung der hinteren oberen Pfannenpartie, die in den folgenden Jahren eine unregelmäßige, wellige Begrenzung annimmt und die, in den Kopf hineinprojiziert, leicht als etwas Krankhaftes angesprochen wird (Abb. 22, 180, 183 und 186). In dem gleichen Zeitabschnitt verknöchert auch der untere Teil, jedoch mit wesentlich regelmäßigerer Abgrenzung. Am oberen Pfannenrande wird zwischen dem 12. und 17. Lebensjahre ein Epiphysennebenkern beobachtet (Os acetabuli, siehe Varietäten und Abb. 21—24).

Am Trochanter major erscheinen die 2—3 Knochenkerne etwa mit dem 4.—6. Lebensjahr. Sie verschmelzen zunächst untereinander und vereinigen sich nach Abschluß des 17. Lebensjahres ganz mit dem Schaft. Zu gleicher Zeit verschwindet auch die Apophyse des Trochanter minor, deren Kern mit dem 8. Lebensjahr sichtbar wird. Dieser sieht bei entsprechender Projektion aus, als ob vom Trochanter minor ein Stück abgerissen sei. Er wird häufig als Frakturfolge angesehen (Abb. 605 u. Tab. III, S. 11).

II. Mißbildungen, Deformitäten.

Die sogenannte angeborene Hüftluxation, als deren Ursache heute wohl allgemein ein primärer Bildungsfehler angenommen wird, ist selten schon mit der Geburt vorhanden, viel häufiger entwickelt sich die Luxation erst im 1. und 2. Lebensjahr, indem das minderwertige und zu schwache Hüftgelenk gegenüber dem Muskelzug unter der Körperlast versagt. Demgemäß durchläuft dieses Leiden alle Stadien von der einfachsten Subluxation bis zur ausgeprägten Luxatio iliaca. Das Röntgenbild spielt für die Diagnose eine entscheidende Rolle, vorausgesetzt daß es richtig ausgewertet wird.

Ebenso wie im klinischen Befunde vollzieht sich auch im Bilde der Übergang vom Normalen zur Luxation ganz allmählich. Infolgedessen sind gerade die Aufnahmen für die Diagnose verhängnisvoll, die trotz klinischen Verdachtes dem

Unkundigen normale Verhältnisse wiederzugeben scheinen, während in Wirklichkeit schon eine Luxation oder wenigstens ihre Vorstadien sicher nachweisbar sind (Abb. 308 und 309). Aus diesem Grunde sollte man nie versäumen, das klinisch verdächtige Gelenk an Hand einer Beckenübersichtsaufnahme mit dem normalen bis in alle Einzelheiten zu vergleichen. Zu achten ist dabei auf folgendes:

1. Der Kopfkern steht normalerweise in der Verlängerung der Y-Fuge. Mit der beginnenden Luxation wandert er nach oben.

2. Der Pfannengrund ist bei der Luxation deutlich abgeflacht. Der Pfannenboden, der im Normalbilde mit der seitlichen Grenze der Beckenschaufel einen Winkel von 115—130° bildet, steht steiler. Mithin wird dieser Winkel größer und nähert sich 150—180°. Der vorspringende Pfannenrand ist furchenartig eingedellt (Gleitfurche, Abb. 305 und 306) und in seiner Verknöcherung gestört (unregelmäßige Verdichtungen neben ähnlich begrenzten Aufhellungen), die seitliche Grenzlinie mehrfach unterbrochen.

3. Auch das Becken nimmt an den Formveränderungen teil. Dieses bleibt zunächst erheblich im Wachstum zurück, so daß die Wachstumszonen im Verhältnis zur gesunden Seite wesentlich länger sichtbar und auch breiter sind (Verlängerung der Y-Fuge, Persistenz der Wachstumszone zwischen dem absteigenden Schambein- und aufsteigenden Sitzbeinast, breiter Hüftgelenkspalt, kleiner Kopf).

4. Sehr wichtig ist für die Therapie die Antetorsion des oberen Femurendes. Der Schenkelhals sieht dabei verkürzt, zum Teil im Sinne der Coxa vara verbogen aus, ein Bild, das in folgender Weise zustande kommt: Das obere Femurende, einschließlich Trochantergebiet, ist im Schaft nach vorn verdreht, Kopf und Hals schauen nach vorn und werden teilweise in das Trochantermassiv hineinprojiziert (Abb. 606). Gleichzeitig erscheint der Trochanter minor an der Innenseite des Schaftes in seinem ganzen Profil, ein Bild, das wir bei der normalen Hüfte als fehlerhaft, d. h. als bei außenrotiertem Bein aufgenommen, kennen gelernt haben. Bevor man also eine Antetorsion aus dem Röntgenbilde diagnostiziert, muß diese Möglichkeit der fehlerhaften Aufnahmetechnik durch eine Kontrollaufnahme ausgeschaltet werden (Aufnahme mit innenrotiertem Bein). Bleibt auch dann noch der nach vorn gerichtete Kopf und Hals bestehen, so ist damit ein Antetorsion sichergestellt.

Man mißt den Torsionswinkel, indem man an die Hinterseite der distalen Femurkondylen eine Gerade gelegt und sich diese mit der Schenkelhalsachse in eine Ebene projiziert denkt. Auch unter normalen Verhältnissen ist eine Antetorsion vorhanden. Sie beträgt beim Kinde etwa 30° und beim Erwachsenen etwa 8—10°. Mitbestimmend für den Grad der Antetorsion im Bilde ist naturgemäß auch die Stellung des Fokus zur Platte. Bei allen Kontrollaufnahmen muß demnach der Zentralstrahl auf den gleichen Punkt gerichtet sein.

Während der Behandlung einer Hüftluxation sind Röntgenkontrollen sehr häufig nötig, die erste gleich nach vorgenommener Reposition im Gipsverband. Man kann auch hier entweder eine allgemeine Übersichtsaufnahme anfertigen oder, falls durch die Dicke des Gipsverbandes keine eindeutigen Ergebnisse erzielt werden, einen kleinen, in schwarzes Papier gehüllten Film in den Gipsverband einschieben und nun durch ein vorn angelegtes Fenster die Pfannenkopfpartie auf den Film projizieren. Je nach der gewählten Primärstellung ändert sich die Lage des Kopfes zur Pfanne. Bei der LANGEschen Primärstellung (Abb. 310) soll der Kopf unterhalb der Y-Fuge, also in der unteren Hälfte der Pfanne stehen. Die Reposition nach LORENZ stellt den Epiphysenkern ungefähr gegenüber der Y-Fuge, aber tief im Pfannengrunde ein. Steht der Kopf unterhalb der Pfanne, am Foramen obturatum, so handelt es sich um eine Transposition, die, als eine Vorstufe der eigentlichen Reposition richtig erkannt, dadurch zum vollen Erfolg geführt werden kann, daß das Bein aus der LORENZschen Abduktionslage in eine indifferente gebracht wird.

Während der Nachbehandlung ist es notwendig, bei jedem Verbandwechsel Röntgenkontrollen vorzunehmen. Sobald mit der Belastung begonnen wird, treten nicht selten sekundäre Deformitäten zu dem angeborenen Leiden hinzu, die sich in einer Verbiegung des Schenkelhalses im Sinne der Coxa vara und in einem scholligen Zerfall des ganzen Kopfes bemerkbar machen (Abb. 311), ein Bild, das mit der Osteochondritis deformans PERTHES große Ähnlichkeit hat. Auch solche Stadien heilen gelegentlich bei entsprechender Behandlung (Entlastung usw.) aus, oft lassen sie jedoch Befunde zurück, die gleichfalls an die Osteochondritis PERTHES erinnern (Deformierung des Kopfes in Pilzhutform, plumpe Verbreiterung des Halses mit Coxa vara (Abb. 612).

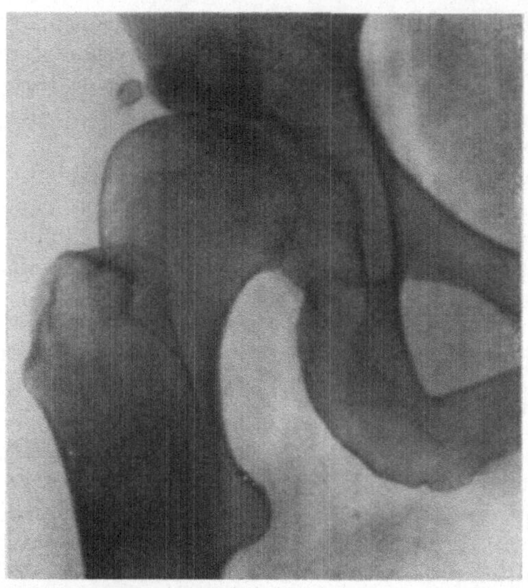

Abb. 606. Coxa valga luxans bei einer 36 jährigen Frau, deren Kind an einer angeborenen Hüftverrenkung leidet. Trotz guter Innendrehung des Beines während der Aufnahme ist der Trochanter minor im Profil sichtbar. Es besteht demnach eine ausgesprochene Antetorsion, außerdem ein persistierendes Os acetabuli am oberen Pfannenrande. Eigentümlich sind die Verdichtungen am Pfannengrunde (oberes Drittel), die auf eine abnorme Belastung dieser Gegend zurückgeführt werden müssen.

Sekundäre arthritische Veränderungen sind bei der angeborenen Hüftluxation während der Wachstumsjahre so gut wie unbekannt. Sie treten erst mit abgeschlossenem Wachstum auf und machen sich bei der nicht reponierten Hüfte in dem neugebildeten Gelenk durch Randwülste, Zacken, Spangen und unregelmäßige Verdichtung der Kapsel- und Pfannengebiete bemerkbar. Bei der reponierten Hüftluxation dagegen sind diese Bilder wesentlich seltener. Auch verlaufen die Veränderungen nicht entfernt in dem schweren Maße.

Nicht jede reponierte Hüftverrenkung heilt anatomisch ideal. In 20—50 vH der Fälle entstehen, besonders während der Wachstumsjahre, Bilder, die dem Eingeweihten sofort die ehemals vorhandene Hüftluxation verraten. So bleibt der Kopf nicht gleichmäßig rund. Auch paßt sich dessen Epiphyse den veränderten Druckverhältnissen an und läuft nach medial unten meist schmal aus. Die Pfanne erscheint breiter und flacher (Abb. 309). An ihrem oberen Rande und in der Wachstumszone, die dem Darmbein angehört, treten Verdichtungen neben Aufhellungen hervor, die gerne als Herde gedeutet werden, die jedoch wohl nichts weiter sind als eine Störung in der normalen Verknöcherung des oberen Pfannendaches.

Zum klinischen Bilde der angeborenen Hüftluxation gehört auch die Coxa valga luxans, ein Krankheitsbild, das in der Jugend häufig übersehen wird und sich eigentlich erst in der Adoleszenz oder in noch späteren Jahren bemerkbar macht. Es zeichnet sich klinisch dadurch aus, daß schnappende, knackende Geräusche in der Hüfte mit Beschwerden, Schmerzen und Muskelatrophie am Oberschenkel einhergehen. Dabei kann die Hüfte vollkommen frei beweglich sein.

Um so überraschender ist immer das Röntgenbild (Abb. 606 und 309). Der

Kopf füllt den Pfannengrund nicht vollkommen aus, sondern ist zu $^1/_5$—$^1/_3$ nach außen oben luxiert. Der Gelenkspalt bleibt dementsprechend oben schmal und unten breit, das Pfannendach deutlich abgeflacht. Dem oberen Pfannenrande selbst ist zuweilen ein Knochenstückchen vorgelagert, das wie abgesprengt aussieht, das man jedoch als persistierendes Os acetabuli aufzufassen hat. Der Schenkelhals steht steiler als normal (Valgusstellung), ein Befund, der nur dann erhoben werden darf, wenn das Bein während der Aufnahme nicht nach innen oder außen rotiert lag (siehe Hüftluxation) und wenn der Neigungswinkel zwischen Schenkelhals und Femurachse größer ist als 130°.

Somit könnte man die Coxa valga luxans rein morphologisch als eine Subluxation oder als eine unvollkommene Hüftluxation bezeichnen, um so mehr als diese Coxa valga in Familien vorzukommen pflegt, in denen sich auch echte Hüftluxationen im Erbgange nachweisen lassen.

Im höheren Alter pflegen sich Beschwerden einzustellen, denen alsdann ein Röntgenbild zugrunde liegt, das sich durch eine Deformierung des Kopfes und durch Pfannenrandwucherungen auszeichnet. Im allgemeinen werden solche Bilder mit der Diagnose Arthritis deformans abgetan, ohne daß auf das Grundleiden, auf die Coxa valga luxans, geachtet wird.

Auch außerhalb des Krankheitsbegriffes der Coxa valga luxans kommen wahre Aufrichtungen des Schenkelhalses vor. Jedoch scheint die Coxa valga als selbständiges Krankheitsbild äußerst selten zu sein. Man bezeichnet diese Deformität auch als Coxa erecta, als Coxalgie und Collum valgum. Da sie sich hauptsächlich nach spastischen Lähmungen, bei der Dystrophia musculorum, nach Kinderlähmung und auch nach Traumen einstellt, dürfte die Ursache der Aufrichtung in der jahrelangen Entlastung und in der veränderten Muskelfunktion zu suchen sein.

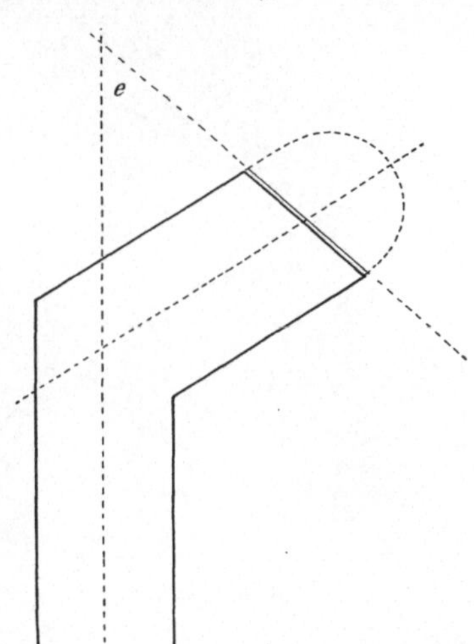

Abb. 607. Skizze vom oberen Femurende mit eingezeichneten Achsen, die Richtungs- und Neigungswinkel erläutern sollen. e = Epiphysenwinkel HELBINGS.

Die Umbiegung des Schenkelhalses nach unten, die Coxa vara, ist eine weit häufiger nachzuweisende Deformität, deren Einzelheiten wir in erster Linie dem Röntgenbilde verdanken. Dieses gestattet eine genaue Messung des Neigungswinkels (zwischen Schenkelhals und Oberschenkelschaft), der im Normalbilde etwa 126° beträgt. Schwierig wird die Messung dieses Winkels bei der Coxa vara aber dadurch, daß entsprechend der Deformität auch die Achse des Schenkelhalses bogenförmig verläuft. Es wird daher als Schenkel die Verbindungslinie beider Bogenenden zu wählen sein. ALSBERG bestimmt die Deformität mit Hilfe seines Richtungswinkels (Abb. 607), der zwischen der Oberschenkelschaftachse und der Verbindungslinie der Knorpelendpunkte des Kopfes liegt. Beide Linien schneiden sich oberhalb des Trochanters in einem Winkel von 41° im Durchschnitt (unterer Grenzwert 29°, oberer 51°). Der Epiphysenwinkel HELBINGS wird in ähnlicher Weise gemessen, nur daß man statt der Knorpelendpunkte, die röntgenologisch höchstens vermutet werden können, die verlängerte Epiphysenfuge als Schenkel benutzt. Der Epiphysenwinkel ist im Durchschnitt mit 57° ermittelt worden (unterer Grenzwert 39°, oberer 62°). Nun verläuft aber die Epiphysenfuge bei der Coxa vara auch recht oft im flachen Bogen wie der Schenkelhals selbst, oder die Fuge wird nicht im Profil, sondern flächenhaft getroffen, ein Befund, der gerade bei der Coxa vara deshalb so häufig ist, weil der Schenkelhals nicht nur nach unten, sondern auch nach hinten verbogen ist (Retroversion des Kopfes, Abb. 610). Infolgedessen sind bei allen Verfahren Meßfehler unvermeidbar. Diese lassen keinen genauen Vergleich von Ergebnissen verschiedener Untersucher oder Aufnahmen zu oder jedenfalls nur annähernd dann, wenn Messung, Aufnahmetechnik (Zentralstrahl) und Lagerung des Patienten die gleichen waren. Am einfachsten und sichersten vergleicht man aber die Aufnahmen selbst, indem man die Filme übereinander legt, am Oberschenkelschaft und Beckenkamm zur Deckung bringt und nun das Verhalten des Schenkelhalses und des Kopfes nachprüft.

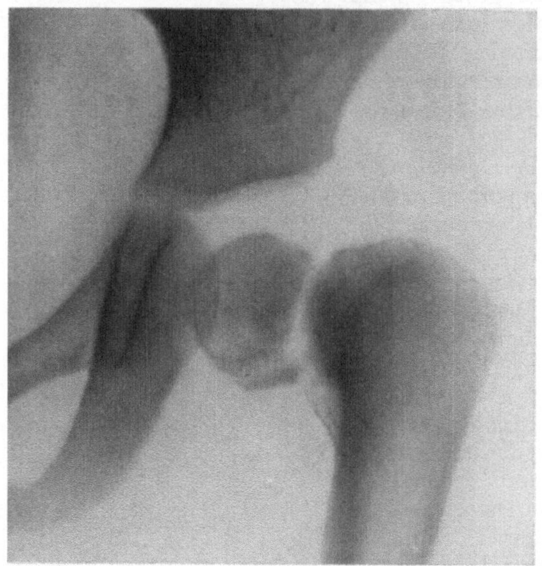

Abb. 608. Coxa vara congenita bei einem 5jährigen. Der Schenkelhals fehlt fast vollkommen, die Wachstumszone ist deutlich verbreitert, der Kopfkern klein geblieben.

Die Coxa vara ist ein Symptom, das auftreten kann:

1. als angeborenes Leiden,
2. als Belastungsdeformität nach
   a) Rachitis,
   b) Osteomalacie,
   c) Chondrodystrophie,
   d) Ostitis fibrosa,
   e) Osteomyelitis,
   f) Tuberkulose,
   g) Tumoren,
   h) Arthritis deformans,
   i) Trauma,
3) als Coxa vara adolescentium.

Charakteristisch für die angeborene Coxa vara ist das Verhalten der Wachstumszone (Abb. 608). Diese bleibt auch in frühester Jugend auffallend breit und unregelmäßig begrenzt. In dem Spalt liegen dichte, zackige und strukturlose Schatten verstreut, die einem scholligen Zerfall, wie wir ihn von der Osteochondritis deformans Perthes her kennen, sehr ähnlich sehen, und die manche Autoren zu der falschen Diagnose Tuberkulose oder ähnlicher Krankheiten veranlaßt haben.

Die Coxa vara congenita ist eine Deformität, die mit der Belastung des Beines stetig zunimmt, so daß schließlich der Neigungswinkel 90° und weniger beträgt. Auch die örtlichen Veränderungen an der Wachstumszone schreiten fort. Der Schenkelhals bleibt deutlich verkürzt. Ja, in schweren Fällen fehlt er nahezu ganz. An dessen Stelle liegen in der stark verbreiterten Wachstumszone bruchstückähnliche Verdichtungen, die an der unteren medialen Grenze in den meist stärker ausgeprägten Schenkelhalssporn auslaufen. Häufig ist dieser vom eigentlichen Halsrudiment durch eine Aufhellungszone getrennt, ein Befund, der schon oft die Diagnose Fraktur veranlaßt hat. In Wirklichkeit handelt es sich aber um ein Zufallsprodukt, das man mit einer Kontrollaufnahme (Veränderung der Projektionsrichtung) zum Verschwinden bringen kann.

Die Ausheilungsstadien der Coxa vara congenita gehen mit einer hochgradigen Schenkelhalsverbiegung einher. Der Trochanter ist zentimeterweit nach oben verschoben. Im abwärts gerichteten, spitzen Winkel sitzt diesem medial ein kurzer Schenkelhals auf, der direkt in den Kopf überzugehen pflegt, so daß die ganzen Umrisse mit einem Hirtenstab oder Notenfähnchen verglichen werden können (Abb. 612). Auch die abnorm breite Wachstumszone verknöchert, und zwar meist zur normalen Zeit (18.—20. Lebensjahr).

Während die Coxa vara congenita ein in sich abgeschlossenes Krankheitsbild ist, als deren Ursache man primäre Keimvariationen annimmt, sind die Schenkelhalsverbiegungen der späteren Jahre meist Begleitsymptom irgendeines anderen Leidens, indem der krankhaft erweichte Knochen (Hals oder Epiphysenfuge) auf Muskelzug und Belastung nachgibt.

Charakteristisch für die rachitische Coxa vara ist der **S**-förmige Verlauf der Epiphysenfuge sowie die Verlängerung des Schenkelspornes (Abb. 609). Nie ist jedoch die Coxa vara die einzige Erscheinungsform der Rachitis. Vielmehr lassen sich Verbiegungen der Ober- und Unterschenkel oder ein Genu valgum und ein Rosenkranz nachweisen.

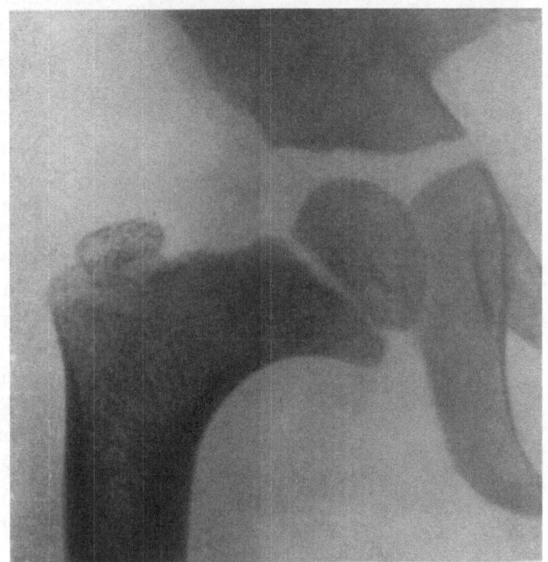

Abb. 609. Coxa vara rachitica bei einem 6jährigen. Im Gegensatz zur Abb. 608 ist der Schenkelhals hier gut ausgebildet und an seinem unteren medialen Rande spornartig ausgezogen (Schenkelhalssporn). Die Wachstumszone verläuft leicht S-förmig.

Die Schenkelhalsverbiegungen bei den verschiedenen Systemerkrankungen wie Chondrodystrophia foetalis, Ostitis fibrosa generalisata (Recklinghausen) und Osteomalacie treten gegenüber der Grundkrankheit stark in den Hintergrund (siehe diese). Das gleiche gilt für die Tumoren, die Tuberkulose und die Osteomyelitis.

Bei der traumatisch entstandenen Coxa vara ist zu bedenken, daß Schenkelhalsfrakturen in den Jugendjahren zu den großen Seltenheiten gehören und daß diese im höheren Alter wohl kaum dem röntgenologischen und klinischen Nachweis entgehen dürften.

Eine Sonderstellung nimmt die Coxa vara adolescentium ein, jene Verbiegung des Schenkelhalses in der Pubertät, wofür die verschiedensten Ursachen angenommen werden (Fraktur, Epiphysiolysis, Rachitis, Störung der inneren Sekretion, Dystrophia adiposo-genitalis). Das Bild ist durchaus charakteristisch (Abb. 610), die Schenkelhalsverbiegung auch in leichten Fällen deutlich ausgeprägt, vorausgesetzt daß das Bein nicht während der Aufnahme außengedreht lag. Für den Röntgenologen wichtig ist außerdem die Tatsache, daß sich eigentlich mit jeder Coxa vara adolescentium der Kopf nicht nur nach unten, sondern auch stark nach hinten verschiebt (Retroversion, siehe oben). Infolgedessen wird der Kopf von den Strahlen nicht im Profil, wie normalerweise, sondern im Aufriß getroffen, ein Befund, der um so mehr hervortritt, je stärker die Retroversion ist und je mehr das Bein während der Aufnahme innengedreht lag. Auf derartigen Bildern sieht man natürlich auch nichts oder sehr wenig von der eigentlichen Epiphysenfuge, denn diese wird ja größtenteils in die Kopfkappe hineinprojiziert. Dort, wo die Fuge aber hervortritt, nämlich in Aufnahmen, die mit auswärts gedrehtem Bein und einwärts geneigtem Zentralstrahl gemacht sind, erscheint deren Grenze nach dem Halse hin unregelmäßig fleckig und wesentlich breiter als normal. Dabei füllt der Kopf die Pfanne nicht nur aus, sondern überragt sie besonders an deren unterem Rande, umfließt dabei den Hals und nimmt im Profil die Gestalt einer schmalen Sichel an. Will man also die Coxa vara im Bilde so wiedergeben, daß sowohl der Schenkelhals als auch die Epiphysenfuge deutlich werden, so ist man gezwungen, mehrere Bilder mit jeweilig veränderter Beinhaltung und verschieden gerichtetem Zentralstrahl anzufertigen.

Die Coxa vara adolescentium ist ein Leiden, das schleichend beginnt, langsam fortschreitet und sich über Monate und Jahre hinzieht. Im Laufe der Zeit behindert die Schenkelhalsverbiegung auch die Hüftfunktion, und zwar nicht nur die Abduktion, sondern auch die anderen Komponenten der Bewegung, besonders sobald die Coxa vara in das sogenannte schmerzhaft-entzündliche Stadium eingetreten ist. Ein solcher Befund sieht dem klinischen Bilde der Coxitis tbc. außerordentlich ähnlich. Hat sich nun noch im Röntgenbilde ein gewisser Kalksalzschwund als Folge der Inaktivität und eine eigentümliche Durchsichtigkeit der ganzen Kopfkalotte ausgeprägt, — die so weit gehen kann, daß deren Grenzen nur noch als zarte, dünne Linien hervortreten —, dann wird auch von Geübteren beides fälschlich zur Schlußdiagnose Tuberkulose vereinigt.

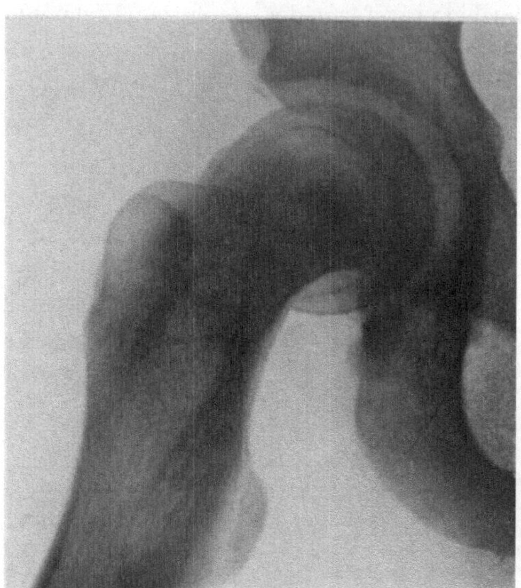

Abb. 610. Coxa vara adolescentium bei einem 15jährigen, dargestellt in starker Außendrehung des Beines. Infolgedessen ist der Trochanter minor im Profil getroffen (Apophysenkern). Der Trochanter major verschwindet zum größten Teil im Schenkelhals, dessen eigentliche Verbiegung im Sinne des Varus dadurch verdeckt wird. Die Kopfkappe erscheint kreisrund (Aufsicht), ihre Wachstumszone ist nicht als Spalt sichtbar, sondern läßt sich nur im Bereich der aufgehellten Grenzpartie zum Halse hin vermuten. — Klinisch bestanden Beschwerden seit einigen Monaten. Vor 14 Tagen will der Patient auf die rechte Hüfte gefallen sein und seit dieser Zeit heftigere Schmerzen verspüren.

Die schwersten Formen der Coxa vara adolescentium lassen erkennen, daß sich die Kopfkappe in der Wachstumszone nahezu vollkommen vom Schenkelhalse lösen kann (Abb. 611). Solche Bilder sehen einer Fraktur täuschend ähnlich und sind auch in der Literatur als Frakturfolge beschrieben worden. Jedoch sollte man im gegebenen Falle bedenken, daß zwar ein Trauma die Epiphysiolysis einzuleiten oder gar hervorzurufen vermag, jedoch meist nur dann, wenn schon eine Coxa vara bestand oder die Epiphyse schon krank war, und ferner bedenken, daß auch ohne ein nachweisbares Trauma die Epiphysiolysis zum Bilde der Coxa vara adolescentium gehört.

Die Coxa vara adolescentium heilt in 3—4 Jahren aus. Die breite Wachstumszone verknöchert nach und nach, bis Kopf und Hals fest miteinander verschmolzen sind. Dagegen bilden sich die Verbiegung des Halses und die Retroversion nicht zurück; der Kopf bleibt breit, plump, pilzhutförmig und ist zu groß für die Pfanne, die im höheren Alter zu arthritischen Veränderungen neigt. Seltener werden im deformierten Kopf eigentümlich fleckige Verdichtungen neben gleich großen Aufhellungen beobachtet, die Folge von Nekrosen sein sollen und der Abb. 613 ähnlich sehen. Demnach können sich die Spätzustände der Coxa vara adolescentium und der Osteochondritis Perthes (siehe diese und Abb. 191 und 193) sehr ähnlich sehen (Vorgeschichte entscheidet).

Auch andere Leiden heilen am Hüftgelenk mit hochgradigen Deformierungen aus. Dabei wird das Röntgenbild gern in Hinsicht auf die Ursache solcher Deformitäten zu Rate gezogen. Charakteristische Bilder liefert da zunächst einmal die Säuglingsosteomyelitis (Abb. 312 und 313), die mit hochgradigen Kopf- und Halsdefekten auszuheilen pflegt und die klinisch einer angeborenen Hüftluxation oder Folgezuständen der Tuberkulose ähnlich sieht.

Meist sind auch bei der Coxitis tbc. Kopf- und Halsdefekte vorhanden (Abb. 280 und 281), die sich jedoch im Gegensatz zur Säuglingsosteomyelitis

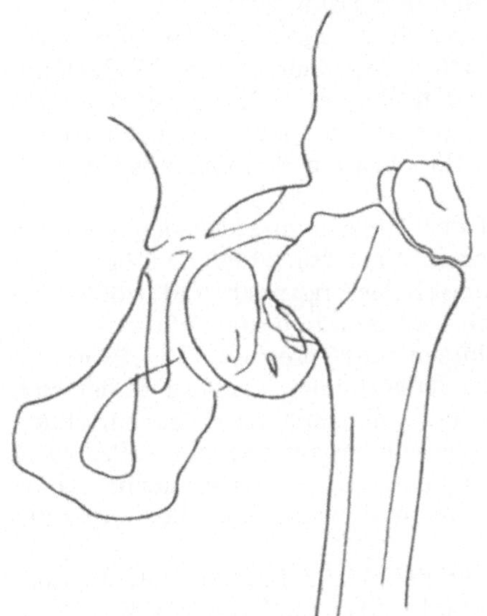

Abb. 611. Skizze zur Coxa vara adolescentium mit fast vollkommen abgelöster Kopfkappe (18 Jahre).

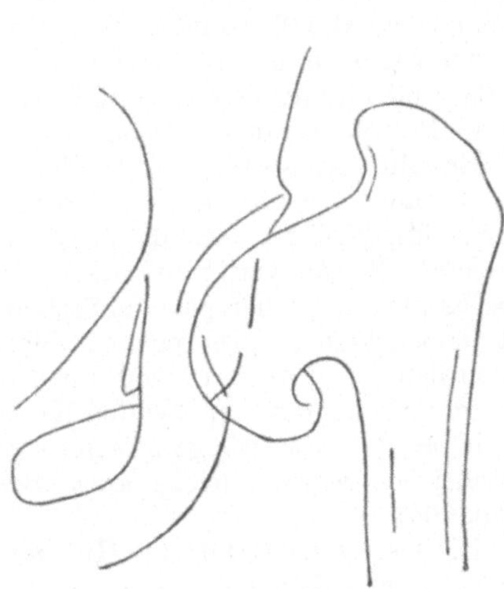

Abb. 612. Spätform der Coxa vara congenita.

nicht nur auf das obere Femurende beschränken, sondern auch den Pfannengrund und vor allem das obere Pfannendach betreffen. Das Wirre, Unregelmäßige, meist auch stark Verdichtete der Knochennarbe sowie die stärkere Annäherung des Femurendes an den Beckenring sind in gewisser Weise für die Tuberkulose charakteristisch. Eine breite knöcherne Ankylose tritt selten hervor. Jedoch gestattet die Tatsache, daß eine Ankylose vorhanden ist, noch keinen bindenden Schluß auf deren Ursache, wenngleich hervorzuheben ist, daß die knöcherne Ankylose häufiger einer akuten oder chronischen Osteomyelitis als einer Tuberkulose folgt.

Ganz anders sehen die Spätzustände der Osteochondritis deformans Perthes aus (Abb. 191 und 193), deren rundbogig begrenzter Kopf (Kugel-, Pilzhutform), deren entsprechend ausgeschliffene Pfanne und plumpe Umformung des Halses (Coxa vara) unverkennbar sind. (Weitere Deformitäten siehe unter Arthritis.)

III. Strukturveränderungen.

Im Mittelpunkte des röntgenologischen und klinischen Interesses steht die Tuberkulose des Hüftgelenks, die eines der häufigsten Leiden des Kindes- und Wachstumsalters ist. Das erste Zeichen der Coxitis tbc. ist die hochgradige Knochenatrophie. Sehr früh lassen sich auch bei entsprechender Aufmerksamkeit am oberen Pfannenrande, an der Kopfkappe und im Schenkelhalse isolierte Knochenherde nachweisen, wofür die hochgradige Atrophie der Umgebung gleichfalls charakteristisch ist. Jedoch gelingt deren Nachweis bei der versteckten und durch dicke Weichteilpolster geschützten Lage des Hüftkopfes, der Pfanne und des angrenzenden Schenkelhalses nicht in jedem Falle, zumal nicht im Beginn des Leidens (Vergleichsaufnahme). In zweifelhaften Fällen bleibt nichts anderes übrig als abzuwarten. Eine Kontrollaufnahme nach mehreren Wochen führt schließlich die Entscheidung herbei.

Die Coxitis tbc. schreitet langsam fort. Die Atrophie nimmt zu, die Knochenherde werden größer, so daß auf der Höhe der Entwicklung das Röntgenbild als durchaus charakteristisch bezeichnet werden darf (Abb. 271).

Schwieriger ist schon die Deutung der Ausheilungsstadien, die meist erst nach Jahren beginnen. Der Herd setzt sich durch einen dichten Wall (Knochennarbe, Abb. 277 und 278) vom normalen Knochen ab. Dieser selbst nimmt wieder Struktur an, bis schließlich nach 3 Jahren und mehr nur noch Kopf-, Hals- und Pfannendefekte mit ihren dichten Rändern auf den ehemals tuberkulösen Prozeß hinweisen (Abb. 281).

Erwähnt sei auch noch ein Folgezustand der Tuberkulose, der sich zuweilen am Pfannengrunde einstellt. Kommt es hier zu einer stärkeren Zerstörung, so gibt schließlich der Grund auf Muskelzug und Belastung nach und wölbt sich nach dem Becken vor (Protrusio). Man könnte alsdann in bezug auf die Stellung des Kopfes von einer pathologischen Luxatio centralis sprechen. Die Protrusio ist jedoch kein ausgesprochenes Merkmal der Tuberkulose, sondern findet sich eigentlich bei jedem Prozeß im Pfannengrunde, der mit einer hochgradigen Einschmelzung des umgebenden Knochengewebes einhergeht. So ist die Protrusio auch bei der Arthritis gonorrhoica (Kienböck) und bei der Arthropathia tabica beschrieben worden (siehe auch Beckenfraktur und echte zentrale Luxation, Abb. 604).

Die Osteomyelitis des Hüftgelenks entsteht meist sekundär metastatisch. In den ersten Wochen versagt das Röntgenbild. Alsdann kann die Knochenatrophie das einzige Symptom sein, bis schließlich das Eigentümliche der Osteomyelitis, der Knochenaufbau, immer mehr vorherrscht (Abb. 252). Epiphysenlösungen kommen in Jugendjahren dabei vor. Die Kopfkappe stirbt ab und kann monatelang als dichter Sequester sichtbar bleiben (Abb. 304). Nach Resorption oder operativer Entfernung solcher Sequester entstehen große Defekte (Abb. 312 und 313). Im höheren Alter heilt aber die Osteomyelitis auch mit einer Ankylose aus.

Die Lues weist im Hüftbilde vorwiegend zwei Formen auf. Bei der einen sind Hüftkopf, Hals und Pfannengrund fleckig-scheckig, wie marmoriert umgewandelt, bei der anderen besteht eine klinisch wenig in Erscheinung tretende hochgradige Deformierung des Kopfes, der sehr bald eine mächtige Sklerose der deformierten Teile folgt, ein Bild, das fließende Übergänge zur echten Tabes des Hüftgelenks zeigt.

Dazu folgende Beobachtung:

Ein 39jähriger Mann hat klinisch eine Hüftkontraktur, die seit etwa einem Jahr zunehmend beobachtet wird und die verhältnismäßig geringe Schmerzen auslöst, jedoch das Gehen und Stehen erheblich behindert. Es wird an eine Tuberkulose oder an irgendeinen Spätzustand (Osteochondritis deformans Perthes, Arthritis deformans usw.) gedacht. Das Röntgenbild (Abb. 613) läßt die eigentümliche, schon beschriebene Marmorierung des ganzen Kopfes erkennen, die nicht in die erwähnten Krankheitsbilder hineinpaßt, sondern mit großer Wahrscheinlichkeit für eine Lues spricht. Nach eindringlichem Zureden gibt schließlich der Patient zu, daß er vor $^3/_4$ Jahren eine Malariakur durchgemacht und vor 10 Jahren eine Lues gehabt hat.

Schlußdiagnose: Lues des Hüftgelenks. Für Tabes sind klinisch keine Anhaltspunkte vorhanden.

Das Beispiel zeigt, daß trotz abwehrender Aussagen der Patienten nicht genug auf die Knochen- und Gelenklues geachtet werden kann. Sehr beliebt ist für solche Fälle die Diagnose Osteochondritis deformans PERTHES, wovon immer wieder behauptet wird, daß sie nicht nur in den Wachstumsjahren, sondern auch im hohen Alter vorkommen kann. Diese Behauptung scheint mir jedoch bei dem Mangel an pathologisch-anatomischen Befunden noch nicht ausreichend begründet zu sein. Allein auf Grund des Röntgenbildes sind wir jedenfalls nicht zu solcher Auffassung berechtigt.

Das Röntgenbild der Osteochondritis deformans ist so charakteristisch, daß es als entscheidend für die Diagnose angesehen werden kann (siehe Sonderkapitel). Ähnliche Röntgenbilder sind bei Systemerkrankungen (Dystrophia adiposo-genitalis) auch jenseits der Wachstumsjahre beschrieben worden.

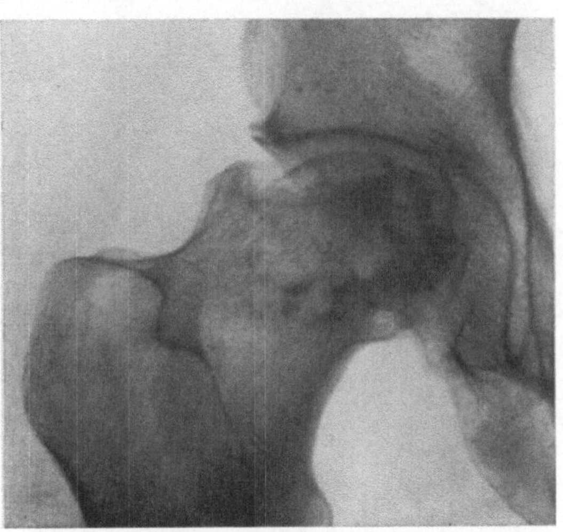

Abb. 613. Lues des Hüftkopfes bei einem 39jährigen. Der Kopf ist gegenüber dem oberen Pfannenrande deutlich eingedrückt. Infolgedessen springt der Schenkelhalsrest spornartig vor. Charakteristisch sind hauptsächlich die marmorierten Verdichtungen in der unteren Kopfhälfte (siehe Text).

IV. Arthritis.

Eine primäre monartikuläre Erkrankung des Hüftgelenks scheint außerordentlich selten zu sein. Meist handelt es sich um sekundär-arthritische Veränderungen, die metastatisch entstehen (Go., Pneumonie, Scharlach, Osteomyelitis, Typhus), und die im Verlaufe von Monaten und Jahren eine Verschmälerung des Gelenkspaltes mit Bildung von Randwülsten und schließlich eine Deformierung von Kopf, Hals und Pfanne aufweisen. Das gleiche Bild kann auch einmal Folge eines Traumas nach subkapitalen Schenkelhalsfrakturen sein. Das Schicksal eines metastatisch erkrankten Hüftgelenkes entscheidet sich in wenigen Monaten dahin, daß entweder ein großer Teil der Gelenkfunktion erhalten bleibt und nur der schmale Gelenkspalt, die unregelmäßigen Konturen oder Randwucherungen auf den Infekt hinweisen oder daß das Gelenk fortschreitend versteift (Abb. 252) und sehr bald in eine fibröse oder knöcherne Ankylose übergeht. Ganz im Anfang kann nur Knochenatrophie vorhanden sein.

In gewissen Stadien sieht die sekundäre Arthritis der primären Arthritis deformans sehr ähnlich. Dieses Leiden befällt das Hüftgelenk vornehmlich im höheren Alter, macht klinisch zunächst wenig Ausfallserscheinungen, tritt aber röntgenologisch schon früh hervor. Zuerst wird der Gelenkspalt schmäler (normalerweise 4—7 mm breit), der Kopf für die Pfanne zu groß, so daß dieser mit den Rändern aus dem Pfannengrunde hervorragt. Gleichzeitig biegt sich der Schenkelhals im Sinne der Coxa vara um und wird breit und plump (Abb. 259 u. 260). Am Pfannenrande bilden sich mächtige Randwülste (Abb. 24). Kurz, im ganzen Bilde fällt ein Zuviel an Knochen, eine Wucherung auf, die noch dadurch verstärkt wird, daß sich auch die gesamte Knochenstruktur dichter abhebt und ferner im Kapselbändergebiet Verkalkungen und Verknöcherungen auftreten.

Die Arthritis deformans ist selten monartikulär. Auch ohne daß klinisch Symptome hervortreten, finden sich im Bilde die ersten Hinweise an der scheinbar noch gesunden Hüfte oder an anderen Gelenken (Knie, Ellenbogen).

Schwierigkeiten macht zuweilen die Abgrenzung der Arthritis deformans von den neuropathischen Gelenkleiden, von der Arthropathia tabica (Abb. 290). Langsam und schleichend verfällt das Hüftgelenk einer fast schmerzlosen, hochgradigen Zerstörung, wobei trotz dieser Zerstörung die Knochenstruktur in den noch stehenden Knochenteilen auffallend dicht bleibt und Kapsel und Bänder in weitem Umfange verkalken oder verknöchern.

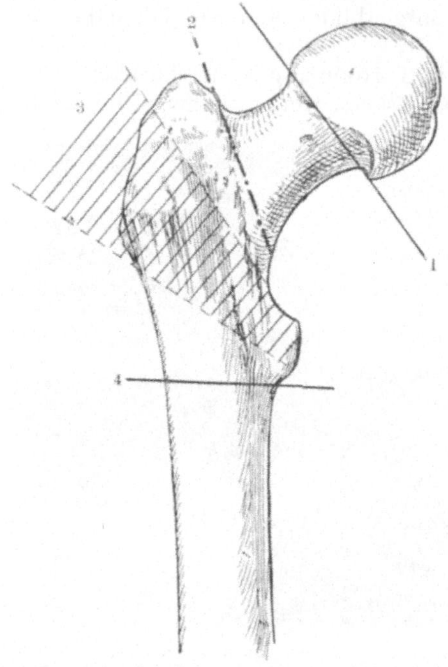

Abb. 614. Schema für die Systematik der Frakturlokalisation am oberen Femurende nach MATTI. 1. Mediale Schenkelhalsfraktur oder Fractura colli femoris subcapitalis. 2. Laterale Schenkelhalsfraktur oder Fractura colli intertrochanterica. 3. Schraffiertes Feld, Frakturen des Trochantermassivs, Fractura pertrochanterica. 4. Fractura subtrochanterica.

V. Verletzungen.

Traumen, die die Pfanne treffen, wirken auf diese Gegend erst durch Vermittlung des Kopfes. So wird bei der sogenannten Luxatio centralis (Abb. 604) der Kopf tief in die Pfanne hineingedrückt, bis der Pfannenboden ausbricht. Auch Frakturen des Beckenringes können in die Pfanne hineinreichen. Seltener sind die Ab- und Ausbrüche des oberen Pfannendaches. Das was oft als Abbruch oder Abriß beschrieben wird, ist der isoliert auftretende Epiphysenkern, das Os acetabuli, das sich als dreieckig geformter Knochenkörper dem oberen Pfannenrand im 13.—17. Lebensjahr anlagert (Abb. 21—23). Von einer Fraktur dieses Randes spricht man auch gern bei der Arthritis deformans, wenn ihm ein isolierter Knochenkern vorgelagert ist, der einem abgebrochenen Randwulst ähnlich sieht (Abb. 24). Naturgemäß sind bei stark entwickeltem oberen Pfannendach solche Frakturen durchaus möglich, werden aber nicht selten fälschlich auch dann angenommen, wenn es sich um Verknöcherungen in der Gelenkkapsel handelt.

Isolierte Frakturen des Hüftkopfes (Einbrüche usw.) sind sehr selten. Sie werden sich im Röntgenbilde wohl immer an einer Deformierung des kugelrunden Kopfes verraten. Nicht verwechselt werden darf die Eindellung in Höhe der Fovea capitis mit einer Fraktur.

Die Schenkelhalsfrakturen teilt man je nach ihrem Sitz ein in subcapitale oder mediale (Abb. 61) — den Epiphysiolysen bei Jugendlichen gleich zu achten — und in laterale oder intertrochantere (Abb. 662), wobei nicht in jedem Falle entschieden werden kann, ob eine Fraktur dieser oder jener Form angehört, da naturgemäß auch Übergänge vorkommen und schließlich Schrägbrüche vom medialen zum lateralen Bezirk reichen können. Im allgemeinen gestattet aber die Abb. 614, die Frakturen in das skizzierte Schema einzureihen. Die intertrochanteren oder lateralen Schenkelhalsbrüche gehen häufig auf das Trochantergebiet über. Besonders oft sieht man auch den Trochanter minor abgesprengt und infolge des Iliopsoaszuges erheblich verlagert. Liegt die Frakturebene noch mehr lateral, so fällt sie schon in das pertrochantere Gebiet. Dessen Frakturen lassen oft eine Aufsplitterung des großen Rollhügels, nicht nur in der Ebene von vorn nach hinten, sondern auch in der Frontalebene erkennen (Abb. 615). Alle drei Arten, die medialen, die lateralen und die pertrochanteren Frakturen, sehen klinisch ähnlich aus. Röntgenologisch lassen sie sich jedoch sehr leicht voneinander trennen. Man darf dabei im Bilde nicht gleich einen breiten Frakturspalt erwarten, denn besonders die lateralen Schenkelhalsfrakturen pflegen mit einer Einkeilung der Fragmente einherzugehen, so daß weniger auf den Frakturspalt als auf feinste Unterbrechungen der Corticalis und auf zickzackförmige Verdichtungen in der Spongiosanetzzeichnung geachtet werden muß (Abb. 61). Selbstverständlich vergesse man nie, auch auf die Gesamtform des oberen Femurendes einen Blick zu werfen. Zuweilen verrät sich nämlich eine Fraktur nur dadurch, daß der Schenkelhals verkürzt oder das Trochantermassiv plump und breit hervortritt. Selbstverständlich muß die häufigste Ursache dieser Symptome, die zu starke Außen- oder Innenrotation während der Aufnahme, ausgeschlossen sein.

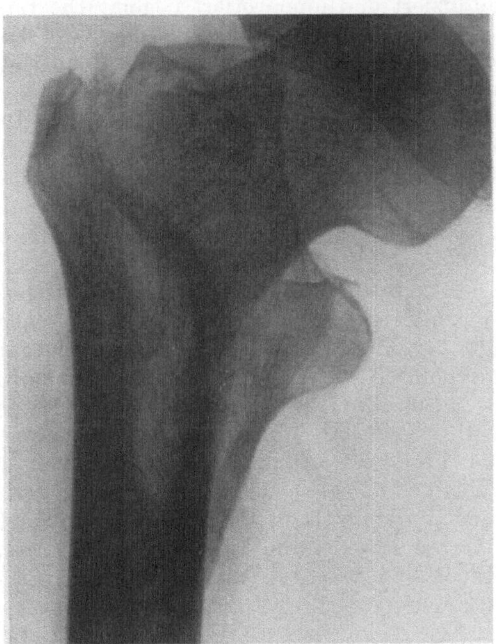

Abb. 615. Frische pertrochantere Oberschenkelfraktur bei einem 59jährigen. Die Bruchlinie verläuft schräg von der äußersten Trochanterspitze zur inneren Schaftgrenze. Der Trochanter minor ist mit abgebrochen.

Wichtig wird das Röntgenbild auch für die Behandlung und die Spätfolgen aller dieser Frakturen. Bekanntlich gehen die medialen Schenkelhalsfrakturen zu einem großen Prozentsatz in eine Pseudarthrose über, deren Darstellung im Bilde zuweilen bei dem ersten Versuch mißlingt. Alsdann muß man sich nach der Lage des Spaltes richten (Neigung des Zentralstrahles nach außen oder innen). Bei den lateralen Schenkelhalsfrakturen ist die Pseudarthrose zwar seltener. Oft verbirgt sie sich aber nur hinter einem mächtigen Callus, wie er sich im Trochantergebiet als Callus luxurians nachweisen läßt. Liegt klinisch der Verdacht auf ein falsches Gelenk vor, so kann in solchen Fällen nur eine stereoskopische Aufnahme die Klärung bringen.

Da die Frakturen am oberen Femurende vorwiegend im höheren Alter auftreten und der Knochen oft porotisch-atrophisch ist, gelingt dessen strukturreiche Darstellung nicht immer einwandfrei. Die Schenkelhalsfrakturen heilen meist unter sehr geringer Callusbildung, jedoch mit einer sekundären Verbiegung des Schenkelhalses im Sinne der Coxa vara aus. Das gilt auch für die äußerst seltenen Schenkelhalsfrakturen in den Jugendjahren. Nicht jeder Schatten in und an der Frakturebene ist mit einem Callus identisch. Man fahnde auch auf Weichteilverkalkungen, die sowohl Folge einer Fraktur (Abb. 374) als auch einer Calcinosis sein können.

Isolierte Abbrüche des Trochanter major und minor treten im Bilde deutlich hervor. Meist sind die abgerissenen Bruchstücke infolge des nachwirkenden Muskelzuges stark verlagert. In den Wachstumsjahren können sie mit normalen Epiphysenkernen verwechselt werden, besonders soweit der Trochanter minor in Betracht kommt, dem vom 8.—18. Lebensjahr eine unregelmäßig umgrenzte Apophyse vorgelagert ist (siehe normales Bild, Abb. 605).

Die Luxation im Hüftgelenk wird je nach der Stellung des Kopfes zum Beckenring benannt. So steht der Kopf bei der Luxatio iliaca hinten auf dem Darmbein. Der Oberschenkel muß infolgedessen bei erhaltenem Lig. iliofemorale adduziert und innenrotiert liegen. Die Luxatio ischiadica unterscheidet sich von der iliaca dadurch, daß der Kopf tiefer steht und auf dem hinteren aufsteigenden Sitzbeinast ruht. Das Bein liegt dabei flektiert, adduziert und innenrotiert. Die Luxation nach vorn oben, die sogenannte Luxatio suprapubica, läßt den Kopf vor der Pfanne, etwa in Höhe des horizontalen Schambeinastes hervortreten. Klinisch besteht Außenrotation, Streckstellung, geringe Abduktion. Die zweithäufigste Art der Luxation nach vorn ist die Luxatio obturatoria, die, wie der Name schon sagt, dadurch charakterisiert ist, daß der Kopf am Foramen obturatum liegt. Zwangsläufig muß bei der Luxatio obturatoria das Bein in starker Abduktion, Außenrotation und Streckstellung fixiert sein.

Naturgemäß gibt es Übergänge zwischen diesen vier charakteristischen Luxationsbildern. Solche Übergänge entstehen besonders dann, wenn gleichzeitig mit der Luxation das Lig. iliofemorale ganz oder teilweise einreißt, oder wenn mechanisch wichtige Muskelansätze mit abgerissen werden. Als seltene Luxation ist noch die Luxatio supracotyloidea zu erwähnen, eine Luxation nach vorn oben, wobei der Kopf an der Spina anterior inferior steht und hier auch als Prominenz fühlbar ist. Selten ist auch die Luxatio centralis, der Schenkelkopf ragt durch die zertrümmerte Pfanne in das Becken hinein (vgl. auch Beckenfraktur und Abb. 604). Schließlich kann der Schenkelkopf auch am unteren Pfannenrande fixiert sein. Man spricht alsdann von einer Luxatio infracotyloidea, wobei das Bein naturgemäß verlängert sein und stärker flektiert liegen muß.

Im allgemeinen ist der klinische Befund für die verschiedenen Arten von Hüftluxationen sehr charakteristisch, so daß auch ohne das Röntgenbild eine exakte Diagnose möglich ist. Trotzdem sollte eine Aufnahme nie versäumt werden, denn Verwechslungen mit Schenkelhalsfrakturen sind keine Seltenheit. Wertvoll ist außerdem der Nachweis von Begleitverletzungen (Frakturen, Abrissen), wertvoll auch die genaue Kenntnis der Kopfstellung, die erst in schwierigen Fällen ein erfolgreiches Repositionsmanöver gestattet.

Die angeborenen Hüftluxationen sind bei den Mißbildungen und im allgemeinen Teil besprochen worden, desgleichen die Subluxation, wie wir sie bei der Coxa valga luxans kennen gelernt haben.

E. Oberschenkel.

I. Das normale Bild.

Der Oberschenkel verjüngt sich vom Trochantergebiet zum Schaft allmählich und erreicht seine schmalste Stelle etwa am Übergang vom mittleren zum unteren Drittel. Die äußere Begrenzung der Rindenzone ist durchaus scharf und geradlinig. Auf einem guten Bilde muß sich auch die Markhöhle gleichmäßig und scharf von der dichten Rindenschicht abheben. Nur am Planum popliteum wird die äußere Grenze zuweilen durch kleinste zackige Auflagerungen unterbrochen, die den zahlreichen Muskelansätzen in diesem Gebiet entsprechen. Zuweilen beobachtet man an dieser Stelle auch exostosenartige Vorsprünge, die mit klinischen Symptomen nicht einherzugehen brauchen.

II. Mißbildungen und Deformitäten.

Angeborene Oberschenkeldefekte sind selten. Die Klassifizierung der Defekte richtet sich nach der Größe des ausgefallenen Gebietes. Diese schwankt zwischen einer einfachen Atrophie (Verkürzung, Verschmälerung) des ganzen Schaftes einschließlich des oberen Femurendes und dem vollkommenen Fehlen des Oberschenkels, so daß das Kniegelenk an die Stelle des Hüftgelenks tritt. Meist ist allerdings auch dann noch oberhalb des Kniegelenks ein kurzes, spitz auslaufendes Oberschenkelrudiment vorhanden (Abb. 616). Die Diagnose ist im allgemeinen nach Vorgeschichte und Befund nicht schwer. Röntgenologisch wird die Untersuchung der Oberschenkeldefekte dadurch wichtig, daß sich ihr Bild während der Wachstumsjahre außerordentlich stark zu ändern vermag. Die Ossifikation der rudimentär angelegten Teile ist nämlich verzögert, so daß am anscheinend totalen Defekte im Laufe der ersten Lebensjahre doch noch ausgedehnte Teile nach ihrer Verknöcherung zu Gesicht kommen (ENGELMANN). Material, das in dieser Weise durchgearbeitet ist und eine Klassifizierung der Oberschenkeldefekte möglich machen würde, ist noch nicht in ausreichendem Maße beschafft.

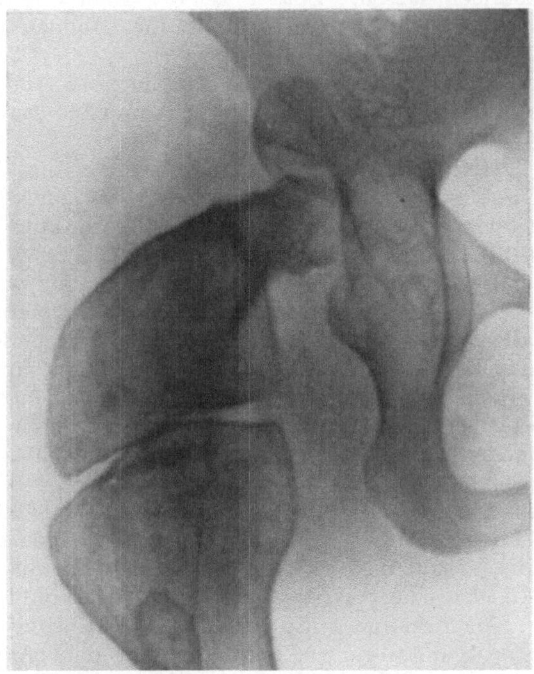

Abb. 616. Angeborener Oberschenkeldefekt einer 22jährigen. Der spitz auslaufende Diaphysenrest steht in der Hüftpfanne. Von der distalen Meta- und Epiphyse ist noch so viel vorhanden, daß ein normaler Kniegelenkspalt gebildet wird.

Bei Systemerkrankungen wird der lange Oberschenkel sehr früh in Mitleidenschaft gezogen. So ist für die Chondrodystrophia foetalis dessen hochgradige Verkürzung sowie die außerordentlich plumpe Oberschenkelform charakteristisch (Abb. 216), die im Mißverhältnis zu den normal angelegten peripheren Gliedmaßen steht.

Die Skelettleiden, die mit Erweichungen der tragenden Substanz einhergehen, prägen sich sehr bald in Verbiegungen des Oberschenkels aus, zu Anfang nur im Sinne der vermehrten physiologischen Krümmung, später aber hauptsächlich im Sinne der Varusverbiegung (Abb. 222 und 224, außerdem siehe Rachitis, Osteomalacie).

Ähnliche Umkrümmungen finden sich auch bei der Ostitis fibrosa circumskripta, deren Lieblingssitz das proximale Ende des Femurschaftes ist und mit deren Endzustand sich das gesamte obere Femurende hirtenstabförmig umbiegt (Abb. 101 und 102).

Bei den multiplen kartilaginären Exostosen sind ebenfalls Deformitäten ähnlicher Natur vorhanden. Die Diagnose ist jedoch leicht, wenn auf die Exostosen selbst, besonders im distalen Femurende, geachtet wird (Abb. 218 u. 137).

Typisch für die Osteogenesis imperfecta und die Osteomalacie sind am Oberschenkelschaft Spontanfrakturen und ihre Folgen. Außerdem wird die

Corticalis strichdünn. Die Markhöhle erscheint dementsprechend verbreitert und von einer weitmaschigen, verschwommenen Struktur ausgefüllt (Abb. 209 und 211).

III. Strukturveränderungen.

Der Oberschenkelschaft ist am häufigsten Sitz der akuten Osteomyelitis. Vor Ablauf von 3—4 Wochen dürfen keine positiven Bilder erwartet werden; dann aber treten sehr bald Atrophieherde und periostale Auflagerungen hervor, die nach Verlauf und Ausdehnung an der Diagnose keinen Zweifel aufkommen lassen. Später ist der Nachweis von Höhlen und langgestreckten, zackigen Sequestern im dichten, neugebildeten Knochenmantel wichtig (Abb. 71, 75 und 303).

Ganz anders sieht das Bild der Schafttuberkulose aus, wobei die Knochenneubildung stark zurücktritt und Sequester so gut wie unbekannt sind (vgl. Abb. 118).

Herdförmige Strukturveränderungen ähnlicher Natur können auch Folge der Lues sein, wobei aber im weiteren Verlauf sehr bald die außerordentlich dichtmaschige Knochenzeichnung des erkrankten Gebietes oder dessen Umgebung sichtbar wird (vgl. Abb. 285).

Der Oberschenkelschaft ist Lieblingssitz von Knochentumoren, vor allem des primären Sarkoms. Häufiger ist die Metaphyse, seltener die Diaphyse befallen. Zu Beginn bestehen zwischen dem periostalen und dem myelogenen Sarkom krasse Unterschiede. Während dieses unter dem Bilde einer unregelmäßig begrenzten Aufhellung verläuft, in deren Zentrum zuweilen noch Reste der alten Knochenstruktur verstreut liegen und deren Umgebung keinerlei Atrophie erkennen läßt, kann sich das periostale Sarkom zum ansehnlichen Tumor entwickeln, ohne daß außer dem strukturlosen Weichteilschatten oder der in diesen auslaufenden Randperiostitis irgend etwas auf die Geschwulst hinweist (vgl. Abb. 142 und 143). Gesichert ist die Diagnose Tumor gegenüber der Osteomyelitis, sobald im Geschwulstschatten die radiär gestellte Struktur neugebildeten Knochens hervortritt (Abb. 4, 144 und 146).

Auch sekundär metastatische Tumoren finden sich oft am Femurschaft. Eine Spontanfraktur kann klinisch das erste Zeichen der Knochenmetastase sein, deren Bild durchaus charakteristisch ist. Während zu Beginn der Knochen bei der osteolytischen Metastase an mehr oder weniger umschriebener Stelle fleckig-scheckig aufgehellt ist (Abb. 161 und 164), verschwindet die Struktur später vollkommen (wie ausradiert), so daß unregelmäßige, aber scharf umgrenzte Aufhellungen ohne charakteristische Übergangszonen zurückbleiben. Die Heilung von Spontanfrakturen spricht nicht gegen die Diagnose Metastase, auch dann nicht, wenn klinisch der Nachweis des Primärtumors (Ca. mammae, Prostata-Ca) zunächst mißlingt.

Die Ostitis fibrosa unterscheidet sich von der Metastase und vom Sarkom in wesentlichen Punkten. Das aufgehellte Gebiet ist rundbogig und scharf begrenzt, die Innenstruktur wabenartig klar (Abb. 97 und 101).

IV. Verletzungen.

Trotz klinisch einwandfreier Frakturmerkmale ist die Röntgenaufnahme bei Oberschenkelbrüchen unentbehrlich, wenn man sich über den Zustand der Bruchenden (Zertrümmerung) und über die Frakturebene genau unterrichten will. Von diesen Feststellungen wiederum ist die Art der Behandlung und der Reposition abhängig. Die wichtigsten Frakturarten am Oberschenkel sind:

1. Die subtrochantere Fraktur. Dabei wird das zentrale Fragment, dem Zug der Abduktoren folgend, abduziert und aufgerichtet. Die Röntgenaufnahme

von vorn nach hinten läßt nur die Abduktion erkennen. Schwieriger ist der Nachweis der Elevation, da wegen der Beckennähe oft auf die zweite Ebene (Oberschenkel liegt mit der Außenseite auf der Platte) verzichtet werden muß. Erfahrungsgemäß fehlt aber die Aufrichtung bei subtrochanteren Brüchen nie.

2. Der Spiralbruch findet sich vorwiegend im mittleren Teile des Schaftes. Auf dem Bilde von vorn nach hinten kann zuweilen recht wenig von einer Frakturebene sichtbar sein. Erst die zweite Aufnahme (Seitenansicht) weist auf den spiraligen Verlauf des Bruches und die Verschiebung hin.

3. Die Fraktur, bei der nur das Röntgenbild sicher über die Stellung der Bruchenden aufzuklären vermag, ist die supracondyläre (im unteren Drittel). In der Ansicht von vorn nach hinten scheinen die Fragmente richtig aufeinander zu stehen. Das Seitenbild läßt jedoch erkennen, daß das periphere Fragment dem Zug der Gastrocnemii gefolgt ist und auf den Weichteilen der Beugeseite reitet.

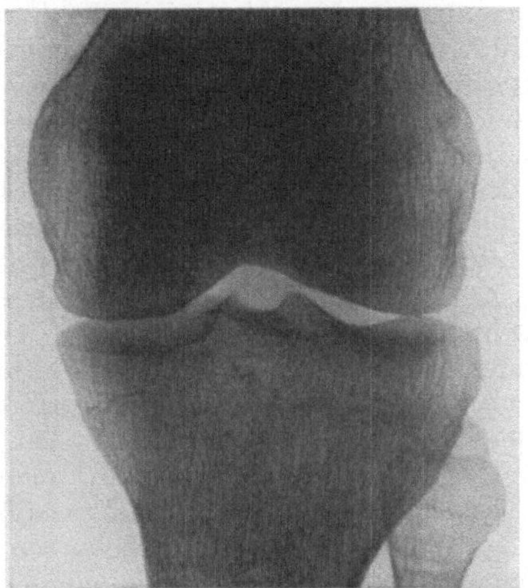

Abb. 617. Kniegelenk (normal) bei einem 22jährigen. Ansicht von vorn.

Von großem Wert ist das Röntgenbild während der Behandlung. In Abständen von einigen Wochen wird die Stellung der Bruchenden zu kontrollieren sein, was allerdings nur dann seinen Zweck erfüllt, wenn während der Aufnahme die meist angewandte Gewichtsextension bestehen bleibt (am besten Aufnahme im Streckbett selbst). Auch sollte die Belastung des gebrochenen Beines nicht eher erfolgen, als bis im Bilde ein ausreichender Callus nachweisbar ist.

In der distalen Metaphyse achte man besonders auf Fissuren, die in Längsrichtung verlaufen und an der Fossa intercondylica beginnen.

Traumatische Schädigungen der Weichteile (Hufschlag) mit und ohne Bluterguß lassen nach Wochen Knocheneinlagerungen erkennen, deren Richtung und Struktur sich meist an den Verlauf der Muskeln anlehnt (Myositis ossificans circumscripta, siehe auch Verkalkungen und Abb. 67, 392 und 393).

F. Kniegelenk.

I. Das normale Bild.

Technik: Die beste Übersicht über Gelenkspalt und Condylen erhält man mit Aufnahmen von vorn nach hinten, bei denen der Zentralstrahl in Richtung des Spaltes eingestellt worden ist. Schrägprojektionen täuschen Asymmetrien am Spalt und an den Condylenflächen vor. Die zweite Ebene (Seitenansicht) ist für die Gesamtbeurteilung unentbehrlich. Auch dabei ist sorgfältig darauf zu achten, daß der Zentralstrahl nicht die Condylenmitte, sondern den ein bis zwei Querfinger tiefer liegenden Gelenkspalt trifft und daß das Bein nicht verdreht liegt (Kniescheibe schaut nach vorn).

Beide Aufnahmen werden im gegebenen Falle zweckmäßig durch bewußte Schrägprojektionen ergänzt, die bestimmte Condylenteile oder das Fibulaköpfchen übersichtlicher erkennen lassen. Für die Kniescheibe wird auch noch die axiale Aufnahme geübt, wobei der Zentralstrahl in die Längsachse der Patella eingestellt ist, das Knie stark gebeugt wird und die Platte der Vorderseite des Unterschenkels anliegt.

Das Bild (Aufnahme von vorn, Abb. 617): Die Gelenkgrenze am Femur verläuft scharfrandig rundbogig, mit leichter Einziehung an der Fossa intercondyloidea. Etwa mit gleicher Rundung geht in den Jugendjahren diese Linie auf den Epicondylus über (Abb. 619, 620, 249a und b), während sich nach abgeschlossenem Wachstum eine abgestumpfte Kante von etwa 90° ausbildet (Abb. 9). Die Grenzlinie des lateralen Epicondylus ist nie glatt und regelmäßig, sondern verläuft teils in mehreren sich überdeckenden, kurzen Bögen, teils rauh und zackig. Stärkere Grade von Auflagerungen und Rauhigkeiten findet man regelmäßig im höheren Alter und als Begleitsymptom der Arthritis schlechthin. Der mediale Epicondylus bleibt dagegen im allgemeinen glatt. Nur im mittleren Teil ist er zuweilen flach konkav ausgehöhlt. Auch kann dem Übergang zur Metaphyse ein Vorsprung aufsitzen, der als Exostose imponiert, in Wirklichkeit aber dem schärfer ausgeprägten, hinteren oberen Rande des Condylus medialis entspricht.

Die Führungsknorren, deren knorpeltragende Flächen über die Oberfläche des hinteren Metaphysenanteiles hervorragen, zeichnen sich auf strukturreichen Bildern in Form eines stehenden Rechteckes mit ausgeprägter Spongiosanetzzeichnung ab. Zwischen beiden liegt (ein Querfinger über dem Gelenkspalt) der weiche Schatten der Patella, die größtenteils den medialen Condylus überdeckt oder zum Teil überragt. An der Grenze von Epi- und Metaphyse kann sich mehrere Jahre nach abgeschlossenem Wachstum ein dichter Querschatten als Epiphysennarbe erhalten (Abb. 9).

Am Tibiakopf verlaufen die Gelenkgrenzen parallel den am Femur beschriebenen. Nur im Bereiche der Eminentia intercondylica ragen stumpf- bis rechtwinklige Zacken hervor, die — je nach dem Alter des Untersuchten — in ihrer Umgrenzung wechseln. Während der Wachstumsjahre sind diese Tubercula als Ansätze der Kreuzbänder kaum ausgeprägt (Abb. 6 und 619). Sitzen den Spitzen kleinste scharfe Zacken auf, die auch nach dieser oder jener Seite verbogen sein können, so ist ein solcher Befund im Sinne einer Arthritis chronica auszuwerten (Abb. 249a). Unterhalb der Eminentia treffen sich dichtere Querzüge (Abb. 9 und 249b), die in die breiten Schattenbänder unterhalb des Gelenkspaltes beiderseits ausmünden, und die sich von einem weitmaschigen, aufgehellten Spongiosagebiet in der Mitte abheben. Der Übergang der Gelenkfläche zur lateralen und medialen Tibiagrenze sieht im allgemeinen rundbogig bis rechtwinklig aus. Auch diese Linien ändern sich mit den Jahren. Im jugendlichen Alter sind die Gelenkecken weniger scharf.

Das Fibulaköpfchen wird zum Teil von der Tibia überdeckt und erreicht nie die Höhe des Gelenkspaltes. Dem breit ausladenden Capitulum sitzt die rundbogig begrenzte Apex auf (Abb. 617 und 9). Die Artikulation des Fibulaköpfchens mit der Tibia kommt erst in Seitenbildern zum Vorschein.

Die Breite des Gelenkspaltes, die im allgemeinen 3—7 mm beträgt, nimmt mit zunehmendem Alter ab (Abb. 620 und 617). Der parallel begrenzte Spalt ist von einem dichteren Weichteilschatten ausgefüllt, in den nur die Spitzen der Kreuzbandansätze hineinragen. Leichte Asymmetrien zwischen innerem und äußerem Spalt kommen auch normalerweise vor. Im Sinne einer Meniscusverletzung dürfen diese nur gedeutet werden, wenn sie hochgradig sind und wenn während der Aufnahme das Knie symmetrisch zum Zentralstrahl lag.

Im Seitenbilde des Kniegelenks (Abb. 618), ist der aufliegende Condylus kleiner und zeichnet sich schärfer ab. Seine Grenze verläuft im hinteren Abschnitt kreisförmig, entsprechend dem kugeligen Führungsknorren, und vorn in Gestalt eines flachen Bogens (Walzenform der Facies patellaris). Beide (Facies und Führungsknorren) gehen kaum merkbar in der Linea condylopatellaris med. und lat. ineinander über, die sich im Bilde zuweilen durch eine flache Eindellung der Condylengrenze abheben. Fälschlich werden diese Linien auch als Hemmungsfurchen (Streckhemmung) angesprochen.

Die Gelenkfläche des Tibiakopfes prägt sich als flacher Teilbogen nur undeutlich aus. Dieser verläuft parallel zum Condylenkontur des Oberschenkels und wird von den flachen Kreuzbandhöckern überragt. Recht verschiedenartig kann die hintere Grenze des Tibiakopfes ausfallen. Je nach der Projektion dieser zwei- und dreifach gekerbten Fläche erscheint sie entweder leicht ausladend als glatter Bogen oder mehr geradlinig gestreckt oder in Form mehrerer hinter- und untereinanderliegender Höcker. Unterhalb dieser Fortsätze artikuliert das Fibulaköpfchen, dessen Gelenkfläche in leichter Schrägprojektion von hinten am übersichtlichsten zur Darstellung gebracht wird. Die vorderen Umrisse des Tibiakopfes verlaufen teils geradlinig, teils in einem flachen Bogen, teils dachfirstartig und richten sich nach der Ausbildung der Tuberositas tibiae (vgl. Abb. 39, 108 und 231).

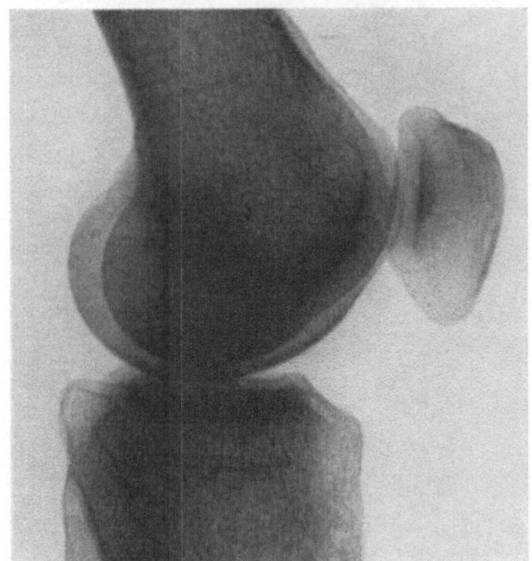

Abb. 618. Kniegelenk normal. Seitenansicht zu 617.

Nach vorn zu ist den Femurcondylen die Patella vorgelagert, deren Gelenkflächen bei symmetrischer Projektion zur Condylenfläche (Facies patellaris) parallel laufen. Im allgemeinen hat die Kniescheibe die Gestalt eines Parallelogramms, dessen Ecken mit Ausnahme der inneren, oberen Ecke abgerundet sind. Diese bildet einen Winkel von etwa 60°. Die Innenstruktur der Patella ist meist deutlich erkennbar. Besonders ausgeprägt sind die parallel zur Gelenkfläche laufenden Knochenbälkchen dicht unterhalb der Außenfläche und die dichten, quergestellten Züge (Abb. 39 und 618).

Der hinteren Femurcondylengrenze ist in etwa 15% der Fälle die Fabella, ein Sesambein im lateralen Gastrocnemiuskopf, vorgelagert. Dieses entwickelt sich erst mit dem 13.—14. Lebensjahre, wird mit zunehmendem Alter größer, liegt immer oberhalb der Ebene des Gelenkspaltes und wird sehr häufig für ein Corpus liberum gehalten (siehe auch Varietäten und Abb. 38 und 40).

Auf Seitenaufnahmen ist außerdem das sogenannte Epiphysendreieck (Ludloffscher Fleck, Abb. 621, 6b und 39) im Bereiche der Femurcondylen zu beachten. Dieses entspricht einem ungefähr halbzylindrischen Raume in der vorderen Hälfte der Femurepiphyse dicht hinter der Facies patellaris, der von der Brücke zwischen beiden Femurcondylen gebildet wird. In diesem Raume müssen die Knochenbälkchen weitmaschiger und mehr in frontaler Richtung angeordnet sein, denn im Bilde ist an dieser Stelle eine Aufhellung mit unscharfen Grenzen vorhanden, die etwa mit dem 15. Lebensjahr am deutlichsten ist und nach abgeschlossenem Wachstum allmählich verschwindet. Der Anfänger wird durch einen solchen Befund leicht zur Diagnose Atrophieherd verleitet.

Ossifikation: Beim Neugeborenen ist der Knochenkern an der distalen Femurepiphyse ungefähr 5 mm groß. Er entwickelt sich im Laufe der nächsten Jahre in die Breite, wobei besonders die medialen Umrisse rauh und zackig bleiben können (Abb. 619 und 620). Der Kern der Tibiaepiphyse ist auch schon mit der Geburt vorhanden. Ihm lagert sich im 10.—13. Lebensjahr die schnabelförmige Epiphyse an, die sich nach vorn unten senkt und mit den isolierten Knochenkernen der Tuberositas tibiae in Verbindung tritt (vgl. Schlatter und Abb. 194—198). Der Kern des proximalen Fibulaendes kommt mit dem

3.—4. Lebensjahr hervor. In der Patella erscheint der erste Knochenschatten etwa im 1.—3. Lebensjahr. Deren Ossifikation geht zuweilen von mehreren Kernen aus, die jedoch bald miteinander verschmelzen. Während dieser Zeit und in den darauffolgenden Jahren kann die Schattengrenze rauh und höckerig bleiben (Abb. 6 und 621). Auch die Innenstruktur der Patella ist zum Unterschiede gegen spätere Jahre ganz unregelmäßig (normal). Mit dem 15.—20. Lebensjahr hat die Kniescheibe ihre volle Größe erreicht. Die Verschmelzung zwischen Epiphysen und Schaft ist mit dem 19. Jahre beendet.

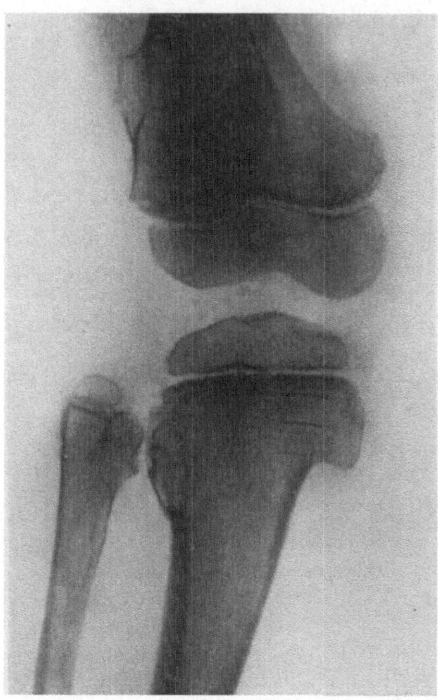

Abb. 619. Genu valgum bei einer 5jährigen. Das Kind erkrankte in früheren Jahren an Rachitis. Seitdem soll die Deformität bestehen. Die sichtbaren multiplen Exostosen, die auch an anderen Körperteilen vorhanden sind, lassen aber keinen Zweifel daran aufkommen, daß es sich zur Hauptsache um das Krankheitsbild der multiplen cartilaginären Exostosen handelt. Diese sitzen den Metaphysen breitbasig auf, so daß die Fibula ganz abgedrängt wird. In der Tibiametaphyse Jahresringe.

Als Störungen der Ossifikation werden die Zwei- und Dreiteilungen der Kniescheibe aufgefaßt, die nach abgeschlossenem Wachstum als schmale Aufhellungen (frakturähnlich) fortbestehen. Sie sind meist doppelseitig vorhanden und teilen die Patella entweder quer in ein größeres oberes und ein kleines unteres Stück oder längs — wobei meist das mediale Fragment größer ist als das laterale —, oder aber die vorgetäuschte Bruchlinie verläuft schräg und grenzt an der oberen Außenkante ein kleines Stück ab.

II. Mißbildungen, Deformitäten.

Die kongenitale Luxation des Kniegelenks ist eine Mißbildung, bei der oft gleichzeitig auch andere, z. B. Klumpfüße und Hüftluxationen, bestehen. Der Enderfolg der Behandlung hängt dabei von dem möglichst frühzeitigen Nachweis dieser Deformität ab. Das Bild läßt an der Diagnose keine Zweifel aufkommen, jedoch ist weniger auf die Luxation als auf die Condylenform, auf Gabelungen des distalen Femurendes und dessen Defekte zu achten.

Auch bei der Luxation der Kniescheibe, die sowohl angeboren als auch habituell vorkommt, ist im Bilde nicht die Lage der Patella das Wichtigste, sondern die Form der Femurcondylen und ihre Stellung zum Gelenkspalt (Genu valgum). Da die Luxation weit häufiger nach außen als nach innen erfolgt, so findet man demgemäß den äußeren Condylus abgeflacht, den inneren dagegen vergrößert (wie beim Genu valgum). Außerdem achte man bei habituellen Luxationen auch auf Gelenkveränderungen im Sinne einer Arthritis chronica (spitze Ecken und Randwülste).

Der angeborene Kniescheibenmangel ist klinisch zwar einwandfrei erkennbar, weist jedoch im Bilde einige interessante Einzelheiten auf. So erscheint die Tuberositas tibiae kompensatorisch vergrößert. Die Femurcondylen sind breit und plump, die Gelenkflächen ausgeschliffen, wobei die Fossa intercondylica napfförmig tief einschneidet.

Alle bisher besprochenen Deformitäten wie Kniegelenkluxation, Patellaluxation und Kniescheibenmangel können klinisch unter dem Bilde einer Gelenkcontractur verlaufen.

Schwere Contracturen werden auch im Anschluß an die Tuberkulose und Lues der Jugendjahre beobachtet. Ebenso kann eine akute Gelenkinfektion in Beugecontractur ausheilen. In diesen Fällen ist die genaue Vorgeschichte wichtiger als das Röntgenbild, das nur dann Hinweise auf diese oder jene Krankheit zu geben vermag, wenn noch Knochenherde oder ihre mehr oder weniger typische Ausheilung erkennbar sind (siehe Sonderabschnitte und Arthritis). Bei knöchernen Ankylosen fällt auch dieses Merkmal fort. Wir wissen nur aus der klinischen Erfahrung, daß akut-eitrige Infektionen weit eher zur Ankylose neigen als chronisch spezifische (Abb. 314).

Von wissenschaftlichem Interesse ist der Umbau der Knochenbälkchen im ankylosierten Gelenk, der zur Begründung des WOLFschen Transformationsgesetzes beigetragen hat (Abb. 314).

Ganz charakteristische Contracturen entstehen im Verlaufe der Chondrodystrophia foetalis. Die Gelenkcondylen in ihrer Eigenschaft als Epiphysen des Ober- und Unterschenkels entwickeln sich plump und breit, die Fibula wächst an der Tibia vorbei (Abb. 214).

Unter den erworbenen Deformitäten spielt das Genu valgum die wichtigste Rolle. Das Röntgenbild gestattet eine genaue Messung der Deformität in folgender Weise:

Die Traglinie oder Hauptachse des Beines, d. h. die Verbindungslinie der Mittelpunkte von Hüft-, Knie- und oberem Sprunggelenk, fällt im allgemeinen mit der Tibiaachse zusammen. Von der Femurachse dagegen weicht die Traglinie um 5—7° ab, so daß Ober- und Unterschenkel in einem Winkel von 173—175° zueinander stehen (normal). Zweckmäßig mißt man diesen Winkel auf Übersichtsbildern, indem man sich den Kniespalt als Basis wählt. Wichtig ist dabei festzustellen, wo die Ursache des X-Beines zu suchen ist, ob im Ober- oder im Unterschenkel. Unter normalen Verhältnissen beträgt der Kniebasistibiawinkel nämlich etwa 90° und der Kniebasisfemurwinkel 83—85°. Am besten zeichnet man sich die Achsen direkt in die Platte ein, paust sie mit den Knochenumrissen durch und sucht nun durch Zusammenfalten der ausgeschnittenen Pause oberhalb der Condylen die Größe des Keiles zu ermitteln, durch dessen Fortnahme die Deformität beseitigt wird.

Das Genu valgum ist ein Symptom, das sich aus den verschiedensten Ursachen entwickelt. Es kommt vor:

1. angeboren, dann meist familiär nachweisbar,
2. als Merkmal des weiblichen Geschlechts (Parallele zum Cubitus valgus),
3. als Belastungsfolge bei weich gewordenem Knochen (Rachitis [Abb. 223 und 226], Osteomalacie, multiple Exostosen [Abb. 218]),
4. als Belastungsfolge nach veränderter Beinstatik und Muskelfunktion (Plattknickfuß, Adduktionscontractur der Hüfte, schlaffe Lähmungen),
5. nach Zerstörung eines tragenden (lateralen) Condylus (Trauma, Tuberkulose, Lues [Abb. 283], Tabes).

Wesentlich seltener trifft man das Genu varum (O-Bein) an, das in ähnlicher Weise gemessen wird, und dessen Ursachen auch mit den unter 1, 3 und 5 aufgeführten übereinstimmen (vgl. Abb. 286b u. 291).

Im gegebenen Falle läßt sich an Hand des Kniebildes nur im floriden Stadium der Rachitis und der Osteomalacie oder bei multiplen Exostosen (Abb. 619) etwas über die Ursache der Deformität aussagen, wenn nicht direkt lokale Knochenherde (siehe unter 5) nachweisbar sind.

Die geringste Ausbeute liefert das Röntgenbild beim Genu recurvatum, dessen Messung nach Einzeichnung der Schaftachsen in ähnlicher Weise möglich ist (Seitenbild in Streckstellung). Man achte dabei auf die Kreuzbandansätze, deren Fraktur zuweilen Ursache des Genu recurvatum sein kann (Abb. 9). Dagegen dürften die Hemmungsfurchen (siehe normales Bild) nichts mit dieser Deformität zu tun haben.

III. Strukturveränderungen.

Am Knie wird dem Röntgenbilde wohl mit am häufigsten die Aufgabe zuteil, unklare, weder durch die Vorgeschichte noch durch den Befund gekennzeichnete Fälle zur richtigen Diagnose zu führen. Im Mittelpunkt des Interesses steht dabei die Tuberkulose, wofür man aber bei ihrem schleichenden Beginn und ihrem durchaus chronischen, über Monate und Jahre sich hinziehenden Verlauf keine eindeutigen Bilder erwarten darf. Zwar wird die ossale Form (Abb. 620 und 621) mit ihren unscharfen, verschwommenen Epiphysenherden, mit ihren wenig hervortretenden spongiösen Sequestern und ihrer unvermeidlichen Atrophie in der näheren Umgebung dem Aufmerksamen nicht entgehen (Abb. 110). Schwieriger erkennt man schon die fungöse Form, die mit ihrer schwammigen, spindeligen Gelenkschwellung klinisch weit ausgeprägter ist als röntgenologisch. Die ersten Anzeichen, nämlich die Atrophie und die trübe Struktur, lassen sich häufig erst mit Hilfe einer Vergleichsaufnahme der gesunden Seite nachweisen (Abb. 273). Veränderungen des Gelenkspaltes (Caries) findet man nicht vor Ablauf einiger Monate, wobei wiederum die Atrophie das vorherrschende Merkmal bildet (Abb. 275, 276 und 5). Dicht unter der strichdünnen Gelenkgrenze hellt sich der Knochen fleckig auf. Es entstehen stellenweise Doppelkonturen, die hier und da angenagt oder in flacher Delle zerstört zu sein scheinen. Gleichzeitig ist der Gelenkspalt teils verschmälert, teils aufgehoben, teils unscharf und unregelmäßig begrenzt (vgl. Sonderabschnitt Gelenktuberkulose).

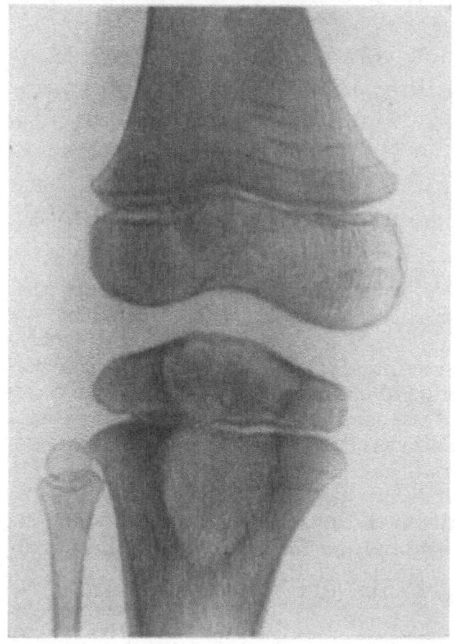

Abb. 620. Scharf abgegrenzter Herd in der Tibiameta- und -epiphyse bei einem 5 jährigen Kinde, der sich erst seit einigen Monaten entwickelt haben soll. — Klinisch besteht eine Atrophie des ganzen Beines mit ausgesprochener Gelenkschwellung am rechten Knie. Der Herd wird als Tuberkulose aufgefaßt. Runde Grenzen, die sich als schmale Verdichtungen abheben. Keine Innenstruktur; Jahresringe in den Metaphysen.

Mit beginnender Ausheilung verschwindet zunächst die Atrophie (Abb. 279). Ossale Herde werden von einem ostitisch dichten Wall umgeben. Cariöse Flächen schleifen sich ab, so daß wieder ein schmaler Gelenkspalt zum Vorschein kommt, an dem man aber noch die Spuren der chronischen Entzündung an Hand von kleinen Zacken, von unregelmäßigen Randwülsten und Gelenkgrenzen nachweisen kann. Wenn auch somit das Bild an eine Arthritis chronica erinnert, so herrschen deren Merkmale doch bei der Tuberkulose niemals vor. Ebenso bleiben in späteren Jahren markante Unterschiede gegenüber der Arthritis deformans bestehen, so daß nach diesen Ausführungen Verwechselungen der ausgeheilten oder gar floriden Tuberkulose mit der Arthritis vermeidbar sind.

Die Lues des Kniegelenks kann der Tuberkulose klinisch ähnlich sehen. Solange nur ein Gelenkerguß besteht oder die Kapsel erkrankt ist, fehlen im Bilde charakteristische Merkmale, auch die der Atrophie. Erst mit dem Übergang auf den Knochen treten Bilder hervor, die an eine Lues denken lassen, wenn folgendes beachtet wird: Das Charakteristikum der Knochenlues ist die mächtige, reaktive Ostitis, die sich entweder in Form fleckiger Tupfen neben ähnlichen Aufhellungen (Abb. 284 und 285) oder in einer strukturlosen Verdichtung ganzer Condylenteile mit sekundärem Einbruch schmerzlos kundtut (Abb. 283 und 286).

Solche Befunde verführen den Unkundigen leicht zur Herddiagnose im Sinne einer Tuberkulose oder gar einer Ostitis fibrosa. Diese ist jedoch selten in den Condylen des Kniegelenks lokalisiert. Zudem ist ihr die scharfbegrenzte Aufhellung mit wabiger Innenstruktur eigen, wovon sich auch nach einem lokalen Einbruch noch Reste nachweisen lassen (Abb. 93 und 97).

Die Kniegelenkcondylen sind Lieblingssitz des Sarkoms. Dieses hat scharfrandige, unregelmäßig begrenzte Defekte zur Folge, denen eine Innenstruktur oder Reaktion in der Übergangszone fehlt (also auch die Atrophie). Das kranke Gebiet sieht aus, als ob es ausradiert wäre. Ähnliche Bilder erzeugt die osteolytische Carcinommetastase, die sich in den Epi- und Metaphysen des Kniegelenks ansiedelt (vgl. auch Abb. 153). Dagegen haben die eigentümlichen Strukturbilder an der Basis von Exostosen nichts mit malignen Tumoren zu tun (Abb. 619, 137 und 138).

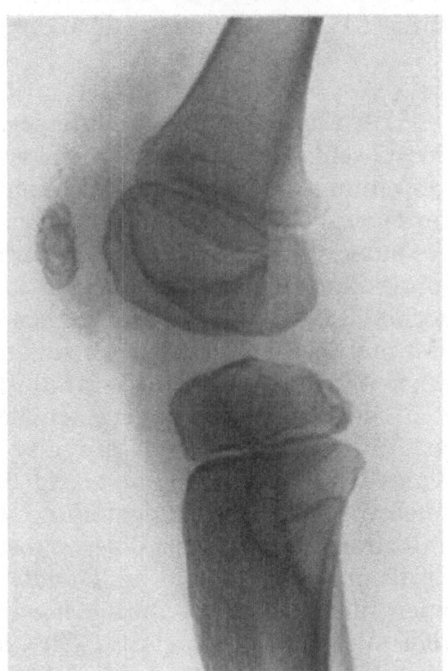

Abb. 621. Der gleiche Fall wie 620 in Seitenansicht. Hier wird der Herd im Bereiche der hinteren Meta- und Epiphysenteile der Tibia sichtbar. In der Femurepiphyse LUDLOFFscher Fleck.

Ein Bild des Echinokokkus im Bereiche der Tibiacondylen ist durch B. BAUER bekannt geworden. Dieses läßt auf den ersten Blick an eine Ostitis fibrosa oder ein Sarkom denken (vgl. S. 123).

Monströse Bilder entstehen bei Krankheiten der Gelenkkapsel, die mit sekundärer Verknöcherung einhergehen. So veröffentlicht TROELL (Arch. f. klin. Chir. Bd. 104) ein Gelenkkapselchondrom, das einen intensiven, kalkfleckigen, körnigen Schatten im Kapselgebiet aufweist (vgl. Chondromatose). In Unkenntnis der Verhältnisse werden solche Bilder, besonders zu Beginn, im Sinne eines Tumors oder einer Arthritis deformans gedeutet. Ähnliche Formen nimmt das Osteom an (siehe KIENBÖCK und Sonderabschnitt). Die Gelenkkapselsarkome dagegen verlaufen zunächst ohne Strukturveränderungen, so daß man klinisch eher an eine Tuberkulose denkt. Erst später zerstört das Sarkom auch den Knochen.

Ein akuter Gelenkinfekt dürfte klinisch weit früher erkannt werden als röntgenologisch. Erst dessen sekundäre Folgen (Inaktivität und Kalksalzschwund) sind nach etwa 3—4 Wochen im Bilde sichtbar. Die Atrophie ergreift alle Gelenkcondylen gleichmäßig und ist am ersten und stärksten im subchondralen Gebiet ausgeprägt, wobei die Gelenkgrenzen eigentümliche Doppelkonturen annehmen (Abb. 51—53). Mit Knorpel und Knocheneinschmelzungen haben diese atrophischen Zonen noch nichts zu tun. Nekrosen werden erst nach mehreren Monaten mit der Verschmälerung des Gelenkspaltes, mit flachen, unregelmäßigen Aussparungen an den Condylen deutlich, in deren Umgebung alsbald ein dichterer Wall (Ostitis) den Knochenherd abgrenzt. Gleichzeitig antwortet das ganze Gelenk auf den chronisch entzündlichen Reiz mit arthritischen Veränderungen an den Gelenkecken (Zacken, Randwülste), die stationär bleiben oder die schließlich entweder in eine fibrös-knöcherne Ankylose oder in eine sekundäre Arthritis deformans übergehen (Abb. 247).

Ungefähr in gleicher Art verlaufen die metastatischen Infekte nach Pneumonie, Gonorrhoe, Masern, Typhus und Scharlach. Schwierig wird die Erkennung der Spätzustände aller dieser Leiden, auch der Tuberkulose, wenn sie relativ gutartig verlaufen. Auf den ersten Blick möchte man solche Befunde in das Gebiet der primären Arthritis deformans einreihen (Abb. 249—252 und 275), wenn nicht folgendes dagegen spräche: Trotz der Deformierung der Gelenkflächen kann man nicht von einem Mehr an Knochen, von einer Wucherung mit Randwülsten und Zacken bei gut erhaltener Struktur sprechen. Im Gegenteil, die Gelenkecken sind teilweise rundbogig ausgespart. Die Veränderungen verteilen sich regellos über das ganze Gelenk, dessen Spalt meist sehr schmal ist; oder sie bevorzugen diesen oder jenen Condylus, an dem alsdann noch Knochennarben auf den alten Herd hindeuten (Abb. 5 und 251). Ähnliche Befunde kann man bei chronisch entzündlichen Veränderungen des Kniegelenks nach Hämophilie (Abb. 294) und nach angeborenen Mißbildungen erheben.

IV. Arthritis.

Das Kniegelenk ist häufiger als jedes andere Körpergelenk Sitz einer Arthritis schlechthin. Den klinischen Zeichen wie Knarren, Reiben, Erguß, Kapselschwellung und ziehenden Schmerzen entspricht ein Röntgenbild, das ob seiner geringen Veränderungen zunächst enttäuscht. Zwar sitzen den Gelenkecken — besonders früh der Eminentia capitata und dem hinteren Patellarande — kleine, spitze Zacken auf. Im übrigen aber bleiben Knochenstruktur und Gelenkspalt normal (Abb. 256). Die Diagnose lautet alsdann Arthritis chronica, ohne daß man nach dem Bilde zu sagen vermag, was diesen Veränderungen zugrunde liegt. Wir stoßen nämlich auf ähnliche Bilder nach traumatischen Schädigungen, z. B. Meniscusverletzungen, Kniekontusionen und chronisch-traumatischen Reizzuständen, wie sie auch mit einer übermäßigen oder abnormen Belastung des Knies bei Fuß-, Knie- und Hüftdeformitäten gegeben sind. Andererseits kann eine wochenlange Ruhigstellung des Gelenks nach Ober- und Unterschenkelfrakturen die gleichen Folgen haben. Und schließlich findet man nach operativer Eröffnung des Gelenks und nach vorübergehendem Erguß, der zuweilen durch einen blanden Infekt ausgelöst wird, mehrere Monate später solche Zacken. Da aber auch im höheren Alter der gleiche Befund ohne bekannte Ursache erhoben wird (Abb. 393), so müssen wir in unseren Schlußfolgerungen recht vorsichtig sein. Zunächst erscheint es nicht statthaft, diese Zeichen einer Arthritis chronica, die unverändert jahrelang bestehen, gleich als Vorstadium einer Arthritis deformans aufzufassen, denn diese Diagnose schließt eine ungünstige Voraussage in sich und betont die über Jahre fortschreitende Verschlimmerung bis zur ausgesprochenen Deformität.

Ein ganz anderes Bild entsteht als Folge einer akuten oder chronischen Gelenkinfektion. Der Gelenkspalt ist ungleichmäßig, stark verschmälert, die Gelenkflächen weisen Spuren breiter Knorpel- und Knochenzerstörungen auf (siehe auch Strukturveränderungen), und nur als Nebenbefund sind die röntgenologischen Merkmale einer Arthritis chronica (Zacken) auch vorhanden (Abb. 250 und 251).

Kompliziert wird die Beurteilung der Arthritiden noch dadurch, daß die primäre Arthritis deformans ähnlich beginnt. In Monaten und Jahren entwickeln sich aus den Zacken größere Randwülste, die sich schließlich umkrempeln. Es erscheinen freie Gelenkkörper und Kalkschatten im Weichteilgebiet. Der Gelenkspalt wird schmäler, an ihm bilden sich Schliffflächen; die Knochenzeichnung wird dichter (niemals Atrophie), bis schließlich die ganzen Gelenkanteile hochgradig deformiert sind (Abb. 39, 40, 248, 256—258). Auch Patella und Fabella nehmen an der Deformierung teil. Somit ist immer ein Zuviel an gut strukturiertem und charakteristisch angebautem Knochen vorhanden, der sich ziemlich gleichmäßig in der ganzen Gelenkhöhle verteilt. Da aber die

Arthritis chronica auch in das deformierende Stadium übergehen kann, die Deformierung also schließlich allen gemeinsam ist, so dürfte es nicht leicht sein, aus dem Bilde allein zwischen einer primären und sekundären Arthritis deformans zu unterscheiden. Während diese meist monartikulär verläuft und ziemlich unabhängig vom Alter ist, beginnt jene zwar auch an einem Gelenk, befällt aber bald weitere und bevorzugt dabei Knie, Hüfte und Ellenbogen fast ausschließlich im höheren Alter.

Die Deformierung der Gelenkflächen ist auch ein Merkmal der Neuropathie, worauf schmerzlose Einbrüche eines tragenden Condylus zunächst aufmerksam machen (Abb. 291). Derartige Befunde werden als Folge eines Traumas oder einer Ostitis fibrosa hingestellt, bis schließlich die regellose und tief in die Weichteile ragende Knochenwucherung zwingend auf das Grundleiden (Tabes, Syringomyelie) hinweist (vgl. Abb. 287).

Das Bild der polyartikulären (primär und sekundär-chronischen) Gelenkleiden ist klinisch weit besser ausgeprägt als röntgenologisch. Wichtige Fingerzeige gibt die Aufnahme in unklaren Fällen, wenn gegenüber der Arthritis deformans eine Grenze gezogen werden soll (siehe Sonderabschnitt).

Wenig charakteristisch ist auch das Bild der Arthritis urica. In den Weichteilen bleiben die Uratablagerungen unsichtbar. Im Knochen setzen sie strukturlose Defekte mit ringartigen Knochenwällen (Abb. 266).

Umstritten ist das Krankheitsbild der Osteochondritis dissecans, jenes Leiden, das vorwiegend in jugendlichen Jahren auftritt, Männer bevorzugt und wofür als Ausgangspunkt eine Knorpelknochennekrose am inneren Rande des medialen Condylus femoris angenommen wird. In frischen Fällen läßt sich eine leichte Eindellung oder eine besonders im Profil hervortretende, keilförmige Abgrenzung am medialen Condylus nachweisen (Abb. 263). Sehr bald entstehen freie Gelenkkörper — teils aus der Knorpelnekrose, teils auf den chronischen Reiz hin —, die schließlich das ganze Krankheitsbild beherrschen. Solange die Corpora rein knorpelig sind, müssen sie dem Nachweis entgehen. Später gesellt sich dazu noch eine Arthritis chronica mit Zacken und Randwülsten, die schließlich in eine Arthritis deformans übergeht. Gelenkkörper dürfen nicht mit der Fabella, auch nicht mit abgesprengten Kreuzbandansätzen verwechselt werden (Abb. 9 und 38—40).

V. Verletzungen.

Von allen Körpergelenken ist das Kniegelenk traumatischen Schädigungen am häufigsten ausgesetzt. Dieses antwortet darauf in wenigen Stunden mit einer starken Schwellung (Erguß, Hämatom), so daß rein klinisch die Unterscheidung der verschiedenen Verletzungstypen sehr erschwert wird. Um so wichtiger ist das Röntgenbild, das auch für die einzuschlagende Behandlung den Ausschlag gibt.

Frakturen betreffen in erster Linie die Gelenkcondylen. Wir achten in den Wachstumsjahren insbesondere auf Epiphysentrennungen, wobei die Epiphyse meist stark verschoben ist. Leichter übersehen werden Condylenbrüche, deren Bruchlinie in der Fossa intercondylica beginnt und sich oberhalb der Condylen Y- oder T-förmig teilt (Abb. 622). Einseitige Schrägbrüche pflegen mit Kompression und Abknickung der Beinachse einherzugehen.

Am oberen Tibiaende nehmen die Bruchlinien einen ähnlichen Verlauf, da sie durch die gleichen mechanischen Verhältnisse zustande kommen. Besonders erwähnt werden muß aber die Bruchform, die zur vollkommenen Zertrümmerung des Tibiakopfes führt und meist durch Fall aus großer Höhe entsteht. Abrisse an der Tuberositas tibiae kommen vor und sind im Seitenbilde durch die starke Verschiebung der Bruchstücke unverkennbar. Das was in den Wachstumsjahren (12—15) aber oft als Folge eines Abrisses angesprochen wird, ist entweder die normal verknöchernde, schnabelförmige Tibiaepiphyse oder eine Störung der Ossifikation im Sinne des SCHLATTER (siehe diesen und Abb. 194—198).

Durch Abriß entsteht auch die Patellafraktur, deren Bruchlinie meist quer verläuft und daher im Seitenbilde am deutlichsten wird (Abb. 38). Ebenso oft splittert die Patella sternförmig auf, wenn diese direkt vom Trauma getroffen wird. Die Sternfraktur ist einwandfrei nur in der Aufnahme von vorn nach hinten sichtbar. Nicht verwechselt werden dürfen Patellafrakturen mit angeborenen Zwei- und Dreiteilungen.

Die Kniescheibenbrüche heilen selten knöchern. Es bleibt in Höhe des queren Bruchspaltes ein Zwischenraum. Die Fragmente formen sich dementsprechend um, indem sie sich lang strecken und exostosenartige Fortsätze in die Ligamente und Bindegewebsbrücke senden. Auch nach knöcherner Heilung bleibt jahrelang eine Verdichtung und Umformung der Strukturbälkchen zurück. Fast nie vermißt man sekundäre Gelenkveränderungen im Sinne einer Arthritis chronica mit Zacken und Randwülsten, die auch in das Stadium der Deformans übergehen können.

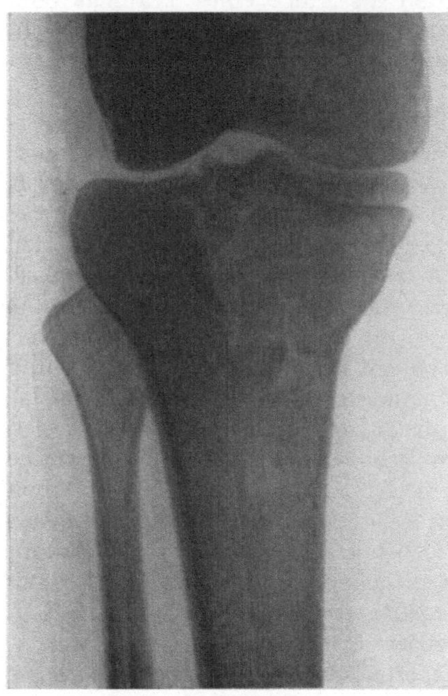

Abb. 622. Kompressionsbruch des Tibiakopfes bei einer 28jährigen, die vor 14 Tagen vom Fahrrad stürzte. Der mediale Condylus tibiae ist deutlich zusammengedrückt. Die Bruchlinie umkreist diesen, läßt sich aber von der Eminentia intercondylica bis weit auf den Schaft verfolgen (Fissur).

Besonders bedeutungsvoll ist das Röntgenbild für die Diagnose der sogenannten Binnenverletzungen des Kniegelenks. Diese werden in folgender Weise gruppiert.

1. Flachschalige Ab- und Aussprengungen aus den Gelenkflächen, die im Bilde unverkennbar sind, sobald die Fragmente auch Knochengewebe enthalten. Dagegen dürfen die scharf abgesetzten, aber noch in ihrem Bette ruhenden Randnekrosen bei der Osteochondritis dissecans (siehe dieses) nicht gleich als Frakturfolge angesprochen werden. Reine Knorpelabrisse scheinen sehr selten zu sein. Sie entziehen sich dem Nachweis.

2. Abriß der Kreuzbänder. Zu achten ist in frischen Fällen auf die Eminentia intercondylica, der besonders im Seitenbilde das mitabgerissene Knochenstück anliegt (Abb. 9). Ein negatives Bild schließt noch keinen Kreuzbandabriß aus. Meist erscheint aber im Kontrollbilde nach 4—6 Wochen die dem Bandansatz entsprechende Verknöcherung, zu deren Nachweis zuweilen ein Vergleich mit der gesunden Seite nötig wird.

3. Meniscusverletzungen. Betroffen ist fast immer der mediale Halbmondknorpel (90—95 vH nach GÖTJES und BAUMANN). Die Verletzung entsteht zur Hauptsache bei rotierendem Bein und hat entweder eine Ruptur oder eine Luxation des Knorpels zur Folge. Demnach muß in frischen Fällen das Röntgenbild versagen. Höchstens läßt sich eine ausgeprägte Asymmetrie im Gelenkspalt (Verschmälerung des medialen) mit Vorsicht im Sinne einer Meniscusverletzung verwerten. Charakteristisch für Meniscusverletzungen ist aber, daß sich die klinischen Symptome mehrfach wiederholen, daß sich der luxierte Knorpel in den

Gelenkspalt klemmt und Schmerzen und Erguß auslöst. Infolgedessen läßt sich als konstantes Begleitsymptom die Arthritis chronica nachweisen, die auch dann vorhanden ist, wenn der Halbmondknorpel operativ entfernt wurde.

4. Ab- und Einrisse an Gelenkkapsel und Bändern bleiben in frischen Fällen unerkannt. Nach 4 Wochen beginnen sich an den gerissenen Teilen oft Verkalkungen zu zeigen, die später im Verein mit kleinen Randzacken im Sinne einer Arthritis auf die Binnenverletzung des Kniegelenkes hindeuten (Abb. 373). Auch schalenförmige Auflagerungen am medialen Condylus in Höhe der Adduktorenansätze (STIEDAscher Schatten und Abb. 376—378) werden mit Kniekontusionen in Beziehung gebracht.

Als Folge eines Traumas wird irrtümlich eine Auflagerung an der lateralen Tibiametaphyse aufgefaßt, die bei ihrer unregelmäßigen Abgrenzung wie eine Periostitis ossificans (Abb. 70) imponiert, in Wirklichkeit jedoch einem vollkommen normalen Befunde, nämlich einem stark vorspringenden Ansatz des Musc. tibialis posticus entspricht (vorgetäuschte Tibiaperiostitis).

G. Unterschenkel.

I. Das normale Bild.

Die beiden langen Röhrenknochen Tibia und Fibula sind im Röntgenbilde verhältnismäßig einfach aufgebaut. So beginnt die Rindenzone des Schienbeins im strukturreichen Metaphysengebiet als strichförmige Verdichtung und engt schließlich nach der Schaftmitte hin die Markhöhle so weit ein, daß diese nur noch $^1/_3$ der gesamten Breite ausmacht. Einzelheiten in der Markhöhlenstruktur verschwinden allmählich unter der dichten Corticalis (Abb. 56, 65 u. 66). In dieser ist an der Grenze vom oberen zum mittleren Drittel bei Jugendlichen zuweilen eine schmale Aufhellung vorhanden, die schräg von außen oben nach innen unten verläuft und dem Kanal für die Art. nutritia entspricht. Zwischen lateraler und medialer Rindenzone besteht insofern ein Unterschied, als letztere meist breiter erscheint und mit weicher Grenze in die Markhöhle übergeht.

Die Wiedergabe der Fibula hängt ab von der Ausbildung ihrer Leisten (Cristae). Diese können in ihrem Verlauf stark variieren. Besonders gilt das für die Crista interossea (Ansatz der Membrana interossea), die sich diagonal zu den anderen Cristae aus der Facies medialis erhebt. Der eigentümliche Verlauf dieser Crista ist aber auch der Grund dafür, daß die tibiale Rindenzone wesentlich breiter erscheint (oft um das Doppelte) als die fibulare. Auch läuft jene unregelmäßiger und weicher begrenzt aus, ein Bild, das leicht zur Diagnose Periostitis verführen kann. Zudem engen beide Rindengebiete die Markhöhle des Schaftes bis auf einen schmalen Streifen ein, so daß Bilder entstehen, die als Wiedergabe des schlanken Fibulaschaftes dem Unbefangenen recht ungewöhnlich vorkommen. Deshalb vergleiche man in zweifelhaften Fällen die gesunde Seite, natürlich in der gleichen Projektion.

Die Markhöhlenstruktur ist in der distalen Tibiametaphyse von strichförmigen Querbalken durchzogen, die wegen ihrer Ähnlichkeit mit anderen bekannten Bildern als Jahresringe bezeichnet werden, hier jedoch so gehäuft auftreten — auch bei sicher gesunden Individuen —, daß man an normale anatomische Strukturen denken muß, die sich mechanisch aus der Zwingenbildung der unteren Tibia und den darauf wirkenden, spaltenden Kräften ergeben.

II. Mißbildungen. Deformitäten.

Angeborene Unterschenkeldefekte verlaufen klinisch unter dem Bilde einer Fußdeformität, wobei gleichzeitig eine Verbiegung oder nur eine Verkürzung und Atrophie des befallenen Beines vorhanden ist. Das Röntgenbild läßt erkennen, wo der Defekt sitzt (Übersichtsbilder) — ob in der Fibula, ob in der Tibia oder an beiden —, wie groß er ist und wie sich Knochenenden und Wachstumszonen verhalten.

Beim Tibiamangel hypertrophiert die Fibula und übernimmt deren Stützfunktion, ähnlich wie wir das nach operativem Ersatz der verloren gegangenen Tibia durch die Fibula (HAHNsche Plastik) beobachten.

Fehlt die Fibula, so ist der Fuß seiner Seitenstütze beraubt. Er knickt um (Plattknickfuß). In beiden Fällen bleibt der Unterschenkel stark im Wachstum zurück.

Verbiegungen des Unterschenkelschaftes entstehen, sobald der Knochen die Festigkeit verliert. Die rachitischen Crura vara als die häufigsten besitzen ihre Hauptkrümmung im unteren Drittel. Im Bilde kommt es dabei nicht so sehr auf den Nachweis der Verbiegung an als vielmehr auf die Feststellung, inwieweit die Grundkrankheit ausgeheilt (Wachstumszonen) und die sekundäre Sklerose der inneren Rindenzone (Abb. 227) vorgeschritten ist. Das Ergebnis bestimmt die Behandlung insofern, als eine starke Sklerose die Osteoklase ausschließt und eine Osteotomie notwendig macht.

Die Häufigkeit der Rachitis verführt dazu, jede Schaftdeformität als rachitisch anzusprechen. Wir kennen aber solche oder ähnliche Verbiegungen auch bei multiplen Exostosen (Abb. 218 und 619), bei der Osteomalacie, der Osteomyelitis, Osteogenesis imperfecta, Ostitis deformans (PAGET) und der Lues. Charakteristisch für die drei letzteren ist, daß sich die Tibia auch nach vorn konvex umstellt (Säbelscheidentibia), wobei nicht immer aus dem Bilde allein zu ersehen ist, welche Grundkrankheit nun eigentlich vorliegt. Zu achten ist auf Strukturveränderungen (Abb. 103, 105 und 131) sowie auf die Vorgeschichte, das Alter und den Verlauf des Leidens.

Neben dem Oberschenkel ist die Tibia der häufigste Sitz von Exostosen (Abb. 135 und 138), die sich gemäß ihrer Entstehungsart vorwiegend im Bereich der Meta- und Epiphyse finden und deren Zacken immer schaftwärts gerichtet sind (dem Muskelzug entsprechend). Selten sitzen die Exostosen zwischen Tibia und Fibula, so daß diese teils miteinander artikulieren, teils knöchern verschmelzen.

III. Strukturveränderungen.

Am häufigsten erkrankt die Tibia an der akuten Osteomyelitis, deren Erkennung in den verschiedenen Stadien und Formen mit ihrer vorübergehenden Atrophie und nachfolgenden Knochenneubildung und mit ihren typischen Sequestern keine Schwierigkeiten bereitet (Abb. 72, 76—78, 87, 89, 90).

Eigentümliche Strukturveränderungen sind in Begleitung von Unterschenkelgeschwüren beobachtet worden (ähnlich der Abb. 130). Die Verdichtungen und Verbreiterungen der Rindenzone (Periostitis ossificans) am Grunde dieser Geschwüre sehen einer Periostitis gummosa sehr ähnlich. WASSERMANN und antiluetische Kur entscheiden.

Die Tibia (proximale Metaphyse) ist Lieblingssitz des Sarkoms. Im Beginn kann die Unterscheidung gegenüber der Osteomyelitis schwierig sein. Sehr bald läßt jedoch das Bild eine sichere Diagnose zu, indem für Sarkom die fehlende Abgrenzung, die rücksichtslose Zerstörung des Knochens, der fehlende Anbau neuen Knochens und die radiär zum Herd gestellte neugebildete Struktur entscheiden (Abb. 147, 153, 157 und 163).

Die Ostitis fibrosa hingegen, die hauptsächlich am proximalen Ende beobachtet wird, hat scharfe, bogenförmige Grenzen ohne Übergangszone und eine wabige Innenstruktur. Nur das Riesenzellensarkom kann einmal ähnlich aussehen (Abb. 153).

Die Lues verläuft im allgemeinen unter dem Bilde der Periostitis und Ostitis gummosa (Abb. 128—133). Einzelheiten sind höchstens dann charakteristisch, wenn diese neben der reaktiven Ostitis mit ihrem dichten Wall marmorierte Knochenteile als Zentrum aufweist. Ein solches Bild läßt sehr an Lues denken. Entscheiden kann nur die Blutuntersuchung.

Ähnlich kann die Ostitis deformans PAGET aussehen, die mit ihrem watteflockenartigen Bilde (Abb. 103 und 105) recht oft mit der Lues verwechselt wird.

Im Gegensatz zu beiden steht die sehr seltene Schafttuberkulose (Abb. 118 und 119), deren Bild mehr vom Knochenabbau beherrscht wird und nur in der Ausheilung oder ganz im Beginn an die Lues und schließlich auch an die Osteomyelitis erinnert.

IV. Verletzungen.

Die anatomisch schwächste und am meisten hohlliegende Stelle des Unterschenkelschaftes ist der Übergang vom mittleren zum unteren Drittel. Dieser weist naturgemäß die größte Zahl von Frakturen auf, unter denen die Schräg- und Torsionsbrüche vorherrschen. Man vergesse dabei nicht, daß die Verschiebung der Fragmente erst in zwei Ebenen deutlich wird (Seitenbild!) und daß bei Schrägbrüchen die Fibula meist etwas höher, bei Torsionsbrüchen sogar oft am oberen Ende gebrochen ist (Übersichtsbild!). Die eigentümlich spitz auslaufende Form der Tibiafragmente, die wohl zur Hauptsache der widerstandsfähigeren vorderen Tibiakante zuzuschreiben ist, hat die allgemein gebräuchlichen Vergleiche mit einem Flötenschnabel oder Klarinettenmundstück (MATTI) eingetragen. Die steilen Torsionsbrüche reichen gelegentlich über den ganzen Schaft und verbergen sich besonders bei Kindern deshalb, weil eine Fragmentverschiebung ausbleibt (subperiostale Tibiafissuren, Abb. 65). Nachweisbar sind aber auch diese mit einwandfreiem Übersichtsbilde.

Auf isolierte Brüche der Unterschenkelknochen weisen zwar klinisch Druck- und Stoßschmerz hin, eine abnorme Beweglichkeit oder Fragmentverschiebung fehlt aber, da der intakte Knochen die Rolle einer inneren Schiene übernimmt. Für diese Brüche ist daher das Röntgenbild unentbehrlich. Die oft feinen, schräg oder spiralig verlaufenden Fissuren wollen gesucht sein (Abb. 65). Von den Schrägkanälen der Arteria nutritia im oberen Drittel unterscheiden sie sich durch ihre scharfen und leicht zackigen Grenzen.

Während der Ausheilung sollen sich klinische Festigkeit und ausreichender Callus im Röntgenbilde gegenseitig ergänzen (Abb. 56 und 66). Für die spätere Funktion sehr störend sind die recurviert verheilten Unterschenkel, die seltener durch eine falsche Fußhaltung (Hackenfuß) als durch Muskelzug im schlecht fixierenden Gipsverband entstehen und worauf das Seitenbild (auch im Gips) rechtzeitig aufmerksam macht.

Bleiben die Bruchenden stark gegeneinander verschoben, so verwachsen Tibia und Fibula durch einen Brückencallus miteinander. Vorspringende Ecken und Kanten werden abgebaut, so daß die Callusgrenzen später rundbogig scharf hervortreten. Hier und da sitzen dem Callus kleine Exostosen auf. Nach offenen, infizierten Brüchen können auch Sequester und Höhlen in der Knochennarbe eingeschlossen sein (Abb. 72 und 89).

In anderen Fällen bleibt der Callus aus, oder er macht am breiten Frakturspalt halt. Es entsteht eine Pseudarthrose, deren Merkmale darin bestehen, daß eine schmale Aufhellung von unscharfen, wellig verlaufenden Grenzlinien eingesäumt wird (Abb. 60).

Zuweilen ist die Pseudarthrose klinisch deutlicher als röntgenologisch, nämlich dann, wenn der Spalt nicht in der Richtung des Strahlenkegels liegt (verschiedene Ebenen darstellen!).

Sehr gefürchtet sind die sogenannten angeborenen Unterschenkelpseudarthrosen, die sich aus den angeborenen Frakturen entwickeln und fast ausnahmslos an der Grenze vom unteren zum mittleren Drittel sitzen (Abb. 64). Zu achten ist dabei auf Strukturveränderungen im Sinne einer Ostitis fibrosa (FRANGENHEIM) und auf Symptome der Osteogenesis imperfecta.

H. Fuß.

I. Das normale Bild.

Technik: Der stark vorspringende Calcaneus erschwert die Darstellung des Fußes in zwei Ebenen außerordentlich. Diese gelingt nur für den Vorfuß und für das obere Sprunggelenk, dessen Hauptebene in der Ansicht von vorn nach hinten getroffen wird, wenn der Zentralstrahl durch die Mitte der Malleolenachse geht. Im Seitenbilde müssen Zentralstrahl und Malleolenachse zusammenfallen.

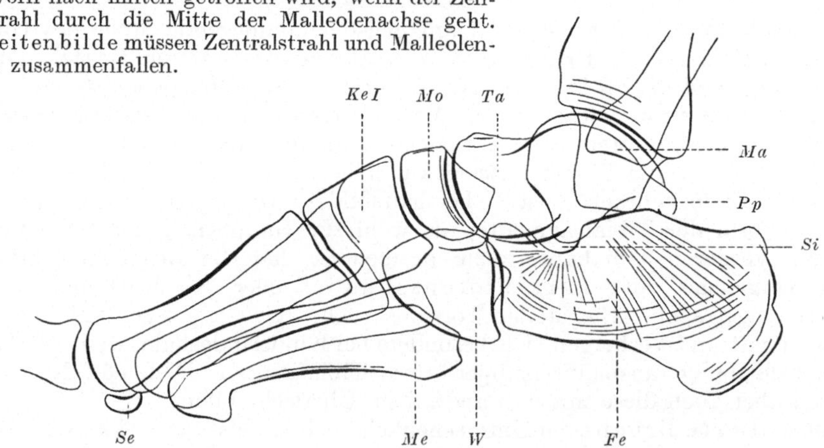

Abb. 623. Skizze von einem Fuß-Röntgenbild in Seitenansicht. *Ke I* = Keilbeinkörper I, *Mo* = Mondbein, *Ta* = Talushals, *Ma* = Malleolus externus, *P.p.* = Proc. posterior tali, *Si* = Sinus tarsi, *Fe* = Fersenbein, *W* = Würfelbein, *Me* = Metatarsus V, *Se* = Sesambein.

Die Einstellung des Vorfußes ist dagegen einfach. Jedoch überdecken sich die Mittelfußknochen und Keilbeine im Seitenbilde (Abb. 623), so daß dieses durch weitere Hilfsaufnahmen ergänzt werden muß (Vorfuß-Schrägaufnahmen für Zehengelenke und Metatarsen). Immer aber bleibt die Darstellung der eigentlichen Fußwurzel — also des Talus, des Calcaneus und auch der Keilbeine — mangelhaft. Am Fersenbein leistet auch die Schrägaufnahme von hinten bei aufgesetztem Fuß gute Dienste.

Das Bild des Fußgelenks baut sich verhältnismäßig einfach auf. In der Ansicht von vorn nach hinten wird der Gelenkspalt (Abb. 628), der einen flachen, nach unten offenen und in der Mitte etwas eingezogenen Bogen von 3—5 mm Breite bildet, von verschiedenen Knochenvorsprüngen überdeckt, so von der unregelmäßig gestalteten hinteren Tibiakante und von beiden Malleolen. Tibiawärts liegt der eigentlichen Gelenkgrenze eine lineäre Verdichtung an. Diese löst sich in mehrere dichte Streifen auf, die bis an die alte Epiphysennarbe heranreichen. Schärfer prägt sich die Trochleagrenze aus. Sie teilt sich zu beiden Seiten in verschiedene Linien, die der Talusseitenfläche entsprechen. Recht wechselnd ist das Bild der Malleolen. Fast immer sind sie strahlendurchlässig und infolgedessen heller als der Nachbarknochen, wobei die Innenstruktur um so klarer hervortritt. Der äußere Knöchel reicht meist tiefer als der innere. Seine Außengrenze verläuft etwas unregelmäßig und kann sich in zwei Linien teilen, die dem Profil der Sehnenlogen entsprechen. Der innere Knöchel endet fast immer in zwei stumpfen Ausläufern, die einander überdecken und dadurch in Höhe des Gelenkspaltes eine querziehende Verdichtung hervortreten lassen.

Im Seitenbilde (Abb. 624) erscheint der Gelenkspalt als kurzer, nach unten offener Bogen, dessen Krümmung von der Talusrolle bestimmt wird und dessen Breite 2—4 mm beträgt. Entsprechend den beiden Führungsleisten an der Talusrolle entstehen Doppellinien, die sich bei Schrägprojektionen kreuzen, ja den Gelenkspalt mehr oder weniger überlagern können (Abb. 629 und 631). Den stärksten Schatten erzeugt der hintere Talusabschnitt dadurch, daß er von dem äußeren Knöchel überdeckt wird. Die hintere Grenze läuft in den Proc. post. tali aus, dessen Beziehungen zum Os trigonum unter den Varietäten erörtert worden sind (vgl. Abb. 32—36). Am Übergang zum Talushalse ist der obere Grenzkontur leicht eingezogen und verläuft von da ab als unregelmäßige, wellige Linie, die ein stärker durchlässiges Gebiet mit deutlicher, meist horizontal liegender Struktur abschließt (Abb. 629).

Komplizierter sieht der Gelenkspalt zwischen Talus und Calcaneus (Abb. 36, unteres Sprunggelenk) aus. Die hintere Hälfte verschwindet größtenteils im dichten Knochenschatten der schräg getroffenen Gelenkflächen und des äußeren Knöchels. Nur schwach angedeutet läßt sich ein Gelenkspalt als parallel begrenzter Saum nachweisen, der sich bis zum CHOPARTschen Gelenk hinzieht, meist aber in der Mitte durch eine quergestellte Aufhellung unterbrochen wird. Besonders deutlich tritt diese in leichten Schrägprojektionen von hinten nach vorn und beim Plattfuß hervor. Sie entspricht der Knochenrinne zwischen den vorderen und hinteren Gelenkfazetten, dem Sinus tarsi, der sich aus dem Sulcus tali und calcanei zusammensetzt.

Der Calcaneus wird am besten nach dem Seitenbilde beurteilt (Abb. 36, 44 und 623). Überraschend schön kommt das Druck- und Zugsystem der Knochenbälkchen zum Vorschein. Diese sind so angeordnet, daß die Längszüge in Richtung der Körperachse (Calcaneus) vorherrschen und unterhalb des Talocalcanealgelenks immer dichter werden, bis schließlich Einzelheiten ganz verschwinden. Von dort aus zieht ein weiteres radiär angeordnetes, kurzes Bündel zur Gelenkfläche des Cuboids und zur angrenzenden Fußsohle. Die dritte Zugrichtung schließlich steht quer zu den beiden ersten, kreuzt diese nahezu senkrecht und verläuft im flachen Bogen vom Cuboid bis zum Achillessehnenansatz. An der Fußsohle und am Fersenhöcker werden die Querbälkchen dichter. Somit ist das Schattenbild des Calcaneus zwar nach einem wohlgeordneten System aufgebaut und in allen Teilen durchaus scharf, aber die Bälkchen sind sehr ungleichmäßig verteilt und lassen bestimmte Stellen, so den hinteren, oberen Fersenhöcker und den vorderen, unteren Abschnitt teilweise frei. So kommt es, daß auf unscharfen oder zu harten Bildern an diesen Stellen Atrophien oder gar Knochenherde angenommen werden.

Die Grenze des Fersenhöckers ist den Muskelansätzen entsprechend rauh. Besonders im höheren Alter (jenseits 30) kann sich dieses Oberflächenrelief stärker ausprägen und in einen Sporn auslaufen (Calcaneussporn 8,8 vH der Fälle, Abb. 44).

Sowohl die Innenstruktur als auch die Außengrenze des Fersenbeines ändern sich mit dessen Drehung und Verlagerung (im Sinne der Pronation beim Plattfuß oder der Supination beim Klumpfuß und Klauenhohlfuß).

Das Bild des Vorfußes (Abb. 624, 627 und 48) gibt mit dorsaplantarem Strahlengang die Zehen, die Metatarsen und die Fußwurzel bis zur CHOPARTschen Gelenklinie wieder. Diese zeichnet sich als schmaler, glatt und scharf begrenzter Spalt ab, der aus zwei flachen, distal konvexen Bogen besteht. An der Innenseite liegt diesem Spalt das Naviculare an, das dem Taluskopf turbanähnlich aufsitzt. Der Innenkontur springt bogenförmig vor und ist entsprechend der Tuberositas rauh und höckerig (Abb. 63a). Die Außengrenze geht meist im Schatten des Würfelbeines verloren. Nach vorn trägt das Naviculare für die Keilbeine drei Gelenkfazetten, die jedoch im Bilde ineinander übergehen oder höchstens durch flache Leisten angedeutet sind.

Im Seitenbilde zeichnet sich das Schiffbein weit regelmäßiger ab (Abb. 623 und 36). Seine Gelenkflächen laufen nahezu parallel miteinander; die Tuberositas überdeckt den Taluskopf, der obere Rand ist durch eine zarte, wellige, zum Teil wie zerfasert aussehende Grenzlinie angedeutet. Die Innenstruktur ist auf beiden Bildern klar. Es herrscht die Stützstruktur in Richtung der Fußachse vor. Quer dazu verlaufen einige Faserzüge, die besonders unter der proximalen Gelenkfläche dichter werden.

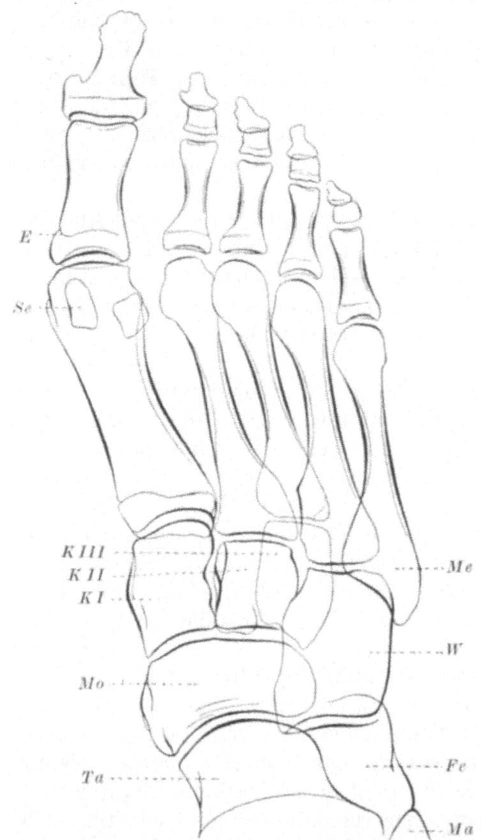

Abb. 624. Skizze des Fußes in der Ansicht von oben nach unten, nach einem Röntgenbild gezeichnet. Erklärung siehe Abb. 669 und *E* = Epiphysenfuge, *Ke II* und *Ke III* = Keilbeinkörper II und III.

Das Cuboid besitzt im Röntgenbilde eigentlich nie quadratische Form. In der Seitenansicht sieht es dreieckig (Abb. 36, 37 und 623), in der dorso-plantaren Aufnahme fünfeckig aus, wobei nur der Außenrand und die CHOPARTsche Gelenklinie deutlich scharf hervortreten. Die anderen Grenzflächen werden verdeckt, da sie nicht in der gewohnten Strahlenrichtung liegen oder sich mit Nachbarknochen überschneiden. Die Innenstruktur ist ungleichmäßig dicht. Meist bleibt der äußere Teil heller und läßt grobe Längsfaserzüge erkennen. Kreisrunde Verdichtungen entsprechen dem Sesamum peroneum (siehe Varietäten, Abb. 41).

Schwer darstellbar sind die drei Keilbeine, die sich ob ihrer gewölbeartigen Anordnung eigentlich in jeder Projektion mehr oder weniger überdecken. Am deutlichsten wird noch das Cuneiforme I, besonders dann, wenn der Zentralstrahl etwas von medial auf den inneren Fußrand eingestellt worden ist (Abb. 48). In dieser Projektion sieht das Keilbein einem Parallelogramm ähnlich, dessen mediale und laterale Grenze leicht wellig verläuft und dessen vordere Kante von der Basis des Metatarsus I so überdeckt wird, daß hier ein dichter, dreieckiger Schatten entsteht. Dieser hat Unerfahrene schon öfters veranlaßt, einen accessorischen Knochen anzunehmen (vgl. Hallux valgus und Abb. 48).

Ganz überraschend klar wird zuweilen der Gelenkspalt zwischen Cuneiforme I und II (Abb. 624). Er liegt in der Verlängerung des Raumes zwischen Metatarsus I und II. Ein solcher Befund, der zur Hauptsache Projektionsfolge ist, hat sicher nichts mit vorhergegangenen Traumen zu tun. Das Keilbein II ist nur

$^1/_2$—$^1/_3$ so lang wie I, besitzt im übrigen eine ähnliche Gestalt, deren Außenrand jedoch ganz in dem kaum abgrenzbaren Schatten des III. Keilbeines verschwindet. Nur vermuten läßt sich dieser an der Basis des Metatarsus III.

Aus der Tatsache, daß im Bilde eigentlich nur zwei Keilbeine vorhanden sind, darf man nicht schließen, daß das III. angeboren fehlt, wie z. B. von einem namhaften Fachchirurgen in einem Gutachten geschah. Eine stereoskopische Aufnahme hätte solchen Irrtum nicht aufkommen lassen. Zuweilen kann man auch im Seitenbilde etwas vom Cuneiforme III erkennen.

Die Metatarsen sind in dorso-plantarer Aufnahme am übersichtlichsten (Abb. 48, 202 und 627). Ihr Aufbau ist der eines Röhrenknochens mit dichter, glatter Rindenzone und schmaler, strukturarmer Markhöhle. Nur am I. Strahl hat sich diese auf Kosten der Corticalis breiter entwickelt. Die schmalste Stelle erreicht der Schaft dicht unterhalb der Köpfchen, deren Gelenkflächen nach innen und plantar weit ausladen und etwas schräg zur Längsachse liegen. Infolgedessen sitzen dem Kopf abgerundete Vorsprünge auf, die ihn nahezu viereckig erscheinen lassen. Bedeutungslos sind auch strahlendurchlässigere Partien an den Kopfkanten, die sich einfach aus der geringeren Schichtdicke erklären. In das Köpfchen vom Metatarsus I werden die beiden Sesambeine des langen Großzehenbeugers hineinprojiziert (Abb. 42). Die innere (tibiale) Köpfchengrenze ist zuweilen unregelmäßig oder rauh, während am lateralen Kontur auch schon bei Jugendlichen (Abb. 627) die Gelenkkante spitz ausläuft oder leicht umgekrempelt ist. Man darf dabei nicht gleich von einer Arthritis sprechen. Der Abstand zwischen den einzelnen Mittelfußköpfchen kann verschieden sein. Am größten ist er immer zwischen Metatarsus I—II und Metarsus IV—V (0,2 bis 0,8 cm).

Schwieriger lassen sich die Grundgelenke der Mittelfußknochen abgrenzen, die aus drei Flächen bestehen und in verschiedener Höhe an die Fußwurzel stoßen. Indem sich weiterhin die Basis um das Zwei- bis Dreifache des Schaftes verbreitert und dem queren Gewölbe der Fußwurzel anpaßt, überlagern sich breite Seitenteile, am stärksten in Höhe des Metatarsus III, wovon nur noch ein schmaler Spalt unbedeckt bleibt. Am Metatarsus V endet die Basis wie ein Kelch, der sich zur Fußwurzel öffnet und an das Würfelbein anlehnt (Abb. 37). Der äußeren Grenze entspricht die Tuberositas metatarsi V, deren Kontur zuweilen rauh und höckerig verläuft.

Das reine Seitenbild ist für den Mittelfuß ziemlich unübersichtlich. Lieber wähle man zur Ergänzung der bisher beschriebenen Bilder leichte Schrägprojektionen.

Der Aufbau der Zehen ist dem der Mittelfußknochen sehr ähnlich. Als Besonderheiten seien erwähnt: 1. Die Mittelglieder sind auffallend breit und plump. 2. Der Endphalange sitzt kappenartig die rauh begrenzte Tuberositas unguicularis auf. 3. Das Endglied der Großzehe trägt oft an seiner tibialen Grenze eine distal gerichtete Exostose (normal). 4. An der V. Zehe sind End- und Mittelglied in 36 vH miteinander verschmolzen (Pfitzner). Nur eine flache Einziehung deutet die Gelenkebene an.

Ossifikation: Der Knochenkern der distalen Tibiaepiphyse wird im 2. Lebensjahr erkennbar. Er verschmilzt mit dem 17.—19. Das gleiche gilt für die distale Fibulaepiphyse, deren Spalt wesentlich tiefer liegt als die Gelenkebene (Abb. 630) und der infolgedessen in dem erwähnten Alter mit Frakturen verwechselt wird. Die Knorpelfuge der Tibia sieht zuweilen unregelmäßig zerklüftet aus. Es liegen jedoch nur dann pathologische Verhältnisse vor, wenn auch die auf die Epiphyse zentriert eingestellte Aufnahme eine erhebliche Verbreiterung und Auflockerung erkennen läßt (siehe Rachitis und Frakturen).

Ohne große Bedeutung ist die Entwicklung der Knochenkerne an der Fußwurzel. Jedoch ist für die Beurteilung von Wachstumsstörungen (Myxödem usw.) und von angeborenen Deformitäten wichtig, daß man sich an folgendes erinnert:

Der Knochenkern des Talus ist schon mit der Geburt vorhanden. Dessen hinterer Fortsatz (Proc. post. tali) verknöchert mit dem 8. Lebensjahr und kann als Os trigonum selbständig bleiben. Auch die Kerne des Calcaneus und Cuboids entwickeln sich schon vor der Geburt. Ihnen folgt sehr bald im ersten Lebensjahr das III. Keilbein, während Cuneiforme I, II und Naviculare erst im 3., 4. und 5. Jahre sichtbar werden (siehe Tabelle IV [S. 11] und Abb. 199, 625). Die Größe der Kerne richtet sich in dieser und der nachfolgenden Zeit naturgemäß nach dem Lebensalter.

Im 5. Lebensjahr erscheinen auch die Epiphysen des Vorfußes, und zwar an den einzelnen Metatarsen und Phalangen in der Reihenfolge ihrer Ordnungszahl (Abb. 625). Dabei ist die Epiphyse des Metatarsus I und der Phalangen an der Basis zu suchen und zunächst als unregelmäßige, zum Teil auch unvollkommene Scheibe ausgebildet, während am Metatarsus II—V ein runder Kern im distalen Metaphysenbecher ruht. Alle Vorfußepiphysen gehen mit dem 17. bis 18. Lebensjahr in ihren Schaft über (vgl. Abb. 48). Zuletzt verschwindet die Basisepiphyse des I. Strahles (Abb. 624). Die Sesambeine werden erst mit dem 12. Jahre sichtbar.

Als Besonderheiten seien erwähnt: 1. Der Calcaneus kann von zwei Kernen aus ossifizieren (Calcaneus secundarius PFITZNER).

2. Ihm lagert sich im 8. Lebensjahr eine selbständige Apophyse an, die dem Tuber schalig aufsitzt oder auch in zwei bis drei Kernen verknöchert. Mit dem 17. Lebensjahr verschwindet diese Wachstumszone (vgl. Apophysitis calcanei und Abb. 200—203).

3. Eine ähnliche, wenn auch kleinere Apophyse hilft die Tuberositas ossis metatarsi V bilden (Abb. 36 und 37). Sie wird zwischen dem 10. und 17. Lebensjahr beobachtet.

4. Die Verknöcherung des Navicularekernes erfolgt zuweilen unregelmäßig fleckig und mehr in Form einer Scheibe (vgl. KÖHLER).

II. Mißbildungen, Deformitäten.

Im allgemeinen sind angeborene Veränderungen auch klinisch so ausgeprägt, daß ihre Untersuchung im Röntgenbild nicht notwendig erscheint, und doch erfahren die verschiedenartigsten angeborenen Fehler durch das Bild eine wichtige Ergänzung. So lassen sich beim Fehlen eines oder mehrerer Mittelfußknochen einschließlich ihrer Zehen auch Defekte in der Fußwurzel nachweisen. Dagegen kommt das Fehlen einzelner Fußwurzelknochen allein so gut wie gar nicht vor.

Beim angeborenen Klumpfuß achte man auf die hochgradige Deformierung des Calcaneus und die Umbiegung des Talushalses im Sinne der Adduktion. Diese Dinge haben nicht nur ein theoretisches Interesse, sondern auch ein praktisches, insofern als in zweifelhaften Fällen das Röntgenbild die Entscheidung zwischen Klumpfuß und Pes adductus oder Metatarsus varus bringt (Abb. 625). Beim Metatarsus varus liegt die Verbiegung an der Basis der Metatarsen, während die Fußwurzel nahezu normal ist. Beim Klumpfuß dagegen ist die Ursache der Adduktion an der Fußwurzel zu suchen.

Die häufigste Fußdeformität ist der Plattfuß. Röntgenologisch wichtig sind dabei die sekundären Veränderungen, die sich im Laufe der Jahre am ganzen Fußskelett, vor allem aber am Naviculare und am Talushals bemerkbar machen. In dem Maße nämlich wie das lange Gewölbe eingedrückt wird, muß das Naviculare in dem flacher werdenden Gewölbebogen einen vermehrten Druck aushalten, der vorwiegend die dorsalen und fibularen Teile trifft. Dem widersteht das Schiffbein nur kurze Zeit, alsdann unterliegt es einem Umbau, der sich in einer Verschmälerung und Verdichtung der gepreßten Teile, in einem unregelmäßigen Verlauf der Gelenkgrenzen, in Zacken und Randwülsten kundtut, kurz in Erscheinungen, die auf den ersten Blick den Eindruck einer Arthritis deformans erwecken und gern auch als solche angesprochen werden. Mit dem klinischen Bilde der Arthritis deformans haben diese Verhältnisse jedoch nichts zu tun. Sie sind vielmehr reine Druckfolgen, die nur äußerlich an die Arthritis deformans erinnern.

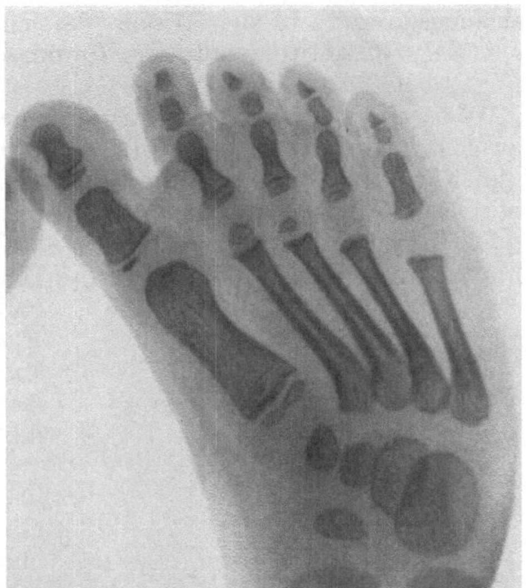

Abb. 625. Metatarsus varus (Pes adductus congenitus) bei einem 4jährigen. Die Verbiegung des Vorfußes liegt hauptsächlich an der Basis der Metatarsen.

Zacken und Randwülste können auch an den Fußwurzelgelenken, besonders am Chopart, vorhanden sein. Am ausgeprägtesten bleiben sie aber immer (Seitenbild) am oberen Naviculareránde, von dem zuweilen nur noch ein schmaler Streifen dichten, wirr durcheinander liegenden Knochengewebes übrig ist (Abb. 626). Seltener brechen große Randwülste ab und bleiben als isolierter Knochen am Fußrücken liegen. Am wenigsten wird von diesen Veränderungen die tibiale Grenze des Schiffbeines berührt, die in dorsoplantarer Ansicht halbmondförmig hervortritt, als ob das Naviculare aus der Fußwurzelreihe herausgequetscht wäre (Abb. 63). Naturgemäß können auch die außerordentlich seltenen Frakturen des Naviculare und die ausgeheilte Tuberkulose einmal ähnliche Bilder hervorrufen.

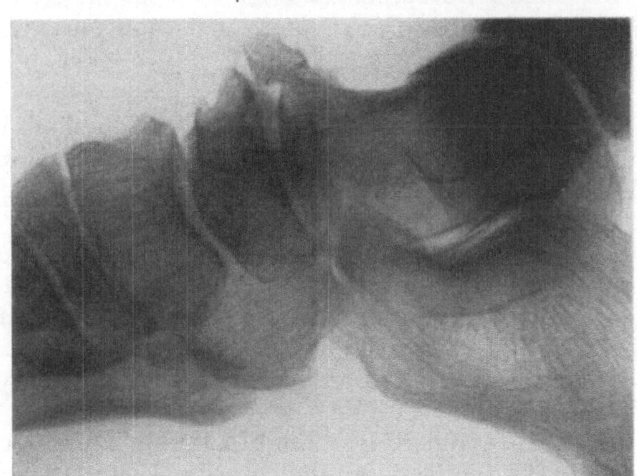

Abb. 626. Fußwurzel einer 57jährigen in Seitenansicht. Verdichtungen am Naviculare, dessen obere Grenze in zwei Zipfeln mündet. Ihnen vorgelagert sieht man einen dreieckigen Knochenschatten, der wie abgesprengt aussieht. — Klinisch bestand leichter Plattfuß, heftiger Druckschmerz im Bereiche des sichtbaren Knochens. Ein Trauma wird nicht angegeben. Es muß sich um alte Veränderungen des Naviculare durch die Fußdeformität handeln.

Die Lage der übrigen Fußwurzelknochen zueinander ist beim hochgradigen Platt- und Knickfuß erheblich verändert. Besonders ist dabei auf die Stellung des Talus gegenüber dem Calcaneus zu achten, die sich beide im Normalbilde in charakteristischer Weise überdecken, beim beginnenden Plattfuß aber in Höhe des Sinus tarsi eine breitere Lücke freilassen. Geht die Drehung des Fersenbeines um seine Längsachse (Pronation) noch weiter, so verschwindet auch diese

Lücke wieder (Abb. 58 und 631). Schließlich rutscht der Talus immer mehr in das Fußgewölbe hinein, bis beide, Talus und Calcaneus, im Seitenbilde nicht mehr voneinander zu trennen sind. Gleichzeitig ändert sich auch die untere Calcaneusgrenze. In dem Maße wie sich das Corpus dreht, treten an dieser Stelle Doppelkonturen auf, die Veranlassung zur Fehldiagnose Calcaneusfraktur gegeben haben.

Wenn ein Trauma oder langdauernde entzündliche-Zustände den Plattfuß ausgelöst haben, dann ist bei dieser Deformität auch eine Knochenatrophie möglich, ebenso wie im höheren Alter beim entzündlich kontrakten Plattfuß die gesamte Fußwurzel atrophisch sein kann.

Die stärksten Ausmaße nehmen alle beschriebenen Knochenveränderungen beim Hammerzehen-Plattfuß (im Sinne von NIKOLADONI) an, der sich noch dadurch gegenüber dem gewöhnlichen Plattfuß auszeichnet, daß der I. Strahl stark hochgebogen ist und daß die Belastung nicht am Großzehenballen, sondern an der Zehenspitze erfolgt.

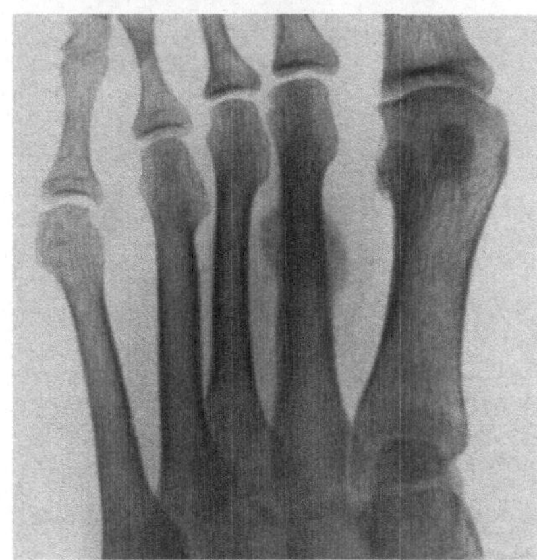

Abb. 627. Marschfraktur am Schaft des Metatarsus II bei einer 16jährigen. Randwulst an der fibularen Grenze des Großzehengrundgelenkes. Leichter Hallux valgus.

Der Zehenstellung, die wir soeben beim Hammerzehen-Plattfuß kennen gelernt haben, und die auch als Klumpzehe bezeichnet wird, können noch andere Ursachen zugrunde liegen. So entwickelt sich eine Klumpzehe aus einer Zwangshaltung bei schmerzhaften Sohlenschwielen und Narben. Nicht selten aber ist das Grundgelenk selbst krank. Im Bilde können Veränderungen ganz fehlen, oder die dorsalen Gelenkecken tragen lippenförmig hervorragende Randwülste (Abb. 268).

Wenig beachtet wird die Abflachung des vorderen Quergewölbes. Das Röntgenbild des Vorfußes ist aber wichtig, wenn mit dem queren Plattfuß Beschwerden einsetzen, die unter der Bezeichnung Metatarsalgie (Maladie de MORTON) zusammengefaßt werden. Die Schmerzen sind teils allgemein im Vorfuß, teils anfallsweise auf einen bestimmten Punkt beschränkt, wobei eine umschriebene Schwellung und auch Rötung auf den Herd hindeuten. Im Röntgenbilde ist auf folgendes zu achten:

1. Auf Veränderung an den Mittelfußköpfchen im Sinne der KÖHLERschen Krankheit (auch Epiphysitis genannt). Diese lokalisiert sich am II. oder III. Metatarsus (selten an anderen) und wird vorwiegend in der Adoleszenz beobachtet (siehe Abb. 204).

2. Auf Veränderungen am Schaft im Sinne der Marschfraktur (Abb. 627). Die Bezeichnung entstammt noch den Zeiten, wo man hier wirklich eine Fraktur annahm und auch durch das Röntgenbild bewiesen zu haben glaubte. Denn in den ersten 3 Wochen sieht man im distalen Drittel eine querziehende Aufhellung, der sich in der folgenden Zeit wolkige Verdichtungen wie beim Callus anlagern. Ein Verletzungsmechanismus fehlt aber meist. Deshalb wird heute der Befund allgemein als frakturloser Callus gedeutet, der sich bei länger dauernder, abnormer Belastung hauptsächlich der Mittelfußknochen II und III ausbildet und nach entsprechender Schonung des Fußes in einigen Wochen wieder verschwindet.

3. Auf arthritische Zacken und Randwülste in den Zehengrundgelenken.

4. Auf eine Atrophie in den Mittelfußköpfchen, die nach Zerrung der Querbänder und Muskeln des vorderen Gewölbes sowie nach Quetschung der plantaren Nervenendigungen beobachtet wird.

Ist zu Beginn der Metatarsalgie das Bild ergebnislos, so empfiehlt sich in hartnäckigen Fällen die Wiederholung der Aufnahme nach 14 Tagen.

Der Ballenfuß (Hallux valgus) ist selten angeboren, sondern meistens erworben und häufig nur ein Begleitsymptom des Plattfußleidens. Dadurch daß die Großzehe nach lateral abweicht, springt das Mittelfußköpfchen I stärker nach innen vor. Dieses erfährt vermehrten Schuhdruck und wird rauh und unregelmäßig begrenzt, so daß sogar von Exostosen gesprochen wird (Abb. 627). Gleichzeitig rutschen die Sesambeine der langen Flexorsehne nach außen ab und werden im verbreiterten Raum zwischen Metatarsus I und II sichtbar. Die stärksten Veränderungen weist aber das Zehengrundgelenk selbst auf. Dessen Gelenkfläche baut sich mit der Zehenverschiebung um und wird teils unregelmäßig, teils rauh, wobei Randleisten und Wülste zu erkennen sind. Man spricht alsdann von einer Arthritis deformans.

Im Basisgelenk verschiebt sich der I. Strahl nach innen (tibiawärts). Dabei kann seine Überdeckung mit dem I. Keilbein als dichtes Dreieck hervortreten und zur Fehldiagnose verführen (Abb. 48). Hier kommt nämlich ein akzessorischer Knochen, das Os intermetatarseum, vor, das nach den anatomischen Aufzeichnungen am Fußrücken zwischen dem I. und II. Strahl liegt, röntgenologisch jedoch noch nicht sicher nachgewiesen worden ist.

Das Gegenstück zum Ballenfuß ist der Digitus valgus des V. Strahles, der wesentlich seltener beobachtet wird, im übrigen aber sinngemäß die gleichen Veränderungen erkennen läßt.

Das Fersenbein, als die hintere Stütze des Fußgewölbes, paßt sich den Veränderungen der Form und der Statik des Fußes sehr schnell an. Besonders kraß treten diese am früh erworbenen Hackenfuß hervor, wobei die Ferse steil steht und nach unten spitz ausläuft.

Umgekehrt kann auch das Tuber auffallend breit sein und sich besonders am Achillessehnenansatz zum fühlbaren Höcker entwickeln. Die Innenstruktur solcher Hyperostosen bleibt scharf, höchstens sieht ihr Rand wie aufgefasert aus. Über deren Ursachen weiß man noch wenig. Calcaneushyperostosen können angeboren sein (alsdann fast immer an beiden Füßen nachweisbar), oder sie entwickeln sich in der Pubertät meist beim weiblichen Geschlecht mit und ohne Plattfuß (aber nicht ganz ohne Beteiligung des Schuhdruckes) oder im Anschluß an eine Infektionskrankheit.

III. Strukturveränderungen.

Aus dem Vorherrschen spongiöser Knochensubstanz, besonders im Bereiche der Fußwurzel, erklärt sich wohl die Häufigkeit der Knochentuberkulose am Fuß. Ihre Charakteristika: Atrophie, verwaschene Struktur, eventuell Spongiosasequester treten bei der Klarheit der Fußbilder sehr früh in Erscheinung. Am häufigsten sind das Cuboid und der Calcaneus befallen. Die Herde können zunächst isoliert bleiben, brechen aber oft in benachbarte Gelenke durch und infizieren bei der vielseitigen Kommunikation weitere Gelenke.

Die Gelenktuberkulose (Abb. 272) spielt sich in ähnlicher Weise ab mit Atrophie der Umgebung, mit aufgehobenen Gelenkgrenzen eventuell Doppelkonturen als Folge der Atrophie, mit allmählich einsetzender Zerstörung, Caries usw. Sie befällt mit Vorliebe das obere Sprunggelenk, wobei auch die peripheren Fußwurzelknochen atrophisch werden.

Sehr selten ist die Osteomyelitis acuta am Fuße lokalisiert (Abb. 52). Praktisch wichtig ist eigentlich nur die Calcaneus-Osteomyelitis, deren Verlauf sich von der Osteomyelitis der langen Röhrenknochen dadurch unterscheidet, daß in der Spongiosa verschwommene, fleckige Aufhellungen neben gleich großen Verdichtungen hervortreten, die das ganze Bild wie marmoriert erscheinen lassen. Verdichtungen in Form von ostitischen Wällen lassen lange auf sich warten. Periostale Auflagerungen bleiben nahezu ganz aus. Auch Sequester sind selten (Abb. 83 und 88). Erst nach Monaten stellen sich strukturlose Verdichtungen ein, die in Ausheilungsstadien mit monströsen Veränderungen der äußeren Knochenform einhergehen. Das Bild macht den Eindruck, als ob der Knochen in einem erweichten Zustande den an ihm wirkenden Muskelkräften nachgegeben habe (exostosenartige Fortsätze an dem Achillessehnenansatz und dem Tuber calcanei).

Auch über die Knochenlues am Fuß ist wenig bekannt. W. Müller hat bei kongenitaler Lues Veränderungen am Naviculare beschrieben, die der Köhlerschen Krankheit sehr ähnlich sehen.

Beim schweren, auffallend wenig schmerzhaften Plattfuß, der sich erst im höheren Alter entwickelt, muß man an eine Tabes denken. Das Bild des pied tabétique (Abb. 292) überrascht immer wieder durch die groteske Zerstörung der Fußwurzel, besonders des Calcaneus. Es sieht aus, als ob der Talus in den Calcaneus hineingepreßt worden wäre.

Auch Knochentumoren sind am Fußskelett sehr selten. In erster Linie befallen sie den Calcaneus (Chondrosarkome) und setzen Aufhellungen, die mit ihrer unscharfen Grenze und ihrer fehlenden Innenstruktur immer an einen Tumor denken lassen.

Ein ganz anderes Bild ergibt die Ostitis fibrosa des Calcaneus. Im Anfang kann die scharf abgegrenzte Aufhellung einer Tuberkulose ähnlich sehen. Bald jedoch lenkt das eigentümlich wabenartige Bild, das den ganzen Calcaneus durchsetzt, zwingend auf die Ostitis fibrosa hin.

IV. Arthritis.

Wenn man die röntgenologischen Zeichen der Arthritis schlechthin in Form von Zacken und Randwülsten zur Richtschnur nimmt, so kann man gerade am Fuß außerordentlich häufig die Diagnose Arthritis stellen. Bevorzugt ist von solchen Veränderungen vor allem das Großzehengrundgelenk, an dem auch in verhältnismäßig jungen Jahren bei vollkommen beschwerdelosen und normalen Füßen an der lateralen Grenze (Abb. 638) wulstförmige Ausladungen vorhanden sind. Schon diese Tatsache weist darauf hin, daß wir Randwülste und Zacken nicht ohne weiteres mit dem pathologisch-anatomischen Begriff der Arthritis deformans verquicken dürfen, sondern höchstwahrscheinlich hier Verhältnisse vor uns haben, die in der Hauptsache Folge veränderter Belastung und abnormer Bewegungseinschränkungen durch Beruf und Schuhwerk sind.

Besonders störend sind solche lippenförmige Umkrempelungen an den Gelenkecken des Dorsum (Abb. 268).

Sehr gern wird auch die Diagnose Gicht gestellt, wofür jedoch nicht die Wucherungen, Randwülste und Zacken charakteristisch sind, sondern vielmehr die viertel- und halbkreisförmigen Aussparungen, wie sie durch Einlagerung harnsaurer Salze entstehen. Sicher beweisend für eine Arthritis urica ist weder das eine noch das andere (siehe Abb. 266 und Text).

Eine Sonderstellung nimmt die Arthritis in den Zehengrundgelenken II und III ein, die unter dem Namen der Köhlerschen Krankheit in den letzten Jahren bekannt geworden ist. Das Bild (Abb. 204) erinnert durch die Abflachung des Gelenkköpfchens, durch die keilförmige Verdichtung und die breiten Randwülste besonders im vorgeschrittenen Stadium an die Arthritis deformans und hilft die klinischen Symptome (Schwellung und neuralgische Beschwerden im Vorfuß) sehr bald klären (vgl. auch Metatarsalgie).

Die Umformung der Gelenkflächen am Naviculare und an den benachbarten Fußwurzelknochen ist am häufigsten Folge des Plattfußes (siehe diesen). Auch bei anderen Fußdeformitäten bleiben sekundäre Gelenkveränderungen nicht aus. Sie stehen mit Druck- und Bewegungsänderungen und mit der Verschiebung der Fußwurzelknochen gegeneinander in Zusammenhang.

Die echte Arthritis deformans hingegen ist am Fuß sehr selten. Erst spät wird das obere Sprunggelenk ergriffen, meist nachdem schon Hüfte und Knie erkrankt sind. Auch unter dem Bilde der sekundären Arthritis deformans nach Trauma oder nach Infektion bleiben die Veränderungen in den Sprung- und Fußgelenken meist gering (vgl. sekundär-chronische Arthritis).

Ausgedehnte Zerstörungen mit starker Knochenwucherung auch in den Weichteilen erwecken Verdacht auf eine Arthropathie (Tabes).

V. Verletzungen.

Wer Fehldiagnosen vermeiden will, sollte grundsätzlich bei allen Fußgelenkverletzungen, auch wenn sie unter dem Bilde einer Distorsion verlaufen, Röntgenaufnahmen veranlassen. Diese Notwendigkeit ergibt sich daraus, daß die klinischen Symptome infolge der versteckten Lage der Bruchlinien und der Schwellung geringfügig oder wenigstens nicht eindeutig sein können und ferner daraus, daß die Frakturen und Luxationen am unteren Ende des Unterschenkels die verschiedenartigsten Formen aufweisen. In Betracht kommen:

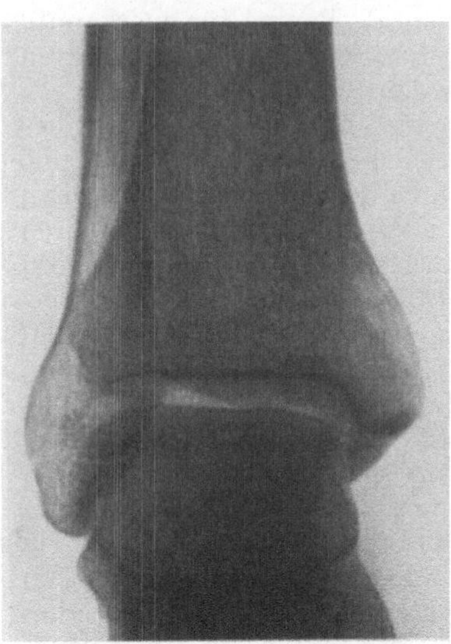

Abb. 628. Querbruch der äußeren Knöchelspitze, die in Form einer schmalen, zackigen Aufhellung und durch die Unterbrechung der Rindenzone hervortritt (vgl. Abb. 629).

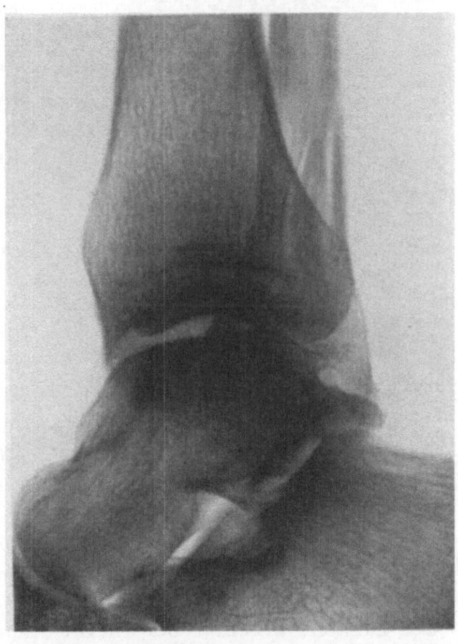

Abb 629. Seitenbild zu 628: In diesem wird eine bisher verdeckte Bruchlinie im Wadbein sichtbar, die bis weit auf den Schaft reicht.

1. Die Fractura supramalleolaris, auch juxtaepiphysäre Fraktur genannt. Gebrochen sind beide Knochen im Metaphysenbereich oder bei Rotationsbrüchen

auch nur die Tibia, wobei die Kontinuität entweder in rein querer oder auch in schräger Richtung unterbrochen ist. Begleitverletzungen: Knöchelbruch, Längsfissuren in der Tibiaepiphyse bis zu deren vollkommener Zertrümmerung.

2. Die Malleolarfrakturen. Sie betreffen sowohl den einzelnen Knöchel als auch beide (bimalleoläre Fraktur) und entstehen durch Abriß und Biegung. Bei der klassischen DUPUYTRENschen Fraktur, der häufigsten aller Malleolarfrakturen, bricht die Fibula dicht oberhalb oder in Höhe des Sprunggelenkes ein, nachdem der Tibiaknöchel in gleicher Höhe abgerissen ist. Übersehen werden im Bilde 1. Fibulafrakturen, wenn sie in Höhe der Tibiametaphyse liegen, 2. die vorderen und hinteren Schrägbrüche an den Knöcheln, die sich in einer Ebene verbergen können, vor allem aber 3. die isolierten Rotationsbrüche der Fibula (Abb. 628—629). Auch auf Absprengungen im Bereiche der Tibiagelenkflächen (Stauchungsbrüche der lateralen, vorderen oder hinteren Kante) ist sorgfältig zu achten. Zuweilen ist man überrascht, wenn nach anfangs negativer Untersuchung in 3—4 Wochen an der Tibiakante deutliche periostale Auflagerungen erscheinen. Sie dürfen als Beweis für unerkannte Kapsel- und Periostabrisse oder Fissuren angesehen werden.

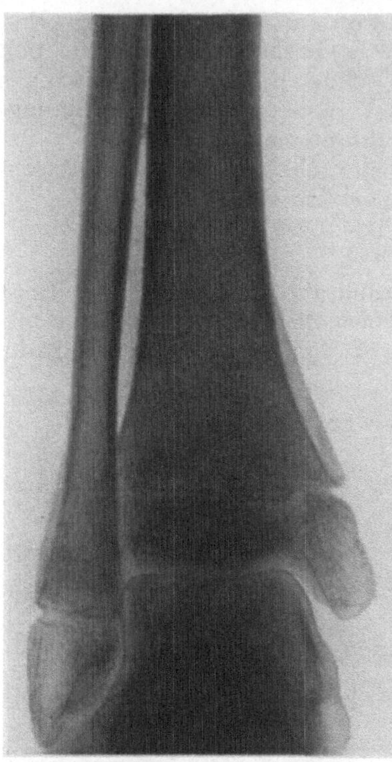

Abb. 630. Knöchelbruch bei einer 12jährigen, 5 Wochen nach der Verletzung. Die Bruchlinie geht am inneren Knöchel von der deutlich sichtbaren Epiphysenfuge senkrecht nach unten. Außerdem ist die Fibula in Höhe des Fußgelenkspaltes eingeknickt. An den Metaphysen beider Knochen (Fibula und Tibia) periostale Auflagerung.

Bei Verdacht auf eine Verletzung des äußeren Knöchels, die sich nicht durch eine Normalaufnahme klären läßt, sollte man nie dessen isolierte Darstellung durch Schrägaufnahme von hinten nach vorn versäumen. In den Wachstumsjahren verwechsele man nicht die normale Fibulaepiphyse mit einer Fraktur (Abb. 630), wenngleich Lösungen in der Wachstumszone auch ohne wesentliche Verschiebung gar nicht selten sind.

3. Die Luxation oder Subluxation im oberen Sprunggelenk ist oft nur ein Begleitsymptom der Malleolarfraktur. Reine Seitenluxationen sind auch schon aus anatomischen Gründen ohne Knöchelbruch gar nicht denkbar. Aus ähnlicher Ursache brechen bei Luxationen nach vorn oder hinten die Tibiagelenkkanten ab.

Unentbehrlich ist das Röntgenbild zur Kontrolle etwa vorgenommener Repositionen, wie sie bei Knöchelbrüchen recht oft notwendig sind. Man begnüge sich nicht eher mit dem Ergebnis, als bis die Talusrolle in beiden Ebenen einwandfrei in der Unterschenkelzwille steht. Zur sorgfältigsten Reposition ermahnen immer wieder die Spätzustände nach schlecht reponierten Frakturen, die sich durch arthritische Veränderungen mit Übergang in die sekundäre Arthritis deformans auszeichnen und die besonders bei Inkongruenz der Gelenkflächen beobachtet werden.

Die Frakturen an der Fußwurzel sind gegenüber den Malleolarfrakturen sehr selten. Der Talus kann vollkommen zertrümmert, luxiert oder auch am Halse gebrochen sein (Dekapitationsfraktur durch die vordere Tibiakante). Diese entgeht zuweilen auch dem Bildnachweis, wenn man nicht genau auf Einzelheiten an Innenstruktur und Randlinien achtet (Vergleichsbild). Ein isolierter Abbruch des Proc. post. tali (SHEPHERDsche Fraktur) ist möglich, wenn auch selten und dann häufiger Begleitsymptom der Calcaneusfraktur. Das Os trigonum (siehe Varietäten und Abb. 33) kann eine Fraktur vortäuschen (Vergleichsbild der gesunden Seite!).

Beim Fall aus größerer Höhe (auf die Füße) trifft die Gewalt zunächst den Calcaneus, dessen Frakturen von den einfachen Quer- und Längsbrüchen bis zu den schwersten Zertrümmerungen wechselnd hervortreten. Im Bilde ist auf folgendes zu achten:

1. Die konkave Wölbung des Calcaneus ist vermindert (Abb. 58).
2. Die scharfe Bälkchenstruktur ist linear (längs, schräg oder quer, je nach Bruchebene) aufgehellt, häufiger jedoch zackig verdichtet.
3. Talus und Calcaneus sind gegeneinander verschoben. Teils überdecken sie sich im unteren Sprunggelenk (wie beim Plattfuß), teils sind sie nur nach vorn oder hinten gekippt, so daß auch im Chopart Gelenkverschiebungen zustande kommen (Abb. 58 und 631). Der Proc. post. tali kann abgebrochen sein (Vergleichsbild!).
4. Die Gesamtform ist plump, teils verkürzt, teils platt gedrückt; hier und da entstehen Doppelkonturen.

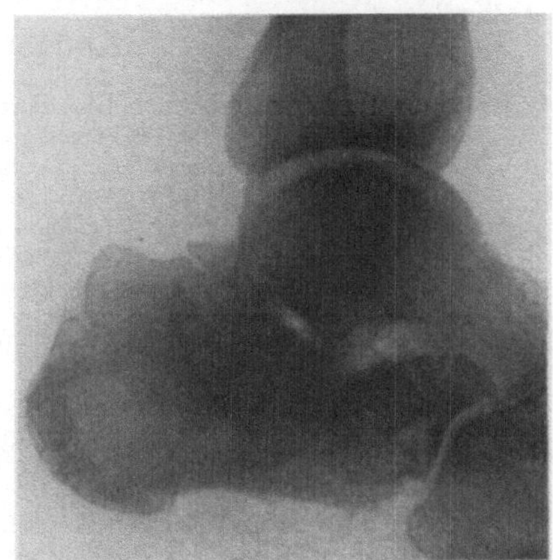

Abb. 631. Calcaneusfraktur bei einem 50jährigen, die seit 1 Jahr besteht und bisher verkannt wurde. Auf die Fraktur weist die bogenförmige Verdichtung hin, die schräg durch den ganzen Calcaneuskörper zieht.

Immer muß das reine Seitenbild durch eine dorso-plantare Aufnahme von hinten ergänzt werden.

Besonders schwere Zerstörungen, ohne sicheres Trauma und ohne Schmerzen weisen auf Tabes hin (Abb. 292).

Die Frakturen der anderen Fußwurzelknochen dürften im Bilde nicht schwer zu erkennen sein. Man verwechsele jedoch nicht Naviculareveränderungen nach Plattfuß mit Frakturen. Auch das Os tibiale externum (siehe Varietäten und Abb. 55) ist keine Absprengung. Das gleiche gilt für das Os peroneum, das in der Nähe oder im Schatten des Cuboids liegt (Abb. 41 und 35). Frakturen an den Keilbeinen sind praktisch ohne gleichzeitige Zertrümmerung der Mittelfußknochenbasis nicht denkbar. Unklare Bilder müssen durch stereoskopische ergänzt und mit sicher normalen (andere Seite) verglichen werden.

Die Brüche der Mittelfuß- und Zehenknochen bieten nichts Besonderes. Hingewiesen sei nur auf die Marschfraktur (siehe Metatarsalgie, Abb. 627), auf Zwei- und Dreiteilungen der Großzehensesambeine (Abb. 42) und auf die schalige Apophyse an der Tuberositas metatarsi V (Abb. 36 und 37). Da Frakturen ähnlich aussehen, vergleiche man im Zweifelsfalle den Befund mit der gesunden Seite. Spontanfrakturen kommen bei der Tabes vor (Abb. 63).

Als Seltenheit sei noch erwähnt die Luxatio sub talo (Abb. 300). Sie erfolgt im unteren Sprunggelenk entweder nach innen oder außen. Frakturen und Absprengungen an der Fußwurzel können die Deutung des an sich schon ungewohnten Bildes erschweren. Wichtig ist dabei zunächst die Feststellung, daß der Talus an normaler Stelle steht. Verschoben ist der Calcaneus einschließlich Vorfuß sowohl im unteren Sprunggelenk als auch im Chopart.

J. Schulter.

I. Das normale Bild.

Technik: Die Beurteilung des Schulterbildes gehört mit zum Schwierigsten in der ganzen Röntgenologie des Skelettsystems. Der Grund dafür liegt teils in dem verzwickten anatomischen Bau der Schulter mit ihren verschiedenen Vorsprüngen und Kanten, deren räumliche Anordnung sich der Beschauer nicht sorgfältig genug klarmacht, teils aber auch in einer mangelhaften Wiedergabe an sich. Wir kennen seit Albers-Schönberg zwei typische Schultereinstellungen.

Bei Stellung I ist der Zentralstrahl von vorn oben auf die Gelenkebene einzustellen und zwar auf einen Punkt, den man in der Mitte zwischen Achselhöhleneinschnitt und oberem Schulterrande zu suchen hat. Die Platte liegt dem Schulterblatt an. Patient und Platte sind um 45° zum Zentralstrahl geneigt (Keilkissen unter den Rücken). Der Arm wird durch Sandsäcke in mittlerer Drehstellung und leicht abgespreizt auf dem Untersuchungstisch fixiert. Alsdann Aufnahme in Atemstillstand! (Abb. 638).

In Stellung II rückt der Zentralstrahl um gut zwei Querfinger nach medial und unten. Im übrigen sind die Aufnahmebedingungen die gleichen wie unter I (Abb. 632 u. 636).

Der Unterschied zwischen beiden tritt im Bilde kraß zutage. Während I hauptsächlich den Humeruskopf frei von Überschneidungen wiedergibt, kommen durch II das Akromion, das periphere Drittel der Clavicula und deren Zwischengelenk sowie der Proc. coracoideus zum Vorschein.

Die immer wieder geforderte zweite Ebene unterbleibt am Schultergelenk nur allzu oft. Nach Iselin wird sie so angefertigt, daß Platte oder Film bei abgespreiztem Arm der Schulterhöhe anliegt und die Röhre etwa 40 cm von der Achselhöhle entfernt steht (vgl. Collumfrakturen).

Zur Darstellung der Clavicula reicht im allgemeinen das Schulterbild in Stellung II nicht aus. Übersichtlich wird besonders die proximale Hälfte erst auf dorso-ventralen Aufnahmen (Bauchlage, Platte liegt dem Schlüsselbein an, Einstellung der Röhre vom Rücken aus).

Einfacher läßt sich ein Bild vom Schulterblatt herstellen. Der Arm wird in Rückenlage stark vom Körper abgezogen (Schulterblatt folgt) und die Röhre auf die Achselhöhle zentriert. Für die zweite Ebene liegt der Patient in Seitenlage auf der „kranken" Schulter. Nachdem der Arm nach vorn gezogen ist, läßt sich der Zentralstrahl dem Schulterblattprofil einwandfrei anpassen.

a) Schultergelenk: Die Kopfkappe des Humerus ist kugelrund und scharf begrenzt (Abb. 632, 10 und 69). Am Übergang zum Tuberculum majus streckt sich der Kopfbogen bis fast zur Geraden, um alsdann in sanfter Windung zum Schaft umzubiegen. Ähnlich verläuft auch die Innengrenze, so daß das Collummassiv (anatomicum) in nahezu parallel begrenzten Flächen hervortritt. Die geringste Verdrehung des Armes kann aber wesentliche Änderungen der Konturen mit sich bringen. So erkennt man die Innendrehung daran, daß an der medialen Grenze ein flacher Buckel (Tuberculum minus) erscheint, während sich das Tuberculum majus immer mehr abrundet. Außendrehungen werden während der Aufnahme seltener eingenommen. Auch hierbei verschwindet im Bilde der große Höcker hinter einem flachen Bogen, zugleich fehlt aber der Minuskontur an der Innenseite.

Die Innenstruktur des Kopfes bietet folgende Einzelheiten: Die Epiphysenkappe ist im allgemeinen gleichmäßig dicht und besitzt netzförmige Struktur. Am Außen- und Innenrande geht diese in weitmaschigere und dementsprechend hellere Zonen über, die besonders am Tuberculum majus stark ausgeprägt sein können (Abb. 632). Erhöht wird dieser Eindruck noch dadurch, daß sich dessen Randpartien oft zu einer Zone verdichten, worin die radiäre Struktur des Tuberculum zusammen fließt, ferner dadurch, daß dieses Gebiet schaftwärts an die Epiphysennarbe grenzt (bis zum 30. Lebensjahre sichtbar). Am längsten und deutlichsten bleibt die Epiphysennarbe in der medialen Hälfte erhalten, wo sie als dichte Linie in flachem Bogen zur unteren medialen Kopfgrenze zieht. Im höheren Alter kann eine ähnliche Linie durch den oberen Rand des Tuberculum minus zustandekommen. Nur sind dann aber auch dessen Seitengrenzen sichtbar (Abb. 634, 637).

Der Schultergelenkspalt wird selten im Profil getroffen. Je nach der Projektion schwankt auch dessen Breite, so daß Zahlen von 2—4 mm, wie sie sich angegeben finden, höchstens nach unten hin die Grenze des Normalen treffen. Dementsprechend zeichnet sich auch der Pfannengrund ganz verschieden ab. Ausgesprochen sichtbar ist eigentlich nur dessen vorderer und unterer Rand (kann auch fehlen), während der hintere vom Kopfmassiv verdeckt wird. Die Einstellung des Kopfes zum Pfannengrunde ist nicht immer zentral. Durch Projektion und Armhaltung wird zuweilen eine Luxation nach oben vorgetäuscht (Abb. 632, 633, 635).

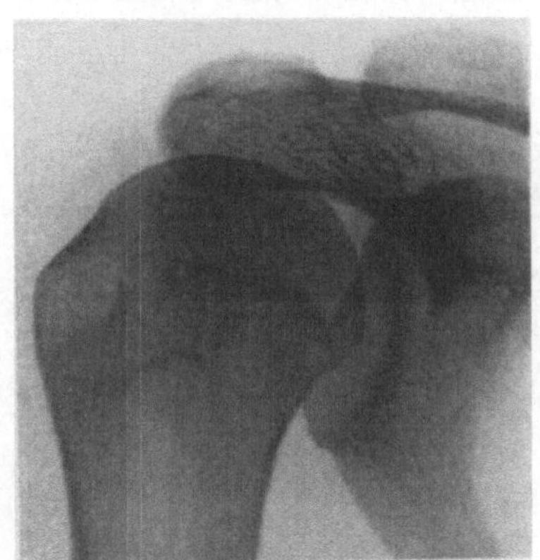

Abb. 632. Schultergelenk (normal) bei einer 20jährigen. Auffallend ist die Aufhellung im Tuberculum majus, die nach außen von einem dichten Wall begrenzt wird. Besonders deutlich tritt auch die Epiphysennarbe mit einer spitzen Ausziehung nach außen oben hervor.

Das Akromion ragt im allgemeinen als spitz oder rund begrenzter Sporn bis zur Mitte des Kopfes vor. Die untere Fläche paßt sich bei richtiger Projektion der Kopfgrenze an und trägt zuweilen eine scharf abgesetzte Gelenkfazette. Sobald die Schultereinstellung zu stark von oben aus (Schulterhöhe) erfolgt, kann das Akromio-Claviculargelenk unterhalb des Akromion erscheinen (Abb. 637). Der oberen Grenze (Schulterhöhe) ruht meist ein helles Rechteck auf (Abb. 632, 634 und 10), das der Facies articularis für das Schlüsselbein entspricht und in den Wachstumsjahren rauh und höckerig begrenzt ist (Abb. 636 und Os acetabuli). Daran anschließend liegt die ziemlich rechtwinklige, wenn auch unregelmäßige Articulatio akromio-clavicularis, die bis 1 cm breit sein kann. Verschiebungen des peripheren Schlüsselbeinendes nach oben sind infolge der Projektion bis zu Knochenbreite möglich, ohne daß eine Luxation vorliegt (Abb. 632, 633).

Der Proc. coracoideus erscheint in der üblichen Projektion als scharf begrenzte Verdichtung, die der Pfannengegend nach medial aufsitzt (Abb. 634, 636, 10 und 638). Im Gegensatz zum intensiven Schatten der Umgebung kann die Schnabelspitze auch lineär umgrenzt und hell hervortreten.

b) Schlüsselbein: Die S-förmige Biegung prägt sich verschieden stark aus. Der innere Aufbau ist der eines Röhrenknochens mit schmaler Rinden- und breiter Markzone. Der obere Rand wird zuweilen von einem weichen Schatten eingesäumt, der wie eine Periostitis aussieht, in Wirklichkeit aber den Weichteilen entspricht. Das proximale Ende verbreitert sich zum Gelenkkopf des Sternoclaviculargelenks, das im Bilde meist so wiedergegeben wird, als ob der Kopf nach oben luxiert wäre (vgl. Abb. 302).

c) Schulterblatt: Der dreieckige Schatten wird durch die Spina scapulae in zwei ungleiche Hälften geteilt. Der fingerbreite Spinarand läuft in das Akromion aus. Als dichter Streifen zeichnet sich auch die Margo sup. des Schulterblattes ab, die in spitzem Winkel zur Spina nach lateral unten zieht. Entsprechend der Fossa supra- und infraspinata ist der Knochen zuweilen strukturlos aufgehellt (Abb. 632, 634 und 635). Am lateralen Rande kann unterhalb der Pfanne die Grenzlinie weich und unregelmäßig wellig verlaufen (normal).

d) Ossifikation: In der Humerusepiphyse wird die Verknöcherungszone mit der zweiten Hälfte des 1. Lebensjahres sichtbar. Der Kern liegt medial und gibt der Kopfkappe eine asymmetrische Gestalt (Abb. 633). Zur Kugel wird der Kopf erst durch den zweiten Kern ergänzt, der dem Tuberculum majus entspricht und im 3. Lebensjahr erscheint. Ein weiterer zum Tuberculum minus gehöriger Kern kompliziert das Bild vom 4. Jahre ab. Nachdem im folgenden Jahre alle drei Kerne miteinander verschmolzen sind, kommt eine Epiphysenfuge zustande, die am Ansatz des Tuberculum majus dachfirstartig hochgezogen ist und sich dadurch von den bisher bekannten Epiphysenfugen der langen Röhrenknochen wesentlich unterscheidet. Sobald diese Wachstumsfläche schräg getroffen wird — was besonders oft im Bereiche des Tuberculum zu beobachten ist (Abb. 10, 25, 632 und 633) —, entsteht ein Bild, das einer Collumfraktur ähnlich sieht.

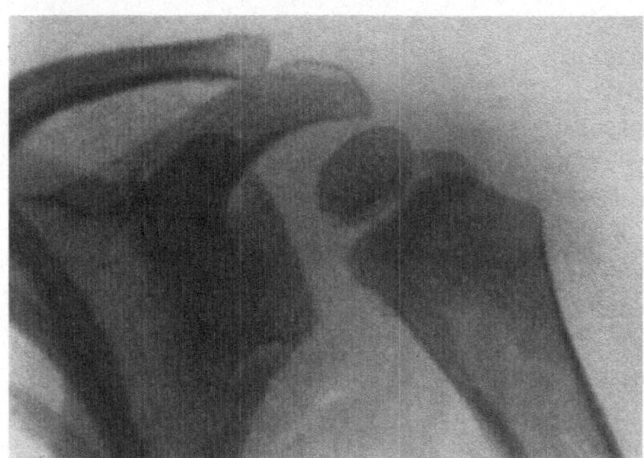

Abb. 633. Schultergelenk einer 2jährigen mit zwei Kopfkernen. (Normal.)

Am Akromion erscheinen gegen das 15.—16. Lebensjahr zwei bis drei Knochenkerne, die miteinander verschmelzen (Abb. 25) und mit dem 20. ins Gesamtakromion übergehen. Diese Apophyse wird in der Röntgenliteratur allgemein als Os acromiale bezeichnet und kann auch einmal unter besonderen Umständen mit dem Akromion gelenkig verbunden bleiben. Das Os acromiale secundarium hingegen ist ein echtes inkonstantes Skelettstück (Lilienfeld), das als auffallend dichter Schatten vor dem Akromion liegt.

Der Kern im Proc. coracoideus ist mit dem ersten Lebensjahre vorhanden, jedoch röntgenologisch bedeutungslos. Dagegen liegt an dessen Spitze eine schalige Apophyse (Pubertät), die in Schrägprojektionen sichtbar wird (keine Fraktur, Abb. 25).

Auch die Apophyse am unteren Schulterblattwinkel (selten) darf nicht mit einer Fraktur verwechselt werden.

II. Mißbildungen, Deformitäten.

Eine Zeitlang hat die sogenannte Geburtslähmung der Kinder (Duchenne-Erb) im Röntgenbilde interessiert. Man nahm als Ursache eine Lösung der Kopfepiphyse an, die natürlich erst in der zweiten Hälfte des ersten Lebensjahres sichtbar wird, hat aber dabei ganz normale Verhältnisse durchweg falsch gedeutet (Abb. 633). Die an sich schon exzentrisch liegende Kopfepiphyse kann zu dieser Auffassung besonders dann verführen, wenn der Arm während der Aufnahme nach innen oder außen verdreht gelegen hat (vgl. normales Bild). Daß bei der Geburtslähmung die Kopfepiphysen im Laufe der Jahre wesentlich kleiner bleiben, ist ebenso wie die Verkürzung des ganzen Armes Folge der Lähmung.

Eigentümlich plumpe Köpfe mit stark hervortretenden Rauhigkeiten an der Metaphyse (Abb. 215) sind bei der Chondrodystrophie bekannt. Dementsprechend können auch Gelenkkontrakturen entstehen. Wesentlich häufiger werden Kontrakturen jedoch als Folge chronisch-arthritischer Veränderungen angetroffen (s. Arthritis). Auch eine abnorme Anlage des Schultergelenks kann einmal Ursache einer symmetrischen Abduktionsbeschränkung sein. Eine eigene Beobachtung dieser Art betrifft einen 27jährigen Mann, der in den letzten 6 Jahren zunehmend eine Abspreizbehinderung beider Arme bemerkt hat und im Schulterbild ein Akromion erkennen läßt, das bis zum Tuberculum vorspringt. Gleichzeitig erscheint die Pfanne stark nach medial verlagert. An beiden Seiten sind die gleichen Veränderungen vorhanden.

Bei Schulterlähmungen (auch bei den erworbenen) kann der Kopf im Wachstum stark zurückbleiben. Zudem verbreitert sich der Gelenkspalt, der Kopf tritt mit Ausbildung eines Schlottergelenks tiefer nach unten.

Selten kommen Verbiegungen der proximalen Humerusmetaphyse vor. Wenn man von den Folgen der Collumfrakturen und Schußverletzungen absieht, so bleiben nur Varusdeformitäten übrig, die beim Kretinismus (BIRCHERS Humerus varus cretinosus) und nach multiplen kartilaginären Exostosen beobachtet worden sind. Ich konnte kürzlich starke Varusverbiegungen bei einem 37jährigen Manne nachweisen, der seit über 20 Jahren Krückengänger war.

Stärkere Krümmungen des Schlüsselbeines, auch nur einer Seite, stellen noch keine Deformität dar (normal), vorausgesetzt daß keine Frakturfolgen nachweisbar sind. Das vollkommene Fehlen der Clavicula wird im Rahmen der Dysostosis cleidocranialis beobachtet (außerdem Lückenschädel).

Am Schulterblatt interessiert besonders dessen Lageveränderung. Diese ist häufig nur ein Begleitsymptom jeder Skoliose schlechthin und besteht in Hochstand und Achsendrehung. In den Vordergrund des ganzen Krankheitsbildes rücken diese Dinge beim angeborenen Schulterblatthochstand, auch SPRENGELsche Deformität genannt, wobei auf folgende Einzelheiten zu achten ist:

1. Der Hochstand der Scapula kann bis zu 10 cm und mehr betragen. Die Drehung ist daran erkennbar, daß der mediale Rand höher steht als der laterale.

2. Das Schulterblatt bleibt kleiner. Infolge der Drehung und des Hochstandes biegt sich dessen oberer Rand besonders am Angulus medialis stark nach innen um.

3. Diesem Winkel und dem angrenzenden Rande sitzt zuweilen eine Knochenplatte auf, die zur unteren Hals- oder oberen Brustwirbelsäule zieht. PUTTI erblickt darin ein costiformes Element. WILLET und WALSHAM haben den Knochen als Suprascapula gedeutet, weil er Ähnlichkeit mit der Suprascapula des Frosches und der Kröte hat.

4. Nicht unbedingt zum Krankheitsbilde gehören Veränderungen an der Wirbelsäule und den Rippen (Abb. 594). In Betracht kommen Skoliosen mit Keilwirbeln und Spalten an Bögen und Körpern (Spina bifida cervicalis et dorsalis), Rippenverschmelzungen, -teilungen und -defekte und schließlich in leichten Fällen der auffallend flache Rücken mit verspätetem oder auch ganz fehlendem Bogenschluß.

Sehr oft wird eine Röntgenuntersuchung beim sogenannten Scapularkrachen verlangt. Wenn auch das Leiden vor allen Dingen durch Veränderungen am Knochengerüst hervorgerufen wird und dementsprechend alle Befunde an der Muskulatur, alle Schwielen und Schleimbeutel meist sekundär entstehen, so bleibt doch die Ausbeute durch das Röntgenbild verhältnismäßig gering. Zu erwähnen sind da das LUSCHKAsche Höckerchen, ein Knochenvorsprung an der Innenseite des Schulterblattwinkels, Exostosen an den Rändern und Vorsprünge an den Rippen, besonders auch nach Frakturen, die sich alle am günstigsten im reinen Profilbilde nachweisen lassen. Selten kommen Tumoren (Enchondrome, Osteome) des Schulterblattes in Betracht.

III. Strukturveränderungen.

Die vielen Schulterschäden, die besonders im hohen Alter klinisch einen so wenig charakteristischen Befund ergeben, gehören größtenteils in das Gebiet der Arthritis chronica. Auch die Schultergelenktuberkulose kann ähnlich beginnen. Jedenfalls ist die fungöse Form wesentlich seltener als die Omarthritis sicca im Sinne VOLKMANNS, die sich im Bilde monatelang durch nichts anderes auszeichnet, als durch eine diffuse Atrophie mit glasiger Struktur und verschwommenen Grenzen. Der Knochen wird erst sekundär hier und da an den Gelenkgrenzen angenagt. Zuweilen erkennt man am Übergang vom Tuberculum majus zum Kopf eine halbkreisförmige Vertiefung (Abb. 114 und 69), die teils durch Abbau infolge Funktionsausfalles entsteht, teils aber als tuberkulöser Herd gedeutet werden muß, besonders wenn sich dessen Grenzen unscharf abzeichnen. Im allgemeinen bleibt aber die Omarthritis sicca von gröberen Knochenzerstörungen verschont. Endausgang nach Jahren: meist knöcherne Ankylose.

In anderen Fällen beherrscht der wenig scharf begrenzte Knochenherd an Kopf oder Pfanne das Bild, wobei sich die Diagnose Tuberkulose eher per exclusionem stellen läßt als durch charakteristische Bildmerkmale (vgl. Gelenktuberkulose).

Ganz anders sieht die Lues aus. Als reine Gelenklues scheint sie sehr selten zu sein. Auch spricht jede Atrophie im Bilde zunächst gegen diese Diagnose. Knochenherde dagegen nehmen ein ganz charakteristisches Aussehen an, das schon des öfteren als marmoriert bezeichnet wurde (vgl. Abb. 134).

Selten ist das Schultergelenk Sitz der akuten Osteomyelitis (meist metastatisch). In den ersten Wochen verschwindet die Bälkchenstruktur (Atrophie). Bald verlieren auch die Grenzlinien ihre Schärfe, bis sich der Knochenaufbau im ganzen Bilde vordrängt und sich bestimmte Herde an Kopf und Pfanne abzugrenzen beginnen. Ähnlich kann auch einmal die Aktinomykose aussehen (vgl. KEPPLER).

Der Humeruskopf ist Lieblingssitz von Tumoren und Metastasen. Bei diffuser, wenig abgegrenzter und strukturloser Aufhellung muß man an ein beginnendes Sarkom denken. Wabenartige Innenstruktur in solch aufgehellten Bezirken weist bei Jugendlichen in erster Linie auf die Ostitis fibrosa hin (Abb. 91 und 92). Ähnlich kann das Chondrom aussehen.

Bei osteoplastischen Tumormetastasen sitzen die rundlich ovalen Verdichtungen zunächst in der Knochenstruktur. In fortgeschrittenen Fällen überragen diese Tumoren auch die Kopfgrenze. Sind die Verdichtungen unregelmäßiger, kalkfleckig und lang gestreckt, so gehören sie meist Weichteilverkalkungen an, die in der Gelenkkapsel, in Schleimbeuteln und Sehnen liegen. Kalkherde entstehen nach Traumen oder als Symptome der Calcinosis intestinalis, der Myositis ossificans progressiva oder der Periarthritis humero-scapularis (s. diese und Abb. 379—384).

IV. Arthritis.

Die Diagnose ist klinisch bei geringem Reiben und Knarren, bei unbestimmten Schmerzen und Funktionsausfall bald gestellt. Und das Röntgenbild — versagt! Man sollte wenigstens die immer wiederkehrenden Arthritissymptome wie kleinste Zacken, Randwülste oder auch Unregelmäßigkeit der Grenzkonturen erwarten. Allein auch diese fehlen noch zu einer Zeit, wo die Inaktivität schon eine erhebliche Atrophie ausgelöst hat. Für diese Tatsache hat man bisher keine recht befriedigende Erklärung gefunden, wenn man nicht das Belastungsmoment (die eigene Körperschwere) für die Ausprägung arthritisch deformierender Veränderungen als ausschlaggebend ansehen will, was am Schultergelenk naturgemäß ausfällt. Mir scheint auch, als ob die ganze Form des Kopfes und der Pfanne bei dem Fehlen von Ecken und Kanten wenig geeignet ist, die röntgenologischen Symptome hervortreten zu lassen.

Wenn demnach aus den angeführten Gründen das Bild für die Diagnose Arthritis chronica versagen muß, so dürfen wir das gleiche auch für die Arthritis deformans erwarten. Zunächst sei aber festgestellt, daß die pathologisch-anatomisch begründeten Veränderungen der Arthritis in Form von Randwülsten und Zacken, in Form der abgeschliffenen Knorpelflächen auch im Schultergelenk zu Recht bestehen. Nur treten diese außerordentlich spät, meist erst nach Jahren hervor. In der Zwischenzeit achte man aber auf die Breite des Gelenkspaltes selbst, der auf eine Arthritis immerhin stark verdächtig ist, wenn er schmäler ist als 3 mm. Des weiteren prägen sich Randwülste zuerst am unteren Pfannenrande aus (Abb. 634). Dagegen fehlen Zacken an den Grenzen der Kopfkappe so gut wie ganz. Höchstens springt deren mediale Kante rechtwinklig vor. Beliebt ist jedoch die Bezeichnung Randwulst für das Tuberculum minus, wenn dieses bei innenrotiertem Arm an der inneren Humerusgrenze hervorragt (normal!).

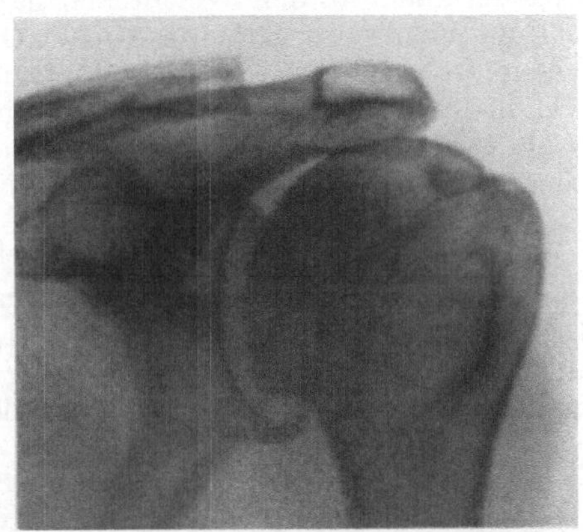

Abb. 634. Arthritis deformans des Schultergelenks bei einem 75jähren. Ausgesprochener Wulst am unteren Pfannenrande, der im ganzen als dichter Ring hervortritt. Gelenkspitze am unteren Kopfrande. Zwischen Tub. majus und minus dichter Schatten, der dem Sulcus intertubercularis entspricht.

Deutlicher sind arthritische Veränderungen im Akromio-Claviculargelenk, das gelenkmechanisch sehr innig mit dem Schultergelenk in Verbindung steht. Verschmälerung des Gelenkspaltes, spitz ausgezogene Kanten und umgebogene Randwülste sind je nach dem Grade der Arthritis charakteristisch und meist früher vorhanden als im Schultergelenk.

Sehr früh macht sich die Arthritis auch am Akromion bemerkbar, indem dessen Kanten rauh und höckerig werden.

Selten hat die Aussparung zwischen Kopf und Tuberculum majus, die schon bei der Tuberkulose erwähnt worden ist, etwas mit einer echten Arthritis deformans zu tun. Man findet den Defekt in scharf begrenzter Form zuweilen auch in Schultergelenken, die willkürlich oder unwillkürlich längere Zeit ruhig gestellt worden sind (vgl. Ähnliches am Kniegelenk).

Beim Verdacht auf eine Arthritis deformans achte man auf den Sulcus intertubercularis, worin die lange Bicepssehne verläuft. Die Ruptur dieser Sehne ist ein Begleitsymptom der Arthritis deformans und soll hauptsächlich durch deformierende Veränderungen im Sulcus zustande kommen. Naturgemäß lassen sich diese bei dessen versteckter Lage außerordentlich schwer nachweisen. Das was in diesem Sinne beschrieben wurde, ist größtenteils Phantasie, denn die einzige Verdichtung, die an der Grenze von Tuberculum minus und majus entlang zieht und dem Sulcus entsprechen könnte, kommt in Wirklichkeit durch den Minuskontur zustande (Abb. 634 und 637). Immerhin mag der unregelmäßig zackige Verlauf dieser Linie sowie deren Verbreiterung zum Majusschatten auf Sulcusdeformierungen hinweisen (kein Beweis! Tangentialaufnahmen versuchen!).

Ist demnach die Arthritis deformans des Schultergelenks auf Grund pathologisch-anatomischer Erfahrungen mit einer an Sicherheit grenzenden Wahrscheinlichkeit als Ursache der Bicepssehnenruptur anzunehmen, so beweist ein negatives Bild nicht etwa das Gegenteil, sondern bestätigt höchstens wieder die Erfahrung, daß deformierende Prozesse im Schultergelenk röntgenologisch nur sehr spärlich und dann auch erst nach Jahr und Tag hervortreten. Eine ausgeprägte Arthritis deformans mit einem Mehr an Knochen, mit Wucherungen und umgebogenen Randwülsten, mit Gelenkkörpern und sklerotischen Verdichtungen ist, wie bereits gesagt, an der Schulter äußerst selten.

Sehr beliebt ist die Diagnose Gelenkkörper für Verkalkungen im Raume zwischen Akromion, Tuberculum majus und Humeruskopf, besonders wenn deren Schatten rund und scharf begrenzt ist. Wohl immer handelt es sich hier um Verkalkungen oder Verknöcherungen in den Weichteilen — vorwiegend in den Sehnenansätzen des Musculus infra- und supraspinatus und in den Schleimbeuteln — (vgl. Periarthritis humeroscapularis und Abb. 379—384).

Hochgradige Zerstörungen an Kopf und Pfanne oder mächtige Knochenschatten auch in den Weichteilen haben nichts mit einer Arthritis deformans zu tun. Wenn sich Spätzustände nach Osteomyelitis und Tuberkulose ausschließen lassen, so muß man in erster Linie an Tabes und Syringomyelie denken (vgl. neuropathische Gelenkerkrankungen). Auch die Gelenklues sieht anders aus (Abb. 134). Nur bei der Calcinosis intestinalis und Myositis ossificans progressiva können einmal ähnliche Bilder entstehen.

V. Verletzungen.

Schultergelenk und oberes Humerusende sind recht oft Traumen ausgesetzt. Das Röntgenbild bietet uns den sichersten Schutz gegen Fehldiagnosen, die gerade an diesem Körperteil nur allzu häufig unterlaufen. Ich erinnere da an die klinisch einander so ähnlichen Bilder der Luxatio subcoracoidea, der Fractura colli scapulae, der Fractura colli humeri und der Luxation des peripheren Schlüsselbeinendes.

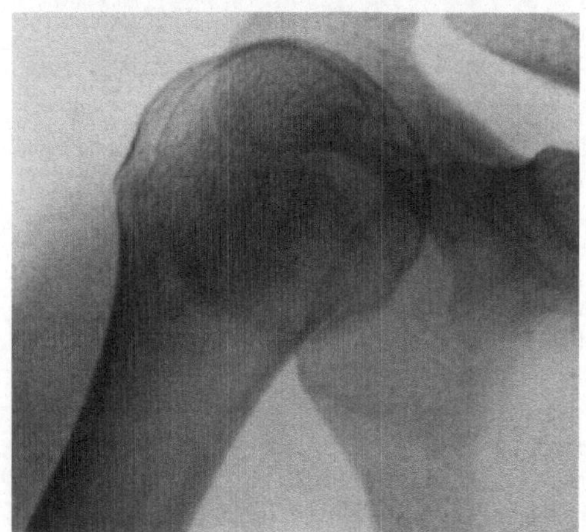

Abb. 635. Fraktur am Collum humeri bei einem 34jährigen. Die Bruchlinie ist nur an der Unterbrechung der Rindenzone und an einem schmalen, dichten Bezirk erkennbar, der durch den Kopf zieht und beide verdächtigen Rindenteile miteinander verbindet. Der obere Kopfrand wird durch das Akromion überlagert.

Die Frakturen des oberen Humerusendes können sitzen:

1. Am Kopf. Ein- und Ausbrüche sind selten und entgehen der Darstellung nicht.

2. Am Collum anatomicum, in jenem schmalen Raum, der zwischen Kopfkappe und Tuberculum liegt (ebenfalls selten, meist nur bei alten Leuten mit Osteoporose). Im Bilde darf man daher keine typische Bruchlinie erwarten. Vielmehr fällt eigentlich nur die Verschiebung der Kopfkappe, besonders am medialen Übergang zur Metaphyse, auf.

3. In Höhe der Tubercula als Fractura pertubercularis oder transtubercularis. Man achte sowohl auf querziehende, zackige Verdichtungen, die bei Einkeilung der Fragmente in der Ansicht von vorn oft das einzige Symptom sind, als auch auf Unterbrechungen der Rindenzone mit Verschiebung der Fragmente.

4. Am Collum chirurgicum, der sich bis zum Ansatz des Musculus pectoralis major erstreckt. Die Fractura colli chirurgici ist die häufigste Verletzung des oberen Humerusrandes und wird meist an der querliegenden Bruchebene oder an der Fragmentverschiebung (Ab- und Adduktionsbrüche) erkannt. Schwierig-

keiten bereiten nur die eingekeilten und die subperiostalen Brüche (Abb. 635, 295 u. 57).

5. An den Tubercula. Mit deren Abriß ist meist eine erhebliche Fragmentverschiebung durch Muskelzug verbunden (Abb. 637). Hauptsächlich ist wohl nur das Tuberculum majus betroffen, dessen einwandfreie Darstellung voraussetzt, daß während der Aufnahme der Arm gut außengedreht lag (Abb. 638 u. 383). Verkalkungen in dieser Gegend können einen Abriß vortäuschen (siehe Periarthritis humero-scapularis und Abb. 379 bis 382).

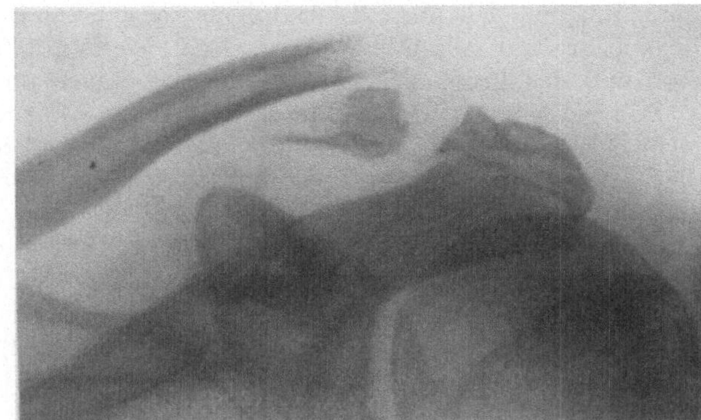

Abb. 636. Schlüsselbeinbruch am peripheren Ende mit Verschiebung des proximalen Bruchstückes nach vorn oben bei einer 20jährigen. Am Akromion ist noch die wellige Apophyse deutlich erkennbar.

Im allgemeinen ist über die Brüche am oberen Humerusende noch folgendes zu bemerken: Die oft winzigen Corticalisunterbrechungen wollen gesucht sein, wobei die alte Epiphysennarbe oder — in den Wachstumsjahren — die Epiphysenfuge selbst genaueste Beachtung verdient (Abb. 57 u. 10). In zweifelhaften Fällen versäume man nie die Aufnahme des Schultergelenks in der ISELINschen Lage oder die stereoskopische Aufnahme, die auch am sichersten über die Stellung der Fragmente unterrichtet.

Klinisch wird die Fraktur am Collum chirurgicum leicht mit der Fraktur des Pfannenhalses verwechselt. Auch im Röntgenbilde kann der Unachtsame deren Symptome übersehen, wenn er nicht auf den treppenförmigen Absatz am lateralen Schulterblattrande und auf die Gesamtverschiebung des Schultergelenks nach medial oder unten fahndet.

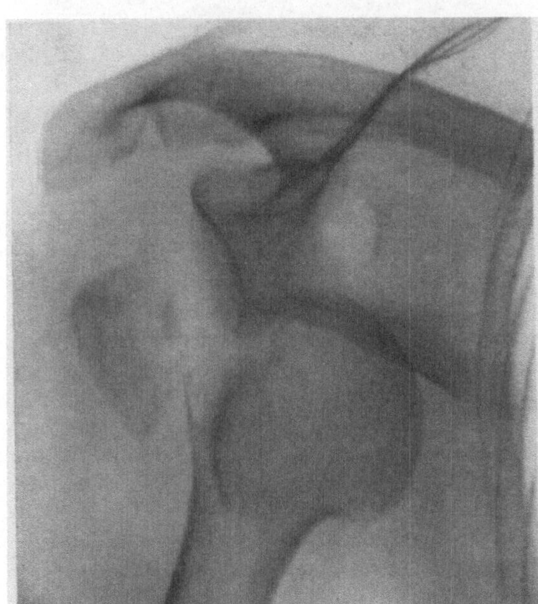

Abb. 637. Luxatio humeri subcoracoidea mit Abriß des Tuberculum majus bei einer 76jährigen. Das Tuberculum liegt vor dem unteren Pfannenrande.

Isolierte Abbrüche des Proc. coracoideus und des Akromion scheinen selten zu sein. An deren Basis werden Frakturen, vor allem in Begleitung von Schulterblattbrüchen, beobachtet. Diese sitzen zur Hauptsache am anatomischen und chirurgischen Halse (Incisura scapulae), verlaufen parallel zur Pfanne und verlangen bei der Betrachtung des Bildes größte Aufmerksamkeit, da sich in dieser Gegend die Konturen der Margo superior, des Proc. coracoideus, der Clavicula und der Spina scapulae kreuzen.

Sicherer gelingt der Nachweis der Brüche vom Schulterblattkörper, deren Form von den einfachen Spaltbrüchen (in allen möglichen Richtungen), den typischen Quer- und Längsfissuren bis zu den schwersten Zertrümmerungsbrüchen wechseln kann, wobei im Bilde nicht nur auf typische, scharf und zackig begrenzte Bruchspalten zu achten ist, sondern auch auf dichte Streifen und Kanten (Überschneidungen). Die normale Apophyse am unteren Schulterblattwinkel darf nicht für eine Fraktur gehalten werden. Das gleiche gilt für die Apophysen des Akromion und des Proc. coracoideus (vgl. Varietäten und Abb. 636 u. 25).

Das Schlüsselbein, als der Strebepfeiler zwischen Schultergürtel und Brustkorb, bricht durch Fall oder Stoß gegen Arm und Schulter sehr oft ein (15 vH aller Frakturen). Nur in zweifelhaften Fällen, besonders im Kindesalter, wird das Bild zu Rate gezogen (Aufnahme von hinten nach vorn). Da die Querbrüche mit Fragmentverschiebung im mittleren Drittel die Regel bilden, sind Fehldiagnosen so gut wie ausgeschlossen. Auch Fissuren dürften auf scharfen Bildern am hellen, zackigen Spalt erkennbar sein (Übersichtsbild auch der gesunden Seite!). Jedoch hat der weiche Schatten, der parallel dem oberen Rande verläuft, nichts mit einer Verletzung zu tun (vgl. normales Bild).

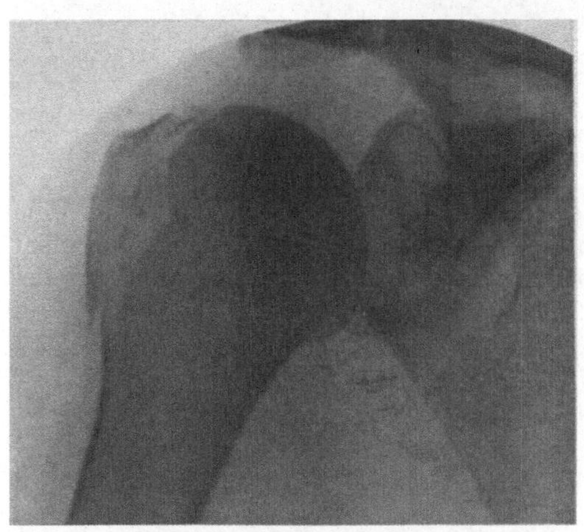

Abb. 638. Der gleiche Fall wie Abb. 637 nach der Reposition. Das Tuberculum liegt wieder in seinem alten Bett.

Schwieriger ist die Beurteilung der Schlüsselbeinluxationen. Gern werden diese bei ganz normalem Bilde angenommen (Projektionsfolge), während sich die echte Luxation durch eine ganz erhebliche Verschiebung der Gelenkenden (immer nach oben) auszeichnet (Abb. 636).

Praktisch wichtig sind die Luxationen im Bereich des Schultergelenkes. Wenn auch dem Erfahrenen die klinischen Symptome im allgemeinen so überzeugend sind, daß sich ein Röntgenbild erübrigt, sollte man dieses doch nie versäumen, um damit der Diagnose eine anatomisch gesicherte Grundlage zu geben und gleichzeitig Nebenverletzungen (Frakturen, Absprengung des Tuberculum majus oder minus) gebührend zu berücksichtigen. Wir unterscheiden je nach der Stellung des Kopfes zur Pfanne:

1. Die Luxation nach vorn, L. praeglenoidalis, auch subcoracoidea oder subclavicularis genannt (je nach der Stellung des Kopfes), die häufigste aller Luxationen. Im Bilde springt das Akromion stark hervor, die Pfanne ist leer, der Humerusschaft abduziert, der Kopf bedeckt einen Teil des Pfannengebietes und steht unterhalb des Proc. coracoideus.

2. Die Luxation nach unten, L. axillaris oder infraglenoidalis (Abb. 637 u. 638), läßt den Kopf am unteren Pfannenrande hervortreten, wo sich beide überdecken. Die Pfanne ist leer, der Humerusschaft abduziert.

3. Die Luxation nach hinten, L. retroglenoidalis, subakromialis oder infraspinata, scheint sehr selten zu sein. Aus dem Bilde lassen sich keine sicheren Unterschiede zwischen vorderer und hinterer Luxation herauslesen, wenn nicht die geringe Medianverschiebung des Kopfes im Sinne der letzteren verwertet werden kann. Um so deutlicher unterscheiden sich beide im klinischen Bilde.

Auf Begleitverletzungen wie Collumfrakturen (Abb. 295), Längsfissuren, Abbrüche des Tuberculum majus und minus, Abbrüche des Proc. coracoideus, des Akromion und der Pfannenränder wurde bereits hingewiesen.

Unentbehrlich ist das Röntgenbild zur Kontrolle der Einrenkung. Auch wenn Begleitverletzungen zu Anfang gefehlt haben, sieht man doch bei älteren Leuten schon nach Wochen und Monaten an diesem und jenem Vorsprung eine Auflockerung der Grenzen oder auch Kalkeinlagerungen in den Weichteilen, die im Sinne von Bänder-, Sehnen- oder Kapseleinrissen mit sekundärer Verkalkung zu deuten sind. Arthritiszeichen hingegen bleiben oft ganz aus oder zeigen sich erst nach Jahr und Tag (siehe Arthritis).

Ähnliche Merkmale finden sich auch bei der habituellen Luxation, für die nach PILZ Knochenveränderungen nahezu die Regel bilden. Allerdings sind zu deren Nachweis Aufnahmen in verschiedenen Ebenen erforderlich.

K. Oberarm.

I. Das normale Bild.

Technik: Die Darstellung in zwei Ebenen ist wohl immer erreichbar (Drehung des Unterarmes um 90°). Schwierigkeiten entstehen nur bei Drehbehinderung im Schultergelenk und bei Frakturen. Alsdann erhält man ein brauchbares Seitenbild in folgender Einstellung: Patient liegt auf der gesunden Seite, die Platte zwischen Arm und Brustkorb. Der Röhrenfokus ist auf die Mitte der Außenseite eingestellt, Aufnahme in Atemstillstand!

Der Oberarmschaft zeichnet sich wie alle langen Röhrenknochen durch eine scharf begrenzte, dichte Corticalis aus, die eine strukturreiche, hellere Markhöhle umschließt. Im distalen Abschnitt wird die Rindenzone allmählich dünner und verschwindet schließlich in der breiter werdenden, grobmaschigen Metaphyse. Da deren laterale Grenze schon am Anfang des unteren Drittels in eine schmale Kante auszulaufen beginnt, kann diese Randzone eigentümlich breit, hell und auch wellig begrenzt hervortreten und dem Unachtsamen eine Periostitis vortäuschen. Im Seitenbilde wird diese Gegend bei geringer Verdrehung meist an den hinteren Rand projiziert (Abb. 113). Die Markhöhle sieht in diesem Bilde zuweilen eigentümlich glasig, strukturlos aus. Zum normalen Bilde gehört auch die selten hervortretende Exostose an der medialen Rindenzone, die sich aber insofern von den gewöhnlichen Exostosen unterscheidet, als deren Spitze entgegengesetzt, d. h. zum Ellenbogengelenk hin gerichtet ist. Es handelt sich um den Proc. supracondyloideus humeri (vgl. Spornbildungen und Abb. 47).

II. Mißbildungen, Deformitäten.

Gröbere Formveränderungen sind am Humerusschaft äußerst selten. Plump und auffallend kurz bleibt dieser bei der Chondrodystrophia foetalis (Abb. 215). Auch als Folge von multiplen cartilaginären Exostosen können Verbreiterungen und Verbiegungen auftreten (Abb. 136). Beschrieben ist ferner ein Humerus varus cretinosus (BIRCHER, vgl. Kretinismus). Ich selbst sah eine Schaftverbiegung als Folge längeren Krückengehens. Dagegen sind am Humerus Spätzustände der Rachitis so gut wie unbekannt.

III. Strukturveränderungen.

Die Osteomyelitis acuta verrät sich, wenn sie örtlich begrenzt auftritt, in wenigen Wochen an einer Periostitis ossificans mit herdförmiger Aufhellung in der Corticalis (Abb. 80). Unverkennbar ist das Leiden, wenn es den ganzen Knochen ergriffen hat, wobei dem Röntgenbilde die Aufgabe zufällt, uns über den Knochenaufbau (Totenlade) und über die Ausbildung oder das Vorhandensein von Sequestern zu unterrichten. An eine chronisch verlaufende Osteomyelitis muß man bei Bildern denken, die in der Markhöhle weichbegrenzte Aufhellungen erkennen lassen, und deren Rindenzone von innen ausgehöhlt und außen verdickt ist (Periostitis, Abb. 79 u. 173). In anderen Fällen herrscht die Verdichtung vor. Die Markhöhle erscheint eingeengt, der Schaft breiter als normal und leicht wellig begrenzt, eine Struktur ist kaum vorhanden. Diese sklerosierende Form der Osteomyelitis kann einer Lues ähnlich sehen.

Ein beginnendes Gumma in der Rindenzone erscheint als scheckige Aufhellung (Abb. 129), die sich alsbald mit einem dichten ostitischen Wall umgibt. Auch die Schafttuberkulose kann so beginnen (Abb. 119, beide sehr selten), unterscheidet sich jedoch im weiteren Verlauf dadurch, daß der Lues die Verdichtung (Ostitis, Periostitis) eigen ist, während bei der Tuberkulose der Knochenabbau vorherrscht.

Von Tumoren kommt in erster Linie das Sarkom des oberen Drittels in Betracht, dessen Charakteristika beim myelogenen Sarkom in der unscharfen, unregelmäßig verlaufenden Abgrenzung, in der starken Zerstörung normalen Knochengewebes liegen (Abb. 141). Die periostalen Sarkome hingegen entwickeln sich vorwiegend in die Weichteile hinein, lassen den Knochen lange Zeit ungestört, bis schließlich bei großen Tumoren auch die Corticalis angegriffen und hier und da eingebrochen wird (Abb. 142). Interessant sind auch die röntgenologischen Beobachtungen über die Ossifikation von Tumoren im Ausheilungsstadium (Abb. 162). Der Prozeß spielt sich ähnlich ab wie die bekannte Ossifikation im Tumorgewebe, deren sicherstes Merkmal in der radiären Struktur des neugebildeten Knochens zu suchen ist (vgl. auch Abb. 144 u. 146).

Ein unverkennbares Bild liefert die Ostitis fibrosa, die den Knochen von innen her auftreibt, die Corticalis papierdünn macht, jedoch nie — wenn nicht als Folge eines Traumas — vollkommen durchbricht und die im Herde selbst die weitmaschige Innenstruktur erkennen läßt (Abb. 91—98).

IV. Verletzungen.

Die Frakturen am Oberarmschaft lassen sich auch klinisch einwandfrei feststellen. Dem Bilde fällt die Aufgabe zu, anatomisch genau über die Art des Bruches (quer, schräg, schraubenförmig) zu unterrichten. Ausgedehnte Splitterbrüche und Defektfrakturen sieht man besonders nach Schußverletzungen.

In 10—15 vH sämtlicher Frakturen der unteren Schafthälfte ist gleichzeitig der Nervus radialis gelähmt, dessen Verletzung vornehmlich in Höhe des Sulcus nervi radialis sitzt. Dabei können die Symptome der Lähmung (Hängehand) primär vorhanden sein (Druck, Zerrung, Zerreißung durch die Fragmente) oder sich auch erst nach Wochen zeigen (Calluseinbettung). In diesem Falle bestimmt das Bild unser operatives Vorgehen, sobald eine Fraktur und deren Callus in Höhe des Sulcus nachweisbar ist.

Die „angeborenen“ Frakturen des Oberarmschaftes kommen durch Armlösung während der Geburt zustande (selten in utero). Meist handelt es sich nur um Infraktionen oder subperiostale Querbrüche ohne große Verschiebung der Fragmente. Heilung in wenigen Wochen.

Besonders erwähnt seien noch die Oberarmpseudarthrosen, die allein ein Drittel sämtlicher Pseudarthrosen ausmachen (Abb. 62). Das Bild unterrichtet über die Form und die Stellung der Bruchenden sowie über deren knochenbildende Fähigkeiten. Auch auf die Markhöhle und deren Verschluß ist in Hinblick auf den Operationsplan (Anfrischung der Bruchenden und Bolzung) zu achten.

Spontanfrakturen sieht man am häufigsten nach Ostitis fibrosa und Syringomyelie.

L. Ellenbogen.

I. Das normale Bild.

Technik: Die geforderten zwei Ebenen werden unter folgenden Bedingungen erreicht:

Stellung I: (Seitenaufnahme, Abb. 639b): Der Ellenbogen ist rechtwinklig gebeugt, der Unterarm proniert, der Zentralstrahl auf den Condylus externus eingestellt, während der innere Gelenkhöcker der Platte aufruht. Diese Seitenaufnahme wird bei Kindern zweckmäßig der zweiten Ebene vorausgeschickt, da die Streckung im Gelenk oft schmerzhaft ist und infolgedessen beunruhigt.

Stellung II (Aufnahme von vorn, Abb. 639a): Der Ellenbogen ist gestreckt, der Unterarm supiniert und der Zentralstrahl auf die Gelenkmitte (Verbindungslinie beider Condylen) gerichtet. Das Olecranon ruht der Platte auf.

In den Jugendjahren genügen oft auch diese Bilder noch nicht einmal, besonders dann nicht, wenn infolge schmerzhafter Gelenkkontrakturen eine vollkommene Streckung des Ellenbogens für die Stellung II unmöglich ist. Alsdann füge man die folgende Aufnahme oder noch besser eine stereoskopische (als Seitenbild) hinzu.

Stellung III (Schrägaufnahme): Lage des Armes und der Platte wie unter I. Der Zentralstrahl wird um 30° nach außen geneigt und auf das Olecranon gerichtet.

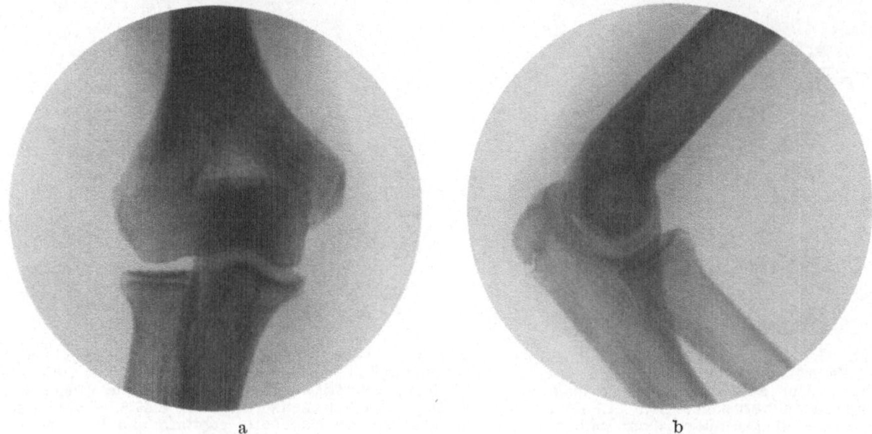

Abb. 639. Ellenbogengelenk eines 18jährigen (normal). Von den Epiphysenfugen sind die des Condylus medialis sowie die des Radiusköpfchens ncch deutlich erkennbar. Am Olecranon täuscht der Rest der Epiphysenfuge eine Infraktion vor.

Aufnahme von vorn (Stellung II, vgl. Abb. 8, 113b, 639a u. 640): Das distale Humerusende sitzt dem schlanken Schaft wie ein Fächer auf. Am stärksten springt der Epicondylus medialis in Form eines Halbkreises hervor, dessen Grenze glatt und scharf ist und zum medialen Gelenkspalt in nahezu rechtem Winkel nach unten abbiegt. Der Epicondylus lateralis bildet nur einen flachen Bogen, der mit weicher, welliger Linie in den Schaft übergeht, gelenkwärts jedoch unregelmäßig höckerig wird (Doppelkonturen). An den Gelenkspalt stößt lateral die Eminentia capitata (Rotula, Capitulum humeri), die deutlich vorspringt und ohne ausgesprochene Kante in den lateralen Gelenkhöcker übergeht, ferner die Trochlea, deren Grenzlinie durch die beiden Rollhöcker bestimmt wird. So kommen an dem Spalt drei flache Hügel zustande, die einer liegenden Klammer (Abb. 113b) ähnlich sehen.

Das Radiusköpfchen sieht wie ein Kelch aus, dessen flache Delle der Rotula parallel verläuft. Deutlich klar wird eigentlich nur der laterale Kelchrand, der sich lippenförmig mit scharfer Rundung abzeichnet. Die mediale Radiusgrenze hingegen fällt größtenteils mit dem Ulnaschatten zusammen. In Aufnahmen unter stärkster Supination des Unterarmes erkennt man jedoch den senkrechten Spalt, den das Radio-ulnargelenk (Abb. 113b) bildet. In dieser Stellung wird auch die Einschnürung am Collum radii sowie die stark entwickelte und rauh begrenzte Tuberositas radii deutlich.

Wesentlich schwieriger läßt sich die Ulna abgrenzen. Das ganze Olecranon deckt sich mit dem Schatten der Trochlea, wodurch ein intensiv dichtes, rundes oder eckiges Feld hervortritt. Auch der Gelenkspalt, dessen Breite im Durchschnitt 3—5 mm beträgt, ist hier überlagert. Trotzdem zeichnet sich der Proc. coronoideus, der die distale Gelenkgrenze bildet, scharf mit vorspringendem Bogen ab. Dessen Übergang zum Radio-ulnargelenk ist in starker Supination ebenfalls rundbogig scharf, im allgemeinen jedoch nicht sichtbar (Abb. 639a). Die schärfste

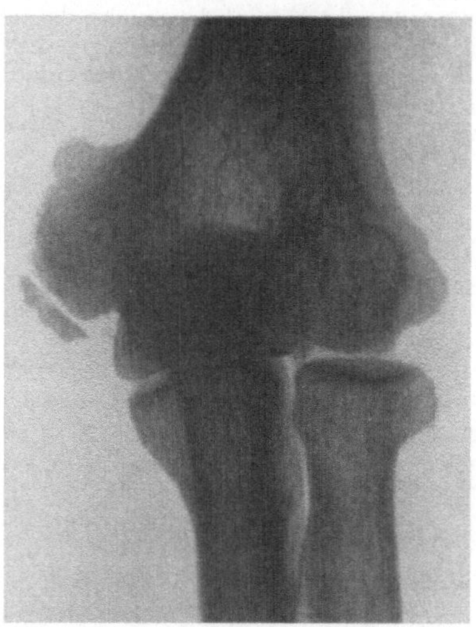

Abb. 640. Ellenbogengelenk mit auffallender Vergrößerung des medialen Epicondylus, dem außerdem eine schmale Knochenplatte vorgelagert ist. An dem Gelenkspalt selbst gegenüber dem Radiusköpfchen leichte Zacke erkennbar. Die Veränderungen werden als Folge eines sicher festgestellten Traumas aufgefaßt, das jahrelang zurückliegt.

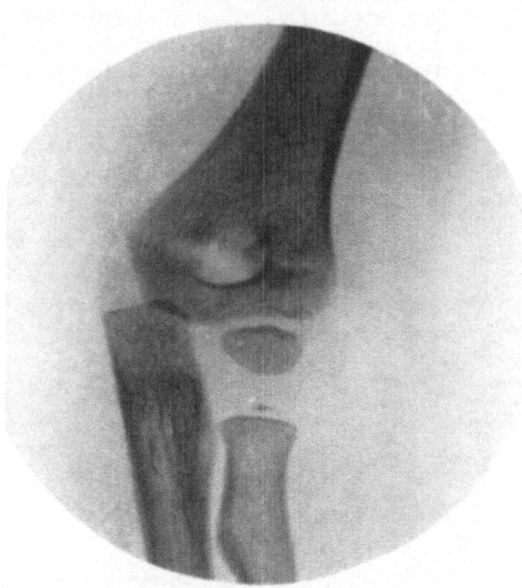

Abb. 641. Ellenbogen einer 5jährigen mit supracondylärer Fraktur, die an ihrer unscharfen Aufhellung deutlich hervortritt. Sie zieht durch die offene Fossa olecrani. An Knochenkernen sind erst zwei vorhanden: die bohnengroße Eminentia capitata und ihr gegenüber die schmale Scheibe des Radiusköpfchens.

Kante des ganzen Gelenkes sitzt ulnawärts am medialen Spalt. Diese kann der gegenüberliegenden Humeruskante ähnlich sehen (Abb. 640), in anderen Fällen auch lippenförmig spitz ausmünden (Abb. 639a).

An der Innenstruktur der gelenkbildenden Teile ist folgendes zu bemerken: Leichte, aber gut durchgezeichnete Aufhellungen sind den Epicondylen (besonders medial), der lateralen Kante des Radiusköpfchens, der Tuberositas radii und der medialen Ulnagrenze eigen. Die stärkste Lichtung sitzt aber immer an der Fossa olecrani (Abb. 640—642, 644), deren Übergang zur Metaphysenspongiosa allmählich oder mit schroffer Grenze erfolgt (besonders lateral Abb. 113b, 642 u. 644). Ein heller runder Fleck im Zentrum (Abb. 644) deutet auf eine Perforation hin (in 10—15 vH der Fälle). Das Olecranon ragt normalerweise in den unteren Rand der Aufhellung hinein (siehe auch Varietäten).

Seitenbild: Das breite und platte Humerusende muß sich im Profil als intensiv dichter Schatten abheben. Selten gelingt die Aufnahme so genau, daß der Zentralstrahl durch die Condylenachse geht. Infolgedessen schauen hier und da Randpartien hervor (Abb. 113a), die Doppelkonturen entstehen lassen und eine Periostitis vortäuschen. Die gelenktragenden Condylen sind leicht nach vorn umgebogen. Ihr Querschnitt (Trochlea) besitzt eine dichte Randzone von Kreisform mit deutlicher Aufhellung im Zentrum (Abb. 639b). In Höhe der Fossa olecrani (Kreuzung) stoßen die Metaphysenränder mit dieser Figur zusammen.

Besonders übersichtlich erscheint die Ulna mit Gelenkfläche und Olecranon. Der Außenrand des Olecranon verläuft in einem scharf-runden Bogen, dem im höheren Alter zuweilen ein Sporn aufsitzt (vgl. Olecranonsporn, Abb. 46). In jüngeren Jahren achte man auch auf Unterbrechungen durch die Wachstumszone (Abb. 639b). Die vordere Hälfte der Ulnazwille mit dem Proc. coronoideus wird größtenteils vom Radiusköpfchen überdeckt. Im allgemeinen läuft dieser spitz oder mit leicht abgerundeter Ecke aus und geht mit welliger oder auch höckeriger Grenze (Tuberositas ulnae) in die Ulnametaphyse über.

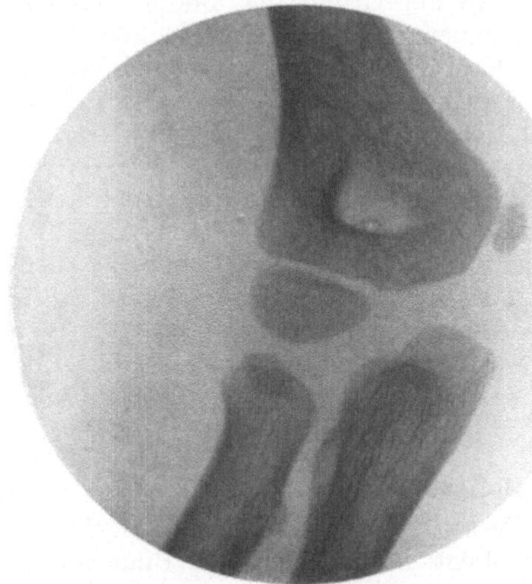

Abb. 642. Ellenbogen eines 7jährigen mit Fraktur, die durch den medialen Condylus schräg in die Fossa olecrani zieht. Knochenkerne: Eminentia capitata, Epicondylus medialis und Radiusköpfchen (schräg getroffen).

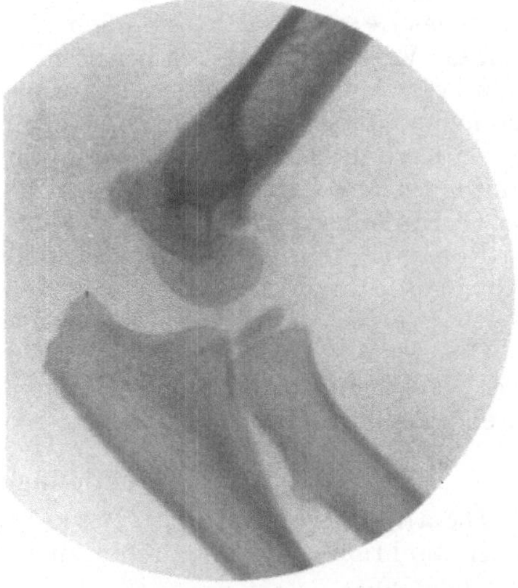

Abb. 643. Seitenbild von Abb. 642. Die Knochenkerne liegen vollkommen normal. Bruchlinie nicht erkennbar. Auffallend ist ein dornförmiger Fortsatz an der Radiusmetaphyse in Höhe der Tuberositas radii.

Die Gelenkfläche der Ulna bildet einen Kreisbogen, der dem Trochlearande ungefähr parallel verläuft, jedoch selten scharfrandig hervortritt. Vielmehr überschneiden sich hier eine Anzahl Flächen (Incisura semilunaris mit Führungsleiste, Trochlea und Capitulum), die einen scharfrandigen Gelenkspalt nur stellenweise zustande kommen lassen. So wird die Beurteilung des Spaltes im Seitenbilde sehr erschwert, zumal sich auch noch das Radiusköpfchen mit Fovea diesem Liniengewirr anlegt und ebenfalls Teile des Spaltes überdeckt (Abb. 113a).

Sehr beachtenswert ist die Innenstruktur des distalen Gelenkanteiles. Aufhellungen mit guter Bälkchenzeichnung sind an der Peripherie des Olecranon und am freien Rande des Radiusköpfchens vorhanden. Eine eigentümlich grobmaschige und dichte Struktur findet sich in der Ulnametaphyse, und zwar sowohl im Bereiche der Tuberositas ulnae als auch dort, wo die Rindenzone des Schaftes in die Metaphyse ausstrahlt.

Ossifikation: Die Beurteilung des Ellenbogens in den Wachstumsjahren erfordert große Übung, denn hier sind auf einem kleinen Raum, und dazu noch mehrfach übereinander projiziert, sieben Knochenkerne der verschiedensten Gestalt und Lagerung zu berücksichtigen. Der erste Kern erscheint im Capitulum humeri zwischen dem 1. und 2. Lebensjahr, der zweite an der Radiusepiphyse im 5. (Abb. 641). Alsdann tritt im 7. ein Kern am inneren Epicondylus (Abb. 642), im 10. ein weiterer am äußeren Epicondylus auf. Die Trochlea ist meist nicht vor dem 11. Lebensjahr sichtbar (Abb. 8 u. 644), wobei deren Struktur kalkfleckig dicht hervortritt und deren Grenzen unscharf, teils ausgefranst aussehen, so daß der Trochleakern oft als krankhaft verändert angesprochen wird. Ganz zum Schluß (11 Jahre) tauchen die Kerne (zwei bis drei) des Olecranon auf, deren Verknöcherung ebenfalls unregelmäßig kalkfleckig vor sich geht (Abb. 8 u. 645). Unbeachtet bleiben im allgemeinen die akzessorischen Kerne an der Tuberositas radii (Abb. 644 u. 645) und im Proc. coronoideus ulnae.

In Anbetracht der Tatsache, daß die einzelnen Kerne nacheinander und in bestimmter Reihenfolge erscheinen, kann man auf Grund des Bildes ziemlich genau das Lebensalter feststellen. Noch genauer wird diese Altersangabe, wenn man die Verschmelzung der Kerne mit der Diaphyse in Betracht zieht, die unter ganz besonders zu beachtenden Formen verläuft. Zunächst verschmelzen Capitulum und Trochlea miteinander. Alsdann geht auch der Epicondylus lateralis in den Kern des Capitulum über, und mit dem 16. Lebensjahr verschmelzen allesamt mit dem Schaft. In den beiden nächsten Jahren folgen die Radiusepiphyse, der Olecranonkern und zuletzt die Epiphyse des Epicondylus medialis (Abb. 11).

Persistierende Epiphysen scheinen nur nach Traumen vorzukommen (Abb. 640). Epiphysennarben, wie sie an anderen Röhrenknochen längere Jahre sichtbar bleiben, gibt es am Ellenbogen nicht.

Besonders schwer ist die Beurteilung schrägprojizierter Bilder (Abb. 643). Diese täuschen (vor allem das Seitenbild) Kernverlagerungen vor, die für Frakturen gehalten werden.

II. Mißbildungen, Deformitäten.

Die angeborene Radiusluxation, die klinisch oft verkannt wird, da die Gelenkfunktion auffallend wenig zu leiden pflegt, zeichnet sich im Bilde durch folgendes aus:

1. Der Radius ist zu lang (ragt 1 cm und mehr über den Gelenkspalt hinweg).
2. Im Seitenbilde hat man den Eindruck, als ob der Radius am Humerus vorbeigewachsen sei (nach hinten oder vorn).
3. Das auch seitlich verlagerte Radiusköpfchen ist rund wie ein Pilzhut.
4. Die Gegend der Eminentia capitata springt stark zurück (ist verkümmert).
5. Der Kronenfortsatz der Ulna hat sich mächtig entwickelt (Ersatz für die ausfallende Gelenkfläche des Radius).

Ähnliche Luxationen werden auch im Krankheitsbilde der multiplen cartilaginären Exostosen beobachtet (Abb. 219).

Zu trennen ist von der angeborenen Luxation die Funktionsstörung, die eine breite Verschmelzung beider Unterarmknochen zur Grundlage hat. Bei diesem Leiden, auch radio-ulnare Synostose genannt, sind beide proximalen Enden der Unterarmknochen durch eine mehr oder weniger breite Knochenbrücke miteinander verbunden, wobei der Radius meist kürzer bleibt und frei endigt.

Wesentlich seltener sind angeborene Verwachsungen zwischen Humerus und Ulna oder zwischen allen drei Knochen des Ellenbogens.

Viel häufiger entstehen Ankylosen und Kontrakturen auf dem Boden arthrogener Veränderungen. In Betracht kommen: der chronische Gelenkrheumatismus, die Osteomyelitis, Gonorrhoe, Lues, Tuberkulose und das Trauma. Vollkommen negativ ist das Bild bei den angeborenen Kontrakturen, die doppelseitig vorwiegend beim männlichen Geschlecht beobachtet werden.

Der Cubitus valgus, d. h. die radiale Abbiegung des Vorderarms, gehört in der Mehrzahl der Fälle zum normalen Bilde. Gemessen wird die Abduktion entweder am Außenwinkel zwischen Unter- und Oberarmachse oder an dessen Komplementärwinkel, der den ersteren zu 180° ergänzt. Schon beim Manne kommen Schwankungen dieser Winkelgröße bis zu 10° vor, die bei der Frau sogar 25° erreichen können. Pathologisch ist der Cubitus valgus also erst beim Überschreiten dieser Grenzen. Ursache: In seltenen Fällen angeborene Schlaffheit der Gelenkbänder, meist einseitige Zerstörung der Gelenkstütze (Tuberkulose, Osteomyelitis) und häufiger noch Traumen, wobei meist das Capitulum humeri abgebrochen und verlagert ist.

Der Cubitus varus hingegen ist immer pathologisch. Als Ursache kommen Rachitis (selten), zuweilen multiple Exostosen, häufiger jedoch Zerstörungen oder auch Wachstumshemmungen der Trochlea nach Infektion oder Trauma in Frage. Nicht immer kann das Bild über die länger zurückliegende Krankheit aufklären.

III. Strukturveränderungen.

Alle Gelenkleiden, die schleichend einsetzen und sich langsam fortentwickeln, erwecken zunächst immer den Verdacht auf Tuberkulose. Das Bild wird auf ossale Herde abgesucht, die mit Vorliebe in den Humeruscondylen (Abb. 107), aber auch gern in der Ulnametaphyse sitzen (Abb. 113 u. 115). Deren Struktur, Abgrenzung und atrophische Umgebung ist zwar für die Tuberkulose sehr charakteristisch, jedoch nicht absolut beweisend. Man verwechsle nicht normale Epiphysenkerne, vor allem nicht die Trochlea mit einem Herd (Abb. 8 u. 644).

Die fungöse Form läßt sich zu Beginn des Leidens klinisch sicherer erkennen als röntgenologisch (vgl. auch Arthritis), bis die ersten Zeichen der fleckigscheckigen Atrophie hervortreten, die später in das chronische Stadium übergehen und das ganze Bild beherrschen (Abb. 274).

In der Ausheilung grenzen sich die Knochenherde scharf ab. Die Atrophie geht zurück, der Gelenkspalt wird schmal, unregelmäßig, auch höckerig und kann schließlich ganz verschwinden (Ankylose).

Osteomyelitische Herde scheinen im Bereiche des Ellenbogens sehr selten zu sein. Eine gewisse Ähnlichkeit mit Ausheilungsstadien der Tuberkulose wäre denkbar (Vorgeschichte!). Viel häufiger ist das Gelenk vom Nachbarknochen infiziert (Abb. 73 u. 173).

Auch über die Lues ist wenig Greifbares bekannt. In der fungösen Form läßt sie lange Zeit jede Knochenveränderung vermissen. Ossale Herde nehmen die eigentümlich marmorierte Verdichtung an, die uns von Knie und Schulter her geläufig ist (Abb. 134, 284, 285). Die Osteochondritis syphilitica hingegen sitzt mit Vorliebe an den Gelenkepiphysen des Ellenbogens (Abb. 127).

An der distalen Humerusmetaphyse verlaufen Knochentumoren unter ähnlichen Bildern wie an den übrigen spongiösen Knochen. Das Bild der lokalen, unregelmäßig, aber scharf begrenzten, wie ausradierten Atrophie herrscht beim Sarkom vor. Eine Innenstruktur spricht nicht gegen Tumor (Abb. 145), ja sie bildet sogar in der Anordnung radiär zum Zentrum und über die Knochengrenze hinaus den sichersten makroskopischen Beweis für die Sarkomdiagnose.

IV. Arthritis.

Das, was ganz allgemein über die Arthritis chronica der Schulter gesagt ist, gilt zum Teil auch für das Ellenbogengelenk. Es fehlt die Belastung, so daß die ersten Zeichen wie Spitzen, Zacken und Wülste oft erst nach Monaten hervortreten. Man achte dabei auf die medialen Gelenkecken, auf das radio-ulnare Gelenk und auf die Humeruscondylen, die in vorgeschrittenen Stadien rauh und höckerig werden. Besonders sei auf einen Vorsprung aufmerksam gemacht (Abb. 640), der an der Grenze von Capitulum und Trochlea in den Spalt hineinragt.

Der Ursachen gibt es viel. In Betracht kommen:

1. Die sekundäre Arthritis nach Gelenkinfektion (Osteomyelitis, Scharlach, Pneumonie, Gonorrhöe). Deren Symptome bestehen zu Anfang in einer Atrophie, später in Deformierung der Gelenkflächen, weniger der Ecken.

2. Das Trauma. Den Distorsionen, den Condylenabrissen und den Frakturen des unteren Humerusendes folgen — nach abgeschlossenem Wachstum und je nach der Schwere des Traumas — Wucherungen an den Gelenkecken (besonders medial), Auflagerungen an den Epicondylen, am Kronenfortsatz und am Radiusköpfchen, dessen Ränder stark umgekrempelt sind. Olecranonsporn sowie Verkalkungen in den Kapsel- und Bandansätzen vervollständigen das Bild, das der primären Arthritis deformans schon sehr ähnlich sieht.

3. Die Osteochondritis dissecans (König). Dieses auch als Arthritis deformans juvenilis beschriebene Krankheitsbild der Adoleszenz sitzt mit Vorliebe im Ellenbogengelenk. Die Abflachung, Eindellung und auch keilförmige Nekrose an der Eminentia capitata sind für den Beginn charakteristisch (Abb. 264 u. 265). Später findet man im Gelenkkavum freie Körper, die schließlich das Bild immer mehr beherrschen, wogegen die arthritischen Symptome wie Zacken, Randwülste und auch Deformierungen der Gelenkcondylen spärlich bleiben.

4. Auch die primäre Arthritis deformans des höheren Lebensalters (jenseits 40) siedelt sich oft im Ellenbogengelenk an. In vorgeschrittenen Fällen ist die Diagnose aus dem Bilde bald gestellt. Besonders achte man auf die starke Verschmälerung des Gelenkspaltes, auf die hochgradige Deformierung des Radiusköpfchens und seiner Gelenkfläche mit der Ulna sowie auf die höckerigen Grenzlinien am Olecranon und an den Humeruscondylen, deren Seitenbild dem der Femurcondylen (Abb. 258b) sehr ähnlich wird.

Will man nach Jahr und Tag entscheiden, ob solche Spätzustände Folge einer Arthritis deformans, eines Traumas oder einer Osteochondritis dissecans sind, so hat man in erster Linie auf alte Verletzungen, dann aber auch auf das Verhalten der Eminentia capitata (Abflachung, Strukturveränderung usw.) und auf das Vorhandensein freier Gelenkkörper zu achten. Nicht jeder freie Schatten außerhalb der Knochengrenzen entspricht einem freien Gelenkkörper. Dieser muß sich bei der Durchleuchtung mitbewegt, bei Kontrollaufnahmen seine Lage verändert oder aber sich nach dem klinischen Befunde eingeklemmt haben, wenn man mit Sicherheit einen freien Gelenkkörper diagnostizieren will. Im übrigen läßt sich nur schätzungsweise auf Grund der zwei Bildebenen angeben, wo der abnorme Knochenschatten (ob inner- oder außerhalb der Gelenkkapsel) zu suchen ist. Alle knorpeligen Gelenkkörper entgehen der Darstellung. In gewissem Gegensatz hierzu steht das ausgesprochene Bild der Arthritis deformans, wobei zwar auch vereinzelt Gelenkkörper sichtbar sind, jedoch im allgemeinen die Randwülste, Zacken, Schliffflächen und die Verschmälerung des Gelenkspaltes den Charakter des Bildes bestimmen.

Nehmen die monströsen Umwandlungen der Gelenkflächen großen Umfang an, gehen die außerhalb der Gelenkgrenzen liegenden Knochenschatten weit in die Weichteile hinein, so besteht sofort Verdacht auf eine Neuropathie (Abb. 287). Auch hochgradige Defekte der Gelenkenden, die ohne Knochenneubildung und ohne nennenswerte Schmerzen entstanden sind, werden bei Tabes und Syringomyelie beobachtet (Abb. 288). Keine Tuberkulose!

Bei Verkalkungen in den Gelenkweichteilen, die unregelmäßig fleckig auch in die Muskelinterstitien hineinragen, muß man an eine Calcinosis intestinalis denken (Abb. 394).

Nach Ellenbogenluxationen finden sich ausgedehnte Verknöcherungen im Verlaufe des Musculus brachialis (Abb. 375).

Recht eigenartig ist das Bild der Hämophilie (Abb. 293). Mit der Diagnose Arthritis chronica (Zacken am Kronenfortsatz und medialen Gelenkspalt sowie rauhe Gelenkflächen) ist dieses nicht abgetan. Kennzeichnend sind vielmehr die subchondralen, wabigen Aufhellungen am Humerus.

Überraschend ist der Befund beim Gelenkkapselchondrom. Das ganze Cavum ist von dichten, kalkfleckig gesprenkelten Schatten übersät, die an zahlreiche Gelenkkörper denken lassen.

V. Verletzungen.

Für die Diagnose und die Therapie der Ellenbogengelenkfrakturen ist das Röntgenbild unentbehrlich. Die Erfahrung lehrt, daß auf Grund des klinischen Befundes allein immer wieder Fehldiagnosen vorkommen, indem Frakturen für Distorsionen oder auch für Luxationen gehalten werden. Außerdem liefert uns nur das Röntgenbild die anatomisch sichere Grundlage für die außerordentlich verschiedenartigen Bruchformen dieses Körperteiles. Dabei soll nicht verschwiegen werden, daß auch umgekehrt das Bild Verwirrung anrichten kann, indem der Unachtsame normale Epiphysenkerne für Frakturen und sichere Bruchspalten für Epiphysenfugen hält. Aus diesem Grunde gehe man immer nach einem bestimmten Schema — etwa in folgender Weise — an die Deutung der Bilder heran: Nur einwandfreie, nicht verwackelte Aufnahmen, die mindestens zwei Ebenen des Gelenks wiedergeben, sind verwertbar (siehe normales Bild). Bevor auf Frakturen gefahndet wird, gebe man sich Rechenschaft über die zu erwartenden Epiphysenkerne (Alter des Patienten!). In zweifelhaften Fällen ziehe man immer das Vergleichsbild der gesunden Seite zu Rate! Wenn wegen der Schmerzen die Aufnahme von vorn (Stellung II) nicht gelingt, ist die Schrägprojektion (Stellung III) oder die stereoskopische Aufnahme am Platze.

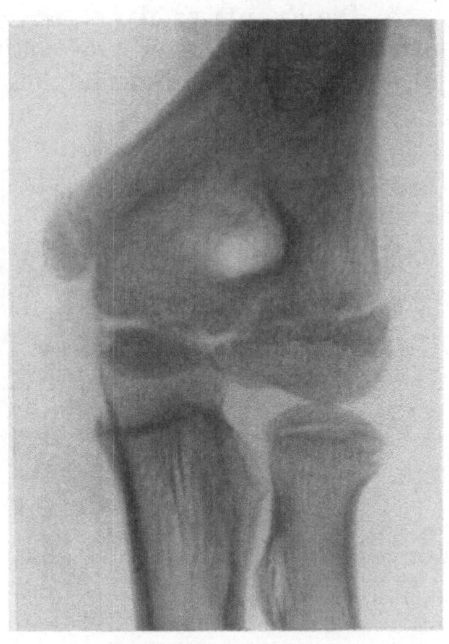

Abb. 644. Ellenbogen eines 14jährigen mit Fraktur am Condylus lat. (dicht oberhalb der Eminentia). Auffallend ist die Verdichtung im Bereich der Trochlea, deren Kern von der Eminentia capitata noch getrennt ist. Außerdem sind die Kerne des Epicondylus lat. und der Tuberositas radii (akzessorischer Knochenkern) vorhanden. Offene Fossa olecrani.

Wir unterscheiden:

1. Fractura supracondylica, die häufigste Verletzung des distalen Humerusendes. Die Bruchebene kann ausgesprochen supracondylär — also im unteren Schaftteil — oder in Höhe der Humeruscondylen liegen (also eigentlich percondylär, Abb. 641, 642 u. 8). Klassisch ist für beide die Verschiebung des distalen Fragmentes nach hinten (daher die klinische Ähnlichkeit mit der Luxation).

2. Die Fraktur des äußeren Condylus. Verwechselt wird im Bilde der Kern der Eminentia capitata, die immer mit verschoben wird, mit dem Fragment, das oft erheblich nach außen verlagert ist. Die Bruchebene verläuft dementsprechend von außen oben nach innen unten und kann sich auch hinter der Eminentia verbergen (Abb. 644, 645). Nicht selten ist gleichzeitig ein schaliges Stück vom Olecranon abgelöst (nach dem 10. Lebensjahr auch dessen Apophyse).

3. Der Abbruch des Epicondylus internus. Diese Bruchform wird erst mit Auftreten des Kernes (7. Lebensjahr) beobachtet und geht als typische Abrißfraktur mit einer erheblichen Drehung und Verlagerung des Fragmentes einher (Subluxation des Vorderarmes nach außen). Übersehen kann man diese Fraktur deshalb schlecht, besonders wenn auch auf den Gelenkspalt geachtet wird, worin sich zuweilen das Bruchstück mit dem Ulnaschatten überdeckt. Andererseits darf man atypische Lagerungen des Kernes (Folge der atypischen Projektion) im Seitenbilde nicht für eine Abrißfraktur halten (Abb. 643). Nur allzu oft bleibt eine Pseudarthrose bestehen (Abb. 640).

4. Die Fraktur des inneren Condylus ist in den Wachstumsjahren sehr selten. Sie verläuft schräg von innen oben nach außen unten durch das Trochantermassiv und wird zuweilen bei der Luxatio cubiti angetroffen.

5. Die Fractura diacondylica, die im Gegensatz zur supracondylären rein intraartikulär und quer zur Schaftachse verläuft. Während der ersten 5 Lebensjahre verrät sich die Diacondylica nur an der Verschiebung des Capitulum humeri (nach hinten oder außen), wobei allerdings die Vorderarmknochen der gelösten Gelenkfläche folgen. Man vergesse aber nicht, daß auch im normalen Seitenbilde der Capitulumkern etwas schräg zur Schaftachse liegt (Abb. 643).

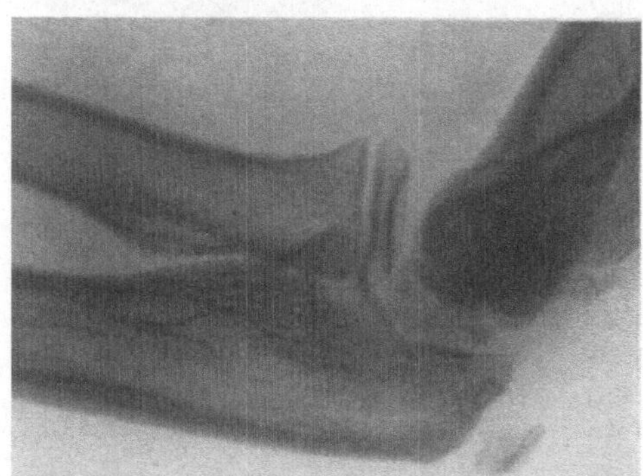

Abb. 645. Seitenansicht zu 644. In der Ulnazwille liegt der unregelmäßige Trochleakern, darüber, schwach angedeutet wie ein liegender Halbmond, das Capitulum. Sichtbar sind ferner die Kerne des Olekranon, des Radiusköpfchens und der Tuberositas radii.

6. Sehr selten und nur im Erwachsenenalter kommen Abschälfrakturen am Capitulum humeri vor, worauf im Seitenbilde besonders zu achten ist.

7. Frakturen am Capitulum und Collum radii. Diese verbergen sich klinisch unter einer Distorsion und entgehen auch im Bilde der Aufmerksamkeit, wenn man nicht auf kleinste Einbrüche des äußeren Randes (Meißelfraktur) oder schmale, querziehende Aufhellungen im Halse achtet. Lösungen der Epiphysenplatte allein sind so gut wie unbekannt. Verlagert ist diese jedenfalls nicht, wenn sie in der Aufnahme von vorn unregelmäßig oval und mehr am Außenrande liegt (Abb. 642, Projektionsfolge bei gebeugtem Gelenk).

8. Der Bruch des Kronenfortsatzes der Ulna entsteht durch Abriß und verrät sich infolgedessen an seiner Verlagerung (Seitenbild!).

9. Olecranonfrakturen dürften weder klinisch noch röntgenologisch schwer deutbar sein, da fast immer das proximale Fragment stark verzogen wird. Die gleiche Verlagerung machen natürlich auch dessen Kerne (zwei bis drei) mit (11.—18. Lebensjahr). Infraktionen sind selten, dürfen aber nicht mit der Epiphysenfuge verwechselt werden (Abb. 639). In der Ausheilung bildet sich meist wenig Callus, desto mehr werden im Erwachsenenalter Verknöcherungen in der Trizepssehne angetroffen, teils in Verbindung mit dem Olecranon, teils auch isoliert. In der anatomischen Literatur findet sich hier als Seltenheit ein Knochen als Ellenbogenscheibe beschrieben, den Kienböck ausnahmslos als posttraumatisches Gebilde ansprechen möchte.

Spätzustände: Nach Lösung eines Epiphysenkernes bleibt zuweilen dessen Wachstum zurück; dieser Vorgang und die Verschiebung der Fragmente selbst hat Deformitäten zur Folge (Cubitus valgus, varus).

Für die supracondylären Frakturen ist ein mächtiger Callus charakteristisch, der sich jedoch nicht nur am Bruchspalt, sondern auch an der ganzen Metaphyse und auch an der Ulna einstellt. Infolgedessen bleiben oft Gelenkkontrakturen zurück (Verschluß der Fossa coronoidea und olecrani), auf deren Ursache alsdann das Bild hinweist.

Das gleiche gilt auch für die ischämische Kontraktur des Unterarmes, die sehr oft Folge von supracondylären Frakturen ist (Druck oder Verletzung von Gefäßen und Nerven durch die Bruchenden).

Die Luxationen im Ellenbogengelenk spielen eine untergeordnete Rolle. Die Luxatio antebrachii posterior geht meist mit Abbruch des Kronenfortsatzes einher. Bei der lateralen Luxation reißt gewöhnlich ein Condylus mit ab (der am weitesten entfernte). Die Luxation nach vorn ist selten (dabei Olecranonfraktur). Auch die Luxatio divergens (Ulna hinten, Radius vorn) geht nicht ohne Knochenverletzungen ab.

Da die klinischen Symptome sehr charakteristisch sind und höchstens bei der Luxation nach hinten, als der häufigsten, Zweifel auftauchen (Fractura supracondylica), fällt in frischen Fällen dem Röntgenbilde eigentlich nur der Nachweis solcher Nebenverletzungen zu.

Wichtig wird jedoch die Untersuchung von Spätzuständen, die mit arthritischen Veränderungen (vom geringsten bis zum schwersten Ausmaß) einhergehen können. Charakteristische Verknöcherungen im Sinne der Myositis ossificans circumscripta finden sich im Verlaufe des Musculus brachio-radialis (Abb. 375).

Besonders erwähnt sei noch die Luxation des Radiusköpfchens, die nach vorn, hinten oder außen erfolgt. Im Bilde achte man auf die Stellung des Köpfchens zur Eminentia capitata, weniger auf dessen Lage zur Ulna, die je nach der Projektion recht stark wechseln kann (Abb. 640, 641, 642, 644). Das proximale Ulnaende wird gleichzeitig nach Frakturen abzusuchen sein (Parierfraktur der Ulna mit Radiusluxation).

M. Unterarm.

I. Das normale Bild.

Technik: Die beste Übersicht erhält man, wenn der Unterarm in stärkster Supination auf der Platte liegt und der Zentralstrahl von volar auf die Mitte der Beugeseite eingestellt ist.

In der II. Ebene (Seitenaufnahme) ruht die Ulna auf der Platte. Der Unterarm ist leicht proniert (Mittelstellung), der Röhrenfokus auf die Mitte des Radius gerichtet.

Zuweilen sind bei Frakturen oder Pseudarthrosen auch leichte Schrägprojektionen anzuwenden.

Fehler: Es wird nicht genügend auf die Drehung des Unterarmes geachtet. Infolgedessen kreuzen sich Ulna und Radius in beiden Ebenen, was deren Beurteilung erschwert.

Die Diaphysen der Unterarmknochen verlaufen glattrandig mit deutlich sich absetzender Corticalis und strukturreich hervortretender Markhöhle (Abb. 646 u. 647). An der Innengrenze kann die Rindenzone im mittleren Drittel um das Doppelte verbreitert sein und einer Periostitis ossificans ähnlich sehen. In Wirklichkeit handelt es sich um die Ansatzstelle des Lig. interosseum, die kielartig hervortritt. Eine Fehldiagnose wird besonders dann leicht gestellt, wenn in diesem weichen Schatten ein schmaler Spalt sichtbar wird (Schrägkanal der Art. nutritia des Radius).

II. Mißbildungen, Deformitäten.

Radiusdefekte verlaufen klinisch unter dem Bilde der Klumphand. Meist ist gleichzeitig eine Aplasie oder Dysplasie des Daumens vorhanden.

Auch angeborene Ulnadefekte verbergen sich hinter Hand- und Fingermißbildungen. Beim totalen Defekt (auch doppelseitig) fehlen die entwicklungsgeschichtlich zur Ulna gehörenden Strahlen II—V entweder teilweise oder ganz. Das gleiche wird beim partiellen Defekt beobachtet, der im Bilde noch Reste des proximalen Ulnateiles und gleichzeitig auch eine Luxation des Radiusköpfchens erkennen läßt.

Hochgradig deformiert ist der Unterarm bei der angeborenen radio-ulnaren Synostose (vgl. Ellenbogen). Die knöcherne Verbindung beider Unterarm-

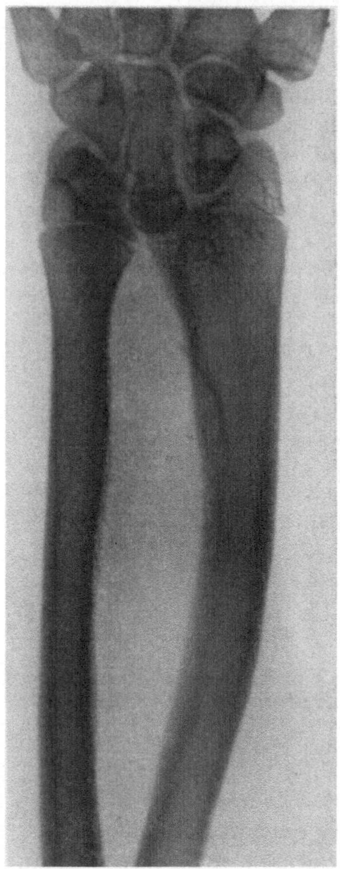

Abb. 646. MADELUNGsche Deformität bei einer 15jährigen mit deutlicher Verbiegung des Radiusschaftes. Die Handwurzel läuft keilförmig spitz aus. Dementsprechend sind die distalen Radius- und Ulnaepiphysen umgeformt.

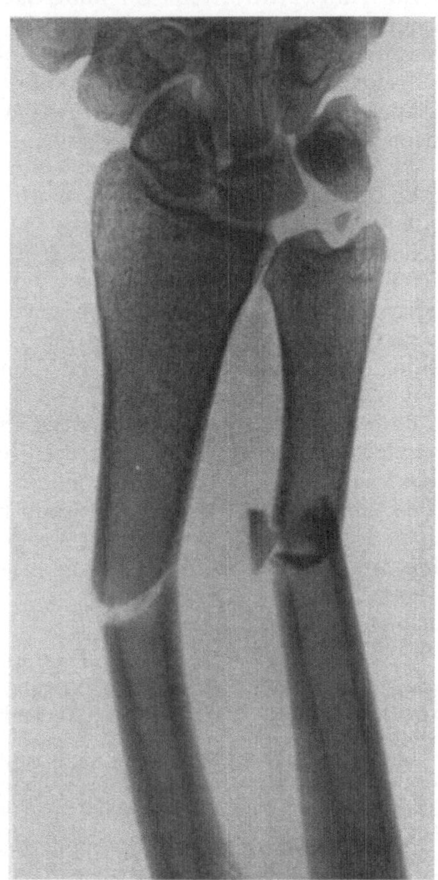

Abb. 647. Frischer Unterarmquerbruch bei einem 29jährigen mit Abbruch des Proc. styloideus ulnae.

knochen findet sich meist dort, wo diese sich in mittlerer Drehstellung kreuzen. Beide, die aufgehobene Pro- und Supination und die Kreuzung, erschweren nicht allein die Aufnahmetechnik, sondern auch indirekt die Deutung der Bilder (Schrägaufnahme!). Zu achten ist 1. auf die Synostose selbst (nicht zu verwechseln mit Exostose, Abb. 219), 2. auf die Luxation des proximalen Radius- und distalen Ulnaendes, 3. auf Handdeformitäten im Sinne des „Madelung" (vgl. Hand).

Ähnliche Mißbildungen des Unterarms sind bei multiplen cartilaginären Exostosen beobachtet worden (Abb. 219). Gleichzeitig kann das distale Ulnaende fehlen.

Starke Verbiegungen der Unterarmknochen kommen eigentlich nur nach Traumen vor. Als Folge der Rachitis dürften Deformitäten sehr selten sein. Charakteristisch ist die Umbiegung des Radiusschaftes bei der MADELUNGschen Handdeformität (vgl. Hand und Abb. 646).

III. Strukturveränderungen.

Die Osteomyelitis der Unterarmdiaphysen unterscheidet sich im allgemeinen nicht von dem uns bekannten Bilde. Nur im frühen Kindes- und Wachstumsalter können die Veränderungen irreführen (Abb. 86). So lenken die eigentümlichen Höhlen und der geringe Knochenaufbau in deren Umgebung (Totenlade und Ostitis fehlen) unseren Verdacht eher auf eine Tuberkulose. Diese wird aber am Schaft so gut wie gar nicht, häufiger nur an den Metaphysen beobachtet, wobei als Eigentümlichkeit hervorgehoben sei, daß umgekehrt bei der Tuberkulose der Gesamteindruck des Bildes eher der einer Osteomyelitis ist. Die Metaphyse ist spindelförmig aufgetrieben (periostale Auflagerung, Abb. 111) und der Herd (Aufhellung mit Spongiosasequester) durch einen dichten Wall (Ostitis) von der Umgebung abgegrenzt. Anklänge an die Spina ventosa sind zweifellos vorhanden (siehe diese).

Ähnlich kann sich auch das Bild der Lues aufbauen (ohne Sequester!), als deren Lieblingssitz die proximale Ulnametaphyse angegeben wird.

Tumoren des Unterarms sind selten. In ihrem Aussehen unterscheiden sie sich durch nichts von den beschriebenen Strukturveränderungen der Schafttumoren überhaupt.

IV. Verletzungen.

Charakteristisch für den Unterarm ist der Querbruch beider Diaphysen mit dreieckiger Aussprengung im Sinne des Biegungsbruches (Abb. 647). Die Verlagerung der Bruchenden kann ganz erheblich sein (Abb. 49). Ursache: Plötzlich entfaltete Wirksamkeit der Pro- und Supinatoren. So kommt es, daß man auch mit den üblichen zwei Ebenen (selbstverständlich!) zuweilen nur mühsam zu einer klaren Vorstellung über die Lage der Fragmente gelangt. Übersichtsaufnahmen (einschließlich Handgelenk) in den typischen Armlagen (siehe Technik) erleichtern das Lesen des Bildes.

Übersehen werden die Fissuren, die sich nur an einer feinsten Corticalisunterbrechung oder auch an querziehenden Verdichtungen verraten. Eher wird man schon durch eine Achsenknickung der Diaphyse auf solche Spalten aufmerksam.

Der Fissur ähnlich ist die Wulstfraktur des Kindesalters, jene im distalen Abschnitt sitzende Fraktur, die sich an dem aufgefaserten Corticaliswulst des Radius oder auch beider Unterarmknochen verrät. Dabei bleibt eine Bruchverschiebung fast ganz aus.

Auch isolierte Radius- und Ulnafrakturen kommen vor, wobei auf die Dislokation besonders zu achten ist (Abb. 55). Die sogenannte Parierfraktur der Ulna ist oft von einer Luxation des Radiusköpfchens begleitet.

Bei Spontanfrakturen denke man an die Syringomyelie. Pseudarthrosen beider Knochen oder auch nur eines sind in Anbetracht der Fragmentverschiebungen keine Seltenheit.

N. Hand.

I. Das normale Bild.

a) Technik: Die Darstellung der Hand gehört mit zum Leichtesten in der ganzen Röntgenologie. Die vielen Knochen und ihre verschiedene Lage zueinander fordern aber auch hier eine gute und stets gleichbleibende Einstelltechnik.

1. Handgelenk und Handwurzel (Dorsalaufnahme, Abb. 653). Die Hohlhand liegt der Platte auf, der Unterarm ist proniert und der Zentralstrahl auf die Mitte einer Linie eingestellt, die beide Griffelfortsätze miteinander verbindet (Strahlengang dorsovolar).

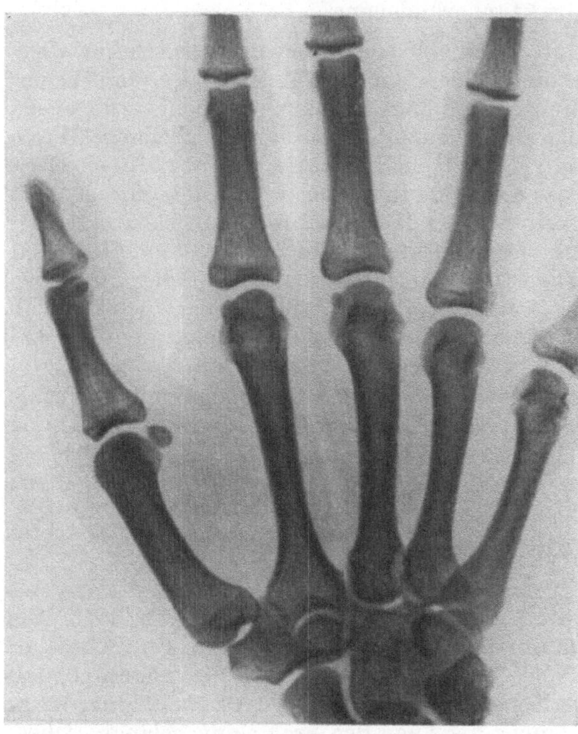

Abb. 648. Sesambeine der Hand bei einer 17jährigen. Ausgebildet sind zwei Sesambeine am Metatarsusköpfchen I, ein Sesambein am Köpfchen der Grundphalanx I, ferner je ein Sesambein in Höhe des Metatarsusköpfchens II, III und T.

Die II. Ebene erhält man in Seitenlage, wobei die ulnare Kante auf der Platte liegt und der Röhrenfokus auf den Griffelfortsatz der Speiche zentriert ist (Strahlengang radioulnar).

2. Mittelhand und Finger. Bei leicht gespreizten Fingern ist die Hohlhand an die Platte gepreßt und der Zentralstrahl auf das Grundgelenk des Mittelfingers gerichtet (Strahlengang dorsovolar, Abb. 648).

Die II. Ebene (ulnare Kante ruht auf der Platte) gibt wenig übersichtliche Bilder. Empfehlenswerter sind daher für die Mittelhand leichte Schrägprojektionen und für die Finger seitliche Einzelaufnahmen.

3. Das Seitenbild des Daumens liegt schon mit dorsovolarem Strahlengang vor (Abb. 648). Zur II. Ebene gelangt man nach stärkster Innendrehung und Abspreizung des im Ellenbogen gestreckten Armes, wobei der Rücken des Daumens auf der Platte liegt und der Fokus auf dessen Grundgelenk eingestellt ist.

Die gleiche Lage ist zur Sonderdarstellung des radialen Handwurzelrandes (Naviculare, Multangulum majus und minus) erforderlich, nur, daß der Röhrenfokus entsprechend zentriert wird (Abb. 28).

b) Handgelenk und Handwurzel: So klar und übersichtlich auch Handgelenk und Handwurzelknochen im Bilde hervortreten, so schwierig kann doch dessen Deutung sein. Voraussetzung ist an der Hand noch weit mehr als an anderen Gliedteilen, daß man sich jeden Schatten und jeden Kontur zunächst mit der Anatomie in Einklang bringt.

Die Radiusepiphyse trägt eine Gelenkfläche, die sich als quergestellte Hohlrinne in folgender Weise abzeichnet: Die der Platte aufliegende Kante erscheint als flacher, dichter Schattenbogen (Abb. 650, 653 und 177), der ziemlich schroff in die klare, weitmaschige Struktur des Griffelfortsatzes übergeht. Über diesen Bogen und über Teile des Gelenkspaltes legt sich die dorsale Gelenkkante (Abb. 650), deren distale Grenze nicht immer klar sichtbar ist. Deutlicher werden beide Kanten am radio-ulnaren Gelenk in Form von Doppelkonturen (Abb. 653 und 654).

Die Ulna ragt nur mit ihrem Griffelfortsatz an den Gelenkbogen heran (Abb. 171). So entsteht darin zwischen Radius und Proc. styloideus ulnae eine breite Lücke, deren Form und Größe im wesentlichen von der Drehung der Ulna abhängt. Teils gehen nämlich Ulna und Griffel ohne Grenze ineinander über (Abb. 171), teils sitzt dieser dem stumpfen Ende auf (Abb. 654).

Die proximale Handwurzelreihe (Naviculare, Lunatum, Triquetrum) gibt den distal konkaven Bogen des Handgelenks am deutlichsten wieder. Normalerweise liegen Lunatum und proximale Hälfte des Naviculare dem Radius gegenüber, wodurch ein Raum abgegrenzt wird, den man im Bilde allgemein als Handgelenkspalt bezeichnet und der im Durchschnitt 2—3 mm breit ist. Sobald während der Aufnahme die Hand ulnar oder radial flektiert lag, ändert sich naturgemäß die Stellung der Handwurzel zur Radiusepiphyse (Abb. 171).

Das Naviculare sieht einer Bohne ähnlich, die etwa in ihrer Mitte, häufiger auch im oberen Drittel einen leichten Knick oder nur verdichtete Strukturzüge erkennen läßt, als ob hier eine Abschnürung vorhanden wäre. Diese entspricht dem volarwärts gerichteten Tuberculum ossis navicularis (Abb. 171 und 650). Da Frakturen in gleicher Höhe mit diesen dichten Querzügen zu sitzen pflegen, ist die Entscheidung zwischen beiden nicht immer leicht (Abb. 653, Vergleichsaufnahme der gesunden Seite).

Recht verschiedenartig zeichnet sich das Lunatum ab (vgl. Abb. 653, 650 und 171). Es ähnelt etwa einem Trapez mit abgerundeten Ecken und wird distal vom Capitatum und proximal in schmalem Streifen vom Radius überdeckt. Sobald diese Überdeckung breiter ist, sobald auch Teile des Triquetrum oder des Hamatum in das Lunatum hineinprojiziert werden, muß man an dessen Luxation denken. Entscheidend ist für solche Fälle immer das Seitenbild (vgl. Abb. 296—299).

Die Beurteilung des Triquetrum wird durch Überlagerung mit dem Pisiforme erschwert. Dieses liegt meist lateral oben dem Triquetrum auf und erzeugt einen dichten, runden oder ovalen Schatten.

Die distale Handwurzelreihe (Hamatum, Capitatum, Multangulum majus, Multangulum minus) ist praktisch weniger bedeutungsvoll. Das Hamatum ist daran erkennbar, daß sich dessen Haken (im Profil getroffen) durch eine dichte Linie abhebt, die wiederum den hellen Hakenkern umschließt (Abb. 653 und 650).

Das Capitatum liegt wie ein stehendes Rechteck im Zentrum der Handwurzel. Selten sind dessen Grenzen so klar sichtbar wie in Abb. 650. Am deutlichsten treten immer die Gelenkfazetten zum Naviculare und zur Basis des Metacarpus II und III (Abb. 648) hervor, während Hamatum- und Lunatumgrenze meist überdeckt sind.

Das Multangulum minus ist an der Basis des Metacarpus II zu suchen (Abb. 653, 650 und 648). Nur die proximale (zum Naviculare) und distale Gelenkfläche werden deutlich, während die radiale Seite im Schatten des Multangulum majus verschwindet. Dessen Außengrenze beschreibt einen starken, teils unregelmäßig, wellig verlaufenden Bogen, der an der distalen (Metacarpus I) und proximalen (Naviculare) Gelenkfläche in eine scharfe Kante ausläuft. So gut wie unsichtbar bleibt das Tuberculum des Multangulum majus. Dagegen liegt der distalen Grenze fast regelmäßig eine Verdichtung an, die sich wie ein Sporn zwischen Metacarpus I und II schiebt (Abb. 651 und 653).

Die Innenstruktur der Handwurzelknochen ist recht ungleichmäßig. Heller erscheinen im allgemeinen die Randteile des Hamatum, Naviculare und Multangulum. Kreisrunde Aufhellungen im Capitatum und Naviculare sind Zufallsbefund (Abb. 650 und 175). Dichte Schatten treten besonders am Haken des Hamatum, am Pisiforme und am Multangulum hervor.

Auch am distalen Radius- und Ulnaende sind die Randteile bis in den Griffel hinein heller, aber von scharfer Struktur.

Im Seitenbilde werden soviel Grenzen und Flächen übereinander projiziert (Abb. 652, 297 bis 299), daß man oft geneigt ist, auf eine genauere Bildanalyse ganz zu verzichten. Und doch vermag uns die reine Seitenaufnahme viel zu sagen. So erscheint die aufliegende Ulna als dichter Schatten, dessen Überlagerung mit dem Radius kraß hervortritt. In der Gelenkpfanne liegt (jetzt wirklich wie ein Halbmond) das Lunatum, dessen aufgebogene Kanten das Capitatum umgreifen. In Höhe dieses Knochens kann volarwärts der Handwurzel ein Knochen mit deutlicher Gelenkfazette vorgelagert sein. Er entspricht dem Pisiforme (normal!, Abb. 655).

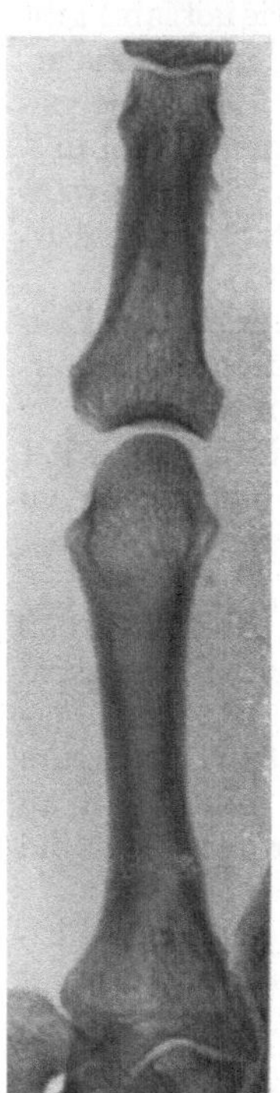

Abb. 649. Metacarpus und Grundphalanx des 2. Fingers bei einem 54jährigen (normal, siehe Text).

c) Mittelhand (Abb. 648, 50, 649): Der Metacarpus I wird bei dorso-volarem Strahlengange seitlich dargestellt. Infolgedessen verläuft seine radiale Grenze mehr geradlinig und seine ulnare im konkaven Bogen. Der längste Mittelhandknochen ist meist der zweite. Zugleich besitzt dieser eine schlanke Gestalt und ein verhältnismäßig kleines Capitulum, dessen Gelenkgrenze scharf und halbkreisförmig hervortritt. Unterhalb des Köpfchens finden sich Doppelkonturen von etwas unregelmäßigem Verlauf, die den normalen Sehnen- und Kapselansätzen entsprechen. Einem ähnlichen Befunde begegnen wir an den Mittelhandknochen III—V. Besonders hervorgehoben sei aber: 1. Die ulnare Grenze des Metacarpus V läuft zuweilen weich und wellig mit breiter Rindenzone aus. Keine Periostitis! 2. Kompaktainseln sind sowohl an der Basis des Metacarpus II (Abb. 649), als auch an der des Metacarpus V beobachtet. Sie besitzen keine pathologische Bedeutung, so lange sie nicht mit atrophischen Veränderungen in der Umgebung einhergehen. 3. Kleinste Exostosen, ähnlich den an den Grund- und Mittelphalangen beschriebenen, kommen an der Basis vor, ohne daß ihnen eine pathologische Bedeutung zugesprochen werden dürfte (Abb. 649). 4. Im Bereiche der Mittelhandköpfchen können an allen außer am dritten zwei Sesambeine auftreten. Während diese am Metacarpus I durch dessen frontale Projektion sofort als solche erkannt werden, ist am Metacarpus II, IV, und V eine Verwechselung mit Herden oder Absprengungen durchaus möglich, da die Sesambeine nicht regelmäßig vorhanden sind.

d) Finger: Die Gestalt der Grundphalangen richtet sich nach der Größe der Hand und ihrer Funktion. Der Schaft ist gleichmäßig breit. Runde bis spitze Vorsprünge an der Grenze vom oberen zum mittleren Drittel (Abb. 649) finden sich bei muskelkräftigen Männern jenseits der dreißiger Jahre. Ähnliche Vorsprünge, die Endausläufer von kleinen rauhen Knochenleisten entlang der volaren Fläche sind, haben wir auch bei der Akromegalie kennen gelernt (Abb. 239). Die Knochenleiste selbst sieht man auf Profilbildern einzelner Finger. Der Unachtsame läßt sich durch diese volaren Schatten eine Periostitis vortäuschen.

Ähnlich ist die Mittelphalanx der Finger gebaut. Die Endglieder (Abb. 50 und 239) dagegen unterscheiden sich wesentlich in ihrer Gestalt von den bisher beschriebenen Umrissen. Die Spitze wird von der Tuberositas unguicularis gebildet, die meist eine rauhe, zackige Grenzfläche trägt und wie eine Kugel dem weit dünneren Schaftteil der Endphalanx aufsitzt. Unmittelbar angrenzend an die Tuberositas liegen, ähnlich wie an der Mittelphalanx beschrieben, kleinste Exostosen, die jedoch keine pathologische Bedeutung haben. An der Basis verbreitert sich die Endphalanx, deren Gelenkecken leicht abgestumpft sind.

e) Ossifikation: Die Radiusepiphyse verknöchert im Verlaufe des 2. Lebensjahres. Sie behält bis zu ihrer Verschmelzung (18. Lebensjahr) eine Keilform, deren Spitze ulnawärts gerichtet ist und meist erst vom 10. Jahre bis an das radio-ulnare Gelenk heranreicht.

Der Kern der Ulnaepiphyse erscheint mit dem 7. Jahre. Auch diese paßt sich zunächst als Keil dem Gelenkbogen an, bis sich 2—3 Jahre später der Griffelfortsatz an der Außengrenze hoch schiebt. Am Proc. styloideus wird nur bei endokrinen Störungen ein isolierter Kern beobachtet (vgl. Os triangulare).

Die Epiphysenfuge beider Unterarmknochen verschwindet mit dem 18. Lebensjahre. Sie wird zu diagnostischen Zwecken gern dargestellt, wenn bei Allgemeinerkrankungen des Skelettes zwischen Rachitis, Lues, Möller-Barlow und Myxödem unterschieden werden soll. Gut läßt sich auch die Ausheilung der beiden erstgenannten Leiden an diesen Epiphysenfugen nachprüfen (vgl. Abb. 220 und 228).

Für die Beurteilung von Wachstumsstörungen und Systemerkrankungen ist die Darstellung der Handwurzel beliebt. Ihre Verknöcherung verläuft nämlich insofern günstig, als die sieben Knochen in einer verhältnismäßig großen Zeitspanne ihre ersten Kerne nacheinander zeigen; so erscheint das Capitatum im 4., das Hamatum im 6. Lebensmonat, das Triquetrum im 3. Jahre, das Naviculare im 4., das Lunatum im 4.—5., das Multangulum majus und minus im 5., und das Pisiforme im 10. Lebensjahre. Die Reihenfolge kann variieren. So hat Schinz eine veränderte Reihenfolge in zwei Familien beobachtet, ohne daß irgendeine Systemerkrankung für diesen Vorgang angeschuldigt werden konnte. Eine Verzögerung der Ossifikation ist vor allem beim Kretinismus und Myxödem bekannt (Abb. 237), während bei der Rachitis die Knochenkerne zu normaler Zeit erscheinen.

Einfacher verläuft die Ossifikation an Mittelhand und Fingern. Zuerst (im 2. Jahre) erscheinen die Köpfchenepiphysen der Mittelhandknochen II—V. Sie liegen wie eine Kugel im Epiphysenbecher (vgl. Abb. 625 und 220). Fast zu gleicher Zeit tauchen die Scheibenepiphysen an Grund-, Mittel- und Endphalangen auf, die alle ebenso wie die Basisepiphyse des Metacarpus I am proximalen Ende zu suchen sind. Auch deren Verknöcherung beginnt im 3. Lebensjahr. Die unregelmäßige, auch zackig verlaufende Wachstumszone an der Basis des Metacarpus I überrascht den Anfänger zunächst und verführt ihn zur Diagnose Fraktur, besonders deshalb, weil Basisepiphysen an den anderen Mittelhandknochen fehlen oder nur bei endokrinen Störungen beobachtet werden (vgl. Pseudoepiphysen). Sämtliche Epiphysen verschmelzen im 17. Lebensjahre mit ihrem Schaft (vgl. Tabelle III, S. 11).

Über akzessorische Knochen und Sesambeine, siehe Varietäten.

II. Mißbildungen, Deformitäten.

Die meisten angeborenen und erworbenen Deformitäten verlaufen unter dem Bilde von Gelenkkontrakturen. Dabei muß daran erinnert werden, daß deren Ursache nicht nur im Gelenke selbst, sondern häufig auch in proximal sitzenden Knochendefekten zu suchen ist. So wird die Klumphand (Hand steht volar und radial flektiert) sowohl angeboren als reine Gelenkkontraktur, als auch als Folge der Radiusaplasie (siehe Unterarm) beobachtet, während das Fehlen der Ulna entgegengesetzt gerichtete Handkontrakturen nach sich zieht.

Gleichfalls unter dem Bilde einer Kontraktur verläuft die sogenannte MADELUNGsche Handdeformität. Das Leiden ist höchstwahrscheinlich angeboren, obwohl dessen Symptome — der Ellengriffel springt stark vor, die Hand ist volar flektiert — erst in den Wachstumsjahren (8—15) hervortreten. Früher hat man diese Deformität als spontane Luxation oder als Folge einer Fraktur oder auch einer Rachitis aufgefaßt, ohne daß damit die eigentümliche Vorliebe für das weibliche Geschlecht ihre Erklärung fände (47 : 9).

Das Bild ist sehr charakteristisch (Abb. 646). Besonders fällt die starke Verbiegung des Radiusschaftes auf, dem eine steile Epiphyse eigen ist. Gleichzeitig rückt die Ulna vom Radius ab (Subluxation) und stellt sich in ähnlicher Weise zum Handgelenk ein wie der Radius. Somit hat man den Eindruck, als ob die Handwurzel wie ein Keil zwischen Elle und Speiche getrieben wäre, ein Eindruck, der noch dadurch erhöht wird, daß sich auch die proximale Handwurzelreihe entsprechend umformt. Das Wesentliche ist aber die Verbiegung des Radiusschaftes, während die Ulnaluxation auch bei anderen Deformitäten beobachtet wird.

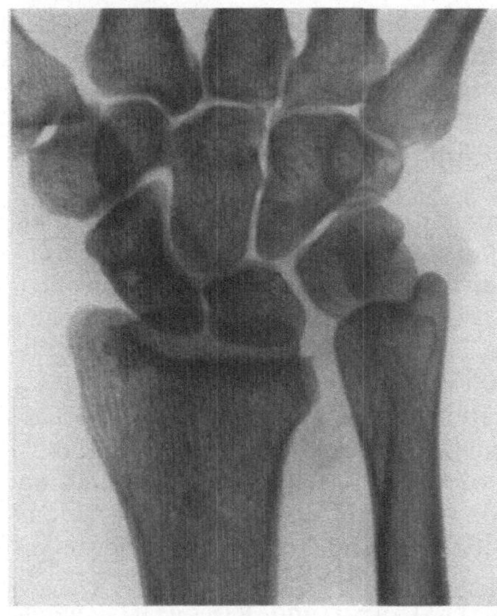

Abb. 650. Luxation des distalen Ulnaendes bei einem 38jährigen, der an einer angeborenen radioulnaren Synostose leidet. Außerdem ist eine Aufhellung im Naviculare vorhanden (DWIGHT).

So ist eine Subluxation des distalen Ulnaendes als Folge der radio-ulnaren Synostose (siehe Unterarm) oder der angeborenen Luxation des proximalen Radiusendes bekannt (Abb. 650). Auch bei arthritischen Veränderungen im Radiocarpalgelenk mit Bewegungsbeschränkung luxiert die Ulna. Und schließlich fahnde man auf Exostosen zwischen Ulna und Radius ähnlich wie in Abb. 219.

Wie bei allen Gelenken, so bildet auch am Handgelenk die Arthritis die häufigste Ursache von Kontrakturen. Jedoch übersieht man dabei zuweilen angeborene Mißbildungen der Handwurzel, wie sie vorkommen als Verschmelzungen zwischen Lunatum, Triquetrum und Hamatum und als Hypoplasien des Mond- und des Kahnbeins (W. MÜLLER), wobei Fingermißbildungen gleichfalls beobachtet werden.

Ein wenig geklärtes Gebiet ist das der angeborenen Fingerkontrakturen. Wir kennen eine eigentümliche Verkürzung am V. Finger im Rahmen der Myositis ossificans progressiva, in ähnlicher Weise auch beim Mongolismus, sehen ferner plumpe und kurze Fingerglieder als Folge der Chondrodystrophie (Dreizackhand, Abb. 213). Recht unbefriedigend sind aber die Röntgenbilder bei den symmetrischen Fingerkontrakturen am vierten und fünften Mittelgelenk. Diese treten erst mit dem 15.—18. Lebensjahre hervor, wobei im Bilde höchstens eine asymmetrische Entwicklung der Basisepiphyse an der Mittelphalanx auf die Kontraktur bezogen werden kann. — Selbstverständlich müssen arthrogene, myogene, desmogene oder neurogene Ursachen ausgeschlossen sein. —

Zum gleichen Thema gehören auch die seitlichen Abbiegungen der Fingerendgelenke (Digitus varus und valgus am Zeige-, Ring-, Kleinfinger und Daumen).

III. Strukturveränderungen.

Die scharfen und klaren Bilder lassen an der Hand die ersten Zeichen chronischer Entzündungen und kleinster Knochenherde weit früher erkennen als an anderen Gelenken.

So treten tuberkulöse Knochenherde in ganz charakteristischer Form hervor. Bevorzugt sind das Capitatum (Abb. 270), die Epiphysen des Radius (Abb. 171) und der Ulna (Abb. 111). Dagegen läßt das Bild bei der fungösen Form oft im Stich. Nur die diffuse Atrophie an der ganzen Handwurzel weist auf Tuberkulose hin. Da aber nach akuter Gelenkinfektion, besonders nach Gonorrhoe und schließlich auch nach Traumen Ähnliches beobachtet wird, so kann endgültig nur der klinische Verlauf entscheiden.

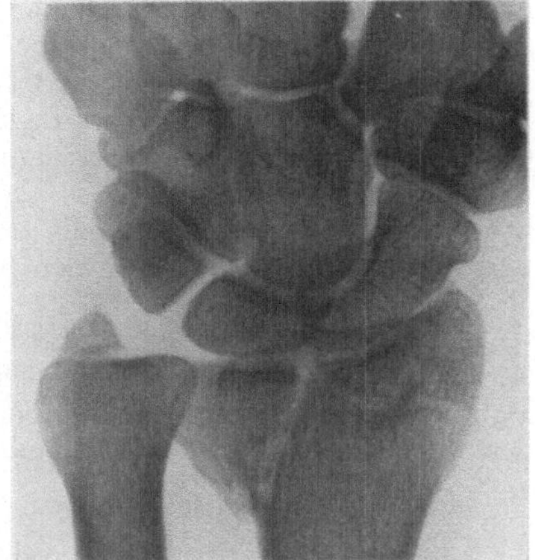

Abb. 651. Frische Radiusfraktur bei einem 56jährigen mit Abbruch des Proc. styloideus ulnae.

Recht häufig ist die Verwechslung der Tuberkulose mit der Lunatummalacie (Abb. 205—208), zumal sich klinisch beide Krankheiten in gewissen Punkten gleichen können. Hier sichert das Bild die Diagnose.

Ganz anders sieht dagegen eine Osteomyelitis aus, die z. B. fortgeleitet von der Sehnenscheidenphlegmone alsbald eine hochgradige Atrophie der ganzen Handwurzel zur Folge hat (Abb. 53) und später immer eine Reihe von Knochen zur Einschmelzung bringt. In Ausheilungsstadien wird allerdings die Entscheidung darüber, was einmal vorgelegen hat, sehr schwer sein (vgl. Abb. 282).

Unter ganz besonderen Formen verlaufen Osteomyelitis und Tuberkulose an den Metacarpen und Phalangen. Während erstere als Panaritium periostale in wenigen Wochen hochgradige Atrophie mit Knochenzerstörung hinterläßt (Abb. 84 und 53), ist für die Tuberkulose die Verdichtung und periostale Auflagerung charakteristisch (Spina ventosa, Abb. 116 und 117). Sehr selten scheinen multiple tuberkulöse Herde in Form kleinster Aufhellungen zu sein, wie sie JÜNGLING als Ostitis tuberculosa multiplex cystica beschrieben hat.

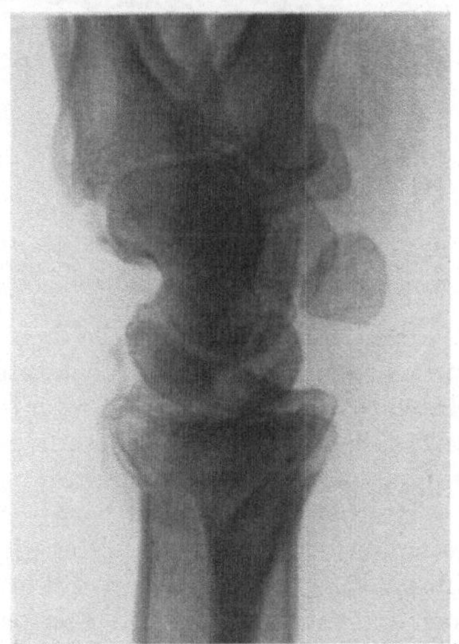

Abb. 652. Seitenbild zu 651. Die Kompression des distalen Radiusendes wird am dorsalen Wulst deutlich. Der Handwurzel links vorgelagert ist ein unscharfer Schatten, der als Abriß vom Triquetrum angesprochen wird. Volar (rechts) von der Handwurzel wird das Os pisiforme als scharf begrenzter, außerhalb der Reihe liegender Knochen sichtbar.

Im Säuglingsalter sieht man eine Auftreibung der Phalangen auch nach Lues (Dactylitis syphilitica), deren Bild der Spina ventosa sehr ähnlich sieht (vgl. Sonderabschnitt). An Tabes und Syringomyelie muß man bei hochgradigen und schmerzlosen Zerstörungen ganzer Gelenkteile denken (Abbildung 289).

Auch die Gicht setzt große, eigentümlich scharf begrenzte Knochendefekte (Abb. 267).

Ganz anders sieht wieder das Bild von Tumoren aus. Diese erkennt man weniger an ihrer Aufhellung und Grenze als hauptsächlich an der Innenstruktur. So besitzt z. B. das Osteosarkom (Abb. 149) eine baumartige Verzweigung, während den Enchondromen (Abb. 154—156) eine wabige Struktur eigen ist, die gewisse Ähnlichkeit mit dem Riesenzellensarkom (Abb. 152) aufweist.

Ganz seltene Strukturveränderungen sind an den Diaphysen der kurzen Röhrenknochen bei der MARIE-BAMBERGERschen Krankheit beschrieben worden (Osteoarthropathie hypertrophiante pneumique). Die Rindenzone erscheint dichter und breiter (Periostitis ossificans), ein Befund, der auch bei Muschelarbeitern als Gewerbekrankheit erhoben wurde (Perlmutterperiostitis). Dick und dicht können die Diaphysen ferner bei der Akromegalie sein.

IV. Arthritis.

Man sollte annehmen, daß sich die Symptome der Arthritis wie Zacken, Randwülste, Schliffflächen usw. bei der Übersichtlichkeit der Handbilder und den zahlreichen Gelenken früh und sicher nachweisen ließen. Dem ist nicht so. Zwei Voraussetzungen nämlich, die wohl auf die Symptome Einfluß haben, fehlen an den Hand- und Fingergelenken. Das sind die Belastung und — in der Handwurzel — die Bewegung.

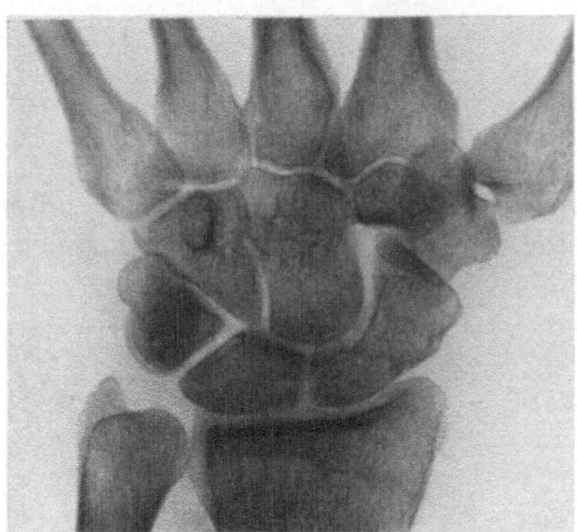

Abb. 653. Frische Navicularefraktur, die sich im Bilde an einer zackigen, quer durch das Naviculare ziehenden Linie zu erkennen gibt.

Einige arthritische Kennzeichen sind schon unter den Strukturveränderungen erwähnt worden. So sehen wir unregelmäßig-höckerige Gelenkflächen mit Verschmälerung des Spaltes bis zur Ankylose nach Tuberkulose, Gonorrhoe und Osteomyelitis. Auch nach traumatischen Schädigungen sind ähnliche Symptome angedeutet (Abb. 59, 178 und 654). In subchronisch verlaufenden Fällen erscheinen außerdem Randwülste und Gelenkzacken.

Bekanntlich können alle diese Gelenkleiden sekundär in die Arthritis deformans übergehen, wodurch letzten Endes Bilder wie Abb. 267 mit Wülsten und Höckern am Proc. styloideus ulnae und am Radio-ulnargelenk sowie Ankylosen mit subchondralen Aufhellungen entstehen. Die primäre Arthritis deformans hingegen scheint an der Hand sehr selten zu sein.

Häufiger sieht man aber die primär chronische Arthritis in den Fingergelenken beginnen. Während die atrophische Form im Anfang nur eine Atrophie aufweist — ähnlich dem Bilde 54,—, treten bei der hypertrophischen schon früh kleinste Zacken und Aussparungen hervor, die bald zur Zerstörung der Gelenkfläche (Abb. 253—255) und schließlich zum Bilde der Arthritis deformans führen (vgl. Abb. 255 und 267).

Eine besondere Form der chronisch verlaufenden Polyarthritis, die oft in den Fingergelenken beginnt, beschreibt KIENBÖCK als Polyarthritis rheumatica infantilis (siehe dieses).

Die Gicht kann ebenfalls unter dem Bilde eines chronisch-multiplen Gelenkleidens auftreten. Jedoch ist die Röntgenaufnahme selten so charakteristisch (Abb. 266), daß sie eine sichere Diagnose zuläßt. Man achte aber zu Anfang auf eigentümlich dichte Weichteilschatten in der Umgebung der Gelenke (Uratablagerung) und auf kleinste Usuren an den Gelenkecken, die den klinisch begründeten Verdacht zu bestätigen vermögen.

Die HEBERDENschen Knoten sind ein Begleitsymptom vieler Gelenkleiden, die mit einer Zerstörung tragender Knochensubstanz einhergehen. Dem fühlbaren Wulst entspricht im Bilde oft ein knöchener Vorsprung (Spange, Zacke, Randwulst, Abb. 269).

An eine Arthropathie (Tabes, Syringomyelie) muß man in Fällen schmerzloser und hochgradiger Zerstörung denken (Abb. 289), wie sie nicht nur am Handgelenk, sondern auch am Basisgelenk des Metacarpus I beschrieben worden sind (der BENNETschen Fraktur sehr ähnlich, Abb. 655).

V. Verletzungen.

Seitdem sich die Erkenntnis durchgesetzt hat, daß sich hinter dem klinischen Befunde einer Quetschung oder Verstauchung des Handgelenks nur allzu oft eine Fraktur verbirgt, ist auch dem erfahrenen Facharzt das Röntgenbild unentbehrlich.

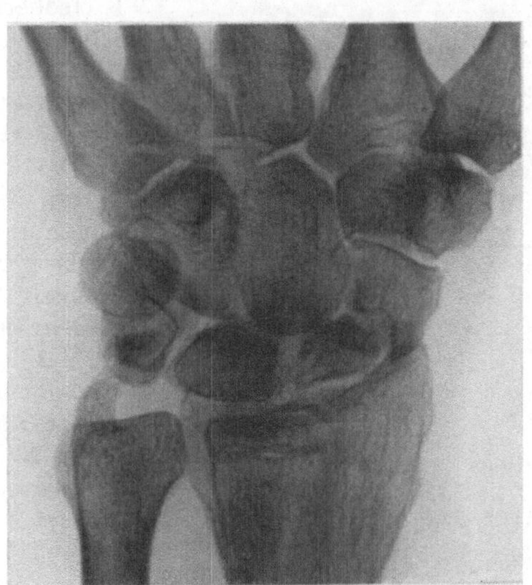

Abb. 654. Navicularepseudarthrose bei einem 72jährigen, der angibt, sich vor 54 Jahren (im Kriege 1870/71) als Leutnant die Hand verstaucht zu haben. Das proximale Ende des Naviculare ist deutlich verdichtet und zusammengedrückt.

Die praktisch wichtigste und häufigste Fraktur ist die des distalen Radiusendes. In ihrer klassischen Form erscheint sie im dorso-volaren Bilde (Abb. 651) als heller Spalt, der entweder parallel zur Gelenklinie oder auch in T- oder Y-Form verläuft. Unentbehrlich ist ferner das Seitenbild (Abb. 652), das auf die Gabelrückenstellung der Fragmente aufmerksam macht. Die Bruchebene ist dabei in der Richtung von volar und distal nach dorsal und proximal zu suchen.

Schwieriger ist schon die Abgrenzung der unvollständigen Radiusfrakturen und Epiphysenlösungen vom normalen Bilde. Man achte an der Rindenzone auf kleinste Unterbrechungen, die in querziehende dichte oder auch helle Linien übergehen, wobei nicht etwa die normale Epiphysennarbe zwischen dem 18. und 30. Lebensjahr (Abb. 647) als Fraktur angesprochen werden darf. Bei der Epiphysenlösung sind meist auch benachbarte Randteile (besonders der dorsale Metaphysenrand) mit abgebrochen und verschoben (Seitenbild!).

Begleitverletzungen:

1. Abbruch des Proc. styloideus ulnae in 50—80 vH aller Radiusfrakturen, kann auch isoliert vorkommen.
2. Querbruch am distalen Ulnaende.
3. Subluxation der Ulna (Abb. 650), meist bei Zertrümmerung der Radiusepiphyse und Zerstörung des Radio-ulnargelenks.
4. Navicularefraktur (Abb. 653), die in frischen Fällen nur allzuoft übersehen wird.
5. Abriß am Triquetrum (Abb. 652).
6. Ausnahmsweise sind auch Lunatum (Luxation), Capitatum und Hamatum verletzt.

Radiusfrakturen sind in wenigen Wochen knöchern geheilt. Als Spätfolgen machen sich die Verbreiterung der Radiusepiphyse und Deformierung ihrer Gelenkfläche (Abb. 59) bemerkbar, was wieder darauf hinweist, wie wichtig die sorgfältige Reposition dieser Brüche ist. Der Proc. styloideus ulnae heilt selten knöchern an (Abb. 29, 30 und 59). Er kann weiter wachsen und sich umformen (vgl. Os triangulare). Auch die Navicularefraktur geht sehr oft in eine Pseudarthrose über (Abb. 28, 177, 654).

Eine Reihe von Frakturen der Handwurzelknochen, die klinisch dem klassischen Radiusbruch ähnlich sehen, sind schon als dessen Begleitverletzungen aufgezählt. Außerdem seien erwähnt:

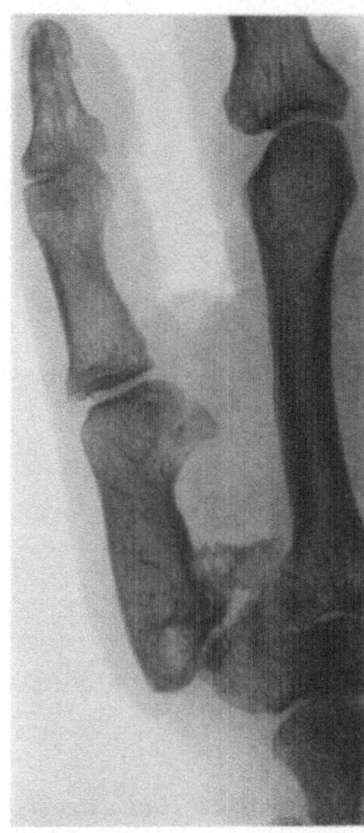

Abb. 655. Alter Schußbruch am Grundgelenk des Metacarpus I bei einem 36jährigen. Radiale Luxation des Metacarpus mit Absprengung an seinem ulnaren Ende.

1. Isolierte Brüche des Naviculare mit den Folgen Pseudarthrose und Malacie (vgl. Abb. 653, 654, 28, 176—178).

2. Lunatumfrakturen (selten), meist mit der Lunatummalacie verwechselt (Abb. 205—208).

3. Die intercarpale Luxationsfraktur im Sinne von de Quervain, wobei das Naviculare gebrochen und das Lunatum einschließlich proximalem Navicularefragment nach der Hohlhand luxiert ist (vgl. auch Abb. 296 bis 299 und Sonderkapitel).

4. Sehr selten sind isolierte Verletzungen der distalen Handwurzelreihe (Capitatum, Hamatum, Multangulum majus und minus) und des Pisiforme.

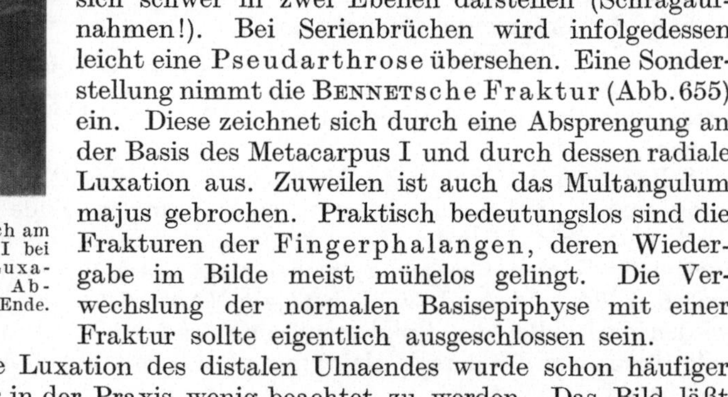

Mittelhand: Verletzungen der einzelnen Metacarpen werden besonders an ihren Schäften in Form von Quer-, Schräg- oder Schraubenbrüchen beobachtet. Diese klinisch oft verkannten Frakturen lassen sich schwer in zwei Ebenen darstellen (Schrägaufnahmen!). Bei Serienbrüchen wird infolgedessen leicht eine Pseudarthrose übersehen. Eine Sonderstellung nimmt die Bennetsche Fraktur (Abb. 655) ein. Diese zeichnet sich durch eine Absprengung an der Basis des Metacarpus I und durch dessen radiale Luxation aus. Zuweilen ist auch das Multangulum majus gebrochen. Praktisch bedeutungslos sind die Frakturen der Fingerphalangen, deren Wiedergabe im Bilde meist mühelos gelingt. Die Verwechslung der normalen Basisepiphyse mit einer Fraktur sollte eigentlich ausgeschlossen sein.

Luxationen: Die Luxation des distalen Ulnaendes wurde schon häufiger erwähnt, scheint aber in der Praxis wenig beachtet zu werden. Das Bild läßt die ulnare, meist auch dorsale, seltener volare Verschiebung des Speichenköpfchens deutlich hervortreten, wobei besonders auf die Verbreiterung des Radio-Carpalgelenkes geachtet werden muß (normal 2—3 mm). Als Ursachen kommen in Betracht:

1. Angeborene (vgl. Mißbildungen, radio-ulnare Synostose, Madelungsche Handdeformität und Abb. 650).

2. Die Radiusfraktur (Abb. 651). In seltenen Fällen kann auch die Ulna am Radius vorbeiwachsen (Wachstumsstörung nach Epiphysenlösung am Radius).

3. Bewegungsbeschränkung im Radio-Carpalgelenk (Abb. 654).

4. Unterarmfrakturen mit Verschiebung der Bruchenden und Exostosen. (Abb. 648).

5. Unbekannt bei sogenannter habitueller Luxation. Es werden Meniskus- und Bänderzerreißungen im Radio-Carpalgelenk angeschuldigt.

An der Handwurzel luxiert das Lunatum in charakteristischer Weise (vgl. perilunäre Dorsalluxation der Hand und intercarpale Luxationsfraktur (Abb. 296 bis 299), während Verrenkungen der gesamten proximalen oder distalen Handwurzelreihe so gut wie unbekannt sind. Luxieren kann auch gelegentlich die Mittelhand an ihrer Basis (Seitenbild!).

Fingerluxationen erkennt man an der hochgradigen Verschiebung der Phalangen (um deren Breite) gegeneinander. Die wichtigste ist die Luxation des Daumens im Grundgelenk, wobei die Sesambeine mit verlagert sind (keine Absprengung!). Subluxationen kommen auch bei Fingerkontrakturen zustande. Jedoch verwechsele man nicht die weitgehende Verschiebung der Basis auf den Gelenkköpfchen bei gebeugtem Finger mit einer Luxation.

Literaturverzeichnis
(siehe auch unter den Körperteilen).

Allgemeiner Teil.

A. Bildtechnik und Bildbetrachtung.

HALBERSTAEDTER und TUGENDREICH: Die Gefahr der Hautschädigung bei der Röntgendiagnostik. Berlin. klin. Wochenschr. 1920. Nr. 46, S. 1091. — HASSELWANDER: Die Bedeutung des Röntgenbildes für die Anatomie. Zeitschr. f. d. ges. Anat., Abt. 3: Ergebn. d. Anat. u. Entwicklungsgesch. Bd. 23, S. 639. 1921. — KIENBÖCK: Über radiologische Diagnosenstellung bei Knochenkrankheiten. Wien. med. Wochenschr. 1921. Nr. 11, S. 492. — Ders.: Der radiologische Befund bei Knochenkrankheiten. Fortschr. a. d. Geb. d. Röntgenstr. Bd. 28, S. 538. 1921/22. — PELTESOHN: Über fehlerhafte Wiedergabe von Schattenintensitäten auf Röntgenbildern (Schattensummation). Klin. Wochenschr. 1922. Nr. 9, S. 413. — REGENER: Über die Schärfe der Röntgenbilder und ihre Verbesserung. Münch. med. Wochenschr. 1917. Nr. 47, S. 1518. — TIETZE: Über den architektonischen Aufbau des Bindegewebes in der menschlichen Fußsohle. Bruns' Beitr. z. klin. Chirurg. Bd. 123, S. 392. 1921. — WIMBERGER: Technische Erfahrungen aus der Kinderröntgenologie. Fortschr. a. d. Geb. d. Röntgenstr. Bd. 29, S. 96. 1922.

B. Röntgenanatomie.

AKERLUND: Entwicklungsreihen in Röntgenbildern von Hand, Fuß und Ellenbogen im Mädchen- und Knabenalter. Fortschr. a. d. Geb. d. Röntgenstr. Ergänzungsbd. 33. 1918. — ARON: Aus der Pathologie des Wachstums im Kindesalter. Klin. Wochenschr. 1923. Nr. 8, S. 333. — BECK, OTTO: Kritischer Beitrag zur Spina bifida occulta. Zeitschr. f. orthop. Chirurg. Bd. 43, S. 21. 1924. — BRAUS: Anatomie des Menschen Bd. 1. Berlin: Julius Springer 1921. — BRÜNING: Nervenlähmung und Nervenreizung in der Pathogenese nervöser Ausfallserscheinungen, besonders bei Spina bifida occulta, zugleich Erwiderung zu HIGIER. Klin. Wochenschr. 1922. Nr. 34, S. 1694. — DIECK: Anatomie und Pathologie der Zähne und Kiefer im Röntgenbilde mit besonderer Berücksichtigung der Aufnahmetechnik. Fortschr. a. d. Geb. d. Röntgenstr. Ergänzungsbd. 25, S. 41. 1911. — ENGEL und RUNGE: Normaltafeln des Kindesalters. Zeitschr. f. Kinderheilk. Bd. 33, S. 61. 1922. — ESAU: Die Spornbildung am Olekranon (Processus anguli, olecrani). Fortschr. a. d. Geb. d. Röntgenstr. Bd. 34, S. 679. 1926. — v. FINCK: Ein Beitrag zur pathologischen Anatomie und Klinik der Spina bifida occulta auf Grund von Sektionsbefunden an Leichen Neugeborener. Zeitschr. f. orthop. Chirurg. Bd. 42, S. 65. — FREUDENBERG und GYÖRGY: Der Verkalkungsvorgang bei der Entwicklung des Knochens. Ergebn. d. inn. Med. u. Kinderheilk. Bd. 24, S. 17. 1923. — FROMME: Die Bedeutung der LOOSERschen Umbauzonen für unsere klinische Auffassung (Os acetabuli und Gelenkkörper). Arch. f. klin. Chirurg. Bd. 116, S. 664. 1921. — FUJINAMI: Über die Ossifikation der Handwurzelknochen. Fortschr. a. d. Geb. d. Röntgenstr. Bd. 17, S. 311. 1911. — GRUBER: Anatomische Notizen. I. Auftreten der Tuberositas des Os metatarsale V sowohl als persistierende Epiphyse als auch mit einer an ihrem äußeren Umfange aufsitzenden persistierenden Epiphyse. Virchows Arch. f. pathol. Anat. u. Physiol. Bd. 99, S. 460. 1885. — HASSELWANDER: Untersuchungen über die Ossifikation des menschlichen Fußskeletts. Zeitschr. f. Morphol. u. Anthropol. Bd. 5, S. 438. 1908. — Ders.: Die Bedeutung des Röntgenbildes für die Anatomie. Zeitschr. f. d. ges. Anat., Abt. 3: Ergebn. d. Anat. u. Entwicklungsgesch. Bd. 23, S. 639. 1921. — HESSE: Spina bifida cystica. Ergebn. d. Chirurg. u. Orthop. Bd. 10, S. 1197. 1918. — HINTZE: Enuresis nocturna, Spina bifida occulta und epidurale Injektion. Mitt. a. d. Grenzgeb. d. Med. u. Chirurg. Bd. 35, S. 484. 1922. — KÖHLER: ALBAN: Die normale und pathologische Anatomie des Hüftgelenks und Oberschenkels in röntgenographischer Darstellung. Fortschr. a. d. Geb. d. Röntgenstr. Ergänzungsbd. 12. 1905. — MÜLLER, W.: Die quergespaltene Patella — eine Umbauzone. Münch. med. Wochenschr. 1924. Nr. 26, S. 854. — MUSCATELLO: Über die angeborenen Spalten des Schädels und der Wirbelsäule. Arch. f. klin. Chirurg. Bd. 47, S. 162. 1894. — PERITZ: Enuresis nocturna und Spina bifida occulta (Myelodysplasie). Dtsch. med. Wochenschr. 1911. S. 1256. — PFITZNER: Die kleine Zehe, eine anatomische Studie. Arch. f. Anat. u. Physiol., Anat. Abt. 1890. S. 12. — ROBINSOHN: Ausbau der Röntgen-Anatomie und der Röntgen-Propädeutik. Wien. med. Wochenschr. 1921. Nr. 11, S. 504. — ROSE: Entwicklungsstörungen am Knochen und am Zentralnervensystem in der Gegend des Atlantooccipitalgelenks. Virchows Arch. f. pathol. Anat. u. Physiol. Bd. 241, S. 428. 1923. — SARRAZIN: Der Kalkaneussporn. Ergebn. d. Chirurg. u. Orthop. Bd. 7, S. 729. 1913.

— Schinz: Der Abbruch des Processus styloideus ulnae. Dtsch. Zeitschr. f. Chirurg. Bd. 175, S. 81. 1922. — Ders.: Variationen der Halswirbelsäule und der angrenzenden Gebiete. Fortschr. a. d. Geb. d. Röntgenstr. Bd. 31, S. 583. 1923/24. — Ders.: Vererbung und Knochenbau. Schweiz. med. Wochenschr. 1924. Nr. 50, S. 1151 und Nr. 51, S. 1176. — Stettner: Ossifikation und soziale Lage. Münch. med. Wochenschr. 1920. Nr. 38, S. 1091. — Ders.: Über die Beziehungen der Ossifikation des Handskeletts zu Alter und Längenwachstum bei gesunden und kranken Kindern von der Geburt bis zur Pubertät. Arch. f. Kinderheilk. Bd. 68, S. 342 u. 439 und Bd. 69, S. 27. 1921. — Stieda: Zur Kenntnis der Sesambeine der Finger und Zehen. Bruns' Beitr. z. klin. Chirurg. Bd. 42, S. 237. 1904. — Thilenius: Untersuchungen über die morphologische Bedeutung accessorischer Elemente am menschlichen Carpus (und Tarsus). Morphologische Arbeiten Bd. 5, S. 462. 1896. — Weidenreich: Über die Beziehungen zwischen Muskelapparat und Knochen und den Charakter des Knochengewebes. Anat. Anz. Ergänzungsheft zu Bd. 55; Verhandl. d. Anat. Ges. Erlangen 1922, S. 28. — Wildt, A.: Ein abnormes Sesambein auf der Rückseite des Kniegelenkes. Fortschr. a. d. Geb. d. Röntgenstr. Bd. 3, S. 188. 1899—1900. — Wilms und Sick: Die Entwicklung der Knochen der Extremitäten von der Geburt bis zum vollendeten Wachstum. Ebenda Ergänzungsbd. 9. 1902. — Wolff, Richard: Ist das Os naviculare carpi bipartitum und tripartitum Grubers das Produkt einer Fraktur? Nebst Mitteilung eines Falles beiderseitiger Teilung des Naviculare carpi. Dtsch. Zeitschr. f. Chirurg. Bd. 70, S. 254. 1903. — Wülfing: Über akzessorische Knochen des Ellenbogens. Fortschr. a. d. Geb. d. Röntgenstr. Bd. 34, S. 684. 1926.

C. I—III. Knochenkrankheiten; Allgemeines, Knochenatrophie, Knochenwachstum, Knochenheilung.

Beck: Die pathologische Anatomie und spezielle Pathologie der Knochenatrophie. Ergebnisse der Chirurg. u. Orthop. Bd. 18, S. 556. 1925. — Brandes: Experimentelle Untersuchungen über den zeitlichen Eintritt der durch Inaktivität bedingten Knochenatrophie. Fortschr. a. d. Geb. d. Röntgenstr. Bd. 21, S. 551. 1914. — Cohn: Über die Beziehungen zwischen Knochenatrophie und Knochenregeneration auf dem Wege der Kalkwanderung. Arch. f. klin. Chirurg. Bd. 112, S. 231. 1919. — Dubs: Über Sudecksche Knochenatrophie nach Verbrennungen. Münch. med. Wochenschr. 1921. Nr. 36, S. 1141. — Chillini: Experimentelle Untersuchungen über die mechanische Reizung des Epiphysenknorpels. Arch. f. klin. Chirurg. Bd. 46, S. 844. 1893. — Grunert: Über pathologische Frakturen (Spontan-Frakturen). Dtsch. Zeitschr. f. Chirurg. Bd. 76, S. 254. 1905. — Hitschmann und Wachtel: Die sogenannte Sudecksche Knochenatrophie als häufige Folge der Erfrierungen. Fortschr. a. d. Geb. d. Röntgenstr. Bd. 27, S. 621. 1919/21. — Hoffmeister: Über die Ablagerung und Resorption von Kalksalzen in dem Gewebe. Ergebn. d. Physiol. Bd. 10, S. 429. 1910. — Hueck: Über das Mesenchym. Die Bedeutung seiner Entwicklung und seines Baues für die Pathologie. Zieglers Beitr. z. pathol. Anat. Bd. 66. S. 330. 1920. — Lehmann, Walter: Zur Frage der neurotischen Knochenatrophie, insbesondere nach Nervenschüssen. Bruns' Beitr. z. klin. Chirurg. Bd. 107, S. 605. 1917. — Mönckeberg: Atrophie und Aplasie. Handb. d. allg. Pathol. von Krehl-Marchand Bd. 3, S. 409. 1915. — Müller, Walther: Die normale und pathologische Physiologie des Knochens. Leipzig: Johann Ambrosius Barth 1924. — Nonne: Über radiographisch nachweisbare akute und chronische Knochenatrophie (Sudeck) bei Nervenerkrankungen. Fortschr. a. d. Geb. d. Röntgenstr. Bd. 5, S. 293. 1901/02. — Pommer: Über Osteoporose, ihren Ursprung und ihre differentialdiagnostische Bedeutung. Arch. f. klin. Chir. Bd. 136, S. 1. 1925. — Rost: Pathologische Physiologie des Chirurgen. Leipzig: Vogel 1920. S. 522. — Schubert: Wachstumsvorgänge und atrophische Vorgänge am Skelettsystem. Deutsche Zeitschrift für Chirurgie Bd. 161, S. 80. 1921. — Sudeck: Zur Alters atrophie (einschließlich Coxa vara senium) und Inaktivitätsatrophie der Knochen. Fortschr. a. d. Geb. d. Röntgenstr. Bd. 3, S. 201. 1899/1900. — Ders.: Über die akute Knochenatrophie nach Entzündungen und Verletzungen an den Extremitäten und ihre klinischen Erscheinungen. Ebenda Bd. 5, S. 277. 1901/02. — Sulger: Über den Einfluß der sensiblen Innervation auf den ausgewachsenen Knochen. Dtsch. Zeitschr. f. Chirurg. Bd. 193, S. 186. 1925. — Voit: Die Abnahme des Skeletts und der Weichteile bei Hunger. Zeitschr. f. Biol. Bd. 46, S. 167. 1905. — Wachtel: Über die diagnostische und therapeutische Bedeutung der feineren Details der Frakturbilder. Münch. med. Wochenschr. 1915. Nr. 46, S. 1561. — Weidenreich: Knochenstudien. 1. Teil. Über Aufbau und Entwicklung des Knochens und den Charakter des Knochengewebes. Zeitschr. f. d. ges. Anat., Abt. 1: Zeitschr. f. Anat. u. Entwicklungsgesch. Bd. 69, S. 382. 1923. — Ders.: Knochenstudien. II. Teil: Über Sehnenverknöcherungen und Faktoren der Knochenbildung. Ebenda Bd. 69, S. 558. 1923.

C. IV. Entzündungen des Knochens.

ADLER: Über einen seltenen Fall einer Knochencyste. Fortschr. a. d. Geb. d. Röngenstr. Bd. 30, S. 254. 1922/23. — ASHHURST, BROMER und WHITE: Cystic disease of the bone. A study of 15 cases. Arch. of Surg. Bd. 6, S. 661. 1923. — v. AXHAUSEN: Knochennekrose und Sequester. Dtsch. med. Wochenschr. 1914. Nr. 3, S. 111. — BECK, A.: Zentrales Knochenfibrom der Tibia. Dtsch. Zeitschr. f. Chir. Bd. 183, S. 114. 1923. — v. BEUST: Ostitis fibrosa und Knochencyste bei angeborener Unterschenkelfraktur. Ebenda Bd. 152, S. 60. 1920. — BEUTTENMÜLLER: Toxigene Osteoperiostitis ossificans bei chronischem Ikterus. Berlin. klin. Wochenschr. 1908. Nr. 21, S. 1001. — CAAN: Über fibröse Ostitiden. Dtsch. med. Wochenschr. 1924. Nr. 40, S. 1367. — EICHLER: Epicondylitis humeri. Inaug.-Diss. Erlangen 1921. — FISCHER, A. W.: Über die Epicondylus- und Styloidesneuralgie, ihre Pathogenese und zweckmäßige Therapie. Arch. f. klin. Chirurg. Bd. 125, S. 749. 1923. — FUJII: Beitrag zur Kenntnis der Ostitis fibrosa mit ausgedehnter Cystenbildung. Dtsch. Zeitschr. f. Chirurg. Bd. 114, S. 25. 1912. — GÖLDEL: Beitrag zum Wesen und der Behandlung der Epicondylitis. Münch. med. Wochenschr. 1920. Nr. 40, S. 1147. — GÜTIG: Beitrag zur Behandlung der Epicondylitis. Med. Klinik 1923. Nr. 16, S. 539. — HABERER: Zur Frage der Knochencysten, zugleich ein Beitrag zur freien Knochentransplantation. Arch. f. klin. Chirurg. Bd. 93, S. 791. 1910. — Ders.: Zur Frage der Knochencysten. Arch. f. orthop. u. Unfall-Chirurg. Bd. 17, S. 1. 1920. — HIESE: Über eine seltene Knochenerkrankung nach einem Abortus. Zentralbl. f. Gynäkol. 1923. Nr. 39, S. 1536. — JUNGMANN: Die Epicondylitis humeri. Ergebn. d. Chirurg. u. Orthop. Bd. 16, S. 155. 1923. — KIENBÖCK: Über radiologische Diagnosenstellung bei Knochenkrankheiten. Wien. med. Wochenschr. 1921. Nr. 11, S. 492. — LANG: Über die genetischen Beziehungen zwischen Osteomalacie-Rachitis und Ostitis fibrosa. Virchows Arch. f. pathol. Anat. u. Physiol. Bd. 257, S. 594. 1925. — MATSUOKA: Beitrag zur Lehre von der PAGETschen Knochenkrankheit (Osteomalacia chronica deformans hypertrophia nach RECKLINGHAUSEN). Dtsch. Zeitschr. f. Chirurg. Bd. 102, S. 515. 1909. — MOHR: Die Osteomyelitis im Säuglingsalter. Berlin. klin. Wochenschr. 1905. Nr. 7, S. 178. — PLAGEMANN: Das Knochenfragment, Bruchfragment und Nekrose nach Schußverletzung, Einheilung und Abstoßung, Indikationsstellung zur blutigen Reposition schief stehender, eiternder Knochenbrüche mit Hebel an der Bruchstelle. Fortschr. a. d. Geb. d. Röntgenstr. Bd. 25, S. 467, 1917/18. — POMMER: Zur Kenntnis der progressiven Hämatom- und Phlegmasieveränderungen der Röhrenknochen auf Grund der mikroskopischen Befunde im neuen Knochencystenfalle H. v. HABERERS. Arch. f. orthop. u. Unfall-Chirurg. Bd. 17, S. 17. 1920. — SAUER: Über Ostitis fibrosa. Dtsch. Zeitschr. f. Chirurg. Bd. 170, S. 95. 1922. — SCHÜLLER: Epicondylitis tuberculosa. Med. Klinik 1923. Nr. 36, S. 1225. — SPEED: An analysis of one hundred and sixty cases of osteomyelitis with end results. Southern Med. Journ. Bd. 15, S. 721. 1922. Ref. Zentralorg. f. d. ges. Chirurg. u. Grenzgeb. Bd. 20, S. 115. 1923. — STETTNER: Ostitis deformans oder Enchondrom? Bruns' Beitr. z. klin. Chirurg. Bd. 124, S. 414. 1921. — TIETZE: Die Knochencysten. Ergebn. d. Chirurg. u. Orthop. Bd. 2, S. 32. 1911. — WACHENDORF: Epicondylitis humeri, ein Beitrag zur Entstehung und Lokalisierung dieser Erkrankung. Dtsch. med. Wochenschr. 1924. Nr. 36, S. 1215. — WEHNER: Klinischer Beitrag zur generalisierten Ostitis fibrosa mit multipler Cystenbildung. Fortschr. a. d. Geb. d. Röntgenstr. Bd. 27, S. 140. 1919/21. — WIELAND: Über Ostitis (richtiger Osteodysplasia) fibrosa cystica congenita. Arch. f. Kinderheilk. Bd. 71, S. 241. 1922. —

C. V. Infektiöse Granulationsgeschwülste.

ALEXANDER: Die ostealen Veränderungen bei kongenitaler Syphilis im intra- und extrauterinen Leben. Berücksichtigung der Wirbelverknöcherungen. Leipzig: Ambrosius Barth 1915. — FLESCH-THEBESIUS: Die Unterschiede der exsudativen und produktiven Knochentuberkulose im Röntgenbilde und ihre Auswertung für die chirurgische Indikation. Fortschr. a. d. Geb. d. Röntgenstr. Bd. 30, S. 249. 1922/23. — FRANGENHEIM: Die angeborenen Systemerkrankungen des Skeletts. Ergebn. d. Chirurg. u. Orthop. Bd. 4, S. 90. 1912. — GLÜCK: Über den Verlauf und die klinischen Formen der Lepra mit Krankendemonstrationen. Arch. f. Dermatol. u. Syphilis Bd. 72, S. 423. 1904. — GOUGEROT et CARAVEN: Hémiporose humaine (nouvelle mycose). Rév. de Chirurg. Bd. 40, S. 896. 1909. — JESSNER: Spondylitis luetica. Klin. Wochenschr. 1923. Nr. 14, S. 638. — KIENBÖCK: Zur radiographischen Anatomie und Klinik der syphilitischen Knochenerkrankungen an Extremitäten. Zeitschr. f. Heilk., Abt. Chirurg. Bd. 23, S. 130. 1902. — Ders.: Zur radiographischen Anatomie und Klinik der tuberkulösen Erkrankung der Fingerknochen „Spina ventosa", namentlich der nicht nach außen perforierenden Form, nebst Differentialdiagnose gegen Syphilis. Ebenda Bd. 23, S. 186. 1902. — LOVETT und WOLBACH: Roentgenographic appearance, diagnosis and pathology of some obscure cases of bone lesions. Surg., gynecol. a. obstetr. Bd. 31, S. 111. 1920. — MÜLLER: KÖHLERsche Erkrankung des Os naviculare mit gleichzeitigem Schwund des einen Hüftgelenkkopfes bei Lues congenita. Arch. f. orthop. u. Unfall-Chirurg. Bd. 21, S. 135. 1922. — PICK: Neuere Forschungen über die kongenitale Knochensyphilis. Dermatol. Wochenschr. Bd. 74, S. 540. 1922. — REINACH: Beiträge zur Röntgenoskopie von Knochenaffektionen hereditär luetischer Säuglinge. Arch. f. Kinderheilk. Bd. 45, S. 1. 1907. — SORREL und VERDUN: Contribution à l'étude des arthrites sporotrichosiques. Rev. de Chirurg. Bd. 44, S. 433. 1911. — THOENES: Zur Kenntnis des Skelettsystems bei Säuglingssyphilis. Arch. f. Kinderheilk. Bd. 70, S. 252. 1922. — WEILER: Knochenherde im Röntgenbilde mit besonderer Berücksichtigung der Tuberkulose. Fortschr. a. d. Geb. d. Röntgenstr. Bd. 22, S. 238. 1914/15. — ZIESCHÉ: Über die syphilitische Wirbelentzündung. Mitt. a. d. Grenzgeb. d. Med. u. Chirurg. Bd. 22, S. 357. 1911. —

C. VI. Geschwülste des Knochens.

ASSMANN: Zum Verständnis der Knochenneubildung bei der osteoplastischen Karzinose. Virchows Arch. f. pathol. Anat. u. Physiol. Bd. 188, S. 32. 1907. — BECK, A.: Zentrales Knochenfibrom der Tibia. Dtsch. Zeitschr. f. Chirurg. Bd. 183, S. 114. 1923. — BRUCE: Chloroma of the jaws. Ann. of Surg. Januar 1916. Ref. Zentralbl. f. Chirurg. 1910. Nr. 14, S. 516. — EHRHARDT: Zur Anatomie und Klinik der Struma maligna. Bruns' Beitr. z. klin. Chirurg. Bd. 35, S. 343, 1902. — FRANGENHEIM: Die Krankheiten des Knochensystems im Kindesalter. Neue Dtsch. Chirurg. Bd. 10. 1913. — HIRSCHFELD: Über die multiplen Myelome. Fol. haematol. Bd. 9, S. 1. 1910. — HOFFMANN: Über das Myelom, mit besonderer Berücksichtigung des malignen Tumors. Zugleich ein Beitrag zur Plasmazellenfrage. Zieglers Beitr. Bd. 35, S. 316. 1904. — JOLL: Metastatic tumours of bone. Brit. Journ. of Surg. Bd. 11, S. 38. 1923. — KIENBÖCK: Über radiologische Diagnosenstellung bei Knochenkrankheiten. Wien. med. Wochenschr. 1921. Nr. 11. S. 492. — LANG und KRAINZ: Über das cystische und osteoplastische Carcinom im Vergleich zu seiner verdichtenden Form. Frankfurt. Zeitschr. f. Pathol. Bd. 28, S. 526. 1922. — LIMACHER: Über Blutgefäßendotheliome der Struma mit einem Anhang über Knochenmetastasen bei Struma maligna. Virchows Arch. f. pathol. Anat. u. Physiol. Bd. 151, Suppl.-Heft, S. 113. 1898. — USUI: Über ein sarkomatöses Hämangioendotheliom der Schilddrüse. Berlin. klin. Wochenschr. 1911. Nr. 44, S. 1975. —

C. VII. Knochencysten.

BRAUN: Über Cysten an den langen Röhrenknochen, nebst Bemerkungen über den künstlichen Knochenersatz. Bruns' Beitr. z. klin. Chirurg. Bd. 52, S. 476. 1907. — FRANGENHEIM: Die chirurgisch wichtigen Lokalisationen des Echinokokkus. Samml. klin. Vortr. N. F., Nr. 419/420, S. 371. 1906. — Ders.: Die chirurgisch wichtigsten Lokalisationen der tierischen Parasiten mit Ausnahme des Echinokokkus. Ebenda Nr. 424, S. 463. 1906. — Ders.: Über Calluscysten. Dtsch. Zeitschr. f. Chirurg. Bd. 90, S. 87. 1907. — GLIMM: Zur Ätiologie tumorverdächtiger Cysten der langen Röhrenknochen. Ebenda Bd. 80, S. 476. 1905. — KÖHLER: Zur Röntgendiagnostik der Schmarotzer des Menschen (Cysticercus cellulosae. Distomum pulmonale). Verhandl. d. dtsch. Röntgenges. Bd. 10, S. 58. 1914. — KRUTZSCH: Ein Fall von Cysticercus cellulosae, röntgenographisch dargestellt nach dem Lebenden. Münch. med. Wochenschr. 1924. Nr. 5, S. 137. — PFEIFFER: Über die Ostitis fibrosa und die Genese und Therapie der Knochencysten. Bruns' Beitr. z. klin. Chirurg. Bd. 53, S. 473. 1907. — SAUPE: Über den röntgenologischen Nachweis verkalkter Cysticerken. Fortschr. a. d. Geb. d. Röntgenstr. Bd. 29, S. 325. 1922. — STIEDA: Verkalkte Parasiten (Cysticercus cellulosae) im Röntgenbilde. Bruns' Beitr. z. klin. Chirurg. Bd. 42, S. 245, 1904. — TITOW: Über Knochenechinokokkus. Arch. f. klin. Chirurg. Bd. 94, S. 186. 1911. — WOLLENBERG: Über die PREISERschen Navicularcysten. Fortschr. a. d. Geb. d. Röntgenstr. Bd. 18, S. 392. 1911/12. — ZIEGLER: Über die subchondralen Veränderungen der Knochen bei Arthritis deformans und über Knochencysten. Virchows Arch. f. pathol. Anat. u. Physiol. Bd. 70, S. 502. 1877. —

C. VIII. Störungen in der Verknöcherung und in dem Wachstum an Epi- und Apophysen ohne bisher sichergestellte Genese.

AXHAUSEN: Die Ätiologie der KÖHLERschen Erkrankung der Metatarsalköpfchen. Bruns' Beitr. z. klin. Chirurg. Bd. 126, S. 451. 1922. — Ders.: Über Vorkommen und Bedeutung epiphysärer Ernährungsunterbrechungen beim Menschen. Münch. med. Wochenschr. 1922, Nr. 24, S. 881. — Ders.: Der anatomische Krankheitsablauf bei der KÖHLERschen Krankheit der Metatarsalköpfchen und der PERTHESschen Krankheit des Hüftkopfes. Arch. f. klin. Chirurg. Bd. 124, S. 511. 1923. — Ders.: Nicht Malacie, sondern Nekrose des Os lunatum carpi! Ebenda Bd. 129, S. 26. 1924. — BEHN: Beitrag zur KÖHLERschen Erkrankung des Os naviculare pedis bei Kindern. Fortschr. a. d. Geb. d. Röntgenstr. Bd. 27, S. 628. 1919/21. — BLENCKE: Die Ossifikationsstörung des Calcaneus als eigenes Krankheitsbild. Zentralbl. f. Chirurg. 1923, Nr. 8, S. 308. — BRILL: Beitrag zur Ätiologie der PERTHESschen Erkrankung des Hüftgelenks und der KÖHLERschen Metatarsalerkrankung. Arch. f. orthop. u. Unfall-Chirurg. Bd. 24, S. 64. 1926. — BÜTTNER: Über die PERTHESsche Krankheit. Med. Klinik 1925, Nr. 19, S. 685. — CAAN: Osteochondritis deformans juvenilis coxae, Coxa plana, CALVÉ-LEGG-PERTHES Krankheit. Ergebn. d. Chirurg. u. Orthop. Bd. 17, S. 64. 1924. — CALVÉ: Osteochondritis of the upper extremity of the femur. Journ. of orth. surg. Bd. 3, S. 489. 1921. — ERLACHER: Deformierende Prozesse der Epiphysengegend bei Kindern. Arch. f. orthop. u. Unfall-Chirurg. Bd. 20, S. 81. 1922. — FELS: Über die Entwicklung der Tuberositas tibiae und die Genese der SCHLATTERschen Krankheit. Arch. f. klin. Chirurg. Bd. 129, S. 552. 1924. — FISCHER, A. W.: Die von A. KÖHLER beschriebene Erkrankung des 2. Metatarsusköpfchens: Eine traumatische Deformität. Fortschr. a. d. Geb. d. Röntgenstr. Bd. 28, S. 462. 1921/22. — FRIEDRICH: Scheinbare Knochenzerstörung bei der PERTHESschen Erkrankung und verwandten Krankheitsbildern. Über Wert und Deutung des Röntgenbildes in den verschiedenen Stadien des Krankheitsablaufes. Dtsch. Zeitschr. f. Chirurg. Bd. 191, S. 40. 1925. — v. GAZA: Über die sekundären Veränderungen („traumatische Malacie“) nach Frakturen des Os lunatum und Os naviculare carpi. Münch. med. Wochenschr. 1914, Nr. 41, S. 2059. — GUYE: Der Kompressionsbruch und die traumatische Erweichung des Mondbeines. Dtsch. Zeitschr. f. Chirurg. Bd. 130, S. 118. 1914. — HAIM: Die Ossifikationsstörungen des Calcaneus als eigenes Krankheitsbild. Zentralbl. f. Chirurg. 1923, Nr. 18, S. 698. — KAPPIS: Über Frakturen der Handwurzelknochen und Höhlenbildungen in ihrem Röntgenbild. Arch. f. orthop. u. Unfall-Chirurg. Bd. 21, S. 317. 1923. — Ders.: Die Ursache der KÖHLERschen Krankheit an den Köpfen der Mittelfußknochen. Bruns' Beitr. z. klin. Chirurg. Bd. 129, S. 61. 1923. — KAUTZ: Zur isolierten Malacie des Os naviculare carpi. Fortschr. a. d. Geb. d. Röntgenstr. Bd. 31, S. 258. 1923. — KIENBÖCK: Über Osteochondritis an der Tuberositas tibiae und die sogenannte OSGOOD-SCHLATTERsche Krankheit. Fortschr. a. d. Geb. d. Röntgenstr. Bd. 15, S. 135. 1910. — Ders.: Über traumatische Malacie des Mondbeins und ihre Folgezustände: Entartungsformen und Kompressionsfrakturen. Ebenda Bd. 16, S. 77. 1910/11. — KÖHLER: Das KÖHLERsche Knochenbild des Os naviculare pedis bei Kindern — keine Fraktur! Arch. f. klin. Chirurg. Bd. 101, S. 560. 1913. — LANG: Über die Bedeutung des Traumas für die Entstehung der KÖHLERschen Krankheit der Metatarsalköpfchen. Wien. klin. Wochenschr. 1924, Nr. 38, S. 917. — LIEL: Über die Epiphysenerweichung im Wachstumsalter. Arch. f. klin. Chirurg. Bd. 119, S. 329. 1922. — MANDL: Die „SCHLATTERsche Krankheit“ als „Systemerkrankung“. Bruns' Beitr. z. klin. Chirurg. Bd. 126, S. 707. 1922. — MEYER: MORITZ: Über die KÖHLERsche Krankheit des Os metatarsale II. Ebenda Bd. 130, S. 655. 1924. — MÜLLER, W.: Über die Erweichung und Verdichtung des Os lunatum, eine typische Erkrankung des Handgelenks. Ebenda Bd. 119, S. 664. 1920. — Ders.: KÖHLERsche Erkrankung des Os naviculare mit gleichzeitigem Schwund des einen Hüftgelenkkopfes bei Lues congenita. Arch. f. orthop. u. Unfall-Chirurg. Bd. 21, S. 135. 1922. — Ders.: Experimentelle Untersuchungen über mechanisch bedingte Umwandlungsprozesse am wachsenden und fertigen Knochen und ihre Bedeutung für die Pathologie des Knochens, insbesondere die Epiphysenstörungen bei rachitisähnlichen Erkrankungen. Bruns' Beitr. z. klin. Chirurg. Bd. 127, S. 251. 1922. — Ders.: Über einen typischen Röntgenbefund der Osteochondritis deformans coxae juvenilis bei Aufnahme am gebeugten, abduzierten Hüftgelenk. Fortschr. a. d. Geb. d. Röntgenstr. Bd. 30, S. 335. 1923. — Ders.: Experimentelle und klinische Beobachtungen zu den Umbauprozessen im jugendlichen Hüftgelenkskopf. Münch. med. Wochenschr. 1924, Nr. 32, S. 1095. — PERTHES: Über Arthritis deformans juvenilis. Dtsch. Zeitschr. f. Chirurg. Bd. 107, S. 111. 1910. — PERTHES und WELSCH: Über Entwicklung und Endausgänge der Osteochondritis deformans des Hüftgelenks (CALVÉ-LEGG-PERTHES) sowie über das Verhältnis der Krankheit zur Arthritis deformans. Bruns' Beitr. Bd. 127, S. 477. 1922. — RIEDEL: Zur pathologischen Anatomie und Ätiologie der Osteochondritis deformans coxae juvenilis. Virchows Arch. f. pathol. Anat. u. Physiol. Bd. 244, S. 335. 1923. — ROESNER und WEIL: Über die Nekrose der Osteoepiphysen des zweiten und dritten Metatarsalknochens. Bruns' Beitr. z. klin. Chirurg. Bd. 133, S. 470. 1925. — SCHWARZ: Eine typische Erkrankung der oberen Femurepiphyse. Ebenda Bd. 98, S. 1. 1914. — SPITZY: Hüftgelenksluxation und Osteochondritis. Zeitschr. f. orthop. Chirurg. Bd. 45, S. 567. 1924. — VALENTIN: Über eine eigenartige, bisher unbekannte Form multipler Epiphysenstörungen. Fortschr. a. d. Geb. d. Röntgenstr. Bd. 29, S. 120. 1922. — ZAAIJER: Osteochondropathia juvenilis parosteogenetica. (Die Krankheit von PERTHES, SCHLATTER, KÖHLER u. a.). Dtsch. Zeitschr. f. Chirurg. Bd. 163, S. 229. 1921.

D. I. Allgemeinerkrankungen, die vorwiegend das Skelett betreffen. Angeborene.

BAUER, HEINRICH K.: Über Osteogenesis imperfecta. Dtsch. Zeitschr. f. Chirurg. Bd. 154, S. 166. 1920. — BLENCKE: Über das gemeinsame Vorkommen von Knochenbrüchigkeit mit blauen Skleren und Schwerhörigkeit. Zeitschr. f. orthop. Chirurg. Bd. 45, S. 406. 1924. — BUDDE: Über Osteogenesis imperfecta. Zieglers Beitr. z. pathol. Anat. u. allg. Pathol. Bd. 30, S. 605. 1901. — JANSEN: Un cas de chondromatose unilatérale (Malacie d'Ollier). Acta radiol. Bd. 4, S. 133. 1925. Zentralorg. f. d. ges. Chirurg. u. Grenzgeb. Bd. 32, S. 390. 1925. — KIENBÖCK: Das Ellenbogengelenk bei chondraler Dysplasie des Skeletts mit multiplen Exostosen. Fortschr. a. d. Geb. d. Röntgenstr. Bd. 15, S. 104. 1910. — LADWIG: Eine seltene Exostose der Fibula. Arch. f. orthop. u. Unfall-Chirurg. Bd. 23, S. 375. 1925. — LOOSER: Zur Kenntnis der Osteogenesis imperfecta congenita und tarda (sogenannte idiopathische Osteopsathyrosis). Mitt. a. d. Grenzgeb. d. Med. u. Chirurg. Bd. 15, S. 161. 1906. — METTENLEITER: Über multiple cartilaginäre Exostosen und Enchondrome. Dtsch. Zeitschr. f. Chirurg. Bd. 169, S. 153. 1922. — MOLLOW: Ein Fall von multiplen Knochenexostosen. Fortschr. a. d. Geb. d. Röntgenstr. Bd. 15, S. 173. 1910. — WIECHMANN und PAAL: Zur Klinik der sogenannten blauen Skleren. Münch. med. Wochenschr. 1925, Nr. 6, S. 213.

D. II. Störungen im Kalkhaushalt.

BLENCKE, H.: Zur Frage der Hungerosteopathie. Veröff. a. d. Geb. d. Medizinalverwalt. Bd. 11. 1920. — EISLER: Röntgenbefunde bei malacischen Knochenerkrankungen. Wien. klin. Wochenschr. 1919, Nr. 23, S. 605. — FRANGENHEIM: Die Krankheiten des Knochensystems im Kindesalter. N. D. Chirurg. Bd. 10. 1913. — FROMME: Die Spätrachitis und ihre Beziehungen zu chirurgischen Erkrankungen (Genu valgum und varum, Coxa valga und vara, Osteochondritis coxae, SCHLATTERsche Krankheit, Pes planovalgus und Kyphoskoliose). Bruns' Beitr. z. klin. Chirurg. Bd. 118, S. 493. 1920. — HIRSCH: Hungerosteopathie unter dem Einfluß von Alter und Geschlecht. Münch. med. Wochenschr. 1920, Nr. 38, S. 1087. — MÜLLER, W.: Über eigentümliche Schattenbildungen am unteren Femurende und an Oberschenkel und Oberarmkopf. Beitrag zu den Ausheilungsprozessen der Rachitis. Arch. f. orthop. u. Unfall-Chirurg. Bd. 20, S. 97. 1922. — NADOLNY: Diffuse Osteosklerose im Kindesalter. Jahrb. f. Kinderheilk. Bd. 105, S. 212. 1924. — PORGES und WAGNER: Über eine eigenartige Hungerkrankheit (Hungerosteopathie). Wien. klin. Wochenschr. 1919, Nr. 15, S. 385. — REYHER: Über einige seltenere röntgenologische Befunde bei BARLOWscher Krankheit. Verhandl. d. Dtsch. Röntgenges. Bd. 7, S. 32. 1911. — SCHLESINGER: Die senile Osteomalacie. Zentralbl. f. d. Grenzgeb. d. Med. u. Chirurg. Bd. 18, S. 188. 1915. — SCHMORL: Zur pathologischen Anatomie der BARLOWschen Krankheit. Zieglers Beitr. z. pathol. Anat. u. allg. Pathol. Bd. 30, S. 215. 1901. — SCHULZE: Das Wesen des Krankheitsbildes der „Marmorknochen (ALBERS-SCHÖNBERG)". Arch. f. klin. Chirurg. Bd. 118, S. 411. 1921. — SIMON: Über Hungererkrankungen des Skelettsystems (Hungerosteopathien). Münch. med. Wochenschr. 1919, Nr. 28, S. 799. — STETTNER: Über die Beziehungen der Ossifikation des Handskelettes zu Alter und Längenwachstum bei gesunden und kranken Kindern von der Geburt bis zur Pubertät. Arch. f. Kinderheilk. Bd. 68, S. 462. 1921. — SZENES: Über alimentär entstandene Spontanfrakturen und ihren Zusammenhang mit Rachitis tarda und Osteomalacie. Mitt. a. d. Grenzgeb. d. Med. u. Chirurg. Bd. 33, S. 618. 1921. — WACHTEL: Über einen Fall von Osteopathia condensans disseminata. Fortschr. a. d. Geb. d. Röntgenstr. Bd. 27, S. 624. 1919/21. — WIELAND: Die Frage der angeborenen und hereditären Rachitis. Ergebn. d. Chirurg. u. Orthop. Bd. 6, S. 64. 1910. — WIMBERGER: Röntgenometrische Wachstumsstudien am gesunden und rachitischen Säuling. Monatsschr. f. Kinderheilk., Orig. Bd. 24, S. 568. 1923. — Ders.: Klinisch-radiologische Diagnostik von Rachitis, Skorbut und Lues congenita im Kindesalter. Ergebn. d. inn. Med. Bd. 28, S. 264. 1925.

D. III. Wachstumsstörungen durch Hormone.

BARTENWERFER: Destruktive Epiphysenerkrankung bei zwei Kindern von mongoloidem Aussehen. Zeitschr. f. orthop. Chirurg. Bd. 43, S. 201. 1923. — BERLINER: Über Zwergwuchs. Klin. Wochenschr. 1923, Nr. 3, S. 126. — BIRCHER: Die Entwicklung und der Bau des Kretinenskeletts im Röntgenogramm. Fortschr. a. d. Geb. d. Röntgenstr. Ergänzungsbd. 21. 1909. — DIETERLE: Über endemischen Kretinismus und dessen Zusammenhang mit anderen Formen von Entwicklungsstörung. Arch. f. Kinderheilk. Bd. 64, S. 465 u. 576. 1906. — Ders.: Die Athyreosis, unter besonderer Berücksichtigung der dabei auftretenden Skelettveränderungen, sowie der differentialdiagnostisch vornehmlich in Betracht kommenden Störungen des Knochenwachstums. Untersuchungen über Thyreoaplasie, Chondrodystrophia foetalis und Osteogenesis imperferta. Virchows Arch. f. pathol. Anat. u. Physiol. Bd. 184, S. 56. 1906. — FRANGENHEIM: Die angeborenen Systemerkrankungen des Skeletts. Ergebn. d. Chirurg. u. Orthop. Bd. 4, S. 90. 1912. — FUCHS: Vier Fälle von Myxoedem (nebst Beiträgen zur skiagraphischen Differentialdiagnose der verschiedenen Formen verzögerten Längenwachstums. Arch. f. Kinderheilk. Bd. 41, S. 60. 1905. — HIRSCH: Zur Klinik und Pathogenese des dystrophischen universellen Infantilismus. Zeitschr. f. d. ges. Neurol. u. Psychiatrie Bd. 72, S. 347. 1921. — HOLTHUSEN und KOPPEL: Über eigentümliche Knochenveränderungen bei partiellem Riesenwuchs. Fortschr. a. d. Geb. d. Röntgenstr. Bd. 30, S. 59. 1923. — MATTI: Untersuchungen über die Wirkung experimenteller Ausschaltung der Thymusdrüse. Ein Beitrag zur Physiologie und Pathologie der Thymus. Mitt. a. d. Grenzgeb. d. Med. u. Chirurg. Bd. 24, S. 665. 1912. — SCHÜLLER: Röntgendiagnostik der Erkrankungen des Kopfes. Suppl. z. Nothnagel, Spez. Pathol. u. Therapie. Wien, Hölder 1912. — STETTNER: Über die Beziehungen der Ossifikation des Handskeletts zu Alter und Längenwachstum bei gesunden und kranken Kindern von der Geburt bis zur Pubertät. Arch. f. Kinderheilk. Bd. 68, S. 447. 1921. — VERSÉ: Zwei Fälle von Akromegalie mit Hypophysentumoren. Münch. med. Wochenschr. 1915, Nr. 8, S. 269. — v. WYSS: Beitrag zur Kenntnis der Entwicklung des Skeletts von Kretinen und Kretinoiden. Fortschr. a. d. Geb. d. Röntgenstr. Bd. 3, S. 18, 48, 87. 1899—1900.

E. I—V. Krankheiten der Gelenke; Erkrankungen des Knorpels, akute Entzündungen, chronische Entzündungen, Arthritis chronica deformans, Gelenkgicht.

ASSMANN: Chronische Gelenkerkrankungen im Röntgenbild. Fortschr. a. d. Geb. d. Röntgenstr. Bd. 33, S. 45. Kongreßheft 1925. — v. AXHAUSEN: Gelenkausbrüche und Gelenkeinbrüche im Tierversuch. Arch. f. klin. Chirurg. Bd. 124, S. 543. 1923. — Ders.: Zur Histologie und Pathologie der Gelenkmausbildung im Kniegelenk. Bruns' Beitr. z. klin. Chirurg. Bd. 133, S. 89. 1925. — BENEKE: Leitsätze zur pathologischen Anatomie der chronischen Gelenkleiden. Fortschr. a. d. Geb. d. Röntgenstr. Bd. 33, S. 42. 1925. Kongreßheft. — BIRCHER: Die Binnenverletzungen des Kniegelenks und ihre Diagnose. Schweiz. med. Wochenschr. 1923. Nr. 40, S. 921. — DRINBERG: Die Gicht im Röntgenbilde. Zur Differentialdiagnose gegenüber dem chronischen Gelenkrheumatismus. Inaug.-Diss. Berlin 1911. — EWALD: Die Arthritis deformans, ihre Ursache und Erscheinungsform bei den verschiedenen Gelenkerkrankungen. Münch. med. Wochenschr. 1925. Nr. 10, S. 384. — FROMME: Die Bedeutung des Gelenkknorpels für die Pathogenese zahlreicher Gelenkerkrankungen. Berlin. klin. Wochenschr. 1920. Nr. 45. S. 1097. — Ders.: Die Spätrachitis, die spätrachitische Genese sämtlicher Wachstumsdeformitäten und die Kriegsosteomalacie. Ergebn. d. Chirurg. u. Orthop. Bd. 15, S. 1. 1922. — HARTWICH: Beitrag zur Lehre von den Gelenkmäusen. Arch. f. klin. Chirurg. Bd. 120, S. 732. 1922. — KAPPIS: Zur Lehre von den Gelenkmäusen. Dtsch. med. Wochenschr. 1920, Nr. 42, S. 1160. — KIENBÖCK: Über Knochenveränderungen bei gonorrhoischer Arthritis und akuter Knochenatrophie überhaupt. (Mit Röntgenuntersuchungen.) Wien. klin. Wochenschr. 1903. Nr. 3, S. 57 und Nr. 4, S. 99. — Ders.: Über chronische Gelenkskrankheiten im Röntgenbild. Fortschr. a. d. Geb. d. Röntgenstr. Bd. 33, S. 46. 1925. Kongreßh. — LEB: Die Ätiologie der sogen. Osteochondritis dissecans (KÖNIG). (Eine klinische und röntgendiagnostische Studie.) Arch. f. klin. Chirurg. Bd. 131, S. 425. 1924. — LEHMANN: Die konstitutionell schwache Epiphyse und ihre Beziehungen zur Rachitis, Osteochondritis und Arthritis deformans. Dtsch. Zeitschr. f. Chirurg. Bd. 178, S. 11. 1923. — MENGE: Über Arthropathia ovaripriva. Zentralbl. f. Gynäkol. 1924. Nr. 30, S. 1617. — MUNK: Zur Pathologie und pathologischen Anatomie der Gicht. Dtsch. med. Wochenschr. 1920. Nr. 8, S. 204. — NEURATH: Sekundäre Wachstumsstörungen nach chronischem Gelenkrheumatismus im Kindesalter. Fortschr. a. d. Geb. d. Röntgenstr. Bd. 8, S. 425. 1904/05. — ROESNER: Zur Frage der „spontanen" Entstehung der Gelenkmäuse. Münch. med. Wochenschr. 1922. Nr. 51, S. 1757. — SOMMER: Die Osteochondritis dissecans (KÖNIG). Eine klinische und pathologisch-anatomische Studie. Bruns' Beitr. Bd. 129, S. 1. 1923.

E. VI—X. Krankheiten der Gelenke; Entzündliche Granulationsgeschwülste, neuropathische Gelenkerkrankungen, Hämophilie, Tumoren, Verletzungen, Luxationen.

AXHAUSEN: Die luetische Erkrankung der Gelenke. Fortschr. d. Med. Jg. 42, Nr. 6/7, S. 141. 1922. — BRÜNAUER und HASS: Über syphilitische Gelenksaffektionen und deren Erkennung. Med. Klinik 1924. Nr. 42, S. 1453 u. Nr. 43, S. 1490. — EISLER: Röntgenologische Beiträge zur Diagnose der Gelenklues. Ebenda 1924. Nr. 17, S. 565. — DUPONT:

Sur quelques formes de la syphilis articulaire. Rev. de chirurg. Jg. 40, Nr. 4, S. 264. 1921. Ref. Zentralorg. f. d. ges. Chirurg. u. Grenzgeb. Bd. 16, S. 57. 1922. — FRANK: Über tabische Osteoarthropathien der Wirbelsäule. Zentralbl. f. d. Grenzgeb. d. Med. u. Chirurg. Bd. 7, S. 561, 623, 658. 1904. — GAUGELE: Zur Anatomie und Röntgenologie des kindlichen Femur. Beitrag zur Behandlung der angeborenen Hüftgelenksverrenkung. Zeitschr. f. orthop. Chirurg. Bd. 44, S. 439. 1924. — GOCHT: Über Blutergelenke und ihre Behandlung. Verhandl. d. dtsch. Ges. f. Chirurg. 1899. S. 359. — GRAF: Zur Frage der Entstehung des Genu recurvatum beim Tabiker. Fortschr. a. d. Geb. d. Röntgenstr. Bd. 29, S. 322. 1922. — GRASSHEIM: Ein neuer Versuch zur ätiologischen Erklärung tabischer Skeletterkrankungen. Zeitschr. f. d. ges. Neurol. u. Psychiatrie Bd. 72, S. 119. 1921. — HANNEMÜLLER: Über primäre Sarkome der Gelenkkapsel. Bruns' Beitr. z. klin. Chirurg. Bd. 63, S. 307. 1909. — HENSCHEN: Die zentrale oder intrapelvine Pfannenwanderung der Hüfte auf coxitisch-arthropathischer Grundlage. Zeitschr. f. orthop. Chirurg. Bd. 33, S. 439. 1913. — KIENBÖCK: Über Luxationen im Bereiche der Handwurzel. Fortschr. a. d. Geb. d. Röntgenstr. Bd. 16, S. 103. 1910. — KÖHLER: Frakturen bei Syringomyelie und andere seltenere Frakturen der oberen Extremität. Ebenda Bd. 5, S. 229. 1901/02. — LEVY und LUDLOFF: Die neuropathischen Gelenkerkrankungen und ihre Diagnose durch das Röntgenbild. Bruns' Beitr. z. klin. Chirurg. Bd. 63, S. 399. 1909. — LINSER: Beitrag zur Kasuistik der Blutergelenke. Ebenda Bd. 17, S. 105. 1896. — MENZEN: Über Gelenkerkrankungen bei Psoriasis. Arch. f. Dermatol. u. Syphilis Bd. 70, S. 239. 1904. — MERMINGAS: Beiträg zur Kenntnis der Blutergelenke. Arch. f. klin. Chirurg. Bd. 68, S. 188. 1902. — OEHLECKER: Zur Kasuistik und zur Behandlung neuropathischer Gelenkerkrankungen. Bruns' Beitr. z. klin. Chirurg. Bd. 65, S. 63. 1909. — Ders.: Über die volare Luxation des Os lunatum (perilunäre Dorsalluxation der Hand) mit Abbruch vom Os triquetrum. Ebenda Bd. 94, S. 148. 1914. — PHILIPS: Syphilitic arthritis, with particular reference to some new phases of Roentgen diagnosis. Americ. Journ. of Surg. Bd. 39, S. 31. 1925. — POEHLMANN: Über Gelenksyphilis und serologische Untersuchungen an Gelenkpunktaten. Dtsch. Zeitschr. f. Chirurg. Bd. 182, S. 161. 1923. — STIEFLER: Unilaterale tabische Arthropathie des ersten Carpometacarpalgelenks. Klin. Wochenschr. 1923. Nr. 51, S. 2321. — WAELSCH: Über die Beziehungen zwischen Psoriasis und Gelenkserkrankungen. Arch. f. Dermatol. u. Syphilis Bd. 104, S. 195, 453. 1910. — WILMS: Arthropathie, Myositis ossificans und Exostosenbildung bei Tabes. Fortschr. a. d. Geb. d. Röntgenstr. Bd. 2, S. 39. 1899/1900. — WOLLENBERG: Kasuistischer Beitrag zur sogenannten „Arthropathia psoriatica“. Berlin. klin. Wochenschr. 1909. Nr. 2, S. 50. — WYSOCKI: Über Gelenkerkrankungen bei Lues acquisita. Arch. f. Dermatol. u. Syphilis Bd. 107, S. 305. 1911.

F. I—III. Krankheiten der Weichteile; Lunge, Trachea, Gasbrand, Pneumothorax, Pneumoperitoneum, Pneumoradiographie, Ventriculographie, Pleuritis, Empyem, Lungenabszeß-, tumoren-, -cysten-, subphrenischer Abszeß, Verkalkungen, Konkremente.

ALBERS-SCHÖNBERG: Zur Differentialdiagnose der Harnleitersteine und der sogen. „Beckenflecken“. Fortschr. a. d. Geb. d. Röntgenstr. Bd. 5, S. 255. 1905/06. — Ders.: Beitrag zur Kasuistik des Lungen-Echinokokkus. Ebenda Bd. 16, S. 280. 1910/11. — ALWENS: Ein Beitrag zur Röntgendiagnostik subphrenischer Prozesse. Ebenda Bd. 16, S. 213. 1910/11. — ALWENS-HIRSCH: Über die diagnostische und therapeutische Bedeutung der endolumbalen Lufteinblasung (Encephalographie). Münch. med. Wochenschr. 1923. Nr. 2, S. 41. — ASSMANN: Röntgenographischer Nachweis von Pankreassteinen. Fortschr. a. d. Geb. d. Röntgenstr. Bd. 18, S. 242. 1910/11. — Ders.: Hernia und Eventratio diaphragmatica. Ebenda Bd. 26, S. 1. 1918/19. — BECK, C.: Darstellung von Gallensteinen in der Gallenblase und Leber. Ebenda Nr. 3, S. 217. 1899/1900. — BECKER: Röntgenuntersuchungen bei Hernia und Eventratio diaphragmatica. Drei neue Fälle, ein Beitrag zur klinischen Diagnose. Ebenda Bd. 17, S. 183. 1911. — BINGEL: Die röntgenographische Darstellung des Gehirns. Klin. Wochenschr. 1922. Nr. 44. S. 2191. — Ders.: Encephalographie, eine Methode zur röntgenographischen Darstellung des Gehirns. Fortschr. a. d. Geb. d. Röntgenstr. Bd. 28, S. 205. 1921/22. — BLES: Echinokokkus der Lunge. Ebenda Bd. 23, S. 56. 1915/16. — BURCHARD: Über den röntgenologischen Nachweis der durch die verschiedenen, beim Gasödem gefundenen Anaerobier hervorgerufenen Muskelveränderungen. Ebenda Bd. 26, S. 260. 1918/19. — BURG: Akute Pyonephrose mit Rückbildung im Pneumoperitoneum. Ebenda Bd. 32, S. 658. 1924. — CARELLI: Pneumoperitoneum. Americ. Journ. of Roentgenol. Bd. 10, S. 259. 1923. — CHAOUL: Untersuchungen zur Frage der Lungenzeichnung im Röntgenbilde. Münch. med. Wochenschr. 1919. Nr. 50, S. 1438. — COENEN: Der Gasbrand. Ergebn. d. Chirurg. u. Orthop. Bd. 11,

S. 235. 1919. — COHN: Die nichttuberkulösen Lungenerkrankungen im Röntgenbilde. Würzburger Abh. a. d. Gesamtgeb. d. Med. Bd. 21, H. 10, S. 361. 1924. — CZEPA: Zur Differentialdiagnose von Lungentumor und Aneurysma. Ein kasuistischer Beitrag. Fortschr. a. d. Geb. d. Röntgenstr. Bd. 29, S. 277. 1922. — DANDY: Lokalisation or elimination of cerebral tumors by ventriculography. Surg., Gynecol. a. Obstetr. Bd. 30, S. 329. 1920. — DAVID und GABRIEL: Die klinische Bedeutung der Encephalographie. Fortschr. a. d. Geb. d. Röntgenstr. Bd. 30, S. 528. 1922/23. — DENK: Die Bedeutung der Pneumoventrikulographie (Encephalographie). Mitt. a. d. Grenzgeb. d. Med. u. Chirurg. Bd. 36, S. 9. 1923. — DUPLAY: De la périarthrite scapulohumérale. Semaine méd. 1896. S. 193. — DRÜNER: Die Stereoskopie der Harnkonkremente im Nierenbecken und in den Ureteren und der Fremdkörper in ihrer Nachbarschaft. Dtsch. Zeitschr. f. Chirurg. Bd. 179, S. 177. 1923. — FOERSTER, ALFONS: Über röntgenoskopisch feststellbare Zwerchfellbewegungsstörungen bei Bauchfelltbc. und Paranephritis. Münch. med. Wochenschr. 1920. Nr. 2, S. 38. — FRANKE: Über Periarthritis humeroscapularis. Ebenda 1924. Nr. 2, S. 39. — FRÄNKEL: Über pathologische Verkalkungen und ihren Nachweis durch Röntgenstrahlen. Fortschr. a. d. Geb. d. Röntengstr. Bd. 14, S. 87. 1909/10. — GLAESSNER: Über Eventratio diaphragmatica. Ebenda Bd. 24, S. 268. 1916/17. — GOETZE: Ein neues Verfahren der Gasfüllung für das Pneumoperitoneum. Münch. med. Wochenschr. 1921. Nr. 8, S. 233. — GROEDEL: Abgekapselte Pleuritiden im Röntgenbild. Fortschr. a. d. Geb. d. Röntgenstr. Bd. 28, S. 137. 1921/22. — GRÜNBAUM: Weitere Beiträge zur Kasuistik der Myositis ossificans traumatica. Wien. med. Presse 1905. Nr. 39, S. 1855 und Nr. 40, S. 1916. — HÄBLER: Ein Fall von Knochenbildung in der Laparotomienarbe. Dtsch. Zeitschr. f. Chirurg. Bd. 181, S. 140. 1923. — HAENISCH: Beiträge zur Röntgendiagnostik des uropoetischen Systems. 1. Pyelographie, 2. Fehlerquellen beim Steinnachweis: verkalktes Ovarium, Beckenflecken, BLAUDsche Pille. Fortschr. a. d. Geb. d. Röntgenstr. Bd. 14, S. 7. 1909/10. — HEINEMANN: Seropneumothorax nach Schußverletzung. Dtsch. med. Wochenschr. 1916. Nr. 44, S. 1354. — HESSE: Beitrag zur Differentialdiagnose der Thoraxtumoren. Fortschr. a. d. Geb. d. Röntgenstr. Bd. 18, S. 246. 1910/11. — HOFMANN: Zur Diagnose und Behandlung der chronischen Knocheneiterung nach Schußfrakturen. Dtsch. med. Wochenschr. 1917. Nr. 10, S. 301. — ISRAEL: Über Myositis ossificans neurotica nach Schußverletzung des Rückenmarks. Fortschr. a. d. Geb. d. Röntgenstr. Bd. 27, S. 365. 1919—1921. — Ders.: Über neuropathische Verknöcherungen in zentral gelähmten Gliedern. Arch. f. klin. Chirurg. Bd. 118, S. 507. 1921. — KALCHER: Ein ungewöhnlicher Fall von Pyopneumothorax. Fortschr. a. d. Geb. d. Röntgenstr. Bd. 32, S. 21. 1924. — KAUTZ: Beitrag zur Kenntnis des STIEDAschen Knochenschattens im Kniegelenk. Ebenda Bd. 25, S. 320. 1917/18. — KAYSER: Röntgenologischer Nachweis der Eventratio diaphragmatica. Ebenda Bd. 20, S. 240. 1913. — KIENBÖCK: Ein Fall von Echinococcus hydatitosus der Leber, durch Röntgenuntersuchung erkannt. Ebenda Bd. 21, S. 77. 1914. — Ders.: Über Zwerchfellhernien bei Kindern. Klinisch-radiologische Studie. Ebenda Bd. 21, S. 411. 1914. — KLEIN: Neben- und Nachwirkungen bei intraspinaler Lufteinblasung. Münch. med. Wochenschr. 1923. Nr. 30, S. 984. — KNOEPFELMACHER: Encephalographie im Säuglingsalter. Jahrb. f. Kinderheilk. Bd. 105, S. 181. 1924. — KOHLMANN: Zur Klinik und Röntgendiagnose des Lungeninfarktes. Fortschr. a. d. Geb. d. Röntgenstr. Bd. 32. S. 1. 1924. — Ders.: Zur Klinik und Röntgendiagnose des subphrenischen Abszesses. Ebenda Bd. 32, S. 228. 1924. — KRAUSE und TRAPPE: Ein Beitrag zur Kenntnis der Myositis ossificans progressiva. Calcinosis multiplex progressiva interstitialis ossificans. Ebenda Bd. 11, S. 229. 1907. — LEHMANN: Zur Frage der Irrtümer in der Nierensteindiagnostik. Ebenda Bd. 28, S. 460. 1921/22. — LÖHR: Ein Beitrag zur sogenannten Myositis ossificans progressiva. Dtsch. Zeitschr. f. Chirurg. Bd. 175, S. 238. 1922. — LOREY: Die abgesackte Pleuritis im Röntgenbild. Fortschr. a. d. Geb. d. Röntgenstr. Bd. 29, S. 690. 1922. — LOTSY: Radiographischer Nachweis einer Bursitis subdeltoidea. Ebenda Bd. 16, S. 158. 1910/11. — LYON: Zur röntgenoskopischen Prognose eitriger Prozesse unterhalb des Zwerchfells (subphrenischer). Dtsch. med. Wochenschr. 1920. Nr. 47, S. 1303. — MACHADO: Ein ungewöhnlich großer Nierenstein. Ebenda Bd. 16, S. 159. 1910/11. — MANUWALD: Ein Beitrag zur Myositis ossificans multiplex progressiva. Dtsch. Zeitschr. f. Chirurg. Bd. 161, S. 39. 1921. — MUKAI und KARP: Form und Lage der Trachea vor und nach Struma-Operation. Fortschr. a. d. Geb. d. Röntgenstr. Bd. 32, S. 259. 1924. — NEUWIRTH: Über einen Fall von Tendinofasciitis calcarea rheumatica. Mitt. a. d. Grenzgeb. d. Med. u. Chirurg. Bd. 16, S. 82. 1906. — PARTSCH: Das diagnostische Pneumoperitoneum in der Chirurgie. Fortschr. a. d. Geb. d. Röntgenstr. Ergänzungsbd. 35. 1924. — PETERS: Beitrag zur Röntgendiagnose der Zwerchfellhernie. Ebenda Bd. 24, S. 255. 1916/17. — PFEIFFER: Die Darstellung der Trachea im Röntgenbild, besonders bei Struma. Bruns' Beitr. z. klin. Chirurg. Bd. 45, S. 716. 1905. — DE QUERVAIN: Der Nachweis von Gallensteinen durch die Röntgenuntersuchung. Fortschr. a. d. Geb. d. Röntgenstr. Bd. 17, S. 76. 1911. — RABLOVCZKY: Über die Parotissteine und über die Röntgenuntersuchung der Speicheldrüse. Ebenda Bd. 27, S. 429. 1920. — RAHNENFÜHRER: Beitrag zur Klinik der umschriebenen Lungeneiterungen (Abszeß und Gangrän). Ebenda Bd. 28, S. 97. 1921/22. — RAUTENBERG: Röntgenphotographie der Leber, der Milz und des Zwerchfells. Dtsch. med. Wochenschr. 1914. Nr. 24, S. 1205. — Ders.: Pneumoperitoneale Röntgendiagnostik. Ebenda 1919. Nr. 8, S. 203. — REICH: Zur Kasuistik der Zwerchfellhernien. Fortschr. a. d. Geb. d. Röntgenstr. Bd. 30, S. 305. 1922/23. — REINECKE: Subphrenischer Gasabszeß nach Appendicitis gangraenosa, zugleich ein Beitrag zur Diagnostik subphrenischer Abszesse. Ebenda Bd. 16, S. 423. 1910/11. — RENCK: Ein eigenartiger Nierensteinfall. Acta radiol. Bd. 2, S. 31. 1923. — RÉVÉSC: Für Echinococcus gehaltene Nierensteine. Fortschr. a. d. Geb. d. Röntgenstr. Bd. 28, S. 440. 1921/22. — RIEDER: Zur Röntgendiagnostik der Gallensteine. Ebenda Bd. 28, S. 512. 1921/22. — SANTE: A simplified pneumoperitoneum technique. Americ. Journ. of Roentgenol. Bd. 9, S. 618. 1922. — SAUPE: Über den röntgenologischen Nachweis verkalkter Cysticerken. Fortschr. a. d. Geb. d. Röntgenstr. Bd. 29, S. 325. 1922. — SCHIFFER: Beitrag zum Röntgenbilde der universellen Pleuritis. Ebenda Bd. 32, S. 281. 1924. — SCHMIDT: Ein neues Verfahren zur Röntgenuntersuchung der Bauchorgane. Dtsch. med. Wochenschr. 1919. Nr. 8, S. 201. — SCHOLZ: Röntgenologische Darstellung von myokardialer Verkalkung intra vitam. Fortschr. a. d. Geb. d. Röntgenstr. Bd. 32, S. 421. 1924. — SCHULZE, F.: Skelettveränderungen als Ursache von Verkalkungen. Mitt. a. d. Grenzgeb. d. Med. u. Chirurg. Bd. 36, S. 243. 1923. — Ders.: Über Calcinosis interstitialis. Arch. f. klin. Chirurg. Bd. 136, S. 339. 1925. — SGALITZER: Die röntgenographische Darstellung der Luftröhre mit besonderer Berücksichtigung ihrer Veränderungen bei Kropfkranken. Ebenda Bd. 110, S. 418. 1918. — SIELMANN: Beitrag zur Röntgendiagnostik des Leberechinokokkus. Fortschr. a. d. Geb. d. Röntgenstr. Bd. 27, S. 49. 1919/21. — SOMMER: Die Röntgenuntersuchung des subphrenischen Abszesses zur Feststellung des Operationsplanes. Zentralbl. f. Chirurg. 1923. Nr. 6, S. 215. — STAHL: Die Sklerose peripherer Venen im Röntgenbild. Fortschr. a. d. Geb. d. Röntgenstr. Bd. 30, S. 319. 1922/23. — STEINITZ: Über rechtsseitigen idiopathischen Zwerchfellhochstand. Ebenda Bd. 32, S. 604. 1924. — STIEDA: Zur Pathologie der Schultergelenkschleimbeutel. Arch. f. klin. Chirurg. Bd. 85, S. 910. 1908. — Ders.: Über eine typische Verletzung am unteren Femurende. Ebenda Bd. 85, S. 815. 1908. — STRAUSS: Die Gasödemerkrankung im Röntgenbild. Fortschr. a. d. Geb. d. Röntgenstr. Bd. 27, S. 285. 1919/21. — Ders.: Zur Kenntnis der sogenannten Myositis ossificans traumatica. Arch. f. klin. Chirurg. Bd. 78, S. 111. 1906. — STRECKER: Über das sogenannte Liquorpumpen. Münch. med. Wochenschr. 1923, Nr. 41, S. 1275. — STRÖM: Über die Röntgendiagnostik intrakranieller Verkalkungen. Fortschr. a. d. Geb. d. Röntgenstr. Bd. 27, S. 577. 1921. — SZABO: Die Pneumoradiographie der Nierengegend. Orvosi Hetilap. 1923. Nr. 12, S. 137. Ref. Zentralorg. f. d. ges. Chirurg. u. Grenzgeb. Bd. 24, S. 206. 1924. — WEGLAU: Über traumatische Knochenneubildung (Myositis ossificans und parostale Knochencysten). Bruns' Beitr. z. klin. Chirurg. Bd. 126, S. 432. 1922. — WIESENTHAL: Ein neuer Fall von Myositis ossificans progressiva multiplex. Zeitschr. f. orthop. Chirurg. Bd. 45, S. 608. 1924. — WINTERFELD: Beitrag zur Röntgenologie der Lungengangrän. Fortschr. a. d. Geb. d. Röntengstr. Bd. 30, S. 301. 1922/23. — WITTE: Ein Fall von besonders deutlichem Gallensteinnachweis durch Röntgenlicht. Ebenda Bd. 22, S. 217. 1914/15. — ZEHBE: Über Lungen- und Pleura-Echinokokkus. Ebenda Bd. 24, S. 63. 1916/17.

F. IV a—c. 2. Eingeführte Kontrastmittel; Darstellung von Fisteln, Darstellung von Senkungsabszessen, Kontrastspeise Kontrasteinlauf (Technisches, Speiseröhre, einschließlich Pharynx).

BECK, E. G.: Eine neue Methode zur Diagnose und Behandlung von Fistelgängen. Zentralbl. f. Chirurg. 1908. Nr. 18, S. 555. — Ders.: Diagnose, chirurgische Behandlung und Verhütung von Fistelgängen und Abszeßhöhlen. Bruns' Beitr. z. klin. Chirurg. Bd. 62, S. 401. 1909. — DRÜGG: Beitrag zur Frage des sogenannten Kardiospasmus und der idiopathischen Oesophagusdilatation. Fortschr. a. d. Geb. d. Röntgenstr. Bd. 32, S. 12. 1924. — EISENSTEIN: Beiträge zur Radiologie der Speiseröhre. Ebenda Bd. 21, S. 381. 1917. — EYJKMAN, P. H: Arch. f. Physiol. Bd. 99, S. 513. 1903. — FEDDER: Kasuistischer Beitrag zur idiopathischen Oesophagusdilatation. Fortschr. a. d. Geb. d. Röntgenstr. Bd. 32, S. 222. 1924. — GEPPERT: Cardiospasmus und die spindelförmige Erweiterung des Ösophagus. Zentralbl. f. d. Grenzgeb. d. Med. u. Chir. Bd. 18, S. 179. 1915. — HAENISCH: Beitrag zur Röntgendiagnostik des Oesophagus — benigner Oesophagustumor. Fortsch. a. d. Geb. d. Röntgenstr. Bd. 32, S. 432. 1924. — HAUDEK: Veränderungen des Oesophagus bei Lymphosarkom und Lymphogranulom des Mediastinums. Ebenda Bd. 31, S. 386. 1923/24. — HESSEL: Oesophagusstenose als Ausguß röntgenographiert. Ebenda

Bd. 23, S. 337. 1915/16. — HIRSCH-WAGNER: Ein ungewöhnlicher Fall von Oesophagusstenose. Münch. med. Wochenschr. 1923. Nr. 39, S. 1229. — HOLZKNECHT: Übersehen von Röntgenbefunden des Oesophagus und seine Vermeidung. Wien. klin. Wochenschr. 1919. Nr. 5, S. 112. — HOLZKNECHT, LILIENFELD, PORDES: Die radiologische Darstellung der Ursprünge von Fistelgängen mittels einer vereinfachten und verbesserten Füllungstechnik. Berlin. klin. Wochenschr. 1916. Nr. 16, S. 417. — KARL: Weitere Mitteilungen über „Knochenfisteln nach Schußbrüchen" und deren Behandlung mit besonderer Berücksichtigung der zurückbleibenden Knochenhöhlen. Dtsch. Zeitschr. f. Chirurg. Bd. 142, S. 318. 1917. — Ders: Knochenfisteln nach Schußbrüchen und deren Behandlung. Ebenda Bd. 136, S. 311. 1916. — LOEFFLER: Die Bahnen der tuberkulösen Senkungsabszesse auf Grund anatomischer, klinischer, röntgenologischer und pathologisch-anatomischer Untersuchungen. Zeitschr. f. orthop. Chirurg. Bd. 40, S. 26 u. 97. 1921. — Ders.: Die Pathogenese und Therapie der Spondylitis tuberculosa. Ergebn. d. Chirurg. u. Orthop. Bd. 15, S. 391. 1922. — RÖSLER: Zur Diagnostik der hochsitzenden Pulsionsdivertikel mittels des Röntgenverfahrens. Fortschr. a. d. Geb. d. Röntgenstr. Bd. 16, S. 218. 1910/11. — SJÖGREN: Beitrag zur Kenntnis von Divertikeln in der Speiseröhre. Ebenda Bd. 14, S. 117. 1909/10. — SOMMER: Ein Beitrag zur Diagnostik der Speiseröhrentumoren. Ebenda Bd. 31, S. 26. 1923/24. — STEIN: Papaverin zur Differentialdiagnose zwischen Oesophagospasmus und Oesophagusstenose. Ebenda Bd. 23, S. 366. 1915/16. — SUERMONDT: Über einen Fall von Oesophagospasmus. Dtsch. Zeitschr. f. Chirurg. Bd. 179, S. 183. 1923. — v. TAPPEINER: Die Knochenfistel nach Schußverletzung und ihre Behandlung. Ergebn. d. Chir. u. Orthop. Bd. 12, S. 369. 1920. — VINSON: Congenital strictures of the oesophagus. Journ. of the Americ. Med. Assoc. Bd. 80, S. 1754. 1923. Ref. Zentralorg. f. d. ges. Chirurg. u. Grenzgeb. Bd. 24, S. 176. 1923. — WEBER: Über ein neues Symptom bei Krebsstenosen des Oesophagus. Fortschr. a. d. Geb. d. Röntgenstr. Bd. 29, S. 362. 1922. — WEISS: Sechs Fälle von Oesophaguserweiterungen. Ebenda Bd. 23, S. 395. 1915/16. — WIESER: Über das Röntgenkontrastmittel Citobaryum (MERCK). Münch. med. Wochenschr. 1921. Nr. 11, S. 517. — ZUSCH: Über spindelförmige Erweiterung der Speiseröhre im untersten Abschnitt. Arch. f. klin. Med. Bd. 73, S. 208. 1902.

F. IV c. 3. 4. Magen, Duodenum.

AKERLUND: Spastische Phänomene und eine typische Bulbusdeformität bei Duodenalgeschwüren. Münch. med. Wochenschr. 1919. Nr. 4, S. 91. — Ders.: Röntgenologische Studien über den Bulbus duodeni. Berlin: Rothacker 1921. — Ders.: Die Röntgendiagnostik des Ulcus duodeni mit Hinsicht auf die lokalen „direkten" Röntgensymptome. Mitt. a. d. Grenzgeb. d. Med. u. Chirurg. Bd. 36, S. 577. 1923. — ASCHOFF: Über den Engpaß des Magens. Jena: Fischer. — ASSMANN: Röntgenologischer Nachweis eines Choledochussteines und dadurch hervorgerufener spastischer Duodenalstenose. Fortschr. a. d. Geb. d. Röntgenstr. Bd. 26, S. 12. 1918/19. — BECK: Kasuistischer Beitrag zur Diagnose der Duodenalstenose. Ebenda Bd. 31, S. 608. 1923/24. — BAENSCH: Zur Röntgendiagnostik des Duodenaldivertikels unter spezieller Berücksichtigung seiner Ätiologie. Ebenda Bd. 30, S. 322. 1922/23. — BERG: Über den Nachweis des Zwölffingerdarmgeschwürs mit Röntgenstrahlen. Klin. Wochenschr. 1923. Nr. 15, S. 675. — RODE: Duodenalstenose infolge periduodenitischer Adhäsionsbildungen. Bruns' Beitr. z. klin. Chirurg. Bd. 122, S. 623. 1921. — CHAOUL: Zur Diagnose und insbesondere zur Röntgendiagnose des Ulcus duodeni. Münch. med. Wochenschr. 1923. Nr. 9, S. 259 u. Nr. 10, S. 302. — CLAIRMONT und HAUDEK: Die Bedeutung der Magenradiologie für die Chirurgie. Jena: Fischer 1911. — FLEINER: Neue Beiträge zur Pathologie des Magens. Münch. med. Wochenschr. 1919. Nr. 22, S. 579. — FORSSELL und KEY: Ein Divertikel an der Pars descendens duodeni mittels Röntgenuntersuchung diagnostiziert und operativ entfernt. Fortschr. a. d. Geb. d. Röntgenstr. Bd. 24, S. 48. 1916/17. — FRANK: Über chronischen arteriomesenterialen Verschluß des Duodenums im Kindesalter. Zeitschr. f. Kinderheilk. Bd. 9. 1913. — GROEDEL: Die Magenbewegungen. Fortschr. a. d. Geb. d. Röntgenstr. Ergänzungsbd. 1912. — Ders.: Die Zähnelung der großen Kurvatur des Magens im Röntgenbild, eine funktionelle Erscheinung. Ebenda Bd. 25, S. 493. 1917/18. — GROEDEL und LEVI: Über intermittierenden Sanduhrmagen. Ebenda Bd. 17, S. 55. 1911. — HALBERSTAEDTER und TUGENDREICH: Die Gefahr der Hautschädigung bei der Röntgendiagnostik. Berlin. klin. Wochenschr. 1920. Nr. 46, S. 1091. — HÄRTEL: Die Gastroenterostomie im Röntgenbilde. Dtsch. Zeitschr. f. Chirurg. Bd. 109, S. 317. 1911. — HAUDEK: Ergebnisse röntgenologischer Konstatierungen innerer Krankheiten im Kriege. Beitrag zur Pathogenese und Diagnose der Magen- und Zwölffingerdarmgeschwüre. Münch. med. Wochenschr. 1918. Nr. 32, S. 880. — HOLZKNECHT: Die Duodenalstenose durch Füllung und Peristaltik radiologisch erkennbar. Dtsch. Zeitschr. f. Chirurg. Bd. 105, S. 54. 1910. — KIENBÖCK: Die Magengeschwüre bei Hernia und Eventratio diaphragmatica. Fortschr. a. d. Geb. d. Röntgenstr. Bd. 21, S. 322. 1914. — LAURELL: Über den sogenannten Kaskadenmagen. Dtsch. med. Wochenschr. 1920. Nr. 47, S. 1300. — MARKÓ: Die Formveränderungen des Magens bei Darmstenosen. Klin. Wochenschr. 1923. Nr. 12, S. 538. — MELCHIOR: Die Chirurgie des Duodenums. Neue Dtsch. Chirurg. Bd. 25, 1917. — MEYER, HERMANN: Die chronische Duodenalstenose. Klin. Wochenschr. 1921. Nr. 6, S. 259. — MÜLLER, E.: Ein Fall von Carcinomdivertikel des Magens. Münch. med. Wochenschr. 1919. Nr. 19, S. 513. — MÜLLER, FR. W.: Inwieweit entsprechen die Magentypen der Röntgenologen der wahren Magenform. Anat. Anz. Ergänzungsheft zu Bd. 57, S. 209. 1923. — NEUMANN: Magencolonfistel mit klinischem und radiologischem Befunde. Fortschr. a. d. Geb. d. Röntgenstr. Bd. 20, S. 398. 1913. — PETRÉN und EDLING: Eine bisher nicht beschriebene Form des sogenannten Nischensymptoms bei Ulcus ventriculi. Ebenda Bd. 21, S. 54. 1914. — SCHINZ: Das Ulcusleiden im Röntgenbilde und seine Kontrolle durch den Operationsbefund. Ebenda Ergänzungsbd. 34. — SICK: Die Rolle des Muscularis mucosae bei der Magenentleerung. Klin. Wochenschr. 1923. Nr. 7. S. 293. — STOCCADO: Über die Bedeutung der Zähnelung der großen Kurvatur des Magens. Fortschr. a. d. Geb. d. Röntgenstr. Bd. 27, S. 465. 1919/21. — WAGNER: Duodenalstauung bei Duodenojejunal-Hernie im Röntgenbild. Ebenda Bd. 24, S. 40. 1916/17. — ZOEPFFEL: Chronische Duodenalstenose durch Knickung an der Flexura duodeno-jejunalis. Ebenda Bd. 27, S. 422. 1919/21.

F. IV c. 5. 6. Dünndarm und Dickdarm.

DIETLEN: Die Insuffizienz der Valvula ileocoecalis im Röntgenbild. Fortschr. a. d. Geb. d. Röntgenstr. Bd. 21. 1914. — GANTER: Über die Peristaltik des menschlichen Dünndarms. Münch. med. Wochenschr. 1921. Nr. 45, S. 1447. — GROEDEL: Die Insuffizienz der Valvula ileocoecalis im Röntgenbild. Fortschr. a. d. Geb. d. Röntgenstr. Bd. 20, S. 162. 1913. — Ders.: Die Invaginatio ileocoecalis im Röntgenbild. Ebenda Bd. 22, S. 206. 1914/15. — HANNES: Über die Insuffizienz der Valvula ileocoecalis. Münch. med. Wochenschr. 1920, Nr. 26, S. 745. — HASSELWANDER: Die Bedeutung des Röntgenbildes für die Anatomie. Zeitschr. f. d. ges. Anat., Abt. 3: Ergebn. d. Anat. u. Entwicklungsgesch. Bd. 23, S. 624. 1921. — HENSZELMANN: Appendixbilder. Fortschr. a. d. Geb. d. Röntgenstr. Bd. 26, S. 205. 1918/19. — HOLZKNECHT: Die normale Peristaltik des Kolons. Münch. med. Wochenschr. 1909. Nr. 47, S. 2401. — JAISSON: Etude radiologique de l'iléon terminal dans la mésentérite rétractile. Rev. méd. de l'est Bd. 51, S. 393. 1923. — Ref. Zentralorg. f. d. ges. Chir. u. Grenzgeb. Bd. 24, S. 137. 1923. — KATSCH: Der menschliche Darm bei pharmakologischer Beeinflussung seiner Innervation. Fortschr. a. d. Geb. d. Röntgenstr. Bd. 21, S. 159. 1914. — KLEIBER: Die Röntgenuntersuchung der Darminvagination. Ebenda Bd. 28, S. 251. 1921/22. — LEHMANN, C.: Ein Fall von Invaginatio ileocoecalis im Röntgenbilde. Ebenda Bd. 21, S. 561. 1914. — MANDL: Über das Ulcus pepticum jejuni postoperativum. Dtsch. Zeitschr. f. Chirurg. Bd. 163, S. 167. 1921. — PALUGYAY: Zur Röntgendiagnose des Ulcus pepticum jejuni. Ebenda Bd. 181, S. 203. 1923. — REGNIER: Die Invaginatio ileocoecalis im Röntgenbilde. Fortschr. a. d. Geb. d. Röntgenstr. Bd. 31, S. 697. 1923/24. — VAN DER REIS: Ausbau der Darmpatronenmethode. I. Erweiterung und Vereinfachung der Untersuchung des Dünndarms. Klin. Wochenschr. 1922, Nr. 12, S. 570. — RÉVÉSZ: Positives und negatives STIERLIN-Symptom bei Ileocoecal-Tuberkulose. Fortschr. a. d. Geb. d. Röntgenstr. Bd. 26, S. 32. 1918/19. — RIEDER: Die physiologische Dickdarmbewegung beim Menschen. Ebenda Bd. 18, S. 85. 1911/12. — ROST: Die anatomischen Grundlagen der Dickdarmperistaltik. Arch. f. klin. Chirurg. Bd. 98, S. 985, 1912. — WOLFF, E.: Die sogenannte Divertikulitis des Colon und ihre Diagnose durch das Röntgenbild. Fortschr. a. d. Geb. d. Röntgenstr. Bd. 26, S. 153. 1918/19.

F. IV d—f u. V. Kontrastfüllung des Urogenitalsystems, Cholecystographie, Myelographie und der Fremdkörper und seine Lokalisation.

ALTSCHUL: Röntgendiagnostik der Nierenerkrankungen. Zentralbl. f. d. Grenzgeb. d. Med. u. Chirurg. Bd. 18, S. 391. 1915. — BECK, E.: Die stereoskopische Radiographie in der Chirurgie, ihre Vorteile gegenüber dem einfachen Radiogramm. Fortschr. a. d. Geb. d. Röntgenstr. Bd. 20, S. 315. 1913. — BERBERICH und HIRSCH: Die röntgenologische Darstellung der Arterie und Vene am lebenden Menschen. Klin. Wochenschr. 1923, Nr. 49, S. 2226. — BURCKHARD und MÜLLER: Dtsch. Zeitschr. f. Chirurg. Bd. 162, S. 168. 1921. — CARMAN: Cholecystography in its application to the diagnosis of cholecystic disease Lancet Bd. 209, Nr. 2, S. 67. 1925. — DUKEN: Über Fremdkörperbestimmung mit besonderer Berücksichtigung der Augenverletzungen. Münch. med. Wochenschr. 1915, Nr. 33, S. 1127. — EBAUGH: The use of lipiodal in the localization of spinal lesions. Prelim. study. Americ. Journ. of the Med. Sciences Bd. 169, Nr. 6, S. 865. 1925. — EISENDRAHT und PHIFER: Horseschoe kidney. Ann. of Surg. Bd. 82, S. 735. 1925. — FÜRSTENAU: Über einen neuen

Röntgentiefenmesser. Fortschr. a. d. Geb. d. Röntgenstr. Bd. 11, S. 281. 1907. — GILLET: Die ambulatorische Röntgentechnik in Krieg und Frieden. Stuttgart, Enke 1909. — GRASHEY: Fremdkörperschicksal und Fremdkörperbestimmung. Bruns' Beitr. z. klin. Chirurg. Bd. 101, S. 27. 1916. — Ders.: Feldmäßige Improvisation röntgenologischer Hilfsgeräte und deren Verwendung zur Fremdkörperlokalisation und Orthoröntgenographie. Münch. med. Wochenschr. 1916, Nr. 4, S. 137. — GRUENHAGEN und RUNGE: Zur röntgenologischen Tiefenbestimmung von Fremdkörpern. Ebenda 1915, Nr. 33, S. 1129. — HARTERT: Eine sichere röntgenologische Methode zur Geschoßlokalisation. Ebenda 1914, Nr. 52, S. 2451. — HASSELWANDER: Über die Anwendung der Stereophotogrammetrie des Röntgenbildes in der feldärztlichen Tätigkeit. Ebenda 1915, Nr. 44, S. 1515. — HERMAN: Die röntgenologische Darstellung der Gallenblase nach der Methode GRAHAMS (Cholecystographie). Fortschr. a. d. Geb. d. Röntgenstr. Bd. 33, S. 128. Kongreßheft 1925. — HOESCH: Über neuere Gallenblasendiagnostik. Münch. med. Wochenschr. 1926, Nr. 9, S. 369. — HOLZKNECHT: Die operative Aufsuchung der Fremdkörper unter unmittelbarer Leitung des Röntgenlichtes. Ebenda 1916, Nr. 6, S. 185. — Ders.: Röntgenoperation oder Harpunierung? Durchleuchtung oder Aufnahme? Zugleich eine Bemerkung zu Dr. A. SCHÄFERS Mitteilung: „Die WESKIsche Geschoßharpunierung, Leitsätze zu einer schulgemäßen Operationstechnik der Geschoßaufsuchung.“ Ebenda 1917, Nr. 4, S. 134. — HOLZKNECHT und DÖMÉNY: Über Projektilextraktionen aus dem Gehirn während der Röntgendurchleuchtung. Zeitschr. f. Heilk. Bd. 25, S. 59. 1904. — JANSSEN: Urologische Röntgendiagnostik. Münch. med. Wochenschr. 1922, Nr. 10, S. 394. — KATZ und SALOW: Zur Fremdkörperlokalisation. Berlin. klin. Wochenschr. 1915, Nr. 21, S. 547. — KRAFT: Das Blasendivertikel im Röntgenbild. Fortschr. a. d. Geb. d. Röntgenstr. Bd. 31, S. 28. 1923/24. — KÜTTNER: Fremdkörperschicksal und Fremdkörperbestimmung. Bruns' Beitr. z. klin. Chirurg. Bd. 101, S. 13. 1916. — KURTZAHN und WOELKE: Kontrastmittel in den Luftwegen. Ebenda Bd. 33, S. 215. 1925. — LEVY-DORN: Demonstration einiger Methoden, die Lage innerer Teile mittelst Röntgenstrahlen zu bestimmen. Arch. f. Anat. u. Physiol. 1897, S. 378. — LOEFFLER: Über Fremdkörper im Röntgenbild mit besonderer Berücksichtigung der Glassplitter. Fortschr. a. d. Geb. d. Röntgenstr. Bd. 22, S. 316. 1914/15. — LOTSY: Bilharziosis der Blase und Ureteren im Röntgenbild, zugleich ein Beitrag zu den Fehlerquellen bei Steinuntersuchung des Harnsystems. Ebenda Bd. 21, S. 238. 1914. — MOORE: Cholecystography, after the method of Graham, Cole and Copher. Americ. Journ. of Roentgenol. a. Radium Therapy Bd. 13, S. 515. 1925. — MORITZ: Über Tiefenbestimmung mittels des Orthodiagraphen und deren Verwendung, um etwaige Verkürzungen bei der Orthodiagraphie des Herzens zu ermitteln. Fortschr. a. d. Geb. d. Röntgenstr. Bd. 7, S. 169. 1903/04. — OEHLECKER: Übersichtsaufnahmen vom uropoetischen System (Pyelo-Cystographie). Ebenda Bd. 17, S. 195. 1911. — PAPIN: Tumeur du rein diagnostiquée par la pyélographie. Presse méd. 1926, Nr. 39, S. 617. — PERTHES: Radiographischer Nachweis und operative Entfernung einer Messerklinge nach 27jährigem Verweilen im Wirbelkanal, nebst Mitteilung einer radiographischen Methode zur Beurteilung der relativen Lage eines Fremdkörpers. Fortschr. a. d. Geb. d. Röntgenstr. Bd. 7, S. 177. 1903/04. — RACHWALSKY: Die röntgenologische Darstellung der Gallenblase bei oraler Darreichung des Kontrastmittels. Klin. Wochenschr. 1926, Nr. 2, S. 66. — SCHJERNING, THÖLE und VOSS: Die Schußverletzungen. Fortschr. a. d. Geb. d. Röntgenstr. Ergänzungsbd. 7. 1913. — SCHINZ und PREISS: Über röntgenologische Darstellung von Gummidrains. Schweiz. med. Wochenschr. 1920, Nr. 31, S. 674. — SCHÜSSLER: Zur Pyelographie mit Pyelon. Münch. med. Wochenschr. 1921, Nr. 26, S. 750. — SCHUSTER: Ventrikulographie mit Lipiodol, Ascendens und Descendens. Klin. Wochenschr. 1925, Nr. 43, S. 2064. — SICARD und FORESTIER: Exploration radiologique par L'huile iodée. Presse méd. 1923, Nr. 44, S. 493. — STEGEMANN: Die Sichtbarmachung der Gallenblase auf dem Röntgenbild. Münch. med. Wochenschr. 1925, Nr. 47, S. 1999. — VOECKLER: Ein Beitrag zu den Fehlerquellen in der Radiographie der Harnleiter. Fortschr. a. d. Geb. d. Röntgenstr. Bd. 13, S. 394. 1908/09. — WESKI: Der Leitdraht. Weiterer Beitrag zur chirurgischen Entfernung lokalisierter Geschosse. Berlin. klin. Wochenschr. 1916, Nr. 17, S. 452. — WESSELY: Kriegstagung der ungar. ophthalmol. Ges. 11.—12. Juni 1916. Wien. klin. Wochenschr. 1916, Nr. 34, S. 1096. — WHITAKER, LESTER, MILLIKEN and VOGT: The oral administration of sodium tetraiodophenolphthalein for cholecystography. Surg., gynecol. a. obstetr. Bd. 10, S. 847. 1925.

Spezieller Teil

(siehe auch unter den Sonderabschnitten).

A. Kopf.

ALYGOGYI: Ein Fall von radiologisch nachgewiesenem Tumor der Hirnbasis. Fortschr. a. d. Geb. d. Röntgenstr. Bd. 14, S. 257. 1909/10. — ASAI: Über Röntgenbefunde am Schläfenbein bei Tumoren. Ebenda Bd. 29, S. 495. 1922. — BRUNZLOW: Die Darstellung der Nasennebenhöhlen und ihrer Erkrankungen im Röntgenbilde. Ebenda Bd. 17, S. 1. 1911. — Clairmont: Zur Behandlung des Angioma arteriale racemosum. Arch. f. klin. Chirurg. Bd. 85, S. 549. 1908. — Denzer: Defects in the membranosus bones, diabetes insipidus and exophthalmos. Report of a case. Americ. journ. of dis. of childr. Bd. 31, S. 480. 1926. — Eiselsberg: Zur Kasuistik der knöchernen Tumoren des Schädeldaches. Arch. f. klin. Chirurg. Bd. 81, S. 1. 1906. — Erdheim: Zur normalen und pathologischen Histologie der Glandula thyreoidea, parathyreoidea und Hypophysis. Zieglers Beitr. z. pathol. Anat. u. allg. Pathol. Bd. 33, S. 158. 1903. — Esch: Über ein Adamantinom des Oberkiefers. Zeitschr. f. Hals-, Nasen- u. Ohrenheilk. Bd. 81, S. 248. 1921. — Fraenkel: Über Verkalkung und Verknöcherung der Ohrmuschel. Fortschr. a. d. Geb. d. Röntgenstr. Bd. 27, S. 253. 1919/21. — Fürnrohr: Die Röntgenstrahlen im Dienste der Neurologie. Berlin: Karger 1906. — Goalwin: Die exakte radiographische Darstellung des Canalis opticus. Fortschr. a. d. Geb. d. Röntgenstr. Bd. 32, S. 218. 1924. — Henschen: Die Akustikustumoren, eine neue Gruppe radiographisch darstellbarer Hirntumoren. Ebenda Bd. 18, S. 207. 1910/11. — Kingreen: Verkalkte Gehirn-Conglomerattuberkel im Röntgenbilde. Ebenda Bd. 32, S. 55. 1924. — Klieneberger: Die Radiographie intrakranieller Prozesse in der inneren Medizin, mit besonderer Berücksichtigung der radiographisch darstellbaren Hirntumoren. Ebenda Bd. 14, S. 100. 1909/10. — Krompecher: Zur Histogenese und Morphologie der Adamantinome und sonstiger Kiefergeschwülste. Zieglers Beitr. z. pathol. Anat. u. allg. Pathol. Bd. 64, S. 165. 1918. — Luger: Zur Kenntnis der im Röntgenbild sichtbaren Hirntumoren mit besonderer Berücksichtigung der Hypophysengangsgeschwülste. Fortschr. a.d. Geb. d. Röntgenstr. Bd. 21, S. 605. 1914. — Maag: Odontom im Antrum Highmori im Anschluß an einen heterotopischen Weisheitszahn. Ebenda Bd. 21, S. 298. 1914. — Marschik und Schüller: Beitrag zur Röntgendiagnostik der Nebenhöhlenerkrankungen. Ebenda Bd. 18, S. 237. 1910/11. — Mayer: Über destruktive Veränderungen an der Pyramidenspitze bei basalen Tumoren. Ebenda Bd. 32, S. 633. 1925. — Meyer, Ludwig: Der skoliotische Schädel. Arch. f. Psychiatrie u. Nervenkrankh. Bd. 8. — Mollow: Ein Fall von Akromegalie und Pellagra. Fortschr. a. d. Geb. d. Röntgenstr. Bd. 13, S. 399. 1908/09. — Nishikawa: Über die röntgenologische Darstellung der Venenkanäle des Schädels. Ebenda Bd. 31, S. 598. 1923/24. — Petrow: Zur fibrösen Ostitis des Schädels. Arch. f. klin. Chirurg. Bd. 123, S. 848. 1923. — Redlich und Schüller: Über Röntgenbefunde am Schädel von Epileptikern. Fortschr. a. d. Geb. d. Röntgenstr. Bd. 14, S. 239. 1909/10. — Rosenheck: Ausgedehnte Zerstörung der Stella turcica ohne klinische Symptome. New York med. Journ. a. med. record Bd. 109, Nr. 13. 1920. — Schüller: Die Schädelbasis im Röntgenbild. Fortschr. a. d. Geb. d. Röntgenstr. Ergänzungsbd. 11. 1905. — Ders.: Die Röntgendiagnostik der Erkrankungen des Kopfes, Suppl. z. Nothnagel Spez. Pathol. u. Therap. Wien, Leipzig, Hölder 1912. — Ders.: Über eigenartige Schädeldefekte im Jugendalter. Fortschr. a. d. Geb. d. Röntgenstr. Bd. 23, S. 12. 1915/16. — Simmonds: Untersuchungen von Mißbildungen mit Hilfe des Röntgenverfahrens (Chondrodystrophie, Anencephalie, Dicephalus, Syncephalus, Sympus, extrauterin entwickelter Fötus). Ebenda Bd. 4, S. 197. 1900/01. — Specht: Fractura processi styloidei capitis. Dtsch. med. Wochenschr. 1925, Nr. 50, S. 2074. — Ström: Über die Röntgendiagnostik intrakranieller Verkalkungen. Fortschr. a. d. Geb. d. Röntgenstr. Bd. 27, S. 577. 1921. — Strubell: Zur Röntgendiagnose der Hirntumoren der Hypophysengegend. Ebenda Bd. 22, S. 389. 1914/15.

B. Wirbelsäule.

Albrecht: Beiträge zur Klinik und pathologischen Anatomie der malignen Hypernephrome. Arch. f. klin. Chirurg. Bd. 77, S. 1073. 1905. — Algyogyi: Ein Fall von infantiler Polyarthritis chronica und Hypoplasie der Röhrenknochen und Halswirbel. Fortschr. a. d. Geb. d. Röntgenstr. Bd. 24, S. 462. 1916/17. — Altschul: Spina bifida anterior und andere Mißbildungen der Wirbelsäule. Ebenda Bd. 27, S. 607. 1919/21. — Anschütz: Über die Versteifung der Wirbelsäule. Mitt. a. d. Grenzgeb. d. Med. u. Chirurg. Bd. 8, S. 461. 1901. — Beck, C.: Die chirurgische Bedeutung der Halsrippe. Fortschr. a. d. Geb. d. Röntgenstr. Bd. 8, S. 43. 1904/05. — Bergmann: Die Spondylitis tuberculosa und die Resultate ihrer konservativen ambulanten Behandlung. Arch. f. orthop. u. Unfall-Chirurg. Bd. 22, S. 118. 1925. — Böhm: Die angeborenen Entwicklungsfehler des Rumpfskelettes. Berlin. klin. Wochenschr. 1913. Nr. 42, S. 1946. — Brennsohn: Zwei Fälle von chronischer und ankylosierender Wirbelversteifung. Münch. med. Wochenschr. 1922. Nr. 4, S. 117. — Decker: Über Luxationen der Lendenwirbelsäule. Fortschr. a. d. Geb. d. Röntgenstr. Bd. 21, S. 39. 1914. — Diehl: Wirbelsäulendeformierung, eine Folge von Dysenterie. Arch. f. klin. Med. Bd. 145, S. 322. 1924. — Dietlen: Beitrag zum röntgenologischen Nachweis der osteoplastischen Carcinose der Wirbelsäule. Fortschr. a. d. Geb. d. Röntgenstr. Bd. 13, S. 40. 1908/09. — Drüner: Über die Röntgenologie des Brustbeins. Ebenda Bd. 27, S. 54. 1919/21. — EWALD: Über isolierte Brüche der Wirbelquerfortsätze. Ebenda Bd. 21, S. 405. 1914. — FEIL: Sacralisation de la Ve lombaire et névralgie sciatique. Progrès méd. 1921, Nr. 13, S. 133. — FISCHER: Der letzte Lendenwirbel. Eine Röntgenstudie. Fortschr. a. d. Geb. d. Röntgenstr. Bd. 18, S. 346. 1911/12. — Ders.: Der letzte Lendenwirbel. Eine Röntgenstudie. Ebenda Bd. 20, S. 346. 1913. — FRAENKEL: Über Wirbelgeschwülste im Röntgenbilde. Ebenda Bd. 16, S. 245. 1910/11. — Ders.: Zwei Fälle von chronischer ankylosierender Wirbelversteifung. Münch. med. Wochenschr. 1922. Nr. 13, S. 474. — GALLUS: Über Spondylitis typhosa. Fortschr. a. d. Geb. d. Röntgenstr. Bd. 28, S. 13. 1921/22. — GÖTZKY und WEIHE: Zur Kasuistik des angeborenen totalen Rippendefektes. Ebenda Bd. 21, S. 408. 1914. — GROSHEINTZ: Die Hypernephrome der Niere nebst Beiträgen zur Kasuistik. Zeitschr. f. Urol Bd. 1, S. 545. 1907. — HACKENBROCH: Zur Kasuistik, Pathologie und Therapie der Spina bifida occulta und ihrer Folgezustände. Münch. med. Wochenschr. 1922. Nr. 32, S. 1191. — HAHN: Kyphosis osteo-chondropathica. Klin. Wochenschr. 1922, Nr. 22, S. 1098. — Ders.: scheinbare Spaltbildung der Wirbelkörper in der Adoleszenz. Fortschr. a. d. Geb. d. Röntgenstr. Bd. 29, S. 211. 1922. — HOFMANN: Über den Röntgenbefund bei Enuresis nocturna (Spina bifida occulta). Ebenda Bd. 26, S. 322. 1918/19. — JAROSCHY: Spondylolisthesis lumbosacralis. Bruns' Beitr. z. klin. Chirurg. Bd. 138, S. 428. 1926. — JESSNER: Spondylitis luetica. Klin. Wochenschr. 1923. Nr. 14, S. 638. — JOACHIMSTHAL: Über angeborene Wirbel- und Rippenanomalien. Zeitschr. f. orthop. Chirurg. Bd. 25, S. 14. 1910. — KIENBÖCK: Über angeborene Rippenanomalien. Fortschr. a. d. Geb. d. Röntgenstr. Bd. 13, S. 269. 1908/09. — Ders.: Über die Verletzungen im Bereiche der obersten Halswirbel und die Formen der Kopfverrenkungen. Die typhische Luxation des Kopfes im unteren Kopfgelenk (Luxation des Atlas nach vorn) mit Abbruch des Epistropheuszahnes. Ebenda Bd. 26, S. 95. 1918/19. — KIRCHMAYR: Zur Kenntnis des Knochenechinokokkus. Arch. f. klin. Chirurg. Bd. 128, S. 162. 1924. — KLEINBERG: Spondylolisthesis. Ann. of. Surg. Bd. 77, S. 490. 1923. — KOCHER: Zur klinischen Beurteilung der bösartigen Geschwülste der Schilddrüse. Dtsch. Zeitschr. f. Chirurg. Bd. 91, S. 197. 1908. — KOCHS: Über adoleszente Rückgratverkrümmungen. Arch. f. orthop. u. Unfall-Chirurg. Bd. 24, S. 95. 1926. — KREBS: Das Röntgenbild der Osteoarthritis deformans. Fortschr. a. d. Geb. d. Röntgenstr. Bd. 25, S. 355. 1917/18. — KREUZFUCHS: Über Spondylosyndesmie, Wirbelverklammerung, ein von der Spondylitis deformans abzugrenzendes Krankheitsbild. Wien. klin. Wochenschr. 1919. Nr. 11, S. 276. — KÜMMELL: Die posttraumatische Wirbelerkrankung (KÜMMELLsche Krankheit). Arch. f. klin. Chirurg. Bd. 118, S. 876. 1921. — LATTEN: Beitrag zur Kenntnis der Querfortsatzfrakturen. Fortschr. d. Med. 1926, Nr. 30, S. 1190. — LEHNDORFF: Chlorom. Ergebn. d. Chirurg. u. Orthop. Bd. 6, S. 221. 1910. — LIMACHER: Über Blutgefäßendotheliome der Struma mit einem Anhang über Knochenmetastasen bei Struma maligna. Virchows Arch. f. pathol. Anat. u. Physiol. Bd. 151, Supplementheft S. 113. 1898. — LOEFFLER: Die Bahnen der tuberkulösen Senkungsabszesse auf Grund anatomischer, klinischer, röntgenologischer und pathologisch-anatomischer Untersuchungen. Zeitschr. f. orthop. Chirurg. Bd. 40, S. 26 u. 97. 1921. — LOREY: Über Spondylitis typhosa. Fortschr. a. d. Geb. d. Röntgenstr. Bd. 28, S. 19. 1921/22. — LUDLOFF: Verletzungen der Lendenwirbelsäule und des Kreuzbeins. Ebenda Bd. 5, S. 175. 1905/06. — MATROSOFF: Über einen seltenen Fall von multipler Osteomyelitis nach Paratyphus N (Erzindjan) im Gefolge eines Rückfallfiebers. Dtsch. Zeitschr. f. Chirurg. Bd. 196, S. 336. 1926. — MAU: Die dorsale Kyphose der Adoleszenten. Münch. med. Wochenschr. 1925. Nr. 6, S. 211. — MELCHIOR: Spondylopathia leucaemia. Zentralbl. f. Chirurg. 1922, N. 47, S. 1737. — MUSCATELLO: Über die angeborenen Spalten des Schädels und der Wirbelsäule. Arch. f. klin. Chirurg. Bd. 47, S. 162. 1894. — NEEL: 5 Fälle von Erkrankung des Plexus brachialis als Folge abnorm großer Querfortsätze am 7. Halswirbel. Hospitalstidende 1920. Nr. 38/39, S. 591 u. 601. — NOBLE und FRAWLEY: The KLIPPEL-FEIL syndrome. Numerical reduction of cervical vertebra. Ann. of Surg. Bd. 82, Nr. 5, S. 728. 1925. — OBERNDORFER: Spondylitis tabica. Fortschr. a. d. Geb. d. Röntgenstr. Bd. 31, S. 639. 1923/24. — OEHLECKER: Über die chronische Form der Osteomyelitis, insbesondere der Wirbelsäule. Bruns' Beitr. z. klin. Chirurg. Bd. 134, S. 1. 1925. — PEABODY: Congenital malfromation of spine. Journ. of bone a. joint Surg. Bd. 9, S. 79. 1927. — PLATE: Über die Anfangsstadien der Spondylitis deformans. Fortschr. a. d. Geb. d. Röntgenstr. Bd. 16, S. 346. 1910/11. — PUTTI: Die angeborenen Deformitäten der Wirbelsäule. Ebenda Bd. 14, S. 285. 1909/10. — DE QUERVAIN: Über eine Irrtumsquelle bei der Röntgenaufnahme der obersten Halswirbel durch den offenen Mund. Ebenda Bd. 29, S. 209. 1922. — QUINCKE: Über Spondylitis. Mitt. a. d. Grenzgeb. d. Med. u. Chirurg. Bd. 34, S. 624. 1922. — RAUENBUSCH: Die Spondylitis tuberculosa im Röntgenbilde. Fortschr. a. d. Geb. d. Röntgenstr. Ergänzungsbd. 17. 1908. — ROSENBURG: Beitrag zur Osteomyelitis der Dornfortsätze. Ebenda Bd. 28, S. 218. 1921/22. — SAUER: Eine seltene, gutartige Form einer multiplen herdförmigen tuberkulösen Knochenerkrankung. Ebenda Bd. 30, S. 112. 1923. — SCHEDE: Der fünfte Lendenwirbel im Röntgenbilde. Ebenda Bd. 17, S. 355. 1911. — SCHEUERMANN: Kyphosis dorsalis juvenilis. Zeitschr. f. orthop. Chirurg. Bd. 41, S. 305. 1921. — SCHINZ: Variationen der Halswirbelsäule und der angrenzenden Gebiete. Fortschr. a. d. Geb. d. Röntgenstr. Bd. 31, S. 583. 1923/24. — Ders.: Zur Kasuistik der Querfortsatzfrakturen der Lendenwirbelsäule. Dtsch. Zeitschr. f. Chirurg. Bd. 184, S. 29. 1924. — SCHLAGENHAUFER: Über Wirbelkörper-Schwund (Osteolysis). Zieglers Beitr. z. pathol. Anat. Bd. 66, S. 483. 1920. — SCHMID: Ein Fall von Luxation der Lendenwirbelsäule. Fortschr. a. d. Geb. d. Röntgenstr. Bd. 18, S. 245. 1910/11. — SCHÖNFELD und DELENA: Röntgenologie des unteren Kreuzbeinendes und der Steißwirbel. Ebenda Bd. 23, S. 496. 1915/16. — SCHOLZ: Röntgenologischer Befund in zwei Fällen von metastatischem Carcinom der Wirbelsäule mit klinisch sowohl wie röntgenologisch unbekanntem Primärherd. Ebenda Bd. 28, S. 525. 1921/22. — SCHWANKE: Wirbelsäulenversteifung. Ebenda Bd. 33, S. 1. 1925. — SGALITZER: Die Diagnostik paravertebraler Abszeßbildung durch die Röntgenuntersuchung. Mitt. a. d. Grenzgeb. d. Med. u. Chirurg. Bd. 31, S. 508. 1918/19. — Ders.: Die Röntgendiagnostik der Wirbeltuberkulose, besonders vor der Ausbildung eines nachweisbaren Gibbus. Ebenda Bd. 31, S. 526. 1918/19. — SGALITZER und JATROU: Röntgenbefunde bei Tumoren des Rückenmarks. Ebenda Bd. 35, S. 598. 1922. — SICARD, LERMOYEZ und LAPLANE: Les signes radiologiques du cancer vertébral. Ann. de Méd. Bd. 13, S. 383. 1923. — SIMMONDS: Über Spondylitis deformans und ankylosierende Spondylitis. Fortschr. a. d. Geb. d. Röntgenstr. Bd. 7, S. 51. 1903/04. — SIMON: Über die Röntgenanatomie der Wirbelsäule und die Röntgendiagnose von Wirbelverletzungen. Ebenda Bd. 14, S. 353. 1909/10. — STEINER: Die Verletzungen der Wirbelsäule. Dtsch. Zeitschr. f. Chirurg. Bd. 173, S. 153. 1922. — SUDECK: Die Darstellung der Wirbelsäulenerkrankungen durch die RÖNTGENschen Strahlen. Arch. f. orthop. u. Unfall-Chirurg. Bd. 1, S. 166. 1903. — SWJETSCHNIKOW: Über die Assimilation des Atlas und die Manifestation des Occipitalwirbels beim Menschen. Arch. f. Anat. u. Physiol. 1906. S. 155. — THOMSEN: Ein Fall von multiplen Strumametastasen. Bruns' Beitr. z. Med. u. Chirurg. Bd. 115, S. 113. 1919. — WITTKOWSKY: Tabische Arthropathie der Wirbelsäule. Arch. f. klin. Chirurg. Bd. 129, S. 793. 1924. — ZIEGLER: Ein seltener Fall von Halswirbelfraktur. Fortschr. a. d. Geb. d. Röntgenstr. Bd. 13, S. 236. 1908/09. — ZIESCHÉ: Über die syphilitische Wirbelentzündung. Mitt. a. d. Grenzgeb. d. Med. u. Chirurg. Bd. 22, S. 357. 1911.

C und D. Becken und Hüftgelenk.

AXHAUSEN: Die Nekrose des proximalen Bruchstückes bei Schenkelhalsbruch und ihre Bedeutung für das Hüftgelenk. Arch. f. klin. Chirurg. Bd. 120, S. 325. 1922. — BLOCK: Über Coxa valga luxans mit wechselnder Kopfeinstellung. Die schlotternde Hüfte. Arch. f. klin. Chirurg. Bd. 123, S. 704. 1923. — BONN: Zur Frage der knöchernen Heilungsfähigkeit subkapitaler Schenkelhalsfrakturen. II. Die subkapitale Femurfraktur des Menschen. Ebenda Bd. 134, S. 270. 1925. — BRAND: Zur Kasuistik der Coxa valga. Dtsch. Zeitschr. f. Chirurg. Bd. 128, S. 144. 1914. — BREUS und KOLISKO: Die pathologischen Beckenformen. Wien, Leipzig: Deuticke 1900 u. 1912. — BURCHARD: Isolierte Erkrankung des Hüftgelenkpfannendaches ohne Beteiligung des Gelenks. Fortschr. a. d. Geb. d. Röntgenstr. Bd. 17, S. 230. 1911. — CAAN: Osteochondritis deformans juvenilis coxae, Coxa plana. CALVÉ-LEGG-PERTHES Krankheit. Ergebn. d. Chirurg. u. Orthop. Bd. 17, S. 64. 1924. — COHN: Die Coxa valga luxans. Berlin. klin. Wochenschr. 1921, Nr. 30, S. 831. — DENCKS: Zur Ätiologie und Therapie der Schenkelhalsbrüche im Wachstumsalter. Dtsch. Zeitschr. f. Chirurg. Bd. 118, S. 286. 1912. — FRANGENHEIM: Die chirurgisch wichtigen Lokalisationen des Echinokokkus. Samml. klin. Vortr. N. F. Nr. 419/420, S. 371. 1906. — FRIEDRICH: Scheinbare Knochenzerstörung bei der PERTHESschen Erkrankung und verwandten Krankheitsbildern. Über Wert und Deutung des Röntgenbildes in den verschiedenen Stadien des Krankheitsablaufes. Dtsch. Zeitschr. f. Chirurg. Bd. 191, S. 40. 1925. — GAUGELE: Gibt es eine Subluxatio coxae congenita? Beitrag zur Diagnose der Kopfstellung bei der angeborenen Hüftgelenksverrenkung. Zeitschr. f. orthop. Chirurg. Bd. 44, S. 569. 1924. — GROSSMANN und WEIS-OSTBORN: Ein Fall von PALTAUF-STERNBERGschem Lymphogranulom mit röntgenologisch nachweisbarer Veränderung der Beckenknochen. Fortschr. a. d. Geb. d. Röntgenstr. Bd. 29, S. 569. 1922. — GÜNZLER: Über Beckenfrakturen. Bruns' Beitr. z. klin. Chirurg. Bd. 133, S. 617. 1925. — HALLER: Ostéomyelite du nourisson. Gaz. des hôp. civ. et milit. 1912. Nr. 43, S. 625. — HAPPEL: Das Sacro-iliacalgelenk im Röntgenbild. Arch. f. orthop. u. Unfall-Chirurg. Bd. 20, S. 576. 1922. — HENSCHEN: Die zentrale oder intrapelvine Pfannenwanderung der Hüfte auf coxitisch-arthropathischer Grundlage. Zeitschr. f. orthop. Chirurg. Bd. 33, S. 438. 1913. — HERRMANNSDORFER: Klinische Untersuchungen über die Luxatio pelvis totalis und andere Beiträge zur Lehre von den sogenannten Beckenluxationen. Dtsch. Zeitschr. f.

Chirurg. Bd. 183, S. 129. 1923. — HINTZE: Enuresis nocturna, Spina bifida occulta und epidurale Injektion. Mitt. a. d. Grenzgeb. d. Med. u. Chirurg. Bd. 35, S. 484. 1922. — ISAAC: Die multiplen Myelome. Ergebn. d. Chirurg. u. Orthop. Bd. 14, S. 325. 1921. — KIENBÖCK: Über die mit Protrusion des Pfannenbodens einhergehenden Erkrankungen des Hüftgelenks und ihre Beziehungen zur Arthritis gonorrhoica und Arthropathie bei Tabes. Fortschr. a. d. Geb. d. Röntgenstr. Bd. 18, S. 280. 1910/11. — KOENNECKE: Beitrag zum Krankheitsbild der Coxa valga. Arch. f. orthop. u. Unfall-Chirurg. Bd. 16, S. 100. 1918. — KÖHLER: Röntgenbefund der Hüften bei multiplen cartilaginären Exostosen. Fortschr. a. d. Geb. d. Röntgenstr. Bd. 8, S. 33. 1904/05. — Ders.: Die normale und pathologische Anatomie des Hüftgelenks und Oberschenkels in röntgenographischer Darstellung. Ebenda Ergänzungsbd. 12. 1905. — KUMARIS: Ein Beitrag zur Lehre der Coxa valga, mit besonderer Berücksichtigung der sogenannten Coxa valga luxans. Arch. f. klin. Chirurg. Bd. 87, S. 625. 1908. — LANGE: Die Entstehung der Coxa valga durch Muskelzug. Zeitschr. f. orthop. Chirurg. Bd. 41, S. 147. 1921. — LAUENSTEIN: Nachweis der „KOCHERschen Verbiegung" des Schenkelhalses bei der Coxa vara durch Röntgenstrahlen. Fortschr. a. d. Geb. d. Röntgenstr. Bd. 4, S. 61. 1900/01. — MOHR: Über Osteomyelitis im Säuglingsalter. Berlin. klin. Wochenschr. 1905, Nr. 7, S. 178. — ORATOR: Dauerergebnis bei Beckenfrakturen. Bericht über 70 Fälle der Jahre 1901/1921. Arch. f. klin. Chirurg. Bd. 124, S. 387. 1923. — PEIPER: Zum Rheumatismus tuberculosus (PONZET), gleichzeitig ein Beitrag zur ossalen Entstehungsform der Arthritis deformans. Ebenda Bd. 134, S. 562. 1925. — PRAHL: Die schnappende Hüfte. Zeitschr. f. ärztl.-soz. Versorgungswesen 1922. H. 2, S. 106. — RAMMSTEDT: Über traumatische Lösung der Femurkopfepiphyse und ihre Folgeerscheinungen. Arch. f. klin. Chirurg. Bd. 61, S. 559. 1900. — RIEDEL: Zur Frage der Coxa vara statica. Zentralbl. f. Chirurg. 1923, Nr. 8, S. 312. — ROTH: Der Schenkelhalsbruch und die isolierten Brüche des Trochanter major und minor. Ergebn. d. Chirurg. u. Orthop. Bd. 6, S. 109. 1913. — SCHINZ: Altes und Neues zur Beckenossifikation. Zugleich ein Beitrag zur Kenntnis des Os acetabuli. Fortschr. a. d. Geb. d. Röntgenstr. Bd. 30, S. 66. 1922/23. — SCHWARZ: Eine typische Erkrankung der oberen Femurepiphyse. Bruns' Beitr. z. klin. Chirurg. Bd. 98, S. 1. 1914. — SIEBS: Beitrag zur Lehre der Schenkelhalsbrüche jugendlicher und kindlicher Personen und ihrer Beziehungen zur Coxa vara. Fortschr. a. d. Geb. d. Röntgenstr. Bd. 8, S. 237. 1904/05. — STERN: Über Coxa valga mit besonderer Berücksichtigung der Coxa valga luxans. Inaug.-Diss. Bonn. 1906. — STIEDA: Über Coxa valga adolescentium. Arch. f. klin. Chirurg. Bd. 87, S. 243. 1908. — THOMSCHKE: Über akute Osteomyelitis des Schambeins. Dtsch. Zeitschr. f. Chirurg. Bd. 123, S. 290. 1913. — TITOW: Über Knochenechinokokkus. Arch. f. klin. Chirurg. Bd. 94, S. 186. 1911. — WALLER: Ein „Becken von OTTO-CHROBAK" mit Fractura acetabuli. Dtsch. Zeitschr. f. Chirurg. Bd. 168, S. 19. 1922. — WEIL: Ungewöhnlicher Röntgenbefund am kindlichen Oberschenkelkopf. Fortschr. a. d. Geb. d. Röntgenstr. Bd. 28, S. 135. 1921/22. — WREDE: Die hämatogene Osteomyelitis durch Aktinomykose. Verhandl. d. Ges. f. Chirurg. 1906, S. 419. — WÜLFING: Über Osteochondritis ischio-pubica. Dtsch. Zeitschr. f. Chir. Bd. 199, S. 413. 1926.

E—H. Untere Extremität.

ADRIAN: Das „Mal perforant". Zentralbl. f. d. Grenzgeb. d. Med. u. Chirurg. Bd. 7, S. 321. 1904. — AMELUNG: Läßt sich durch das Röntgenbild der sichere Nachweis einer Arthritis urica erbringen? Fortschr. a. d. Geb. d. Röntgenstr. Bd. 31, S. 44. 1923/24. — AXHAUSEN: Über die Entstehung der Randwülste bei der Arthritis deformans. Virchows Arch. f. pathol. Anat. u. Physiol. Bd. 255, S. 144. 1925. — Ders.: Die Entstehung der freien Gelenkkörper und ihre Beziehungen zur Arthritis deformans. Arch. f. klin. Chirurg. Bd. 104, S. 581. 1914. — BARTHELS: Zur Frage des Os tibiale externum. BRUNS Beitr. z. klin. Chirurg. Bd. 135, S. 729. 1926. — BAUER, B.: Ein Fall von Echinokokkus der Tibia. Fortschr. a. d. Geb. d. Röntgenstr. Bd. 19, S. 288. 1912/13. — BERG: SYLVA: Über kongenitalen Femurdefekt. Zeitschr. f. orthop. Chirurg. Bd. 45, S. 397. 1924. — BIRCHER: Beitrag zur Pathologie (Arthritis deformans) und Diagnose der Meniscusverletzungen (Arthroendoscopie). BRUNS' Beitr. z. klin. Chirurg. Bd. 127, S. 239. 1922. — Ders.: Die Binnenverletzungen des Kniegelenks und ihre Diagnose. Schweiz. med. Wochenschr. 1923. Nr. 40, S. 921. — BLENCKE, A.: Bemerkung über den Calcaneussporn. Zeitschr. f. orthop. Chirurg. Bd. 20, S. 363. 1908. — BURCKHARDT: Ein primäres Sarkom der Kniegelenkskapsel. Dtsch. Zeitschr. f. Chirurg. Bd. 101, S. 467. 1909. — CHRYSOSPATHES: Über eigenartige Verkürzung der Metatarsal- und Metacarpalknochen. Münch. med. Wochenschr. 1921, Nr. 36, S. 1140. — CREITE: Über angeborenen Femurdefekt. Dtsch. Zeitschr. f. Chirurg. Bd. 114, S. 510. 1912. — DEUTSCHLÄNDER: Über entzündliche Mittelfußgeschwülste. Arch. f. klin. Chirurg. Bd. 118, S. 530. 1921. — DREESMANN: Über chronische Polyarthritis im Kindesalter. Mitt. a. d. Grenzgeb. d. Med. u. Chirurg. Bd. 18, S. 829.

1908. — Drehmann: Die kongenitalen Luxationen des Kniegelenks. Zeitschr. f. orthop. Chirurg. Bd. 7, S. 459. 1900. — Ehret: Zur Lehre vom Fersenbeinbruch. Arch. f. Unfallheilk. Bd. 1. — Engel: Zur operativen Therapie des Metatarsus varus congenitus. Arch. f. orthop. u. Unfall-Chirurg. Bd. 22, S. 429. 1924. — Engelmann: Über den Vorfußschmerz. Fortschr. a. d. Geb. d. Röntgenstr. Bd. 28, S. 311. 1921/22. — Ders.: Ein Fall von kongenitalem Femurdefekt mit postnataler Entwicklung des Knochens. Ebenda Bd. 31, S. 267. 1923/24. — Engels: Über das Blutergelenk und sein Röntgenbild. Ebenda Bd. 25, S. 197. 1917/18. — Fleischner: Gehört die Patella bipartita zum Kreis der Osteochondropathia juvenilis? Ebenda Bd. 31, S. 209. 1923/24. — Freiberg: The so-called infraction of the second metatarsal bone. Journ. of Bone a. Joint Surg. Bd. 8, S. 257. 1926. — Freund: Die Gelenkerkrankung der Bluter. Virchows Arch. f. pathol. Anat. u. Physiol. Bd. 256, S. 158. 1925. — Fritsch: Die Tibia „en lame de sabre“ als Folge der erworbenen Lues der Erwachsenen. Fortschr. a. d. Geb. d. Röntgenstr. Bd. 16, S. 23. 1910/11. — Geist: The accessory scafoid bone. Journ. of Bone a. Joint Surg. Bd. 7, S. 570. 1925. — Goetjes: Umschriebene Binnenverletzungen des Kniegelenks. Ergebn. d. Chirurg. u. Orthop. Bd. 8, S. 783. 1914. — Graf: Zur Frage der Entstehung des Genu recurvatum beim Tabiker. Fortschr. a. d. Geb. d. Röntgenstr. Bd. 29, S. 322. 1922. — Grueter: Der Hallux varus, seine Pathologie, Ätiologie und Therapie. Dtsch. Zeitschr. f. Chirurg. Bd. 186, S. 351. 1924. — Hackenbroch: Über einen eigenartigen Typ von Genu varum. Zeitschr. f. orthop. Chirurg. Bd. 47, Beiheft S. 391 u. 405. 1926. — Hasselwander: Untersuchungen über die Ossifikation des menschlichen Fußskeletts. Zeitschr. f. Morphol. u. Anthropol. Bd. 5, S. 438. 1908. — Ders.: Über die Entwicklung des Processus posterior tali und das Os trigonum tarsi. Ebenda Bd. 18, S. 553. 1914. — Hellmer: Patella partita. Acta radiol. Bd. 4, S. 137. 1925. — Hellström: Beitrag zur Kenntnis der sogen. Osteochondritis dissecans im Kniegelenk. Acta chirurg. scandinav. Bd. 55, S. 190. 1922. — Herfarth: Über den Epiphysenumbau bei Kniekontraktur. Fortschr. a. d. Geb. d. Röntgenstr. Bd. 33, S. 54. 1925. — Hesse: Zur Therapie des kongenitalen Fibuladefektes, zugleich ein Beitrag zur Kenntnis der Epiphysenoperationen. Dtsch. Zeitschr. f. Chirurg. Bd. 122, S. 478. 1913. — Hofmann, C.: Zur Entstehung und Behandlung der Klumpzehen. Zeitschr. f. orthop. Chirurg. Bd. 8, S. 434. — Hofmann, M.: Beiträge zur Entstehung und Behandlung des Mal perforant du pied. Bruns' Beitr. z. klin. Chirurg. Bd. 73, S. 127. 1911. — Jacobsthal: Über Fersenschmerzen. Ein Beitrag zur Pathologie des Calcaneus und der Achillessehne. Arch. f. klin. Chirurg. Bd. 88, S. 146. 1909. — Jakob: Zum Entstehungsmechanismus des Calcaneussporns. Dtsch. Zeitschr. f. Chirurg. Bd. 199, S. 433. 1926. — Janowsky: Ein Fall von außerordentlich großer Exostose des Processus tuberis calcanei. Fortschr. a. d. Geb. d. Röntgenstr. Bd. 14, S. 268. 1909/10. — Jansen: March foot. Journ. of Bone a. Joint Surg. Bd. 8, S. 262. 1926. — Jensen: Fractura tuberositatis tibiae. Arch. f. klin. Chirurg. Bd. 83, S. 30. 1907. — Jentzer: Les sarcomes des os longs. Schweiz. med. Wochenschr. 1926. Nr. 19, S. 465. — Kaehler: Doppelseitiger, teilweiser, kongenitaler Tibiadefekt. Fortschr. a. d. Geb. d. Röntgenstr. Bd. 9, S. 273. 1905/06. — Kienböck: Über Gelenkkapselchondrome und Sarkome. Ebenda Bd. 24, S. 468. 1916/17. — Ders.: Über die Sarkome der Patella Ebenda Bd. 32, S. 517. 1924. — Ders.: Über die Gelenkkapsel-(Synovial)-Osteome. Kniegelenk. Ebenda Bd. 32, S. 527. 1924. — Kirchmayer: Das Röntgenbild als diagnostisches Hilfsmittel bei Zerreißungen der Kniegelenksbänder. Ebenda Bd. 27, S. 425. 1919/21. — Köhler: Über eine häufige, bisher anscheinend unbekannte Erkrankung einzelner kindlicher Knochen. Münch. med. Wochenschr. 1908. Nr. 37, S. 1923. — Leb: Die Ätiologie der sogen. Osteochondritis dissecans (König). (Eine klinische und röntgendiagnostische Studie.) Arch. f. klin. Chirurg. Bd. 131, S. 425. 1924. — Ledderhose: Zur Therapie des kongenitalen Fibuladefektes, zugleich ein Beitrag zur Kenntnis der Epiphysenoperationen. Dtsch. Zeitschr. f. Chirurg. Bd. 122, S. 478. 1913. — Levy und Ludloff: Die neuropathischen Gelenkerkrankungen und ihre Diagnose durch das Röntgenbild. Bruns' Beitr. z. klin. Chirurg. Bd. 63, S. 399. 1909. — Lilienfeld: Die Brüche der Tuberositas ossis metatarsi V und des Processus posticus tali und ihre Beziehungen zum Os vesalianum und Trigonum. Arch. f. klin. Chirurg. Bd. 78, S. 929. 1906. — Lotsch: Die traumatische Läsion des Talus. Klin. Wochenschr. 1922, Nr. 7, S. 318. — Lückerath: Die habituelle Luxation der Kniescheibe. Dtsch. Zeitschr. f. Chirurg. Bd. 149, S. 236. 1919. — Ludloff: Über Wachstum und Architektur der unteren Femurepiphyse und oberen Tibiaepiphyse. Ein Beitrag zur Röntgendiagnostik. Bruns' Beitr. z. klin. Chirurg. Bd. 38, S. 64. 1903. — Ders.: Die Tibiafissuren der kleinen Kinder. Bruns' Beitr. z. klin. Chirurg. Bd. 70, S. 478. 1910. — Luxembourg: Über angeborenen Mangel der beiden Kniescheiben. Zeitschr. f. orthop. Chirurg. Bd. 38, S. 559. 1918. — Mettenleiter: Metatarsus varus und adductus congenitus. Dtsch. Zeitschr. f. Chirurg. Bd. 186, S. 369. 1924. — Meyer, Hermann: Das Verhalten der Epiphysenlinie bei der Coxa vara. Arch. f. orthop. u. Unfall-Chirurg. Bd. 18, S. 403. 1920. — Meyerding: The roentgenogram as an aid in the diagnosis of bone tumors. Surg., Gynecol. a. Obstetr. Bd. 43, S. 812. 1926. — MOMBURG: Die Entstehungsursache der Fußgeschwulst. Dtsch. Zeitschr. f. Chirurg. Bd. 73, S. 425. 1904. — MÜLLER, P.: Die Luxation im Chopartgelenke. Fortschr. a. d. Geb. d. Röntgenstr. Bd. 18, S. 187. 1911/12. — MÜLLER, W.: Über Callusbildungen ohne Fraktur an den Metatarsalia. Münch. med. Wochenschr. 1922, Nr. 42, S. 1475. — Ders.: Die Insuffizienzerkrankung der Metatarsalia. Bruns' Beitr. z. klin. Chirurg. Bd. 133, S. 452. 1925. — Ders.: Malacie der Sesambeinknochen des I. Metatarsale, ein typisches Krankheitsbild. Ebenda Bd. 134, S. 308. 1925. — NECK: Maladie de SCHLATTER ou maladie de SINDING-LARSEN et JOHANNSEN. Arch. franco-belges de chirurg. 1926, Nr. 2, S. 119. — OBERST: Die herdförmige Tuberkulose der Extremitätenknochen. Verhandl. d. dtsch. Röntgengesellsch. Bd. 8, S. 147. 1912. — PAYR: Pathologie und Therapie des Hallux valgus. Beitr. z. klin. Med. u. Chirurg. 1894. H. 8. Wien u. Leipzig: Braumüller. — RRUENBUSCH: Zur Röntgendiagnose der Meniskusverletzungen des Kniegelenks. Fortschr. a. d. Geb. d. Röntgenstr. Bd. 10, S. 350. 1906/07. — REICHEL und NAUWERCK: Eine echte Zottengeschwulst (Angiofibrom) des Kniegelenks. Arch. f. klin. Chirurg. Bd. 95, S. 899. 1911. — REICHMANN: Entstehung von Gelenkmäusen vom röntgenologischen Standpunkt. Fortschr. a. d. Geb. d. Röntgenstr. Bd. 18, S. 65. 1911/12. — REIMER: Fraktur der Fabella. Ebenda Bd. 33, S. 568. 1925. — RIDDEL und WILSON: Ossifying haematoma of the femur, following contusion. Brit. Journ. of Surg. Bd. 14, S. 374. 1926. RIEDL: Zwei Fälle von angeborener Defektbildung des Oberschenkels. Fortschr. a. d. Geb. d. Röntgenstr. Bd. 8, S. 268. 1904/05. — ROESNER: Die Entstehungsmechanik der sogen. Osteochondritis dissecans am Kniegelenk. Bruns' Beitr. z. klin. Chirurg. Bd. 127, S. 537. 1922. — ROLLY und APPELT: Über Spornbildung am Calcaneus und Olecranon. Arch. f. klin. Chirurg. Bd. 105, S. 358. 1914. — SAUPE: Beitrag zur Patella bipartita. Fortschr. a. d. Geb. d. Röntgenstr. Bd. 28, S. 37. 1921/22. — SCHIPMANN: Zur Kasuistik der Brüche der Metatarsalknochen. Dtsch. med. Wochenschr. 1899, Nr. 20, S. 319. — SCHÜLLER und WEIL: Die Entstehung der STIEDAschen Fraktur. Bruns' Beitr. z. klin. Chirurg. Bd. 129, S. 71. 1923. — SCHULTE: Die sogenannte Fußgeschwulst. Arch. f. klin. Chirurg. Bd. 55, S. 872. 1897. — SILVERSKJÖLD: Zur Behandlung des angeborenen Kniescheibenmangels. Zeitschr. f. orthop. Chirurg. Bd. 39, S. 329. 1920. — SIMON: Das schmerzhafte Os tibiale externum. Dtsch. Zeitschr. f. Chirurg. Bd. 191, S. 127. 1925. — SMITH: Fracture of the fibula without symptoms. Brit. Journ. of Surg. Bd. 14, S. 364. 1926. — STARKER: Knochenusur durch ein hämophiles, subperiostales Hämatom. Mitt. a. d. Grenzgeb. d. Med. u. Chirurg. Bd. 31, S. 381. 1918/19. — STUMME: Über Sesambeinfrakturen. Fortschr. a. d. Geb. d. Röntgenstr. Bd. 13, S. 312. 1908/09. — TRÉVES: La métatarsalgie. Clinique 1926, Nr. 5, S. 361. — TROELL: Über Gelenkkapselchondrome (Kasuistischer Beitrag). Arch. f. klin. Chirurg. Bd. 104, S. 680. 1914. — ULRICHS: Röntgenogramme des Kniegelenks mit Sauerstoffeinblasung. Fortschr. a. d. Geb. d. Röntgenstr. Bd. 21, S. 618. 1914. — VIRCHOW: Über den Calcaneus-Sporn. Berlin. klin. Wochenschr. 1916, Nr. 36, S. 995. — WEINERT: Die richtige Deutung der Röntgenbilder beim Hallux valgus. Zentralbl. f. Chirurg. 1923, Nr. 10, S. 377. — WIELAND: Über Ostitis (richtiger Osteodysplasia fibrosa cystica congenita. Arch. f. Kinderheilk. Bd. 71, S. 241. 1922. — WOLF: Zur Pathologie und Therapie des Metatarsus varus congenitus. Arch. f. orthop. u. Unfall-Chirurg. Bd. 24, S. 244. 1926. — ZÜLLIG: Tumoren der Kniegelenkkapsel. Korrespondenzbl. f. Schweiz. Ärzte 1917, Nr. 41, S. 368.

I—N. Obere Extremität.

AKERLUND: Entwicklungsreihen in Röntgenbildern von Hand, Fuß und Ellenbogen im Mädchen- und Knabenalter. Fortschr. a. d. Geb. d. Röntgenstr. Ergänzungsbd. 33. 1918. — BÄHR: Ein Fall von Mißbildung der Handwurzel. Ebenda Bd. 18, S. 263. 1910/11. — BARTSCH: Ein Fall von angeborener radio-ulnarer Synostose. Arch. f. orthop. u. Unfall-Chirurg. Bd. 24, S. 84. 1926. — BEUTTENMÜLLER: Toxigene Osteoperiostitis ossificans bei chronischem Ikterus. Berl. klin. Wochenschr. 1908, Nr. 21, S. 1001. — BIRCHER: Ein Beitrag zum Humerus varus cretinosus. Fortschr. a. d. Geb. d. Röntgenstr. Bd. 16, S. 325. 1910/11. — BLAU: 15 Kahnbeinbrüche (Fractura ossis navicularis carpi). Dtsch. Zeitschr. f. Chirurg. Bd. 72, S. 445. 1904. — BLUMER: Die Carpal- und Metacarpalfrakturen in den Jahren 1919 und 1920 bei der Schweizer Unfall-Versicherung. Arch. f. orthop. u. Unfall-Chirurg. Bd. 20, S. 445. 1922. — BORCHARD: Die Knochen- und Gelenkerkrankungen bei der Syringomyelie. Dtsch. Zeitschr. f. Chirurg. Bd. 72, S. 513. 1904. — BRANDT: Ein Fall von partieller Ulna-Aplasie sowie tolaler Aplasie der ihr entsprechenden vier Strahlen. Fortschr. a. d. Geb. d. Röntgenstr. Bd. 32, S. 555. 1924. — DE LA CAMP: Periostitis bei Lepra. Ebenda Bd. 4, S. 36. 1900/01. — COHN: Observations on the normally developing elbow. Arch. of Surg. Bd. 2, S. 455. 1921. — DENECKE: Die Frakturen des Os triquetrum, speziell Ulnar-Dorsalflexionsfraktur mit Absprengung des Proc. styl. ulnae. Dtsch. Zeitschr. f. Chirurg. Bd. 111, S. 413. 1911. — DIETZ: Die radio-ulnare Synostose, eine seltene angeborene Mißbildung der Ellbogengegend. Fortschr. a. d. Geb. d. Röntgenstr. Bd. 16, S. 22. 1910/11. — DOLLINGER: Die operative Einrenkung der veralteten traumatischen Verrenkungen der Schulter, des Ellenbogens und der Hüfte auf Grund von 207 selbstoperierten Fällen. Ergebn. d. Chirurg. u. Orthop. Bd. 18, S. 1. 1925. — DRINBERG: Die Gicht im Röntgenbilde. Zur Differentialdiagnose gegenüber dem chronischen Gelenkrheumatismus. Inaug.-Diss. Berlin 1911. — DUBS: Zur Kenntnis der kongenitalen radio-ulnaren Synostose. Kasuistische Mitteilung. Zeitschr. f. orthop. Chirurg. Bd. 38, S. 173. 1918. — EBERMAYER: Über (isolierte) Verletzungen der Handwurzelknochen. Fortschr. a. d. Geb. d. Röntgenstr. Bd. 12, S. 1. 1908. — ERLACHER: Gabelhand bei kongenitaler Lues. Beiträge zur Entstehung der MADELUNGschen Deformität. Arch. f. klin. Chirurg. Bd. 125, S. 776. 1923. — ESAU: Bemerkungen zu den Spornbildungen (Olecranon- und Occipitumsporn. Dtsch. Zeitschr. f. Chirurg. Bd. 117, S. 390. 1912. — FIEDLER: Ein Fall von Verknöcherung in der Trizepssehne nach Trauma. Fortschr. a. d. Geb. d. Röntgenstr. Bd. 24, S. 548. 1916/17. — FISCHER, W.: Die dorsale Absprengung am Triquetrum und ihre Entstehung. Ebenda Bd. 25, S. 202. 1917/18. — FREUND: Über Pseudoepiphysen. Zeitschr. f. Morphol. u. Anthropol. Bd. 8, S. 87. 1905. — GRUBER: Anatomische Notizen. V. Eine bemerkenswerte Exostose am Humerus. Virchows Arch. f. pathol. Anat. u. Physiol. Bd. 65, S. 241. 1875. — GRUMBACH: Das Handskelett im Lichte der Röntgenstrahlen. Braumüller: Wien und Leipzig 1921. — HALTER: Ein Fall von Luxationsfraktur des Os mecarpale I mit Fraktur des Multangulum majus. Arch. f. klin. Chirurg. Bd. 117, S. 761. 1921. — HIRSCH: Die Verletzungen der Handwurzel. Ergebn. d. Chirurg. u. Orthop. Bd. 8, S. 718. 1914. — HOFFMANN: Mißbildungen der oberen Extremität. Fortschr. a. d. Geb. d. Röntgenstr. Bd. 17, S. 301. 1911. — ISELIN: Die Röntgenuntersuchungen der Schulter in zwei zueinander senkrechten Richtungen. Bruns' Beitr. z. klin. Chirurg. Bd. 102, S. 473. 1915. — JÜNGER: Dtsch. Zeitschr. f. Chirurg. Bd. 99, S. 457. 1909. — JÜNGLING: Ostitis tuberculosa multiplex cystica (eine eigenartige Form der Knochentuberkulose). Fortschr. a. d. Geb. d. Röntgenstr. Bd. 27, S. 375. 1919/21. — JUNGMANN: Die Epicondylitis humeri. Ergebn. d. Chirurg. u. Orthop. Bd. 16, S. 155. 1923. — KAJON: Angeborener doppelseitiger Ulnadefekt und Pollex bifidus dexter. Zeitschr. f. orthop. Chirurg. Bd. 41, S. 526. 1921. — KAPPIS: Über eigenartige Knorpelverletzungen am Capitulum humeri und deren Beziehungen zur Entstehung der freien Ellbogengelenkkörper. Dtsch. Zeitschr. f. Chirurg. Bd. 142, S. 182. 1917. — Ders.: Über Frakturen der Handwurzelknochen und Höhlenbildungen in ihrem Röntgenbild. Arch. f. orthop. u. Unfall-Chirurg. Bd. 21, S. 317. 1923. — KIENBÖCK: Zur radiographischen Anatomie und Klinik der tuberkulösen Erkrankung der Fingerknochen „Spina ventosa", namentlich der nicht nach außen perforierenden Form, nebst Differentialdiagnose gegen Syphilis. Zeitschr. f. Heilk. Bd. 23, S. 186, Abt. Chirurg. 1902. — Ders.: „Ellenbogenscheibe" („Patella cubiti") und Olekranonfraktur. Fortschr. a. d. Geb. d. Röntgenstr. Bd. 22, S. 89. 1914/15. — Ders.: Über infantile chronische Polyarthritis. Ebenda Bd. 23, S. 343. 1915/16. — Ders.: Über schwere infantile Polyoarthritis chronica und ihre Folgezustände. Allgemeiner Wachstumsstillstand und Mikromegalie, „Pseudo-Chondroplasie". Ebenda Bd. 30, S. 1 und 258. 1923. — KEPPLER: Beitrag zur Entstehung der Aktinomykose. Arch. f. klin. Chirurg. Bd. 104, S. 831. 1914. — KINGREEN: Die Fraktur des Os triquetrum. Bruns' Beitr. z. klin. Chirurg. Bd. 130, S. 111. 1924. — KÖHLER: Über die Knochenentzündung der Muschelarbeiter. Fortschr. a. d. Geb. d. Röntgenstr. Bd. 26, S. 354. 1918/19. — KOHL: Über eine besondere Form der Infraktion; die Faltung der Knochencorticalis. Dtsch. Zeitschr. f. Chirurg. Bd. 77, S. 383. 1905. — KREGLINGER: Ein Fall von hereditärer, kongenitaler, doppelseitiger Synostose beider Vorderarmknochen an der proximalen Epiphyse. Zeitschr. f. orthop. Chirurg. Bd. 28, S. 66. 1911. — KRÜGER: Über Spornbildungen am Olecranon. Bruns' Beitr. z. klin. Chirurg. Bd. 73, S. 420. 1911. — LEVY: Die neuropathischen Knochen- und Gelenkerkrankungen. Ergebn. d. Chirurg. u. Orthop. Bd. 2, S. 56. 1911. — LIEBERKNECHT: Über Rippendefekte und anderweitige Mißbildungen bei angeborenem Hochstand des Schulterblattes. Bruns' Beitr. z. klin. Chirurg. Bd. 51, S. 89. 1906. — LILIENFELD: Über das Os acromiale secundarium und seine Beziehungen zu den Affektionen der Schultergegend. Fortschr. a. d. Geb. d. Röntgenstr. Bd. 21, S. 198. 1914. — MACHADO: Trophische Störungen bei RAYNAUDscher Krankheit. Ebenda Bd. 18, S. 398. 1911/12. — MAIER: Zur Diagnostik der Epiphysenlösung am unteren Radiusende. Arch. f. klin. Chirurg. Bd. 136, S. 519. 1925. — MANDL: Ein Fall von isolierter indirekter Fraktur des Os multangulum maius. Bruns' Beitr. z. klin. Chirurg. Bd. 123, S. 198. 1921. — MAU: Die röntgenologischen Veränderungen bei der angeborenen Schulterlähmung unter besonderer Berücksichtigung der sogenannten Lateralverschiebung der oberen Humerusepiphyse. Fortschr. a. d. Geb. d. Röntgenstr. Bd. 31, S. 212. 1923/24. — MAURER: Zur Kenntnis der SPRENGELschen Deformität. Wien. klin. Wochenschr. 1921, S. 474. — MELCHIOR: Die MADELUNGsche Deformität der Handgelenke. Ergebn. d. Chirurg. u. Orthop. Bd. 6, S. 649. 1913. — MICHAELIS: Basale Epiphyse des

Metacarpale II. Zeitschr. f. Morphol. u. Anthropol. Bd. 8, S. 80. 1905. — Müller, W.: Über die Formen der Vorderarmbrüche im unteren Drittel. Dtsch. Zeitschr. f. Chirurg. Bd. 155, S. 267. 1920. — Ders.: Beitrag zur angeborenen Mißbildung der Carpalknochen (doppelseitige Hypoplasie des Mond- und Kahnbeins, angeborene Luxation des Os naviculare). Arch. f. orthop. u. Unfall-Chirurg. Bd. 22, S. 401. 1924. — Munk: Zur Pathologie und pathologischen Anatomie der Gicht. Dtsch. med. Wochenschr. 1920, Nr. 8, S. 204. — Neuberger: Die volare Luxation des distalen Ulnaendes. Dtsch Zeitschr. f. Chirurg. Bd. 163, S. 365. 1921. — Pilz: Zur Röntgenuntersuchung der habituellen Schulterverrenkung. Arch. f. klin. Chirurg. Bd. 135, S. 1. 1925. — Preiser: Über Arthritis deformans cubiti. Zeitschr. f. orthop. Chirurg. Bd. 25, S. 391. 1910. — Putti: Beitrag zur Ätiologie, Pathogenese und Behandlung des angeborenen Hochstandes des Schulterblattes. Fortschr. a. d. Geb. d. Röntgenstr. Bd. 12, S. 328. 1908. — Rager: Drei Fälle von angeborenem Hochstand des Schulterblattes. Zeitschr. f. orthop. Chirurg. Bd. 9, S. 30. 1901. — Riedel: Demonstrationen von Gelenkkapsel-Enchondromen. Verhandl. d. Dtsch. Ges. f. Chirurg. 1903, S. 62. — Schinz: Der Abbruch des Processus styloideus ulnae. Dtsch. Zeitschr. f. Chirurg. Bd. 175, S. 81. 1922. — Ders.: Radiusfrakturen, Abbruch des Griffelfortsatzes, der Ulna und gleichzeitige Triquetrumfraktur, eine charakteristische Trias. Zentralbl. f. Chirurg. 1923, Nr. 48/49, S. 1764. — Ders.: Die Schulterluxation nach hinten. Dtsch. Zeitschr. f. Chirurg. Bd. 184, S. 1. 1924. — Schlange: Über den Hochstand der Scapula. Arch. f. klin. Chirurg. Bd. 46, S. 387. 1893. — Schlesinger: Die Syringomyelie. Leipzig und Wien: Deuticke 1902. 2. Aufl., S. 93. — Schulz, O. E.: Über symmetrische Kontrakturen aller Extremitätengelenke. Ein typisches Krankheitsbild. Zeitschr. f. orthop. Chirurg. Bd. 45, S. 560. 1924. — Sonntag: Ein Fall von kongenitaler radio-ulnarer Synostose. Ebenda Bd. 40, S. 195. 1920. — Stiefler: Unilaterale tabische Arthropathie des ersten Carpometacarpalgelenkes. Klin. Wochenschr. 1923, Nr. 51, S. 2321. — Thiemann: Juvenile Epiphysenstörungen. Fortschr. a. d. Geb. d. Röntgenstr. Bd. 14, S. 79. 1909/10. — Virchow: Anatomische Beobachtungen an geheilten alten Radiusfrakturen. Dtsch. med. Wochenschr. 1921, Nr. 40, S. 1195. — Volkmann: Über das sogenannte Scapularkrachen. Klin. Wochenschr. 1922, Nr. 37, S. 1838. — Waelsch: Über die Beziehungen zwischen Psoriasis und Gelenkserkrankungen. Arch. f. Dermatol. u. Syphilis Bd. 104, S. 195 u. 453. 1910. — Weil: Geburtslähmung, Schiefhals und Schulterblatthochstand. Klin. Wochenschr. 1922, Nr. 25, S. 1260. — Wendt: Die Verletzungen des Ellenbogengelenks im Röntgenogramm mit besonderer Berücksichtigung des unteren Humerusendes. Fortschr. a. d. Geb. d. Röntgenstr. Ergänzungsbd. 23. 1910. — Wolff, R.: Die Erfahrungen über Handwurzelverletzungen verglichen mit den Ergebnissen der Varietätenstatistik an den Knochen der Handwurzel. Dtsch. Zeitschr. f. Chirurg. Bd. 70, S. 289. 1903. — Ders.: Ein Fall von angeborenem Schulterblatthochstand. Kasuistischer Beitrag. Fortschr. a. d. Geb. d. Röntgenstr. Bd. 26, S. 26. 1918/19. — Wrede: Über Kalkablagerungen in der Umgebung des Schultergelenks und ihre Beziehungen zur Periarthritis scapulo-humeralis. Arch. f. klin Chirurg. Bd. 99, S. 259. 1912. — Wülfing: Über akzessorische Knochen des Ellenbogens. Fortschr. a. d. Geb. d. Röntgenstr. Bd. 34, S. 684. 1926.

Sachverzeichnis.